南药传承创新系列丛书

中国南药志

第一卷

主编・张荣平　赵荣华

上海科学技术出版社

图书在版编目（CIP）数据

中国南药志. 第一卷 / 张荣平，赵荣华主编. -- 上海 : 上海科学技术出版社，2020.5
（南药传承创新系列丛书 / 赵荣华，张荣平总主编）

ISBN 978-7-5478-4920-0

Ⅰ. ①中… Ⅱ. ①张… ②赵… Ⅲ. ①中药志 Ⅳ. ①R281.4

中国版本图书馆CIP数据核字(2020)第077487号

中国南药志(第一卷)
主编·张荣平　赵荣华

上海世纪出版(集团)有限公司
上海科学技术出版社　出版、发行
(上海钦州南路71号　邮政编码200235　www.sstp.cn)
上海雅昌艺术印刷有限公司印刷
开本787×1092　1/16　印张31.75　插页1
字数：800千字
2020年5月第1版　2020年5月第1次印刷
ISBN 978-7-5478-4920-0/R·2086
定价：198.00元

内容提要

本书收录了有关南药研究的相关资料，并以槟榔、砂仁、巴戟天等58个南药药材为代表，主要从生药鉴别、栽培、化学成分、药理作用、临床运用、毒理研究等项目，并结合每药的不同特点进行了全面描述，旨在为从事南药研究的广大学者提供有益信息和翔实资料，为开展相关的工作提供一定的启发和帮助。通过研究和梳理，本书重新提出南药的定义，分析南药的资源特点，发掘重要南药的潜在价值，这对控制进口药材质量，在海外建立中药材资源基地，加强与东南亚国家联合开发南药丰富的资源，不断丰富中药资源宝库具有重要的意义。

本书可供从事南药科研、教学、生产及临床应用的相关专业人员参考阅读。

“南药传承创新系列丛书”

编委会

《中国南药志》
编委会

主　编

张荣平　赵荣华

副主编

张　媛　杨　晖　于浩飞　程先睿　李爱民　张荣健

编　委

（以姓氏笔画为序）

于浩飞·昆明医科大学

毛晓健·云南中医药大学

卢汝梅·广西中医药大学

冯国华·昆明医科大学

任仲坤·昆明医科大学第一附属医院

刘春菊·云南中医药大学

杨　晖·昆明医科大学

杨为民·昆明医科大学

李爱民·上海师范大学天华学院

冷　静·广西中医药大学

张　媛·昆明医科大学

张兰春·昆明医科大学

张志毕·昆明医科大学
张荣平·云南中医药大学
张荣健·上海师范大学天华学院
张恒罡·云南沃森生物技术有限公司
罗晓东·云南大学
赵昊月·云南中医药大学
赵荣华·云南中医药大学
胡炜彦·昆明医科大学
胡建林·昆明医科大学
俞　捷·云南中医药大学
顾　雯·云南中医药大学
钱子刚·云南中医药大学
高秀丽·贵阳医科大学
曹　骋·广州中医药大学
崔　涛·云南省药物研究所
程先睿·江西省余干县人民医院
鲍泥满·云南中医药大学
谭文红·云南中医药大学
戴好富·中国热带农业科学院热带生物技术研究所
魏　鑫·贵州中医药大学

"南药传承创新系列丛书"

序　一

南药是指亚洲南部(南亚)和东南部(东南亚)、非洲、拉丁美洲热带、亚热带所产的药材及我国长江以南的热带、亚热带地区,大体以北纬 25°为界的广东、广西、福建南部、台湾、云南所产的道地药材。南药是亚非拉各国人民和我国各民族应用传统药物防病治病的经验结晶,是中外传统药物交流应用的精华,也是我国与各国人民团结合作的历史见证。

南药有着悠久的历史,汉代非洲象牙、红海乳香已引入国内。盛唐时朝,中外文化交流十分频繁,各国贾商、文化使者涌入中国,医药文化的交流是重要组成部分。李珣的《海药本草》,全书共六卷,现存佚文中载药 124 种,其中大多数药物是从海外传入或从海外移植到中国南方,而且香药记载较多,对介绍国外输入的药物知识和补遗中国本草方面作出了贡献,如龙脑出波律国、没药出波斯国、降香出大秦国、肉豆蔻出昆仑国等。唐代海上丝绸之路途经 90 余个国家和地区,全程约 1.4 万千米,大批阿拉伯人主要经营香药贸易,乳香、没药、血竭、木香等阿拉伯药材随之传入中国。宋元时期进口大量"蕃药",《圣济总录》"诸风门"有乳香丸、没药散、安息香丸等,以"蕃药"为主的成药计 28 种。明代郑和七下西洋,为所到达的西洋各国居民防病治病,传授医学知识,以此作为和平外交的重要内容。通过朝贡贸易,从国外输入香药以及包括各种食用调料和药材,朝贡采购的药物有犀角、羚羊角、丁香、乳香、没药、木鳖子、燕窝等 29 种以上,船队也带出中国本土的麝香、大黄、茯苓、肉桂、姜等中药,作为与各国进行交换和赐赠的物品,既丰富了中药资源,又促进了中医药的发展,给传统医药国际合作与交流树立了典范。

当前,建设"一带一路"和构建人类命运共同体等倡议正不断深化,卫生与健康是人类共同体的重要组成部分,而南药作为海上丝绸之路沿线国家防病治病的手段又具有特殊的意义。云南中医药大学因势利导、精心组织出版的南药传承创新系列丛书,从历史古籍、文化传承、现代研究、中外交流等多方面进行系统研究，构建了南药完整的理论体系，通过传承精华、守正创新，将有利于加强中国与“一带一路”沿线亚非拉国家在传统医药中的合作，实现更大范围、更高水平、更深层次的大开放、大交流、大融合，实现以传统中医药来促进“一带一路”国家民心相通，“让中医药更好地走向世界、让世界更好地了解中医药”，共绘中医药增进人类健康福祉的美好愿景。

有鉴于此，乐为之序。

中国工程院院士
中国医学科学院药用植物研究所名誉所长、教授
2020 年 4 月

“南药传承创新系列丛书”

序　二

“南药”称谓有多种解释，有广义和狭义之分，有不同国度之分，也有南药与大南药之分。本书采用肖培根先生的定义，即泛指原产于亚洲、非洲、拉丁美洲热带、亚热带地区的药材，在我国主产区包括传统南药和广药生产区域。南药不仅蕴含我国南药产区数千年来中华民族应用植物药防治疾病的宝贵经验和智慧，而且汇集了热带、亚热带地区中、外南药原产地各国人民的传统医药知识和临床经验，是中外传统医药“一带一路”交流互鉴的重要历史见证。对南药进行传承创新研究，将为丰富我国中药资源，推动中医药的发展起到重要的作用。

南药的历史记载可以追溯到公元前 300 年左右的《南方草木状》，迄今已有 2 300 多年。随着环境变迁、人类进步、社会发展，南药被注入多样性的科学内涵。我国南药物种资源丰富、蕴藏量大，原产或主产于多民族聚集区域，不同民族或用同一种药物治疗不同的疾病或用不同的药物治疗同一种疾病，这种民族医药的多样性构成了南药应用的多样性。南药是中成药和临床配方的重要药材，除了槟榔、益智、砂仁、巴戟天四大著名南药外，许多道地药材如肉桂、血竭等，也是重要的传统南药，在我国有悠久的应用历史。很多南药来自海外，合理开发利用东南亚、南亚国家药用资源对我国医药工业可持续发展同样起到了促进作用。

云南地处我国西南边陲，西双版纳、德宏、普洱、瑞丽等地与缅甸、老挝、越南相连，边界线总长达 4 060 千米，有 15 个少数民族世居在边境一带，形成了水乳交融、特色突出的南药体系。边疆民族地区良好的生态环境为发展南药种植提供了良好的条件。近几年来，边境地区南药的发展在精准扶贫，实现边境稳定、民族团结中发挥了重要作用。

云南省政府近年来把生物医药“大健康”产业作为重大和支柱产业加以培育和发展，一直非常重视南药的发展。云南中医药大学在云南省政府的支持下，联合昆明医科大学、中国科学院昆明植物研究所、中国医学科学院药用植物研究所云南分所、广州中医药大学、云南白药集团等单位，于2013年成立了“南药研究协同创新中心”，通过联结学校、科研机构、企业，组成协同创新联盟，搭建面向国内外的南药研究协同创新平台，系统开展了南药文化、南药古籍文献整理、重要南药品种等研究，取得一系列重要的研究成果，逐步成为国内外南药学术研究、行业产业共性技术研发和区域创新发展的重要基地，在国家药物创新体系建设中发挥了重要作用。

云南中医药大学以“南药研究协同创新中心”为平台，邀请一批国内专家学者，编写了“南药传承创新系列丛书”，全面系统地总结了我国南药的历史和现状，为南药的进一步开发利用提供科学依据和研究思路。本书的初衷在于汇集、整理中国南药（South-drug in China）的历史记载、民间应用、科学研究之大成，试图赋予南药系统的、科学的表征。丛书的出版必将推动南药传承创新，扩大中药资源，丰富、发展中医药文化，促进我国与东南亚、南亚等国家在传统医药中的合作与交流，以及在实施国家“一带一路”倡议、构建南药民族经济发展带、推动云南“大健康”事业发展、实现边疆民族经济与社会的协调发展中发挥重要的作用。

中国科学院院士

中国科学院昆明植物研究所研究员

2020年4月

前　言

随着中药现代化的发展，中医药已经成为我国快速发展的产业，我国一直把生物医药、大健康产业作为重大或支柱产业加以培育和发展。云南作为民族医药大省，有着全国最丰富的药材资源和深厚的传统医药、民族医药的历史传承。与此同时，党和政府也高度重视中医药事业的发展，《中医药发展战略规划纲要(2016—2030 年)》(国发【2016】15 号)明确提出：加强中医药科学研究、促进中药工业转型升级、促进民族医药发展。云南省“十三五”规划(云政办发【2016】14 号文件)指出：加强中药资源体系建设，加强中药材资源保护、开发和合理利用。2019 年 10 月《中共中央国务院关于促进中医药传承创新发展的意见》更是明确了中医药的独特价值和发展方向。

在人类文明的发展进程中，随着人口老龄化、疾病谱改变、现代生活方式转变以及人们对使用化学药品的顾虑，更多的人寄希望于传统医药，而“南药”作为传统医药中资源丰富、历史悠久的一类也受到越来越多的重视。

南药又称为岭南中药，最早的实物记载可追溯到西汉时期。近年来，云南、广西、海南、福建等地区都在积极寻求发展“南药”资源产业之路，希冀借助“南药”品牌增强各自的中医药产业竞争优势，结合本地区实际情况做了具体的部署并付诸实施，南药企业及研究机构等纷纷建立，“南药”一词也频繁出现在报纸、杂志、网络等各种媒体。南药具有强大的生命力，深入研究南药对中医药的发展具有重要意义。

我们以云南省“南药研究协同创新中心”为平台，邀请一批国内外专家学者编写“南药传承创新系列丛书”《中国南药志》为丛书之一。《中国南药志》(第一卷)收录了南药研究的相关资料，以槟榔、砂仁、巴戟天等 58 味南药药材为代表，分立生药鉴别、栽培、化学成分、药理作用、临床运用、毒理研究等项目，并结合每药的特点进行了全面描述。旨在为从事南药研究的广大学者提供有益信息和研究资料，对相关工作的开展提供一定的启发和帮助。

本书的编著工作得到了各编写单位及编委们的大力支持，在此表示衷心的感谢！中医药事业是一个发展迅速的事业，这无疑给我们的编著工作提出了更高的要求，书中遗漏、不足之处在所难免，敬请广大专家及读者批评指正，以便今后修订改正。

编者

2020 年 4 月

目录

血 竭

灯台叶

安息香

苏 木

余甘子

卵叶车前

没 药

诃 子

鸡骨香

鸡蛋花

玫瑰茄

刺果苏木

肾 茶

乳 香

荜 茇

胡 椒

南山藤

砂 仁

胖大海

海巴戟天

蛇根木

假马齿苋

猫爪藤

蒌　叶

紫　矿

番泻叶

腊肠树

缅　茄

概　述

一、南药的概念

中国南药(South-drug in China)一般指分布或种植在广东、广西、海南、福建南部、台湾、云南等地的道地药材和进口于热带、南亚热带国家和地区的药材，具有生长环境独特、药用成分特殊、生长周期长等特点。我国南药资源丰富、蕴藏量大、用药历史悠久，尤其在苗族、黎族、壮族、傣族等民族用法上风格独特、疗效显著[1,2]。关于南药概念的界定有以下两种论述。

(一) 广义和狭义之分

南药的概念可从广义和狭义两个角度来分析。狭义的南药专指传统南药，是原产或主产在热带地区的中药材，包括原产或主产区在热带非洲、亚洲的传统进口南药和主产在我国热带地区的国产南药。广义的南药，包括传统南药以及广药生产区域的道地药材和习用药材，是指原产或主产在我国南方热带地区的中药材，以及广东、广西、海南等地的道地药材和特有习用药材[3]。

(二)"南药"和"大南药"之分

肖伟等[4]通过对比古籍和现代研究，将南药区分为国内和国外两大类，在概念上区分为"南药"和"大南药"。我国南方生产的药材作为狭义南药，而国外包括亚洲、非洲、拉丁美洲生产的药材，则是广义的南药。就中国国内而言，长江以南的热带、亚热带地区，大体以北纬 25°为界，传统指广东、广西、福建南部、台湾、云南所产的地道药材，称之为"南药"。随着时代的发展，中国的国际交往日益频繁，从世界范围来说，热带地区大致上包括亚洲的南部(南亚)和东南部(东南亚)、拉丁美洲和非洲，也就是我们通常所说"亚非拉"，"大南药"即指生长在那里的药材。

二、南药的历史沿革

南药又称为岭南中药，使用历史悠久，最早的实物记载可追溯到西汉时期。已知岭南最早的动、植物志为汉代《南裔异物志》，其中记录了药用动、植物的名称。公元 306 年，东晋葛洪在广东种植中草药和炼丹，所著《肘后备急方》《抱朴子》等医药专著流传后世，影响深远。自晋代之后，历代岭南医疗和药事活动都非常活跃，本草书籍极为丰富，岭南人通过不断发掘、种植和应用具有明显地域特点的岭南中草药，使其逐步成为祖国医药学的一个重要流派。

岭南地区泛指南方五岭山脉以南的广东、广西、海南的陆地和海岛，地处我国热带、南亚热带和中亚热带区域，具有利于植物生长的得天独厚的地理生态条件，自然形成了一个种质多样、生境优越的天然药用植物种质资源库。据资料统计，岭南地区药用资源有 4 500 种以上，约占全国药用资源种类的 36%，其中陆地资源中植物类约有 4 000 种[5]。

南方草木蕃盛，可为药用者不少，岭南医家在运用本地生草药防治疾病的长期实践中，积累了丰富的经验，出现一批专门的生草药学医家和著述。清代有广东番禺何克谏《生草药性备要》、新会赵寅谷《本草求原》，而民国时期的萧步丹《岭南采药录》、胡真《山草药指南》，亦名重一时。《岭南采药录》全书 3.7 万多字，记载草药 480 余味，《山草药指南》全书约 5.1 万字，记载草药 640 余味，均是关于岭南草药的一次大荟萃，其所述大都为中国国内南方的药材[6]。

三、南药的分布

我国南药资源主要分布在北纬 24°以南的华南亚热带、热带地区，包括海南、台湾及南海诸岛、福建南部、广东南部、广西南部及云南南部。地形以山地、丘陵为主，间有盆地（谷地）、台地和平原。自然植被为亚热带季风常绿阔叶林、南亚热带常绿阔叶林、热带季雨林及赤道热带珊瑚岛植被。各地区中药资源普查资料表明，我国现有南药资源近 3 800 种，其中植物类 3 500 多种，动物类 200 多种，矿物类 30 多种。依据各地域的南北分异和地带标志、气候环境、主要植被、土壤类型及南药资源普查资料，可将我国南药资源分布区域划分为 8 个区域[7]。

（一）台湾岛

台湾岛地处北纬 21°46′～25°57′、东经 119°19′～124°35′，北部地区属亚热带气候，南部地区属热带气候。南药资源种类主要有槟榔、苏木、巴戟天、儿茶、沉香、益智、高良姜、猫须草、罗勒、金线莲、白花菜、石菖蒲、使君子、香附、竹茹、山豆根、山栀子、恒春栀、姜黄、薏苡仁、紫苏、黄花萱草、黄水茄、钮子茄、百部及香蒲等。

（二）广东东南部—福建南部沿海丘陵平原

该区域地处北纬 21°85′～24°78′、东经 113°15′～118°71′，属南亚热带和亚热带季风气候。南药资源种类主要有阳春砂、巴戟天、益智、越南桂、沉香、槟榔、诃子、藤黄、马钱子、大风子、胡椒、猫须草、美登木、萝芙木、穿心莲、玫瑰茄、甜叶菊、苏合香、排草、芦荟、八角茴香、山柰、草豆蔻、白豆蔻、儿茶、苏木、木蝴蝶和龙血树等。

（三）广东西南部、广西东南和西南部沿海山地丘陵

该区域地处北纬 21°11′～24°38′、东经 105°34′～113°15′，属南亚热带和亚热带季风气候。南药资源种类主要有阳春砂仁、巴戟天、益智、肉桂、八角茴香、高良姜、胡椒、化州橘红、蔓荆子、千年健、鸦胆子、檀香、白木香、广藿香、广豆根、草豆蔻、佛手、使君子、干姜、山柰、山药、水半夏、天花粉、葛根、郁金、诃子、苏木等。

（四）海南岛和雷州半岛

海南岛地处北纬 18°10′～20°10′、东经 108°37′～111°03′，雷州半岛地处北纬 20°26′～21°11′、东经 109°44′～110°73′，该区域属热带季风气候。当地栽培的国产南药种类主要有槟榔、胡椒、益智、草豆蔻、海南砂仁、沉香、降香、高良姜、鸡骨草、广西莪术、山柰、广藿香、肉桂、南天仙子等。引进栽培的进口南药有 22 种，如丁香、肉豆蔻、爪哇白豆蔻、泰国白豆蔻、印度萝芙木、印度马钱、檀香、藤黄、儿茶、苏木、泰国大风子、泰国胖大海、越南桂、锡兰桂、越南安息香、阿拉伯胶、金鸡纳、吐根、古柯等。

（五）南海诸岛

南海诸岛属热带季风气候，野生药用植物约 50 种，如马齿苋、野苋、青葙、鳢肠、无根藤、蒺藜、土高丽参、土牛膝、苐蕨等。

（六）滇南山间谷地

该区域地处云南高原向南倾斜的边缘区域，北纬 21°08′～23°26′、东经 99°15′～105°34′，多为中低山与宽谷盆地交错相间的地形结构，属北热带和南亚热带山地季风气候。据调查，该区域南药资源种类主要有阳春砂仁、缩砂蜜、肉桂、荜茇、槟榔、云南萝芙木、云南马钱、芦荟、益智、千年健、千张纸、落地生根、诃子、大风子、巴豆、鸦胆子、降香、安息香、胡椒、草果、肾茶、绞股蓝、蔓荆子、钩藤、美登木、黄花夹竹桃、毒毛旋花子、羊角拗、龙血树、锡生藤、马槟榔等。由国外引进栽培的进口南药有 28 种，如爪哇白豆蔻、泰国白豆蔻、印度萝芙木、印度马钱、檀香、儿茶、苏木、胖大海、吐根、非洲血竭、乳香、没药、番泻叶、金鸡纳、古柯等。

（七）南海、北部湾

目前该区域蕴藏的药用生物近 700 种，其中海藻类约 100 种，药用动物类约 580 种，矿物及其他类药物 4 种。

（八）其他亚热带地区

1. 江南山地丘陵

该地区气候温暖湿润，降水丰富，具有明显的亚热带季风气候特点。中药资源多属亚热带类型，暖温带和北热带的种类很少。福建中、北部山地丘陵生产的大宗药材有泽泻、厚朴、黄栀子、黄精、土茯苓等；并有野生和栽培的热带种类，如肉桂、巴戟天、益智、儿茶及砂仁等南药。浙南山地丘陵有野生的热带药材如鹅掌柴、冬青、山鸡椒、桃金娘、地胆草、广东石豆兰、飞龙掌血、九节木等，还种植有八角茴香、肉桂、鸦胆子、安息香、海南萝芙木、钩藤、川楝子等南药。

2. 南岭山地

该地区主要是广东北部山地和广西北部山地，春季多阴雨，夏季多雨水，秋旱而冬有霜冻（山地的南坡和东南坡基本无冻害），为亚热带湿润气候。野生和人工栽培的南药资源种类有巴戟天、钩藤、金毛狗脊、厚朴、栀子、地枫皮、广豆根、千年健、莪术、泽泻、穿心莲、山姜、广防己、锦地罗、毛冬青、桃金娘、半枫荷、广金钱草、鸡血藤、使君子、了哥王、鸭脚木、青天葵、金不换等。

3. 云南高原南部

该地区也分布有南亚热带常绿阔叶林，栽培的南药种类有砂仁、肉桂、白豆蔻、草果、千年健、苏木、八角茴香、番荔枝、龙眼等。云南高原西部海拔 1 500 m 以下及东部海拔 1 300 m 以下的低热层区域，属南亚热带和中亚热带气候。植物类南药资源主要有砂仁、肉桂、儿茶、苏木、荜茇、槟榔、龙血树、马钱子、芦荟、诃子、大风子、金铁锁、萝芙木、龙脑香等，动物类南药资源主要有象皮、琥珀、穿山甲、蛤蚧、蕲蛇、乌梢蛇、白花蛇等。

四、南药的研究现状

（一）积极发展南药引种栽培技术

我国是最大的南药进口国和消费国。中华人民共和国成立后，为了保障国内用药安全和南药资源的可持续发展，开展了大规模南药引种研究和野生变家种的研究。经过半个多世纪的发展，成功引种南药 100 多种，野生变家种的有 200 多种，南药引种栽培技术得到了很好的发展，为我国医药事业的发展做出了巨大的贡献[8]。

（二）建立南药数据资源库

各地通过深入调查，对南药资源做出了很多系统的考察。统计所有资源的种类、分布、蕴藏量及濒危程度，并对每种药用植物的药用价值、经济前景和生态效益进行科学评价，从而建立南药资源信息数据库。如广东采用广东生物种质资源数据库管理平台在 Windows 环境下构建完成数据库，共收录南药植物 558 种。数据库能够任意查询所有南药植物的中文名、拉丁名以及所属科名、属名，并能显示植物物种的形态特征、地理分布、生长环境、药用价值以及图片。该数据库运用计算机的信息处理功能，对南药植物资源调查和研究成果进行系统性的整理，以便快速、方便地检索和查询有关药用植物的基本信息，并且利用 Internet 技术实现药用植物信息资源共享，为开发、利用和保护广东丰富的南药植物资源提供信息和依据。数据库在很大程度上实现了南药植物资源信息共享，对生产、科研、教学都具有重要意义[9]。

（三）建立南药 GAP 种植基地

我国南药资源丰富，但随着药材市场需求的不断增长，野生药材资源逐渐耗竭，栽培品种取而代之，这是南药发展的大势所趋[10]。GAP 的目的就是从保证中药材的质量出发，控制影响药材质量各种因子，规范各个生产环节乃至全过程，以达到中药材质量的“安全，有效，稳定，可控”，在我国被称为“中药材生产质量管理规范”。目前全国各地积极建立南药 GAP 种植基地，有针对性地研究一系列能控制药材生产质量的关键技术，对种植地生长环境进行全面检测评估，加强种子选育、栽培、采收、加工、炮制、贮藏、流通等工作，保证南药资源的安全、有效、稳定及质量可控，建立严密的质量控制标准体系，严格按照中药材生产质量管理规范进行种植与生产，改变目前分散落后的种植形式，向无污染、无公害、达标准的方向发展，打造南药品牌[2,11,12]。

（四）加强南药资源的研究和综合利用

近年来，广西、云南、海南、福建等地区都在积极寻求发展“南药”资源的产业之路，希冀借助“南药”品牌增强各自的中医药产业竞争优势，结合本地区实际情况做了具体的部署并付诸实施。南药企业、南药研究机构等屡见不鲜。“南药”一词也频繁出现在报纸、杂志、网络等各种媒体之中[3]。

各地积极创办南药深加工基地，增长南药生产链，有重点地加强科研机构对中药创新平台的基础建设，对南药的化学成分、药理作用以及活性成分研究等提供强有力的手段，使其能尽快开发出以南药资源为原料的具有自主知识产权的商品，尽快将资源优势转变为商品优势。此外，南药的综合利用也不可忽视，开发人员不仅可以从药用植物中提取供药用的有效成分，还可以提取天然甜味剂、苦味剂、食用色素、香料、保健食品及化妆品，甚至提取植物毒素及中药新型农药[11]。

（五）建立南药园区

全国多地建立南药相关园区。以海南为例，海南的南药园区设计以科研、科普、观赏旅游等功能为主线，旨在创造一个知识型旅游园区。南药园园林景观规划以展示丰富的南药种质资源为重点，结合区域特色，力求突出南药植物的特有性和品种的多样性。

园区景观向社会开放，充分展示出我国南药事业发展所积累的科研成果和宝贵资源，为社会各界人士认识、了解南药提供了一个良好的平台[12]。

参考文献

[1] 陈伟平，魏建和. 中国南药引种栽培学[M]. 北京：中国农业出版社，2013.

[2] 黄梅，庞玉新，杨全，等. 道地南药 GAP 种植基地建设及产业现状分析[J]. 现代中药研究与实践，2014，28(5)：8－12.

[3] 王宏，陈建南. 给“南药”一个确定的概念[J]. 中国医药导报，2009，6(32)：56－57.

[4] 肖伟，刘勇，肖培根. 大南药概念的重要意义[J]. 中国现代中药，2012，14(3)：60－61.

[5] 陈蔚文，徐鸿华. 南药资源的保护与可持续利用研究[J]. 广州中医药大学学报，2009，26(3)：201－203.

[6] 孔祥华. 民国岭南草药著作《岭南采药录》与《山草药指南》整理研究[D]. 广州：广州中医药大学，2011.

[7] 谭业华,陈珍.探讨南药资源分布区域[J].安徽农业科学,2007,35(25):7869－7870,7883.
[8] 文轩.推进南药产业发展的平台《中国南药引种栽培学》发布[J].出版参考,2014(13):37.
[9] 曾庆钱,蔡岳文,严振,等.南药种质资源数据库信息系统构建[J].农业网络信息,2006(2):73－74.
[10] 刘信丹,张英,吴孟华,等.岭南药材道地性研究进展[J].中国中药杂志,2019,44(11):2185－2190.
[11] 刘立伟,庞玉新,杨全,等.海南岛林下南药资源开发及利用现状[J].贵州农业科学,2015,43(9):174－177.
[12] 许明会,卢丽兰,甘炳春,等.多功能园林景观设计的思想和方法——以海南南药园园林生态功能规划为例[J].安徽农业科学,2010,38(13):7081－7083.

丁　　香

丁香为桃金娘科植物丁香（*Eugenia caryophllata* Thunb.）的干燥花蕾。当花蕾由绿色转红时采摘，晒干。

丁香为常绿乔木，植株高 10～15 m。树皮灰白而光滑。叶对生，叶片革质，卵状长椭圆形，全缘，密布油腺点，叶柄明显；叶芽顶尖，红色或粉红色。花 3 朵 1 组，圆锥花序；花瓣 4 片，白色而现微紫色；花萼呈筒状，顶端 4 裂，裂片呈三角形，鲜红色；雄蕊多数，子房下位。浆果卵圆形，红色或深紫色，内有种子 1 枚，呈椭圆形。花期 1～2 月，果期 6～7 月。

原产于印尼的马鲁古群岛及坦桑尼亚的桑给巴尔岛，现在印尼苏门答腊、爪哇以及马来西亚槟榔屿、马来半岛、越南和大洋洲等国家和地区均产。我国海南及广东雷州半岛、广西等地有栽培。药材主产于坦桑尼亚、马来西亚、印度尼西亚等地[1]。

一、生药鉴别

（一）性状鉴别

本品略呈研棒状，长 1～2 cm。花冠圆球形，直径 0.3～0.5 cm；花瓣 4 枚，复瓦状抱合，棕褐色至褐黄色，花瓣内为雄蕊和花柱，搓碎后可见众多黄色细粒状的花药。萼筒圆柱状，稍略扁，有的稍弯曲，长 0.7～1.4 cm，直径 0.3～0.6 cm，红棕色或棕褐色，上部有 4 枚三角状的萼片，十字状分开。质坚实而重，入水即沉。富油性，用指甲划之可见油质渗出。气芳香浓烈，味辛辣、有麻舌感。以个大、粗壮、鲜紫棕色、香气强烈、油多者为佳[1,2]。

（二）显微鉴别

1. 萼筒中部横切面

表皮细胞 1 列，有较厚角质层。皮层外侧散有 2～3 列径向延长的椭圆形油室，其下有数十个小型双韧维管束，断续排列成环。内侧为数列薄壁细胞组成的通气组织，细胞之间有大的间隙。中心轴柱薄壁组织间散有多数细小维管束，薄壁细胞含众多细小草酸钙簇晶。

2. 粉末特征

暗红棕色。纤维梭形，顶端钝圆，壁较厚。花粉粒众多，极面观三角形，赤道表面观双凸镜形。草酸钙簇晶众多。油室多破碎，分泌细胞界限不清，含黄色油状物。

二、栽培

（一）产地环境

丁香原产湿热森林低地，较适于海拔 600 m 以下的海洋性气候的环境生长。喜高温高湿，较不耐低温和干旱，大风对丁香的生长极不利。宜生长于肥沃、深厚、疏松的土壤，一些热带火山岩土质是适合丁香生长的土壤类型。

（二）生产管理

1. 选地、整地

宜选择温和湿润、静风、温湿变化平缓、坡向最好为东南坡的地区，并选择上层深厚、疏松肥沃、排水良好的土壤上栽培。土壤以疏松的砂壤土为宜。深翻土壤，打碎土块，施腐熟的干猪牛粪、火烧土作基肥，每亩施肥 2 500～3 000 kg。平整后，设置宽 1～1.3 m，高 25～30 cm 的畦。种植前挖穴，穴内施腐熟厩肥 15～25 kg，掺天然磷矿粉 50～100 g，与表土混匀填满穴，让其自然下沉后待植[3]。

2. 繁殖方法

（1）种子繁殖：将种子浸泡在水中 24 h，将漂浮在水面上的种子及杂质清理干净，然后用高锰酸钾进行种子消毒。种子和细砂 2∶1 比例拌匀，加入适量的钾肥和磷肥，早做地下害虫的防治工作。

种子繁殖需要选择树龄在 5～6 年的留种丁香植株，并在果实呈现紫红色时及时采收播种。如果出现无法及时播种的状况，可以将种子放置在细沙或者湿润的木糠中贮藏 3 个月左右，然后将果肉去掉，直接用果核进行播种。

（2）扦插繁殖：扦插繁殖一般在开花后约 1 个月进行，选取开花月余的花枝作为插穗。一般要求插穗的新芽不少于 3 对，且花枝长度在 15 cm为宜。

（3）嫁接繁殖：枝接和芽接是嫁接繁殖的两种方法。实际应用中，枝接最适宜的时节是秋冬季，枝接需要先行进行采条埋条，待到开春时节，枝接条长至 80 cm 后开展嫁接工作，为了保障整个嫁接过程中接穗的良好生长，还需要在嫁接进行之前将距离地面 40 cm 外的部分先行截除，然后再进行嫁接；7 月份是最适宜芽接的时期，多选取离地面约 7 m 的芽苞处进行嫁接，在嫁接完成之后对作业处进行保护，并及时将多余的萌蘖除掉，使所有的养分能够集中供应接穗的快速成长，以保障嫁接的成活率[4]。

3. 条播育苗

开沟 2 cm，株行距 10 cm×15 cm；营养砖育苗，株行距 4 cm×6 cm。播后盖上一层细砂土，以不见种子为度，但不要盖太厚。在播前搭好前棚，保持 50%的阴闭度。播后 19～20 天即可发芽，3 个月后有 3 对真叶时，把幼苗带土移入装有腐殖土的塑料薄膜袋或竹箩内，每袋（箩）移苗 4 株，置于自然林下或人工前棚下继续培育。定植后 5～6 年开花结果。

4. 田间管理

丁香 1～3 年生的幼树特别需要荫蔽，由于植距较宽，可在行间间种高秆作物，既可遮荫，又可作防护作用，还能增加收益。每年分别于 7、9、10 月在丁香植株周围除草。3 年以下的丁香树，干旱季节需要淋水，开花结果期在干旱季节易引起落花落果；雨季前疏通排水沟，以防积水。种植后，一般每年施肥 2～3 次：第 1 次在 2～3 月，每株施稀人粪尿 10～15 kg 或尿素、硫酸钙和氯化钾各 0.05～0.1 kg；第 2 次在 7～8 月，除施氮肥外，每株加施 0.1 kg 过磷酸钙或适量堆肥和火烧土，但不宜过量和紧靠根际，以免引起灼根造成腐烂；第 3 次在 10～12 月，施以厩肥或堆肥，掺适量过磷酸钙和草木灰。丁香树是浅根系，表土上层的细根必须避免受伤，同时这些细根不应露在土面，若露出要用肥沃松土培土 2～6 cm。丁香树需要大量修枝，但为了便于采花，可将主干上离地面 50～70 cm 内的分枝修去；若有几个分叉主干，应去弱留强，去斜留直，保留 1 个。上部树枝不要随便修剪，以免造成空缺，影响圆锥形树冠的形成。防护林的设置是确保丁香园完整的一项重要措施。此外，幼龄期在台风来临前要做好防风工作，可用绳子和竹子固定丁香树干，以减轻台风对丁香树的摇动，从而减少危害。

丁香生长过程中并没有过多的肥料要求，所以，在种植过程中严禁施肥频繁且过多，不然会因为徒长而影响花芽的形成，所以，在生育期一般不施肥或者施极少量的肥。需要注意的是，需要在花后施些钾肥、氮肥及磷肥，需要保障钾肥和磷肥的总量不超过 75 g，氮肥施用量为 25 g，以保障丁香的正常成长和发育。在对丁香进行浇水与施肥时，均不宜过少或者过多，并且在浇水之后要适时松土，以免出现肥害现象，使植株处在土温适宜的条件下，保证新芽的快速生长。

（三）病虫害防治

种植丁香选用具有较强排水性的土质，使丁香的生长环境疏松且湿润。采取有效措施防止根系腐烂及病虫害的发生。丁香虫害有刺蛾、毛虫、潜叶蛾、介壳虫和大胡蜂等，在生长过程需要及时、有效地进行防治。

1. 褐斑病

幼苗和成龄树都有发生，危害枝叶、果实。可在发病前或发病初期用 1∶1∶100 倍的波尔多液喷洒；清洁田园，消灭病残株，集中烧毁。

2. 煤烟病

主要是由黑刺粉虱、蚧类、蚜虫等害虫的危害而引起的。发现上述害虫危害时用杀虫剂喷杀；发病后用 1∶1∶100 的波尔多液喷洒。

3. 红蜘蛛

危害叶片，可用 0.2～0.3 波美度的石硫合剂和 20%的三氯杀螨砜稀释 500 倍液喷杀。两种液体混合使用效果更好。每 5～7 天喷 1 次，连续 2～3 次。

4. 红蜡介壳

危害枝叶，可在冬季喷 10 倍松脂合剂，50%马拉松稀释 1 000～1 500 倍液喷杀，每隔 7～15 天喷 1 次。连续 2～3 次。

5. 大头蟋蟀

危害小枝、叶、幼干，可采用毒饵诱杀。先将麦麸炒香，然后用 90%晶体敌百虫 30 倍液，拌湿麦麸，晚上放置于畦周围。

三、化学成分

但春等[5]用挥发油提取器按常规水蒸气蒸馏法提取得公丁香的挥发油，用 GC-MS 联用的方法来分析公丁香挥发油的成分。结果表明：公丁香挥发油的主要成分为丁香酚，含量高达 70.6%，其次为 *β*-石竹烯（18.9%）、乙酰基丁香酚（5.6%）和 *α*-石竹烯（2.1%）。这 4 个主要成分占了挥发油总量的 96%。同时采用正、反相硅胶柱层析等各种分离方法，从公丁香乙醇提取物的乙酸乙酯部分和正丁醇部分中共分离出 34 种化合物，它们的结构类型分别属于黄酮、三萜、鞣质等。其中 1 个为新的酚苷类化合物，其结构经波谱分析鉴定为 2-*O*-（6′-*O*-没食子酰基）-*β*-*D*-葡萄糖基苯甲酸甲酯[6]。

唐裕芳等[7]采用 GC-MS 联用分析微波预处理-水蒸气同时蒸馏萃取法所得的公丁香挥发油的化学组成，结果从丁香挥发油中共分离出 23 种化学成分，鉴定出 19 种化学成分，挥发油主要由丁香酚组成，相对含量高达 62.21%，其次是 2-甲氧基-4-[2-丙烯基]苯酚乙酸酯、4，11，11-三甲基-8-亚甲基二环[7，2，0]-4 烯，含量分别为 17.7%和 15.29%。挥发油中还含有 *β*-蒎烯、桉叶油素、*α*-萜品烯、肉桂醛、丁香酚、*α*-石竹烯、苯酚等[8]。

丁香挥发油为丁香提取物的主要有效成分。但因产地、品种、部位和批次不同，丁香挥发油的出油率和化学成分也有显著的不同。邱琴等[9]对广东饶平产的丁香以水蒸气蒸馏法提取挥发油（收油率为 17.1%），采用 GC-MS 分析挥发油成分，共分离出 26 个峰，鉴定出了 22 个组分，并采用面积归一法计算了各组分的相对百分含量。结果显示广东饶平产丁香挥发油的主要成分为丁香酚，相对含量可高达 80.33%，其次为 2-甲氧基-4-（2-丙烯基）-苯酚乙酸脂（相对含量为 3.05%）以及 3，7，11-三甲基-2，6，10-十二碳三烯-1-醇（相对含量为 2.54%）。赵晨曦等[10]对广东产的公丁香以水蒸气蒸馏法提取挥发油(收油率为16.2%),并对挥发油中鉴定出的29种化学成分用面积归一法确定各组分的相对百分含量,分别为:丁香酚(57.13%)、石竹烯(14.41%)、α-石竹烯(2.28%)、1,2,3,5,6,8a-hexahydro-4,7-dimethyl-1-[1-methylethl]-naphthalene(1.36%)、乙酸丁香酚酯(17.935%)和2′3′4′-trimethoxyacetophenone(1.36%)。

四、药理作用

(一)抗菌

公丁香对多种常见致病菌都有较好的抑制作用[11]。朱立成等[12]发现公丁香提取物对8种植物常见的病原真菌都能够达到完全抑制的效果;张慧云等[13]报道公丁香精油能够有效抑制并且杀死大肠埃希菌和单核细胞性李斯特菌。杨滋渊等[14]通过对丁香挥发油的体外试验表明:2%丁香挥发油4倍稀释后,可对产酸克雷伯菌、肠炎沙门菌、痢疾志贺菌、大肠埃希菌、表皮葡萄球菌和金黄色葡萄球菌均有显著的抗菌作用;8倍稀释后,对痢疾志贺菌、表皮葡萄球菌仍有显著的抗菌作用,且抗菌效果比1%黄连素强。体内试验显示,腹腔注射或灌胃给予丁香挥发油,均可降低由大肠埃希菌和金黄色葡萄球菌引起的小鼠急性感染的死亡率。上述研究说明丁香挥发油在体内、体外对常见细菌具有显著的抗菌作用,其主要成分丁香酚不仅可以抑菌,还可对变形链球菌的细胞外水溶性和水不溶性葡聚糖的合成有很好的抑制作用,从而达到清除牙菌斑、清洁口腔、预防龋齿的作用[15]。

刘婵婵[16]的研究还发现丁香酚对Ec04多重耐药大肠埃希菌有抑制作用,丁香酚可延长Ec04菌从迟缓期进入对数生长期的进程,增加了菌株可溶性蛋白的含量和胞外核酸的量,提高了菌体培养液中的电导率,并破坏了其生物被膜的形成,为解决临床细菌的多重耐药问题提供了方向。

(二)清除自由基

公丁香拥有多功能的生物活性,其中它的抗氧化功能主要以黄酮和多酚类的化合物为物质基础[17],其中丁香酚可通过非竞争性对抗Ca^{2+}催化反应,抑制羟自由基形成,保护细胞膜脂质免受氧化。谭廷华等[18]的研究表明,公丁香中的丁香酚对Fenton反应生成的羟自由基有较明显的清除作用,其活性高于羟自由基特异性清除剂甘露,丁香酚对核黄素-甲硫氨酸光照还原生成的活性氧也有清除作用。日本的一项研究发现丁香酚除了可抑制黄嘌呤氧化酶的活性外,还可抑制机体产生超氧化物,因此可认为丁香酚可直接捕获超氧化物[19]。傅文庆等[20]对公丁香清除氧自由基和影响麻蝇寿命的研究结果显示,在麻蝇日常饮食中加入0.05%公丁香时,可使麻蝇的中位值寿命延长10%。

(三)对消化系统的影响

药理实验证明,丁香能促进胃酸和胃蛋白酶分泌,抗溃疡,解除痉挛,增加胆汁分泌,在中医临床上对因寒邪内侵,阳气受困而引起的呕逆泄泻、脘腹疼痛等脾胃虚寒的症状也有良好的疗效,其镇痛抗炎功效对缓解脘腹疼痛能起一定的作用,也是消化系统的常用药[21]。

(四)对心脑血管系统的影响

丁香的抗缺氧、抗凝、抗血小板聚集和抗血栓形成等药理作用,可通过其芳香开窍、温通血脉而治疗胸痹以及止心痛功效而体现出来,也可预防或阻止休克机体发生弥漫性血管内凝血(DIC),构成温里药的“回阳救逆”功效。姜国峰等[22]所做的动物实验表明,丁郁四神散能对抗垂体后叶素和异丙肾上腺素激发的心肌缺血作用,这为临床应用提供了实验依据。

(五)抑制低密度脂蛋白的弱氧化修饰

低密度脂蛋白(LDL)弱氧化修饰是形成动

脉粥样硬化（AS）的关键因素。为了研究丁香有效部位（EFC）对 LDL 弱氧化修饰的抑制效果，采用 Fe^{2+} 体外诱导 LDL 弱氧化，通过测定脂质过氧化产物共轭二烯（CD）、硫代巴比妥酸反应物（TBARS）的产生以及 LDL 紫外可见光谱及载脂蛋白 B-100（apoB-100）中赖氨酸（Lys）游离氨基、色氨酸（Trp）活性的衰减程度反映抑制效果。结果表明，在 LDL 弱氧化过程中，对脂质过氧化保护方面，EFC（2.5 μg/ml）能有效延缓增殖阶段 CD 产生，其延缓效果强于 0.5 μg/ml 阳性对照。EFC（50 μg/ml）能延缓 LDL 降解阶段 TBARS 生成，延缓效果强于 10 μg/ml BHT；相应质量浓度（1.25 μg/ml、1.5 μg/ml）的 EFC 能减缓 LDL 因为氧化而改变的紫外可见光谱。对蛋白（apoB-100）氧化保护方面，EFC（5 μg/ml）能显著抑制 Lys 中游离氨基活性衰减（$p<0.05$），其抑制效果与 1.25 μg/ml BHT 无显著性差异；EFC（1 μg/ml）能保护 apoB-100 中 Trp 免受破坏。结果表明 EFC 能有效抑制 LDL 弱氧化[23]。

（六）抗肿瘤

近年来，有研究证明丁香酚对多种肿瘤细胞系和动物模型具有抗肿瘤活性，能诱导各种肿瘤细胞的凋亡，比如肥大细胞、黑色素瘤细胞和 HL-60 白血病细胞；在 MNNG 诱导的胃癌大鼠模型中能诱导肿瘤细胞凋亡，并抑制肿瘤细胞侵袭及肿瘤组织血管生成。丁香酚还对肿瘤相关成纤维细胞（CAF）有抑制作用，其作用可能是通过 P53 蛋白途径和内源性凋亡途径实现[24]。

（七）抗炎、镇痛

杨冰等[25]用完全弗氏佐剂（CFA）注射大鼠足底皮肤诱致疼痛作为无菌性的可持续疼痛模型，检测了丁香油的消炎镇痛作用，并在细胞水平上进一步验证了丁香油主要成分丁香酚对炎症的抑制作用。证明丁香油可以减轻 CFA 注射大鼠诱发的足底肿胀和热痛觉过敏。丁香酚可抑制 NIH_3T_3 细胞的 COX-2 表达，且抑制能力与其浓度正相关，提示丁香油是通过抑制 CFA 注射大鼠诱导的 COX-2 表达上调来减轻疼痛。

（八）其他

梁裕芬等[26]进行体外杀螨实验观察，结果显示，100％浓度丁香组的蠕形螨全部死亡的时间是 7 h，提示浓度为 100％的丁香煎剂有较好的杀螨作用。

丁香油具有明显抑制前列腺增生的作用，其机制主要是通过抑制 5α-还原酶和抑制 NADPH 氧化酶的作用[27]。

丁香挥发油经鼻给药能透过血脑屏障，具有脑靶向作用，其中丁香酚可通过嗅神经通路途径显著提高抑郁样小鼠海马 5-HT 表达水平，改善小鼠抑郁样行为[28]。

此外，丁香中提取物的石油醚部位和乙酸乙酯部位均可以提高高脂小鼠的总胆固醇值，而且还可以增强高脂小鼠脾细胞的抗氧化能力和 IL-2 水平[29]。

五、临床应用

（一）皮肤、黏膜疾病

用复方丁香搽剂治疗体股癣及手足癣，疗效较好[30]。复方丁香搽剂主要由公丁香、蛇床子、地肤子、苦参等组成，使用时棉签蘸药液直接涂搽于患处，待干即可。该药起效快，用药第 1 天即能止痒，用药 2～3 天时可见红斑、丘疹、水疱逐渐消退，浸渍糜烂减轻；且对皮肤无刺激，无其他不良反应。也有用甘遂 60 g、公丁香 50 g、皂角刺 50 g、斑蝥 3 g，加 7％～9％米醋 1 000 ml，煎成 500 ml，过滤，外治花斑癣[2]。亦有报道用丁香 4～15 g，打碎，用冷开水浸过药面，经 4 h 后即成棕色药液，可以治疗白念珠菌引起的口腔溃疡，一般 2～3 天痊愈。

（二）疼痛

丁香对牙痛有麻痹和镇静、镇痉作用。少量

滴入丁香油，能消毒龋齿腔，消除牙周部炎症并能止牙痛。鼻嗅法：取净硼砂、玄明粉、公丁香、细辛各 3 g，龙脑冰片 2 g，白碱粉 9 g；先将公丁香、细辛研极细末，再同其他药一起研匀，贮瓶备用；患者可口含温开水适量，取上列药粉少许以鼻嗅吸；左牙痛以右鼻嗅吸，右牙痛以左鼻嗅吸。此方可治各种牙痛，并可治偏头痛。取公丁香 10 粒，研末，牙痛时将药末纳入牙缝中。此方治疗牙痛，一般数秒即能止疼，重者连续用 2～3 次见效[31]。

丁香味辛，性温，与其他中药配伍，可以发挥其温经、行气、止痛的作用。用丁香、细辛、川芎等中药组成辛香吸入止痛剂，治疗血管神经性头痛，效果良好，吸入后能迅速消除疼痛或降低头痛程度[32]；马晶等[33]使用清胃散口服液配合丁香油水门汀治疗急性牙髓炎，可显著降低炎症因子水平，且安全无毒；杨冰等[34]研究证明 COX-2 的上调可被丁香酚抑制，这表明丁香油具有缓解炎症和慢性疼痛的作用；朴钟源等[35]用丁香浴足散熏洗治疗跟痛症；邱洪贵等[36]用公丁香、甘松、肉桂等制成活血散治疗腰肌劳损、肩周炎、肋软骨炎；董山岭[37]用丁香糊敷法治疗肌注后硬结；邓莲珍等[38]自制丁香膏外敷治疗寒湿腰痛，均取得良好的疗效。

（三）体臭

丁香具有强烈的芳香和麻辣气味，可消除多种口腔疾病。名医朱丹溪阐述了丁香除口臭的原理：“脾（胃）郁火，溢于肺中，浊气上行，发为口气（臭），治以丁香，是扬浊止沸耳。”丁香亦可用于治疗腋臭，用丁香 18 g，红升丹 27 g，石膏 45 g，将丁香和石膏粉碎，研末，红升丹研成粉末，均过 7 号筛。然后将 3 种药混研，再过筛，装入茶色瓶内，密封保存。用棉花团蘸着药粉揉动涂擦腋窝部，每天 1 次，连续涂擦 5 天，效果良好[39]。

（四）乳腺炎

取公丁香研细末，包入干棉球内塞鼻（患侧），每次 1.5 g，每天 2 次，每次 6 h，2～4 天即可见效。在治疗前，吸尽乳汁，并配合局部湿热敷[40]。

（五）心脑血管系统疾病

传统认为丁香畏郁金，在药物使用上，常不将两者配伍使用。然而根据现代药理及一些医家的临床应用体会，丁香与郁金配伍可治疗多种疾病，疗效较好，且未见报道有毒副作用。据姜国峰等[22]报道，丁郁四神散可以治疗冠心病心绞痛，经临床观察，丁郁四神散总有效率与静脉滴注丹参注射液、能量合剂相似，此方对冠心病心绞痛患者具有缓解心绞痛和改善心电图异常等方面的作用。脑血康是由珍珠、天竺黄、西红花、丁香等 29 味药材组成的藏药复方制剂，该方具有开窍醒神、清热通络的功效，用于痰瘀阻络所致的中风、语言蹇涩、半身不遂、口眼歪斜等。青海省藏医院临床应用证明，其治疗脑血管疾病的疗效显著。为验证其临床疗效，周小梅等[41]从镇静、抗惊厥、血流变的改善、对脑缺血的保护、体外抗血栓以及学习记忆的改善等多方面对其进行药效学观察，结果显示脑血康具有明显的促智、增强学习记忆功能的作用，并具有一定的中枢镇静作用。该药还具有明显的抗惊厥作用[42]。

（六）消化系统疾病

根据姜国峰等[43]的临床应用，丁郁四神散还可治疗多种脾胃病，如呃逆、噎膈、反胃、呕吐、泄泻等，均获满意疗效。另有报道[44]丁香与郁金配伍还可治疗乙型肝炎，因丁香具有抗菌、抗病毒的作用，而郁金又可引药入肝经，两者配伍不仅没有显示毒副作用，反而可抑制乙肝病毒，并能促使其表面抗原转阴。孙卫国[45]结合多年临床实际，用丁香柿蒂汤治疗腹部手术后由于周围神经受到刺激而产生的呃逆，效果良好。徐丽霞等[46]发现丁香透膈散可治疗晚期食管癌，效果良好。朱生樑等[47]根据临床经验自拟丁香降气汤，发现其可明显改善返流性食管炎患者的临床症状和胃镜下食道黏膜炎症,而且对单纯酸反流[44]和酸碱混合反流性食管炎均有良好疗效。

丁香 50 g 左右,研成极细的粉末,用 75%乙醇适量调为稀膏状,外敷于患者肚脐及脐周,上面用塑料薄膜覆盖,四周均用胶布条粘贴、固定,以减少乙醇挥发。对麻痹性肠梗阻,一般用药 2 h 后即有肠鸣音,数小时后可逐渐排气、排便。

(七) 其他

民间常用丁香和肉桂等量,也可以用单味药,研成细末,调成膏饼,贴在肚脐眼上,每天晚上用一贴,连续用 3～7 次,治疗小儿遗尿[48]。

参考文献

[1] 国家药典委员会. 中华人民共和国药典[M]. 北京: 中国医药科技出版社,2010.
[2] 郑广跃. 公丁香与母丁香的鉴别[J]. 海峡药学,2013(5): 30-31.
[3] 王生发. 如何栽培丁香[J]. 中国林业,2009(14): 47-48.
[4] 陈学刚,白静,马义成,等. 丁香栽培技术及园林应用[J]. 现代农村科技,2016(4): 52-53.
[5] 但春,付铁军,刘忠荣,等. 公丁香挥发油化学成分的 GC-MS 分析[J]. 分析测试学报,2004(S1): 87-88.
[6] 但春. 丁香和升麻的化学成分研究[D]. 成都: 成都生物研究所,2006.
[7] 唐裕芳,张妙玲,张有毫,等. 公丁香挥发油化学组成及抑菌活性研究[J]. 湘潭大学自然科学学报,2008(4): 101-105.
[8] Matan N, Rimkeeree H, Mawson A J, et al. Antimicrobial activity of cinnamon and clove oils under modified atmosphere conditions [J]. International Joural of Food Microbiology, 2006(107): 180-185.
[9] 邱琴,崔兆杰,赵怡. 丁香挥发油化学成分的 GC-MS 分析[J]. 中药材,2006,26(1): 25.
[10] 赵晨曦,梁逸曾. 公丁香与母丁香挥发油化学成分的 GC/MS 研究[J]. 现代中药研究与实践,2004,18(1): 92-93.
[11] Karuppiah P, Rajaram S. Antibacterial effect of Allium sativum cloves and Zingiber officinale rhizomes against multiple-drug resistant clinical pathogens [J]. Asian Pacific Journal of Tropical Biomedicine, 2012(2): 597-601.
[12] 朱立成,刘文,王祥胜,等. 丁香等 3 种中草药提取物抑制植物病原真菌的研究[J]. 安徽农业科学,2006,34(21): 5581-5582.
[13] 张慧芸,孔保华. 丁香提取物抗菌机理的研究[J]. 食品科学,2009,30(3): 88-91.
[14] 杨继渊,李巧如,赵院莉,等. 丁香挥发油的抗菌作用研究[J]. 西北药学杂志,2007,22(4): 181-182.
[15] 李鸣宇,朱彩莲,刘正. 天然植物提取物对变链菌胞外多糖的抑制[J]. 现代口腔医学杂志,2004,18(6): 481.
[16] 刘婵婵. 丁香酚对多重耐药大肠埃希菌的抑菌活性及其机制研究[D]. 西安: 陕西科技大学,2019.
[17] 栾剑,孙贺,范影影,等. 公丁香生物活性的研究进展[J]. 吉林师范大学学报(自然科学版),2018,39(3): 107-110.
[18] 谭廷华,何西利,高键,等. 丁香酚对氧自由基的清除作用[J]. 西北药学杂志,1996,11(1): 30-31.
[19] 金谷大辅. 丁香酚的抗氧化活性[J]. 国外医学 · 中医药分册,2005,27(4): 247-248.
[20] 傅文庆,张春爱,赵保路. 丁香对自由基清除作用和对麻蝇寿命影响的研究[J]. 实用老年医学,1994,8(4): 166-167.
[21] 朱金段,袁德俊,林新颖. 丁香的药理研究现状及临床应用[J]. 中国药物经济学,2013(1): 32-35.
[22] 姜国峰,陈丽芳,唐如娟,等. 丁郁四神散治疗冠心病心绞痛临床观察及实验研究[J]. 福建中医药,1994,25(5): 10-12.
[23] 江慎华,万严,杨琼玉,等. 丁香有效部位对低密度脂蛋白弱氧化修饰的抑制效果[J]. 农业机械学报,2016(6): 242-249.
[24] 李彦美,马静,张志伟,等. 丁香酚诱导癌相关成纤维细胞凋亡的研究[J]. 西北农林科技大学学报(自然科学版),2020(2): 1-6.
[25] 杨冰,李婷婷,杨伊涵,等. 丁香油抗炎镇痛效果的研究[J]. 绿色科技,2017(20): 182-185,189.
[26] 梁裕芬,李辉. 杀灭人体蠕形螨的中药筛选[J]. 广西中医药,1999,22(2): 40-41.
[27] 袁婷,周芮萱,马松涛,等. 丁香油对丙酸睾丸酮诱导大鼠前列腺增生的抑制作用[J]. 现代药物与临床,2019,34(7): 1952-1955.
[28] 周荣仙,熊磊,王纳. 中药抗抑郁机制研究进展[J]. 云南中医学院学报,2019,42(1): 98-102.
[29] 廖启超,张弦,郝澍. 丁香有效成分对高脂小鼠脾脏抗氧化和细胞免疫功能影响的研究[J]. 安徽农学通报,2019,25(23): 18-21.
[30] 杨凌阁. 复方丁香搽剂治疗体股癣和手足癣 76 例[J]. 湖南中医杂志,2006,22(3): 72.
[31] 刘斌杰. 丁香粉快速止牙疼[J]. 家庭医药 · 快乐养生,2015(3): 46-47.
[32] 胡传美. 辛香吸入止痛剂治疗血管神经性头痛 50 例报告[J]. 福建中医药,2001,32(5): 13-14.
[33] 马晶,李晓光. 清胃散口服液配合丁香油水门汀治疗急性牙髓炎疗效及对炎症反应的影响[J]. 现代中西医结合杂志,2018,27(9): 956-959.
[34] 杨冰,李婷婷,杨伊涵,等. 丁香油抗炎镇痛效果的研究[J]. 绿色科技,2017(20): 182-185.
[35] 朴钟源,车旭东,石志超. 丁香浴足散熏洗治疗足跟痛症 42 例[J]. 吉林中医药,2005,25(1): 21-22.
[36] 邱洪贵,周霞,邵明逸. 活血散的制备及临床观察[J]. 中药材,1996,19(6): 320-321.
[37] 董山岭. 肌注后硬结的中药外敷治疗法[J]. 河北中医,1994,16(5): 25-26.
[38] 邓莲珍,杨雪云. 自制丁香膏外敷治疗寒湿腰痛的护理体会[J]. 中国中医急症,2006,15(1): 111-112.

[39] 陈天丽,张红,周春英.丁香外用的临床及实验研究概述[J].山东中医杂志,2009(2):139-141.
[40] 赖建雄.公丁香塞鼻治急性乳腺炎[J].中国农村医学,1986(5):13.
[41] 周小梅,杨全余,陈秋红.藏药脑血康对小鼠学习记忆的改善作用[J].中成药,2007,29(4):578-579.
[42] 杨全余,周小梅,陈秋红.藏药脑血康胶囊的镇静及抗惊厥作用研究[J].中成药,2007,29(5):749-750.
[43] 姜国峰,罗佳波,钟仁寿,等.丁郁四神散治疗脾胃病[J].实用中医内科杂志,1991,5(1):33-34.
[44] 郭长虹.丁香与郁金香配伍在治疗乙型肝炎中的应用[J].北京中医学院学报,1991,14(3):28.
[45] 孙卫国.丁香柿蒂汤治疗腹部手术后并发顽固性呃逆疗效观察[J].中医学报,2010,9(5):941-942.
[46] 徐丽霞,钟静惠.丁香透膈汤治疗晚期食道癌 80 例[J].吉林中医药,2006,26(12):36-37.
[47] 朱生樑,马淑颖,王晓素,等.丁香降气汤治疗返流性食管炎 50 例临床观察[J].上海中医药杂志,2005,39(1):19-20.
[48] 崔海燕.止呃良药话丁香[N].中国中医药报,2015-04-24(5).

八角茴香

八角茴香为木兰科八角属植物八角茴香（*Illicium verum* Hook. f.）的干燥成熟果实。又名大料、五香八角、舶上茴香、大茴香、舶茴香、茴香八角珠、八角香、八角大茴、八角、原油茴、大八角、八角珠、八月珠。秋、冬二季果实由绿变黄时采摘，置沸水中略烫后干燥或直接干燥[1,2]。

八角茴香为常绿乔木，高 10～20 m。树皮灰色至红褐色，有不规则裂纹。枝密集，呈水平伸展。单叶互生或 3～6 簇生于枝顶，叶片革质，长椭圆形或椭圆状披针形，长 6～12 cm，宽 2～4 cm，先端渐尖或急尖，基部楔形，全缘，上面深绿色，有光泽和油点，下面浅绿色，疏生柔毛；叶脉羽状，中脉下陷，侧脉稍凸起；叶柄粗壮，长约 1 cm。花两性，单生于叶腋；花梗长 1.5～3 cm；花圆球形，花被肉质，花被片 7～12，数轮，覆瓦状排列，内轮粉红色；雄蕊 11～19，排成 1～2 轮；心皮 8～9，离生。聚合果，多由 8 个蓇葖果放射状排列成八角形，直径 3.5～4 cm，红褐色，木质；蓇葖果先端钝尖或钝，成熟时沿腹缝线开裂。种子 1 枚，扁卵形，亮棕色。花期春、秋两季，果期秋季至翌年春季[2]。

生长于温暖湿润的山谷或阴湿、土壤疏松的山地，野生或栽培。分布于福建、台湾、广西、广东、贵州、云南等地，主产于广西、广东、云南等地[2]。

一、生药鉴别

（一）性状鉴别

本品通常系由 8 个蓇葖果呈轮状排列而成的聚合果，各分果近等大，木质，放射状排列于中轴上，直径 3.6～4 cm，中轴下面有一弯曲呈钩状的果柄。外表面红棕色或褐色，有不规则皱纹，顶端钝或钝尖，果皮较厚，上侧多开裂成小艇形；内表面淡棕色，有光泽。单一蓇葖果内藏种子 1 枚，种子扁卵形，种皮红棕色或黄棕色，平滑有光泽，一端有种脐，一端有合点，中间有一狭长的种背相连，种脐旁边有珠孔。种皮质脆易碎，内含种仁，富含油质，具浓郁特异香气，味甜。以个大、色红、油性大、香气浓者为佳[1,2]。

（二）显微鉴别

1. 果实横切面

外果皮为 1 列表皮细胞，外被不规则小突起的角质层。中果皮为多层厚角细胞，其内为薄壁细胞，有散在的油细胞、维管束；在腹缝线处有数列厚壁细胞。内果皮为 1 列排列整齐的柱状细胞，在腹缝线部分为石细胞；石细胞层从腹缝线向内逐渐加长，与柱状细胞层衔接。种皮表皮细胞为1列排列紧密的长方形石细胞，其外壁与侧壁呈U形增厚；其内为数层营养层薄壁细胞；胚乳细胞含脂肪油及糊粉粒[2]。

2. 粉末特征

红褐色。果皮表皮细胞类多角形，壁厚，角质纹理致密。气孔不定式，长圆形或圆形，直径40～45 μm，副卫细胞4～8个。腹缝线石细胞类长方形或多角形，长至260 μm，有孔沟及纹孔。油细胞多已破碎，完整者类圆形，直径150～180 μm。内果皮柱状细胞直径50～80 μm，长达500 μm，壁较薄，木化，多具单斜纹孔或十字纹孔对。种皮表皮石细胞淡黄色，矩形，宽50～80 μm，长达180 μm。纤维较粗长，宽40～90 μm，长达1 000 μm，纹孔明显，木化。

（三）理化鉴别

1. 化学鉴别

取果皮粗粉0.5 g，加乙醇5 ml，温浸2 min，放冷，滤过。滤液加蒸馏水25 ml，即产生显著浑浊；移至分液漏斗中，加石油醚10 ml，充分振摇，静置，分取石油醚液，蒸干，残渣加醋酸溶解，加三氯化铁试液2滴，振摇，沿管壁缓缓加入硫酸，两液层交界处显持久的棕绿色环（检查茴香醚）[2]。

2. 薄层鉴别

取本品粗粉1 g，加石油醚（60～90 ℃）-乙醚（1∶1）混合液15 ml，密塞，振摇15 min，滤过，滤液于热水浴上挥干，残渣加无水乙醇2 ml使溶解，作为供试品溶液。另取茴香醛对照品，加无水乙醇制成每1 ml含10 μl的溶液，作为对照品溶液。吸取供试品溶液及对照溶液各5～10 μl，分别点于同一硅胶G薄层板上，以石油醚（30～60 ℃）-丙酮-乙酸乙酯（19∶1∶1）为展开剂，展开，取出，晾干，喷以间苯三酚盐酸试液。供试品色谱中，在与对照品色谱相应的位置上，显相同的橙色至橙红色斑点[1]。

二、栽培

（一）产地环境

八角茴香喜温暖、潮湿气候，产区多在北纬25°以南，年降水量需1 000 mm以上，相对湿度80%以上的地区。幼树喜荫，成年树喜光。忌强光和干旱，怕强风。以土层深厚、疏松、腐殖质含量丰富、排水良好的偏酸性壤土或砂质壤土栽培为宜。

（二）生产管理

1. 整地

春季，清理林地内的杂草、灌木后进行全垦整地或带状整地。种植穴规格为50 cm×40 cm×40 cm，沿等高水平线按“品”字形布置。株行距3 m×4 m，每亩56株。

2. 种子繁殖

选二十年生以上、结实多、含油量高、无病虫害的植株作留种树。9～10月采收果皮由绿色变黄褐色的成熟果实，放在通风室内晾干，果实裂开种子脱出，但种皮薄，易丧失发芽率，最好随采随播。若延长播种期，应用湿沙层积贮藏至第二年1～2月播种。

3. 条播

按行距15～20 cm开条沟，沟深4 cm，按株距3～4 cm播种子1粒，用草木灰拌细土覆盖，厚度约3 cm，再用稻草或茅草覆盖。在幼苗出土前，要经常淋水，促进发芽。出苗后撤去覆盖物，立即插树枝或搭棚遮荫，至11月再拆去。苗床要经常松土、除草，结合施肥，早期以氮肥为主，后期以磷、钾肥为主[2]。

4. 定植

每穴施5 kg农家肥或500 g普钙做基肥。立秋后阴雨天定植，定植深度以土面盖至苗木根颈上2～3 cm为宜[3]。

5. 田间管理

定植后3年内宜有天然荫蔽树遮荫，可与农作物间作，3年后要求全光照。每年中耕除草2次，均在收果前，第1次在1～2月，第2次在7～8月。追肥2次，在采果后可施绿肥、厩肥及过磷酸钙等肥料。每隔3～5年垦复施肥1次，要及时截干打顶、整形。

6. 间作种植

八角茴香种植后可以间种其他农作物，以提高单位面积的经济效益。间作物距八角茴香50 cm为宜。由于八角茴香幼树较耐阴，造林初期幼苗生长需要较高的湿度和阴度，以间作玉米、高粱、旱谷为宜。随着八角茴香的生长，对光照的要求增强，可种低矮耐阴的作物，如花生、黄豆、西瓜、黄瓜和生姜等。此外，间作过程中，对农作物要及时除草、松根和施肥，这样可以提高八角茴香的造林保存率和挂果率[4]。

（三）病虫害防治

病害有炭疽病，可喷1∶1∶120波尔多液防治；残枝病叶宜烧毁，以减少越冬菌源。虫害有八角尺蠖，在幼龄期喷马拉松1 000倍液防治。另外还有金花虫为害[2]。

三、化学成分

（一）挥发油

八角茴香所含挥发油成分较为复杂。郭勇等[5]采用亚临界CO_2流体萃取八角茴香油，并通过GC-MS技术对萃取的八角茴香油进行组分和相对含量的分析，结果表明八角茴香油的得率可达到12.52%。从茴香油中共检出221个化合物，鉴定了其中的82个化合物，被鉴定化合物峰面积占总峰面积的99.28%。八角茴香挥发油主要成分为萜类化合物、芳香族化合物及有机酸类化合物。

1. 萜类化合物

郭勇等[5]鉴定出的化合物中，萜类化合物的数量最多，主要为单萜类化合物和倍半萜类化合物，分别有20种和23种，二萜类化合物仅1种。萜类化合物相对含量总和为5.078 5%，主要成分为：*D*-柠檬烯（1.721 4%）、桉油精（0.459 2%）、*β*-石竹烯（0.277 5%）、大香叶烯D（0.219 8%）、*α*-蒎烯（0.213 5%）、*α*-甜没药烯（0.212 2%）、反式-*α*-香柠檬烯（0.195 3%）、萜品-4-醇（0.175 9%）、Δ^3-蒈烯（0.164 7%）、*β*-水芹烯（0.150 0%）、*α*-萜品醇（0.139 1%）、*α*-柏木烯（0.135 6%）、*α*-金合欢烯（0.103 0%）等。缪剑华等[6]从超临界CO_2萃取（SFE-CO_2）的八角茴香油中检出47种萜类化合物（相对含量总和为3.145 4%），其中单萜类化合物、倍半萜类化合物和二萜类化合物分别有21种、25种和1种。主要成分为：*D*-柠檬烯（1.018 4%）、桉油精（0.300 7%）、萜品-4-醇（0.181 2%）、香木兰烯（0.178 6%）、*α*-萜品醇（0.169 8%）、*α*-甜没药烯（0.160 1%）、*α*-蒎烯（0.158 1%）、*β*-石竹烯（0.128 5%）等。此外，倍半萜化合物还包括了倍半萜内酯及其衍生物，倍半萜内酯类物质是八角茴香中主要有毒成分。

2. 芳香族类化合物

郭勇等[5]从亚临界CO_2流体萃取的八角茴香油中鉴定出芳香族化合物30种，相对含量总和较高，达94.315%。主要成分为：反式茴香脑（91.217 8%）、小茴香灵（1.041 2%）、顺式茴香脑（0.413 6%）、对甲氧基肉桂酸乙酯（0.396 6%）、异丁香酚（0.371 0%）、茴香醛（0.266 0%）、草蒿脑（0.154 7%）等。缪剑华等[6]从超临界CO_2萃取的八角茴香油中检出27种芳香族化合物，数量较少，但总的相对含量最高，可达96.109 7%，为八角茴香油的主要组成物质。主要成分为：反式茴香脑（92.932 7%）、顺式茴香脑（0.908 5%）、小茴香灵（0.535 9%）、异丁香酚（0.351 0%）、对甲氧基肉桂酸乙酯（0.339 7%）、二氢茴香脑（0.265 6%）、茴香醛（0.216 7%）、草蒿（0.163 6%）等。

3. 有机酸类化合物

郭勇等[5]从亚临界CO_2流体萃取的八角茴

香油中鉴定出非萜类脂肪族化合物仅 8 种，相对总和含量为 0.606 7%。主要成分为：乙酸葑酯(0.493 4%)、反式橙花叔醇(0.119 6%)、棕榈酸(0.027 1%)等。缪剑华等[6]从超临界 CO_2 萃取的八角茴香油中检出非萜类芳香族化合物仅 9 种，总的相对含量仅为 0.744 9%，主要成分为：乙酸葑酯(0.373 4%)、油酸(0.128 4%)、亚油酸乙酯(0.103 8%)、棕榈酸(0.084 8%)等。袁经权等[7]利用 CO_2 超临界流体萃取技术提取八角茴香种子油脂等成分，应用 GC-MS 技术对其中所含的脂肪酸成分进行系统分析研究。结果表明：在 24 个脂肪酸甲酯化衍生物中，主要为油酸甲酯、亚油酸甲酯、棕榈酸甲酯和硬脂酸甲酯，占总油脂量的 87.95%；二十碳酸甲酯、二十二碳酸甲酯和十四碳酸甲酯是次要成分；有 12 个不饱和脂肪酸酯类衍生物，如油酸甲酯、亚油酸甲酯等，占油脂总量的 57.28%，说明这些酯类衍生物所对应的不饱和脂肪酸是八角茴香种子油脂的主要成分。刘莉玫等[8]通过对超临界 CO_2 流体萃取的八角茴香油进行皂化和酯化处理，鉴定出棕榈酸、亚油酸、油酸及硬脂酸。

（二）黄酮类

黄建梅等[9]在对八角茴香化学成分的研究中发现，其黄酮类成分包括：3-芸香糖、3-葡萄糖、3-半乳糖取代的山柰酚和槲皮素，3-鼠李糖槲皮素、3-木糖槲皮素以及游离的山柰酚和槲皮素。杨金等[10]从八角茴香正丁醇浸膏中分离得到木樨草素、木樨草素-7-*O*-*β*-*D*-葡萄糖苷、儿茶素。袁经权等[11]将八角茴香 95%乙醇提取物的石油醚、氯仿和正丁醇部分通过硅胶色谱柱和 sephadex LH-20 进行色谱技术分离，得出 7 种黄酮苷类化合物，分别为：异槲皮苷、槲皮素-3′-*O*-甲基-3-*O*-*β*-*D*-吡喃葡萄糖苷、槲皮素-3-*O*-*α*-*L*-阿拉伯糖苷、槲皮素-3-*O*-*D*-木糖苷、柽柳素 3-*O*-橙皮糖苷、4-甲氧基芦丁、异鼠李素-3-*O*-芸香糖苷。

（三）微量元素

邬智高等[12]用电感耦合等离子体原子发射光谱(ICP-AES)法测定出八角茴香中钼、铜、镉、镁、铅、锌、锰、铁、铝、镍、锶、砷、铬和硒 14 种微量元素的含量，发现八角茴香中主要微量元素含量依次为镁、铝、锰、铁。

（四）酚苷类

商艳丽、史荣军[13]从八角茴香的 95%乙醇提取物中分离得到 9 个酚苷类化合物，分别鉴定为：槲皮素-3-*O*-*α*-*L*-吡喃鼠李糖苷、槲皮素-3-*O*-*α*-*L*-吡喃阿拉伯糖苷、异鼠李素-3-*O*-*β*-*D*-吡喃葡萄糖苷、木樨草素-7-*O*-*β*-*D*-葡萄糖苷、槲皮素-3-*O*-*β*-*D*-吡喃半乳糖苷、芦丁、4-羟基苯乙醇-*O*-*β*-*D*-吡喃葡萄糖苷、3-甲氧基-4-*O*-*β*-*D*-吡喃葡萄糖基苯甲酸甲酯、4-*O*-*β*-*D*-吡喃葡萄糖基苯甲酸甲酯。

（五）其他

八角茴香的其他成分还包括糖脂、磷脂(包括卵磷脂和磷脂酰丝氨酸和磷脂酰肌醇)、*β*-谷甾醇、菜油甾醇和维生素 E、胡萝卜苷、(+)-儿茶素[10]。

四、药理作用

（一）抑菌

八角茴香水煎剂对结核分枝杆菌及枯草杆菌有抑制作用，其乙醇提取液对金黄色葡萄球菌、肺炎球菌、白喉棒状杆菌、霍乱弧菌、伤寒沙门菌、痢疾志贺菌及一些常见病菌有较强抑制作用[9]。八角茴香油对多种菌株有抑制效果，如金黄色葡萄球菌、大肠埃希菌、枯草杆菌、黑曲霉、黄曲霉和桔青霉、酵母菌及痢疾志贺菌、白喉棒状杆菌、伤寒沙门菌，多项研究表明八角茴香挥发油具有广谱的抗菌性，对真菌的抑制效果较好[14～16]。

（二）抗病毒

国外学者发现八角茴香甲醇提取物对 LPS/*D*-半乳糖胺诱导的脓毒症具有预防作用，而新发现的苯丙糖苷在 TNF-α 诱导小鼠脓毒性休克的模型试验中可降低血浆谷丙转氨酶水平。且八角茴香中重要的药用成分莽草酸还可作为抗病毒和抗肿瘤药物中间体，也是合成临床上有效抗击禽流感病毒的有效药物“达菲”的重要原料[17]，对禽流感病毒有一定的抑制作用。八角茴香油可作用于不同的阿昔洛韦敏感性和阿昔洛韦耐药性的单纯疱疹病毒 1 型（HSV-1）株[18]。

（三）镇痛

八角茴香中提取出的莽草酸能减少小鼠扭体的次数，明显延长痛阈潜伏期，具有明显的镇痛作用。从八角茴香中分离出来的倍半萜类化合物可对由醋酸引起的扭体和尾巴压力疼痛有抑制作用[19]。

（四）抗血小板凝聚

马怡、孙建宁等[20]发现莽草酸对胶原诱导的兔血小板聚集具有较强的抑制作用，而胶原引起的血小板聚集与花生四烯酸的释放和代谢有密切的关系，提示莽草酸抗血小板聚集作用与其影响花生四烯酸代谢有关。黄丰阳等[21]也探讨了以莽草酸为母核的人工半合成新化合物三乙酰莽草酸对血小板聚集功能的抑制作用及其作用机制，认为三乙酰莽草酸可能成为一种新的抗血小板聚集的药物。王宏涛等[22]发现莽草酸的衍生物异亚丙基莽草酸对血小板的聚集也有一定的抑制作用，能改善脑缺血后的血液流态，减轻脑缺血后局部微循环障碍，保护脑组织。

（五）增加白细胞数量

有学者发现从八角茴香中提取出的甲基胡椒酚也能缓解白细胞减少症。其机制可能与保护血象、加强骨髓造血功能、促进骨髓造血干细胞的分裂增殖有关，这些因素使白细胞集落生成增多。

（六）抗肿瘤

八角茴香可使诱导性肝癌大鼠体内的肝脏功能和红细胞超氧化物歧化酶（SOD）的活性趋于正常水平，使大鼠肝脏过氧化氢酶（CAT）水平显著提高，使大鼠肝脏、红细胞谷胱甘肽（GSH）水平显著提高，对苯巴比妥和 *N*-亚硝基二乙胺导致的大鼠体内红细胞谷胱甘肽浓度降低有拮抗作用。此外，八角茴香可降低氧化应激和提高第 2 阶段酶的浓度，这可能有助于提高其抗肿瘤能力[23]。

（七）抗氧化

王琴等[24]采用自由基的清除能力来测定超临界和溶剂萃取的两种八角茴香提取物的抗氧化性，结果表明，两种提取物均有一定的自由基清除能力，但在相同浓度下，溶剂萃取的八角茴香提取物对 DPPH 自由基的清除能力略强于超临界萃取提取物，并且在大于 0.3 g/L 浓度时，两种提取物的清除自由基的能力接近 BHT 和维生素 C。

（八）其他

八角茴香的复方提取液可增加小鼠力竭游泳时间、爬杆时间及运动后肝糖原含量，提高运动后小鼠血乳酸脱氢酶活力，同时降低小鼠运动后血乳酸及尿素氮水平，说明八角茴香提取液有明显的抗疲劳作用[25]。茴香醚具有雌激素样作用和较强致敏作用且能促进肠胃蠕动，可缓解腹部疼痛。

八角茴香水提物可改善实寒证大鼠的一般体征，改善物质及能量代谢，调节甲状腺轴功能，起到温阳散寒的作用[26]。

五、临床应用

（一）乳癖

乳癖症是女性乳房部结聚有肿块，或大或小、形状各异的乳房部疾病。核桃仁、八角茴香瓣各一个，每天3次于饭前口嚼烂如泥，用陈皮丝泡茶送服。坚持服用1～3个月，效果显著，服药最短者30天，最长者150天。一般30天为1疗程，1～3个疗程即治愈[27]。

（二）睾丸鞘膜积液

睾丸鞘膜积液是儿科及外科的一种常见病，病症为婴儿或儿童睾丸鞘膜积液（非交通性），体检见患侧或双侧阴囊肿胀，较正常者明显肿大，触之较柔软或坚韧而带弹性，透光试验阳性。采用八角茴香捣烂外敷治疗该病，取八角茴香约50 g捣碎，将捣碎的药物加5～10 g食盐放锅内文火炒热后，用厚棉布包住加工好的药物（包裹宜松散），再以手轻试药包的温度，待其不烫手后，将患儿的阴囊包敷在药包中，直至药包变冷为止。每天用该药包敷3次，每次敷药前均将药物适度加温，用布包后使用。每剂药可连续使用7天，第2周后再以该方重新配药，继续巩固治疗，直至患儿阴囊肿胀全部消退为止[28]。

（三）白细胞减少症

湖南医学院肿瘤科试用安粒素（茴香醚制剂）治疗长期接触放射线、药物所致或原因不明低白细胞患者30余例，取得良好效果[23]。

（四）附方

1. 治小肠气坠

八角茴香、小茴香各三钱，乳香少许。水（煎）服取汗。（《仁斋直指方》）

2. 治疝气偏坠

大茴香末一两，小茴香末一两。用猪尿胞一个，连尿入上二药末于内，系定罐内，以酒煮烂，连胞捣丸如梧子大。每服五十丸，白汤下。（《卫生杂兴》）

3. 治腰重刺胀

八角茴香，炒，为末，食前酒服二钱。（《仁斋直指方》）

4. 治腰痛如刺

八角茴香（炒研）每服二钱，食前盐汤下。外以糯米一、二升，炒热，袋盛，栓于痛处。（《简便单方》）

5. 治大小便皆秘，腹胀如鼓，气促

大麻子（炒，去壳）半两，八角茴香七个。上作末，生葱白三或七个，同研煎汤，调五苓散服。（《永类钤方》）

6. 治风毒湿气，攻疰成疮，皮肉紫破脓坏，行步无力，皮肉焮热

舶上茴香（炒）、地龙（去土，炒）、川乌头（炮，去皮尖）、乌药（锉）、牵牛（炒）各一两。研杵匀细，酒煮糊为丸，如梧桐子大。每服空心盐汤下十五丸，日二。（《脚气治法总要》茴香丸）

六、毒理研究

用广西田东产（统货）和广西南宁商品（食用二级）八角茴香提取的挥发油，以每千克体重25 g剂量灌胃健康小鼠，观察7天，未见死亡。

从八角茴香中分离出来3种倍半萜类化合物，即混合毒八角素A、B和C。小鼠一次给予混合毒八角素每千克体重3 mg时，即可表现出痉挛和致命的毒性作用；较低剂量时小鼠也会出现低体温[19]。

八角茴香干品含挥发油（茴香油）约5%，茴香油成分主要是反式茴香脑（80%以上），约含4%有毒的顺式茴香脑，很可能是主要致毒物质[29～32]，此外，果皮含有的倍半萜内酯类也是毒性成分[32]。成人一次煎服量3～6 g，过量可致中毒[29,31]。其毒素主要作用于中枢神经系统及消化系统，特别是挥发油毒素可抑制中枢神经，导致死亡[29,32]。致毒机制尚未完全阐明，推测为毒

素干扰中枢神经元代谢所致。具体途径是：毒素影响细胞膜酶系，改变细胞膜通透性及其三维结构，干扰钠离子通道，导致钠通道关闭延迟，形成除极后电位及重复除极，持续发放神经冲动，引起抽搐。由于细胞膜内钠离子梯度衰减，最终引起神经传导阻滞，加以脑细胞缺氧等因素，使中枢神经逐步衰竭[29]。

参考文献

[1] 国家药典委员会. 中华人民共和国药典[M]. 北京：中国医药科技出版社，2010.
[2] 国家中医药管理局《中华本草》编委会. 中华本草[M]. 上海：上海科学技术出版社，1999.
[3] 依时增. 八角早实栽培技术[J]. 云南林业，2014(2)：66.
[4] 佚名. 八角经济林的高效栽培技术[J]. 中国扶贫，2015(13)：68－69.
[5] 郭勇，雷衍国，缪剑华，等. 气相色谱-质谱联用分析亚临界二氧化碳流体萃取八角茴香油的化学成分[J]. 时珍国医国药，2008(4)：803－806.
[6] 缪剑华，郭勇，陈乾平，等. 超临界 CO_2 萃取八角茴香油的 GC-MS 分析[J]. 中国调味品，2008(2)：45－50.
[7] 袁经权，冯洁，缪剑华，等. GC-MS 分析八角茴香种子 CO_2 超临界流体萃取物中的脂肪酸成分[J]. 中国中药杂志，2007(8)：742－743.
[8] 刘莉玫，郭振德，张镜澄，等. 八角的超临界 CO_2 流体萃取产物化学成分的研究[J]. 分析测试学报，1997(4)：26－28.
[9] 黄建梅，杨春澍. 八角科植物化学成分和药理研究概况[J]. 中国药学杂志，1998(6)：3－9.
[10] 杨金，闵勇，刘卫，等. 八角茴香的化学成分研究[J]. 安徽农业科学，2010(23)：12453－12454.
[11] 袁经权，周小雷，王硕，等. 八角茴香化学成分的研究[J]. 中成药，2010(12)：2123－2126.
[12] 邬智高，谭沛，陈小鹏，等. ICP-AES 法测定八角茴香中 14 种微量元素[J]. 中国调味品，2010(5)：86－88.
[13] 商艳丽，史荣军. 八角茴香果实中酚苷类成分的研究[J]. 中成药，2016，38(1)：107－110.
[14] 梅林，赖容. 八角茴香抑菌活性试验研究[J]. 激光杂志，2010(3)：97.
[15] 刘昭明，黄翠姬，田玉红，等. 八角挥发油成分分析与抑菌活性研究[J]. 中国调味品，2009(10)：52－55.
[16] 付敏东，李成欢. 八角茴香油的提取工艺及抗菌、抗氧化性作用[J]. 中国医药导报，2011(34)：29－31.
[17] 陆善旦. 禽流感使八角茴香起死回生[J]. 农村新技术，2006(3)：61.
[18] Koch C, J Reichling, R Kehm, et al. Efficacy of anise oil, dwarf-pine oil and chamomile oil against thymidine-kinase-positive and thymidine-kinase-negative herpesviruses [J]. Journal of pharmacy and pharmacology, 2008, 60(11)：1545－1550.
[19] 林洁，兰琪欣，韦应芳，等. 八角茴香药用成分的提取及其镇痛作用的实验研究[J]. 右江民族医学院学报，2008(2)：195－196.
[20] 马怡，孙建宁，徐秋萍，等. 莽草酸对血小板聚集和凝血的抑制作用[J]. 药学学报，2000(1)：1－3.
[21] 黄丰阳，徐秋萍. 三乙酰莽草酸对血小板聚集的抑制作用[J]. 药学学报，1999，34(5)：345－348.
[22] 王宏涛，孙建宁，徐秋萍，等. 异亚丙基莽草酸对大脑中动脉栓塞大鼠脑含水量和能量代谢的影响[J]. 中国药理学与毒理学杂志，2002(4)：270－272.
[23] Yadav A S, D Bhatnagar. Chemo-preventive effect of Star anise in *N*-nitrosodiethylamine initiated and phenobarbital promoted hepato-carcinogenesis [J]. Chemico-biological interactions, 2007, 169(3)：207－214.
[24] 王琴，蒋林，温其标. 八角提取物的 GC-MS 分析及其抗氧化性的研究[J]. 中国调味品，2007(3)：38－42，49.
[25] 何敬和，姚丽，常震. 八角茴香提取液的抗疲劳效应[J]. 中国组织工程研究与临床康复，2011(20)：3719－3722.
[26] 黄丽贞，杨玲玲，邓家刚，等. 八角茴香水提物对实寒证大鼠的影响[J]. 世界科学技术—中医药现代化，2015(5)：971－975.
[27] 余登锋. 单方治疗乳癖[C]//中国中西医结合学会. 第一届全国中西医结合乳腺疾病学术会议论文汇编. 洛阳，2002.
[28] 余育承，郑秀东，吴玉兰. 八角茴香外用治疗睾丸鞘膜积液[J]. 新中医，2010(5)：107.
[29] 方克美，杨大明，常俊. 急性中毒治疗学[M]. 南京：江苏科学技术出版社，2002.
[30] 马世昌. 化学物质辞典[M]. 西安：陕西科学技术出版社，1999.
[31] 安伟，启南. 现代中药执业手册[M]. 南京：江苏科学技术出版社，2003.
[32] 王琴，蒋林，温其标. 八角茴香的研究进展[J]. 中国调味品，2005(5)：18－22.

儿　茶

儿茶又名乌爹泥、乌垒泥、乌丁泥、儿茶膏、孩儿茶，为豆科植物儿茶[*Acacia catechu*(L. f.) Willd.]心材或去皮枝干煎制而成的干燥浸膏[1]。

儿茶为落叶小乔木，高 6～13 m。树皮棕色，常呈条状薄片开裂，但不脱落；小枝被短柔毛。托叶下面常有一对扁平、棕色的钩状刺或无。二回羽状复叶，总叶柄近基部及叶轴顶部数对羽片间有腺体；叶轴被长柔毛；羽片 10～30 对；小叶 20～50 对，线形，长 2～6 mm，宽 1～1.5 mm，被缘毛。穗状花序长 2.5～10 cm，1～4 个生于叶腋；花淡黄或白色；花萼长 1.2～1.5 cm，钟状，齿三角形，被毛；花瓣呈披针形或倒披针形，长 2.5 cm，密被疏柔毛。荚果带状，长 5～12 cm，宽 1～1.8 cm，棕色，有光泽，开裂，柄长 3～7 mm，顶端有喙尖，有 3～10 颗种子。花期 4～8 月，果期 9 月至翌年 1 月[2]（图 1）。

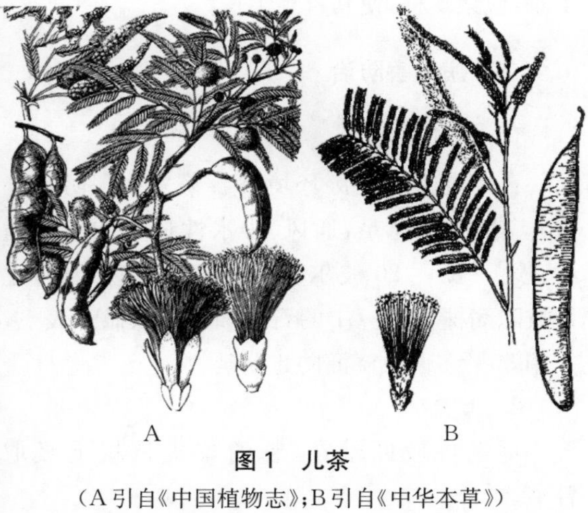

图 1　儿茶

（A 引自《中国植物志》；B 引自《中华本草》）

产于云南、广西、广东、浙江南部及台湾，其中除云南（西双版纳、临沧地区）有野生外，其余均为引种；印度、缅甸和非洲东部亦有分布[2]。

一、生药鉴别

（一）性状鉴别

本品呈方块状或不规则块状，大小不一。表面黑色或棕黑色，平滑而稍具光泽，有时可见裂纹。质硬易碎，断面不整齐，具光泽，有细孔。无臭，味涩、苦后略甜。以黑略带棕色、不糊不碎、味微苦而涩者为佳[1]。

（二）显微鉴别

取儿茶粉末装片，放置片刻，置于显微镜下观察，可见大量针状结晶及黄色块状物。

（三）理化鉴别

1. 薄层鉴别

取儿茶粉末 1 g，乙醚 30 ml，超声处理 10 min，滤过，滤液蒸干，残渣加甲醇 10 ml 使溶解，作为受试品溶液。取儿茶素、表儿茶素对照品，分别加甲醇制成每 1 ml 含 0.2 mg 的溶液，作为对照品溶液。取受试品、对照品溶液各 10 μl 点于同一 3% CMC-Na 黏合的硅胶 G 层析板上，以系统 A(药典方法)：正丁醇(水饱和)-冰乙酸-水(3∶2∶1)；B：氯仿-甲醇-甲酸(8∶2∶0.08)；C：醋酸乙酯-丙酮-冰乙酸(6∶3∶1)为展开剂，展距 12 cm，取出，晾干，喷以 10%硫酸乙醇溶液，加热至斑点显色清晰，受试品溶液和对照品溶液在相同的位置上可见淡红棕色斑点。

在薄层鉴别中，由于儿茶和表儿茶素是同分异构体，两者仅旋光性不同，所以在薄层色谱中难以明确区分。按药典方法，儿茶素及表儿茶素并未得到较好的分离效果，但斑点边缘清晰，无杂质成分干扰[1,3]。

2. 化学鉴别

(1) 取本品粉末约 0.1 g，加水 10 ml，使溶解，滤过，滤液加三氯化铁试液 1～2 滴，溶液呈墨绿色[1](检查鞣质)。

(2) 取火柴杆一端浸入本品水浸液中，使轻微着色，待干燥后再浸入盐酸中立即取出，置于火焰附近烘之，杆上即显深红色[1](检查儿茶素)。

(3) 取本品粉末约 0.1 g，加水 25 ml 使溶解，滤过，取滤液 10 ml，加饱和溴水约 5 滴，立即发生黄白色沉淀[1]。

(4) 取本品约 0.2 g，加水 50 ml 使其溶解，加盐酸 5 ml 与甲醛试液 10 ml，水浴加热，有黄棕色沉淀，放冷，滤过，滤液中加三氯化铁试液数滴与固体醋酸钠 5 g，下部应呈棕红色，不得呈蓝色[1](检查其他鞣质混入)。

二、栽培

(一) 产地环境

儿茶产于热带地区，西双版纳是我国儿茶商品的唯一产区。主产地年平均地温 21.2～21.7 ℃，极端最低气温－0.5～2.8 ℃，年降水量 1 200～1 500 mm，相对湿度 83%～85%。儿茶是阳性植物，要求阳光充足，特别是幼苗，最怕其他植物的覆盖和荫蔽。土壤宜选向阳，土层深厚、排水性良好的壤土或轻黏土栽培[1]。

(二) 生产管理

1. 繁殖方式

主要用种子繁殖。

2. 播种

生产上常用直播，于 5～6 月雨季进行，最迟不要超过 7 月，按行株距 2 m×3 m 挖穴，穴口宽 50 cm，深 40 cm，底宽 30 cm。用农家肥和钙、镁、磷肥混合，每穴施 7.5 kg 作基肥。每穴播种 8～10 颗种子，种子千粒重 52 g，每 1 hm^2 播种量 255～315 kg，盖土 1～1.5 cm。

3. 间苗、定苗

苗高约 8 cm 时，进行第 1 次间苗，每穴留苗 4 株。苗高 15 cm 时进行第 2 次间苗，每穴留苗 2 株。翌年雨季定苗，去弱留强，每穴留壮苗 1 株，确保全苗。

4. 田间管理

6～9 月，每月应除草 1 次。雨季末期，可将除掉的杂草覆盖植株根基周围，以利抗旱保苗。儿茶收获部分主要是茎秆心材，故应将离地面 2 m以下的分枝剪除，确保主杆形成；幼树顶端易下垂，应架支柱，使其直立生长。

(三) 病虫害防治

1. 猝倒病

在苗过密或阴湿环境下容易发生。防治办法：应选阳光充足，通风、排水性良好的土地播种；喷 1∶1∶120 波尔多液预防。发病开始，立即拔除病株，用 3∶1 的石灰和草木灰撒于表土，并用 50%多菌灵浇灌防止蔓延。

2. 虫害

地老虎咬断幼苗，粉蚧聚集枝杈上吸取汁液。

三、采收加工

一般儿茶栽培 10 年以上,即可采伐加工。其中树龄越长,心材越多,产膏量越高[4]。可在冬季落叶后春季萌芽抽枝前进行,此时正值旱季,儿茶膏易蒸发干燥。将成龄儿茶树连根砍伐后,除去白色边材,取褐色心材砍成碎片,加水 4 倍,煮沸提取 6 次,每次浸提 1.5 h,合并 6 次浸提液,浓缩成流浸膏,盛入模具干燥成形,即得商品儿茶膏。

四、化学成分

儿茶含儿茶鞣酸(catechu-tannicacid)20%～50%,左旋及消旋儿茶素(catechin)2%～20%,左旋及消旋表儿茶素(epicatechin)、鞣红鞣质(phlobatannin)以及非瑟素(fisetin)、槲皮素(quercetin)、槲皮万寿菊素(quercetagetin)等黄酮醇,其他还有山柰酚(kaempferol)、二氢山柰酚(dihydrokaempferol)、花旗松素(taxifolin)、异鼠李素(isorhamnetin)、右旋阿福儿茶素(afzelechin)、双聚原矢车菊素(dimericprocyanidin)。此外,还含有黏液质、脂肪油、蜡及树胶等,树胶中又含有多聚己糖(hexasaccharide)。

李杏翠[5]运用多种手段从中药儿茶中分离出 21 种化合物:4-羟基苯甲酸(1)、山柰酚(2)、槲皮素(3)、3,4′,7-三羟基-3′,5-二甲氧基黄酮(4)、儿茶素(5)、表儿茶素(6)、阿福豆素(7)、表阿福豆素(8)、mesquitol(9)、ophioglonin(10)、香橙素(11)、苯酚(12)、正三十四烷(13)、4-羟基苯乙醇(14)、3,3′,5,5′,7-五羟基黄烷(15)、3,3′,4′,7-四羟基黄烷(16)、3,3′,4′,5-四羟基-7-甲氧基黄酮(17)、5-羟基-2-[2-(4-羟基苯基)乙酰基]-3-甲氧基苯甲酸(18)、3,3′,4′,7,8-五羟基黄烷(19)、(3*R*,4*R*)-3-(3,4-二羟基苯基)-4-羟基-环己酮(20)、(4*R*)-5-[1-(3,4-二羟基苯基)-3-羰基丁基]-二氢呋喃-2(3*H*)-酮(21)。其中化合物18～21 为新化合物。

化学结构式如下。

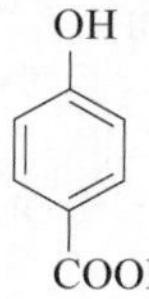

1

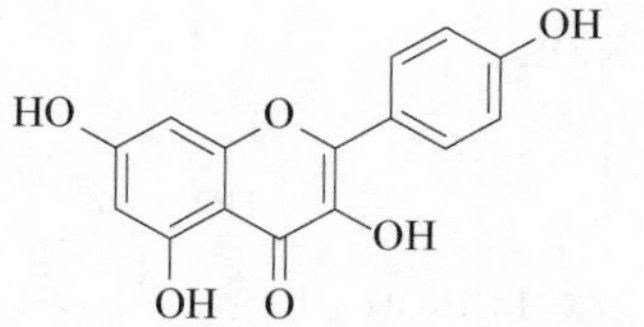

2

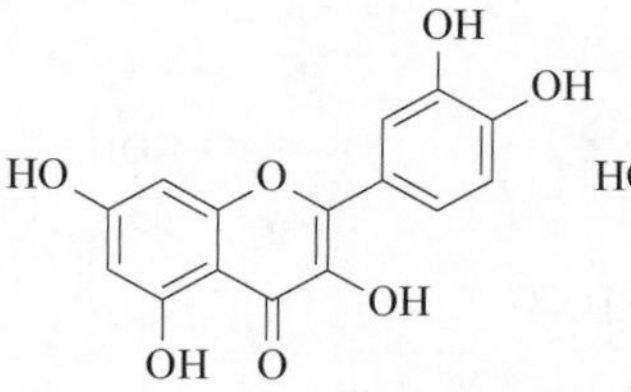

3

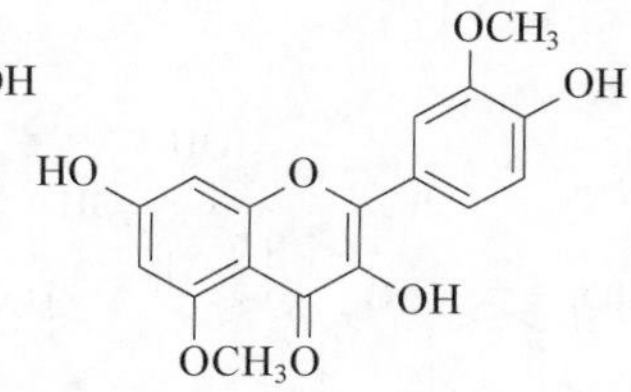

4

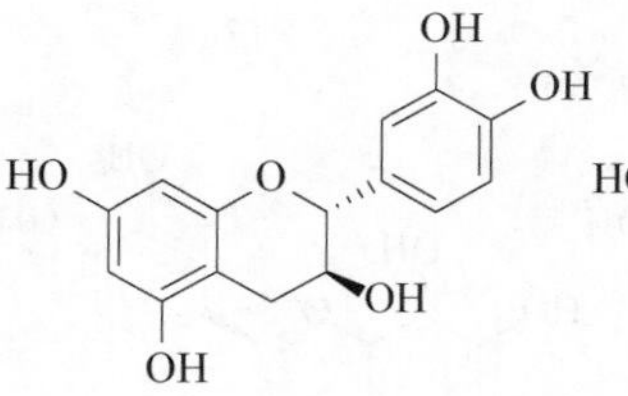

5

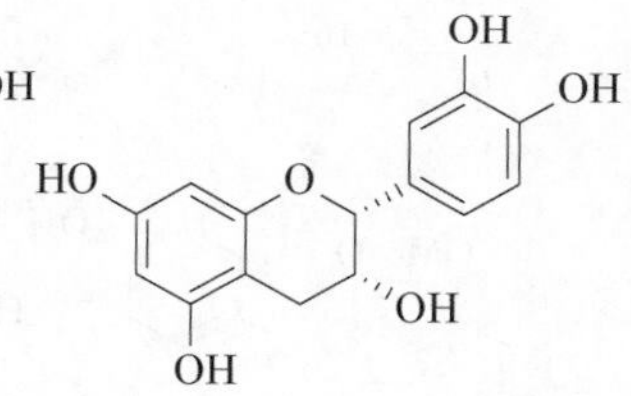

6

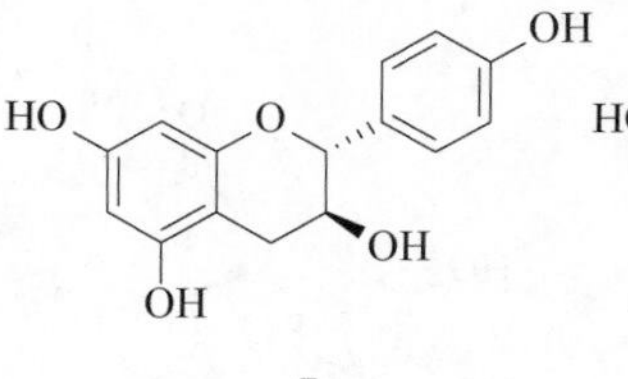

7

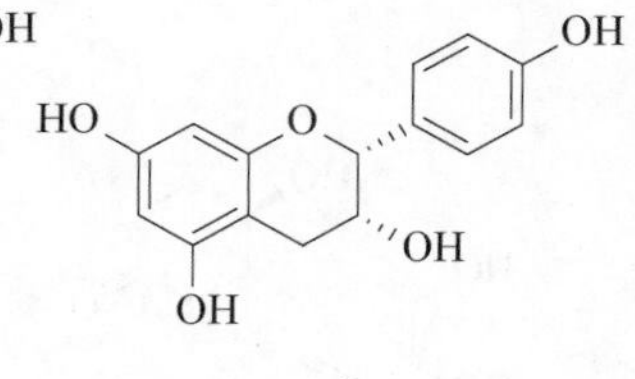

8

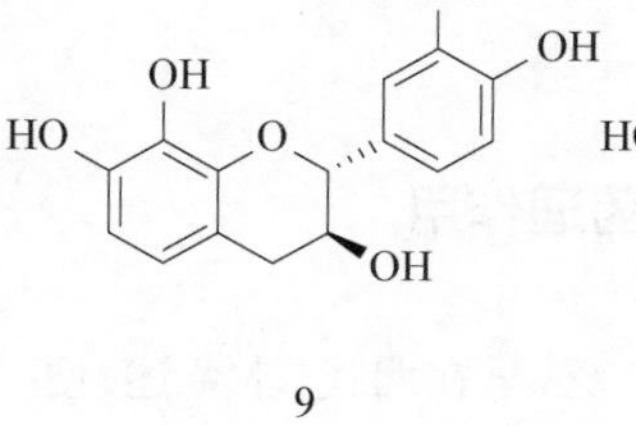

9

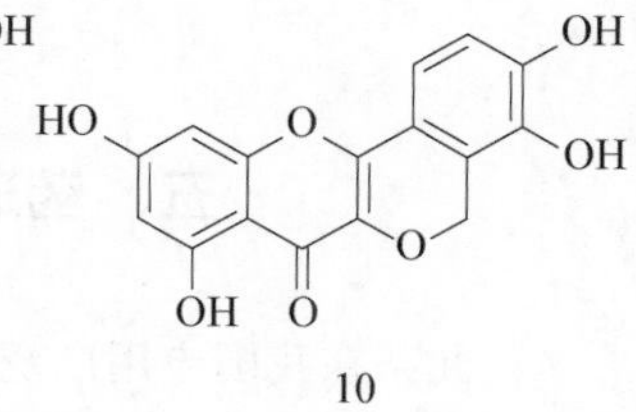

10

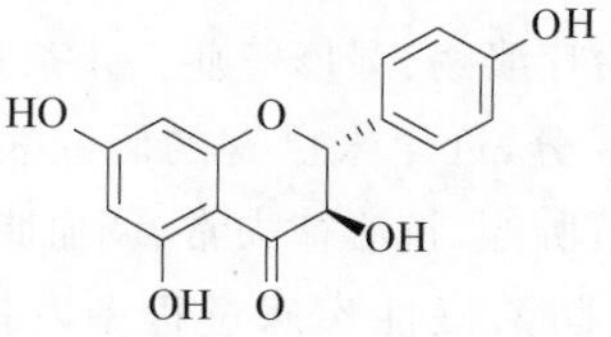

11

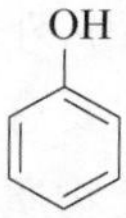

12

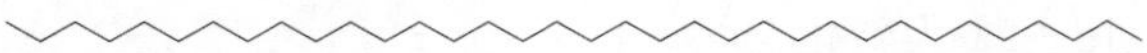

13

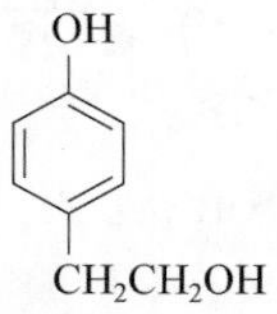

14

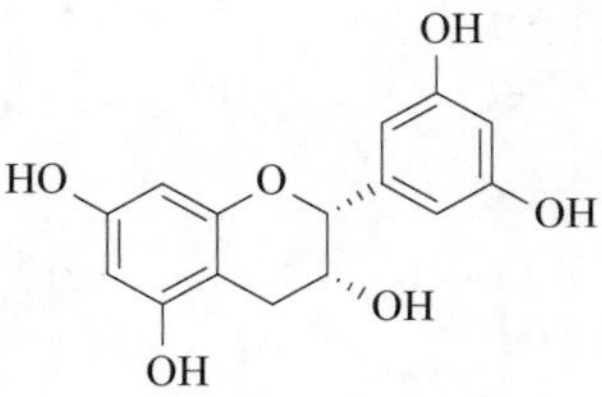

15

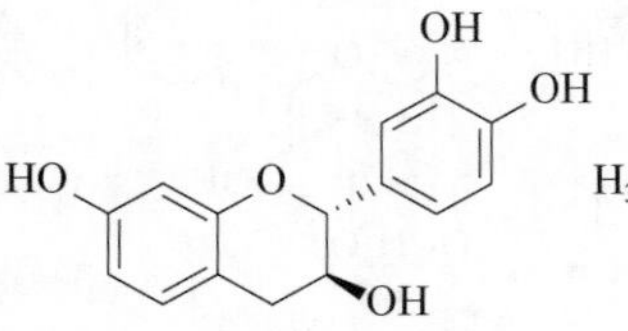

16

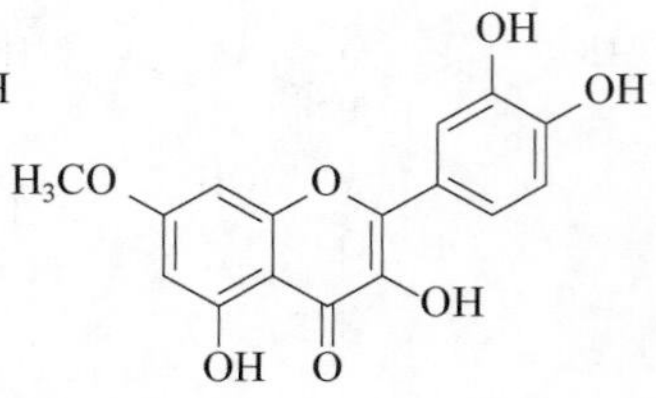

17

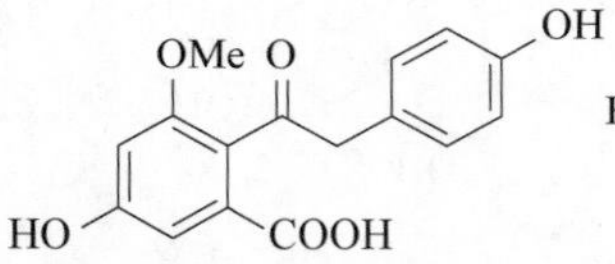

18

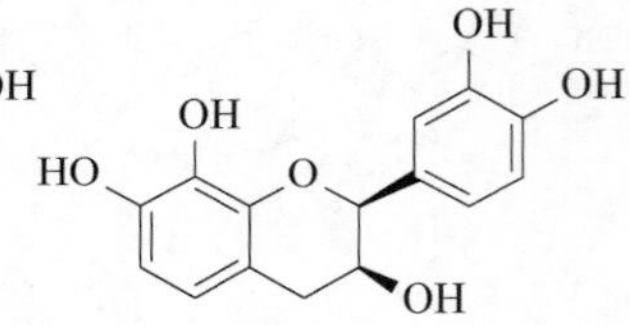

19

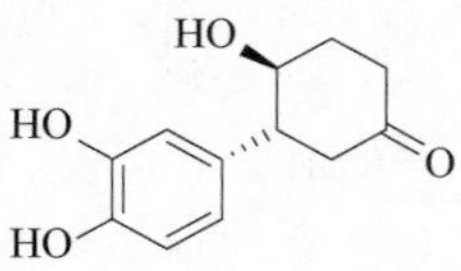

20

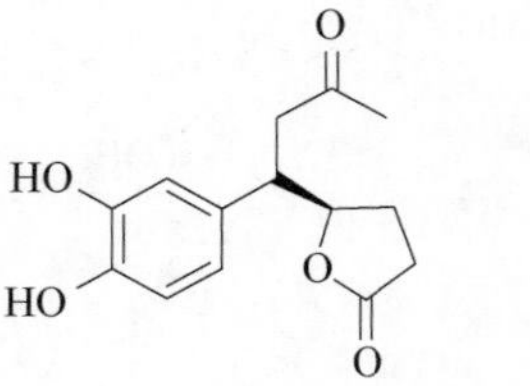

21

五、 药理作用

儿茶在我国应用广泛，早在明代《本草述》便对其有详细记载，现代临床应用于小儿消化不良、腹泻、外用治疗溃疡、湿疹等症。儿茶素为儿茶的主要有效成分，近年来已有的研究表明，儿茶素类物质有抗肿瘤、抗心律失常、调血脂、抗病毒等活性，可在防治慢性疾病过程中发挥重要作用[2~4]。

（一）对心血管系统的影响

儿茶素能降低小鼠脑、肺、肾及肌肉等毛细血管的通透性和脆性，从而增强其对外伤的抵抗性，但对肝、肾血管无影响，可用于防治高血压及作为动脉硬化的辅助治疗剂[6]。儿茶素能收缩离体兔耳血管，使离体蟾蜍心脏振幅先增强后减弱，抑制组胺生成，使体内肾上腺素含量减少，具有良好的抗心律失常作用。

（二）抗病原微生物

郑群等[7]应用鸡胚培养法和血凝抑制试验分析不同浓度的儿茶提取物对病毒增殖的影响，结果表明：儿茶素最大无毒剂量为 12.5 mg/ml，在 3.125～12.5 mg/ml 浓度范围内对甲型和乙型流感病毒的增殖具有抑制作用，在 12.5 mg/ml 能完全抑制病毒的增殖，说明儿茶素具有抑制甲型和乙型流感病毒增殖的作用。李晓娟以 MDCK 细胞中流感病毒 A-PR8 作为试验菌，证明儿茶素对 MDCK 细胞中流感病毒 A-PR8 生长也有抑制作用。其次，体外抑菌试验表明，儿茶的最低抑菌浓度（*MIC*）对金黄色葡萄球菌为 2.81 mg/ml，对表皮葡萄球菌为 5.63 mg/ml，对乙型溶血性链球菌为 5.63 mg/ml，对白念珠菌为 5.63 mg/ml。儿茶对铜绿假单胞菌、白喉棒状杆菌、变形杆菌、痢疾志贺菌、伤寒沙门菌等均有抑制作用，5%的儿茶混悬液对 68 株痢疾志贺菌的药敏试验显示其对福氏志贺菌和鲍氏志贺菌的敏感率为 100%。此外，儿茶素对病毒及某些真菌也有显著抑制作用。

李仲兴等[8]通过儿茶对 308 株临床菌株的体外抗菌活性研究结果表明，儿茶对革兰阳性球菌、革兰阴性杆菌均有很好的抑制效果。近年来研究发现，儿茶对内氏放线菌的生长和产酸有一定的抑制作用[9]。

（三）调血脂、降血糖

刘湘新等[10]对经不同途径进入高血脂小鼠

体内的儿茶素及经同一途径进入、但不同种类的儿茶素对高血脂小鼠血清中各种脂质的影响进行了研究。结果表明，无论是采用灌胃法，还是静脉注射法，每只小鼠每天 1.5 mg 的给药组均具有明显降低高血脂小白鼠血清总胆固醇（TC）、三酰甘油（TG）、低密度脂蛋白胆固醇（LDL-C），升高高密度脂蛋白胆固醇（HDL-C）的效果，且儿茶素效果优于表儿茶素。

以脂质体和胶束结合形式的儿茶素给小鼠腹腔注射或静脉注射，结果表明儿茶素对血清血脂含量有明显影响[11]。徐敏华等[12]用高脂饲料诱发鹌鹑动脉粥样硬化，观察儿茶素对该模型的影响，结果显示，儿茶素可使鹌鹑血清总胆固醇、三酰甘油、低密度脂蛋白胆固醇、丙二醛水平显著下降（$p<0.01$），血清 SOD 活性、高密度脂蛋白胆固醇、NO_2^-/NO_3^- 含量和肝脏 SOD、谷丙转氨酶、谷草转氨酶活性及 NO_2^-/NO_3^- 含量都显著升高（$p<0.01$），儿茶素可延缓动脉粥样硬化发展，抵抗其损伤。Fremont 等[13]研究发现儿茶素能够抑制自由基所诱导的氧化作用，从而降低由 2,2′-偶氮（2-脒基丙烷）二盐酸盐引起的高水平低密度脂蛋白。

印度民间用儿茶治疗糖尿病，儿茶所含表儿茶素能使 ATP、温度和浓度依赖性促进大鼠胰岛素分泌，30 mg/kg，每天 2 次，共注射 4 天，可使大鼠胰岛中胰岛素含量增加 30%，还可促进胰岛中 DNA 的合成[1]。

（四）抗肿瘤

儿茶素氧化聚合物对人肝癌细胞株 SMMC-7721 和艾氏腹水癌实体型肿瘤均有明显的抑制作用，并可明显地增强正常小鼠细胞免疫和非特异性免疫功能，能显著提高老龄小鼠红细胞 SOD 活力，降低血清 MDA 含量。另外，儿茶素可以抑制前列腺癌细胞增殖，诱导前列腺癌细胞凋亡，对前列腺癌形成中的关键酶进行调控[14]。

有学者通过对荷兰居民摄入儿茶素情况及其与饮食因素的关系研究发现，属于黄酮类化合物的儿茶素对于防治肿瘤和心血管等慢性疾病具有良好效果[15]。儿茶素可抑制二甲基肼诱发的小鼠大肠癌[16]。谭晓华等[17]研究发现，表儿茶素处理人结肠癌细胞（LOVO 细胞）后，细胞内神经酰胺含量先短暂下降再逐渐回升至基线水平，说明表儿茶素可影响肿瘤细胞的生长周期和诱导肿瘤细胞凋亡。

（五）抗血小板聚集

儿茶素对腺苷二磷酸、花生四烯酸和胶原诱导的家兔的体外血小板聚集有明显的抑制作用，呈剂量依赖关系，随着剂量的增加而逐渐增强[6]。儿茶素还可显著地抑制大鼠实验性血栓的形成，通过放射免疫方法测定发现，儿茶素能够明显地降低大鼠血浆中血栓素 A_2（TXA_2）的含量，但对 6-Keto-PGF1α 含量没有明显影响，由此可见其作用机制不同于阿司匹林[18]。

（六）抗氧化、抗脂质过氧化

自由基不仅与人类肿瘤有密切关系，而且与人的衰老进程也有重要联系。儿茶素具有很强的清除自由基的作用，它可降低血浆中丙二醛的含量，增加红细胞超氧化物歧化酶的活性，抑制二甲基肼诱发的脂质过氧化及肿瘤。

尹志萍等[6]对上述化合物 18～21 进行体外清除自由基活性研究，受试化合物通过与模型组对比分析得出：受试化合物 19 吸光度值低于模型组，且 $p<0.001$，表明其可能有清除自由基的活性。

田金改等[19]用儿茶药材（煎膏粉）及其主要成分儿茶素进行抗小鼠肝、肾组织过氧化脂质生成研究，结果表明，其具有清除氧自由基和抑制黄嘌呤在黄嘌呤氧化酶作用下产生氧离子的作用，清除率及抑制率随着浓度增加而增强，且能不同程度地抵抗超氧化合物引起的红细胞溶血。儿茶素能抑制自由基的生成、延缓衰老，是潜在的抗氧化剂和酶抑制剂[20]。

活性氧族（ROS）介导的氧化应激与多种疾

病的发生密切相关，如帕金森病和阿尔茨海默病等。ROS 的累积甚至会导致 DNA 双键断裂、蛋白肽链断裂和基因突变。因此，ROS 的清除对于预防和治疗氧化应激导致的机体氧化损伤、维护人类健康具有重要的意义。儿茶酚香豆素是一类良好的抗氧化剂，其中，对 1，1-二苯基-2-三硝基苯肼（DPPH）、2，2′-联氨-二（3-乙基-苯并噻唑啉-6-磺酸）二胺盐（ABTS・$^+$）自由基具有显著的清除能力，对 ABTS・$^+$ 的清除率强于 DPPH 自由基的清除率[21]。

（七）保肝解毒

李建祥等[22]用一日龄北京雏鸭制备鸭乙型肝炎病毒（DHBV）模型，进行儿茶素研究，实验结果发现，儿茶素类成分在抗乙肝病毒、降低转氨酶活性及减轻肝脏病理损伤方面作用明显。儿茶素对四氯化碳导致的肝损伤有较好的治疗作用。儿茶素有杀伤肝内 HBV、保护肝细胞以及提高肝脏免疫功能的药效，是通过激发机体的免疫反应，尤其是 T 淋巴细胞的非特异性免疫功能而实现的。王玉涵等[23]的研究也发现表儿茶素对四氯化碳诱导的大鼠肝纤维化有一定的保护作用，其机制可能与抑制 α-SMA、collα1 的表达有关。

（八）对肾脏的影响

儿茶素通过抑制血管球、肾小管、肾间质及血管中固有细胞的增殖，从而降低多柔比星肾病大鼠 24 h 尿蛋白的排泄量[24]。研究中发现，儿茶素可通过有效清除肾病大鼠体内氧自由基，降低脂质过氧化，改善肾脏局部血流，减轻肾脏损伤，延缓肾病损害[25]。

Rheet Soon-Jae 等[26]研究了儿茶素对肾小囊前列腺素合成作用的影响以及对于链唑霉素引发的肾病鼠糖尿病的作用，实验表明儿茶素的抗血栓作用有助于改善肾脏功能。有关实验研究还发现，儿茶素对肾病综合征大鼠转化生长因子的表达有一定的影响，药理实验结果表明：儿茶素组大鼠肾脏病理损害明显减轻（$p<0.05$），发现其可抑制 TGF-β_1 mRNA 的表达，抑制球内系膜细胞的增殖，降低肾脏局部及血清中尖性 TGF-β_1 蛋白表达水平，降低蛋白质的滤过，改善脂代谢与肾功能，延缓肾脏病理慢性进展，可为临床治疗肾病综合征提供新的治疗手段[27]。

（九）抗炎

Amol 等[28,29]研究显示儿茶提取物对炎症具有明显的抑制作用，且能有效的缓解疼痛。郑晓玲等[30]对儿茶凝胶的体外释药性和大鼠抗炎药效进行研究，实验结果为：角叉莱胶致炎后 1 h，大鼠足趾开始出现急性炎症样红、肿等变化，约 2 h肿胀达到高峰；儿茶凝胶低剂量组在 1 h、2 h、3 h时间点对大鼠足趾肿胀有明显的抑制作用（$p<0.05$），高剂量组在1 h、5 h、6 h时间点对大鼠足趾肿胀有明显的抑制作用（$p<0.01$），儿茶凝胶高剂量组比低剂量组对大鼠足趾肿胀抑制作用时间更长。结果表明，儿茶凝胶能有效抑制角叉莱胶所致大鼠足肿胀，抑制作用时间与儿茶凝胶剂量呈正相关。

（十）增强骨骼肌功能

李鹏辉等[31,32]的研究报告儿茶素能有效提高骨骼肌的功能，主要表现为诱导肌源性干细胞分化，维持蛋白质合成和降解的动态平衡，增加线粒体和毛细血管的生物合成，促进骨形成，保护骨骼肌周围神经系统，增强葡萄糖代谢和脂质代谢。这是因为儿茶素具有抗炎和抗氧化的特性，可以减少心肌细胞凋亡的发生和骨骼肌蛋白的降解，增强脂质代谢和神经保护，尽管这些机制尚未完全阐明，儿茶素仍然是潜在的可维持肌肉内稳态和抗废肌萎缩的膳食营养补充剂。

六、临床应用

（一）肝炎

国外有关儿茶素研究发现，口服儿茶素每次

500～750 mg，每天 3 次，能有效治疗病毒性肝炎。儿茶素可用于治疗急、慢性肝炎。其中，(+)-儿茶素作为肝脏保护剂广泛地应用于临床，对病毒引起的慢性病毒性肝炎有良效[33]。

（二）消化不良

复方儿茶散由儿茶与大黄、甘草组成，为常用的小儿消化不良方剂。儿茶研末口服治疗中毒性消化不良和单纯性消化不良，根据病情不同配以其他辅助治疗，有效率达 90%以上。

（三）肠炎

儿茶素在临床上对于各种原因所致的炎症，如急性肠炎、消化不良、肠功能紊乱，溃疡性结肠炎等均可使用。

儿茶治疗肠功能紊乱、消化不良和溃疡性结肠炎等因素所致腹泻疗效明显。以儿茶粉或儿茶蜜丸内服，兼用儿茶粉保留灌肠，治慢性结肠炎疗效良好。对酵母样霉菌所致的有腹泻、腹痛等症状的顽固性霉菌性肠炎，采用抗菌药物治疗病情反复不愈者，可用儿茶浸泡液口服配合治疗[34]。

儿茶可用于治疗慢性结肠炎，单纯用儿茶口服及保留灌肠，15～30 天为 1 个疗程[1]。每次口服儿茶粉 0.6～2.0 g，每天 3 次，同时以儿茶粉 4～10 g 加温生理盐水或温开水 40～100 ml 保留灌肠，每天 1 次。

（四）腹泻

复方儿茶水提液对番泻叶、大黄、蓖麻油和硫酸钠所致腹泻均有不同程度的抑制作用[32]。用儿茶粉或儿茶胶囊，每天 200 mg/kg，分 3 次口服，治疗小儿患者，服药当天腹泻次数均有不同程度的减少，第 2 天大便的颜色开始发生变化，腹泻次数明显减少，一般 3～4 天即可痊愈[35,36]。

（五）烧烫伤

儿茶用于治疗湿烂诸疮，可收湿敛疮，使分泌物减少，保持创面干燥，对创面无明显的疼痛刺激，且方便、价廉；其有效成分鞣质，可收敛、消肿、止痛；同时其所含槲皮素具有抑制病原微生物的作用，对革兰阳性球菌、革兰阴性杆菌及真菌均有良好的抑制作用；经动物急性及长期毒性试验证明无毒性作用，临床及动物试验亦证明无明显刺激和致敏作用[37,38]。儿茶方、新型烧伤外用药儿茶成膜剂、复方儿茶酊等都是治疗烧烫伤的良药。

（六）口腔溃疡

口腔溃疡是口腔黏膜病的一种，特点是反复发作，迁延难愈。中医学认为该病有虚实之分，实证由心脾积热所致。儿茶有清热生津、消肿止痛、收湿敛疮等功效，用于治疗口腔溃疡，无论虚实，均可获良效。以儿茶粉加水调至糊状，涂于患者溃疡面上，大多数患者用药后立即止痛，2～5 天内红肿消退，溃疡面愈合[39]。将儿茶研磨成细粉吹敷在溃疡面上，每 6 h 敷 1 次，用药 20 min 内禁食水，疗程为 5 天[40]，儿茶局部治疗口腔溃疡可起到消炎止痛、促进愈合的作用。

治疗复发性口腔溃疡和由肺心病引发的口腔霉菌感染，儿茶可作为择优治疗药物。儿茶硼砂在治疗恶性肿瘤导致的口腔霉菌感染上也有显著疗效。

（七）湿疹、疱疹

汤调平等[41]用“儿茶散”治疗肛周湿疹，治愈率明显优于传统药物。王更生等[42]在 1994 年 4 月至 2000 年 8 月期间应用自制中药儿茶外用制剂治疗初发生殖器疱疹(GH)107 例，取得满意效果。加味儿茶五倍散治疗带状疱疹，治愈率达 95%，本方有清热解毒、拔毒散结、消肿止痛的功效。

（八）黄褐斑

给黄褐斑患者口服及外用儿茶素，儿茶素可通过调节氧自由基系统，提高机体抗氧化能力来减轻色素沉着；且儿茶素来自天然植物，对皮肤无刺激，不良反应少，是治疗黄褐斑前景较好的药物[43]。

（九）肺结核咯血

治疗肺结核咯血，取儿茶 37.5 g，明矾 30 g，研末，过 60 目筛，混匀。口服，每天 3～4 次，每次 0.2～0.4 g，治疗肺结核中等量咯血，每次 0.4～0.8 g，大咯血者不宜用[1]。

（十）其他

胥筱云等[44]对 1 例使用多种方法治疗无效的糖尿病患者的顽固性皮肤溃疡，用儿茶粉外治，取得了良好效果。儿茶素入药可治疗慢性阻塞性肺疾病，儿茶入药的止带散是治疗妇科炎症的良方[34]。儿茶用于治疗宫颈炎：将儿茶碾成粉末，均匀撒布于炎症溃疡面，每天 1 次，大多 4～5 次即可痊愈[1]。

七、毒理研究

给小鼠肌内注射儿茶素，LD_{50}＞1.37 g/kg。以含儿茶鞣质 3%～5%的饮料喂大鼠 1 个月，无死亡发生；而给小鼠静脉注射 200～300 mg/kg 儿茶鞣质则可致死[6]。周永贵[45]采用 Ames 实验比较研究鞣酸和相关化合物的毒性和抗突变性，即在无抑制浓度和抑制浓度减少 2-硝基芴（2-NF）、4-硝基喹啉-1-氧化物（4-NQO）和 *N*-甲基-*N*-硝基-*N*-亚硝基胍（MNNG）回复菌落数。结果表明儿茶素抑制 Ames 实验沙门菌菌株生长，这种抑制作用与减少 Ames 试验回复突变和诱发突变菌落数相关。鞣酸和相关化合物在无抑制浓度和抑制浓度对 2-NF、4-NQO 和 MNNG 无抗突变作用。

参考文献

[1] 国家中医药管理局《中华本草》编委会.中华本草[M].上海：上海科学技术出版社，1999.
[2] 中国科学院中国植物志编辑委员会.中国植物志[M].北京：科学出版社，1988.
[3] 袁玮，李莹，刘圆.民族药儿茶的生药学鉴定[J].时珍国医国药，2009(11)：2802－2803.
[4] 赵轩.南药儿茶[J].开卷有益(求医问药)，2013(7)：43－44.
[5] 李杏翠.儿茶化学成分及生物活性研究[D].北京：中国协和医科大学，2010.
[6] 尹志萍，张古英，王建军.儿茶及儿茶素的研究进展[J].河北医药，2008(3)：360－361.
[7] 郑群，平国玲，赵文明.儿茶提取物对流感病毒感染小鼠免疫功能的影响[J].首都医科大学学报，2004，25(2)：180－182.
[8] Li Zx, Xh Wang, Ys Yue. Study on the antibacterial activity out of the body of catechu in 308 individual clinical bacteria by new methods [J]. Chin J Infor Tradit Chin Meal, 2001, 8(1): 38－40.
[9] Huang Zheng-Wei, Zhou Xue-dong, Xiao Yue. *In vitro* study on the effect of few kinds of Natural Medicine on the growth and acid production of Actinomyces Naeslundii [J]. Chinese Journal of Conservative Dentistry, 2002, 12(1): 4－7.
[10] 刘湘新，林亲录.儿茶素和表儿茶素对小白鼠血清脂质的影响[J].湖南农业大学学报：自然科学版，2002，28(3)：232－233.
[11] 林亲录，刘湘新.脂质体与胶束体儿茶素对动物血清血脂的影响[J].食品科学，2002，23(11)：129－133.
[12] 徐敏华，叶希韵.儿茶素对鹌鹑实验性动脉粥样硬化的影响[J].基础医学与临床，2002，22(5)：447－450.
[13] Frémont Lucie, Leila Belguendouz, Serge Delpal. Antioxidant activity of resveratrol and alcohol-free wine polyphenols related to LDL oxidation and polyunsaturated fatty acids [J]. Life sciences, 1999, 64(26): 2511－2521.
[14] 杨军国，于海宁，孙世利，等.儿茶素类对前列腺癌作用的研究进展[J].中草药，2006，37(8)：1275－1276.
[15] Arts Ic, Pc Hollman, Ej Feskens, et al. Catechin intake and associated dietary and lifestyle factors in a representative sample of Dutch men and women [J]. European journal of clinical nutrition, 2001, 55(2): 76－81.
[16] Yin Pingzhang, Qingfan Zhu, Shujun Cheng, et al. An experimental study of the inhibitory effect of catechin on large intestine cancer induced by 1,2-dimethylhydrazine in mice [J]. Acta nutrimenta Sinica, 1993, 16(2): 149－154.
[17] 谭晓华，周殿元.神经酰胺在儿茶素诱导 LoVo 细胞凋亡中的作用[J].中国药学杂志，2000，35(8)：517－520.
[18] 钱之玉，钱江，濮家伉.儿茶素抗血小板作用的实验研究[J].南京铁道医学院学报，1994，13(1)：12－14.
[19] 田金改，黄沛力.儿茶对氧自由基的消除作用与抗氧化性的研究[J].中药新药与临床药理，1999，10(6)：344－346.
[20] Chung Joo Eun, Motoichi Kurisawa, Young-Jin Kim, et al. Amplification of antioxidant activity of catechin by polycondensation with acetaldehyde [J]. Biomacromolecules, 2004, 5(1): 113－118.
[21] 陆俊霞，李珂珂，王平，等.儿茶酚香豆素清除自由基能力测定及作用机制探索[J].中国现代中药，2016(5)：573－578.

[22] 李建祥,周立人,章瑜,等.儿茶素类抗乙型肝炎病毒的效果观察[J].中华预防医学杂志,2001,35(6):404-407.
[23] 王玉涵,展凡,程卉,等.表儿茶素对四氯化碳诱导肝纤维化大鼠的干预作用[J].安徽中医药大学学报,2020,39(1):50-55.
[24] 何小解,卢向阳.儿茶素对肾病大鼠血浆及肾皮质内皮素、一氧化氮表达影响的研究[J].中华儿科杂志,2002,40(9):550-554.
[25] 何小解,卢向阳,易著文,等.儿茶素对肾病综合征 TGF-β1 表达的影响研究[J].中国当代儿科杂志,2002,4(5):15-19.
[26] Rhee Soon-Jae, Mi-Ji Kim, Oh-Gye Kwag. Effects of green tea catechin on prostaglandin synthesis of renal glomerular and renal dysfunction in streptozotocin-induced diabetic rats [J]. Asia Pacific journal of clinical nutrition, 2002,11(3): 232-236.
[27] 卢向阳,何小解,刘永乐,等.儿茶素对肾病综合征大鼠系膜细胞增生的影响[J].食品科学,2003,24(7):120-124.
[28] Bhandare Amol M, Ajay D Kshirsagar, Neeraj S Vyawahare, et al. Potential analgesic, anti-inflammatory and antioxidant activities of hydroalcoholic extract of Areca catechu L. nut [J]. Food and Chemical Toxicology, 2010,48(12): 3412-3417.
[29] Zhang Shu-Yan, Zheng Chao-Gu, Yan Xi-Yun, et al. Low concentration of condensed tannins from catechu significantly inhibits fatty acid synthase and growth of MCF-7 cells [J]. Biochemical and biophysical research communications, 2008,371(4): 654-658.
[30] 郑晓玲,郑彩虹.儿茶凝胶的制备和抗炎药效学评价[J].中国中药杂志,2011(18):2493-2497.
[31] Li Penghui, Liu Ailing, Xiong Wei, et al. Catechins enhance skeletal muscle performance [J]. Critical reviews in food science and nutrition, 2020,60(3): 515-528.
[32] Li Penghui, Liu Ailing, Liu Changwei, et al. Role and mechanism of catechin in skeletal muscle cell differentiation [J]. The Journal of nutritional biochemistry, 2019(74): 1-10.
[33] Suzuki Hiroshi, Sukeo Yamamoto, Chisato Hirayama, et al. Cianidanol therapy for HBe-antigen-positive chronic hepatitis: a multicentre, double-blind study [J]. Liver, 1986,6(1): 35-44.
[34] 井玥,赵余庆,倪春雷.儿茶的化学、药理与临床研究[J].中草药,2005,36(5):790-792.
[35] 谢世荣,高明,韩再虹,等.复方儿茶水提液的抗腹泻和抗炎效应[J].中国临床康复,2006,10(35):69-71.
[36] 陈建军,耿文.孩儿茶在治疗小儿腹泻方面的应用[J].医学理论与实践,2004,17(7):809-810.
[37] 丛华,时新杰.儿茶方治疗烧伤[J].河北中医,2003(7):54.
[38] 陈新寿.新型烧伤外用药儿茶成膜剂 85 例临床观察及实验[J].安徽医学,1995,16(4):4-7.
[39] 李儒文.孩儿茶治疗口腔溃疡 86 例[J].湖北中医杂志,2002,24(3):16.
[40] 史永进,单锦芝.中药儿茶用于化疗致口腔溃疡的效果观察[J].临床护理杂志,2009(1):47.
[41] 汤调平,徐锦池.儿茶散治疗肛周湿疹 120 例[J].时珍国医国药,1999,10(1):56.
[42] 王更生,漆永平,徐学武,等.儿茶外用治疗初发性生殖器疱疹 39 例[J].中医外治杂志,2001,10(6):42-43.
[43] 张静,张其亮.儿茶素治疗黄褐斑疗效观察及机理初探[J].中华医学美容杂志,1998,4(4):176-178.
[44] 胥筱云,秦竹,简波.外用孩儿茶治愈糖尿病顽固性溃疡[J].中国民族民间医药杂志,2000(46):307-308.
[45] 周永贵.Ames 试验研究鞣酸和相关化合物的毒性和抗突变性[J].环境与职业医学,2002,19(4):231-234.

大风子

大风子为大风子科植物大风子（*Hydnocarpus anthelmintica* Pierre）、海南大风子[*Hydnocarpus hainanensis*（Merr.）Sleum]的成熟种子，又名大枫子。

大风子为常绿乔木，树干直立，枝伸长。叶革质互生；叶柄长 0.6～3 cm；叶片长椭圆形或椭圆状披针形，长 10～30 cm，宽 3～7 cm，先端钝尖，基部钝圆，全缘，两面无毛；侧脉 8～10 对，网脉明显。花杂性或单性，1 朵或数朵簇生，花径约 2 cm，花梗长 1～4 cm；雄花萼片 5，卵形；花瓣 5，卵形，黄绿色，能育雄蕊 5 个，花丝短而肥厚，外轮雄蕊通常退化成鳞片状，着生瓣基，中央有退化子房；雄花的退化雄蕊合生成纺锤状体，子房卵形，被长硬毛，花柱粗短，被柔毛，柱头 5 裂，常成冠状反卷。浆果球形，直径 6～12 cm，果皮坚硬。种子 30～50 颗，卵形，略呈多角体状，外种皮角质，胚乳丰富。花期 1～3 月。

主产于泰国、越南，以及印度尼西亚、印度、柬埔寨等地，我国台湾、云南南部以及海南有少量出产，但尚未形成商品[1]。

一、生药鉴别

（一）性状鉴别

本品略呈不规则卵圆形，稍有钝棱；长 1～2.5 cm，直径 1～2 cm。表面灰棕色至黑棕色，较小一端有凹纹射出至种子 1/3 处，全体有细的纵纹。种皮坚硬，厚 1.5～2 mm，内表面凹纹末端相应处有一棕色圆形环纹。种仁外被红棕色或黑棕色薄膜，较小一端略微皱缩，并有一环纹，与种皮内表面圆形环纹相吻合。胚乳肥大，乳白色至淡黄色，富油质；子叶 2 枚，浅黄色或黄棕色，心脏形；下接圆柱形胚根。气微，味淡，有油性[1]。

（二）理化鉴别

首先取硅胶 G 适量加蒸馏水研匀后铺板，晾干，临用前 105 ℃活化 1 h。然后分别取样品种仁 1 g，粉碎，加 2 mol/L 盐酸乙醇溶液 30 ml，加热回流 1.5 h，滤过，滤液加水 20 ml，水浴蒸至无醇味，移入分液漏斗中，加醋酸乙酯 40 ml 提取，分取醋酸乙酯液，置水浴上蒸干，残渣加无水乙醇 2 ml 使溶解，作为供试品溶液。取大风子对照品药材 1 g，同上法制备，作为对照药材溶液。最后吸取上述 11 种溶液各 1 μl，分别点于同一硅胶 G 薄层板上，以环己烷-醋酸乙酯（10∶10∶3）为展开剂，展开，晾干，喷以 1% 香草醛硫酸溶液，105 ℃烘至斑点清晰。结果供试品色谱中，在与对照药材色谱相应的位置上，显示相同颜色的斑点[2]。

二、栽培

(一)产地环境

大风子喜高温多湿,怕霜冻,育苗期需60%~70%的荫蔽度,幼龄期适宜40%~50%的荫蔽度,开花结果期需阳光充足。宜在上层深厚,肥沃的壤土或轻黏土栽植。

(二)生产管理

1. 播种定植

用种子繁殖。11月至翌年1月,采摘成熟果实,经6~7天沤软果肉,去皮洗净,阴干,瓶装或瓦罐装,2~3月升温时播种,播前经数分钟晒裂种皮,水浸24 h,先在沙床上催芽,分批取发芽种子播于苗床,按行距20 cm,粒距5 cm点播,盖草保湿,同时搭荫棚。当苗高0.5~1 m时,于雨季阴天或小雨天定植。

2. 田间管理

幼树期间种有支架的豆类、瓜类等作物,可增加收益,还适当荫蔽。旱季注意保墒,施用水肥;雨季除草松土,施化肥、有机肥、压青等。注意修剪,形成好的树冠。

(三)病虫害防治

大风子蛱蝶幼虫咬食幼嫩枝叶,可用90%敌百虫800倍液喷雾防治。

三、化学成分

Wang Junfeng等[3]采用层析法分离纯化大风子的种子并鉴定,结果得到大风子种子中所含成分如下:对-羟基苯甲醛(*p*-hydrox-ybenzaldehyde)、4-氢氧化-3-甲氧苯甲醛(4-hydroxy-3-methoxybenzaldehyde)、5-氢吲哚-3-乙醛(5-hydroxyindole-3-aldehyde)、erythro-1,2-bis-(4-hydroxy-3-meth-oxyphenyl)-propane-1,3-diol、蔗糖(sucrose)、threo-1,2-bis-(4-hydroxy-3-methoxyphenyl)-propane-1,3-diol、毛地黄黄酮(luteolin)、ery-thro-1-(4-hydroxy-3-meth-oxyphenyl)-2-3-propane-1,3-diol、金圣草黄素,还有threo-1-(4-hydroxy-3-meth-oxyphenyl)-2-{4-[2-formyl-(*E*)-vinyl]-2-meth-oxyphenoxy}-propane-1,3-diol、胡萝卜甾醇(daucosterol)、齐墩果酸(oleanolicacid)、5,4′-dihydroxy-7-methoxyflavone。

刘亭等[4]采用硅胶、Sephadex LH-20对大风子60%乙醇提取物的正丁醇部位进行分离纯化,根据理化性质及波谱数据鉴定所得化合物的结构。结果从中分离得到9个化合物,分别鉴定为:anthelminthicolA(1)、腺苷(2)、牡荆素(3)、8-羟基喹啉(4)、柴胡色原酮酸(5)、邻羟基苯甲酸(6)、阿魏酸(7)、胡萝卜苷(8)、对羟基苯甲酸(9)。其中化合物2~7为首次从该属植物中分离得到,化合物9为首次从该植物中分离得到。

梁瑞兰等[5]采用聚酰胺柱色谱、反相硅胶柱色谱、Sephadex LH-20凝胶柱色谱以及制备型HPLC等色谱技术对大风子的95%乙醇提取物进行分离纯化,通过波谱学方法(MS, NMR)进行结构鉴定。从大风子的95%乙醇提取物中分离并鉴定了13个木脂素类化合物,分别为:(+)-丁香脂素(1)、lirioresinol A(2)、(+)-medioresinol(3)、(7*R*,8*R*,8′*R*)-4′-guaiacylglycerylevofolin B(4)、leptolep-iso C(5)、(−)-(7*R*,7′*R*,7″*R*,8*S*,8′*S*,8″*S*)-4′,4″-dihydroxy-3,3′,3″,5,5′,5″-hexamethoxy-7,9′:7′,9-iepoxy-4,8″-oxy-8,8′-sesquineolignan-7″,9″-diol(6)、(−)-(7*R*,7′*R*,7″*R*,8*S*,8′*S*,8″*S*)-4′,4″-dihydroxy-3,3′,3″,5,5′-pentamethoxy-7,9′:7′,9-diepoxy-4,8″-oxy-8,8′ses-quineolignan-7″,9″-diol(7)、肥牛木素(8)、dydno-carpusol(9)、isohydnocarpin(10)、(−)-hydnocarpin(11)、hydnocarpin(12)、hydnocarpin-*D*(13)。其中,化合物1~8为首次从该属植物中分离得到。

四、药理作用

大风子种子中所含油早已用于治疗麻风病，但因毒性大，疗效又不显著，现较少用。大风子油及其脂肪酸钠盐在试管中对结核分枝杆菌及其他抗酸杆菌的抗菌作用比酚强100倍以上，对其他细菌则不敏感。大风子水浸液用平板稀释法，1∶5对奥杜盎小芽孢癣菌有抑制作用。大风子油由于不易穿透细菌的胞壁，故对抗酸杆菌虽有一定的抑制作用，但效力不强，而油的衍生物（大风子油全部脂肪酸的钠盐）却有较强的抑菌作用，其1∶100 000浓度在体外对结核分枝杆菌有抑制作用，并对感染结核分枝杆菌的豚鼠有保护作用。大风子油及其衍生物对机体组织均有刺激性[1]。用大风子、大鳖子、大黄、甘草等制成的口服枫苓合剂对体外培养的人子宫癌细胞（Hela）、肝癌细胞（7 704）、胃癌细胞（7 901）、肺腺癌细胞（Al）的生长具有抑制作用[6]。

五、临床应用

（一）痤疮

大风子可以治疗痤疮，药用丹皮10 g、川芎10 g、皂角刺10 g、莪术10 g、桃仁15 g、大风子15 g、蜂房10 g、续随子15 g，用75%乙醇300 ml浸泡48 h，加水，文火煎煮共2次，合并煎煮液800 ml，加入甘油20 ml、尼泊金少许，趁热用八层纱布过滤，至冷分装。早晚清洁脸部皮肤后，取少量药液，涂于患处可治疗疤痕性痤疮[7]。大枫子油外搽，配合内服凉血汤加大枫子仁8 g、败酱草20 g。可有效改善面部迁延不愈的难治性痤疮，疗效显著[8]。

（二）酒渣鼻

采用大枫子糊剂治疗酒渣鼻[9]，收到良好效果。大枫子30 g、木鳖子21 g、蓖麻子仁30 g、核桃仁30 g、水银30 g、樟脑21 g，将前三种药研成细粉末，再加樟脑用力研磨，加核桃仁捣泥后，再加水银用力研磨，使水银完全溶解于药中，以看不见水银珠为止。搽药前应先洗脸，然后在患部皮肤上搽上薄薄一层。切忌入口，搽完后要洗净手。

（三）特应性皮炎和湿疹

口服“抗敏1号方”并使用大枫子膏（主要成分为大枫子、土荆皮、苦参、麻油等）涂于患处皮肤，早晚各1次，每天用量不超过10 g。4周为1个疗程，治疗2个疗程。结果示大风子膏联合抗敏1号治疗特应性皮炎疗效确切，无明显不良反应[9]。此外，以“抗敏1号方”辨证加减口服作为基础治疗，同时予大风子膏外涂，发现大风子膏治疗成人慢性湿疹能有效缓解粗糙、角化、脱屑、浸润、苔藓样变等症状，减轻瘙痒及提高睡眠质量，无明显皮肤过敏及不良反应，安全有效[11]。

（四）其他

大风子还可以用来治疗发癣[12]、腕痛和腿痛[13]以及控制霉菌感染[14]等。

参考文献

[1] 国家中医药管理局《中华本草》编委会. 中华本草[M]. 上海：上海科学技术出版社，1999.

[2] 林一星. 大风子的薄层色谱鉴别[J]. 中国热带医学，2005，5(5)：984－1148.

[3] Wang Junfeng, Yang Yang, Zhong Huimin, et al. Chemical constituents from seeds of Hydnocarpus anthelminthica [J]. zhongcaoyao, 2011, 42(12): 2394－2397.

[4] 刘亭，蒋礼，何燕玲，等. 大风子正丁醇部位化学成分的研究[J]. 中成药，2018，40(9)：2017－2020.

[5] 梁瑞兰，史国茹，庚石山. 大风子中木脂素类化学成分研究[J]. 中国中药杂志，2019，44(7)：1397－1402.

[6] 田代华.实用中药词典[M].北京：人民卫生出版社，2003.
[7] 杨书兰.中药治疗痤疮[J].实用中医内科杂志，2000(2)：15.
[8] 高志海，曹培琳.大枫子油外搽为主辨证治疗痤疮体会[J].河北中医药学报，2004(4)：15-17.
[9] 焦家慧.大枫子糊剂治疗酒渣鼻[J].四川中医，1985(8)：34-35.
[10] 李萍，吴林辉，周芳，等.大枫子膏联合抗敏1号方治疗特应性皮炎30例临床观察[J].中医杂志，2012(8)：678-680.
[11] 李萍，章斌，王善纬，等.外涂大风子膏治疗成人慢性湿疹的疗效分析[J].中国临床医学，2015，22(5)：624-627.
[12] Lv Weixue. Chinese medicinal composition for treating tinea capitis [P]. 2012.
[13] Li Wei. External traditional Chinese medicine compound for treating pains of waist and legs [P]. 2012.
[14] Wu Peichun. Chinese medicinal preparation for treating fungal infections, and its preparation method [P]. 2011.

大果油麻藤

大果油麻藤为豆科黧豆属植物大果油麻藤(*Mucuna macrocarpa* Wall.)的老茎。别名黑血藤(《新华本草纲目》)、老鸦花藤(《中佤药》)、血藤(《台湾植物志》)、嘿良龙(《滇药录》)、大血藤。

大果油麻藤为大型木质藤本。茎具纵棱脊和褐色皮孔,被伏贴灰白色或红褐色细毛,尤以节上为密,老茎常光秃无毛。羽状复叶具3小叶,叶长25～33 cm;托叶脱落;叶柄长8～13(～15)cm;叶轴长2～4.5 cm,小叶纸质或革质,顶生小叶椭圆形、卵状椭圆形、卵形或稍倒卵形,长10～19 cm,宽5～10 cm,先端急尖或圆,具短尖头,很少微缺,基部圆或稍微楔形;侧生小叶极偏斜,长10.5～17 cm;上面无毛或被灰白色或带红色伏贴短毛,在脉上和嫩叶上常较密;侧脉每边5～6;小托叶长5 mm。花序通常生在老茎上,长5～23 cm,有5～12节;花多聚生于顶部,每节有2～3花,常有恶臭;花梗长8～10 mm,密被伏贴的淡褐色或深褐色短毛和稀疏深褐色或红褐色细刚毛;苞片和小苞片脱落;花萼密被伏贴的深褐色或淡褐色短毛和灰白或红褐色脱落的刚毛,花萼宽杯形,长8～12 mm,宽12～20 mm,2侧齿长3～4 mm,最下齿长5～6 mm;花冠暗紫色,但旗瓣带绿白色,旗瓣长3～3.5 cm,先端圆,基部的耳很小,长约1 mm,翼瓣长4～5.2 cm,宽1.5～1.7 cm,瓣柄长5～7 mm,耳长3～5 mm,龙骨瓣长5～6.3 cm,瓣柄长8～10 mm,耳长1～3 mm;雄蕊管长4.5～5.5 cm。果木质,带形,长26～45 cm,宽3～5 cm,厚7～10 mm,近念珠状,直或稍微弯曲,密被直立红褐色细短毛,部分近于无毛,具不规则的脊和皱纹,具6～12颗种子,内部隔膜木质,厚1～5 mm,边缘加厚,无沟槽,与边缘相平行处常具不规则木质脊,但沿背腹缝线边缘无圆形的坚硬凸起;种子黑色,盘状,但稍不对称,两面平,长2.2～3 cm,宽1.8～2.8 cm,厚5～10 mm,种脐围绕种子周围的3/4或更多,暗褐色或黑色。花期4～5月,果期6～7月[1]。

产于云南、贵州、广东、海南、广西、台湾。生于海拔800～2 500 m的山地或河边常绿或落叶林中或开阔灌丛和干沙地上。印度、尼泊尔、缅甸、泰国、越南和日本也有分布[1]。

一、栽培

大果油麻藤对气候、土壤适应性强,是一种喜光的常绿大型藤本植物,是需其他植物或岩石或特殊地上物支撑,扶援而上,以获得阳光的攀援植物,或利用其枝干具有左右旋转的特性,缠住树干,螺旋式往上。可扦插繁殖,雨季选取生长健壮的1～2年生枝条(带3～4个节)。大果油麻藤是喜光植物,但在攀上树冠之前,却具有耐阴的特性,叶腋心芽多是处于较长期的休眠状态,少分枝,营养物质集中,攀援较快,而当攀上树冠之后，获得了充足的阳光，它便在上面迅速分枝，长叶片，甚至覆盖了支撑着它的大树[2]。

二、化学成分

董玲等[3,4]采用提取分离纯化手段，分别从大果油麻藤的干燥藤茎的 95%乙醇提取物和 60%乙醇提取物中分离得到 9 个化合物。经过化学及波谱鉴定了 9 个化合物，分别为木醛酮、表木醛酮、β-谷甾醇、豆甾醇、β-胡萝卜苷、维太菊苷、芒柄花素、染料木苷、大豆苷。胡旺云等[5]从大果油麻藤的藤茎中分离得到 7 个化合物，分别鉴定为羽扇烯酮、无羁萜、β-谷甾醇、5，22-豆甾烯醇、二十四烷酸 α-单甘油酯、二十五烷酸 α-单甘油酯、二十六烷酸 α-单甘油酯。有研究报道提示从大果油麻藤中提取得到儿茶酚[6]。

三、药理作用

姜文凯等[7]在建立特定收缩条件下大鼠腓肠肌生理性疲劳模型基础上，观察了以大果油麻藤的藤茎提取物为主的复方中药制剂强力生注射液对生理性疲劳的影响。结果表明，强力生可延缓腓肠肌高频单收缩疲劳的发生，通过提高腓肠肌的耐力，延长了腓肠肌的作功时间。

四、临床应用

陈国志[8]研究发现大果油麻藤配伍其他药材可治坐骨神经痛。拉祜族称其为鲁马兜，药用部位为茎藤，9～10 月采取，切片晒干备用，性平、味苦涩，功用行血活血、祛风除湿、化瘀生新、解毒消肿、利尿杀虫、壮阳补肾、活络通痹。常用于跌打损伤，风湿骨痛，妇女月经过多，赤痢贫血。花采集后，用水煎 10～15 min，取出，淘洗后便可食用，豆荚作观赏用。傣族称其为嘿良龙，药用茎，全年可采，鲜用或切片晒干备用，性温，味苦涩，功用强筋壮骨、调经补血，常用于小儿麻痹后遗症、贫血、月经不调、风湿筋骨痛，花作蔬菜食用。哈尼族称其为牛子腾、过山龙，药用茎藤，性温，味甘、苦，无毒，功用行气活血、除风湿、舒筋络、利关节。花食用。彝族称其为老贯藤、黑血藤，药用茎藤，性温，味涩，功用清肺热、舒筋活血，用于咳血、腰膝酸痛、贫血、萎黄病[2]。

参考文献

[1] 中国科学院中国植物志编辑委员会.中国植物志[M].北京：科学出版社，1998.
[2] 赵强，张绍云，李斯文.拉祜族药“那此鲁马兜”的资源调查研究[J].中国民族民间医药杂志，2005(2)：113-114.
[3] 董玲，朱静，王彦峰，等.血藤的化学成分[J].北京中医药大学学报，2009(12)：846-855.
[4] Dong Ling, Zhu Jing, Wang Yanfeng, et al. Chemical constituents of Xueteng (Mucuna) [J]. Beijing Zhongyiyao Daxue Xuebao, 2009,32(12): 846-855.
[5] 胡旺云，罗士德，蔡建勋.大果油麻藤化学成分研究[J].中草药，1994(2)：59-63.
[6] Chen Song, Wei Wanxing, Liu Zhiping, et al. Study on the extraction of natural melanin from Mucuna macrocarpa wall [J]. Yingyong Huagong, 2011,40(11): 1915-1917.
[7] 姜文凯，倪正，华兴邦，等.中药强力生注射液对电刺激大鼠在体腓肠肌疲劳的影响[J].中国运动医学杂志，2002(3)：274-277.
[8] Chen Guozhi. A traditional chinese medicine composition for sciatica and its preparation method [P]. 2015.

山小橘

山小橘为芸香科山小橘属植物山小橘［*Glycosmis pentaphylla*（Retz.）Correa］的根和叶[1]。又称山橘叶，具有散瘀消肿、化痰消积、祛风解毒的功效，为我国传统傣药。

山小橘为小乔木，高达 5 m。新梢淡绿色，略呈两侧压扁状。叶有小叶 5 片，有时 3 片，小叶柄长 2～10 mm；小叶长圆形，稀卵状椭圆形，长 10～25 cm，宽 3～7 cm，顶部钝尖或短渐尖，基部短尖至阔楔形，硬纸质，叶缘有疏离而裂的锯齿状裂齿，中脉在叶面至少下半段明显凹陷呈细沟状，侧脉每边 12～22 条；花序轴、小叶柄及花萼裂片初时被褐锈色微柔毛。圆锥花序腋生及顶生，位于枝顶部的通常长 10 cm 以上，位于枝下部叶腋抽出的长 2～5 cm，多花，花蕾圆球形；萼裂片阔卵形，长不及 1 mm；花瓣早落，长 3～4 mm，白或淡黄色，油点多，花蕾期在背面被锈色微柔毛；雄蕊 10 枚，近等长，花丝上部最宽，顶部突狭尖，向基部逐渐狭窄，药隔背面中部及顶部均有一油点；子房圆球形或有时阔卵形，花柱极短，柱头稍增粗，子房的油点干后明显凸起。果近圆球形，径 8～10 mm，果皮多油点，淡红色。花期 7～10 月，果期次年 1～3 月[2]。

生于海拔 600～1 200 m 山坡或山沟杂木林中和低山热带丛林中。分布于云南南部及西南部，西双版纳各地、耿马、双江、孟定、临沧等地，越南西北部、老挝、缅甸及印度东北部也有。

一、生药鉴别

叶片多皱缩，完整者展平后呈长椭圆形或椭圆状披针形，长 7～14 cm，宽 3～6 cm，先端钝或急尖，基部楔形，全缘，上面灰绿色，微有光泽，下面浅黄绿色。叶脉稍隆起，两面有透明腺点；叶柄短。气微香，味苦、辛。

二、化学成分

山小橘化学成分多样，主要含 carbazole、acridone、quinolone 和 quinazoline 生物碱，硫酰胺类化合物，萜类化合物，甾醇类化合物以及近年来分离出的含有芹糖的异黄酮类化合物。前期对山小橘化学成分的研究主要是针对脂溶性生物碱，已报道的有咔唑、喹诺酮、喹唑啉和吖啶酮等结构类型，而对其非生物碱成分研究很少，目前仅有异黄酮苷和对苯二酚双糖苷等报道。有研究人员通过对五叶山小橘醋酸乙酯部位进行了化学成分研究，分离得到 10 个生物碱和 7 个非生物碱，其中包括 3 个新的咔唑生物碱和 2 个新的黄烷醇，并对生物碱的光活化抗微生物和 DNA 的结合性进行了研究。为了进一步从山小橘中寻找活性成分，阐明其药效作用的物质基础，为开发新的药用资源提供依据。

陈力等[3]从山小橘中分离得到11个化合物，分别鉴定为：5,7,4′-三羟基-二氢黄酮醇①、香橙素②、反式-二氢槲皮素③、顺式-二氢槲皮素④、山柰素⑤、槲皮素⑥、5,7,4′-三羟基-二氢黄酮醇-3-*O*-*α*-*L*-吡喃鼠李糖苷⑦、槲皮素-3-*O*-*α*-*L*-呋喃阿拉伯糖苷⑧、槲皮素-3-*O*-*α*-*L*-吡喃鼠李糖苷⑨、5,7,3′,4′-四羟基黄酮-3-*O*-吡喃鼠李糖(1→6)吡喃葡萄糖苷⑩、5,7,3′-三羟基-4′-甲氧基黄酮-3-*O*-吡喃鼠李糖(1→6)吡喃葡萄糖苷⑪。所有化合物均为首次从山小橘中分离得到。

（一）生物碱类

为了寻找天然来源的光敏剂，通过色谱技术，从五叶山小橘中分离出4个生物碱，它们的结构通过波谱数据分别鉴定为glycoborinine(1)、glybomine B（2）、carbalexin A（3）和*N*-*p*-coumaroyltyramine(4)[4]，结构式如下。

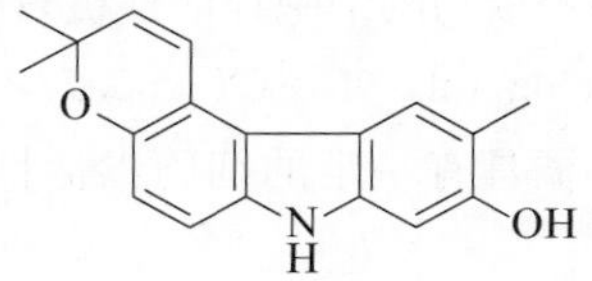

1

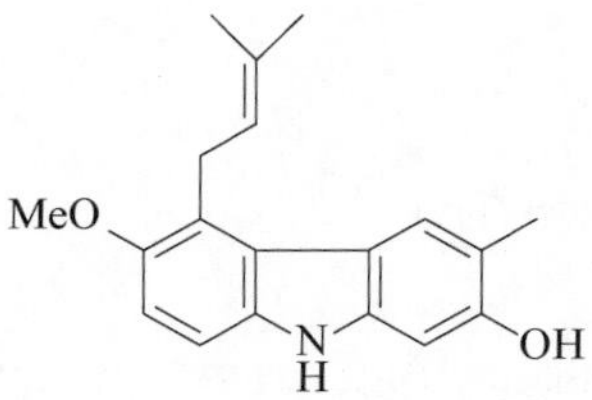

2

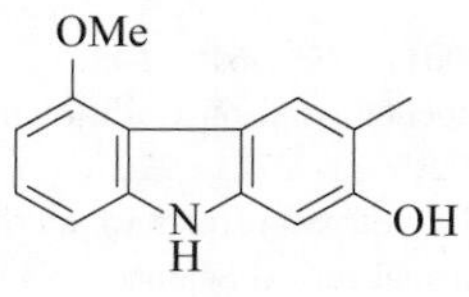

3

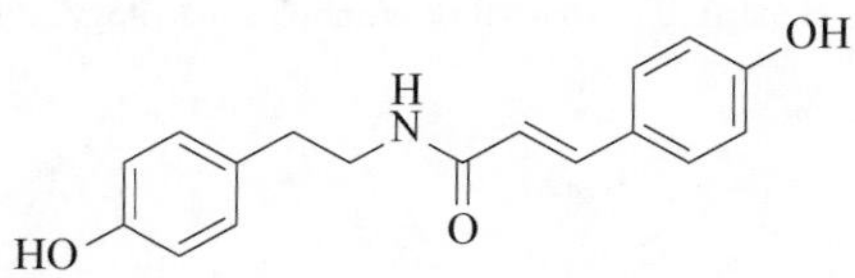

4

国外有研究报道了山小橘提取物中茵芋碱的分离和3种新的吖啶酮生物碱。由光谱分析和化学相关数据显示，这些生物碱为迄今为止未知的天然去甲降真香碱——des-*N*-methylacrocynine和des-*N*-methylnoracronycine。实验数据表明这种未知的天然去甲降真香碱可能含有两种不同的结构：1-methoxy-2′,2′,10-trimethylpyrano(5′,6′-2,3或3,4)acridone(laorlla)，其中角结构推测可能性更大[5]。

（二）挥发油成分

周波等[6]采用GC/MS计算机联用技术，对山小橘叶和果实挥发油成分进行分析，结果从山小橘叶挥发油中分离出85种化学组分，其中挥发油占97.1%，通过鉴定，挥发油中的主要成分均是石竹烯，在山小橘叶和果实中的相对百分含量分别为45.4%和70.7%。

三、药理作用

山小橘是南亚地区传统中草药，具有很多重要的药理活性，如保肝、抗炎、抗肿瘤、抗氧化、抗病毒、抗菌、抗溃疡、化学保护性和防腐性能，等等[7]。现代药理研究表明，五叶山小橘茎及叶的醇提物中的生物碱为其主要活性成分，具有抗微生物、抗氧化活性[8]，以及表现出显著的体外抗肝癌细胞株Hep3-B的活性[9]。

（一）DNA结合性

通过薄层色谱自显影技术，有研究学者评价了4个生物碱对金葡菌和枯草芽孢杆菌的光活化抗微生物的活性，化合物1和4显示出一定的活性。以质粒pET-28为模板，通过PCR反应获得1.8 kD的DNA片段，通过凝胶电泳的方法，研究了4个生物碱类化合物与DNA的结合性，研究表明，化合物1经UVA照射处理能够插入到含有5′-TpA和5′-ApT的DNA序列中，从而对NdeI、NcoI、XbaI和BclI 4种酶对其识别位点的切割显示出一定的抑制活性，与 8-甲氧基补骨脂素显示出同样的抑制模式。然而，其他 3 个化合物对任何限制性内切酶都没有表现出抑制活性[4]。

（二）抗氧化、抗微生物活性

有研究人员取山小橘的甲醇提取物，通过观察其对 DPPH 的自由基清除作用来评估其抗氧化活性。结果证明，山小橘具有温和的抗氧化作用，其中叶提取物中的抗氧化活性较弱(337.62 μg/ml)。提取物表现出良好的抗微生物的活性，实验中使用最高剂量浓度范围的大肠埃希菌（23.67±0.76 mm）和沙门菌（15.33±0.76 mm）来测试山小橘提取物的抗微生物活性，这种抑制作用可以被用于生产和制造合法的颠覆传统意义的山小橘提取物牙膏[8]。

四、临床应用

（一）关节扭伤

山小橘为传统药材，多年以来民间常用来外敷治疗踝关节扭伤。新鲜山小橘叶以 6～8 层厚度敷于踝关节肿胀处，外用绷带包扎或取新鲜叶片剪碎后浸酒外敷。敷药后患者即感局部舒适、发凉、疼痛减轻，24 h 后（即第 1 次换药）即可见肿胀明显减轻，疼痛好转。完全消肿最快者 4 天，最慢者 15 天。本药外用对皮肤刺激性小，无副作用[10]。

（二）其他

山小橘作为传统药物在世界各地抵抗多种疾病方面拥有悠久的用药历史。在印度传统草药学和其他传统医学领域，这种植物被广泛应用于治疗胆汁病、咳嗽、蠕虫侵扰、黄疸、发热、炎症、风湿、贫血，以及作为驱虫药剂使用。

五、毒理研究

山小橘提取物的细胞毒活性被发现是高度有效的（47.34 μg/ml，95%*CI*，50.77～44.15）[8]。这表明山小橘具有一定的细胞毒活性，故多用于外敷。

参考文献

[1] 国家中医药管理局《中华本草》编委会. 中华本草[M]. 上海：上海科学技术出版社，1999.
[2] 中科院中国植物志编辑委员会. 中国植物志[M]. 北京：科学出版社，1997.
[3] 陈力，许剑锋，孙立春. 山小橘化学成分研究[J]. 中药材，2016，39(1)：90－93.
[4] 陈玉，杨博，徐婧，等. 五叶山小桔中光活化 DNA 结合性和抗微生物活性的生物碱研究（英文）[J]. 药学学报，2012(12)：1646－1652.
[5] Govindachari T, B Pai, P Subramaniam. Alkaloids of glycosmis pentaphylla (Retz.) correa [J]. Tetrahedron, 1966, 22 (10): 3245－3252.
[6] 周波，谭穗懿，周静，等. 山小橘叶与果实挥发油成分的 GC-MS 分析[J]. 中药材，2004，27(9)：640－645.
[7] Sreejith P, R Praseeja, V Asha. A review on the pharmacology and phytochemistry of traditional medicinal plant, Glycosmis pentaphylla (Retz.) Correa [J]. Journal of Pharmacy Research, 2012, 5(5): 2723－2728.
[8] Howlader M A, F Rizwan, S Sultana, et al. Antimicrobial, antioxidant and cytotoxic effects of methanolic extracts of leaves and stems of Glycosmis pentaphylla (Retz.) [J]. Journal of Applied Pharmaceutical Science, 2011, 1(8): 137－149.
[9] Sreejith P, R R Mascarenhas, R Praseeja, et al. The apoptosis inducing effect of Glycosmis pentaphylla (Retz.) Correa and its influence on gene expression in hepatocellular carcinoma cell line, Hep3 B [J]. Journal of ethnopharmacology, 2012, 139 (2): 359－365.
[10] 石芳云. 山小桔叶外敷治疗关节扭伤[J]. 中国农村医学，1990(7)：36.

广豆根

广豆根为豆科苦参属植物越南槐（*Sophora tonkinensis* Gagnep）的根，别名山豆根、山大豆根、小黄连。一般在秋季挖根，除去地上茎叶，晒干，或趁鲜时切片，晒干。广豆根是我国传统的中药药材，始载于宋代的《开宝本草》。

越南槐为灌木，茎纤细，有时攀援状。根粗壮，枝绿色，无毛，圆柱形，分枝多，小枝被灰色柔毛或短柔毛。羽状复叶长 10～5 cm；叶柄长 1～2 cm，基部稍膨大；托叶极小或近于消失；小叶 5～9 对，革质或近革质，对生或近互生，椭圆形、长圆形或卵状长圆形，长 15～25 mm，宽 10～15 mm，叶轴下部的叶明显渐小，顶生小叶大，长达 30～40 mm，宽约 20 mm，先端钝，骤尖，基部圆形或微凹成浅心形，上面无毛或散生短柔毛，下面被紧贴的灰褐色柔毛，中脉上面微凹，下面明显隆起；小叶柄长 1～2 mm，稍肿胀。总状花序或基部分枝近圆锥状，顶生，长 10～30 cm；总花梗和花序轴被短而紧贴的丝质柔毛，花梗长约 5 mm；苞片小，钻状，被毛；花长 10～12 mm；花萼杯状，长约 2 mm，宽 3～4 mm，基部有脐状花托，萼齿小，尖齿状，被灰褐色丝质毛；花冠黄色，旗瓣近圆形，长 6 mm，宽 5 mm，先端凹缺，基部圆形或微凹，具短柄，柄长约 1 mm，翼瓣比旗瓣稍长，长圆形或卵状长圆形，基部具 1 个三角形尖耳，柄内弯，与耳等长，无皱褶，龙骨瓣最大，常呈斜倒卵形或半月形，长 9 mm，宽 4 mm，背部明显呈龙骨状，基部具 1 个斜展的三角形耳；雄蕊 10，基部稍连合；子房被丝质柔毛，胚珠 4 粒，花柱直，无毛，柱头被画笔状绢质疏长毛。荚果串珠状，稍扭曲，长 3～5 cm，直径约 8 mm，疏被短柔毛，沿缝线开裂成 2 瓣，有种子 1～3 粒；种子卵形，黑色。花期 5～7 月，果期 8～12 月[1]。

主要分布在我国贵州、广西、广东、江西、云南等地。广西为主产区，并主要集中在罗城、凤山、靖西、那坡、凌云、德保等地。此外，在越南也有分布[1,2]。

一、生药鉴别

（一）性状鉴别

1. 药材

本品呈不规则结节状，顶端残留茎基或茎痕，下面着生根数条。根长圆柱形，略弯曲，长 10～35 cm，直径 0.3～1.5 cm；表面棕色至棕黑色，有纵皱纹及横长皮孔。质坚硬，断面皮部淡棕色，木部黄白色。微有豆腥气，味极苦。

2. 饮片

多为类圆形或斜切厚片，直径 0.3～1.5 cm，外表面灰褐色至棕褐色，切面皮部淡黄色，木部黄白色，有放射状纹理。

（二）显微鉴别

1. 根横切面

皮层外侧的1～2列细胞含草酸钙方晶，形成断续含晶细胞环，含晶细胞的壁木化增厚。皮层与韧皮部均散有纤维束，形成层成环；木质部发达，射线宽1～8列细胞；导管类圆形，大多单个散在或2至数个相聚。

2. 粉末特征

纤维或晶纤维无色或黄棕色。纤维细长，常扭曲，末端钝圆，壁极厚，非木化，初生壁明显，易与次生壁分离，表面有不规则裂纹，断面纵裂略成帚状，胞腔狭。含晶厚壁细胞类圆形、类长方形或稍不规则形，无色或淡黄色，壁极厚，木化，内含草酸钙方晶，有的细胞分隔，含2～3个结晶。草酸钙方晶呈双锥形、类方形、菱形、多面形或不规则状[4]。

（三）理化鉴别

1. 饮片

取10%的氢氧化钠溶液滴于广豆根表面，颜色由橙红色变为血红色，久置不褪色。

2. 粉末

取粉末约2 g，加70%乙醇20 ml，加热回流30 min，滤过，滤液置水浴上蒸干，残渣加1%盐酸5 ml使溶解，滤过。取滤液5 ml，加碘化汞钾试液1滴，发生明显的淡黄色沉淀。

3. 薄层鉴定

取本品粗粉约0.5 g，加氯仿10 ml，浓氨试液0.2 ml，振摇15 min，滤过，滤液蒸干，残渣加氯仿0.5 ml使溶解，作为供试品溶液。另取苦参碱和氧化苦参碱对照品，加氯仿制成每1 ml各含1 mg的混合溶液，作为对照品溶液。照薄层色谱法（附录ⅥB）试验，吸取供试品溶液1～2 μl，对照品溶液4～6 μl，分别点于同一以羧甲基纤维素钠为黏合剂的硅胶G薄层板上，以氯仿-甲醇-浓氨试液（4∶1∶0.1）为展开剂，展开，取出，晾干，喷以稀碘化铋钾试液。供试品色谱中，在与对照品色谱相应的位置上，显相同的橙黄色斑点[5]。

二、栽培

（一）产地环境

越南槐生于海拔1 000～2 000 m的亚热带或温带的石山或石灰岩山地的灌木林中，而在中性、碱性和积水的土壤条件下没有分布。

（二）生产管理

1. 繁殖方法

（1）种子繁殖：每年10～11月，当荚果由青绿变为黄色时，及时将荚果采回，脱出种子晾干，可随采随播或置室内通风干燥处保存至来年春播。

（2）扦插繁殖：选择一年生健壮、无病虫害的茎杆，剪成长25 cm，带2～3个节的插条，用150 mg/L浓度的吲哚丁酸（IBA）浸泡3 h，将插条斜插入沙床，插条60天后生根发芽即可移栽。

2. 田间管理

广豆根是多年生药用植物，以根部入药。因此人工栽培时应选土层深厚、质地疏松、排水良好的坡地。起畦宽70 cm，高15～20 cm、畦长视地形而定，每公顷施基肥30 000～45 000 kg腐熟的堆肥，株行距40 cm以品字形开穴栽种。种植后每年施2次复合肥，每株25 g，第1次在3～4月份除完草后施，第2次在秋季9月份。

（三）病虫害防治

1. 根腐病

该病全年均有发生，以夏、秋季为严重发生期，是由于根腐病病原菌由根部损伤处侵入，造成腐烂，维管束遭到破坏，影响水分和养分的运输，进而造成缺水和缺乏营养等系统症状。地上部分表现为叶片变黄、细小，逐步向上发展为整株变黄、萎蔫，最后完全枯死，是人工栽培中发现的较为严重的病害[6]。防治方法：在发病初期以百菌清兑水 800 倍灌根。

2. 白绢病

该病主要发生在高温高湿季节。为害茎基部和根部，使受害部纵裂变褐，后期腐烂。防治方法：发病初期以多菌灵兑水 800 倍灌根或喷雾。

3. 虫害

蛀茎螟用乐斯本兑水 800 倍喷雾或从蛀口灌入。豆荚螟用敌百虫兑水 800～1 200 倍喷雾。红蜘蛛发病初期用吡虫啉 1 200～1 500 倍喷雾。蚧壳虫可用敌敌畏兑水 1 200～1 500 倍喷雾。山豆根种植 3 年可采收，但最好是 4 年以后采收。秋季八九月份将根部挖起，剪去地上部分，把根部泥沙洗净，晒干或烘干即成商品[7]。

三、化学成分

广豆根的主要化学成分为生物碱、黄酮类和萜类，其他成分还含有皂苷和酚类等化合物。其中生物碱为主要活性成分，具有抗乙肝病毒活性，且对乳腺癌、黑色素瘤、卵巢癌及白血病等也有一定疗效[8]。广豆根中的黄酮大都具有抗溃疡作用，还有部分化合物具有一定的抗肿瘤、抗菌和保肝等活性[9]。

（一）生物碱类

广豆根中生物碱成分包括：苦参碱(matrine)、氧化苦参碱、*N*-甲基金雀花碱、(－)-14*β*-羟基氧化苦参碱、臭豆碱(anagyrine)、槐果碱[(＋)-sophocarpine]、槐定碱[(＋)-sophoridine]、槐胺[(＋)-sophoramine]、槐醇[(＋)-sophoranol]、槐胺碱、槐花醇、氧化槐果碱、金雀花碱(cytisine)、5*α*-羟基槐果碱、9*α*-羟基苦参碱、(＋)-14*α*-羟基、(－)-14*β*-羟基苦参碱、(＋)-5*α*，9*α*-二羟基苦参碱、苦参次碱-15-酮、11，12，13，14-四去氢苦参次碱-15-酮、野靛碱、(－)-槐果碱以及 2 个新生物碱类化合物——(＋)-14*α*-乙酰苦参碱和(－)-14*β*-乙酰苦参碱等成分。这些生物碱大致可分为 4 个类型，即苦参碱型、金雀花碱型、奥豆碱型(鹰爪豆碱型)和羽扇豆碱型，其中最常见的是羽扇豆类生物碱，又称喹诺里西啶(quinolizidine)类生物碱[10]。主要生物碱苦参碱(1)、金雀花碱(2)、臭豆碱(3)结构式如下。

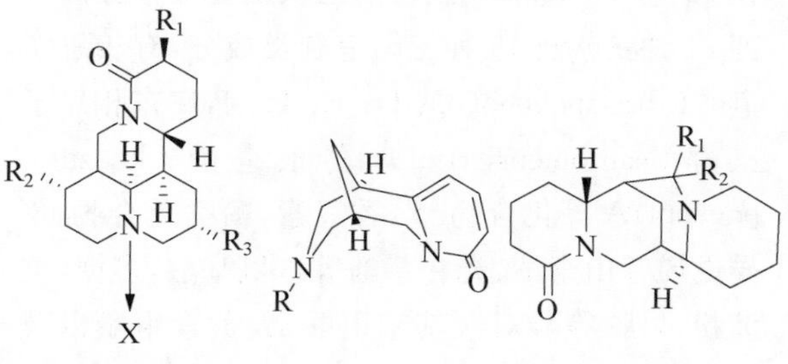

1. matrine-type　2. cytisine-type　3. anagyrine-type

（二）黄酮类

广豆根中黄酮类成分包括：黄酮、二氢黄酮、异黄酮、查耳酮和紫檀素类黄酮化合物[10]、槐酮、槐定、槐多色烯[11]及皮素、异鼠李素-3-芸香糖苷、越南槐醇、染料木素、高丽槐素，以及较为常见的芦丁和红草轴草苷、7，4′-二羟基黄酮、三叶豆紫檀苷及山豆根色满二氢黄酮Ⅰ、山豆根色满查尔酮Ⅰ、山豆根色满查尔酮Ⅱ和山豆根色满查尔酮Ⅲ等化合物[9]。化合物 7，4′-二羟基黄酮(1)、新黄酮苷 A(2)、新黄酮苷 B(3)、碳苷(4)、(－)-maaekiain(5)、1-pteroearpin(6)结构式如下。

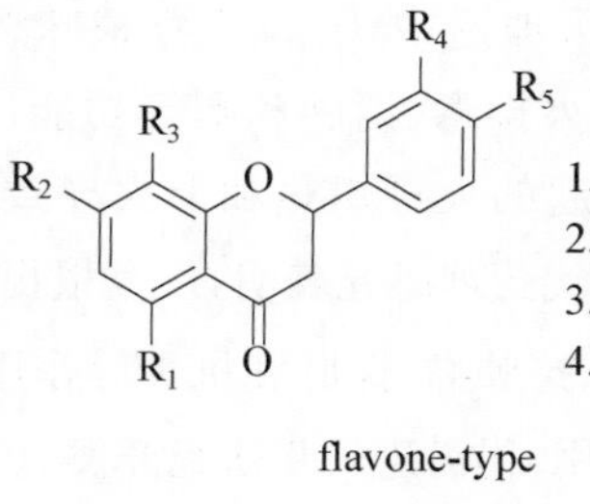

flavone-type

1. 7, 4′-二羟基黄酮	R1=H	R2=OH	R3=H	R4=H	R5=OH
2. 新黄酮苷 A	R1=H	R2=OH	R3=−glu	R4=H	R5=OH
3. 新黄酮苷B	R1=H	R2=OH	R3=H	R4=H	R5=Oglu
4. 碳苷	R1=H	R2=OH	R3=−glu	R4=H	R5=OH

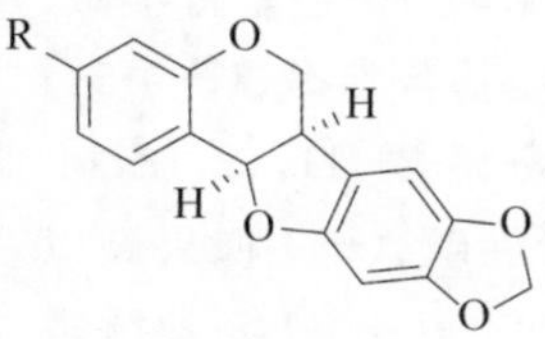

5. (−)-maaekiain R=OH
6. l-pteroearpin R=OMe

pterocarpoid-type

（三）其他

广豆根中其他成分包括三萜及三萜皂苷，多为齐墩果烯型，个别为羽扇豆烷型，部分化合物在22位有羰基取代。目前已从山豆根中分离得到21种三萜及15种三萜皂苷类成分，有相思子皂醇(abrisapogenol)C、D、E、H、I，广东相思子三醇（cantoniensistriol），葛根皂醇（kudzusapogenol）A等化合物[12]，香豆素，酚类化合物(8-异戊烯基山柰酚、光甘草酚等)，氨基酸，多糖(类淀粉、果胶等)，对羟基苯甲酸，大黄素甲醚以及大黄素等成分[13]。代表化合物(＋)-羽扇豆醇、β-谷甾醇、山豆根色烯素、高丽槐素、广豆根素结构式如下。

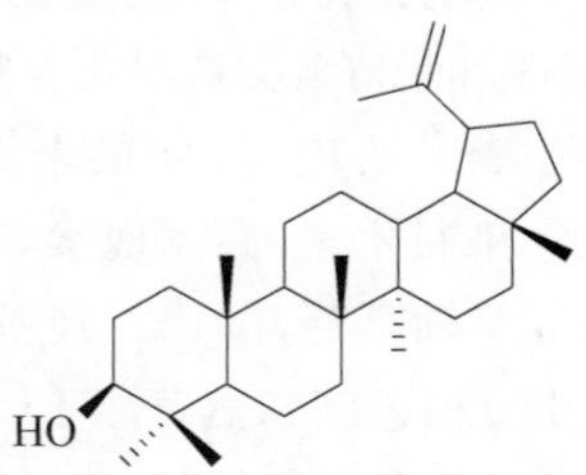

1.（+）-羽扇豆醇

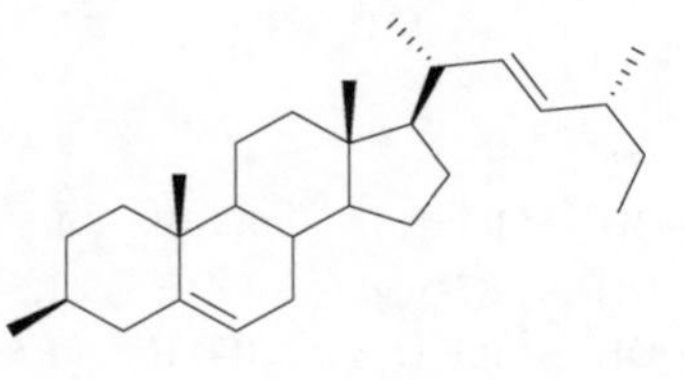

2. β-谷甾醇

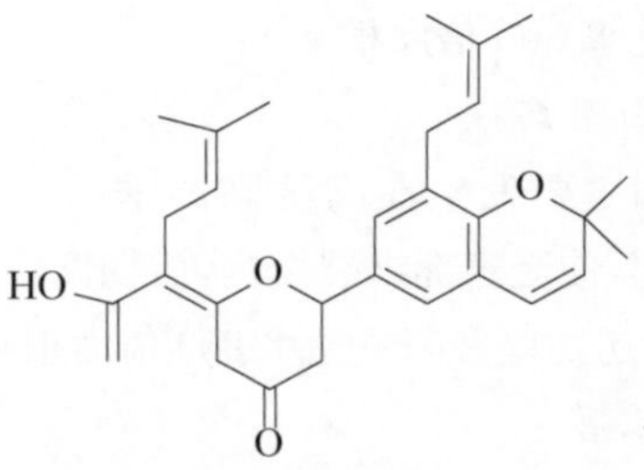

3. 山豆根色烯素

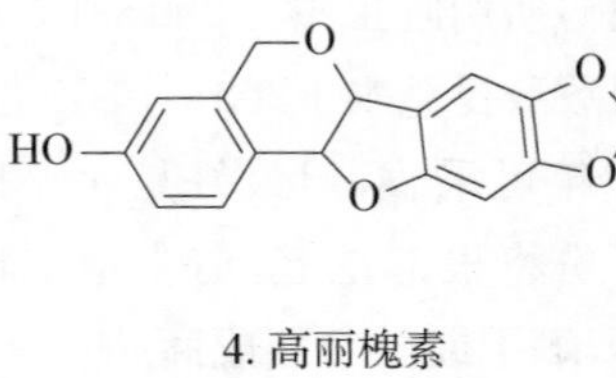

4. 高丽槐素

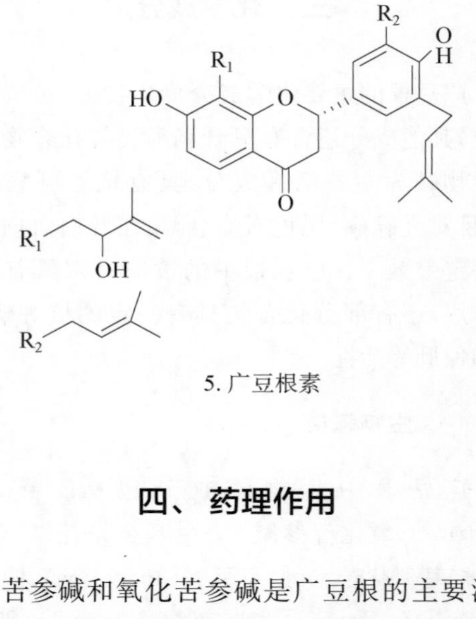

5. 广豆根素

四、药理作用

苦参碱和氧化苦参碱是广豆根的主要活性成分，也是其药效的物质基础。国内外经过多年来的研究探讨和临床应用，发现广豆根具有多方面的药理作用和较好的开发前景[14]。广豆根应用广泛，传统中医理论中认为，广豆根味苦、性寒、有毒，具有下火排毒、消肿利咽等功能，主要用于治疗上火引起的火毒炽热和上火导致的肿痛等症[15]。而现代药理研究表明，广豆根提取物具有抗心律失常、抗肿瘤、保肝和抗炎等作用[16]，至于其他更多作用，仍需进一步研究开发。

（一）抗炎、抑菌

广豆根中无论生物碱还是黄酮都具有抗炎和杀菌作用，特别是对由二甲苯诱发的炎症有明显的抗炎作用。实验证明广豆根水提物对二甲苯致小鼠的渗出性发炎以及组织胺所致的大鼠皮肤发炎均具有显著的抑制作用[17]。谢世容等[18]采用多种炎症模型研究广豆根碱的抗炎作用，研究表明广豆根碱不仅对急性炎症的毛细血管通透性增高、炎症渗出和组织水肿有抑制作用，而且对炎症后期肉芽组织的增生也有抑制作用。在摘除大鼠双侧肾上腺后广豆根碱仍具有抗炎活性，但是使用相同剂量广豆根碱抑制正常大鼠角叉莱胶性炎症显著强于摘除双侧肾上腺的大鼠。提示广豆根碱既有直接抗炎作用，也具有通过兴奋垂体-肾上腺素皮质系统间接发挥抗炎的作用。胡庭俊等[19]发现山豆根总生物碱的最小抑菌浓度为 62.5 mg/ml，山豆根醇提物的最小抑菌浓度为 31.25 mg/ml，金黄色葡萄球菌对山豆根醇提物中度敏感。丁凤荣等[20]采用 K-B 纸片扩散法进行研究，发现广豆根对大肠埃希菌、金黄色葡萄球菌、表皮葡萄球菌、甲型链球菌、乙型链球菌均有明显的抑制作用。王理达等[21]通过对 13 种生药的醇提物及 13 种单体化合物啤酒酵母突变性 GL7 和威克海姆原藻敏感性测试，证明广豆根对上述细菌有强烈的抑菌作用。

（二）对中枢神经系统的影响

广豆根中所含苦参碱、槐果碱等生物碱对中枢神经系统的兴奋有很强的抑制作用。研究表明广豆根中苦参碱和氧化苦参碱，及其他生物碱如槐果碱等都能起到抑制中枢神经系统的兴奋从而起到镇静和镇痛作用。以小鼠进行实验，发现广豆根生物碱能抑制部分兴奋剂所引起的中枢神经系统兴奋，比如苯丙胺和咖啡因所引起的兴奋能够被抑制，但对由戊四氮引起的惊厥无缓解作用，反而会增加小鼠惊厥而死的数量[9]。袁惠南等[22]发现苦参碱、氧化苦参碱、右旋槐果碱能有效抑制小鼠的自主走动和进食饮水等活动，能与苯巴比妥起到协同作用，能够减弱硝酸士的宁的作用，能有效抑制化学和物理因素对小鼠的刺激作用，这些都表明广豆根提取物能够有效抑制中枢神经系统，其作用机制是通过影响递质的含量，起到镇静，抑制神经系统的作用。广豆根中生物碱能够提高多巴胺代谢物的含量，也表明其对中枢神经有作用效果。广豆根中生物碱具有降压作用，对脑水肿有一定的防治疗效[23,24]。广豆根中氧化苦参碱能通过扩张实验小鼠的脑膜血管，增加局部的血流量，并加快血流速度，增加了红细胞，产生抗 Glu 基因介导的兴奋性毒性的作用，说明氧化苦参碱能起到保护小鼠的脑组织的作用[25]。

（三）对心血管系统的影响

广豆根总碱及其所含的多种生物碱单体都对心脏具有负性频率、负性自律性和延长心室肌复极的时间的作用[26]。通过犬左前降支结扎前后分别给苦参碱预防室颤实验，表明苦参碱能显著提高心室舒张期兴奋闭值（DET），降低心肌自律性。消除早期和延迟后除极所致的心律失常，延长心室有效不应期（ERP），使冲动落入不应期或使心肌各部分 ERP 趋于一致而终止折返激动。预先给予苦参碱 25 mg/kg 能显著提高心室舒张期兴奋阈值，延长心室有效不应期，减少犬急性心肌缺血室颤的发生[27]。苦参碱能明显对抗乌头碱、氯化钡和结扎左冠状动脉前降支诱发的大鼠室性心律失常。大鼠心电图试验证明苦参碱有负性频率和负性传导作用[28]。另外李青等[29]研究显示苦参碱强心的作用是通过增强心肌收缩力和心脏血输出量，但是几乎不影响心脏跳动频率，且对衰竭性心脏病的作用效果更好。此外，研究表明氯化苦参碱还具有降低血压的作用，且随着给药剂量的增加，降压作用逐渐增强，呈剂量依赖性。苦参碱还有降血脂作用，苦参碱 50 mg/kg 能显著降低大鼠实验性高脂血症的血清三酰甘油，升高 HDL 水平，降低血黏度，使血液流变学各项指标有所改善[30]。

（四）对免疫系统的影响

广豆根多糖能够通过改变机体内自由基相关酶的活性来影响体内自由基的产生和清除能力，使机体免疫器官免受过氧化损伤，拮抗地塞米松（Dex）所致的免疫抑制，从而增强机体的免疫功能[31]。陈爱葵等[32]从多个免疫学指标探讨广豆根对小白鼠免疫功能的影响，发现广豆根能激活小鼠腹腔内巨噬细胞的吞噬功能，并对提高淋巴细胞的 E-玫瑰花环形成率具有明显的促进作用，这提示了广豆根具有良好的免疫作用。还有研究表明，苦参碱可抑制小鼠脾淋巴细胞增殖和 IL-2 释放，亦可抑制腹腔巨噬细胞释放 IL-1，进而起到免疫抑制作用[33]。

（五）抗肿瘤

药理实验观察广豆根提取物对体外肿瘤细胞的增殖的影响表明广豆根提取物能通过不同的作用机制很好地抑制体外肿瘤细胞的生长。无限制增殖是肿瘤细胞的重要生物学特征之一，有研究应用 MIT 比色法观察苦参碱对人胶质瘤细胞株 U251 细胞生长的影响时，随着苦参碱药物浓度的增加，增殖抑制作用逐渐增强，说明苦参碱能抑制肿瘤细胞的增殖；分化不良亦是肿瘤细胞的重要生物学特征之一，有实验显示，0.1 g/L苦参碱能诱导 K562 白血病细胞分化，形态上类似于中幼红和晚幼红细胞；正常细胞通过增生和凋亡来维持自身稳定，若两者失衡则可导致肿瘤发生，低浓度苦参碱可以启动 K562 细胞的初步分化，而高浓度的苦参碱能够导致 K562 细胞的凋亡；另苦参碱可明显抑制肿瘤细胞与内皮细胞的黏附，减轻肿瘤的转移；苦参碱通过下调糖蛋白诱导细胞凋亡达到杀伤多药耐药肿瘤细胞的作用[34]。

（六）保肝护肝

广豆根生物碱具有显著的保肝降酶活性，能防治多种肝病引起的肝功能损害，用其制成的制剂肝炎灵目前广泛应用于肝炎的治疗。肝炎灵注射液与高精度胸腺肽合用有抑制乙肝病毒（HBV）复制及明显改善肝功能的作用[35]。有研究表明氯化苦参碱对 CCl_4 所致肝细胞损伤有明显的保护作用，其保护作用呈剂量依赖性，在一定范围内，随氧化苦参碱浓度升高其对肝细胞的保护作用逐渐增强，但超过一定浓度时，肝细胞的存活率反而会下降，提示氧化苦参碱保肝作用存在一个最佳剂量学问题[36]。苦参碱具有防治四氯甲烷诱发的大鼠实验性肝纤维化的作用，其机制是生物碱通过抑制间质细胞增生和肝纤维化起到抗肝纤维化的作用[37]。

（七）抗病毒

广豆根生物碱类化合物具有对细胞低毒和明显的抗病毒作用。广豆根的抗病毒机制是生物碱诱导干扰素及某些体内免疫细胞因子的产生，干扰细胞内核酸的合成，从而抑制乙肝病毒在细胞内的复制，起到直接的抗病毒作用。体外实验通过检测肠炎病毒感染的病毒性心肌炎模型小鼠的存活时间，组织学检查心、肝脏病理学的变化，发现除了 T 淋巴细胞亚群及自然杀伤细胞活性增加外并无其他病理学变化，证明苦参碱能抑制病毒增殖并有免疫调节的功能[38]。广豆根总碱对咽喉部常见柯萨奇 B 型病毒（CB）、人 Elisa-腺病毒（ADV）、呼吸道合胞病毒（respiratory syncytial virus，RSV）有抑制作用，最小抑病毒浓度为 24.41 μg/ml，对流感、副流感病毒也有一定抑制作用[39]。广豆根水煎剂还有抗柯萨奇 B_5 病毒的作用[40]，广豆根总碱、苦参碱、氧化苦参碱具有抗 HBV 活性，可降低乙型肝炎病毒转基因小鼠肝脏内 HBsAg 和 HBcAg 的含量，且无选择性作用。临床研究表明，广豆根注射液用于治疗病毒性肝炎，退黄、降酶和缓解慢性肝炎症状等疗效显著。广豆根苦参碱具有抗柯萨奇病毒（CVB）活性，作用机制为苦参碱进入细胞内，影响病毒侵入细胞后某个环节，主要是影响病毒蛋白质的合成，抑制 CVB-3 的增殖，从而发挥抗病毒作用，且呈剂量依赖性[41]。

（八）其他

1. 抗氧化

抗氧化剂是一种重要的食品添加剂，不但能用于阻止或延缓油脂的自动氧化，防止食品在贮藏过程中因氧化而褐变、褪色、营养损坏，同时还可以作为一类重要的生物活性物质，清除人体代谢过程中产生的自由基，具有延缓机体衰老的功效[42]。广豆根多糖对羟自由基、超氧阴离子有良好的清除作用，对调理酵母多糖诱导的小鼠脾脏淋巴细胞释放 H_2O_2 有抑制作用，提示广豆根多糖具有抗氧化作用[43]。

2. 抗溃疡

广豆根素与广豆根酮对幽门结扎大鼠的胃液分泌量有明显的抑制作用，广豆根素还能明显减少大鼠胃液的游离酸与总酸度，而广豆根酮对胃酸分泌无抑制作用。急性胃瘘管法表明：由四胃泌素(tetragastrin)与胰岛素所致胃液分泌的刺激作用，广豆根素有明显的抑制倾向但其对 methacholine 与组胺所致的刺激作用则无效。因此可以得出，广豆根素具有强力的抗胃溃疡作用与抑制胃液分泌的作用[44]。

3. 抗瘢痕

姜梦臣等[45]通过观察不同浓度苦参碱在体外对成纤维细胞的增殖的影响，证明了广豆根中苦参碱通过有效地抑制人增生性瘢痕成纤维细胞增殖，诱导其凋亡，且能抑制 TGF-β_1 在细胞内合成，避免瘢痕的产生，为该药物开发及临床抗瘢痕治疗提供了理论依据。

4. 杀虫

配制 2%广豆根总碱微乳剂防治温室斑潜蝇，试验结果表明，2%广豆根总碱微乳剂对番茄斑潜蝇有较好的防治效果。其中以 1 000 倍液处理区的防效最佳，药后 10 天的防效为 93.5%，优于对照农药 20%斑潜净水乳剂 1 500 倍液；1 500 倍液处理区的防效为次，药后 10 天的防效为 91.6%，可作为防治番茄斑潜蝇的首选药剂[46]。选用自行研制的 2%广豆根总碱微乳剂对甘蓝菜螟、甘蓝夜蛾、西瓜害虫等的防治进行田间小区药效实验也取得了良好的杀虫防治效果[47~49]。

五、临床应用

广豆根味苦，性寒，有毒；归肺、胃经。功能清热解毒消肿利咽。常用于治疗慢性咽炎、风热感冒、乳蛾红肿、白喉、口舌生疮或溃烂等症，疗效卓著[50]。现今随着更深入的研究，它在临床上有了更多的应用。

（一）肝炎

1. 肝炎

广豆根有较强的清热解毒作用，对治疗肝炎而见脾胃湿热、黄疸、谷丙转氨酶高等明显的患者有显著疗效。在汤剂处方中常用广豆根配伍五味子、垂盆草、龙胆、黄芩、蒲公英等清热解毒类中药[51]。

2. 乙型肝炎

肝炎灵注射液为广豆根经提取加工制成的灭菌水溶液，它的主要功能是降低转氨酶，提高机体免疫力，用于慢性活动性肝炎的治疗。慢性重度乙型肝炎在目前常用的综合治疗基础上，加用拉米呋啶和山豆根注射液联合抗病毒治疗，可在短时间内抑制乙型肝炎病毒复制，使 HBV DNA 含量下降，患者耐受性好，无严重的不良反应，也有用苦参碱联合广豆根注射液治疗慢性乙型肝炎[51]、甘草酸二铵注射液联合广豆根注射液治疗慢性乙型肝炎，其疗效可靠[52]。

（二）呼吸道疾病

1. 急慢性咽喉炎、扁桃体炎

急性咽喉炎多为外感风热犯肺所致，湿热郁结咽喉，可用广豆根配荆芥、薄荷、竹叶，煎汤早晚分二次服。慢性咽炎多见于教师、演员，用声过多所致，喉部轻度疼痛或呈慢性充血，咽干有异物感等症，经长期治疗无效者，用广豆根 0.3 g，含汁咽汁，日行 5～8 次。在含服广豆根咽汁时配服六味地黄丸，每天 1 丸，日服 3 次，淡盐水送服[50]。治疗扁桃体炎、牙龈肿痛等疾病。可用山豆根配连翘、射干、天花粉等治疗。

2. *治疗肺热咳嗽*[51]

山豆根苦寒，归肺经，其清肺热、治疗肺热咳嗽之功甚强，药力优于黄芩的清肺热作用。在临床实际运用中配以其他化痰止咳的饮片作汤剂，随症加减，疗效较为理想。

（三）肿瘤

广豆根能影响肿瘤细胞的发生和发展，被认为对肿瘤有特殊的治疗价值。在实际运用中，以广豆根、白花蛇舌草配伍其他药物对症治疗，对肝癌、鼻咽癌、宫颈癌、膀胱癌、肺癌、咽喉癌、白血病都有一定的治疗效果。经临床病例观察发现，用广豆根配伍喜树碱治疗有很好的效果，疗效显著的病例，间质血管均有程度不同的变化，血管周围绕以蛋白性粉染渗出物，使血管管腔变小，管壁明显增厚，造成肿瘤组织血液供应障碍，可能亦是肿瘤缩小的原因[53]。

（四）皮肤病

1. *真菌感染类皮肤病*

用广豆根按 1∶5 比例，以食用植物油浸取，外搽可治疗体癣、面癣、手脚癣等，每天 2～3 次，3～10 天有明显的疗效。用广豆根按 1∶5 比例，以食用醋浸取，外搽可治头皮糠疹、脂溢性皮炎引起的头皮屑，每天 2～7 次，3～15 天有显著的疗效。用广豆根 1∶5 比例，以 75%乙醇浸取，外搽，同样可治头皮糠疹、脂溢性皮炎引起的头皮屑，每天 2～3 次，3～15 天有显著疗效。以醋浸取液与乙醇浸取液相比较，乙醇浸取液优于醋浸取液，优点是无醋酸的难闻气味，患者更易接受[51]。有研究报道，以广豆根复方治疗银屑病疗效显著，且副作用少[54]。

2. *痤疮*

聂卫民等[55]通过观察广豆根提取物的喷剂对痤疮的疗效发现广豆根能有效治疗中度痤疮，患者耐受性好。该研究将 199 例轻中度痤疮患者随机分为治疗组与对照组，治疗组 101 例患者采用山豆根合剂配合中药超声冷喷及维 A 酸霜外涂，对照组 98 例则采用维 A 酸霜外涂的方法进行治疗。结果治疗 2 周后，治疗组和对照组总有效率分别为 66.34%及 48.98%；治疗 4 周后，治疗组和对照组总有效率分别为 97.03%及 82.65%，二者差异有统计学意义（$p<0.05$）。对各类皮损的疗效则表明该法治疗脓疱的疗效最佳，而治疗丘疹起效最早。结论提示山豆根合剂配合中药超声冷喷及维 A 酸霜外涂治疗轻中度痤疮，安全有效，患者耐受性好，值得在临床推广。

六、毒理研究

1985 年及以后出版的《中华人民共和国药典》明确指出广豆根有毒。近年来，有关广豆根不良反应的报道比较多，但绝大多数中毒都是由于超剂量用药所致，而 3～6 g 用量范围内的病例尚未见有不良反应的报道，一次用药量在 20 g 以上的有严重的危害性，甚至引起神经性毒害。广豆根含有多种生物碱和黄酮类化合物，其中所含的苦参碱、氧化苦参碱与金雀花碱有类似烟碱作用。人过量服用广豆根易引起头晕、恶心、呕吐、大汗等类似烟碱样作用，多数患者可发生步态不稳等神经症状，重症中毒可发生全身肌肉痉挛、抽搐等，甚至呼吸停止而死亡。鉴于广豆根的毒性和不良反应严重，建议临床慎用[51]。

广豆根能够治疗多种疾病，但它本身是有毒的，临床上曾发生过多起服用广豆根中毒事件，为了避免更多人服用广豆根中毒，在研究其药理作用的同时，其毒理作用也应被抓紧研究[56]。有研究发现，从广豆根中提取的苦参素（即氧化苦参碱）基本属于低毒类药物，且在一定程度有遗传毒性作用。肖丽丽等对苦参素注射液进行异常毒性实验，以静脉注射方式给药，结果表明：LD_{50} 为 58.1 mg/kg，最大耐受量为 702.91 mg/kg。姚玉娜等研究了苦参素的急性毒性及遗传毒性，以腹腔注射方式给药，结果显示：小鼠苦参素的 LD_{50} 为(505±31)mg/kg。外周血 24 h PCE、48 h PCE 微核率显示：1/2 LD_{50}、1/4 LD_{50}、1/8 LD_{50} 组与阴性对照组相比差异均有统计学意义，且有一定的剂量相关性。精子畸变试验中 1/2 LD_{50} 组的畸变率与阴性对照组相比差异有统计学意义，1/4 LD_{50}、1/8 LD_{50} 组与阴性对照组相比差异无统计学意义[57]。一项广豆根的不同提取部位的毒性作用研究显示，非生物碱部位可能为广豆根主要毒性部位，可能通过诱导细胞膜损伤和凋亡从而影响细胞活力[58]。

参考文献

[1] 中国科学院中国植物志编辑委员会.中国植物志[M].北京：科学出版社，2013.
[2] 黄晓红.药用植物广豆根组培快繁体系的建立[D].南宁：广西大学，2012.
[3] 罗为成，陈平，罗广荣.中药山豆根与北豆根的鉴别[J].中国医药导刊，2009，11(5)：860－861.
[4] 张晶，高淑英.山豆根的药材品种鉴别[J].时珍国医国药，2006，17(2)：242－243.
[5] 国家药典委员会.中华人民共和国药典[M].北京：中国医药科技出版社，2012.
[6] 覃柳燕，唐美琼，蒋妮，等.广豆根根腐病病原鉴定[J].中药材，2010，33(10)：1528－1531.
[7] 凌征柱.山豆根栽培及其化学成分与药理研究概况[J].时珍国医国药，2008，19(7)：1783－1784.
[8] 施顺东，袁小红，李丽梅，等.广豆根的化学成分研究[J].湖北农业科学，2013，52(7)：1654－1656.
[9] 施顺东.广豆根和萝芙木的化学成分及其生物活性研究[D].绵阳：西南科技大学，2013.
[10] 何晓艳，周应军，田洪.山豆根化学成分及药理作用研究进展[J].中南药学，2011，9(7)：525－528.
[11] Komatsu M, Tomim T, Hatayama K. Studies on the constituents of Sophora species Ⅱ, Constituents of Sophora subprostrata [J]. Chem Pharm Bull, 1970, 18(3): 602－604.
[12] Sakamoto S, Kuroyanagi M, U A. Triterpenoid Saponlns from Sophora subprostrata [J]. Phytochemistry, 1992, 31(4): 1339－1342.
[13] 丁佩兰，陈道峰.山豆根酚性成分的研究[J].中草药，2008，39(2)：186－188.
[14] 苏福聪，林波.广豆根生物碱类物质积累机理研究进展[J].绿色科技，2016(6)：193－194.
[15] 国家药典委员会.中国药典：一部[M].北京：化学工业出版社，2010.
[16] 何晓艳，周应军，田洪.山豆根化学成分及药理作用研究进展[J].中南药学，2011，9(11)：525－528.
[17] 杜士明，周本宏，扬光义.山豆根水提物抗炎作用研究[J].中国药房，2008，19(18)：1371－1372.
[18] 谢世荣，黄彩云，黄胜英.山豆根碱抗炎作用的研究[J].中草药，2003，34(4)：355－357.
[19] 胡庭俊，苏丽娟，帅学宏，等.山豆根提取物的制备与体外抗菌及清除自由基作用的试验[J].广西畜牧兽医，2009，25(3)：136－138.
[20] 丁风荣，卢炜，邱世翠.山豆根体外抑菌作用研究[J].时珍国医国药，2002，13(6)：335.
[21] 王理达，胡迎庆.13 种生药提取物及化学成分的抗真菌活性筛选[J].中草药，2001，32(3)：241－244.
[22] 袁惠南，何汉增，尹玉琴，等.苦参及其近缘植物广豆根、管萼山豆根苦豆子对中枢神经系统作用的实验研究——Ⅴ.苦豆子总生物碱的镇静、镇痛降温及抗炎症作用的实验观察[J].中药药理与临床，1985(00)：90.
[23] 马丽焱，武军华.几种中药成分对脑组织的保护作用[J].中国中药杂志，1999，24(4)：238－239.
[24] 耿群美，贾晓英.苦参碱，氧化苦参碱对小鼠脑中递质 γ-氨基丁酸和甘氨酸含量的影响[J].内蒙古医学院学报，1992，14(1)：8－9.
[25] 胡振林，谈冶雄，张俊平，等.蛋白激酶 C 抑制剂对沙土鼠和大鼠实验性脑缺血所致脑水肿的影响[J].药学学报，1996，31(12)：886－890.
[26] 张宝恒，王年生，李学军，等.苦参碱的抗心律失常作用[J].中国药理学报，1990，11(3)：253－257.
[27] 曾建新，曹宏宇，李青.苦参碱对犬急性心肌缺血室颤的影响[J].中国药理学通报，1996，12(6)：574.
[28] 黄彩云，高广猷.苦参碱抗心律失常作用的实验研究[J].大连医科大学学报，2002，24(3)：177－179.
[29] 李青，王进.氧化苦参碱的强心作用[J].沈阳药科大学学报，1999，16(4)：281－284.
[30] 范健，吕建峰.山豆根的化学成分与药理研究进展[J].实用医技杂志，2003，10(11)：1254－1255.
[31] 帅学宏，胡庭俊，曾芸.山豆根多糖时免疫抑制模型小鼠免疫器官指数和自由基相关酶活性的影响[J].南京农业大学学报，2009，32(2)：170－172.
[32] 陈爱葵，高丽松，黄清松，等.山豆根对动物免疫功能的影响[J].中国现代医药科技，2004，3(1)：52－54.
[33] 尚智，丁涛，温富春.苦参碱对小鼠免疫功能的影响[J].长春中医药大学学报，2007，23(2)：21－22.
[34] 陈滨海，周郁鸿，钱文斌.苦参碱抗肿瘤作用机制研究[J].浙江中西医结合杂志，2010，20(8)：524－526.
[35] 崔爱玲，范天利.高精度胸腺肽与山豆根治疗慢性乙肝疗效观察[J].临床肝胆病杂志，1997，13(4)：221－222.

[36] 张红菱.氧化苦参碱对四氯化碳损伤大鼠肝细胞的保护作用[J].郧阳医学院学报,2002,21(5)：273－275.
[37] 刘涛,胡晋红,蔡溱.苦参碱抗肝纤维化机理的体外研究[J].解放军药学学报,2000,16(3)：119－122.
[38] 王俊学,王国俊.苦参碱及氧化苦参碱的药理作用及临床应用[J].肝脏,2000,5(2)：116－117.
[39] 樊宏伟,卢继红.苦参碱类生物碱的体外抑菌,抑菌病及诱生干扰素的实验研究[J].中医药信息,2000,17(4)：75－76.
[40] 于起福,孙非.四种中草药水煎剂抗柯萨奇 B_5 病毒的细胞学实验研究[J].吉林中医药,1995(1)：35.
[41] 邓银华,孙丽,章为,等.山豆根细胞毒活性成分研究[J].天然产物研究与开发,2006,18(3)：408－410.
[42] 王凯,张业,义祥辉,等.广豆根不同溶剂提取物清除自由基活性研究[J].食品研究与开发,2011,32(12)：23－26.
[43] 张涛.山豆根药理作用与临床应用研究近况[J].广西中医学院学报,2008,11(3)：110－117.
[44] 陈泉生.广豆根成分：异戊烯查耳酮的抗溃疡活性[J].国外药学(植物药分册),1980(1)：43－44.
[45] 姜孟臣,陈虹,刘洪琪,等.苦参碱对人增生性瘢痕成纤维细胞增殖的体外抑制作用[J].中草药,2005,36(1)：89－91.
[46] 史顺荣,陆海明,陆致平.2%广豆根总碱微乳剂防治番茄斑潜蝇效果研究[J].现代农业科技,2011(1)：171－174.
[47] 赵小华,陆致平.2%广豆根总碱 ME 对甘蓝菜螟的防治效果[J].上海农业科技,2007(5)：129.
[48] 陆海明,史顺荣,陆致平.2%广豆根总碱 ME 对甘蓝夜蛾类害虫的防效研究[J].吉林农业,2010(11)：75－76.
[49] 朱荣珍,陆致平.2.0%广豆根总碱 ME 对西瓜害虫的控制效果[J].上海蔬菜,2007(4)：92－93.
[50] 周金兰.山豆根在临床上的妙用[J].卫生职业教育,2001,19(4)：81.
[51] 黄多术,张玉菁.山豆根临床应用现状与存在问题[J].中国中医药信息杂志,2005,12(9)：52－53.
[52] 万军,何基德.甘草酸二铵注射液联合肝炎灵注射液治疗慢性乙型肝炎的疗效[J].浙江中医药大学学报,2007(3)：6－9.
[53] 中国人民解放军总医院膀胱癌治疗小组.广豆根、喜树碱联合应用治疗膀胱癌 40 例初步小结[J].新医药学杂志,1977(7)：12－14,17.
[54] 附属医院皮肤科中草药室.广豆根复方治疗银屑病 31 例小结[J].医药科技资料,1977(1)：17－19.
[55] 聂卫民,唐晓玲,张茜文,等.山豆根合剂治疗痤疮的临床观察[J].中国医药指南,2009(1)：9.
[56] 陈影,陈两绵,仝燕,等.山豆根药理毒理研究进展[J].中国中药杂志,2017,42(13)：2439－2442.
[57] 喻志标,黄建荣,黄经球,等.苦参素药理毒理与临床应用研究进展[J].药品评价,2005,16(2)：4.
[58] 陈影,张倩,韩淑娴,等.山豆根不同提取部位的毒性作用研究[J].中国药物警戒,2017,14(10)：582－586.

广藿香

广藿香为唇形科植物广藿香[*Pogostemon cablin*(Blanco)Benth.]的干燥地上部分。又名藿香、排香草、刺蕊草、海藿香。枝叶茂盛时采割,日晒夜闷,反复至干[1,2]。

广藿香为多年生草本或灌木,高 30～100 cm,揉之有香气。茎直立,上部多分枝;幼枝方形,密被灰黄色柔毛;老枝粗壮,外表木栓化,近圆形。叶对生,圆形至宽卵形,长 2～10 cm,宽 2.5～7 cm,先端短尖或钝,基部楔形或心形,边缘有粗钝齿或有时分裂,两面均被毛,脉上尤多;叶脉于下面凸起,下面稍凹下,有的呈紫红色;没有叶脉通走的叶肉部分则于上面稍隆起,故叶面不平坦;叶柄长 1～6 cm,有毛。轮伞花序密集成假穗状花序,密被短柔毛;花萼筒状,5 齿;花冠紫色,4 裂,前裂片向前伸;雄蕊 4 枚,花丝中部有长须毛,花药 1 室。小坚果近球形,稍压扁。花期 4 月。我国栽培者稀见开花[2](图 2)。

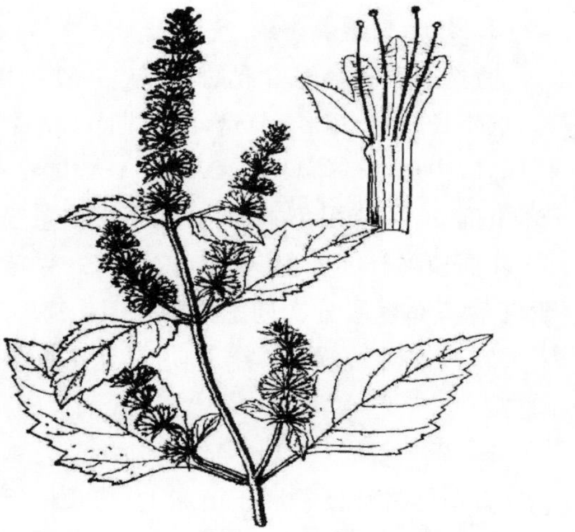

图 2　广藿香
(引自《中国植物志》)

原产亚洲菲律宾等亚热带地区,我国福建、台湾、广东、海南与广西有栽培。主产广东、海南。

一、 生药鉴别

(一) 性状鉴别

本品全株长 30～60 cm,茎略呈方柱形,多分枝,枝条稍曲折,表面被柔毛;质脆,易折断,断面中部有髓;老茎类圆柱形,直径 1～1.2 cm,被灰褐色栓皮。叶对生,皱缩成团,展平后叶片呈卵形或椭圆形,长 4～9 cm,宽 3～7 cm;两面均被灰白色茸毛;先端短尖或钝圆,基部楔形或钝圆,边缘具大小不规则的钝齿;叶柄细,长 2～5 cm,被柔毛。气香特异,味微苦。以叶多、香气浓者为佳。

(二) 显微鉴别

1. 茎纵切面

表皮为 1 列细胞,排列不整齐,有非腺毛,

1～5 个细胞；表皮下有木栓化细胞 3～5 列。皮层外缘为 4～10 列厚角细胞，内缘为薄壁细胞，有大形细胞间隙，内有间隙腺毛；腺头单细胞，长圆形或类圆形，长 75 μm～195 μm，内含黄色至黄绿色挥发油，柄短，1～2 个细胞，多与皮层细胞相连接，薄壁细胞尚含草酸钙针晶，长约 15 μm。中柱鞘纤维成束。韧皮部狭窄。木质部于四角处较发达，由导管、木薄壁细胞及木纤维组成，均木化。髓部细胞微木化，含草酸钙针晶及片状结晶。

2. 粉末特征

本品叶片粉末淡棕色。叶表皮细胞不规则形，气孔直轴式。非腺毛 1～6 细胞，平直或先端弯曲，长约 590 μm，胞壁具刺状突起，有的胞腔含黄棕色物。腺鳞头部单细胞状，顶面观常作窗形或缝状开裂，直径 37～70 μm；柄单细胞，极短。间隙腺毛存在于栅栏组织或薄壁组织的细胞间隙中，头部单细胞，呈不规则囊状，直径 13～50 μm，长约 43 μm；柄短，单细胞。小腺毛头部 2 个细胞；柄 1～3 个细胞，甚短。草酸钙针晶细小，散在于叶肉细胞中，长约 27 μm。

（三）理化鉴别

取本品粗粉适量，照挥发油测定法分取所得挥发油，进行以下试验。

1. 化学鉴别

(1) 取本品挥发油 1 滴，加氯仿 0.5 ml，滴加 5%溴的氯仿溶液数滴。石牌广藿香先褪色，继显绿色；海南广藿香先褪色，继显紫色。

(2) 取本品挥发油 1 滴，加苯 0.5 ml，再加 5%醋酸铜溶液少量，充分混合，放置分层，吸取上层苯液，点于载玻片上，待苯挥发后，于残渣上加乙醇 1～2 滴，放置后，置显微镜下观察。石牌广藿香可见众多灰蓝色针状结晶；海南广藿香可见少量灰蓝色结晶及绿色无定形物[2]。

2. 薄层鉴别

取本品挥发油 0.5 ml，加醋酸乙酯稀释至 5 ml，作为供试品溶液。另取百秋李醇对照品，加醋酸乙酯制成每 1 ml 含 2 mg 的溶液，作为对照品溶液。照薄层色谱法试验，吸取上述两种溶液各 1～2 μl，分别点于同一硅胶 G 薄层板上，以石油醚(30～60 ℃)-醋酸乙酯-冰醋酸(95∶5∶0.2)为展开剂，展开，取出，晾干，喷以 5%三氯化铁乙醇溶液。供试品色谱中显一黄色斑点，加热至斑点显色清晰，供试品色谱中，在与对照品色谱相应的位置上，显相同的紫蓝色斑点[1]。

二、栽培

（一）产地环境

广藿香喜高温湿润气候，怕霜冻。以年平均气温 24～25 ℃最适宜生长，能耐短期低温 0 ℃，低于−2 ℃时大部分植株死亡。喜湿润，忌干旱，雨量要充沛，分布均匀，要求年降雨量 1 600～2 400 mm。喜阳光，但在苗期和定植初期必须适度荫蔽(50%左右隐蔽度)，一旦长出新根和新叶后即去掉荫蔽，成龄植株在全光照条件下，生长茂盛，枝粗叶片厚。遇台风时枝叶易折断。以土质疏松、肥沃、排水良好微酸性的砂壤土栽培为宜[3]。

（二）生产管理

1. 扦插直插法繁殖

宜选取温暖多雨季节，如海南，一般在 9～10 月，选生长旺盛、粗壮、节密，生长期 4～5 个月的植株，取中部茎的侧枝，长 20～30 cm，具 6～7 个节，下部 3～4 节褐色木栓化，用手将枝条轻轻折下，使插枝附有部分主茎的韧皮组织。采苗时一般自茎基部逐层分次向上采取，每隔 15～20 天采 1 次。采下的苗应置于阴凉处，并要随采随种。

2. 育苗定植

育苗即将鲜枝条插于苗床上，待长根后再移栽大田。其方法及时间与直插法相同。枝条插在苗床后，早上搭棚遮荫，晚上揭开，冬季应昼夜搭棚防霜害。每天早晚各浇水1次，插后10天左右发根，可施稀人粪水3～4次，20天后除去荫蔽物，1个月后即可定植。定植应在温暖湿润季节，广州郊区宜4月上旬，湛江地区在3～5月，四川在8～9月，海南可在7～8月及9～11月；一般采用斜插法，将苗的3/5斜插入土中，覆土压实，按行株距50 cm×40 cm的三角形种植，植后随即淋水，盖草遮荫。

3. 田间管理

成活后应定期进行除草松土。定植后半个月可进行第1次除草，以后每月除草1次，除草后结合施肥，以施氮肥为主。一般植后1个月有新芽叶长出时即进行第1次追肥，以后每隔20～30天施肥1次，直至收获前1个月停止。前期多施人粪尿和草木灰等，后期则施硫酸铵为主。干旱季节多施水肥。应注意灌溉排水，保持田间一定的湿度。

（三）病虫害防治

广藿香病害主要为根腐病，可及时疏沟排水，挖除病株，用50%多菌灵1 000倍液浇灌；还有细菌性角斑病等。虫害有地老虎，可人工捕杀或用毒饵诱杀（将麦麸炒香，用90%晶体敌百虫30倍液拦潮）。此外，还有蝼蛄、红蜘蛛等为害。

三、化学成分

（一）挥发油

随着气质联用技术的普及，有关广藿香挥发油成分方面的文献报道非常多，主要涉及的成分有广藿香酮（pogostone）和广藿香醇（patchouli alcohol）、单萜烯、倍半萜烯、醇类、酮类、醛类与烷酸类等化合物，并含有挥发性生物碱，如广藿香吡啶（patchoulipyridine）、表愈创吡啶（epiguaipyridine）等[4]。广藿香挥发油中主要成分的分子结构如下。

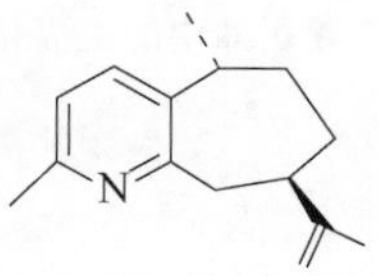

表愈创吡啶（epiguaipyridine）

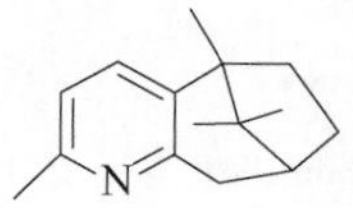

广藿香吡啶（patchoulipyridine）

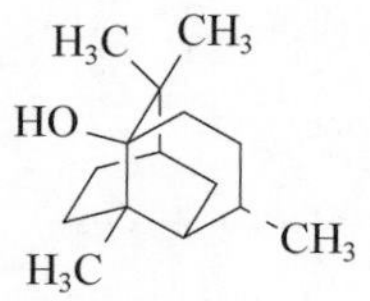

广藿香醇（patchouli alcohol）

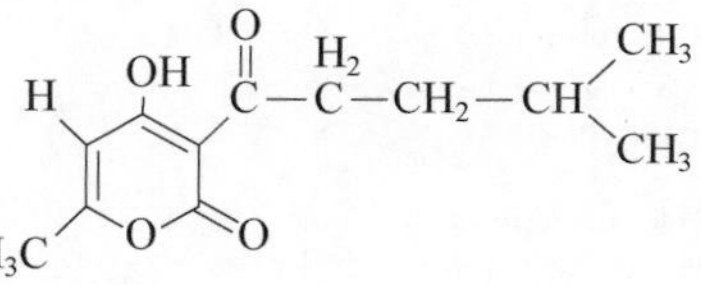

广藿香酮（pogostone）

关玲等[5]最早对广藿香茎叶的挥发油成分进行了分析，从分离出的49个色谱峰中鉴定了33个化合物，占总挥发油含量的83.75%；张强等[6]也从广藿香挥发油中分离出55个成分，有24个已鉴定，鉴定的成分占挥发油总含量的96%，主要化学成分如表1所示[6]。

罗集鹏等[7～13]对广藿香的茎、叶、根和不同季节以及不同产地（高要、石牌、雷州、吴川、海南等地）的广藿香挥发油成分进行了分析，并动态地观察了广藿香茎与叶挥发油中广藿香醇和广藿香酮等成分在不同采收期含量的变化。发现不同产地广藿香的挥发油在广藿香不同部位的含量以及成分有很大区别。同一产地与不同产地在不同采收季节其挥发油的含量也有所不同。如以挥发油含量及广藿香醇和广藿香酮总量，并结合产量考虑，以10～11月采收较为合适，11月份采收的全株含油率较高，与传统的采收时间相一致。

表 1　广藿香油中的主要化学成分

化学成分	分子量	相对含量(%)
广藿香醇(patchouli alcohol)	222	31.86
刺蕊草烯(seychellene)	204	9.58
α-愈创木烯(α-guaiene)	204	8.82
δ-愈创木烯(δ-guaiene)	204	8.65
α-广藿香烯(α-patchoulene)	204	8.48
β-广藿香烯(β-patchoulene)	204	6.91
广藿香酮(pogostone)	224	3.83
β-丁香烯(β-caryophyllene)	204	3.18
土青木香酮(aristolone)	218	0.85
马阿里烯(β-maaliene)	204	0.66
β-蒎烯(β-pinene)	136	0.25
α-莪术烯(α-curcumene)	204	0.21
γ-芹子烯(γ-selinene)	204	0.11
α-蒎烯(α-pinene)	136	0.09
δ-榄香烯(δ-elemene)	204	0.04

刘廷礼等[14]认为广藿香的挥发油主要成分为大叶香酮、7-雪松烯、7-绿叶烯、α-绿叶烯、α-布黎烯、5-柏木醇、匙叶桉油烯酮，此外，还含有多种萜烯类及萜醇类化合物。黄丽莎等[15]率先采用超临界 CO_2 流体萃取技术提取挥发油，鉴定出 24 个化合物，主要成分为广藿香醇(48.8%)、α-愈创木烯(15.3%)和 β-愈创木烯(15.2%)。王俊华等[16]分离出 64 个色谱峰，并鉴定了其中的 31 个化学成分，主要成分为广藿香醇(31.66%)、广藿香酮(23.58%)，还含有丁香烯、广藿香烯、愈创木烯、法尼醇及它们的异构体等其他成分。

（二）**黄酮类**

关玲等[17]报道从广藿香乙醇提取物中分离鉴定了 2 个黄酮类化合物 3,3′,4′,7-四甲氧-5-羟黄酮(retusine，1)和 3,3′,7-三甲氧-4′,5-二羟黄酮(paehypodol，2)。张广文等[18]又报道从广藿香(全草)中分离鉴定出 8 个黄酮类化合物，其中 6 个为该植物中首次分离得到，分别是：5-羟基-3，4′，7-三甲氧基黄酮（5-hydroxy-3，4′，7-trimethoxyflavone，3)、5-羟基-4′,7-二甲氧基二氢黄酮(5-hydroxy-4′,7-dimethoxyflavanone，4)、5-羟基-3′,4′,7-三甲氧基二氢黄酮(5-hydroxy-3′,4′,7-trimethoxyflavanone，5)、3,3′,4′,5,7-五羟基黄酮(3,3′,4′,5,7-pentahydroxyflavone，6)、3,5-二羟基-4′,7-二甲氧基黄酮(3,5-dihydroxy-4′,7-dimethoxyflavanone，7)、4′,5-二羟基-7-甲氧基黄酮(4′,5-dihydroxy-7-methoxyflavone，8)。ItokawaH. 等[19]从广藿香地上部分的正己烷提取物中分离鉴定了 5 个黄酮类成分：商陆素(ombuine，9)、芹菜素(apigenin，10)、鼠李素(rhamnetin，11)、3′-芹菜素-7-葡萄糖苷(apigetrin，12)、芹菜素 7-*O*-*β*-*D*-(-6″-*p*-香豆基)葡萄糖苷(apigenin 7-*O*-*β*-*D*-(-6″-*p*-coumaroyl)-glucoside，13)。胡浩斌等[20]从广藿香茎叶的乙醇提取物中共分离鉴定出 4 个黄酮类成分：异鼠李素-3-*O*-*β*-*D*-半乳糖苷(isorhamnetin-3-*O*-*β*-*D*-galactoside，14)、金丝桃苷(hyperoside，15)、3,5,8,3′,4′-五羟基-7-甲氧基黄酮-3-*O*-*β*-*D*-吡喃葡萄糖苷（3，5，8，3′，4′-pentahydroxy-7-methoxyflavone-3-*O*-*β*-glueopyranoside，16)、尼泊尔鸢尾异黄酮-7-*O*-*α*-*L*-吡喃鼠李糖苷(irisolidone-7-*O*-*α*-*L*-rhamnopyranoside，17)。其中 4、5、17 号黄酮类成分的结构式如下。

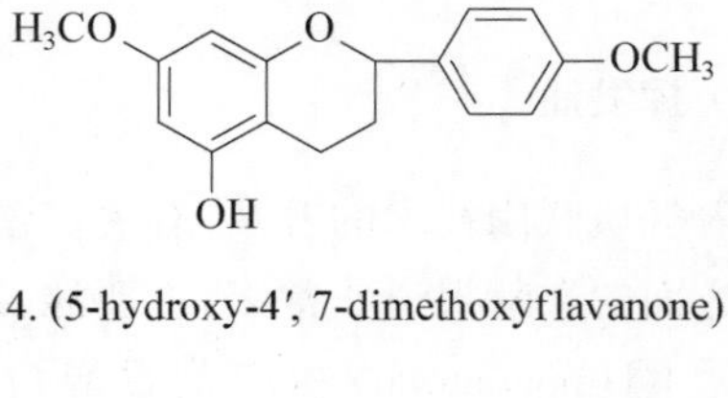

4. (5-hydroxy-4′, 7-dimethoxyflavanone)

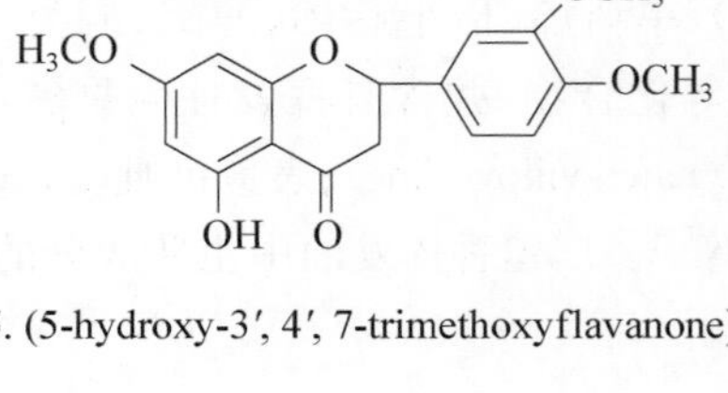

5. (5-hydroxy-3′, 4′, 7-trimethoxyflavanone)

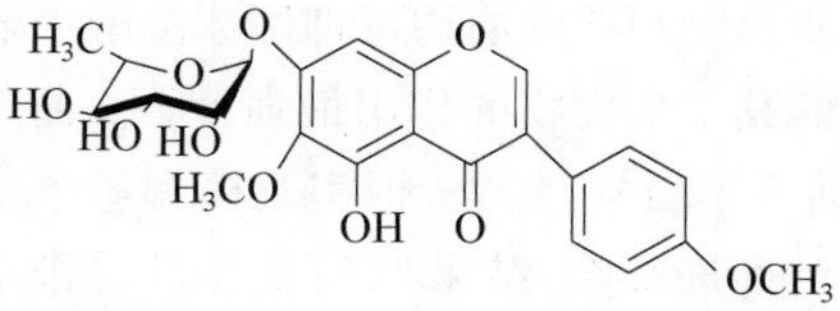

17. (irisolidone-7-*O*-*α*-*L*-rhamnopyranoside)

此外，1～3、6～16 号化合物有相同母核，归纳结构如下[21]（表 2）。

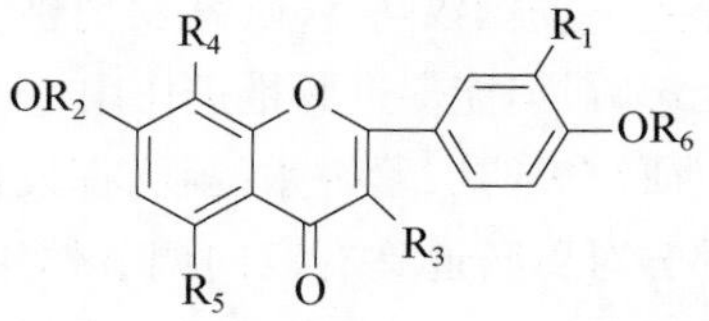

表 2 广藿香中相同母核的黄酮类成分结构归纳

编号	化学名称	R1	R2	R3	R4	R5	R6
1	retusine	OMe	Me	OMe	H	OH	Me
2	paehypodol	OMe	Me	OMe	H	OH	H
3	5-hydroxy-3,4′,7-trimethoxyflavone	H	Me	OMe	H	OH	Me
6	3,3′,4′,5,7-pentahydroxyflavone	OH	H	OH	H	OH	H
7	3,5-dihydroxy-4′,7-dimethoxyflavone	H	Me	OH	H	OH	Me
8	4′,5-dihydroxy-7′-methoxyflavone	H	Me	H	H	OH	H
9	ombuine	OH	Me	OH	H	OH	Me
10	apigenin	H	H	H	H	OH	H
11	rhamnetin	OH	Me	OH	H	OH	H
12	apigetrin	H	glu	H	H	OH	H
13	apigenin 7-*O*-*β*-*D*-(-6″-*P*-coumaroyl)-glucoside	H	H	H	OH	H	glu-6″-*p*-coumaroyl
14	isorhamnetin-3-*O*-*β*-*D*-galactoside	OMe	H	*O*-gal	H	OH	Me
15	hyperoside	OH	H	*O*-gal	H	OH	Me
16	3,5,8,3′,4′-pentahydroxy-7-methoxyflavone-3-*O*-*β*-glueopyranoside	OH	Me	*O*-glu	OH	OH	Me

（三）其他

从广藿香中分离鉴定的化合物类型除了黄酮类成分外，还涉及的其他类型的化学成分，主要包括木栓酮（friedelin，18）、表木栓醇（epifriedelinol，19）、齐墩果酸（oleanolic acid，20）、*β*-谷甾醇（21）、胡萝卜苷（daucosterin，22）、丁香油酚（eugenol，23）、桂皮醛（cinnamaldehyde，24）、苯甲醛（benzaldehyde，25）等，结构如下[21]。

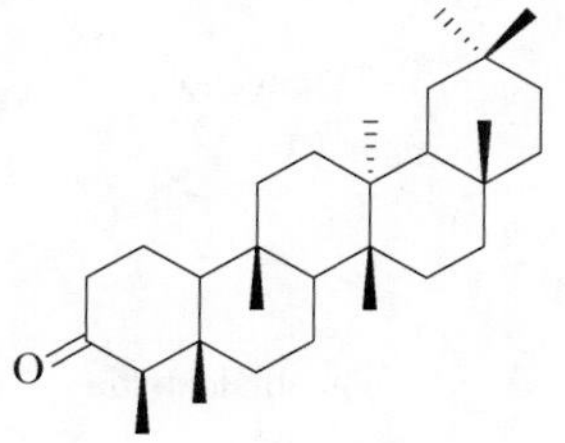

18. friedelin

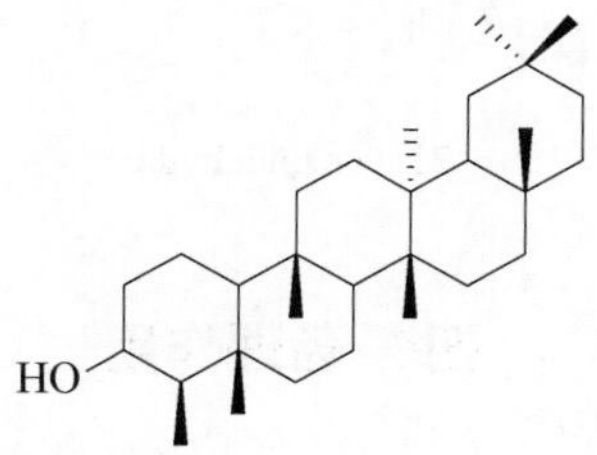

19. epifriedelinol

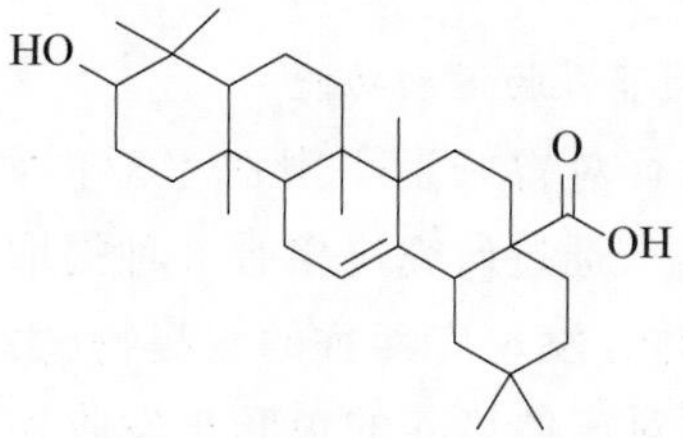

20. oleanolic acid

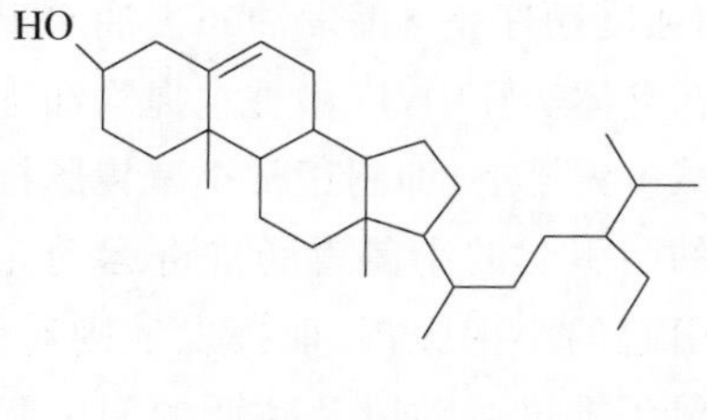

21. *β*-谷甾醇

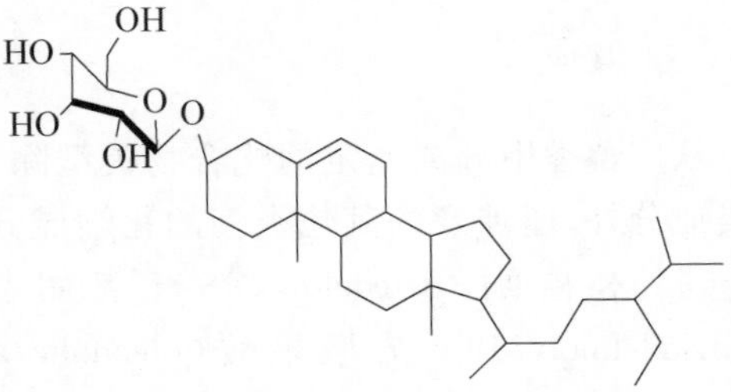

22. daucosterin

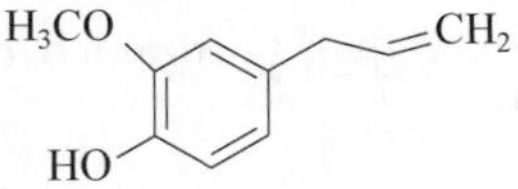

23. eugenol

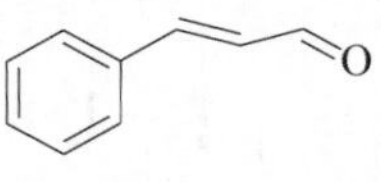

24. cinnamaldehyde

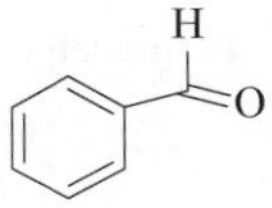

25. benzaldehyde

四、药理作用

（一）对胃肠的影响

1. 调节胃肠运动功能

广藿香对胃肠道平滑肌呈双向调节作用。陈小夏等[22]通过研究广藿香 3 种提取物对肠道功能的影响，发现广藿香的水提物、去油水提物和挥发油对离体培养的兔肠自发收缩以及由乙酰胆碱或氯化钡引起的痉挛性收缩均有抑制作用，作用强度顺序是：挥发油＞去油水提物＞水提物。在整体实验中，广藿香水提物和去油水提物均能减慢胃排空、抑制正常小鼠胃肠推进运动和新斯的明引起的小鼠胃肠推进运动亢进以及番泻叶引起的小鼠腹泻；而挥发油则对胃排空、正常小鼠肠推进运动以及新斯的明引起的小鼠肠推进运动无影响且协同番泻叶引起小鼠腹泻。此外，水提物和挥发油均可抑制冰醋酸引起的内脏绞痛，其中水提物的作用最强[23,24]。而朱金照等[25]研究了白术、藿香、枳实及槟榔等中药对胃排空、肠推进影响，结果发现藿香对胃排空及肠推进均有促进作用。陆茵等[26]实验结果表明，加味藿香正气软胶囊能增加正常小鼠的小肠推进功能，对阿托品抑制小鼠小肠运动有明显的兴奋作用；而对新斯的明所致小鼠小肠运动确有明显的抑制作用。杨国汉等[27]研究发现藿香对大鼠胃排空无影响，但能促进肠推进作用。

以上研究表明广藿香水提物、挥发油以及去油其他部分对胃肠道具有双向调节作用，可能与机体功能状态、剂量大小以及所含不同化学成分有关。广藿香的双向调节作用、胃肠道功能的调节及其他综合作用，可能是其少食倦怠、脘痞呕吐、腹痛吐泻的药理基础。

2. 促进消化液分泌

广藿香水提物、挥发油以及去油其他部分均能不同程度地增加胃酸分泌，提高胃蛋白酶活性，解除胃肠痉挛，增强胰腺分泌淀粉酶的功能，提高血清淀粉酶活力，其中，以水提物作用较强[22～24]。

3. 对肠屏障功能具有保护作用

谢肄聪[28]通过建立肢体缺血-再灌注模型，观察肠组织超微结构、肠黏液分泌及肥大细胞量化分析和测定血清 NO 浓度。实验结果发现藿香可显著降低血清 NO 浓度，减少肢体缺血-再灌注模型大鼠的肠壁各层内肥大细胞数量，抑制 TNF-α 等细胞因子的释放，减轻相关的病理程度。另外，对肠黏膜的保护作用还包括通过增强杯状细胞分泌功能，提高肠道自身防御体系。因此，藿香对肠屏障功能的保护是多方位、多靶点立体发挥作用。其作用既有对肠组织形态、结构等机械屏障的保护作用，又有抑制细胞因子释放，加强免疫屏障的作用，同时可直接对肠上皮细胞起稳定作用。

（二）抗病原微生物

1. 抗菌

广藿香的水提取物对金黄色葡萄球菌、铜绿

假单胞杆菌、肠炎球菌、产气杆菌、甲型溶血性链球菌、表皮葡萄球菌及枯草杆菌等细菌的生长有一定的抑制作用[29]。广藿香酮对白念珠菌、新型隐球菌、申克孢子丝菌、黑根霉菌等多种真菌有明显的抑制作用[30]。广藿香所含的桂皮醛亦有较强的抗真菌活性，万分之一浓度即可抑制真菌生长。杨得坡等[31]研究发现广藿香油对皮肤癣菌具有很好的特异选择性抑制作用，能完全抑制浅部真菌如红色藓菌、狗小孢菌和絮状表皮藓等的生长繁殖。以广藿香为主药的复方外用治疗股癣及外阴念珠菌病的总有效率分别为83%和98%，疗效优于西药克霉唑对照组。此外，莫小路等[32]通过采用含毒介质法研究了广藿香精油和广藿香酮对室内抑菌活性的影响，发现当广藿香精油在培养基中的浓度为0.03%～0.27%时，对受试的13种常见植物病原菌均有不同程度的抑制作用。当作用浓度为0.1%时，对檀香多毛孢、番茄早疫病菌和核盘菌可达到完全抑制。

2. 抗疟原虫

广藿香挥发油具有较强的抗疟作用，且对伯氏疟原虫抗青蒿酯钠株有明显的选择性抑制作用和较强的逆转抗性作用，能逆转伯氏疟原虫抗青蒿酯钠株对青蒿酯钠的抗药性及延缓伯氏疟原虫正常株对青蒿酯钠抗药性的产生。广藿香挥发油和青蒿酯钠联合用药，广藿香挥发油对疟原虫正常株和耐药株均有增效作用[33]。

3. 抗病毒

日本学者发现藿香中的黄酮类物质具有抗病毒活性，该物质可用来抑制及消灭上呼吸道病原体，即所谓鼻病毒的繁殖增长。刘世增等研究发现含有广藿香的香菊感冒冲剂对鸡胚接种病毒N1N1株及poliv有抑制作用，对小鼠静脉滴注致死量内毒素有保护作用[34]。

（三）抗炎、镇痛及解热

藿香挥发油对角叉菜胶、蛋清致大鼠足肿胀、二甲苯致小鼠耳郭肿胀等急性炎症都有明显的抑制作用，对由物理、化学刺激引起的疼痛有较强的镇痛作用。对由2,4-二硝基苯酚引起的大鼠发热有一定的解热作用[35]。

（四）止咳、化痰、平喘

以挥发油和水提物生药量相当的低、中、高三个剂量，对浓氨水致咳小鼠、小鼠气管酚红排泌量和喷雾致喘豚鼠进行了实验研究，结果表明，广藿香提取物具有止咳、化痰、平喘的作用[36]。刘尧等[37]也采用小鼠氨水引咳法、小鼠酚红排泌法观察广藿香挥发油止咳化痰的作用，结果显示，广藿香挥发油能明显延长引起半数小鼠咳嗽的氨水喷雾时间（EDT_{50}），能促进小鼠气管酚红的排泌，表明广藿香挥发油具有明显止咳、化痰作用。

（五）抗肿瘤

研究通过MTT法测定其对Hela细胞增殖的抑制作用，发现酶解辅助提取的广藿香油抑制Hela细胞增殖的活性强于临床上应用的抗肿瘤药物足叶乙苷（VP-16）[38]。杨雨婷[39]发现广藿香通过阻止细胞膜与细胞核之间的信号传递诱导人急性髓性白血病细胞MV4-11的凋亡。彭成[40]研究发现广藿香能够抑制前列腺癌细胞的增殖及转移。吴谣诗等[41]发现广藿香酮通过调控线粒体凋亡途径相关蛋白将人胆囊癌细胞SGC-996的细胞的细胞周期停滞在S期。Cao等[42]等通过体内体外实验发现150 mg/kg的广藿香酮能抑制结肠癌细胞的增殖。

（六）其他

广藿香还具有镇吐、抑制子宫收缩以及抗毒蛇与蚊虫咬伤等作用。广藿香酮和丁香酚还能抑制青霉菌等霉菌的生长，藿香酸性醇提取物对实验用常见食品污染菌有较强的抑制作用，0.02%的广藿香酮用于口服液的防腐有良好效果[43]。

五、临床应用

（一）附方

1. 治急性肠胃炎

藿香 20 g，姜厚朴、茯苓皮、陈皮、砂仁各 10 g，炙甘草 3 g。每天 1 剂，水煎服[44]。

2. 治胃肠型感冒

藿香 10 g，黄芪、紫苏叶、防风、桑叶、苦杏仁、陈皮、厚朴各 10 g，薄荷 6 g。每天 1 剂，水煎服[45]。

3. 治慢性浅表性胃炎

藿香、天花粉各 20 g，麦门冬、玄参、陈皮、北沙参、佩兰、薄荷、茯苓、泽泻、白芍药、夏枯草各 10 g，柴胡 8 g，茵陈、青蒿、菊花、炙甘草各 6 g。每天 1 剂，水煎服[45]。

4. 治霉菌性阴道炎

藿香 30 g，土茯苓、蛇床子、贯众各 25 g。水煎取液，局部先熏后洗，每天 1～2 次，以 7 天为 1 个疗程[46]。

5. 治小儿脾系疾病

广藿香 3 g，栀子 6 g，竹茹 8 g，苍术 6 g，陈皮 6 g，苏子 6 g，枳壳 4 g，胡黄连 1 g，佛手 4 g，桃仁 6 g，鸡内金 6 g，炒麦芽 6 g，炒谷芽 6 g，焦槟榔 6 g，天竺黄 6 g，石菖蒲 4 g，香橼 6 g，薏苡仁 8 g，甘草 3 g。水煎，每天 1 剂，少量多次喂服[46]。

6. 治小儿肺系疾病

广藿香 5 g，栀子 10 g，竹茹 12 g，苍术 10 g，陈皮 6 g，苏子 10 g，枳壳 6 g，黄连 3 g，佛手 6 g，桃仁 10 g，鸡内金 6 g，炒麦芽 10 g，炒谷芽 10 g，焦槟榔 10 g，茯苓 10 g，天竺黄 10 g，石菖蒲 6 g，杏仁 10 g，橘络 6 g，冬瓜仁 15 g，香橼 6 g，甘草 3 g。免煎，水冲服。每天 1 剂，早晚分服[46]。

7. 治小儿心系疾病

广藿香 3 g，栀子 6 g，竹茹 8 g，苍术 6 g，陈皮 6 g，苏子 6 g，枳壳 4 g，黄连 2 g，佛手 4 g，桃仁 6 g，鸡内金 6 g，炒麦芽 6 g，炒谷芽 6 g，焦槟榔 6 g，赤茯苓 6 g，白茅根 8 g，竹叶 3 g，灯心 2 g，甘草 1 g。水煎，每天 1 剂，早晚分服[46]。

（二）小儿手足口病

双清合剂（主要成分：郁金、金银花、连翘、广藿香、知母、大青叶、地黄、桔梗、甘草、石膏）对小儿手足口病有显著治疗效果[47]。

（三）小儿外感发热

自拟退热方（柴胡、葛根、生石膏、连翘、蒲公英、广藿香、生薏苡仁、黄芩、桔梗、甘草）治疗外感发热，临床疗效显著，安全性较高[48]。

六、毒理研究

观察广藿香醇对小鼠的急性毒性。采用口服和腹腔注射给药途径，观察小鼠给予不同剂量广藿香醇花生油溶液后的死亡率，Bliss 法计算 LD_{50}。结果显示，广藿香醇的安全性较高，属于低毒药物[49]。

参考文献

[1] 国家药典委员会. 中华人民共和国药典：第一部[M]. 北京：中国医药科技出版社，2010.
[2] 国家中医药管理局《中华本草》编委会. 中华本草：第七册[M]. 上海：上海科学技术出版社，1999.
[3] 严振，丘金裕，蔡岳文，等. 优质广藿香的栽培技术和质量要求[J]. 广东药学，2002，12(3)：7-9.
[4] 张岗. 广藿香非挥发性成分研究[D]. 广州：广东药学院，2007.
[5] 关玲，权丽辉，丛浦珠. 广藿香挥发油化学成分的研究[J]. 天然产物研究与开发，1992(2)：34-37.
[6] 张强，李章万，朱江粤. 广藿香挥发油成分的分析[J]. 华西药学杂志，1996(4)：249-250.
[7] 冯毅凡，郭晓玲，罗集鹏. 雷州产广藿香挥发油成分的气相色谱-质谱分析[J]. 中药材，1999(5)：241-243.
[8] 郭晓玲，冯毅凡，罗集鹏. 吴川产广藿香挥发油成分动态变化[J]. 中药材，2002(4)：262-263.

[9] 郭晓玲,冯毅凡,罗集鹏.广藿香挥发油气相色谱指纹图谱再研究[J].中药材,2004(12): 903-908.
[10] 罗集鹏,冯毅凡,郭晓玲.石牌藿香的挥发油成分分析[J].中草药,2001(4): 13-16.
[11] 罗集鹏,冯毅凡,郭晓玲,等.高要产广藿香挥发油成分分析[J].中药材,1999(1): 25-28.
[12] 罗集鹏,郭晓玲,冯毅凡.不同采收期海南广藿香挥发油成分分析[J].中药材,2002(1): 21-23.
[13] 罗集鹏,刘玉萍,冯毅凡,等.广藿香的两个化学型及产地与采收期对其挥发油成分的影响[J].药学学报,2003(4): 307-310.
[14] 刘廷礼,邱琴,崔兆杰,等.气相色谱-质谱联用分析广藿香挥发油成分含量[J].中草药,1999(12): 903-904.
[15] 黄丽莎,吴惠勤,张桂英,等.广藿香超临界 CO_2 萃取产物的 GC-MS 分析[J].分析测试学报,2001(4): 79-81.
[16] 王俊华,符红.广藿香挥发油化学成分气质联用技术分析[J].时珍国医国药,2000(7): 579-580.
[17] 关玲,权丽辉,徐丽珍,等.广藿香化学成分的研究[J].中国中药杂志,1994(6): 355-356,383.
[18] 张广文,马祥全,苏镜娱,等.广藿香中的黄酮类化合物(英文)[J].中草药,2001(10): 10-13.
[19] 糸川秀治,须藤桂一,竹谷孝一. Studies on a novel p-coumaroyl glucoside of apigenin and on other flavonoids isolated from patchouli(Labiatae)[J]. Chemical and Pharmaceutical Bulletin, 1981,29(1): 254-256.
[20] 胡浩斌,郑旭东.藿香的化学成分分析[J].化学研究,2005(4): 77-79,82.
[21] 黄烈军.中药广藿香化学及生物活性成分研究[D].贵阳:贵州大学,2008.
[22] 陈小夏,何冰,李显奇,等.广藿香三种提取物对肠道功能作用的比较[J].中药药理与临床,1998(2): 32-34.
[23] 陈小夏,何冰,李显奇,等.广藿香胃肠道药理作用[J].中药材,1998(9): 462-466.
[24] 杜一民,陈汝筑,胡本荣.广藿香的化学成分及其药理作用研究进展[J].中药新药与临床药理,1998(4): 46-49.
[25] 朱金照,冷恩仁,桂先勇,等.白术、藿香等中药对胃排空、肠推进影响的实验研究[J].中国中医基础医学杂志,2000(1): 24-26.
[26] 陆茵,陈文星,孟政杰,等.加味藿香正气软胶囊调节胃肠运动功能的作用[J].中药新药与临床药理,2003(6): 381-383.
[27] 杨国汉,胡德耀,戴裕光,等.藿香正气液及其组方药物对大鼠胃排空和肠推进作用的影响[J].实用中医药杂志,2005(9): 521-523.
[28] 谢肄聪.藿香对肢体缺血—再灌注模型大鼠肠屏障功能保护作用的机理研究[D].天津: 天津医科大学,2003.
[29] 罗超坤.广藿香水提物的抗菌实验研究[J].中药材,2005(8): 700-701.
[30] 苏镜娱,张广文,李核,等.广藿香精油化学成分分析与抗菌活性研究(Ⅰ)[J].中草药,2001(3): 14-15.
[31] 杨得坡,C Jean-Pierre, M Jolle.藿香和广藿香挥发油对皮肤癣菌和条件致病真菌的抑制作用[J].中国药学杂志,2000(1): 9-11.
[32] 莫小路,严振,王玉生,等.广藿香精油对植物病原真菌的抑菌活性研究[J].中药材,2004(11): 805-807.
[33] 刘爱如,于宗渊,吕丽莉,等.广藿香挥发油对青蒿酯钠抗伯氏疟原虫的增效作用和对抗青蒿酯钠伯氏疟原虫的逆转抗性作用[J].中国寄生虫学与寄生虫病杂志,2000(2): 14-16.
[34] 刘世增,杨吉成,顾振纶.香菊感冒冲剂的药理作用研究[J].中成药,1997(3): 25-27.
[35] 解宇环,沈映君,纪广亮,等.香附、藿香挥发油抗炎、镇痛、解热作用的实验研究[J].四川生理科学杂志,2005(3): 137.
[36] 赵书策,贾强,廖富林,等.广藿香提取物的止咳、化痰、平喘药理研究[J].中成药,2008,30(3): 449-450.
[37] 刘尧,毛羽.广藿香挥发油止咳化痰药理实验的研究[J].时珍国医国药,2007,18(8): 1920-1921.
[38] 于敬,齐悦,罗刚,等.酶解辅助提取广藿香挥发油成分分析与抗肿瘤活性初探[J].中药材,2012,35(5): 796-799.
[39] 杨雨婷.广藿香醇通过 PKM2 和 NFκB 诱导 MV4-11 细胞凋亡[J].中国实验方剂学,2016,22(6): 99-103.
[40] 彭成.广藿香酮及其衍生物的新用途: CN104224774A[P]. 2014-12-24.
[41] 吴瑶诗,黄缘,董家鸿.广藿香酮抑制人胆囊癌 SGC-996 细胞的增殖[J].肿瘤,2017,37(1): 50-57.
[42] Cao Z X, Yang Y T, Yu S, et al. Pogostone Induces Autophagy and Apoptosis Involving PI3K/Akt/mTOR Axis in Human Colorectal Carcinoma HCT116 cells [J]. J Ethnopharmacol, 2017(202): 20-27.
[43] 吴周和,刘建成,吴小刚,等.藿香中天然防腐剂的提取方法及其抑菌作用研究[J].中国调味品,2004(8): 18-20,39.
[44] 赵怀舟,王小芸,杨阳,等.宋明锁创方"调脾和中汤"简评[J].中医药临床杂志,2015(8): 1092-1095.
[45] 张翠松,刘柏林,白永江.刘继祖应用藿香的临床经验[J].北京中医药大学学报(中医临床版),2003(3): 36-37.
[46] 王本祥.现代中药药理与临床[M].天津:天津科技翻译出版公司,2004.
[47] 郝艳.双清合剂治疗小儿手足口病对照临床研究[J].黑龙江医药,2013(5): 864-865.
[48] 杜娟.自拟退热方治疗小儿外感发热 40 例临床疗效观察[J].亚太传统医药,2014,10(24): 125-126.
[49] 何景进,彭绍忠,谢庆凤,等.广藿香醇的急性毒性研究[J].时珍国医国药,2012(2): 274-275.

马钱子

马钱子为马钱科植物马钱（*Strychnos nuxvomica* L.）的干燥成熟种子。别名番木鳖、苦实把豆儿（《飞鸿集》）、火失刻把都（《纲目》）、苦实（《本草原始》）、马前、牛银（《本草求原》）、大方八（《中药材手册》）[1]。

马钱为乔木，高 10～13 m。树皮灰色，具皮孔，枝光滑。叶对生，叶柄长 4～6 mm；叶片草质，广卵形或近于圆形，长 6～15 cm，宽 3～8.5 cm，先端急尖或微凹，基部广楔形或圆形，全缘，两面均光滑无毛，有光泽，主脉 5 条罕见 3 条，在背面凸起，两侧者较短，不达叶端，细脉成不规则的网状，在叶的两面均明显；叶腋有短卷须。聚伞花序顶生枝端，长 3～5 cm，直径 2.5～5 cm，被短柔毛；总苞片及小苞片均小，三角形，先端尖，被短柔毛；花白色，几无梗，花萼绿色，先端 5 裂，被短柔毛；花冠筒状，长 10～12 mm，先端 5 裂，裂片卵形，长 2.5～4 mm，内面密生短毛；雄蕊 5，花药黄色，椭圆形，无花丝；子房卵形，光滑无毛，花柱细长，柱头头状。浆果球形，直径 6～13 cm，幼时绿色，成熟时橙色，表面光滑。种子 3～5 粒或更多，圆盘形，直径 1.5～2.5 cm，表面灰黄色，密被银色茸毛，柄生于一面的中央，另一面略凹入，有丝光。花期春夏季，果期 8 月至翌年 1 月[2]（图 3）。

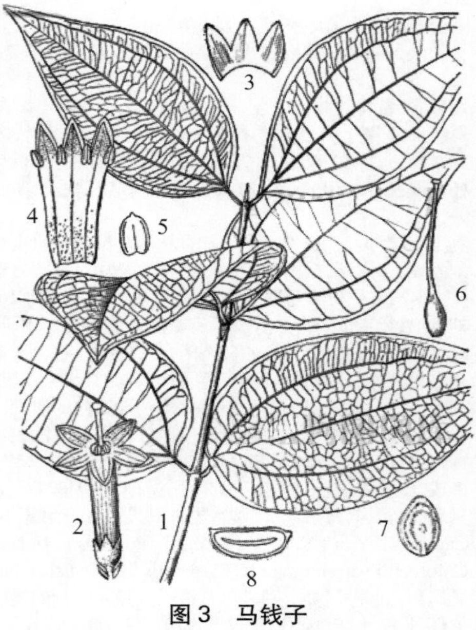

图 3　马钱子

（引自《中国植物志》）

1. 叶枝；2. 花；3. 花萼；4. 花冠；5. 花药；6. 雌蕊；7. 种子；8. 种子横切面

产于印度、斯里兰卡、缅甸、泰国、越南、老挝、柬埔寨、马来西亚、印度尼西亚和菲律宾等。生于深山老林中，喜热带湿润性气候，怕霜冻，而以石灰质壤土或微酸性黏壤土生长较好。我国台湾、福建、广东、海南、广西和云南南部等地有栽培[3]。

一、生药鉴别

（一）性状鉴别

马钱子呈扁圆形，钮扣状，略弯曲，边缘微隆起，常一面稍凹下，另一面稍突起，直径1～3 cm，厚3～6 mm，表面灰棕色或灰绿色，密生匍匐的银灰色毛茸，呈辐射状排列，有丝光，底面中央有一稍突出的圆点，边缘有一小突起，在圆点与小突起之间有一条棱线。质坚硬，难破碎，破开后种仁淡黄白色，稍透明，角质状。纵切面可见心形的子叶。无臭，味极苦。毒性剧烈，口尝宜特别谨慎。以个大、肉厚、质坚者为佳。

（二）显微鉴别

1. 种子横切面

马钱子种皮表皮细胞向一方倾斜，延长成单细胞非腺毛，长500～1 700 μm，宽约25 μm，壁厚，强木化，壁约有10条纵肋线，基部稍膨膨大，有纹孔及孔沟，似石细胞样。表皮下有数列棕色颓废的薄壁细胞。胚乳细胞多角形，壁厚，半纤维素性，隐约可见胞间连丝，用碘液封藏较明显，细胞内含脂肪油及少量糊粉粒。

2. 粉末鉴别

马钱子粉末灰黄色。非腺毛为种皮表皮毛，单细胞，大多碎段纵裂，壁强木化；基部较膨大壁极厚，纹孔纵裂缝状，胞腔分枝，含黄棕色物。内胚乳细胞无色或淡黄色。呈多角形，长多角形或类圆形，大小不一，壁较厚或极厚，隐约可见极细密的孔沟，以碘液处理后较明显，有的细胞胞间层细波状弯曲或呈连珠状，细胞含糊粉粒，有的可见似晶体，并含脂肪油滴。色素层棕色，为颓废的种皮内层薄壁细胞，常与胚乳细胞相连[3]。

（三）理化鉴别

1. 化学鉴别

(1) 取种子胚乳横切，加硫钒酸试液（钒酸铵1 g溶于浓硫酸100 ml中）1滴，胚乳内层应显蓝紫色（检查番木鳖碱）。另取一切片，加浓硝酸1滴，胚乳外层应显橙红色（检查马钱子碱）。

(2) 取种子粉末0.8～1.5 g，加乙醇20 ml，冷浸2 h，并适当振摇，滤过。滤液蒸去溶剂，加1 mol/L盐酸3 ml溶解，移至分液漏斗中，用氢氧化铵调pH至9，用氯仿3 ml提取3次，氯仿溶液稍浓缩后，取2～3 ml，在分液漏斗中加1 mol/L盐酸1.5 ml，振摇提取，分出酸液，加浓盐酸及锌粉少许，用小火加热至沸，放冷后，加亚硝酸钠溶液(1∶20)1滴，应立即显樱红色（检查番木鳖碱）。

2. 薄层鉴别

取上述制备液作供试品，以马钱子碱、番木鳖碱为对照品，分别点样于硅胶G板上，以乙酸乙酯-异丙醇-浓氨水(6∶3∶1)展开，用改良碘化铋钾试剂喷雾。供试品色谱中，在与对照品色谱相应的位置上显相同的色斑。

二、栽培

马钱喜热带湿润性气候，怕霜冻。土壤以石灰质壤土或微酸性壤土生长较好。种子繁殖，海南6月播种，播种前，将种子浸水48 h，取出放在湿布袋内，保持湿润，放置阴凉处，5天后，即开始萌芽，此时取出穴播，每穴1粒，覆土半寸左右，10天左右即开始出苗生叶。培育1年后，当苗高2尺以上时可定值。生长期间有叶斑病。虫害有蓖麻夜蛾等为害，食嫩叶，花期为害严重，可用六六六或滴滴涕防治。在海南栽培8年开花结果，10年后结果量较多，采果期为11月至次年1月，果变橙红色，将果摘下堆放使果肉变软后，用水洗出种子晒干[4]。

三、化学成分

1. “正”系列(normal series)生物碱

番木鳖碱(strychnine)、马钱子碱(brucine)、异番木鳖碱(isostrychnine)、异马钱子碱(isobrucine)、番木鳖碱*N*-氧化物(strychnine *N*-oxide)、马钱子碱*N*-氧化物(brucine *N*-oxide)、β-可鲁勃林(β-colubrine)、16-羟基-β-可鲁勃林(16-hydroxy-β-colubrine)、16-羟基-α-可鲁勃林。

2. “伪”系列(pseudo series)生物碱

伪番木鳖碱(pseudo-strychnine)和伪马钱子

碱（pseudobrucine）。

3. “*N*-甲基伪”系列（*N*-methylpseudo series）生物碱

N-甲基-断-伪番木鳖碱（icajine），番木鳖次碱（vomicine），*N*-甲基-断-伪马钱子碱（no-vacine）。

马钱子种子所含生物碱以“正”系列为主。种子经高温加热（220～260 ℃，3 min），剧毒成分番木鳖碱、马钱子碱含量明显降低，而异番木鳖碱、异马钱子碱、番木鳖碱 *N*-氧化物及马钱子碱 *N*-氧化物含量增高。根皮、根木质部含“正”系列生物碱为主，茎皮含“伪”及“*N*-甲基伪”系列生物碱为主，叶则含“*N*-甲基伪”系列生物碱为主。果皮、果肉均含番木鳖碱，马钱子碱，4-羟基番木鳖碱（4-hydroxystrychnine），番木鳖碱 *N*-氧化物，马钱子碱 *N*-氧化物，伪番木鳖碱，伪马钱子碱，*N*-甲基-断-伪番木鳖碱，番木鳖次碱，*N*-甲基-断-伪马钱子碱，果肉另含 β-可鲁勃林。果肉还含环烯醚单萜类（iridoid）化合物：马钱子苷（loganin）、马钱子苷酸（loganic acid）、去氧马钱子苷（deoxyloganin）、马钱子酮苷（ketologanin）和开链马钱子苷（secologanin）[2]。

采用高效液相色谱-电喷雾离子化串联质谱联用技术（HPLC-ESI-MS-MS）对 4 类生物碱的裂解规律进行研究，并据此推断马钱子提取物中的生物碱结构。结果发现 4 类生物碱结构上的不同导致它们在裂解方式上存在较大差异。根据这些特征性的裂解方式，结合保留时间、质荷比以及多级串联质谱数据，共鉴定了 18 个生物碱成分，其中士的宁型 8 个，伪型 2 个，氮氧化物型 5 个，氮甲基型 3 个。该研究为马钱子的成分分析与质量控制提供了一种快速、有效的方法[5]。

马钱子 4 类生物碱的基本母核如下。

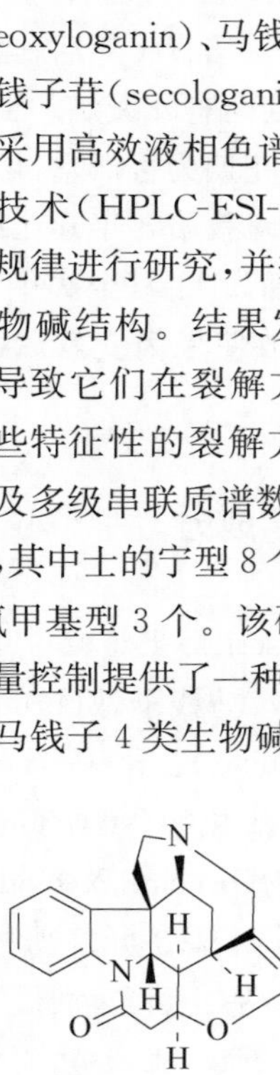

士的宁型

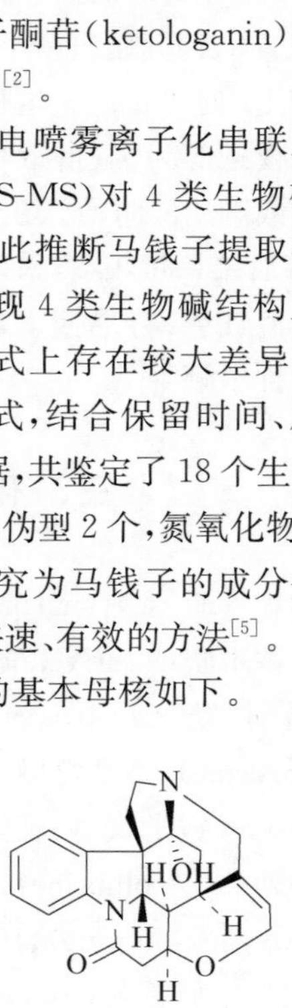

伪型

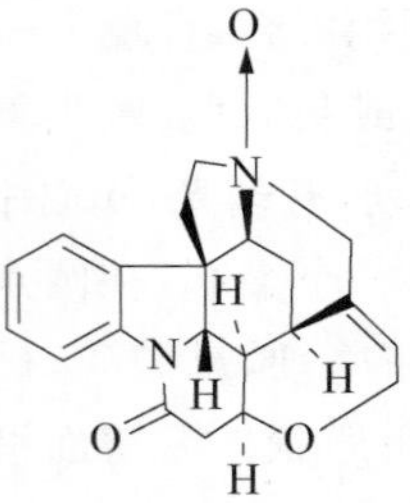

氮氧化物型

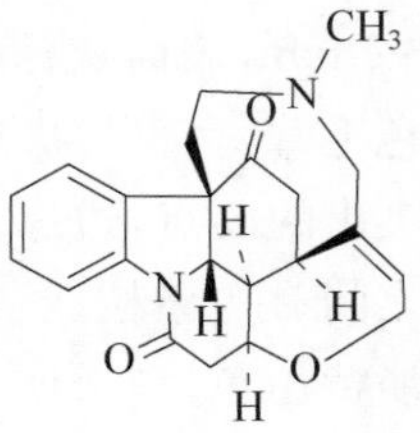

氮甲基型

四、药理研究

（一）镇痛

马钱子碱具有显著的外周和中枢神经镇痛作用，但同时因为存在较强的毒性，限制了马钱子碱的广泛应用。将小鼠随机分为空白对照组、马钱子单煎剂组、马钱子配伍白术 1∶2.1∶4.1∶6 煎剂组，利用急性毒性实验，分别测得马钱子单煎剂和马钱子白芍各配伍组的 LD_{50}；利用热板法和冰醋酸所致小鼠扭体法观察马白配伍前后镇痛作用的变化。结果发现马白组与马钱子单煎剂组比较，毒性降低，且以马白 1∶6 减毒效果较佳。镇痛作用中马白组优于单煎剂组，马白 1∶6 镇痛作用较好。表明白芍降低马钱子毒性作用明显，可增强其镇痛作用，有减毒增效作用，且以马白 1∶6 为宜[6]。李明华等[7]采用常规微电极技术同步记录收缩力的方法研究了马钱子碱对豚鼠心脏乳头肌动作电位（Ap）和收缩力（Fc）的影响，发现马钱子碱具有阻断心肌 Na^+、K^+、Ca^{2+} 通道的作用。随后，他又采用全细胞电压钳技术研究了马钱子碱对大鼠海神经元 Na^+ 通道的影响。研究结果表明，马钱子碱可以迅速可逆地阻断大鼠海马 CA_1 锥体神经元上的电压门控钠通道（voltage-gatedsodiumchannels），以剂量依赖性的方式抑制钠电流电压门控 Na^+ 通道是初级感觉神经元电活动的重要参与者，根据 Waxman 等[8]报道，痛觉伤害性信息的传入与背根神经节神经元上特异性电压门控 Na^+ 通道的功能调节和表达分布直接相关。因为 Na^+ 通道参与了疼痛信息的产生和传导过程，因此她推断马钱子碱对大鼠海马 CA_1 神经元电压门控 Na^+ 通道电流的阻断可能是其镇痛的机制之一。Jaber 等[9]报道马钱子碱对炎性疼痛的抑制作用与前列腺素(PGs)的合成受到抑制密切相关。因此认为马钱子碱的镇痛抗炎作用机制可能与抑制 PGE_2 的合成有关。关于马钱子碱的镇痛作用机制仍然不是很清楚，缺乏深入研究。但目前的研究证据表明马钱子碱的外周和中枢镇痛作用的机制可能不同。

（二）抗炎、抑制免疫

马钱子碱对于促进炎症的渗出物具有很好的吸收作用，对于局部组织的营养状况具有调节作用，而其对致痛因子有很好的控制作用，以此来达到缓解镇痛的目的，马钱子碱与去氧马钱子碱具有抗炎镇痛的功效，可以有效地抑制炎症作用，而促进前列腺素的释放，对降低血管的渗透性具有很好的效果[10]。研究表明马钱子对环磷酰胺所致小鼠淋巴细胞增殖及其功能的改变均有恢复作用，而且一定剂量马钱子碱对继发性炎症反应有明显的抑制作用，对免疫器官重量无明显影响[11]。复方马钱片对大鼠佐剂性关节炎的早期和后期继发性损伤及小鼠迟发性超敏反应均有非常明显的抑制作用，而对小鼠的巨噬细胞吞噬功能以及对绵羊红细胞免疫所致血凝素抗体的含量均无明显影响。所以，复方马钱片即能选择性地抑制细胞免疫、抑制机体对免疫复合物的超敏反应，又无广泛的免疫机制，因此是理想的治疗风湿性关节炎的药物[12]。有研究表明炙马钱子能降低实验性自身免疫性重症肌无力(EAMG)模型大鼠血清 AChRab 和 IL-6 含量，抑制 T、B 细胞活化，减轻对突触后膜 AchR 的损害，缓解 EAMG 病情，一定剂量范围内的炙马钱子在免疫调节方面表现优于泼尼松[13]。

（三）镇痛、抗肿瘤

马钱子有良好的通络止痛作用，在临床广泛用于多种疼痛治疗，在治疗肿瘤的癌性疼痛中也有较好的效果，其机制可能与线粒体的去极化有关。研究表明一定剂量下的马钱子水提取液对小鼠移植性肿瘤的生长有明显的抑制作用，且对小鼠的免疫器官无明显损害[14]。通过体外培养肿瘤细胞发现，马钱子碱及其氮氧化物和士的宁及其氮氧化物对肿瘤细胞株具有抑制生长和抑制其形态损伤作用，其机制可能是抑制肿瘤细胞的蛋白质合成作用，而不是直接作用[10]。通过 MTT 比色法检测马钱子碱氮氧化物(BNO)对 MKN-45 瘤株细胞增殖的抑制作用；并采用鸡胚绒毛尿囊膜(CAM)模型，以不同浓度 BNO 给药，解剖显微镜下观察 BNO 对 CAM 血管形态的影响，同时对新生血管数目进行计数并计算抑制率。结果发现：①BNO 在 50～350 μmol/L 剂量范围内可以剂量依赖性地抑制 MKN-45 胃腺癌细胞增殖。②BNO 用药后 CAM 血管数目明显减少，出现血管形态异常甚至无血管区；与对照组相比，不同浓度的 BNO 对 CAM 血管形成均呈现一定的抑制作用，且有极显著的剂量依赖性($r^2=0.9010$，$p<0.01$)；在 5～15 mmol/L 范围内可显著抑制血管的生成，最高抑制率达 26%。表明 BNO 具有一定的抑癌及抗活体血管生成的作用，提示其对肿瘤或其他病理情况下的抗血管治疗具有重要应用价值[15]。娄净等[16]的研究报告马钱子碱对 KG-1 细胞具有显著的增殖抑制作用，该作用通过诱导凋亡实现，其机制可能为上调 Bax、Bim 表达，触发凋亡的线粒体途径，使 Caspase-9 激活，导致 KG-1 细胞凋亡。

（四）对心血管系统的影响

用电子显微镜观察到异马钱子碱和异马钱子碱氮氧化物能明显抵消黄嘌呤-黄嘌呤氧化酶引起的破坏培养的心肌细胞肌丝和线粒体等超微结构的作用，说明异马钱子碱及其氮氧化物对心肌细胞具有保护作用[17]。体内给药能对抗血栓的形成，马钱子氮氧化物及马钱子对心肌细胞具有保护作用有利于改善微循环，增加血流。研究发现，低浓度马钱子碱能阻断心肌细胞膜上的钾离子通道，高浓度能抑制钠离子、钙离子通道。研究证明马钱子碱能够降低心肌耗氧量，减慢房室结的传导速度，降低窦房结自律性，从而减慢心率[18]。

（五）对神经系统的影响

马钱子对整个中枢神经系统均有兴奋作用。首先兴奋脊髓的反射功能，其次兴奋延髓呼吸中枢及血管运动中枢，并能提高大脑皮质感觉中枢功能，以及兴奋迷走神经[19]。李晓天等[19]研究发现小鼠静脉注射及口服马钱子碱后，心、肝、脾、肺、肾、胃、骨骼肌以及脑和脂肪组织中均有不同程度的分布，说明给药在小鼠体内分布广泛，并且充分证明了马钱子碱可穿透血脑屏障对中枢系统产生作用。另有实验证明马钱子中的士的宁可选择性阻断脊髓运动神经元和中间神经元的突触后抑制及闰绍细胞对运动神经元和中间神经元的突触后抑制，从而减弱或消除对抗肌间的交互抑制，兴奋脊髓，加快神经冲动在脊髓中的传导，增加肌张力[21]。士的宁还可提高延髓呼吸中枢、血管运动中枢的兴奋性，使血压升高，呼吸加深加快，以及提高大脑皮质感觉中枢的敏感性，促使处于抑制状态的患者苏醒[22,23]。

（六）抑菌

马钱子的抑菌作用，主要是其小煎剂按照1∶2的比例可以对黄癣菌具有很好的抑制作用。马钱子对盎氏小芽孢也有一定的抑制效果，从体外的研究还表明，0.1%的马钱子可以对流感的嗜血杆菌完全抑制，另外还对肺炎球菌、卡他球菌、甲型链球菌等的生长也有很好的抑制效果[23]。

（七）对软骨细胞增殖和凋亡的影响

张梅等[12,24]观察了马钱子碱对体外培养兔软骨细胞增殖的影响，结果发现马钱子碱高、中、低剂量组细胞增殖率均高于空白对照组，而且马钱子碱能拮抗一氧化氮（NO）对软骨细胞增殖的抑制作用，证明了马钱子碱能有效促进软骨细胞增殖。同时，利用NO诱导软骨细胞凋亡作为观察模型，观察到马钱子碱对由NO诱导的软骨细胞早期凋亡有抑制作用，且有一定的量效关系，提示抑制软骨细胞早期凋亡是马钱子碱保护软骨的机制之一。

（八）其他

马钱子还有镇咳、祛痰和健胃的作用。曾有报道马钱子碱50 mg/kg灌胃能显著抑制二氧化硫或氨雾所致小鼠咳嗽，作用强度超过可待因；40 mg/kg在酚红排泌实验中有与氯化铵相似的祛痰效果[2]。马钱子有促进骨折愈合的作用，李红涛等[25]研究发现：含有马钱子的三花接骨散（三七、当归、血竭、土鳖虫、西红花、川芎、桂枝、大黄、川续断、干姜、白芷、冰片、马钱子、自然铜、地龙、沉香等）对小鼠静脉微血管有明显扩张作用，从而改善微循环，扩张伤肢微小动脉增加血供，增加氧张力，使胶原前纤维形成加速，转化为骨性纤维组织（纤维性骨痂），通过膜内成骨，形成编织骨（骨性骨痂），加速骨折愈合[26]。

五、临床应用

（一）神经系统疾病

1. *治疗脑血管疾病*

马钱子对脑卒中早期有康复治疗作用[27]。在常规中西医结合方法的基础上加用马钱散，对脑卒中早期有一定作用，尤宜于无明显热象者。

2. *治疗神经疾病*

（1）多发性神经炎：马钱子散治疗多发性神经炎，治愈平均时间3～4个月[28]。

（2）原发性坐骨神经痛：马钱子配合当归、五灵脂等中草药制剂（丸剂），每天1次，每次1粒，每粒重约1 g，连服20～40天，服药后显效时间最短3天[29]。

(3) 眶上神经痛：马蝉散(生马钱子 0.9 g，置麻油灯上烧成灰，与蝉衣 9 g 共为细末)，以黄酒 120 ml 一次冲服。

(4) 三叉神经痛：用马钱子膏(马钱子 30 g、川乌 15 g、草乌 15 g、乳香 15 g、没药 15 g，共研细末)，以香油、清凉油各适量调成膏贴患侧太阳穴、下关、颊车或阿是穴，每次 1～2 穴，2 天换一次[30]。

(5) 面神经麻痹：马钱子热敷治疗面神经麻痹 7 天更换 1 次，4 周为 1 个疗程[31]。针刺配合马钱子外敷颊车穴治疗顽固性面神经麻痹[32]。内服牵正散，外敷马钱子散，并配合针灸治疗面神经麻痹[33]。

3. 治疗脊髓损伤

香油炸或沙炒马钱子至焦，治疗外伤性脊髓损伤，马钱子具有通络止痛，散结消瘀的作用，运用此方治疗后无中毒反应，不良反应较小，脊髓损伤程度减少[14]。

4. 癌性疼痛

用复方马钱子胶囊(每粒含马钱子、甘草各 0.25 g)治疗癌性疼痛，口服每天 3 次，每次 1 粒；并以肛塞消炎痛栓剂作对照，每天 2 次，连用 1 周，对无效或效果不佳者，再加用哌替啶。结果显示，两组止痛总有效率分别为 82.9%、85.7%，加用哌替啶的量及其效果，两组也无显著性差异(均 $p>0.05$)。结果提示复方马钱子胶囊可替代吲哚美辛治疗癌性疼痛[34]。生胆南星、生半夏、马钱子等中药内服，配合由 10 余种中药制成的镇痛剂膏外敷，治疗晚期癌症疼痛患者，结果显效 17 例，良效 13 例，有效 8 例，无效 4 例，总有效率为 90.48%，且年龄、性别、癌痛类型对镇痛效果无明显影响[35]。

(二) 骨伤科疾病

1. 腰椎间盘突出症

自拟马钱子散(马钱子、白芍、黄精、当归、甘草等)治疗腰椎间盘突出症[36]与自制复方马钱子丸(含马钱子、牛膝、僵蚕、全蝎等)治疗腰椎间盘突出症[37]，效果显著。

2. 腰腿痛

马钱子穴位埋压治疗腰痛[38]与复方马钱子散(由马钱子、炙川乌、炙草乌等组成)结合硬膜外穿刺后注入镇痛液(由利多卡因，地塞米松等组成)治疗腰腿痛 54 例，每周 1 次[39]，54 例中治愈 15 例，显效 23 例，良好 14 例，无效 2 例，总有效率为 96.3%。

3. 骨折

骨形态发生蛋白(BMP)是最为重要的一种生长因子，具有很强的骨诱导作用，是目前所知骨诱导能力最强的生长因子。覃旭等[40]发现马钱子散能加快成骨细胞的增殖分化速度，有效的诱导 BMP 的合成，从而使 BMP 峰值提前，达到促进骨折愈合的效果。陈欣[41]对以马钱子为主要成分的丸剂治疗长骨骨折的疗效进行了临床观察，发现用药组平均愈合时间明显少于对照组，并分析认为：马钱子有兴奋骨骼肌的作用，使骨折断端压力增大，局部静电反应强烈，大量的负电荷吸引钙离子在局部堆积，骨痂迅速形成。

4. 颈椎病

由马钱子、蟾酥、红花、川乌、天南星等 13 味中药组成的马钱子药膏可以改善颈椎病患者周围神经压迫症状，其对颈项痛、上肢放射痛、上肢麻木等症状具有可靠的治疗效果[42]。而且该药膏还能减轻化学刺激、物理刺激所致的疼痛，具有良好的抗炎镇痛及活血化瘀作用[43]。

5. 慢性腰肌劳损

取生马钱子、杜仲等分，研为细末，治疗时取药末 0.5 g 置于腰部疼痛处，以外用伤湿止痛膏覆盖，治疗慢性腰肌劳损，疼痛可在贴药 1 天后即有明显减轻[44]。

6. 骨质增生症

有学者自拟马鹿汤治疗骨质增生症，马钱子(砂炒)1 g，鹿衔草 15 g，淫羊藿、山楂各 1 g，熟地黄、炙山甲、地龙、乌梢蛇各 10 g，蜈蚣 2 条，人中白 5 g。连服 10 剂，腰痛基本消失，腰活动好转[45]。

（三）风湿性疾病

1. 类风湿关节炎

复方马钱子片（由马钱子粉、全蝎、当归等组成）用于治疗寒热错杂型和瘀血阻络型类风湿关节炎[46]、自拟炙马钱子散治疗类风湿关节炎[47]、口服龙马风湿汤（制马钱子、人工麝香，杜仲等组成）配合患处热敷止痛消肿热熨散（内含制马钱子、细辛、蜂房等）治疗类风湿关节炎[48]，都表现出了良好的治疗效果。

2. 强直性脊柱炎

通痹灵（桂枝、芍药、知母、制马钱子等组成）治疗强直性脊柱炎患者，可以明显改善患者肿胀积分、晨僵时间、指地距离、整体功能[49]。

3. 骨关节炎

制马钱子散是由制马钱子 0.6 g、炒姜蚕 0.3 g、炒穿山甲 0.3 g 组成，用于治疗骨质增生和风湿病，效果明显[50]。应用马钱子液导入法治疗骨质增生软组织损伤[51]，每次 20～25 min，每天 1 次，12 次为 1 疗程，效果明显。

4. 单纯性风湿性关节炎

复方马钱子散（马钱子 300 g，全虫、僵蚕、牛膝用砂锅炒黄后与乳香、生甘草、苍术、麻黄、没药各 36 g）治疗单纯性风湿性关节炎，取得较好疗效[52]。

5. 大骨节病

马钱子丸治疗大骨节病，在 108 名受治者中，治疗 3 个月停药 1 个月后复查，有 74.07%疼痛症状好转，9 例痊愈[53]。

6. 产后风湿病

分娩时或分娩后因受寒而出现的关节、肌肉疼痛、怕冷乏力多汗等，给予马钱子风湿丸。该丸由制马钱子粉、制川乌、黄芪、桂枝、羌活、独活、当归、川芎、白芍、熟地、党参等二十余味中药组成，治疗结果示对产后风湿病的疗效较好，安全性高[54]。

（四）皮肤科、五官科及外科疾病

1. 带状疱疹

马钱子醋糊治疗带状疱疹[55]，患者可在用药后 7～10 天内结痂痊愈。也有人采用内外兼治法治疗带状疱疹，即将马钱子调醋外敷患处，同时给予口服阿昔洛韦，效果显著[56]。

2. 银屑病

取马钱子 35 g，用香油炸鼓，轧成细末，核桃仁 12 个炒焦轧细，朱砂 6 g，三味药拌匀，然后加入水银 35 g（先加适量香油），混匀做成鸡蛋黄大小的药丸 15 个，取药丸 1 个放入脐内固定，24 h 后更换新药丸。用过的药丸可用之外擦皮损处，排除季节因素后，结果显示，52 例患者中，痊愈 28 例，显效 21 例，无效 3 例[30]。

3. 手足癣

将生马钱子适量放入香油锅中，炸至鼓起，切开呈黄色即可，滤渣后用其药油。先将手足洗净，将药油涂于患处，边搓边用火烤，隔日 1 次，5 次为 1 疗程。禁忌药液入口中，治疗手足癣 64 例，结果 60 例治愈，好转 4 例[30]。

4. 五官科疾病

复方马钱子注射液（马钱子总碱、红花、鸡血藤等制成）治疗中心性浆液性脉络膜视网膜病变，治疗组疗效明显优于中药和西药对照组，差异有统计学意义[57]。

5. 再生障碍性贫血

马钱子散（马钱子、党参、黄芪等）配合西药治疗再生障碍性贫血，对再生障碍性贫血具有刺激骨髓造血，调节免疫功能的作用[58]。

6. 肌肉萎缩

用复方马钱子片（马钱子、党参等组成）治疗肌肉萎缩，对急性感染性多发性神经炎所致的肌肉萎缩疗效显著[59]。也有报道用马钱复痿冲剂（黄芪、甘草、马钱子等组成）治疗进行性肌营养不良效果明显[60]。

7. 重度氟骨症

氟康宁胶囊（主要成分马钱子）口服治疗重

度氟骨症，每天3次，每次2粒，辅以中药汤剂，临床疗效明显[61]。

（五）其他

1. 重症肌无力

每次口服炙马钱子粉胶囊1粒(每粒装炙马钱子粉0.2 g)，每天3次，饭后开水送下，每隔2～4日增服1次，逐渐加至7粒止。共治8例，近期治愈4例，好转1例，无效3例。

2. 子宫颈糜烂

取马钱子仁放香油中炸后滤去药渣，加入适量凡士林，调成软膏。先用高锰酸钾水冲洗阴道，抹净分泌物，将带线的棉塞蘸马钱子油膏，放入糜烂处，线尾留在阴道外，经6 h后取出，每天或隔天上药1次，5次为1个疗程。治疗子宫颈糜烂34例，结果13例痊愈，有效20例，1例无变化。

3. 呼吸肌麻痹

每天用马钱子散(含马钱子、地龙等)1.8～2.4 g，分两次冲服，小儿酌减。虚证兼用生脉散加味，实证兼用承气汤类，一般兼用黄龙汤加味，可口服，可保留灌肠。同时据情给以针剂、输氧、补液、抗呼吸衰竭等治疗。共治14例，治愈11例，死亡2例[30]。

六、毒理研究

（一）对免疫系统的影响

赵红卫等[62]所做马钱子碱对小鼠淋巴细胞功能影响的实验较全面地评价了马钱子碱对免疫系统的影响。

1. 对抗体生成的影响

腹腔注射5 mg/kg、10 mg/kg和20 mg/kg马钱子碱对正常小鼠脾抗体分泌细胞水平及血清溶血素水平无明显影响；对环磷酰胺所致小鼠脾抗体分泌细胞水平及血清溶血素水平的降低有明显回升作用，但不能使其恢复至正常水平。

2. 对二硝基氯苯引发的迟发型超敏反应的影响

5 mg/kg、10 mg/kg和20 mg/kg马钱子碱均能增强正常鼠迟发型超敏反应，且有较明显的量效关系，对环磷酰胺造成的迟发型超敏反应降低有显著恢复作用。马钱子碱对正常鼠脾指数及胸腺指数无明显影响，也不能使迟发型超敏反应中被环磷酰胺降低的脾指数及胸腺指数恢复正常。

3. 对刀豆球蛋白A及脂多糖诱导的小鼠脾淋巴细胞增殖的影响

马钱子碱对正常的T、B淋巴细胞增殖无明显影响，仅10 mg/kg时有促进作用；而对环磷酰胺降低的脾淋巴细胞增殖，尤其是T淋巴细胞增殖，腹腔注射5 mg/kg、10 mg/kg和20 mg/kg马钱子碱均可使之恢复正常。

4. 对小鼠脾细胞体外产生白细胞介素2能力的影响

在体外，0.1～100 mg/L马钱子碱对小鼠脾细胞产生白细胞介素2无明显影响。

（二）对中枢神经系统的作用

马钱子中的主要成分士的宁对整个中枢神经系统具有兴奋作用，能够兴奋脊髓的反射功能，兴奋延髓的呼吸中枢及血管运动中枢，并能提高大脑皮质感觉中枢的功能。

1. 对脊髓的影响

脊髓对士的宁有高度的敏感性，动物注射硝酸士的宁后可见脊髓反射增强，剂量增加时可出现强直性惊厥。中毒剂量的士的宁能破坏脊髓的交互抑制过程，出现强直性惊厥。

2. 对延髓的影响

士的宁能提高延髓内血管运动中枢、呼吸中枢和咳嗽中枢的兴奋性，使血压升高，呼吸加深加快。

3. 对大脑皮层的影响

小剂量士的宁能加强皮质的兴奋过程，促使处于抑制状态的患者苏醒。接近中毒剂量的士的宁在短暂地提高兴奋过程后即发生超限抑制现象[63]。

（三）对肾脏的作用

韩进军[64]指出马钱子能兴奋延髓呼吸中枢及血管运动中枢，使血管平滑肌张力增高，小动脉收缩，血压上升，肾小管上皮可因缺血、缺氧而坏死。

（四）对心血管系统的作用

吴贤仁等[65]报道1例大剂量马钱子中毒患者出现室性心动过速和心肌酶升高，表明马钱子对心肌有损伤作用。李明华等[66]的豚鼠实验研究提示马钱子碱具有阻断心肌 K^+、Na^+、Ca^{2+} 通道的作用。

（五）配伍生姜对马钱子毒性的影响

马钱子作为治疗风湿疾患的有效药物因其毒性让人生畏，为增强马钱子的临床使用价值，对其进行配伍减毒研究，保证其安全应用非常必要。马钱子中毒可分为长期慢性中毒与短期急性中毒两种。究其机制，马钱子含毒成分为番木鳖碱和马钱子碱，口服后吸收入血迅速进入组织，约20%由尿液排出，其余在体内主要经肝脏微粒体中酶所破坏。因其代谢经过肝肾，并且毒性较大，长期服用对肝肾有较大影响。短期过量中毒可表现为早期躁动不安、呼吸加快、肌肉抽动、吞咽困难，甚至全身肌肉抽搐呈现强直性惊厥，重则死亡。古代医家使用马钱子，多采用特殊炮制法，如砂烫、油炸等以减毒，在此基础上的进一步配伍减毒并不多见。

现代研究表明，配伍甘草、地龙等能降低制马钱子的毒性。生姜汁解毒自古就有所记载："中莴苣毒，中诸药毒，猘犬伤人，并饮生姜汁即解，小品。"《管见大全良方》中万病解毒丸以生姜蜜水磨下等。从中医理论分析，生姜辛温燥湿可避免马钱子苦寒而致病邪湿遏不化，二药配伍有相反相成之意。为研究配伍生姜对马钱子毒性的影响，观察配伍生姜对不同浓度马钱子致小鼠死亡率、脏器质量和脏器系数以及连续给药10天对肝肾形态的影响。结果显示，伍生姜可以降低马钱子所致的小鼠死亡率，稳定脏器系数，显著改善单用制马钱子所致的肝细胞水肿、脂肪变性与炎症细胞的浸润，对肾细胞在该段时间内影响较小。结果提示，配伍生姜汁可以明显降低小鼠的死亡率，明显缓解长期应用制马钱子对肝肾器官的损伤[67]。

七、其他

（一）中毒及中毒解救与预防

1. 中毒表现

马钱子中毒可在潜伏0.5～1 h后发病，中毒严重程度与炮制质量、用药剂量、用药时间、患者年龄、体质、疾病史等均有关系。在中毒早期，患者可有口唇发紧、舌头麻木、头晕头痛、肌肉轻微抽搐、轻度精神失常等表现。中毒严重时则可引起全身肌肉痉挛、牙关紧闭、面部肌肉痉挛、瞳孔散大、口唇发绀、脉搏加快等。在外界因素（风、光线、声音等）刺激下，可立即出现强直性痉挛，痉挛时间可维持数分钟，若连续多次发生强直性痉挛，就容易因呼吸麻痹后导致死亡。

2. 中毒预防

（1）提高炮制质量：生马钱子含有剧毒，所以临床使用的马钱子都为炮制品。国内有学者对生马钱子和马钱子炮制品的毒性变化、总生物碱含量进行了分析，发现经油炸、砂烫炮制后的马钱子，其总生物碱含量降幅较小，LD_{50} 的降幅则达到了48%以上，而马钱子碱和士的宁在炮制后，其结构也发生了变化，转变成了其他类型的生物碱，且以氮氧化物居多。国内还有学者对马钱子碱、氮氧化物、士的宁的毒性进行了对比，发现士的宁氮氧化物的毒性是士的宁的10%，马钱子碱氮氧化物的毒性是马钱子碱的6.67%，可见合理的炮制能有效降低马钱子的毒性。

(2) 注意配伍禁忌：药物间的相互作用会对药物的毒性、药效产生明显作用，若配伍不当，也会增加药物的毒性。临床应用马钱子时，要注意避免与汉防己、酒、硝酸-叶碱、延胡索、麝香、罂粟壳等同用，以免增强士的宁毒性。马钱子与赤芍、甘草配伍，则有助于降低马钱子毒性。据一项研究显示，对马钱子单煎剂及马钱子、赤芍混合煎剂分别应用薄层扫描法测定马钱子碱和士的宁含量，结果显示马钱子、赤芍混合煎剂中马钱子碱、士的宁的含量较单煎剂降低了 40.8%、69.7%，但是两者的止痛疗效无明显差异。

(3) 严格掌握用量马钱子的中毒量和治疗量：中毒量和治疗量十分接近，临床用药时应根据患者的具体情况，合理调整用量。通常在用药之处要避免大剂量根据患者的具体情况，合理调整用量。通常在用药之处要避免大剂量用药，可从小剂量开始，之后根据患者病情逐渐增加剂量。最佳用药剂量以用药后感觉到患肢肌力增强，或失语、麻木症状有改善，无抽搐、口唇发紧、舌麻症状为度。马钱子的安全用药剂量范围一般为 0.3～0.6 g，针对体质好、病情重者，可早晚各服 1 次；针对体质差、病情轻者，每天服药 1 次即可。

3. *中毒解法*

马钱子中毒以急性中毒居多，中毒后，应立即将患者转移到避光、安静处，以免受到外界因素刺激而发作。对于惊厥者，要立即予以戊巴比妥钠静注，注射剂量为 0.3～0.5 g/次(成人)或 5～7 mg/次(儿童)，然后进行苯巴比妥钠肌注，0.1 g/次，每天 3 次。对于中毒患者，要及时予以导泻、洗胃，先使用 10 L 生理盐水或高锰酸钾液(0.1%)反复洗胃，再使用 40～50 ml 硫酸镁(50%)进行导泻，以促进肠道毒物迅速排出。另外，还要进行充分补液，输液量要达到 3 000～4 000 ml/天，儿童、老年者可酌情减量。对于呼吸麻痹者，要及时进行人工通气或气管插管[68]。

(二) 减毒总生物碱的制备及毒性

制备去除大部分士的宁的马钱子减毒总生物碱，并考察马钱子总生物碱减毒前后成分及毒性的变化。用不同体积分数的乙醇溶解马钱子总生物碱，经磁力搅拌、离心后制备得到马钱子减毒总生物碱，HPLC 法测定马钱子减毒总生物碱中马钱子碱和士的宁的量。用 Q-TOF-MS 技术比较鉴定了马钱子总生物碱减毒前后的主要生物碱类成分。通过小鼠口服急性毒性试验考察了马钱子总生物碱减毒前后的毒性变化情况。结果发现以 20% 乙醇为溶剂制备的马钱子减毒总生物碱去士的宁效果最好，同时不影响其他 19 种生物碱类含量。小鼠口服急性毒性 LD_{50} 实验表明马钱子减毒总生物碱与马钱子总生物碱的 LD_{50} 分别为 31.08 mg/kg、10.92 mg/kg。马钱子总生物碱中士的宁占 38.49%，减毒后仅占 14%，减毒工艺提高了马钱子总生物碱临床使用的安全性[69]。

(三) 马钱子及其制剂药动学研究

马钱子碱注射给药的绝对生物利用度为 33.0%～47.8%，注射给药绝对生物利用度为 75%左右；以马钱子碱为指标，马钱子总碱注射给药后的血药浓度最高，其次是马钱子碱，马钱子粉的血药浓度最低；马钱子碱或马钱子总碱脂质体注射给药后马钱子碱生物利用度有很大提高；另外外用制剂可减少马钱子碱和士的宁在体内的量，有利于降低毒性；口服马钱子制剂可延长马钱子碱和士的宁的体内作用时间，降低峰浓度。马钱子及其相关制剂的药动学研究还较薄弱，有待继续深入探索[70]。

(四) 不同制法马钱子抗炎镇痛作用研究进展

为研究油马钱子、砂马钱子和醋马钱子的抗炎镇痛作用差异。分别采用小鼠耳郭肿胀法、醋酸扭体法和小鼠热水甩尾潜伏期影响法研究和比较油马钱子、砂马钱子和醋马钱子的抗炎及镇痛作用。研究发现，抗炎镇痛实验中，等剂量醋泡马钱子抗炎镇痛效果优于油马钱子和砂马钱子[71]。

参考文献

[1] 南京中医药大学.中药大辞典[M].上海：上海科学技术出版社,2006.
[2] 国家中医药管理局《中华本草》编委会.中华本草[M].上海：上海科学技术出版社,1999.
[3] 郭晓庄.有毒中草药大辞典[M].天津：天津科技翻译出版公司,1992.
[4]《全国中草药汇编》编写组.全国中草药汇编[M].北京：人民卫生出版社,1975.
[5] 张加余,张倩,张凡,等.HPLC-ESI-MS-MS鉴定马钱子中4类生物碱成分[J].中国实验方剂学杂志,2013,19(9)：147-151.
[6] 刘烨,梁晓东,唐迎雪.马钱子配伍白芍对小鼠 LD_{50} 和镇痛作用的影响[J].山东中医杂志,2014(12)：1014-1016.
[7] 李明华,赵德华,张贵卿.马钱子碱对豚鼠心脏乳头肌动作电位的影响[J].中国药理学通报,1997,13(2)：63-65.
[8] Waxman S G, Dib-Hajj S, Cummins T R. Sodium channels and pain [J]. PNAS, 1999,96(14)：7635-7639.
[9] Jaber S M, Rafatullah S, Ahmed M G. Pharmacological studies of Rhus retinorrhaea [J]. Int J Pharm, 1995,33(3)：242-246.
[10] 卢波.中药马钱子的药理作用探讨[J].中国保健营养(中旬刊),2013(12)：397.
[11] 张则强,沈志君.马钱子碱抗炎作用的实验研究[J].南京中医药大学学报,1997,13(1)：27-28.
[12] 周爱香,郭淑英,田甲丽.复方马钱子片对免疫功能的影响[J].中国实验方剂学杂志,1998,4(4)：46-48.
[13] 邹莹,裘涛,杨峰.炙马钱子对自身免疫性重症肌无力模型大鼠免疫调节机制研究[J].浙江中西医结合杂志,2014(12)：1053-1056.
[14] 李永吉,张欣媛,管庆霞,等.浅议马钱子研究进展[J].中医药学报,2011,39(4)：104-106.
[15] 潘稚云,朱天冀,贾茹,等.马钱子碱氮氧化物对MKN-45瘤株增殖及活体血管生成的影响[J].南京中医药大学学报,2014(6)：557-560.
[16] 娄诤,王大维.马钱子碱诱导KG-1细胞凋亡及其机制研究[J].中药材,2018,41(6)：1463-1466.
[17] Bao Chang Cai, Z Y Shi. Processing Nux Vomica V. Protective Effects of Strych-nos Alkaloids on the Xanthine and Xanthine Oxidase Induced Damage to Culturted Cardio-Mycytes [J]. Traditional Medicine, 1995,49(1)：39.
[18] 李明华,万光瑞,朱明.马钱子碱对实验性心律失常的影响[J].新乡医学院学报,1997,14(2)：101-103.
[19] 房丹,刘维,刘晓亚,等.马钱子药理学研究进展[J].辽宁中医杂志,2007,34(7)：1018-1020.
[20] 李晓天,张丽容,王天奎,等.马钱子碱在小鼠体内的组织分布[J].中国临床药理学与治疗学,2006,11(3)：342-344.
[21] Pesce M E, X Acevedo, D Bustamante, et al. Progesterone and testosterone modulate the convulsant actions of pentylenetetrazol and strychnine in mice [J]. Pharmacology & toxicology, 2000,87(3)：116-119.
[22] 王琦玮,刘良,黄光照.马钱子的毒理学研究进展[J].法医学杂志,2004,20(3)：183-184.
[23] Yin W, Cai BC. Clinical and pharmacology research progress of Semen Strychni [J]. Jiangsu Zhong Yi, 2000,21(7)：42-44.
[24] 张梅,李平.马钱子碱对兔软骨细胞增殖的影响[J].安徽中医学院学报,2003,22(3)：39-41.
[25] 李红涛,李惠珍.三花接骨散对微循环影响的实验研究[J].文化医学,1994(1)：5.
[26] 覃旭.马钱子促进骨折愈合的研究进展[J].贵阳中医学院学报,2007,29(2)：66-68.
[27] 况时祥.脑血管病早期应用马钱子的体会[J].四川中医,2004,22(8)：20-21.
[28] 刘国强.马钱子散治疗多发性神经炎25例[J].中国社区医师,2004,20(2)：38.
[29] 孟青.应用马钱子等中草药治疗原发性坐骨神经痛280例[J].现代中西医结合杂志,2001,10(7)：652-653.
[30] 郭常申.中药马钱子的药理作用及应用[J].科技创新导报,2012(5)：230-231.
[31] 吕裔康.马钱子外敷治疗面神经麻痹疗效观察[J].湖南中医药导报,1999,5(4)：31.
[32] 田文华.电针加马钱子穴敷治疗顽固性面神经麻痹30例[J].中国民间疗法,2003,11(5)：12.
[33] 范存瑞,代兵.内服牵正散外敷马钱子散治疗面神经麻痹临床观察[J].中西医结合心脑血管病杂志,2004,2(1)：57.
[34] 张明.复方马钱子胶囊治疗癌性疼痛的疗效观察[J].上海中医药大学学报,2001,15(2)：31-32.
[35] 吴健,朱学明.中医药治疗癌症疼痛42例[J].光明中医,2000,15(1)：29-30.
[36] 张俊耀.马钱子散治疗腰椎间盘突出症89例[J].陕西中医,1999,20(2)：66.
[37] 陈建.自制复方马钱子丸治疗腰椎间盘突出症48例报道[J].甘肃中医,2002,15(1)：30-31.
[38] 祁锡玉,于海斌,赵艳茹.马钱子穴位埋压治疗腰痛26例小结[J].湖南中医杂志,1999,15(3)：35.
[39] 陈碧岚.复方马钱子散加硬膜外封闭治疗腰腿痛[J].浙江中医学院学报,1997,21(2)：22.
[40] 覃旭,赵新,唐良华,等.马钱子散对实验性骨折愈合骨痂局部BMP定量表达的影响[J].中国中医骨伤科杂志,2009,17(1)：17-19.
[41] 陈欣.马钱子治疗长骨骨折机理的分析[J].中医药信息,1995(3)：37.
[42] 李全,李福安,卢坚.马钱子药膏改善颈椎病患者周围神经压迫症状/随机对照306例效果观察[J].中国组织工程研究与临床康复,2007,3(23)：4531-4533.

[43] 萧劲夫,李全.颈椎敷贴药的药效学实验研究[J].中国中医骨伤科杂志,2000,8(6): 16-18.
[44] 赵明.马钱子杜仲外敷治疗慢性腰肌劳损 180 例[J].中国民间疗法,2003,11(7): 28-29.
[45] 郑顺山.马钱子在骨伤科的应用[J].河北中医,1989,11(5): 25.
[46] 石玉山,杜秀兰,张鸣鹤.复方马钱子片治疗类风湿性关节炎临床观察[J].中国中西医结合杂,1997,17(8): 490-491.
[47] 王宝为.炙马钱子散治疗类风湿性关节炎 50 例[J].辽宁中医杂志,1998,25(7): 312.
[48] 史继英.龙马风湿汤加药熨治疗类风湿性关节炎 300 例[J].辽宁中医杂志,2005,32(2): 130.
[49] 陈纪藩,林昌松,周伟生.通痹灵治疗强直性脊柱炎临床疗效评价[J].广州中医药大学学报,2002,19(1): 8-11.
[50] 贺建平.制马钱子散治疗骨质增生及风湿病 108 例[J].江西中医药,1994,25(4): 34.
[51] 肖述钧.马钱子液导入法治疗骨质增生软组织损伤 203 例[J].湖北中医杂志,1995,17(1): 50.
[52] 张盘根,武金萍.复方马钱子散治疗单纯性风湿性关节炎 42 例[J].实用中医药杂志,2002,18(5): 20.
[53] 马桂芝,翟俊民,翟俊哲.马钱子丸治疗大骨节病远期效果随访观察[J].中国地方病防治杂志,1996,11(2): 120.
[54] 黄幼玲.马钱子风湿丸治疗产后风湿病临床观察[J].中医临床研究,2019,11(9): 67-69.
[55] 满德学.马钱子治疗带状疱疹 30 例[J].中西医结合实用临床急救,1996,3(8): 355.
[56] 蒋红,常为民.马钱子调醋外敷治疗带状疱疹 52 例[J].中国中医急症,2004,13(12): 830.
[57] 李树星,徐勤国,李强.复方马钱子注射液治疗"中浆"脉络膜视网膜病变[J].辽宁中医杂志,1995,22(9): 411-412.
[58] 李文佳.中西医结合治疗再生障碍性贫血 35 例[J].陕西中医,2003,24(3): 203-204.
[59] 高书英,陈耀芳.复方马钱子片治疗肌肉萎缩疗 52 例[J].药学实践杂志,1996,14(2): 81.
[60] 沙海文,曹春林,黄黎.马钱复痿冲剂治疗进行性肌营养不良临床实验[J].中国医药学报,1997,12(2): 55.
[61] 郭士泉,赵梅香,郭士季.氟康宁胶囊治疗重度氟骨症效果观察[J].中国地方病学杂志,1999,18(1): 57.
[62] 赵红卫,翁世艾,朱燕娜.马钱子碱对小鼠淋巴细胞功能的影响[J].中国药理学通报,1999,15(4): 354-356.
[63] Wang Q W, Liu L, Huang G Z. Study of toxicology of strychnos [J]. Journal of Forensic Medicine, 2004, 20(3): 183-184.
[64] 韩进军.马钱子中毒致急性肾功能衰竭死亡 1 例[J].中日友好医院学报,1999,13(1): 14.
[65] 吴贤仁,陈运立,陈协辉.大剂量马钱子中毒致室性心动过速 1 例[J].急诊医学,1999,8(4): 235-235.
[66] 李明华,张贵卿.马钱子碱对豚鼠心脏乳头肌慢反应动作电位的影响[J].中药药理与临床,1997,13(4): 19-21.
[67] 赵雪,孙敬昌,谭琦,等.配伍生姜对马钱子毒性影响的实验研究[J].山东中医杂志,2016(5): 462-463,467.
[68] 苏玉秋.马钱子中毒及中毒解救与预防研究进展[J].大家健康(学术版),2015(10): 281-281.
[69] 王冬月,陈军,董洁,等.马钱子减毒总生物碱的制备及毒性[J].中成药,2015,37(1): 168-173.
[70] 赵引利,何燕宁,杨宇杰,等.马钱子及其制剂药动学研究进展[J].中草药,2015(11): 1710-1714.
[71] 杨红梅,刘若轩,李丽明,等.不同制法马钱子抗炎镇痛作用研究[J].中药材,2016(6): 1276-1278.

云南美登木

云南美登木为卫矛科美登木属植物云南美登木(*Maytenus hookeri* Loes.)的叶[1]。分布于云南南部。味苦、性寒,化瘀消癥,主治早期肿瘤。

云南美登木为灌木,高 1～4 m;植体高时小枝柔细稍呈藤本状,小枝通常少刺,老枝有明显疏刺。叶薄纸质或纸质,椭圆形或长方卵形,长 8～20 cm,宽 3.5～8 cm,先端渐尖或长渐尖,基部楔形或阔楔形,边缘有浅锯齿,侧脉 5～8 对,较细,小脉网不甚明显;叶柄长 5～12 mm。聚伞花序 1～6 丛生短枝上,花序多 2～4 次单歧分枝或第一次二歧分枝;花序梗细线状,长 2～5 mm,有时无梗,或梗长至 10 mm,小花梗细线状,长 3～5 mm;花白绿色,直径 3～5 mm;花盘扁圆;雄蕊着生花盘外侧下面,花丝长达 2 mm;子房 2 室,花柱顶端有 2 裂柱头。蒴果扁,倒心状或倒卵状,长 6～12 mm;果序梗短,小果梗长 1～1.2 cm。种子长卵状,棕色;假种皮浅杯状,白色干后黄色[2]。

适宜生长在海拔 400～1 300 m 的热带河谷两侧荫湿的环境里,喜欢在常绿林下或石山丛林中生长[3]。

全球共有美登木属植物 225 种,分布于亚洲、非洲和美洲热带,中国美登木属植物约有 30 种,主要分布在云南、广西以及长江以南各地,其中云南地区种类最多[4],大约有 7 种,分布在西双版纳、临沧、德宏等地的热带河谷和小溪沿岸附近[5]。

一、生药鉴别

(一) 性状鉴别

茎扁圆柱形,表面具纵皱纹及密生粗糙绒毛;质脆,易折断,断面黄绿色,骨部中空。叶皱缩,易碎;上表面黄绿色或绿褐色,疏生粗糙绒毛;下表面灰黄色或灰绿色,密生绒毛。气微辛,味微酸,嚼之有刺喉感[6]。

(二) 显微鉴别

叶横切面:中脉上下表皮细胞各 1 列,近椭圆形或近方形,外被角质层,并可见气孔。维管束周围均有发达的薄壁细胞,细胞中有草酸钙晶体簇晶体。维管束外韧型,韧皮部外侧有数列中柱鞘纤维;韧皮部稍窄,有草酸钙簇晶;木质部发达,导管放射状排列。叶上下表皮细胞各 1 列,外被角质层,其下为 2～4 列栅栏细胞,海绵组织疏松,细胞含草酸钙簇晶,可见小叶脉。

(三) 理化鉴别

取本品粉末 2 g,加甲醇 20 ml,超声处理 30 min,滤过,滤液蒸干,残渣加甲醇 1 ml 使溶解,作为供试品溶液。另取云南美登木对照药材 3 g,

同法制成对照药材溶液。按照薄层色谱法(《中国药典》一部附录Ⅵ B)试验,吸取上述两种溶液各4 μl,分别点于同一硅胶G薄层板上,以环己烷-乙酸乙酯(8∶2)为展开剂,取出,晾干,喷以10%硫酸乙醇溶液,在105 ℃加热至斑点显色清晰,置紫外光灯(365 nm)下检视。供试品色谱中,在与对照药材色谱相应的位置上,观察显相同颜色的荧光斑点。

二、栽培

(一)组织培养

以云南美登木的茎尖、嫩叶和叶柄为材料建立其愈伤组织培养系统。结果表明茎尖和嫩叶在MS^+ 2.0 mg/L 2,4-D^+ 0.1 mg/L KIN培养基上,愈伤组织的诱导率可以达到50%以上,且长出的愈伤组织相对疏松,颜色为微黄色至黄褐色;MS^+ 2.0 mg/L 2,4-D^+ 0.5 mg/L KIN培养基上,诱导率为25%,愈伤组织坚硬,呈白色至微黄色;SH、6,7-V培养基上的外植体很快褐化,几乎没有愈伤组织产生。实验表明云南美登木的茎尖、嫩叶是诱导愈伤组织的较好的材料;MS培养基较适宜用做云南美登木愈伤组织的基本培养基;较低的KIN浓度有利于愈伤组织的形成和生长;较高的KIN浓度则会抑制其生长[7]。

(二)移植

以云南美登木基部的带有细枝和叶的侧枝为材料,用湿土保护好根毛,每隔一天进行2～3 h的光合作用,将根苗放入壤土中生长。挖地30～40 cm深,垡子细碎疏松,垧宽2 m左右(长不定),苗高1.5～2 cm时移植,株行距45 cm×60 cm或60 cm×60 cm。采取平垧布种,种子距1.5～2.5 cm,以便育壮苗,种子覆细土0.5～1.5 cm,水分保持不干不涝,肥视长势情况追施,苗地以向阳为好。第一次缺氮时,每株按1%的浓度施碳酸氢氨,每株3 g。此后,每株施30 g禽粪于根附近,粪上覆土3 cm,可保氮、磷、钾齐全,植株发育良好[8]。

(三)栽培技术试验

云南美登木扦插繁殖以9～10月较为适宜,其他季节扦插生根率和成活率都相对较低,这与植物生长周期、内含物以及普洱市地温变化有关。1～2月普洱处于低温季节,水温和地温都不利于植物生长,3月由于气温回升,云南美登木扦插上的芽孢也很快萌动起来,有的长出了小叶,形成的愈伤组织和成活率都很高:到6月,云南美登木扦插效果较差,其原因与云南美登木体内储存的养分已经供给枝叶的生长和结果有关。9～10月普洱地区气温下降,空气温度和地壤地温都比较适宜,插后最容易成活,而且该季节植物长芽、长叶多数停止,体内积累养分较多,正是植物形成遇上组织和生根的最好季节,特别是在外源生长素的作用下效果更加明显。

外源激素能明显提高云南美登扦插的成活率和促进不定根的生长,但与激素种类、浓度、枝条年龄和季节有关。从实验可知NAA优于IBA处理,低浓度优于高浓度。云南美登木扦插繁殖以1年生枝条最好一年枝条生命活力较为旺盛,各种营养物质积累对相也较多,对外界不良环境的抵抗力也相对较强。因此,一年生枝条作扦插枝成活率可高达93.5%,且根系发达,生长旺盛。通过实验发现云南美登木扦插中NAA 10 μg/L处理1年枝条最高成活率92.3%,且根系发达长势较好,是云南美登木扦插繁殖的又一生产途径[9]。

三、化学成分

云南美登木的化学成分主要有安沙大环内酯类、苷类、甾体类、酮酸类、苯丙素类化合物、芳香多聚酮以及环肽类化合物等[2]。从美登木属植物中还可分离提取出美登素(maytansine)、美登普林(maytanprine)和美登布丁(maytanbutine)等抗肿瘤活性成分[10]。近几年里,科学家们通过不断的研究,还发现了一些三萜类和倍半萜类等结构的活性成分。

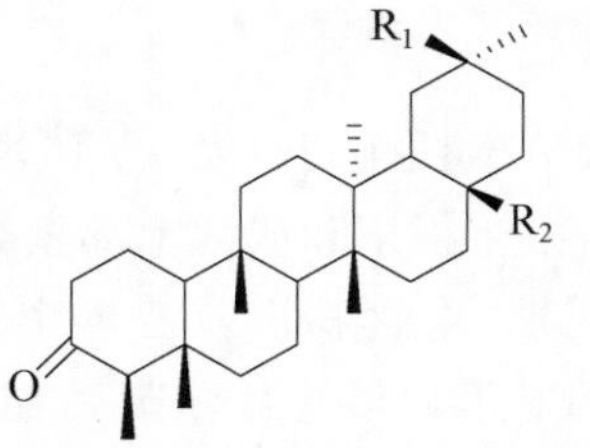

1. R_1=COOR, R_2=CH_2OR
2. R_2=CH_2OR_2, R_2=$COOR_1$

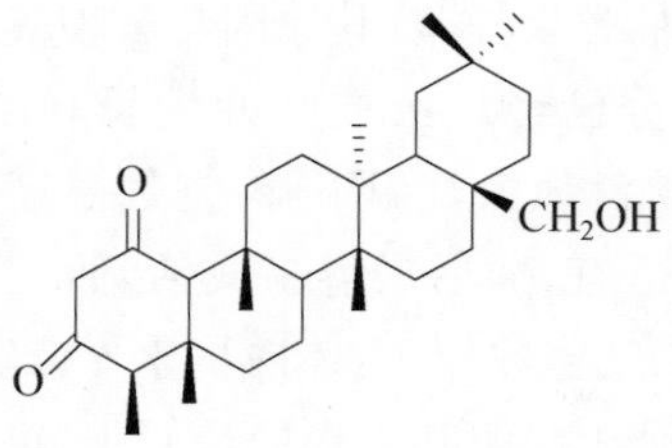

3

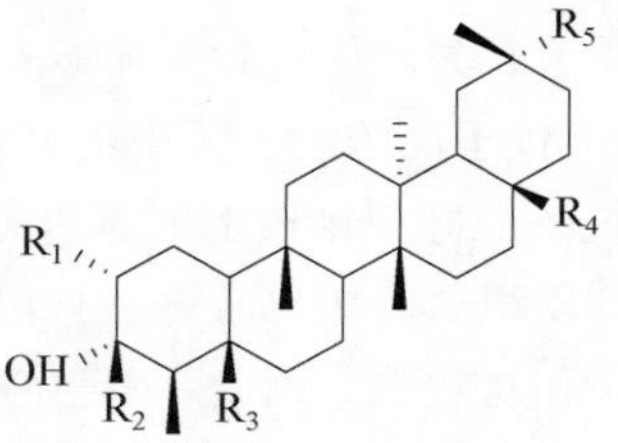

4. R_1=OH, R_2=OR_3,R_3=CH_2OR_2, R_4=CH_3, R_5=$COOCH_3$
5. R_1=OA_C, R_2=OR_3, R_3=CH_2OR_2, R_4=CH_3, R_5=$COOCH_3$
6. R_1=H, R_2=H, R_3=CH_3, R_4=COOH, R_5=CH_3

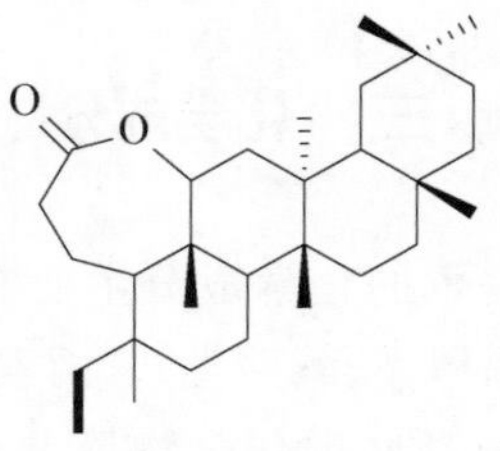

7

(一) 三萜类

到目前为止,科学家们从美登属植物中大约发现49个新的三萜化合物[11~29],其中只有7个是A环没有芳香化三萜,其余都被芳香化,其中包括6个多聚体(表3)。

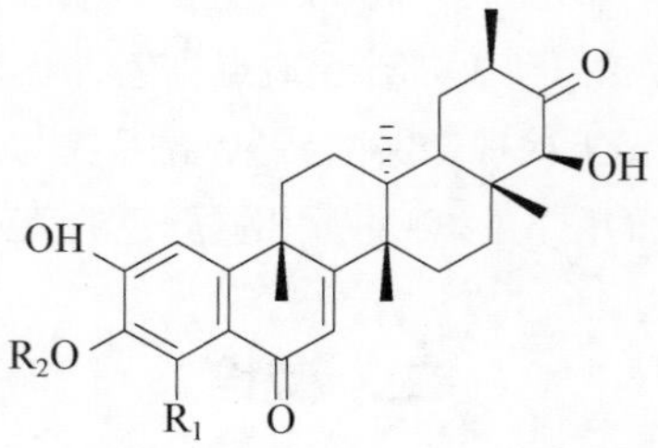

8. R_1=CHO, R_2=H
9. R_1=CH_3, R_2=H
10. R_1=R_2=H
11. R_1=R_2=CH_3
12. R_1=COOH, R_2=H
13. R_1=COOH, R_2=CH_3

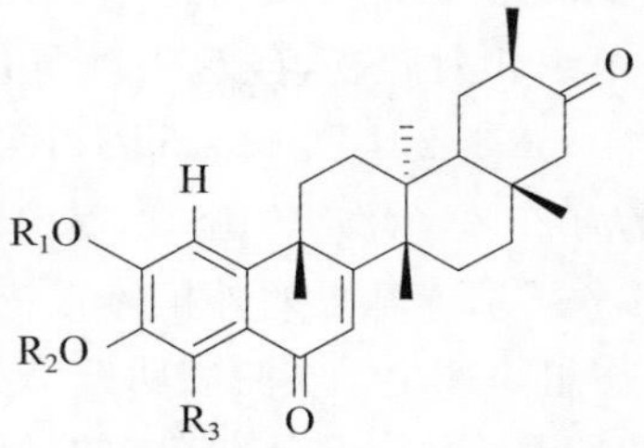

14. R_1=R_2=H, R_3=CH_3
15. R_1=H, R_2=CH_3, R_3=CH_3
16. R_1=R_2=H, R_3=CH_3, CH_3, 7, 8-dihydro
17. R_1=R_2=H, R_3=H
18. R_1=H, R_2=CH_3, R_3=COOH

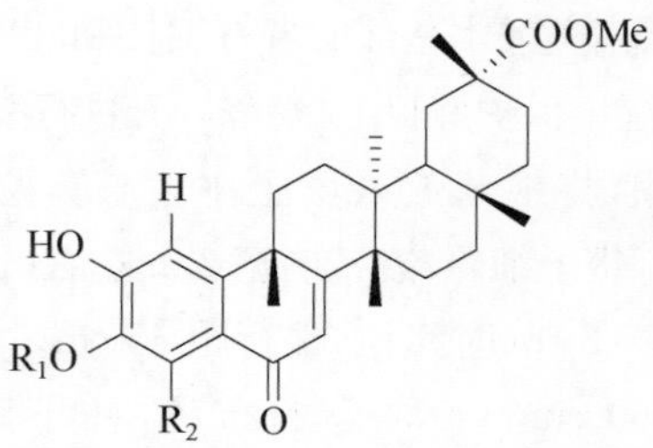

19. R_1=H, R_2=CHO, 7, 8-dihydro
20. R_1=H, R_2=OH
21. R_1=CH_3, R_2=CH_3
22. R_1=H, R_2=COOH, 7, 8-dihydro
23. R_1=H, R_2=H, 7, 8-dihydro

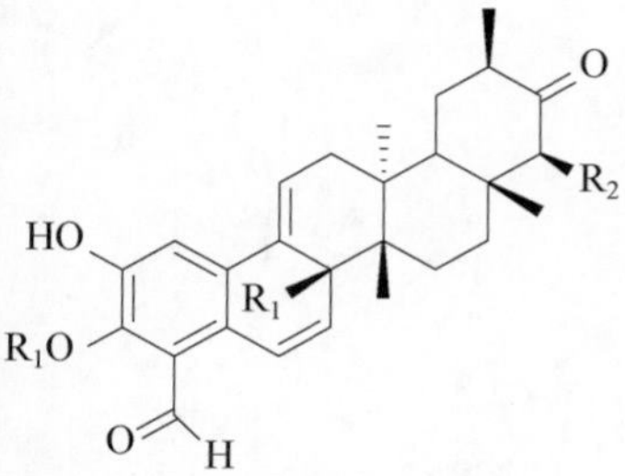

24. R_1=H, R_2=OH
25. R_1=CH_3, R_2=H

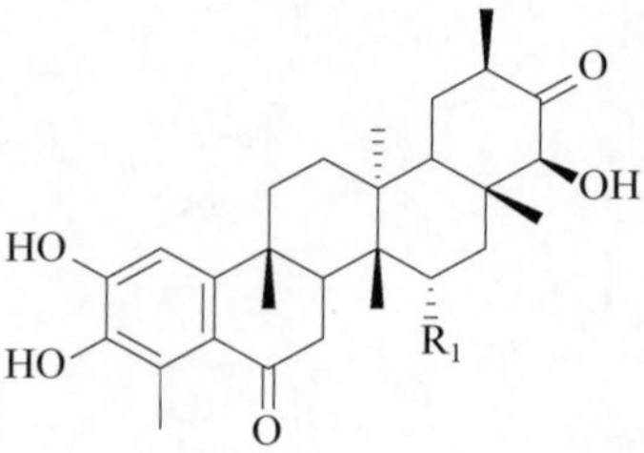

26. R_1=H
27. R_2=OH, 6-oxo

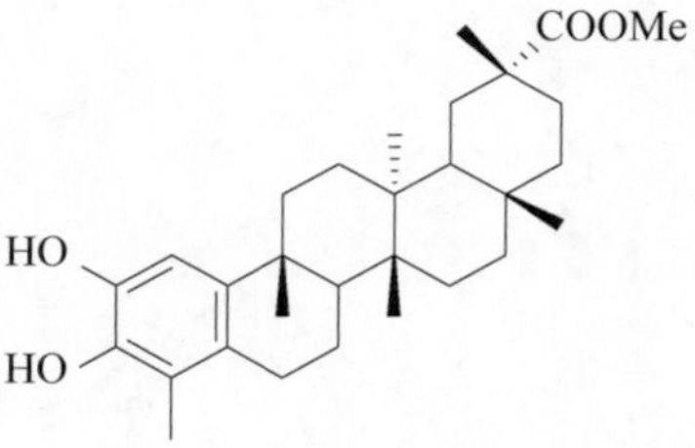

28. 7-oxo
29. 6, 7-dioxo

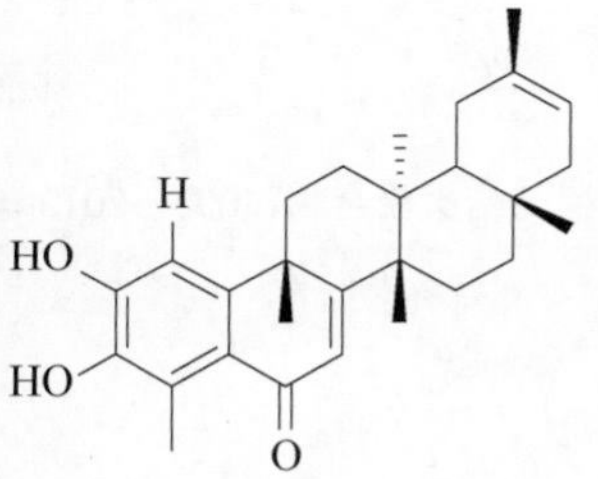

30

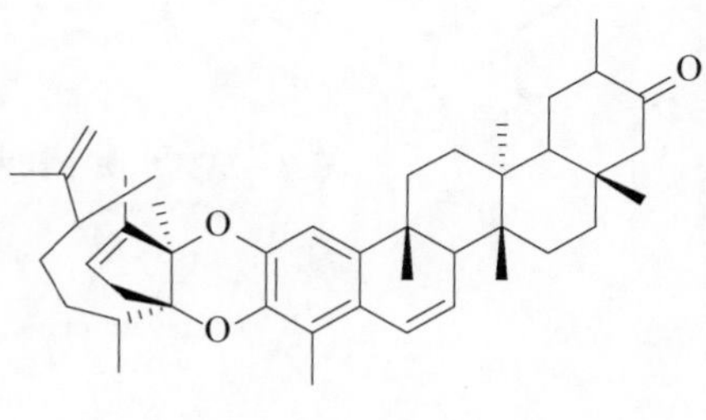

31

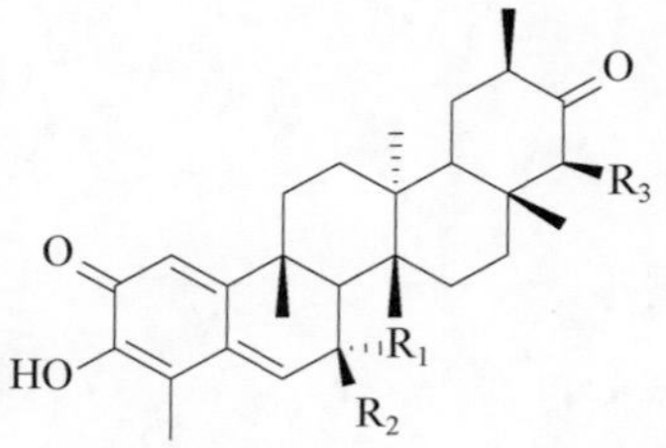

32. R_1+R_2=O, R_3=OH
33. R_1=R_2=H, R_3=OH
34. R_1+R_2=O, R_3=H
35. R_1=OH, R_2=H, R_3=OH
36. R_1=OH, R_2=H, R_3=OH

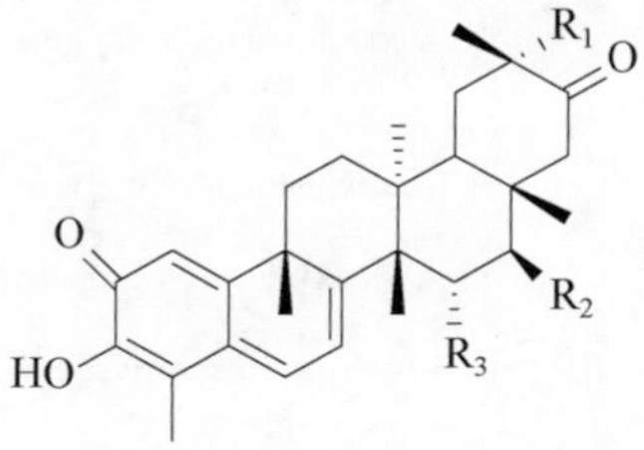

37. R_1=$COOCH_3$, R_2=H, R_3=OH
38. R_1=H, R_2=H, R_3=OH
39. R_1=$COOCH_3$, R_2=OH, R_3=H, 21-dihydro

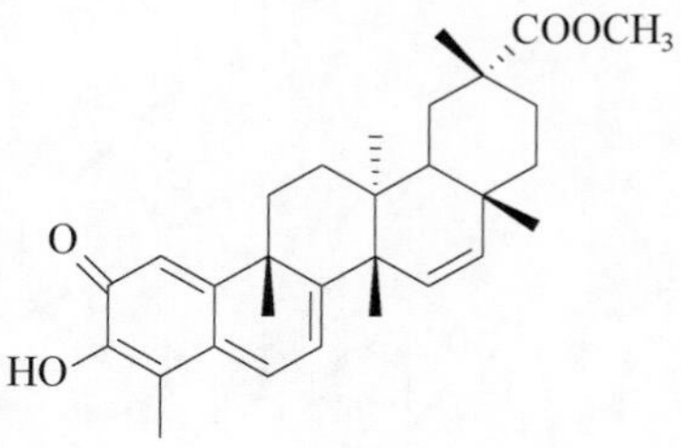

40

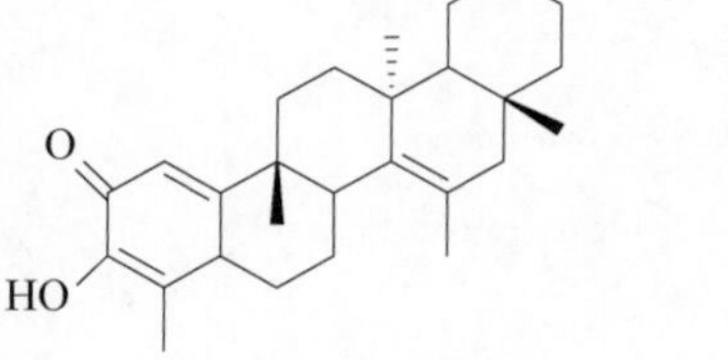

41

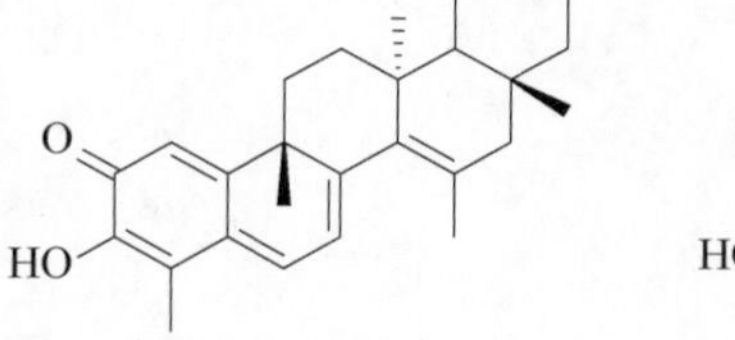

42

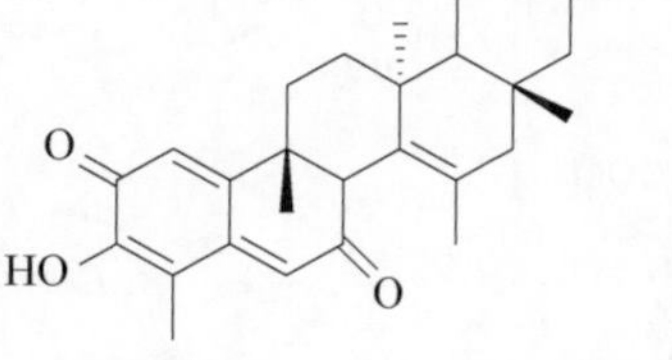

43

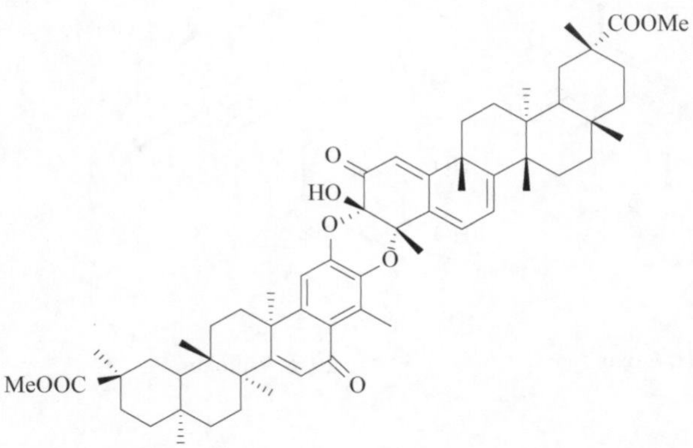

44

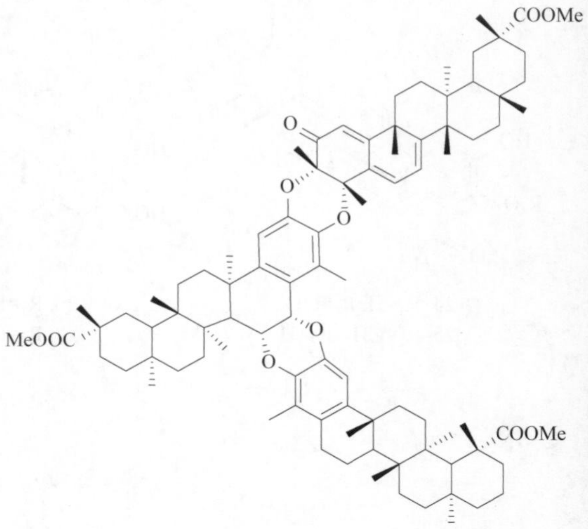

49

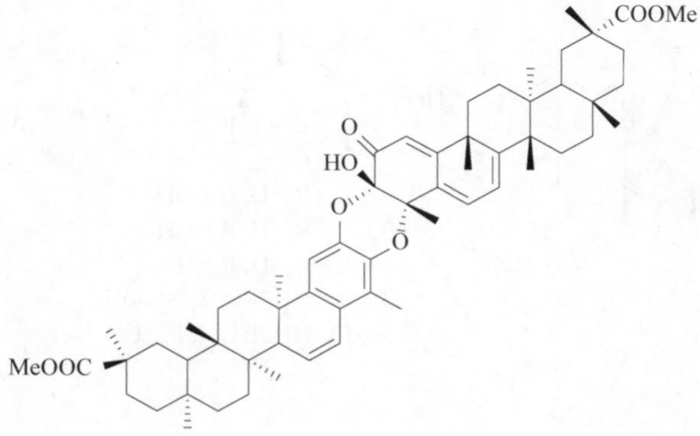

45. scutionin α B
46. 6′, 7′-dihydro-scutionin α B
47. 6′β-methoxy-6′,7′-dihydro-scutionin α B

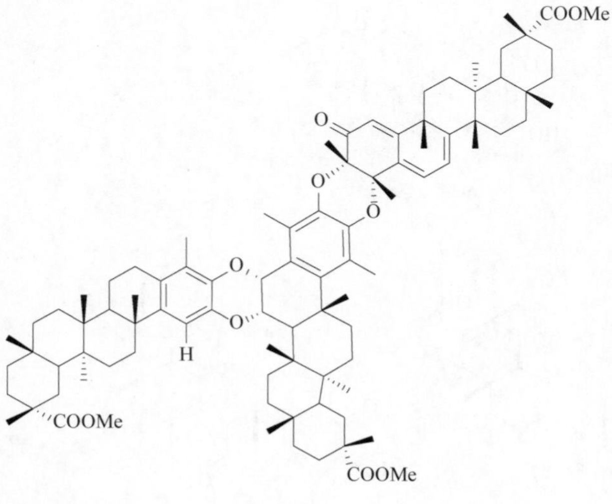

48

表 3　美登木属中新木栓三萜类化合物(1995—2013 年)

序号	化合物名称
1	maytenfolone
2	3-oxo-D：A-friedooleanan-28，30-olide
3	28-hydroxy-friedelane-1，3-dione
4	3β，24-epoxy-2α，3α-dihydroxy-D：A-friedooleanan-29-oic acid methyl ester
5	2α-acetoxy-3β，24-epoxy-3α-hydroxy-D：A-friedooleanan-29-oic acid methyl ester
6	3α-hydroxy-D：A-friedooleanan-28-oic acid
7	16β-hydroxy-pristimerin
8	amazonin A
9	22β-hydroxy-6-oxo-tingenol
10	23-nor-22-hydroxy-6-oxo-tingenol
11	3-methoxy-22β-hydroxy-6-oxo-tingenol
12	macrocarpin B
13	macrocarpin C
14	6-oxo-tingenol
15	3-methoxy-6-oxo-tingenol
16	(8S)-7，8-dihydro-6-oxo-tingenol
17	23-nor-6-oxo-tigenol
18	3-methoxy-6-oxo-tingenol-23-oic acid

（续表）

序号	化合物名称
19	macrocarpin A
20	4-hydroxy-23-nor-6-oxo-pristimerol (blepharotriol)
21	3-methoxy-6-oxo-pristimerol
22	6,23-dioxo-7,8-dihydro-pristimerol-23-oic acid
23	23-nor-blepharodol
24	amazonin B
25	23-oxo-isotingenone
26	22β-hydroxy-7,8-dihydro-6-oxo-tingenol
27	amazonin C
28	isoblepharodol
29	7-oxo-blepharodol
30	6-oxo-iguesterol
31	retusonine
32	7,8-dihydro-7-oxo-22β-hydroxy tingenone
33	7,8-dihydro-22-β-hydroxy-tingenone
34	(8*S*)-7,8-dihydro-7-oxo-tingenone
35	(7*S*, 8*S*)-7-hydroxy-7,8-dihydro-tingenone
36	macrocarpin D
37	15α-hydroxy-21-oxo-pristimerine
38	15α-hydroxy-tingenone
39	3,4-seco-friedelan-3,11-olide
40	15-dihydro-pristimerin
41	vitideasin
42	20β-hydroxy-scutione
43	7-oxo-7,8-dihydro-scutione
44	xuxuarine Eα
45	scutionin αB
46	6′,7′-dihydro-scutionin αB
47	6′β-methoxy-6′,7′dihydro-scutionin αB
48	triscutin A
49	vitideasin

（二）倍半萜类、生物碱类

美登木属植物除富含三萜外，还含有大量倍半萜[30]、生物碱[31,32]。自 20 世纪 90 年代以来，从美登木属植物中新发现 53 个倍半萜或生物碱，绝大多数都具有 dihydro-β-agarofurn-[5,11-epoxy-5β,10α-eudesman-4(14)-ene]的基本骨架，这种骨架类型的化合物显示有多种生物活性，如免疫抑制、细胞毒活性、抗肿瘤作用、昆虫拒食活性和杀虫活性。近年来发现这种骨架类型的半倍萜还具有抗 HIV 病毒和抗耐药性的活性。

（三）其他

从云南美登木叶的内生真菌中分离到 3 个蒽醌类成分——1-羟基-8-甲氧基蒽醌、1,3,6,8-四羟基蒽醌、1,8-二羟基蒽醌，以及球毛壳甲素(chaetoglobosin A)、球毛壳乙素(chaetoglobosin B)[10]。

四、药理作用

有研究报道，云南美登木具有非常高的药用价值，它具有抗肿瘤、抗菌、消炎的作用。

（一）抗肿瘤

主要是对小白鼠 ECA 癌细胞的影响[33]。

云南美登木 S 部位是由云南美登木的粗提物——甲醇提取物中去除酸、碱等杂质后得到的部分，又称为中性部位。本实验通过试管法将 0.5 ml 云南美登木 S 部位注射液注入到 ECA 癌细胞混悬液中，并做好对照组。分别置于 37 ℃温箱 0.5 h、2 h、4 h，然后分别由各管取样涂片，固定后用巴氏染色法染色，并用显微镜观察。通过实验发现云南美登木 S 部位有使小白鼠 ECA 癌细胞发生显著退变的作用，即有杀伤作用。其退变过程首先是核固缩，而后核肿胀，胞浆溶解消失。

通过实验可知云南美登木可致部分细胞空泡变性并形成具有多微核的多核细胞。常可见到重膜夹片内质网、聚核蛋白体、溶酶体、多泡小体及核孔。高尔基器弥散地分散在胞浆内。有些细胞可见到糖原，着丝点可见，很多细胞中有中心粒。纺锤管罕见，而纤维束常见。云南美登木使细胞停于G-有丝分裂，其作用与秋水仙碱相似。由此观察显示了云南美登木是作用于纺锤管，并破坏了染色体的移动，从而阻止了细胞分裂。根据超微结构的变化证实了云南美登木干扰了细胞间期与有丝分裂微管的结构与功能，并且证实了此药物为一种微管抑制剂。云南美登木作用于细胞的有丝分裂相，是一种细胞周期特异性药物，可作为同步化药物应用于肿瘤的联合化疗。

（二）抗菌、消炎

20世纪90年代中期，科学家从美登木属植物中发现了其抗菌、抗炎和抗HIV等多方面的生物活性[10]。此后，张玲琪等[2]从云南美登木98M-6（球毛壳菌）中分离得到能抑制橙色青霉素UC-4376生长的球毛壳甲素（chaetoglobosin A）。倪志伟等[34]从云南美登木中分离筛选到具有抗菌活性的内生真菌 *Chaetom ium globosum* Ly50菌株，利用活性追踪法在其发酵产物中分离得到抗橙色青霉和抗结核分枝杆菌的化合物，经ESFMS、NMR等波谱数据确认该活性成分为球毛壳甲素（chaetoglobosin A）和球毛壳乙素（chaetoglobosin B），首次发现chaetoglobosin B具有抗结核分枝杆菌活性。武济民等[2]研究表明美登木素只对真核生物呈现生长抑制作用，不作用于原核生物，并发现其对某些植物病原真菌有体外抑制活性，能抗菌防病。

五、临床应用

（一）治疗乳腺增生

用复方美登木片治疗乳腺增生50例临床观察，治疗后显效36例，治愈8例，有效4例，无效2例，总有效率为96%。乳腺疼痛、触痛消失，肿块缩小或消失，停药半年内未复发，治疗期间未出现副作用。临床发现复方美登木片不仅对乳腺增生有明显的治疗作用，对月经失调、痛经、情绪等均有改善作用[35]。

（二）治疗子宫肌瘤

用复方美登木片治疗子宫肌瘤30例，疗效明显，治疗后显效5例，肌瘤较服药前缩小1.5 cm以上；有效22例，肌瘤较服药前缩小1 cm以下；无效3例，总有效率为90%[36]。

六、毒理研究

关于云南美登木的毒性研究各国之间存在着差异，这种毒性差异可能是因为有效成分提纯后而产生，但在有效成分以较低浓度存在于生药和粗提物状态时，则未产生毒性。美国在Ⅰ～Ⅱ期临床试验中发现了美登木素存在胃肠道毒性，如出现恶心、呕吐、腹泻等情况，毒性经常发生在给药后第4天，持续时间3～7天，胃肠道毒性总发生率为22%[37]。

此外，还有病例在治疗过程中发生肝的毒性占11%，其幅度随浓度增加而增加，肝的毒性表现为临床不明显的一过性肝酶上升直到黄疸的出现，这种肝功能不正常通常在2～4周内恢复到正常。

血液学的毒性不常见，通常表现为血小板减少的症状，发生在14～21天，并在4～7天内恢复；还有少部分毒性表现为骨髓抑制，但一般是轻度的、可逆转的、与剂量无关，总发生率为10%；还有一些是偶然发生的毒性，如局部的静脉炎、便秘，还有极少数的口炎及脱发者，没有见到肾的毒性。

我国在云南美登木的临床应用中尚未发现有对肝、肾、心脏、骨髓的损害，相比于其他抗肿瘤药物更加安全。通过以上论述可知，美登木素的毒性与剂量成正比，它安全系数更大、不良反应更小[2,37]。

参考文献

[1] 国家中医药管理局《中华本草》编委会.中华本草[M].上海：上海科学技术出版社,1999.
[2] 中国科学院中国植物志编辑委员会.中国植物志[M].北京：科学出版社,1999.
[3] 华迅.发现美登木[J].开卷有益—求医问药,2015(1)：48-49.
[4] 和静萍,顾健,黄福开,等.云南美登木的研究进展[J].中华中医药学刊,2013,31(4)：721-724.
[5] 林海.抗癌植物——美登木[J].云南林业,1981(3)：31.
[6] 付开聪,张绍云,唐学明,等.傣族药美登木药材质量标准研究[J].云南科技管理,2009(5)：52-53.
[7] 鲁春华,赵沛基,沈月毛.云南美登木组织培养及其化学成分的初步研究[J].天然产物研究与开发,2002(6)：11-13.
[8] 云南省通海县第一中学生物小组.美登木在通海移植成功[J].生物学通报,1985(7)：45,47.
[9] 付开聪,陈静,张雪梅.美登木扦插繁殖育苗技术[J].中国民族民间医药,2015(24)：155-157.
[10] 唐辉,李锋,韦霄,等.美登木属药用植物研究进展[J].湖北农业科学,2009(9)：2275-2278.
[11] González Antonio G, Nelson L Alvarenga, Angel G Ravelo, et al. Antibiotic phenol nor-triterpenes from Maytenus canariensis [J]. Phytochemistry, 1996,43(1): 129-132.
[12] Chávez Haydee, Edwin Valdivia, Ana Estévez-Braun, et al. Structure of new bioactive triterpenes related to 22-β-hydroxy-tingenone [J]. Tetrahedron, 1998,54(44): 13579-13590.
[13] Chavez H, A Estevez-Braun, Ag Ravelo, et al. New phenolic and quinone-methide triterpenes from Maytenus amazonica [J]. Journal of natural products, 1999,62(3): 434-436.
[14] Chávez Haydee, Gladis RodriGuez, Ana Estévez-Braun, et al. Macrocarpins A-D, new cytotoxic nor-triterpenes from Maytenus macrocarpa [J]. Bioorganic & medicinal chemistry letters, 2000,10(8): 759-762.
[15] Rodríguez Félix M, Manuel R López, Ignacio A Jiménez, et al. New phenolic triterpenes from Maytenus blepharodes. Semisynthesis of 6-deoxoblepharodol from pristimerin [J]. Tetrahedron, 2005,61(9): 2513-2519.
[16] Kuo Yao-Haur, Jun-Chih Ou, Kuo-Hsiung Lee, et al. A new triterpene lactone, maytenfolone, and a new sesquiterpene pyridine alkaloid, emarginatine H, from the leaves of Maytenus diversifolia [J]. Journal of natural products, 1995,58(7): 1103-1108.
[17] Shirota Osamu, Toshihiko Tamemura, Hiroshi Morita, et al. Triterpenes from Brazilian medicinal plant "Chuchuhuasi" (Maytenus krukovii) [J]. Journal of natural products, 1996,59(11): 1072-1075.
[18] Chavez H, A Estevez-Braun, Ag Ravelo, et al. Friedelane triterpenoids from Maytenus macrocarpa [J]. Journal of natural products, 1998,61(1): 82-85.
[19] Alvarenga Nl, Ca Velázquez, R Gómez, et al. A new antibiotic nortriterpene quinone methide from Maytenus catingarum [J]. Journal of natural products, 1999,62(5): 750-751.
[20] Muhammad Ilias, Khalid A El Sayed, Jaber S Mossa, et al. Bioactive 12-Oleanene Triterpene and Secotriterpene Acids from Maytenus u ndata [J]. Journal of natural products, 2000,63(5): 605-610.
[21] Nakagawa Hiroyuki, Yoshihisa Takaishi, Yoshinori Fujimoto, et al. Chemical Constituents from the Colombian Medicinal Plant Maytenus l aevis [J]. Journal of natural products, 2004,67(11): 1919-1924.
[22] Ohsaki Ayumi, Yoji Imai, Meiko Naruse, et al. Four New Triterpenoids from Maytenus i licifolia [J]. Journal of natural products, 2004,67(3): 469-471.
[23] González Antonio G, Nelson L Alvarenga, Isabel L Bazzocchi, et al. Triterpene trimers from Maytenus scutioides: cycloaddition compounds [J]. Journal of natural products, 1999,62(8): 1185-1187.
[24] González Antonio G, Félix M Rodríguez, Isabel L Bazzocchi, et al. New terpenoids from Maytenus blepharodes [J]. Journal of natural products, 2000,63(1): 48-51.
[25] González Antonio G, María L Kennedy, Félix M RodríGuez, et al. Absolute configuration of triterpene dimers from Maytenus species (Celastraceae) [J]. Tetrahedron, 2001,57(7): 1283-1287.
[26] Núñez Marvin J, Manuel R López, Ignacio A Jiménez, et al. First examples of tetracyclic triterpenoids with a D: B-friedobaccharane skeleton. A tentative biosynthetic route [J]. Tetrahedron letters, 2004,45(39): 7367-7370.
[27] Feng Xizhi, Zhijie Gao, Shisheng Li, et al. DNA Polymerase β Lyase Inhibitors from Maytenus p utterlickoides [J]. Journal of natural products, 2004,67(10): 1744-1747.
[28] González Antonio G, Nelson L Alvarenga, Ana Estévez-Braun, et al. Structure and absolute configuration of triterpene dimers from Maytenus scutioides [J]. Tetrahedron, 1996,52(28): 9597-9608.
[29] González Antonio G, Nelson L Alvarenga, Angel G Ravelo, et al. Scutione, a new bioactive norquinonemethide triterpene from Maytenus scutioides (Celastraceae) [J]. Bioorganic & medicinal chemistry, 1996,4(6): 815-820.
[30] González Antonio G, Benigna M Tincusi, Isabel L Bazzocchi, et al. Anti-tumor promoting effects of sesquiterpenes from Maytenus cuzcoina (Celastraceae) [J]. Bioorganic & medicinal chemistry, 2000,8(7): 1773-1778.
[31] Orabi Khaled Y, Saleh I Al-Qasoumi, Mahmoud M El-Olemy, et al. Dihydroagarofuran alkaloid and triterpenes from Maytenus heterophylla and Maytenus arbutifolia [J]. Phytochemistry, 2001,58(3): 475-480.

[32] Schaneberg Brian T, David K Green, Albert T Sneden. Dihydroagarofuran Sesquiterpene Alkaloids from Maytenus putterlickoides [J]. Journal of natural products, 2001,64(5): 624 - 626.
[33] 张瑜.云南美登木S部位对小白鼠ECA癌细胞的作用形态观察[J].云南医药,1981(5): 39.
[34] 倪志伟,李国红,赵沛基,等.云南美登木内生真菌Chaetomium globosum Ly50′菌株的抗菌活性成分研究[J].天然产物研究与开发,2008(1): 21 - 29.
[35] 张绍云,倪亚,唐文琴,等.复方美登木片治疗乳腺增生50例临床观察[C]//中国民族医药学会,云南省卫生厅,云南中医药大学,等.2005国际傣医药学术会议论文集,西双版纳,2005.
[36] 倪亚.复方美登木片治疗子宫肌瘤30例疗效观察[J].中国民族民间医药,2013,22(5):134.
[37] Douros J,曹玉泉.美国抗癌研究所对美登木素的研究[J].国外药学(植物药分册),1981(5): 9 - 14.

云南萝芙木

云南萝芙木为夹竹桃科萝芙木属植物云南萝芙木(*Rauvolfia yunnanensis* Tsiang)的根。别名三叉叶、麻桑端(傣语)、羊屎果。

云南萝芙木为常绿灌木。除花冠筒内面被长柔毛外,其余皆无毛;茎麦秆色或灰白色,被稀疏的皮孔;节间长 1～5 cm。叶膜质,椭圆形或披针状椭圆形,先端长渐尖,基部楔形,长 6～20 cm,宽 1.5～9 cm;中脉在叶面微凹,在叶背凸起,侧脉两面明显,12～17 对,不伸至叶缘;叶柄长约 1 cm。聚伞花序,花稠密多达 150 朵;总花梗 4～9 条,从上部小枝的腋间生出,长 2～7 cm;花萼钟状,裂片 5 枚;花冠白色,花冠筒长约 12.5 mm,中央膨大,内面密被长柔毛,裂片广卵形,长宽约相等;雄蕊着生于花冠筒膨大处,花药背部着生;花盘环状,高达子房的一半;子房由 2 个离生心皮所组成,花柱圆筒状,柱头棒状,基部具一环状薄膜。核果红色,扁平,椭圆形,长约 1 cm,直径 5 mm。花期 3～12 月,果期 5 月至翌年春季[1](图 4)。

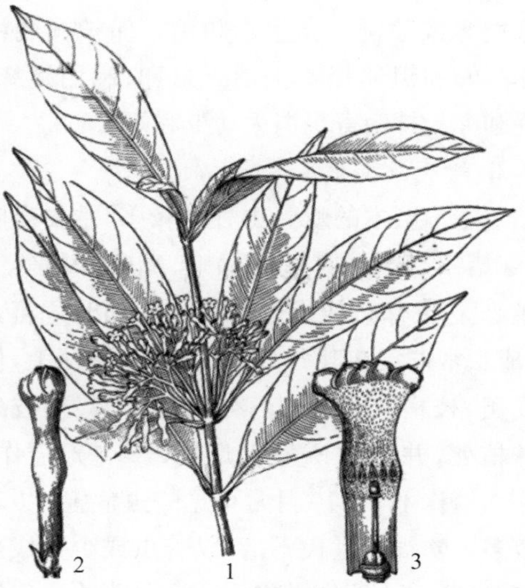

图 4　云南萝芙木

(引自《中国植物志》)

1. 花枝,2. 花蕾,3. 花冠展开,示雄蕊着生

分布于云南、贵州和广西等地。生于海拔 900～1 300 m 山地灌木丛中或山地密林荫处及溪旁湿润肥沃地方。

一、生药鉴别

(一) 性状鉴别

根呈圆柱形,略弯曲,长 15～50 cm,粗 0.7～2 cm,少分枝。表面灰黄、灰棕或灰褐色,多数根的外皮较松软,常成裂片状,剥落后露出黄色皮部或黄色木质部。质坚硬,折断面平坦。气微,味极苦。

(二) 显微鉴别

1. 根横切面

皮层和韧皮部有分泌细胞和草酸钙方晶。

木射线宽 1～3 列细胞，射线细胞大，近形成层处细胞呈扁长方形，切向 36～90 μm。薄壁细胞中方晶和淀粉粒单粒或 3～4 粒组成复粒。

2. 粉末特征

木栓细胞多角形或类长方形。淀粉粒单粒，类圆形、长卵形或卵圆形，直径 5～12.5 μm，脐点“人”字形、“十”字形或“一”字形。草酸钙方晶直径 2.75～12.5 μm。导管为网纹及具缘纹孔导管，直径 15～25 μm。

（三）理化鉴别

取本品粉末 1 g，加 10 ml 混合溶剂（乙醚-氯仿-95%乙醇 6∶16∶5）及 1 ml 水，振摇后室温浸泡过夜，过滤后浓缩至干，再加 0.5 ml 氯仿，吸取 0.1～0.2 ml，点在径向纤维素板上。纤维素粉加水（1∶3）湿法制板，待水分蒸干后，在 105 ℃干燥 0.5 h。点样前先将板放在 15%甲酰胺丙酮溶液中浸泡过，待丙酮挥干后，点样。展开剂为石油醚（沸点 90～120 ℃）-四氯化碳-甲酰胺（12∶8∶0.5），振荡静置分层后，分去甲酰胺，上层液加 0.5 ml 无水乙醇，摇匀。层析槽内放一个盛有浓氨水的小烧杯。展距 18.5 cm。置 365 nm 紫外光灯下观察，可见与对照品利血平相对应的亮黄绿色带[3,4]。

二、栽培

（一）产地环境

云南萝芙木适合生长在年平均温度 20 ℃以上、年降雨量 1 200 mm 以上的地区。年最低平均温度不低于 7 ℃。对土壤要求不严，除过酸或过碱的土壤外，都能种植。

（二）生产管理

1. 选地、整地

选择土层深厚疏松缓坡，翻土 30 cm，除去杂质后平畦，畦宽 1.5 m。株行距 30 cm×30 cm 开穴，穴施厩肥等作底肥。

2. 播种

采摘 10 月份饱满紫黑色种子，经自然发酵数天后，于播种前用 6%硫酸浸泡 4 min，再以清水除酸，加入温水浸种 20 h，然后用层积法催芽。日恒温为 15～20 ℃，15～19 天发芽，应立即播种。早春在畦上按 1.5～2 cm 开 0.5～1 cm 分深的播种沟，把种子均匀播于沟里，覆土盖草和浇水，8～11 天幼苗即出土。揭去盖草，1 个月后入肥，每半月 1 次，浓度逐渐增加。

3. 定植

苗高 21～25 cm 时，选阴天雨天定植[8]。

（三）病虫害及防治

1. 天牛类虫害

天牛类是云南萝芙木的主要害虫之一。一年发生一代，以老熟幼虫在枝干上蛀道中越冬，每年 3～10 月为幼虫危害期。防治方法：①人工方法加强抚育管理，及时清理危害枝干，进行树干涂白，人工捕捉成虫。②药物防治。对蛀入主干的幼虫，用浸有 80%敌敌畏乳油 20～40 倍液的棉球堵塞蛀入孔；成虫羽化期，用绿色威雷 200～400 倍液或 2.5%氰菊酯乳油 500～1 000 倍液喷雾或喷洒。③生物防治。保护和利用天敌赤眼蜂和黑卵蜂寄生消灭虫卵；利用姬蜂、寄生蝇和苏云杆菌寄生消灭幼虫和蛹。

2. 蚧壳虫类虫害

危害萝芙木的蚧壳虫种类较多，主要有吹绵蚧、红蜡蚧、桔粉蚧、龟形绵蚧、咖啡绿蚧等。多数植株上会有 2 种或多种蚧壳虫同时危害。若虫、成虫常群集在叶背、嫩枝、花序、果柄上，使叶色发黄、枝梢枯萎，引起落叶、落果，甚至枝条或全株枯死，并严重诱发煤烟病，影响光合作用。萝芙木植株上 3～10 月常可见蚧虫危害，以 5～9 月较多。吹绵蚧世代不清，以若虫或少数成虫和卵越冬，3～4 月开始发生，5～6 月为第一代卵和若虫盛期，8～9 月中可见第二代卵和若虫盛期。若虫一般在叶背或叶片主脉附近，后迁移至叶片、树枝和树干上。红蜡蚧一年发生一代，以受精雌虫越冬，5月下旬至6月中旬为越冬雌虫产卵盛期，若虫变成虫约70天，9月上旬雌成虫成熟交尾后开始越冬。桔粉蚧每年发生3～4代，以雌成虫在树杈、树洞或树皮缝隙越冬，雌成虫产卵时逐渐从腹部分泌出白色卵囊产卵，产卵期6～14天，30天左右若虫可变为成虫。龟形绵蚧每年发生一代，成虫群集在叶背或枝条越冬，4月底至5月上旬越冬成虫开始产卵，5月底6月初孵化成若虫。防治方法：①农业和人工防治结合修剪，在蚧壳虫卵孵化之前剪除虫枝，集中烧毁；少量蚧壳虫可人工刷除；剪除过密的衰弱枝和干枯枝，使树冠通风透光；加强种植园肥水管理，促使抽发新梢，更新树冠，恢复树势等。②药剂防治在若虫孵化盛期，每隔10～15天喷2～3次有机油乳剂100～200倍液、柴油乳剂100～150倍液、40%杀扑磷800～1 000倍液或洗衣粉100～150倍液、溴氢菊酯、吡虫啉1 000～15 000倍液等。

3. 猝倒病

苗圃内幼苗和新种植苗木易发生。防治方法：①加强管理在播种前进行种子和土壤消毒，控制病源。②药物防治可喷施0.5%等量式波尔多液或多菌灵等广谱杀菌剂防治。

4. 炭疽病

叶病斑潮湿时呈朱红色黏性小点，干燥时呈灰白色。果实病斑呈暗色油渍状。严重时引起落叶落花落果。防治方法：①加强林地抚育管理，做好冬季清园，改善林分的通透性。②在发病初期用70%代森锰锌可湿性粉剂600倍液、50%多菌灵可湿性粉剂800倍液、80%炭疽福美600～800倍液喷施，间隔7～14天，共喷2～3次。

5. 叶斑病

常见发生，初期病斑呈褐色，周围有黄晕，扩展后中央呈褐色，外围赤褐色，病斑破裂穿孔。防治方法：加强抚育管理，及时摘除病叶；用1∶1∶100波尔多液或65%代森锌800倍液喷雾，每隔半个月喷1次[9]。

（四）草害防治

1. 紫茎泽兰

新造林地和未郁闭林常发生，造成萝芙木生长缓慢，黄化、枯萎和死亡。防治方法：①加强林地抚育管理，及时铲除紫茎泽兰。②药物防治可使用40%草甘膦等除草剂喷施防治。

2. 薇甘菊

多年生草质藤本植物，原产于中美洲，是危害性最严重的外来入侵物种之一。20世纪80年代初传入德宏州。以种子或茎节生根繁殖，繁殖、传播、扩散及排异能力极强，覆盖和缠绕作物绞杀或重压致死，或因缺少阳光、养分、水分而枯死。防治方法：①加强检疫，严把检疫关，防止薇甘菊人为传播扩散。②物理防治。对少量或零星发生，可用人工防除，割除植株，耕翻晒根，拾尽根茬焚烧。③化学防治。每亩使用48%莠去津可湿性粉剂800～1 000倍液，兑水30 000 ml，使用75%草甘膦铵盐可溶性粒剂1 000倍液或者用20%百草枯水剂1 000倍液，喷雾防治。

（五）组织培养

由于过度采挖，云南萝芙木资源出现了严重紧缺的局面。龙绛雪等[2]研究发现云南萝芙木主要通过种子与扦插繁殖种苗，但萝芙木种子采收困难，发芽率低，扦插生根困难，因此采用组培快繁是解决萝芙木种源不足的有效途径[5,6]。

选取云南萝芙木的茎尖1～2轮嫩叶作为外植体，将消好毒的叶片接种在含不同质量浓度的生长素及生长素与细胞分裂素组合的MS培养基上，25天后统计不同激素处理对愈伤组织诱导的影响，挑选性状良好的愈伤组织进行继代增殖培养，并将其置于含6-BA（1.0～3.0 mg/L）+NAA（0.05～0.20 mg/L）组合的MS培养基上，暗培养2周后转为自然光培养，6周后将带芽点的愈伤组织切成小块，接种到含较高质量浓度6-BA的新鲜培养基中进行继代培养。20天后切下增殖产生的 3～4 cm 高的试管苗，接种在配有不同质量浓度 NAA、IBA 的 1/2MS 生根培养基中，培养 4 周。接下来进行练苗移栽，练苗时间为 5～7 天，先将生根苗转移至室外，松开封口膜（不要揭掉），自然光照 2～3 天后可完全揭去封口膜。练苗完成后移出生根苗，洗去培养基，栽入准备好栽培基质的营养钵中，栽培基质为珍珠岩、河沙及泥炭土的混合物（1∶1∶1），初次浇透水，第 1 周注意湿度保持在 85％左右。20 天后统计成活率及生长情况[2]。

（六）扦插繁殖试验

选取二年生的云南萝芙木的根、茎、枝为插条，插床基质为细河沙，扦插前 3 天用 0.03％高锰酸钾及多菌灵溶液消毒。插条长 15～20 cm，下切口为单削斜面，插入深度为插条的 1/3，插后浇透水，用遮阳网遮荫，光照为自然光的 50％，通过喷水控制插床湿度为基质饱和含水量的 50％～60％。

插条 238 枝，成活 147 株，成活率 62％，扦插 48 天左右开始萌发根，至 80～90 天萌发成活确定。试验说明云南萝芙木扦插能生根成活，且生根成或所需的时间较短。此外，有研究表明，云南萝芙木不同部位扦插材料均能成活；插条长度 15～20 cm 为佳。扦插时间以春、秋季为好；用根材料扦插的无主根生长，经济价值低（因萝芙木主要利用价值在发达的主根），不宜用作扦插繁殖材料[7]。

三、化学成分

邓明等[10]研究发现，云南萝芙木中含有利血平（reserpine）、育亨宾（yohimbine）、阿吗碱（ajmalicine）、利血胺、坎尼生等多种吲哚生物碱。此外，经过对云南萝芙木根的乙醇提取物进行酸碱处理，再进一步分离，得到 35 个吲哚生物碱，其中有育亨宾碱（yohimbine）类生物碱，柯楠因碱（corynantheine）类生物碱，沃洛亭碱（sarpagine）类生物碱，阿古米碱（akuammiline）类生物碱，阿马林（ajmaline）类生物碱，蛇根碱（ajmalicine）类生物碱以及其他单吲哚类生物碱。具体为：10-methoxy-16-de（methoxycarbonyl）pagicerine（1）、（5*β*）-17-*O*-deacetyl-5，11-dimethoxyakuammiline（2）、（16*S*，19*E*）-*N*^{1}-（hydroxymethyl）isositsirikine（3）、serpentinicacid（4）、5*β*，16-dihydroxy-17-demethoxyreserpin（5）、柯楠因（6）、*β*-育亨宾（7）、育亨宾（8）、17-epi-alloyohimbine（9）、*α*-育亨宾（10）、pseudoyohimbine（11）、alloyohimbine（12）、3-epi-yohimbine（13）、pseudo-yohimbine（14）、伪利血平（pseudoreserpine）（15）、利血平（reserpine）（16）、16*R*-*E*-isositsirikine（17）、16*S*-*E*-isositsirikine（18）[11]、16*R*-*E*-sitsirkine（19）[12]、16*S*-*E*-sitsirikine（20）、18，19-dihydro-16*S*-*E*-sitsirikine（21）、geissoschizol（22）、Ajmalicine（23）、3-iso-19-epiajmalicine（24）、tetrahydroalstonine（25）、ajimalicinine（26）、17-epi-ajimalicinine（27）、异山德维辛碱（isosandwichine）（28）、萝芙木碱（29）、山德维辛碱（sandwichine）（30）[13]、10-hydroxy-16-epi-affinine（31）[14]、lochnerine（32）、sarpagine（33）[15]、harman（34）、venoterpine（35）。结构如下。

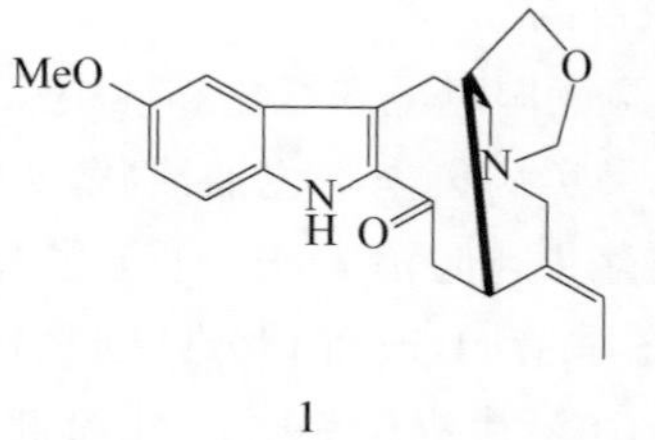

1

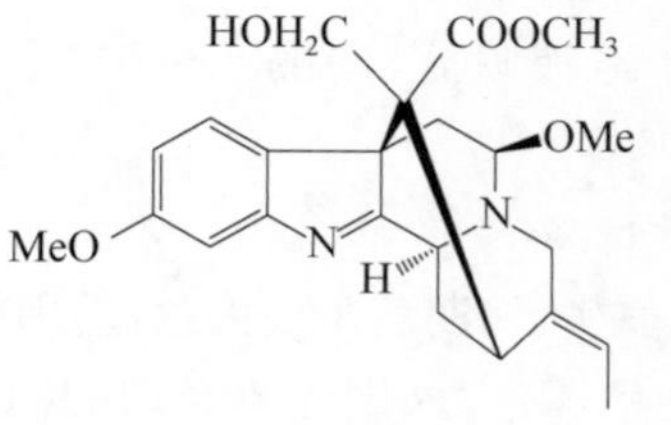

2

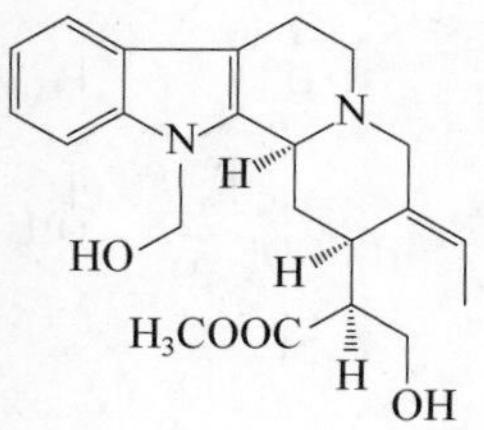

3

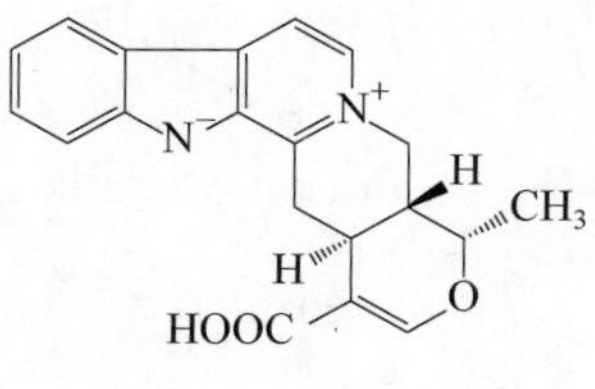

4

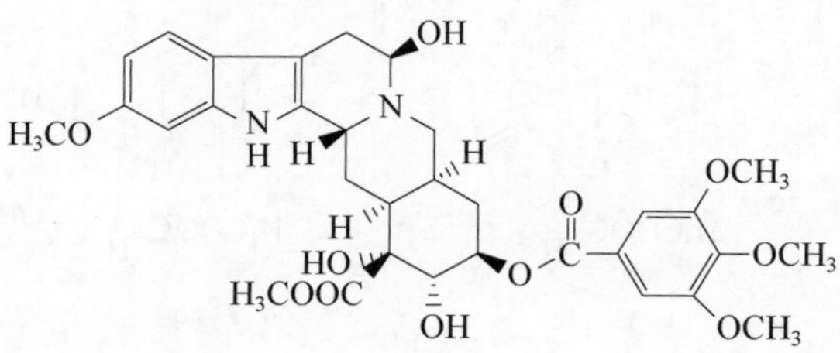

5

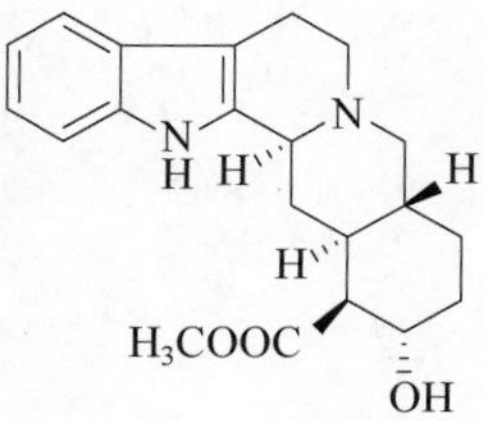

6

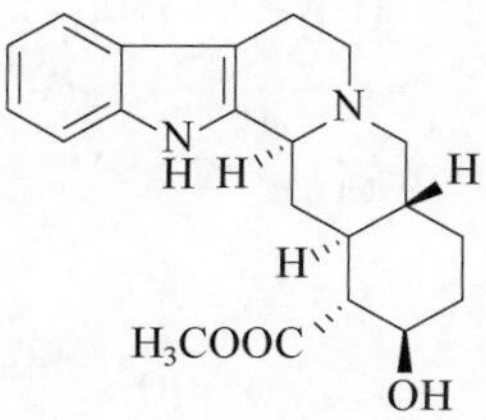

7

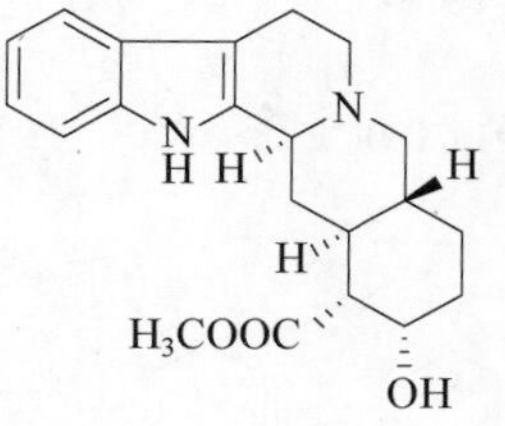

8

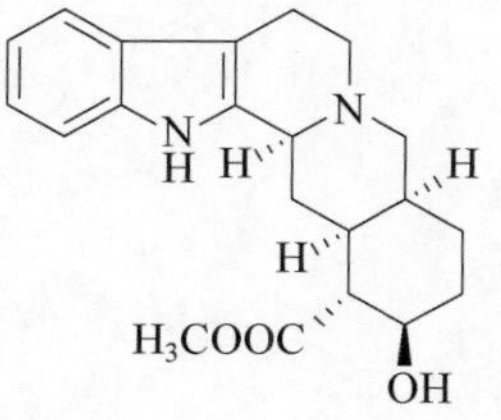

9

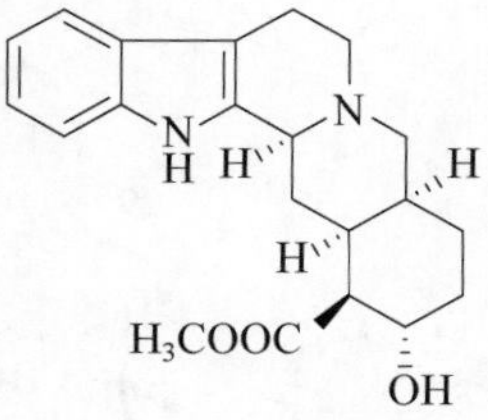

10

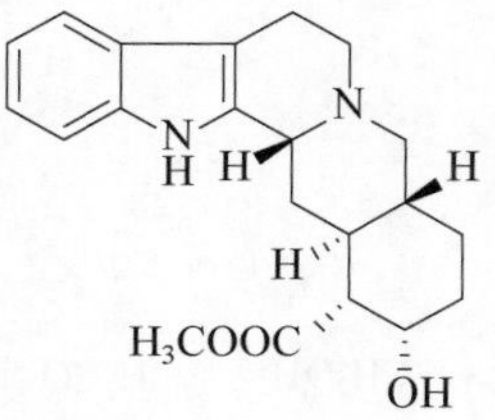

11

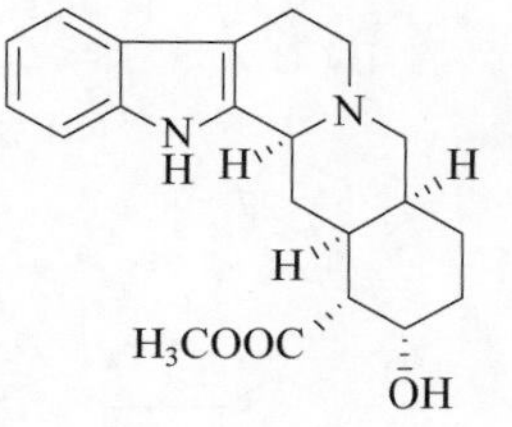

12

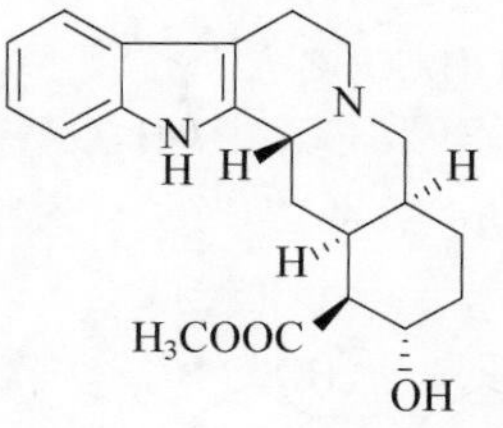

13

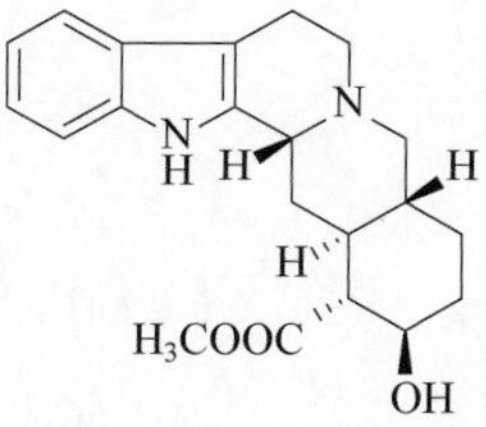

14

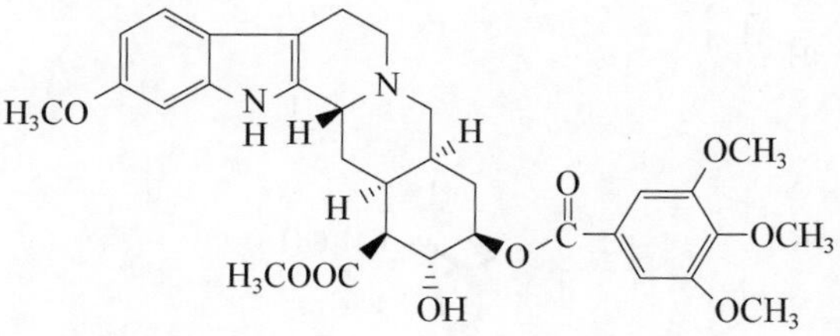

15

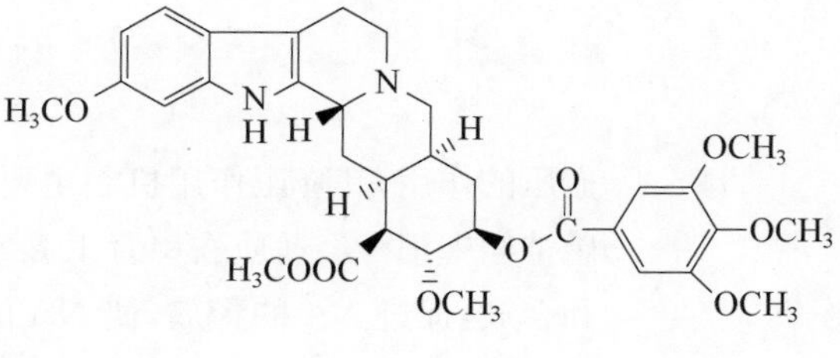

16

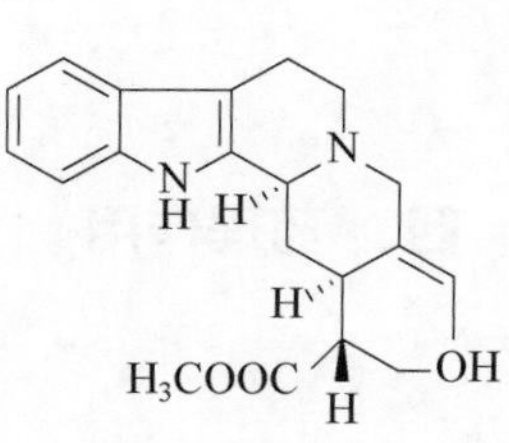

17

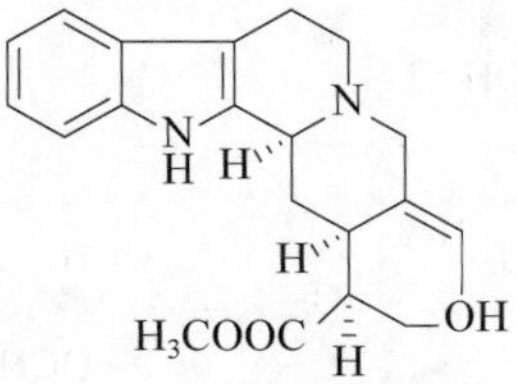
18

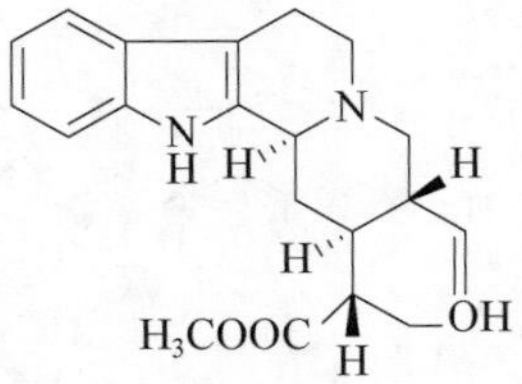
19

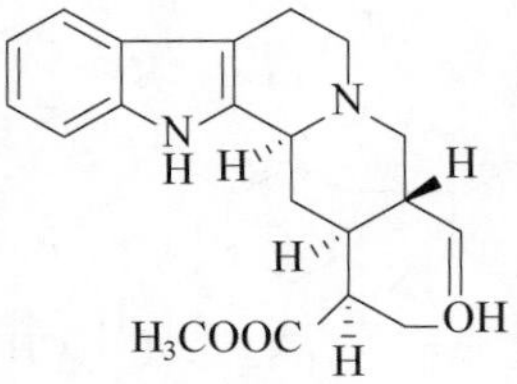
20

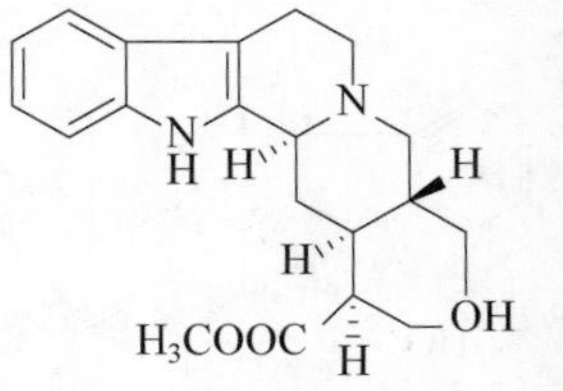
21

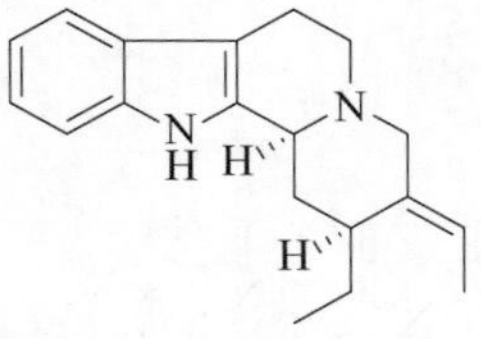
22

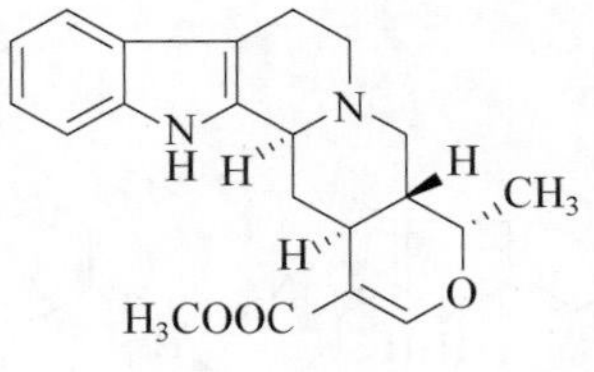
23

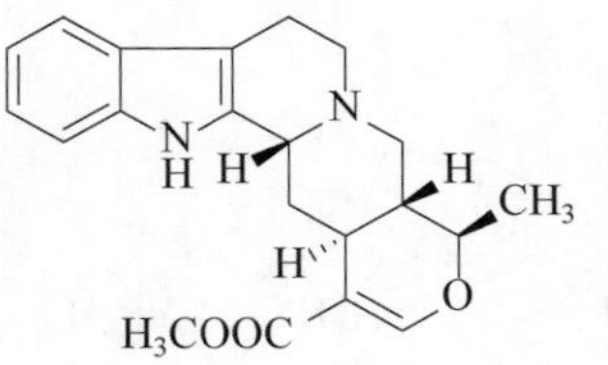
24

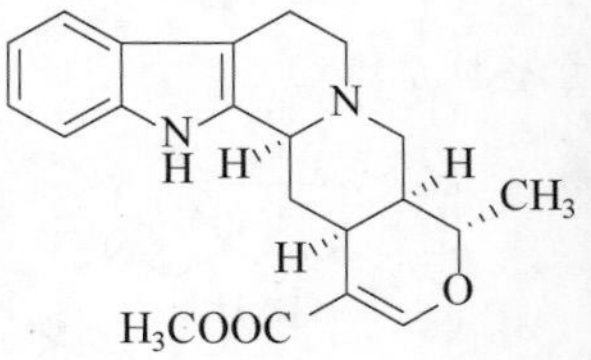
25

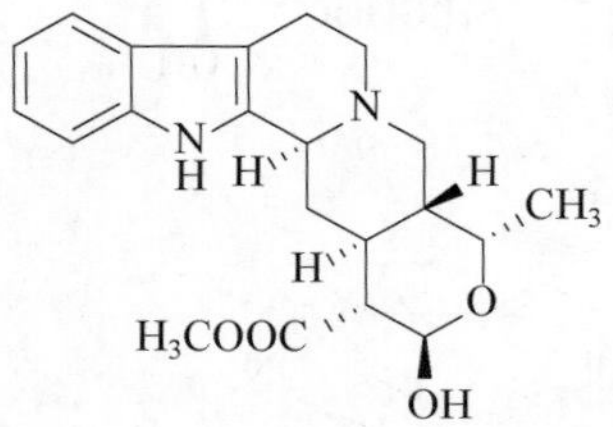
26

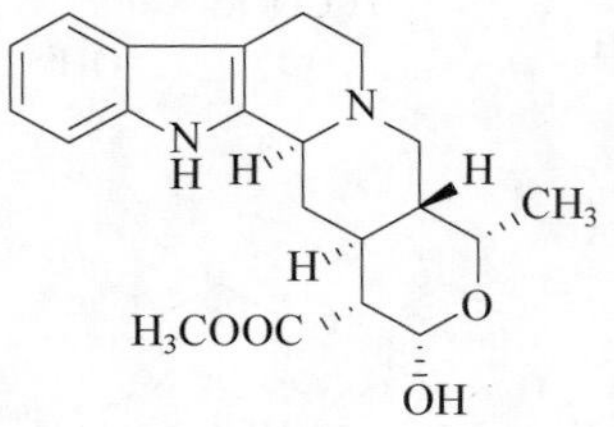
27

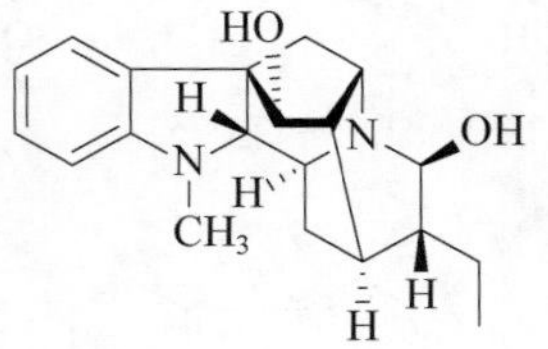
28

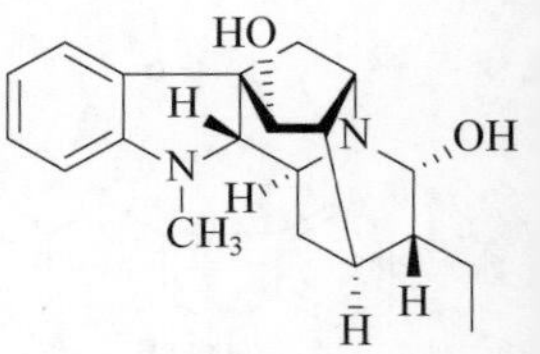
29

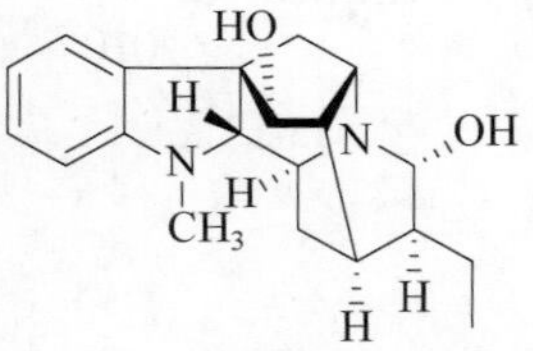
30

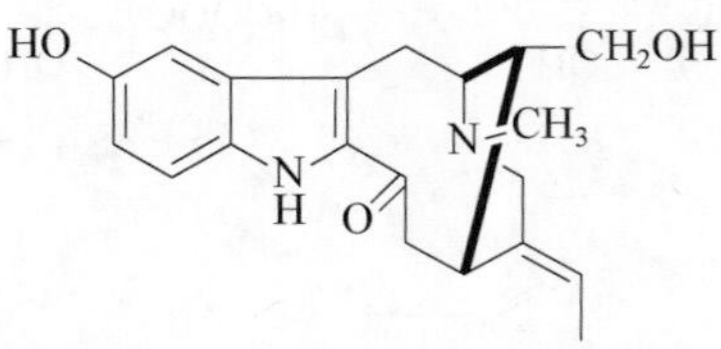
31

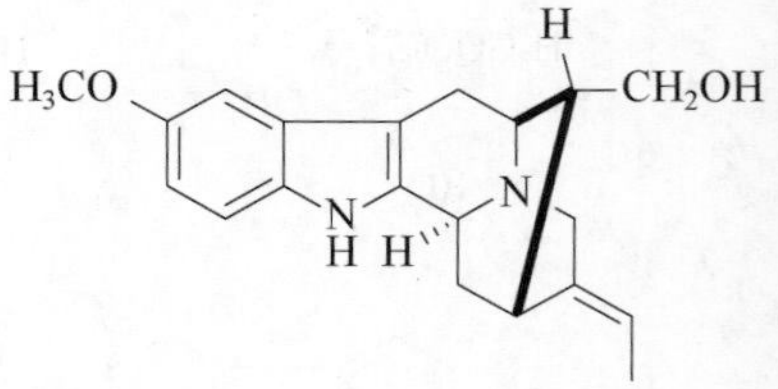
32

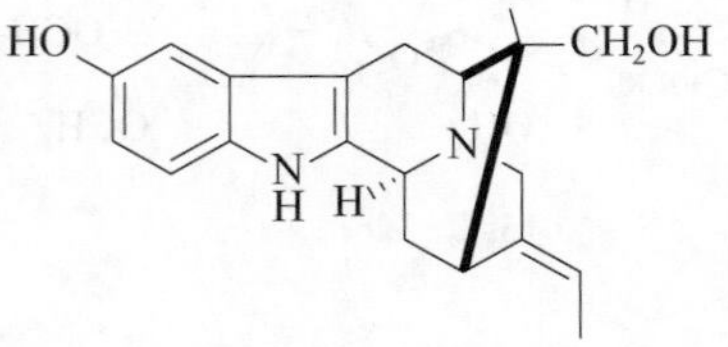
33

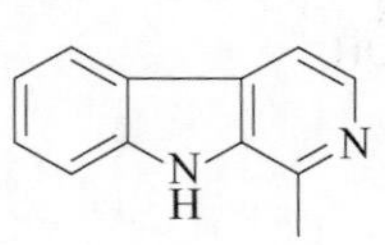
34

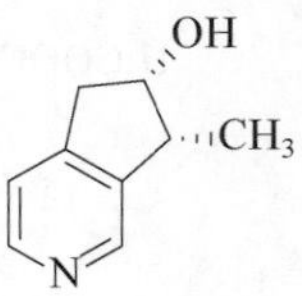
35

四、药理作用

（一）降血压

云南萝芙木中的利血平及其类似物具有降血压的作用，其降压作用机制主要是通过抑制交感神经末梢神经递质去甲肾上腺素（NA）的摄取和合成，促进 NA 的释放，使 NA 的存储减少，逐渐耗竭，从而导致交感功能降低，血压下降，心率减慢[16]。育亨宾也具有降血压作用。

（二）增强性欲

育亨宾能扩张外周血管，使生殖器血管充血并使脊髓性反射作用增强，起到增强性欲的效果。Kalra 等[17]发现糖尿病患者服用育亨宾后性功能出现亢奋。此外，育亨宾还能抑制胆碱酶的活性，提高勃起中枢及外周副交感神经的兴奋性，使进入阴茎的血流量增加，排出量减少，从而增加阴茎勃起频率和勃起时间。有研究报道，谷胱甘肽及其衍生物可以与育亨宾药物发生协同效应用于治疗阳痿。

（三）抑制中枢神经系统

小鼠、豚鼠、兔、猫、狗经口灌服或静脉注射利血平后出现安静、嗜睡、眼睑下垂和瞳孔缩小。小剂量则出现颤抖、咬人等神经症状，但不会引起麻醉，对脑电图也无明显影响[18]。利血平对中枢神经系统的作用与剂量有明显关系。小剂量改善高血压患者条件反射，减轻高血压患者的自觉症状。大剂量则破坏条件反射，高血压患者可出现抑郁和幻觉等神经症状[19]。此外，王永丰等[20]观察了云南萝芙木全根碱剂的临床镇静止痒作用，其有效率为 89%，副作用轻微。

（四）抗心律失常

云南萝芙木成分阿马灵（ajmaline）有强效的抗心律失常作用，除对房性和室性心律失常有治疗作用外，对治疗预激综合征也有很好的疗效[16]。

（五）抗炎

Popov 等[21]用 0.7%的草酸铵水溶液从萝芙木的愈伤组织中获得果胶多糖（rauvolfian RS），粗提物经超滤纯化并掺入葡萄糖得到 rauvolfian（RSP）。结肠炎小鼠灌服该粗提物 RS 或 RSP 后，结肠溃疡面积和直肠髓过氧化物酶含量都有所降低。这表明，萝芙木植物中的糖类物质具有抗炎活性。

（六）抗菌、抗病毒

育亨宾所有的同分异构体形式，尤其是 α-育亨宾具有有效的抗病毒性能。育亨宾在治疗疱疹病毒 1、疱疹病毒 2、眼角结膜炎疱疹病毒、流感病毒、生殖器疱疹病毒等引起的疾病，能够有效缩短治疗时间，而且复发率明显较少。

（七）抗肿瘤

云南萝芙木生物碱能够对肿瘤细胞内 DNA 双螺旋结构中的氢键进行破坏，从而抑制肿瘤细胞增殖[22]，如鸡骨常山碱具有抑制前列腺癌的作用，其作用机制主要是因为鸡骨常山碱（alstonine）在肿瘤细胞增殖周期产生的差动效应，在癌症细胞 DNA 的两个相邻核苷酸之间嵌插结合，扰乱 DNA 的代谢，从而导致癌症细胞的死亡[23]。

利血平能够与其他抗肿瘤药协同治疗白血病。Miysmoto 等[24]研究利血平与 10 种抗肿瘤药物对小鼠白血病（L_{1210}）的联合治疗白血病实验中，小鼠腹腔接种 1×10^5 L_{1210} 细胞，接种 24 h 后腹腔注射抗肿瘤药，连续给药 7 天，发现利血平与 CAP-2 协同作用疗效最好。最佳方案为：利血平 25 mg/kg，于第 1 天一次腹腔注射，其生存期能够延长 78%，同时利血平还能明显降低 CAP-2 的毒性。

云南萝芙木成分对小鼠乳房癌细胞的生长具有抑制作用[25,26]。萝芙木中蛇根碱是典型的 DNA 嵌插剂，能够稳定拓扑异构酶Ⅱ-DNA 共价复合物，激活拓扑异构酶Ⅱ断裂 DNA，但不影响正常的特异碱基，对黑色素瘤 B16 和白血病 HL-60 细胞的生长有较强的抑制作用，DNA 拓扑异构酶Ⅱ是其作用的最初靶点。

（八）降血糖、降血脂

Campbell 等[27]和 Roediger 等[28]发现云南萝芙木水煎液能够降低体内血糖、血脂含量。在 Campbell 等的研究中，糖尿病 C57BL/KSBCM-db 小鼠经口灌服云南萝芙木水煎剂 6 周后，小鼠体重比对照组小，体内血糖和血脂含量相比对照组减少。因此，服用该煎剂可以缓解糖尿病症状。

五、临床应用

云南萝芙木药材是20世纪50年代末开发以提制“降压灵”和“利血平”治疗高血压的原料药[3]。民间用其根治感冒高热、失眠眩晕等病；用其鲜叶治跌打扭伤、毒蛇咬伤，具有清风热、降肝火、消肿解毒的作用，是我国重要的南药。

（一）皮肤病

采用云南萝芙木301碱治疗瘙痒性皮肤病患者，通过口服的方式进行治疗，止痒有效[20]。

（二）高血压

Ⅰ～Ⅱ级原发性高血压病患者，口服降压灵，降压效果、症状改善情况明显，且用药安全[29]。

（三）手足口病并发神经源性肺水肿

患者在血压增高时给予利血平注射液肌注，手足口病并发神经源性肺水肿早期血压增高时予抑制儿茶酚胺治疗，效果较好[30]。

六、毒理研究

将云南萝芙木的生物碱溶于稀磷酸溶液内，给17～22 g的小白鼠一次口服。对不同剂量致死的百分率用Miller与Tainter法求出LD_{50}，结果LD_{50}为1.15±0.033 g/kg。给药后动物呈现安静及闭眼，但当给声音刺激时，很易惊醒。动物一般在给药后数小时内死亡，死亡前有阵发性抽搐和呼吸困难，呼吸停止后，心跳仍存[31]。

参考文献

[1] 中国科学院《中国植物志》编辑委员会. 中国植物志[M]. 北京：科学出版社，1977.
[2] 龙绛雪，曹福祥，曹基武，等. 云南萝芙木叶愈伤组织诱导与植株再生[J]. 中南林业科技大学学报，2008(3)：49-54.
[3] 中国医学科学院药物研究所. 中药现代研究[M]. 北京：科学出版社，1995.
[4] 中国科学院植物研究所. 中国高等植物图鉴[M]. 北京：科学出版社，1995.
[5] Ahmad S, M Amin, M Azad, et al. Micropropagation and plant regeneration of Rauvolfia serpentina by tissue culture technique [J]. Pakistan J. Biol. Sci, 2002,5(1): 75-79.
[6] Baksha R, M A A Jahan, R Khatun, et al. In vitro rapid clonal propagation of Rauvolfia serpentina (Linn.) Benth [J]. Bangladesh Journal of Scientific and Industrial Research, 2007,42(1): 37-44.
[7] 许勇，王正良. 云南萝芙木的扦插繁殖试验[J]. 热带农业科技，2004,27(4)：45-46.
[8] 蒲崇德，李开云. 云南萝芙木的栽培[J]. 中国野生植物，1991(4)：49-50.
[9] 施洪. 云南萝芙木主要病虫草害及其防治[J]. 德宏师范高等专科学校学报，2015(1)：107-110.
[10] 邓明，曹福祥，龙绛雪，等. 云南萝芙木中三种生物碱含量的HPLC法测定[J]. 湖北农业科学，2011,50(11)：2331-2333.
[11] Lousnasmaa M, R Jokela, P Hanhinen, et al. Preparation and conformational study of Z-and E-isositsirikine epimers and model compounds [J]. Determination of their C-16 configurations. Tetrahedron, 1994,50(30): 9207-9222.
[12] Madinaveitia A, M Reina, G de la Fuente, et al. Obovamine, a new indole alkaloid from Stemmadenia obovata [J]. Journal of natural products, 1996,59(2): 185-189.
[13] Jokela R, M Lounasmaa. A 1H-and 13C-NMR study of seven ajmaline-type alkaloids [J]. Planta medica, 1996,62(6): 577-579.
[14] Lavaud C, G Massiot, J Vercauteren, et al. Alkaloids of Hunteria zeylanica [J]. Phytochemistry, 1982,21(2): 445-447.
[15] Abaul J, E Philogène, P Bourgeois, et al. Alcaloïdes indoliques de Rauvolfia biauriculata [J]. Journal of natural products, 1986,49(5): 829-832.
[16] 刘洋洋，许琼情，汪春牛，等. 南药萝芙木药理活性研究现状[J]. 中国药学杂志，2010(20)：1521-1523.
[17] Kalra B, S Kalra. Effect of Yohimbine on Sexual Disorders in Women with Diabetes [J]. Diabetes, 2007(56): 35-39.
[18] Lopez-Munoz F, V Bhatara, C Alamo, et al. Historical approach to reserpine discovery and its introduction in psychiatry [J]. Actas espanolas de psiquiatria, 2003,32(6): 387-395.
[19] Kwei-Yun T, C Yin-Ch'Ang. Central Action of Hypotensive Drugs Ⅱ. Effects of Rauwolfia Alkaloids and Reserpine on Conditioned Reflexes and Blood Pressure in Normotensive and Hypertensive Dogs [J]. Acta Physiologica Sinica, 1964(1):

11.
[20] 王永丰,燕龙骧,梅国栋.云南萝芙木301碱对瘙痒性皮肤病52例临床疗效观察[J].云南医学杂志,1962(2): 43-44.
[21] Popov S, V Vinter, O Patova, et al. Chemical characterization and anti-inflammatory effect of rauvolfian, a pectic polysaccharide of Rauvolfia callus [J]. Biochemistry(Moscow), 2007,72(7): 778-784.
[22] Bemis D, J Capodice, P Gorroochurn, et al. Anti-prostate cancer activity of a β-carboline alkaloid enriched extract from Rauwolfia vomitoria [J]. International journal of oncology, 2006,29(5): 1065-1073.
[23] Hall J L, S Beljanski. Flavopereirine and alstonine combinations in the treatment and prevention of prostate cancer [P]. 2005.
[24] Miyamoto K, S Wakusawa, R Koshura. Comination effect of reserpine with antitumor agents in L1210[J]. Gan, 1980,71(3): 408-414.
[25] Bruzzone A, C P Pinero, L Castillo, et al. α2-Adrenoceptor action on cell proliferation and mammary tumour growth in mice [J]. British journal of pharmacology, 2008,155(4): 494-504.
[26] Yildiz O, H B Ulusoy, M Seyrek, et al. Dexmedetomidine produces dual α2-adrenergic agonist and α1-adrenergic antagonist actions on human isolated internal mammary artery [J]. Journal of cardiothoracic and vascular anesthesia, 2007,21(5): 696-700.
[27] Campbell J I, A Mortensen, P Mølgaard. Tissue lipid lowering-effect of a traditional Nigerian anti-diabetic infusion of Rauwolfia vomitoria foilage and Citrus aurantium fruit [J]. Journal of ethnopharmacology, 2006,104(3): 379-386.
[28] Roediger P, J Hutchison. The influence of Rauwolfia serpentina crude root on the fasting blood sugar [J]. Pennsylvania medicine, 1969,72(4): 57-61.
[29] 肖玉帛.降压灵治疗Ⅰ～Ⅱ级原发性高血压病50例[J].中西医结合心血管病电子杂志,2014(15): 193-194.
[30] 曹莉,韦妍飞,刘燕.利血平治疗手足口病并发神经源性肺水肿23例的疗效观察[J].广西医学,2013(6): 764-765.
[31] 曾贵云,徐丽娜,于澍仁,等.中国萝芙木的药理研究Ⅲ:广东、广西和云南所产萝芙木根生物碱的降压作用和毒性的比较[J].药学学报,1959(9): 370-376.

毛诃子

毛诃子为使君子科植物毗黎勒[*Teminalia billerica*(Gaertn.) Roxb.]的干燥成熟果实[1]。毛诃子是藏药中使用频率最高的一味药之一，始载于《新修本草》，称毗梨勒。毛诃子为少用中药，但在藏、蒙等民族药中却是常用药，毛诃子和诃子、余甘子，藏人谓之“三果”。毛诃子味苦、涩，性平，功效清热解毒、收敛养血、调和诸药。

毗黎勒为落叶乔木，高 18～35 m，胸径可达 1 m；枝灰色，具纵纹及明显的螺旋状上升的叶痕，小枝、幼叶及叶柄基部常具锈色绒毛。叶螺旋状聚生枝顶，叶片阔卵形或倒卵形，纸质，长 18～26 cm，宽 6～12 cm，全缘，边缘微波状，先端钝或短尖，基部渐狭或钝圆，两面无毛，较疏生白色细瘤点，具光泽，侧脉 5～8 对，背面网脉细密，瘤点较少；叶柄长 3～9 cm，无毛，常于中上部有 2 腺体。穗状花序腋生，在茎上部常聚成伞房状，长 5～12 cm，密被红褐色的丝状毛，上部为雄花，基部为两性花；花 5 数，淡黄色，不连雄蕊的突出部分长 4.5 mm，无柄；萼管杯状，长 3.5 mm，5 裂，裂片三角形，长约 3 mm，被绒毛；花瓣缺；雄蕊 10，生着被毛的花盘外；花盘仅出现在两性花上，10 裂，被红褐色髯毛；子房上位，1 室，花柱棒状，长 5 mm，下部粗壮，被疏生的长绒毛，上部纤细，微弯。假核果卵形，密被锈色绒毛，长 2～3 cm，径 1.8～2.5 cm，具明显的 5 棱，种子 1 粒。花期 3～4 月，果期 5～7 月[2](图 5)。

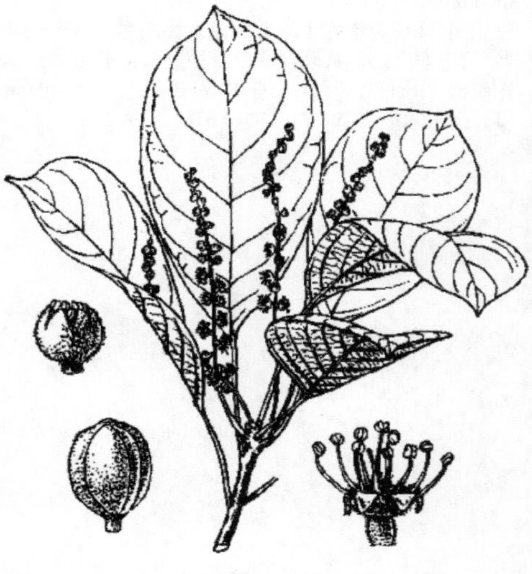

图 5　毗黎勒
(引自《中华本草》)

我国云南有少量分布及出产。生于海拔 540～1 350 m 的山坡阳处及疏林中，为沟谷及低丘季节性雨林的上层树种之一。其药材果实在国外如印度、缅甸、斯里兰卡、马来西亚等国有大量出产。

一、生药鉴别

(一) 性状鉴别

果实呈卵形或椭圆形，长 2～3.8 cm，直径

1.5～3 cm。表面棕褐色，被细密茸毛，具5棱脊，棱脊间平滑或有不规则皱纹。质坚硬。果肉厚2～5 mm，暗棕色或浅绿黄色，果核淡棕黄色。种子单个，种皮棕黄色，种仁黄白色，有油性。气微，味涩、苦。

（二）显微鉴别

本品粉末黄褐色。非腺毛易见，为2个细胞，内含棕黄色物。草酸钙簇晶众多，直径13～65 μm。石细胞类圆形、卵圆形或长方形，孔沟明显，具层纹。内果皮纤维壁厚，木化，孔沟明显。外皮细胞具网纹，可见油滴和螺纹导管[1]。

（三）红外指纹图谱鉴别

都格尔等[2]采用傅里叶变换红外光谱法(FTIR)并结合二阶导数谱技术，对诃子、西青果、毛诃子原药材进行鉴定研究。通过找出3味药主成分(鞣质)间谱图的变化规律，指出不同药物的相关性和差异性，结果显示红外指纹图谱具有良好的重现性，进而可以快速准确鉴别诃子、西青果、毛诃子。

二、化学成分

毛诃子主要含有三萜皂苷、强心苷、木脂素、鞣质类、脂肪酸、维生素等化学成分[3]。

（一）三萜皂苷类

研究者对毛诃子化学成分进行了研究，从中分得1个新的三萜类化合物，并对进行结构鉴定，经光谱分析和化学方法确定了它们的结构为2α，3β，23，24-tetrahydroxyolean-12-en-28-oic acid和它的*β*-d-glucopyranosyl酯[4]。

（二）鞣质类

毛诃子富含鞣质，其中没食子酸有抗氧化及抗肿瘤、抗菌、抗病毒活性，为其有效成分之一，研究人员采用葡聚糖凝胶柱层析研究三果汤(诃子、毛诃子、余甘子)的化学成分，得到34个化合物，其中的21个鞣质化合物经高效液相色谱法检测为毛诃子中所含有，分别为没食子酸及其衍生物、诃子酸单宁类、非诃子鞣花酸单宁类、鞣花酸糖苷。

（三）强心苷类

从毛诃子中分离得到一种新的强心苷类化合物，并对其进行结构鉴为3-*O*-*β*-*D*-半乳糖-(1-4)-*O*-*α*-*L*-吡喃鼠李糖苷[3-*O*-*β*-*D*-galactopyranosyl-(1-4)-*O*-*α*-*L*-rhamnopyranoside]。

（四）木脂素类

从毛诃子果皮的二氯甲烷提取物中，采用柱层析的方法分离得到2个新的木脂素类化学成分，并将其命名为榄仁木脂素(termilignan)和赞尼木脂素(thannilignan)，另外分离得到一个已知化合物为榆绿木木脂素B(anolignan B)。

（五）油脂类

Chakraborty等[5]通过TLC和GLC发现毛诃子中含有大量的油脂类成分，其总含量高达12.28%，其中肉豆蔻酸和棕榈酸、硬脂酸、油酸含量较高。

三、药理作用

（一）抗氧化

部分研究[6,7]指出毛诃子甲醇提取物具有较好的抗氧化活性和清除氧自由基活性，且能够抑制H_2O_2引起的溶血，其提取物也表现出显著的抑制潜在的淀粉酶和葡萄糖酶糖基化活性，能够抑制体外人体内的低密度脂蛋白被氧化，提示毛诃子的甲醇提取物具有较好的抗氧化活性。

（二）保护肝脏

研究[8]表明毛诃子及其成分没食子酸能够

治疗由于 CCl_4 引起的肝损伤，其中没食子酸的效果较毛诃子提取物好，毛诃子提取物不但能够保护肝脏，且具有促进肝脏和肾脏的再生和修复功能。

（三）降低胆固醇

Thakur，C. P 等[9]研究比较了诃子（*Terminalia chebula*）、印度硬毛猕猴桃（*Emblica officinalis*）、毛诃子（*Terminalia billerica*）3 种药材在降低胆固醇引起的动脉粥样硬化的药效，结果显示诃子降低胆固醇的活性最强，毛诃子和印度硬毛猕猴桃亦具有较好的降低胆固醇引起的动脉粥样硬化的药效。

（四）抗菌

Jain 等[10,11]对 82 种药材和 56 个药材进行针对一个或多个测试病原菌的抗菌活性，结果表明药材醇提取物抗菌活性强于水合正己烷的提取物，56 个药材提取物中诃子（*Terminalia chebula*）、印度硬毛猕猴桃（*Emblica officinalis*）、毛诃子（*Terminalia billerica*）等 5 种药材的醇提取物具有潜在的抗菌活性，且该试验使用红细胞检查 5 种药材乙醇的粗提物，发现没有细胞毒性。

（五）对脏腑 cAMP、cGMP 含量的影响

张吉仲等[12]通过给小鼠灌胃毛诃子及等计量生理盐水，采用放射免疫法测定用药组和对照组各脏器环核苷酸 cAMP、cGMP 的含量差异以及 cAMP/cGMP 值。结果毛诃子可降低肝、心、肺、大肠、胃的 cAMP 含量，提升脾、肾、小肠、膀胱的 cAMP 含量；可降低肝、心、脾、肺、大肠、胃的 cGMP 含量，提升肾、小肠、膀胱的 cGMP 含量；可降低肝 cAMP/cGMP 值，提升心、脾、肺、肾、大肠、胃、膀胱的 cAMP/cGMP 值。

（六）其他

据报道，毛诃子乙醇提取物表现出对人体 virus-1 逆转录酶免疫抑制作用，降低由四氧嘧啶诱导的糖尿病大鼠的血糖，使其血糖保持在正常水平、预防大鼠心肌坏死等药理活性[3]。

四、临床应用

临床研究表明毛诃子具有抗痉挛，止咳平喘的功效[13]。Kaur 等[14]研究发现含有毛诃子的三果汤复方表现出良好的抗诱变活性。毛诃子在中药中也应用，但其应用范围较小，临床主要用于清热解毒、收敛养血、调和诸药，用于各种热症、泻痢、黄水病、肝胆病、病后虚弱。

五、毒理研究

毛诃子急性毒性实验：取 12 只昆明种小鼠，雌雄各半，分两组为灌胃组和腹腔注射组，每组六雌六雄。在禁食一夜后，分别灌胃和腹腔注射毛诃子 2 000 mg/kg、4 000 mg/kg，记录 24 h、48 h、72 h 小鼠体重的变化，观察其各种生物学反应（运动量、体重、腹腔刺激、呼吸、腹泻、震颤、死亡）情况[15,16]。可观察到在小鼠口服、腹腔注射毛诃子提取物 2 000 mg/kg，口服毛诃子提取物 4 000 mg/kg 后，小鼠体重变化正常，活动量、饮水和采食等均正常，未出现死亡。观察 72 h 内，全部小鼠的精神、食欲、肤色、呼吸、运动等未观察到异常，没有中毒症状出现。腹腔注射毛诃子提取物 4 000 mg/kg 体重后，小鼠在 24 h 内活动量稍有减少，但 36 h 恢复正常[17]。

参考文献

[1] 陈相银，贾王俊. 诃子与毛诃子的鉴别[J]. 首都医药，2014(5)：38.

[2] 都格尔,麻春杰,蔡秋杰,等.诃子、西青果和毛诃子红外指纹图谱鉴别研究[J].世界科学技术-中医药现代化,2014(3):661-664.
[3] 王舒.药用植物毛诃子研究进展[J].安徽农业科学,2015(5):65-66.
[4] Nandy A K, G Podder, N P Sahu, et al. Triterpenoids and their glucosides from Terminalia bellerica [J]. Phytochemistry, 1989,28(10): 2769-2772.
[5] Chakraborty M, D C Baruah, D Konwer. Investigation of terminalia (Terminalia belerica Robx.) seed oil as prospective biodiesel source for North-East India [J]. Fuel Processing Technology, 2009,90(12): 1435-1441.
[6] Suresh V N, Prathapan A, Cherian O L, et al. In vitro antioxidant and inhibitory potential of Terminalia bellerica and Emblica officinalis fruits against LDL oxidation and key enzymes linked to type 2 diabetes [J]. Food and Chemical Toxicolog, 2011(49): 125-131.
[7] Saleem, A, Ahotupa M, Pihlaja K. Total phenolics concentration and andoxidant potential of extracts of medicinal plants of Pakistan [J]. Zeitschrift fur Naturforschung, 2001(56): 973-978.
[8] Shukla A J M B S. Protective effect of Terminalia belerica Roxb. and gallic acid against carbon tetrachloride induced damage in albino rats [J]. Journal of Ethnopharmacology, 2007(109): 214-218.
[9] Thakur C P, Thakur B, Singh S, et al. The Ayurvedic medicines Haritaki, Amala and Bahira reduce cholesterolinduced atherosclerosis in rabbits [J]. International Journal of Cardiology, 1988(21): 167-175.
[10] Gautam A K, S Avasthi, A Sharma, et al. Antifungal potential of triphala churna ingredients against Aspergillus species associated with them during storage [J]. Pak J Biol Sci, 2012(15): 244-249.
[11] Jain V, Vyas A, Saraf S. TLC densitometric methods for quantification of Gallic Acid in Triphala Churna for routine quality control [J]. Rearch Journal of Pharmacy and Technology, 2011,4(2): 230-233.
[12] 张吉仲.藏药余甘子、诃子和毛诃子对实验动物脏腑 cAMP、cGMP 含量的影响[J].云南中医中药杂志,2009(6):53-55,89.
[13] Trivedi V P, Nesamany S, Sharma V K. A clinical study of the anti-tussive and anti-asthmatic effects of Vibhitakphal Churna(Terminalia bellerica Roxb.) in the cases of Kasa — Swasa [J]. Journal of Research in Ayurveda & Siddha, 1979 (3): 1-8.
[14] Kaur S, Arora S, Kaur K K S. The in vitro antimutagenic activity of Triphala an Indian herbal drug [J]. Food and Chemical Toxicology, 2002(40): 527-534.
[15] Jaishree V, S Badami. Antioxidant and hepatoprotective effect of swertiamarin from Enicostemma axillare against d-galactosamine induced acute liver damage in rats [J]. Journal of ethnopharmacology, 2010,130(1): 103-106.
[16] Huang B, X Ban, J He, et al. Hepatoprotective and antioxidant effects of the methanolic extract from Halenia elliptica [J]. Journal of ethnopharmacology, 2010,131(2): 276-281.
[17] 包艳芳,马晓艳,郑丽芳,等.毛诃子提取物对小鼠肝损伤的保护作用[J].时珍国医国药,2016(2):342-345.

爪哇白豆蔻

爪哇白豆蔻为姜科植物爪哇白豆蔻(*Amomum compactum* Soland ex Maton)的干燥成熟果实。

爪哇白豆蔻为多年生草本植物。株高1～1.5 m,根茎延长,茎基叶鞘红色。叶片披针形,长25～50 cm,宽4～9 cm,顶端有长2.5～3 cm的尾尖,除具缘毛外,两面无毛,揉之有松节油味,无柄;叶舌二裂,圆形,长5～7 mm,初被疏长毛,后脱落而仅被疏缘毛;叶鞘口无毛。穗状花序圆柱形,长约5 cm,宽约2.5 cm,花后逐渐延长;总花梗长达8 cm;苞片卵状长圆形,长2～2.5 cm,宽7～10 mm,麦秆色,具纵条纹及缘毛,宿存;小苞片管状,顶端三裂,被毛;花萼管与花冠管等长,长1～1.2 cm,被毛;花冠白色或稍带淡黄,裂片长圆形,长8 mm;唇瓣椭圆形,长15～18 mm,宽1～1.5 mm,稍凹入,淡黄色,中脉有带紫边的橘红色带,被毛,无侧生退化雄蕊;花丝基部被毛;花药椭圆形,长约2 mm;药隔附属体三裂,长约4 mm;蜜腺黄褐色,2枚,近圆柱形,长2 mm;子房被长柔毛。果扁球形,直径1～1.5 cm,干时具9条槽,被疏长毛,鲜时淡黄色;种子为不规则多面体,宽约4 mm;种沟明显。花期2～5月;果期6～8月[1](图6)。

生于排水及保肥性能良好的热带雨林。原产于印度尼西亚(爪哇),我国海南、云南有栽培。

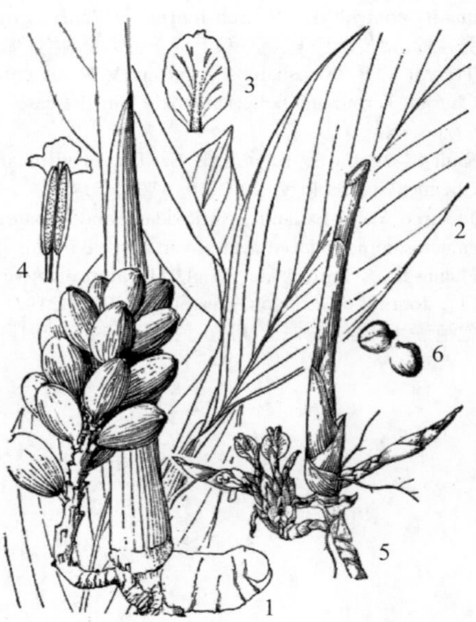

图6　爪哇白豆蔻

(引自《中国植物志》)

1. 果序;2. 叶;3. 唇瓣;4. 雄蕊;5. 茎基及花序;6. 果

一、生药鉴别

(一) 性状鉴别

爪哇白豆蔻的果实类球形,具3钝棱,直径0.8～1.2 cm,果皮薄而色洁白、饱满、气味浓者为佳。

（二）显微鉴别

爪哇白豆蔻种皮表皮细胞较小，长 12～40 μm，直径 8～20 μm，油细胞多径向延长。

（三）理化鉴别

采用薄层层析的方法，取爪哇白豆蔻挥发油作供试品溶液，另取桉油精作对照品溶液（必要时可分别加乙醇适量稀释），吸取上述两种溶液各 10 μl，分别点于同一硅胶 G 薄层板上，以苯-醋酸乙酯（9.5∶0.5）为展开剂，展开、取出、晾干，喷以 5% 香草醛硫酸溶液，在 105 ℃ 烘 5～10 min，立即检视。结果供试品色谱在与对照品色谱相应的位置上，显相同颜色的斑点。

二、化学成分

爪哇白豆蔻种子挥发油的成分含量最高的为 1,8-桉叶油素（68.56%），相对较高的有葛缕酮（14.67%）、α-松油醇（10.82%）、β-蒎烯（10.39%）、金合欢醇（farnesol）6.80%、α-蒎烯（1.63%）、芳樟醇（1.41%）、对-聚伞花素（1.11%）、此外还含有香桧烯（sabinene）、月桂烯（myrcene）、月桂烯醇（myrcenol）、1,4-桉叶油素（1,4-cineole）、柠檬烯、3-蒈烯（3-carene）、β 松油醇、樟脑（camphor）、龙脑（borneol）等。叶子所含挥发油，其成分主要为 1,8-桉叶油素（80.03%），另外还有少量的柠檬烯（0.80%）、α-蒎烯（0.56%）、α-松油醇（0.46%）、β-蒎烯（0.33%）、樟烯（0.13%）及对-聚伞花素（<1%）等[2]。

丁平等[3]以海南屯昌、云南景洪和进口印尼的爪哇白豆蔻为样品，采用 GC-MS 和 GC-MS-DS 的分析方法对 3 个产地的爪哇白豆蔻成分进行了分离鉴定。最终的 GC-MS 分析结果与计算机储存的数据资料对照，并核对质谱标准图谱，用归一化法计算出其有关组分的含量。结果 3 个产地的爪哇白豆蔻均含有主要成分 1,8-桉叶油素及 α,β-蒎烯、α-松油醇、松油醇-4、芳樟醇，但含量不同。其中 1,8-桉叶油素的含量云南景洪者要高于海南屯昌者，并且果皮、种子中所含其他成分也各不相同。还发现了白豆蔻中含有 β-月桂烯、蒈烯-4、松油醇-4。

胡振一等[4]对爪哇白豆蔻的提取物进行了系统的化学研究，通过综合运用各种分离手段，如硅胶、MCL、SephadexLH-20、C18、制备型 HPLC 等，他们从中分离出 34 个化合物，经理化常数测定、各种波普数据分析等方法确定了它们的结构。主要结构类型涉及黄酮、二苯庚烷、黄酮二苯庚烷聚合物、查尔酮单萜聚合物、二苯庚烷二聚体、卡瓦内酯衍生物等。

三、药理作用

刘良等[5]开展了印尼产与云南产爪哇白豆蔻药材质量的药理学评价。结果表明印尼产与云南产爪哇白豆蔻对小鼠小肠推进运动具有一定的抑制作用，两者的推进百分率无明显差别。印尼与云南白豆蔻对家兔离体肠管自发活动的影响随剂量不同而有所差别。小剂量时呈现一定的兴奋作用，大剂量则为明显抑制。两种白豆蔻的作用趋势与强度一致。研究表明印尼产与云南产白豆蔻均具有明显地促进肠道运动的作用。Lee 等[6]研究了白豆蔻乙醇提取物在治疗支气管哮喘中的作用，通过研究血红素加氧酶-1（HO-1）基因和蛋白表达与爪哇白豆蔻的乙醇提取物在由卵清蛋白诱导的 BALB/c 小鼠哮喘模型疗效的关系，发现爪哇白豆蔻的乙醇提取物通过增强 HO-1 基因的表达来缓解呼吸道炎症。

四、临床应用

爪哇白豆蔻叶油，对腹胀、腹痛、胃痛均有效；爪哇白豆蔻叶油糖浆剂，对主要症状表现为食欲不振，上腹饱满、闷痛、嗳气的患者，让其每天服 3 次爪哇白豆蔻叶油糖浆剂，每次 10～20 ml，连续内服 10 天，其症状明显好转[7]。

Huang 等[8]研究了治疗沮丧的配药及准备的方法。发现由藿香、橘皮、爪哇白豆蔻的种子、草豆蔻和晒干的苍术等主要成分构成的药物具有健脾、减轻燥湿、理气、保肝的作用,并对情绪性功能减退、反应迟钝、失眠,舌苔发白或发灰等症状有一定的治疗作用。

参考文献

[1] 中国科学院中国植物志编辑委员会.中国植物志[M].北京:科学出版社,1981.
[2] 国家中医药管理局《中华本草》编委会.中华本草[M].上海:上海科学技术出版社,1999.
[3] 丁平,刘心纯,徐鸿华,等.不同引种地爪哇白豆蔻挥发油 GC—MS 测定[J].中药材,1996(5):245-248.
[4] 胡振一.爪哇白豆蔻的化学成分研究[D].北京:中国科学院大学,2012.
[5] 刘良,刘中秋.引种栽培进口"南药"药材质量的药理学评价[J].中药药理与临床,1996,12(6):24-28.
[6] Lee M, Lee N, Lee J, et al. Anti-Asthmatic Effects of an Amomum compactum [J]. Bioscience, Biotechnology, and Biochemistry, 2010,74(9):1814-1818.
[7] 李惠敏,林级田.爪哇白豆蔻叶油的初步研究[J].云南热作科技,1982(3):37-40.
[8] Huang Luqi, Fu Meihong. Pharmaceutical preparation for treating depression and its preparation method: 20060222 CN1736472A [P]. 2006.

巴戟天

巴戟天为茜草科植物巴戟天(*Morinda officinalis* How)的干燥根。又名巴戟、巴吉天、戟天、巴戟肉、三蔓草、鸡肠风、鸡眼藤、猫肠筋、黑藤钻、三角藤、糠藤、兔儿肠、兔子肠、兔仔肠等。冬、春季采挖,洗净泥土,除去须根,晒至六七成干,用木锤轻轻捶扁,晒干;或先蒸过,晒至半干后,捶扁,晒干[1,2]。

巴戟天为藤状灌木。根肉质肥厚,圆柱形,不规则地断续膨大,呈念珠状,鲜时外皮白色,干时暗褐色。茎圆柱状,有细纵条棱,幼时被褐色粗毛,老时毛脱落后表面粗糙。叶对生,长椭圆形,长3~13 cm,宽1.5~5 cm,先端短渐尖,基部楔形或阔楔形,全缘,上面深绿色,嫩时常带毗色,并有衡疏短粗毛,老时滑无毛,下面沿中脉上被短粗毛,叶缘有稀疏的短睫毛,侧脉6~7对;叶柄长4~8 mm,有褐色粗毛;托叶膜质,鞘状。花序头状,有花2~10朵,生于小枝的顶端;总花梗长3~10 mm,被黄色短粗毛;花萼倒圆锥状,长3~4 mm,先端有不规则的齿裂;花冠白色,肉质,长可达7 mm,花冠管的喉部收缩,内面密生短粗毛,多数3深裂;雄蕊与花裂片同数,生于花冠管的近基部,花丝短;子房下位,4室,花柱纤细,2深裂,藏于花冠内。核果近球形,直径6~11 mm,熟时红色,顶端有宿存的筒状萼管。小核内有种子4颗,近卵形或倒卵形,背部隆起,侧面平坦,被白短柔毛。花期4~7月,果期9~10月[2](图7)。

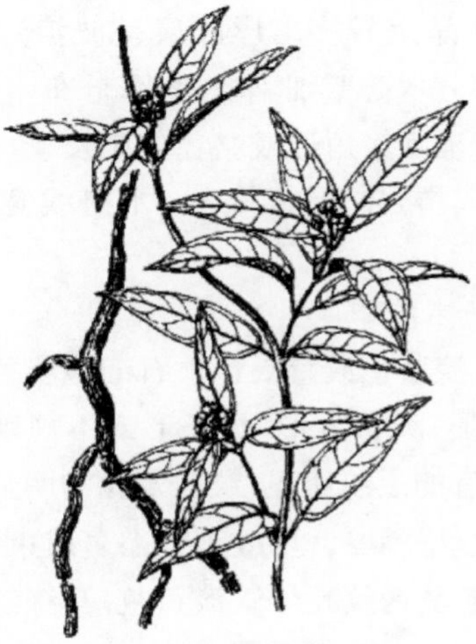

图7 巴戟天

(引自《中华本草》)

野生巴戟天常生长于山谷、溪边或山林下,栽培品多分布于福建、广东、海南、广西等地。

一、生药鉴别

(一)性状鉴别

巴戟天干燥的根呈弯曲扁圆柱形或圆柱形,长度不等,直径为1~2 cm。根表面灰黄色或黑棕色,粗糙,有粗而不深的纵皱纹及深陷的横纹,常见皮部横向断裂而露出木部,呈链珠状,形成长1～3 cm的节,形如鸡肠,故土名“鸡肠风”。折断面不平坦,横切面多裂纹;断面皮部呈鲜明的紫色或淡紫色,易与木部剥离,木部黄棕色呈齿轮状,皮部宽度为木部的2倍。气无,味甜而略涩。以条大、肥壮、连珠状、肉厚、色紫者为佳。条细瘦、肉薄、色灰者质次[3]。

(二) 显微鉴别

1. 根横切面

木栓层细胞数列,皮层菲薄,其外侧石细胞断续排列成环状,石细胞多成类方形,有的薄壁细胞含草酸钙针晶束。韧皮部较宽,近形成层处草酸钙针晶束较多。形成层呈波浪形而明显。木质部部分木薄壁细胞非木化,分布不规则。木质部导管呈圆多角形或略径向延长,单个散在或2～3个成群,木纤维发达。木射线宽1～2列细胞[4]。

2. 粉末特征

粉末淡紫色或紫褐色。石细胞淡黄色,类圆形、类方形、类长方形、长条形或不规则形,有的一端尖,有的层纹明显,纹孔及孔沟明显;有的石细胞形大,壁稍厚。草酸钙针晶多成束存在于薄壁细胞中,具缘纹孔导管淡黄色,具缘纹孔细密。纤维管胞长梭形,具缘纹孔较大,纹孔口斜缝状或相交成“人”字形、“十”字形[1]。

(三) 理化鉴别

1. 化学鉴别

(1) 取本品粗粉2 g,置试管中加乙醇10 ml,加热数分钟,取上清液1 ml,于蒸发皿中蒸干,残渣滴加20滴乙酸,加1滴三氯化铁试液,移至小试管中,沿管壁加入浓硫酸约1 ml,巴戟天下层无色,二液交界面棕色,上层为深蓝绿色。

(2) 取上述乙醇液1 ml,加氯仿约10滴,再加浓硫酸约1 ml,上层即变为紫黑色。中间深棕色,下层无色。

(3) 取本品粗粉2 g,加甲醇5～10 ml,超声5 min,取上清液加5%醋酸镁溶液3滴。巴戟天即呈橙红色。

(4) 取上述甲醇液于试管中,置254 nm紫外灯下观察,巴戟天显天蓝色荧光[6]。

取本品粗粉2 g,置试管中加乙醇10 ml,加热数分钟,取上清液1 ml,于蒸发皿中蒸干,残渣滴加20滴乙酸,加1滴三氯化铁试液,移至小试管中,沿管壁加入浓硫酸约1 ml,巴戟天下层无色,二液交界面棕色,上层为深蓝绿色。

(5) 取上述乙醇液1 ml,加氯仿约10滴,再加浓硫酸约1 ml,上层即变为紫黑色。中间深棕色,下层无色。

(6) 取本品粗粉2 g,加甲醇5～10 ml,超声5 min,取上清液加5%醋酸镁溶液3滴。巴戟天即呈橙红色。

(7) 取上述甲醇液于试管中,置254 nm紫外灯下观察,巴戟天显天蓝色荧光[5]。

2. 薄层鉴别

取本品药材粉末2.5 g,加入10 ml乙醇,超声处理45 min,滤液浓缩至1 ml作为供试品溶液。照薄层色谱法试验,吸取上述供试液10 μl,点于同一硅胶G薄层板上,以A:正己烷-乙酸乙酯(3∶2);B:甲苯-乙酸乙酯-甲酸(8∶2∶0.1)为展开剂,展距10 cm,取出,晾干,喷以5%磷钼酸试液,在105 ℃显色日光检视可见3个蓝色斑点[6]。

二、栽培

(一) 产地环境

巴戟天喜温暖的气候,宜阳光充足,属于深根性植物,要求土层深厚、肥沃、疏松、排水良好的酸性砂质壤土或壤土。生于海拔300 m以下的山坡灌丛或疏林边。

(二) 生产管理

1. 选地、整地

苗地一般选择在缓坡地或山坡下较为平坦

的地方。除去杂草及灌木层、留林木层以保持适当的荫蔽，深翻松土，使充分风化后起垅。栽植地宜选择 20°～30°的坡地，阳光充足南面或东南面的山坡疏林下，要求土层深厚肥沃、腐殖质丰富以及新开垦的红、黄砂壤土。

冬天开垦疏松地，除去杂草及灌术层、留林术层使荫蔽度在 40%～60%，深翻 40 cm，让其过冬充分风化，第 2 年春种植前，再翻耕 1 次，按水平线修筑宽 0.8～1 m 的梯田，按株距 67 cm，挖 15 cm 深的穴，并开好排水沟，以备种植[7]。

2. 繁殖方法

巴戟可采用种子繁殖和扦插繁殖。扦插法可分根插和枝插，根插成活率低，一般不采用，目前主要采用枝条扦插繁殖法。

选择 2～3 年的粗壮藤茎，除去过嫩过老的部分，再剪成长约 25 cm 的插穗。每枝插穗须有 3～4 个节(两端并须有节)。扦插深度约 15 cm，每穴插 2～3 枝，插后覆以细土，踏实，覆盖芒箕或稻草，最后淋水。扦插时期宜于春季或雨季进行。春夏季扦插，2～3 周萌芽生根，冬季扦插则需 2 个月余。插穗萌芽生根后，揭开盖草，并插上芒箕遮荫，苗高 150～200 cm，逐步除去芒箕，结合除草施淡薄人粪尿或尿素等 1～2 次，培育半年以上即可定植[8]。

3. 定植

选择向阳，排水良好，土层深厚，质地疏松的砂壤土种植，可选择山顶有树林覆盖、开阔向阳的中下坡(坡度 10°～30°)种植，低洼易积水的地方不宜栽培。起苗移植时，苗高保留 12～15 cm，其余部分可剪下再作扦插条，以便扩大种植。移植应在 3～4 月份气候较稳定的阴雨天进行，植后浇定根水，株旁插草或树枝遮荫。

4. 田间管理

种植巴戟一般较粗放，管理多结合间种作物进行。巴戟天定植初期注意淋水保湿，当年不必除草施肥，次年每年松土、除草、培土 1～2 次，施肥 1 次，并须禁止放牧，防止牲畜为害。

(三) 病虫害防治

1. 茎基腐病

长期阴雨潮湿的天气、土壤排水不良时容易发生，该病在 10 月下旬开始为害茎基部。防治方法：加强田间排水管理，增强抗病能力。发病后，把病株连根带土挖起，并在坑内施放石灰杀菌，以防病害蔓延。可用 1∶3 的石灰与草木灰施入根部，或用 1∶2∶100 的波尔多液喷射，每隔 7～10 天喷 1 次，连续 2～3 次。

2. 烟煤病

该病是由于蚜虫、粉虱、蚧壳虫等为害引起，发病后，茎、叶、果的表面发生褐黑色。防治方法：发现有蚜虫、蚧壳虫、粉虱等害虫危害时，应随时除虫。发病后可用 0.3～0.5 波美度石硫合剂或代森铵 800～1 000 倍稀释液喷洒或用 50%退菌特 800 倍液喷洒也有效。

3. 轮纹病

主要危害叶片。此病在高温多湿、通风条件不良时发作，病株叶片穿孔，枯黄脱落。防治方法：在病发初期及早摘陈病叶烧毁，或用 1∶1∶200 的波尔多液或代森锌 600～800 倍液喷洒。

4. 枯萎病

该病是由镰刀菌 F 感染产生的一种常见真菌病害，以往认为是茎基腐病，现已确认为枯萎病。该病给巴戟天生产带来巨大危害，是目前导致巴戟天低产劣质的主要原因。发病初期常潜伏感染，在外观上不容易发现症状，发病症状主要表现为根部腐烂、叶片萎蔫等，严重时整株枯死。防治方法：采用灌根和叶面喷施相结合的方法进行防治。在定植时或定植后预期病害发期前，用 41%聚砹・嘧霉胺按 800 倍液稀释或恶霉灵 600～800 倍液或甲霜恶霉灵 800～1 000 倍液或 38%恶霜嘧铜菌酯 600 倍液，进行灌根，每隔 7 天用药 1 次，用药次数视发病情况而定。

5. 根结线虫病

该病由根结线虫引起，主要侵染根部幼嫩组织，尤其是根尖组织。尽管该发病较为普遍，但危害缓慢。植株受害主根系上形成大小不等、表面粗糙的瘤状物，呈圆形。小瘤中存在白色粒状物，在显微镜可观察到梨形雌虫。根结线虫在根内或土壤内越冬，主要传播途径包括种苗、肥料、农具和水流等。防治方法：首先应选无侵染源地，育苗宜选生荒地或前作物为水稻地，肥力较好的生荒地是首选的种植地。其次应加强苗木检疫，清除病苗，以阻止病原的传播。可采用微生物防治方法，如用克线宝拌种、沾根、浇苗、冲施或者用JT复合菌种拌细土苗前撒施后翻地，以减轻线虫的发生，也可抑制线虫携带的病菌，改善根部环境。亦可采用土壤电消毒法或土壤电处理等物理植保技术进行防治。根据根结线虫对电流和电压耐性弱的特点，采用3DT系列土壤连作障碍电处理机在土壤中施DC 30 800伏、电流超过50 A/m^2 即可有效杀灭土壤中的根结线虫。

6. 紫根病

也称紫纹羽病，是由紫纹羽卷担子菌引起的以受害病根表面呈紫色为特征的一种疾病，在局部地区造成严重危害。该病主要侵害巴戟天的地下根系和茎部。病原菌紫色菌丝体包围在病根表面，错综成网状，呈黑紫色，而后皮层腐烂，易于脱落，并渗出黑色黏液。菌索潜伏在土壤，故土壤潮湿或排水不良时有利于病原菌的滋生。阴雨季节，菌索迅速向上蔓延，从根茎向上15 cm内的枝叶往往被褐紫色，松软，海绵状的菌膜所包围。这时，叶片变黄，脱落以致整株死亡后期在病部产生紫色颗粒状小菌核。防治方法：选用无本菌寄主的土地作为苗圃或种植田。田地排水、通气应良好；育苗时选择无病健壮苗；及时清除病死株及其残体，同时选用石灰对病死穴及其周围进行消毒；病重区可用70%敌克松粉剂，加细土拌匀撒施，消毒土壤。化学防治：发病初期，可试用70%甲基托布津1 000倍液灌注病株跟颈部土壤[7,9]。

7. 蚜虫

此虫主要侵害巴戟天的新芽和幼芽，可导致幼芽畸形，叶片皱缩，春秋两季是蚜虫侵害高发时期，在天气干旱时造成茎叶发黄。防治方法：可用40%乐果乳剂稀释1 500倍；或用烟草0.5 kg配成烟草石灰水喷洒受害植株。

8. 介壳虫

介壳虫的成虫及若虫可通过吸食茎叶汁液，并可引起煤烟病。防治方法：幼龄期可用浓度为40%乐果乳剂0.5 kg、煤油50～100 g，兑水750 kg喷杀。

9. 红蜘蛛

成虫、若虫群集于叶背或嫩芽，严重时可导致叶片脱落。防治方法：用50%三氯杀螨砜制成1 500～2 000倍稀释液，或用25%杀虫脒制成500～1 000倍稀释液喷杀。

此外，还有白蚁、红蜘蛛等，防治方法用制应的白蚁药、系螨药等。

三、化学成分

（一）蒽醌类

目前已从巴戟天中分离出14个蒽醌类化合物，包括甲基异茜草素（rubiadin）、甲基异茜草素-1-甲醚（rubiadin-1-methylether）[10,11]、2-羟基-3-羟甲基蒽醌（2-hydroxy-3-hydroxymethylanthraquinone）[10]、1-羟基蒽醌（1-hydroxyanthraquinone）、1-羟基-2-甲氧基蒽醌（1-hydroxy-2-methoxyanthraquinone）、1-羟基-2-甲基蒽醌（1-hydroxy-2-methylanthraquinone）、1，6-二羟基-2，4-二甲氧基蒽醌（1，6-dihydroxy-24-dimethoxyanthraquinone）、1，6-二羟基-2-甲氧基蒽醌（1，6-dihydroxy-2-methoxyanthraquinone）、大黄素甲醚（physcion）[12]、2-甲基蒽醌（2-methylanthraquinone）[13]。

吉川雅之等[14]从巴戟天中还分离得到2-羟基-1-甲氧基蒽醌（2-hydroxy-1-methoxyanthraquinone）、1，3-二羟基-2-甲氧基蒽醌（1，3-dihydroxy-2-methoxyanthraquinone）、1-羟基-2，3-二甲基蒽醌（1-hydroxy-2，3-dimethylanthraquinone)、1-羟基-3-甲氧基蒽醌(1-hydroxy-3-methoxyanthraquinone)。

(二) 环烯醚萜苷类

环烯醚萜苷类化合物广泛分布于茜草科植物中，从巴戟天中亦分离得到了环烯醚萜苷类化合物。陈玉武等[15]自巴戟天根的乙醇提取物中分得水晶兰苷(monotropein)和四乙酰车叶草苷(asperuloside tetraacetate)。吉川雅之等[14]从巴戟天中也分离得到3个已知的环烯醚萜苷类化合物：车叶草苷(asperuloside)、车叶草苷酸(asperuloside acid)、去乙酰车叶草苷酸(desacetylasperulosidic acid)。另外还分离得到2个新的化合物：环烯醚萜内酯(morindolide)、环烯醚萜苷(morofficianloside)。

(三) 糖类

研究报道不同产地、不同品种以及不同生长年限的巴戟天中，多糖含量普遍在10%～25%[16,17]。另有文献报道5～7年生巴戟天总糖的含量可超过50%[18]。从巴戟天中还分离出巴戟素、耐斯糖(nystose)、1F-果呋喃糖基耐斯糖(1F-fructofuranosylnystose)、菊淀粉型六聚糖(hexasacchafide)和七聚糖(heptasaccharide)等具有特定药理活性的糖类单体物或低聚糖[19]。

(四) 氨基酸类

李赛[20]从巴戟天的水溶性部分分离得到总氨基酸。其中含11种游离氨基酸和17种水解氨基酸。其中亮氨酸、异亮氨酸、甲硫氨酸、苯丙氨酸、赖氨酸、缬氨酸及胱氨酸7种氨基酸为人体必需氨基酸。此外巴戟天中还含有门冬氨酸、丝氨酸、谷氨酸、脯氨酸、甘氨酸、丙氨酸、酪氨酸、组氨酸、胱氨酸、精氨酸等人体非必需氨基酸[18]。

(五) 挥发性成分

巴戟天挥发性成分主要由有机酸及其酯类构成，林励等[21]通过对生巴戟天肉质根皮部挥发油的研究中发现，其挥发油主要包括萜、酚、烷、酯及萘胺等成分，具体是：龙脑、2,6-二叔丁基对甲酚、正十七烷、正十七烷异构体、十四酸、正十八烷、支链二十烷、十五酸、十五酸乙酯、9-十六烯酸、十六酸、十六酸乙酯、顺-9-十八烯酸、顺-9-十八烯酸乙酯、*N*-苯基-1-萘胺，其中十六酸含量高达63.09%，由于其在常温下成固态，因此巴戟天挥发性成分冷后亦呈固体。此外，白成科等[22]对巴戟天根的石油醚提取液甲酯化的研究发现，巴戟天还含有以下挥发性成分：3,3-二乙基-4,5-二甲基-4-己烯-2-酮、1,4-二甲基-2-(2-甲基丙基)环己胺、1-甲基-3-丙基环辛烷、2,5,5-三甲基-1-己烯、1-异丁基-2,5-二甲基环己胺、1,2-二乙基-3-甲基环己胺、1,5-二乙基-2,3-二甲基环己胺、1-甲基十一烷基-苯、1,1-二甲基丁基苯、2,4-双(1,1-二甲基乙基)苯酚、3,8-二甲基十一烷、顺-7-十六烯酸、邻苯二甲酸二丁酯、十七酸甲酯、亚油酸、硬脂酸、顺-3-辛基环氧乙烷-辛酸、二十酸、2-十九烷酮、1,2-苯二甲酸二异辛酯、3-羟基-2-十四烷基-十八碳酸、2-十五烷酮、二十四酸、十六烷醛、6,10,14-三甲基-2-十五烷酮、2,6,10,15,19,23-六甲基-2,6,10,14,18,22-二十四碳六烯等成分。

(六) 有机酸类

周法兴等[10]从巴戟天中分离得棕榈酸(palmiticacid)，崔承彬等[19]分离得琥珀酸(succinicacid)，肖新霞等[23]分离得到丁二酸。

(七) 其他

姚仲青等[25]从巴戟天的正丁醇提取物中还分离出了一水溶性化合物，为环丙酮类衍生物，命名为officinalisin。从巴戟天根中还分离鉴定了十九烷、*β*-谷甾醇(*β*-sitosterol)[10]、24-乙基胆甾醇(24-ethyle-holesterol)[13]等。

李赛[24]测定了中药巴戟天中24种无机元素的含量，其中含Fe、Mn、Cu、Zn、Cr、Sn、Ni、Mo、Co、V、Sr等11种人体必需微量元素，并初步探讨了巴戟天无机元素及其临床疗效之间的内在联系。

四、药理作用

（一）调节免疫

巴戟天水提液可以促进刀豆蛋白 A(ConA)活化的人体淋巴细胞的增殖，促进 ConA 和细菌多糖(LPS)活化的小鼠淋巴细胞的增殖[26]，提高小鼠脾淋巴细胞产生白细胞介素 2(IL-2)和干扰素 γ(INF-γ)的水平，在体外促进小鼠体液免疫[27,28]，增强单核吞噬细胞的清除率及腹腔巨噬细胞的吞噬功能，提高机体的细胞免疫力[29]。巴戟天寡糖对正常小鼠脾细胞增殖反应有明显促进作用，并能明显增强脾细胞抗体形成数目[30]。研究结果说明巴戟天具有较强的免疫调节作用，促进机体细胞免疫和体液免疫反应，促进机体细胞产生许多有益的细胞因子。其作用的主要成分可能是巴戟多糖。巴戟多糖亦能增加幼年小鼠胸腺重量，提高小鼠巨噬细胞吞噬百分率、免疫特异玫瑰花结形成细胞(RFC)的形成[31]。巴戟天低聚糖有促进细胞免疫的作用[32]。

（二）对内分泌系统的影响

给雌性大白鼠灌巴戟天 1 ml/kg，每天 2 次，可使正常大白鼠垂体前叶、卵巢、子宫重量增加，血浆 LH 水平未见改变，卵巢 HCG/LH 受体结合力提高，而 KD 降低，去卵巢注射 LRH 后巴戟天可增强 LH 分泌[33]。现代药理研究认为巴戟天的补肾壮阳作用主要是通过内分泌系统而起作用的。果蝇性活力实验及其幼虫羽化率实验结果均表明，巴戟天低聚糖具有明显的补肾壮阳作用[34]。

（三）对造血功能的影响

巴戟天中铁元素含量高达 595.75 μg/g，而铁参与血红蛋白、肌红蛋白细胞色素及多种酶系的合成和三羧酸循环，具有较强的刺激生血作用[35]。研究表明巴戟天能提高大鼠幼鼠血中的白细胞数，能拮抗小鼠血中白细胞下降[36]，可抵抗环磷酰胺(CTX)引起的小鼠造血抑制，缓冲 CTX 的毒副作用，促进造血干细胞的增殖和分化，升高血浆中红细胞和白细胞数目[37]，对粒系细胞的生长有促进作用[38]。尹永英[39]研究提示巴戟天能促进造血干细胞增殖，且能诱导定向分化，具有类生长因子和协同生长因子作用。

（四）促进骨生长

缺锰可导致软骨生长损害，骨骼广泛畸形。巴戟天中锰元素含量高达 559 μg/g，并含大量丰富钙、镁等对骨骼有特殊亲和力的第 2 主族(A)元素，与其强筋骨之效一致[40]。研究证实巴戟天能促进体外培养成骨细胞(OB)增殖、促进成骨细胞分泌碱性磷酸酶与骨钙素、促进成骨细胞转化生长因子 B_1 mRNA 的表达[41]，巴戟天刺激 OB 增殖与药物浓度有关，在体内巴戟天可以通过刺激 OB 的不断增殖从而促进骨形成。同时巴戟天具有与密钙息(Miacacic)相同的作用，即促进 OB 分泌 ALP 和骨钙素，促进 OB 表达 TGFf-β_1 mRNA，从而大量分泌 I 型胶原。以利钙盐沉积。巴戟天多糖是巴戟天提高 OB 活性的有效成分之一[42]。王和鸣等[43]发现巴戟天能诱导骨髓基质细胞(BMSCs)向成骨细胞分化，机制主要是通过增加细胞内碱性磷酸酶的活性、骨钙素的含量而发挥作用。

（五）延缓衰老、抗疲劳

巴戟天水煎液对大鼠具有增重及抗疲劳作用[36]，能显著增加小白鼠体重、延长持续游泳时间[30]，提高在吊网上的运动能力，降低在缺氧状态下的氧耗量，延长耐缺氧持续时间[30]。潘新宇等[44]研究也发现巴戟天可提高运动大鼠抗自由基氧化的功能，使大鼠运动能力明显增强。巴戟天水煎剂可明显提高 *D*-半乳糖致衰老小鼠体内的血清 SOD 和 GSH-Px 活性并降低血清丙二醛(MDA)含量，提示巴戟天可通过补充外源性抗氧化物质或促进机体产生内源性抗氧化物质，清除氧自由基，抑制脂质过氧化损伤，延缓衰老[45]。

（六）抗抑郁

巴戟天水煎膏能显著逆转利血平诱导的小鼠脑单胺递质含量的降低，同时改善利血平化体征，提示可能具有抗抑郁作用。巴戟天的水、醇提取物及从中分离得到的琥珀酸和菊淀粉型低聚糖单体均有显著的抗抑郁活性。巴戟天寡糖口服给药途径，在获得性无助模型上具有抗抑郁作用[46]。这些成分主要通过作用于5-羟色胺神经系统来发挥其抗抑郁作用，部分对多巴胺神经系统也有作用[47]。

（七）抗炎、镇痛

巴戟天分离得到的水晶兰苷能显著缩短小鼠疼痛反应的时间，具有很好的镇痛作用，还能显著消除由角叉菜胶诱导的大鼠脚趾浮肿，具有很好的抗炎效果。

（八）抗肿瘤

巴戟天所含的蒽醌类成分有抗致癌促进剂的作用，其氯仿提取物的粗结晶对L1210白血病细胞生长有抑制活性的作用[48]。付嘉等[49]研究表明巴戟天水提液可降低荷瘤小鼠的红细胞C3b受体花环率，升高红细胞免疫复合物花环率，提高荷瘤小鼠血清IL-2，外周血T淋巴细胞$CD4^+$下降，$CD8^+$升高。冯昭明等[50]发现巴戟天水提液明显抑制小鼠HepA肿瘤生长，推测其作用是通过调控机体的免疫功能，激活淋巴细胞和各种抗肿瘤因子活性达到抗肿瘤目的。

（九）其他

谭宝璇等[51]发现巴戟素可明显改善衰老大鼠空间学习记忆力下降，尤以空间探索过程为突出，认为巴戟素对海马突触长时程增强(LTP)的增强效应可能是促学习记忆作用的突触机制之一。小鼠连续6天口服巴戟天45%的乙醇渗性提取物15 g/kg，24 h停药后，采用戊巴比妥钠引起的睡眠时间明显缩短，增加肝脏重量，肝组织细胞色素P450没有表现出显著的变化[52]。

五、临床应用

巴戟天配牛膝浸酒服，治虚羸阳道不举；配淫羊藿、仙茅、枸杞子，治肾阳虚弱，命门火衰所致阳痿不育；配肉桂、吴茱萸、高良姜，治下元虚寒之宫冷不孕、月经不调、少腹冷痛；配肉苁蓉、杜仲、菟丝子，治肾虚骨痿，腰膝酸软。

（一）抑郁症

巴戟天水提物胶囊（暂名巴戟乐胶囊，主要成分为菊淀粉型寡糖）用于治疗抑郁症，固定剂量服用4～6周，治疗效果明显[53]。巴戟天寡糖胶囊治疗轻、中度抑郁症患者的疗效与盐酸氟西汀片相当，不良反应轻微，可用于轻、中度抑郁症的治疗[54]。

（二）强直性脊椎炎

补肾祛寒，化湿疏风，活瘀通络，强筋壮骨类中药配伍能有效治疗强直性脊柱炎，采用强脊通丸（淫羊藿、巴戟天、川断、怀牛膝等）治疗，对强直性脊柱炎具有补肾壮骨，蠲痹止痛的功效[55]。

（三）不孕症

中药温补肾阳治疗无排卵性不孕症采用温补肾阳、填补精血之法组方（附子、巴戟天、鹿角片、熟地、淫羊藿等）治疗无排卵性不孕症，具有促使排卵，促使受孕的作用[56]。适宜剂量的巴戟天水提取物对ROS所致人精子顶体的过氧化损伤具有明显干预作用，对精子顶体结构和功能具有保护作用[57]。

（四）支气管哮喘

张连英[58]用喘可治注射液肌内注射治疗55

例支气管哮喘患者，总有效率达94.5%，临床疗效满意。张惠霞[59]观察喘可治注射液联合顺尔宁治疗95例小儿哮喘，结果显示总有效率为96.84%，并显著地改善了哮喘患儿的临床症状，值得推广应用。

（五）小儿毛细支气管炎

徐鸣浩等[60]采用喘可治注射液穴位注射治疗200例毛细支气管患儿，疗效满意，明显改善了患儿喘憋、咳嗽及肺部啰音，而且方法简单，无不良反应，适合临床推广。

（六）小儿支气管肺炎

张宏玲等[61]将136例支气管肺炎患儿随机分为2组，对照组给予单纯常规治疗，观察组则在此基础上给予喘可治注射液肌注，经治疗1周，显示对照组总有效率为72.4%，观察组总有效率为96%，两组差异有统计学意义（$p<0.05$），并且观察组患儿机体免疫功能明显增强，反复发作的呼吸道感染明显减少，且无不良反应发生，因此，采用喘可治注射液治疗小儿支气管肺炎效果显著，无毒副作用，值得临床推广和应用。

六、毒理研究

巴戟天水煎液用药浓度250 g/kg体重时，未见动物死亡，对大肠埃希菌SOS应答系统无明显影响，提示巴戟天可能无诱变或致诱变的遗传作用。

参考文献

[1] 国家药典委员会.中华人民共和国药典：第一部[M].北京：中国医药科技出版社，2010.
[2] 国家中医药管理局《中华本草》编委会.中华本草：第六册[M].上海：上海科学技术出版社，1999.
[3] 南京中医药大学.中药大辞典[M].2版.上海：上海科学技术出版社，2009.
[4] 吴凌凤，曾令杰.巴戟天的生药学鉴别[J].华西药学杂志，2013，28(5)：493－494.
[5] 元艺兰.巴戟天的真伪鉴别及药理作用[J].现代医药卫生，2011，27(14)：2173－2174.
[6] 陈巧蓉，王杰，彭镰心，等.民族药巴戟天的生药学鉴定[J].西南民族大学学报(自然科学版)，2006，32(6)：1210－1212.
[7] 陈舜让.巴戟天规范栽培技术[J].广东药学，2003，13(3)：11－12.
[8] 侯潘杰，丛志强.药用植物巴戟人工栽培技术[J].中国林副特产，2011(5)：100.
[9] 简俊金.巴戟天主要病虫害及其防治的方法[J].农家科技旬刊，2015(6)：364－364，365.
[10] 周法兴，文洁，马燕.巴戟天的化学成分研究[J].中药通报，1986(9)：42－43.
[11] 王燕芳，吴照华，周新月，等.巴戟天植物的化学成分[J]. Journal of Integrative Plant Biology，1986(5)：566－568.
[12] 杨燕军，舒惠一，闵知大.巴戟天和恩施巴戟的蒽醌化合物[J].药学学报，1992(5)：358－364.
[13] 李赛，欧阳强，谈宣中，等.巴戟天的化学成分研究[J].中国中药杂志，1991(11)：675－676，703.
[14] 吉川雅之，山口祥子，西阪弘子，等. Chemical constituents of Chinese natural medicine, morindae radix, the dried roots of morinda officinalis how.: structures of morindolide and morofficinaloside [J]. Chemical and pharmaceutical bulletin, 1995, 43(9)：1462－1465.
[15] 陈玉武，薛智.巴戟天化学成分研究[J].中药通报，1987(10)：39－40.
[16] 王卫平.不同生长年限巴戟天中巴戟多糖含量比较[J].广东药学，1996(4)：31－32.
[17] 陈红红，黄丽玫.德庆等地巴戟天中蒽醌及多糖的含量测定[J].广东药学院学报，2002(2)：103－105.
[18] 林励，徐鸿华，王素英，等.不同年龄巴戟天微量元素、氨基酸及糖含量测定[J].广州中医学院学报，1992(3)：160－163.
[19] 崔承彬，杨明，姚志伟，等.中药巴戟天中抗抑郁活性成分的研究[J].中国中药杂志，1995(1)：36－39.
[20] 李赛.中药巴戟天化学成分的研究[J].中成药，1988(10)：33－34.
[21] 林励，徐鸿华，王淑英，等.巴戟天挥发性成分的GC-MS分析[J].广州中医学院学报，1992(4)：208－210.
[22] 白成科，张媛，马瑜娟，等.巴戟天不同部位脂溶性成分的GC-MS分析[J].中草药，2007(6)：828－830.
[23] 肖新霞，潘胜利.巴戟天属植物化学成分、药理活性与临床应用[J].国外医药・植物药分册，2003(6)：243－248.
[24] 李赛，吕宝源.巴戟天无机元素的光谱测定和临床药效分析[J].中国医药学报，1987(4)：29－30.
[25] 姚仲青，郭青，黄彦合.巴戟天中一新的环丙酮类衍生物的分离与结构鉴定[J].中草药，1998(4)：217－219.
[26] 赵辉，梁惠宾.巴戟天对人体及小鼠淋巴细胞增殖的影响[J].中医杂志，2002(1)：57－58.
[27] 吕世静，黄槐莲.巴戟天对淋巴细胞增殖及产生细胞因子的调节作用[J].中医药研究，1997(5)：48－50.
[28] 夏桂兰，赵宝东，赵春玉.巴戟天对小鼠抗疲劳的实验研究[J].中国病理生理杂志，1998(2)：71，75.

[29] 陈忠,方代南,纪明慧.南药巴戟天水提液对小鼠免疫功能的影响[J].科技通报,2003(3):244-246.
[30] 徐超斗,张永祥,杨明,等.巴戟天寡糖的促免疫活性作用[J].解放军药学学报,2003(6):466-468.
[31] 陈小娟,李爱华,陈再智.巴戟多糖免疫药理研究[J].实用医学杂志,1995(5):348-349.
[32] 周金黄.中药免疫药理学[M].北京:人民军医出版社,1994.
[33] 何传波,李琳,汤凤霞,等.不同巴戟天多糖对免疫活性的影响[J].中国食品学报,2010(5):68-73.
[34] 肖凤霞,林励.巴戟天补肾壮阳作用的初步研究[J].食品与药品,2006(5):45-46.
[35] 刘亚明,王世民.九种补阳药微量元素的比较分析及机理探讨[J].山西中医,1988(3):41-42.
[36] 乔智胜,吴焕,苏中武,等.巴戟天、鄂西巴戟天和川巴戟药理活性的比较[J].中西医结合杂志,1991(7):415-417,390.
[37] 陈忠,涂涛,方代南.南药巴戟天水提液对小鼠造血功能的影响研究初报[J].热带农业科学,2002(5):21-22,52.
[38] 麻柔,谢仁敷,廖军鲜.成对和单味中药对造血细胞的作用[J].中西医结合杂志,1984(9):533-535,514-515.
[39] 尹永英.巴戟天对脐血 CD34～+细胞体外扩增的影响[J].现代预防医学,2006(8):1351-1352.
[40] 张志民,郭慕兰,张桂兰,等.七十种抗癌中药微量元素测试分析[J].微量元素,1987(4):44-48.
[41] 李楠,王和鸣,郭素华,等.巴戟天多糖及其水提取物对体外培养成骨细胞活性的影响[J].中国组织工程研究与临床康复,2007(23):4570-4572.
[42] 李楠,王和鸣,郭素华,等.巴戟天多糖对体外培养成骨细胞核心结合因子 α1 mRNA 表达的影响[J].中华中医药杂志,2007(8):517-519.
[43] 王和鸣,王力,李楠.巴戟天对骨髓基质细胞向成骨细胞分化影响的实验研究[J].福建中医学院学报,2004(3):16-20.
[44] 潘新宇,牛岭.巴戟天对运动训练大鼠骨骼肌自由基代谢及运动能力的影响[J].中国临床康复,2005(48):162-163.
[45] 付嘉,熊彬,郑冰生,等.巴戟天对 *D*-半乳糖致衰老小鼠抗氧化系统作用的实验研究[J].中国老年学杂志,2004(12):1206-1206.
[46] 张有志,李云峰,刘刚,等.巴戟天寡糖对获得性无助抑郁模型大鼠行为的影响[J].中国行为医学科学,2005(4):309-311.
[47] 蔡兵,崔承彬,陈玉华,等.中药巴戟天抗抑郁作用的大小鼠模型三级组合测试评价[J].解放军药学学报,2005(5):321-325.
[48] 小山淳子.巴戟天中有效成分的抗致痛促进剂作用(EB 病毒活性抑制效果)[J].国外医学·中医中药分册,1993,15(4):43-43.
[49] 付嘉,熊彬.巴戟天对荷瘤小鼠抗肿瘤作用研究[J].中华实用中西医杂志,2005,18(16):729-730.
[50] 冯昭明,肖柳英,张丹,等.巴戟天水提液对小鼠肝癌模型的作用[J].广州医药,1999(5):65-67.
[51] 谭宝璇,苏文,陈洁文,等.巴戟素对衰老大鼠空间学习记忆力的改善作用[J].中药新药与临床药理,2000(2):95-97,127.
[52] 高兆锦,郑云霞.巴戟天有效成分及其药理作用分析[J].中国保健营养,2013,23(1):435-436.
[53] 梁建辉,舒良,罗质璞,等.巴戟天水提物治疗抑郁症临床疗效初探[J].中国中药杂志,2002,27(1):75-78.
[54] 刘飞虎,师建国,张晓红,等.巴戟天寡糖胶囊治疗轻中度抑郁症 42 例[J].陕西中医,2012,33(2):165-167.
[55] 王春秋.强脊通丸治疗强直性脊柱炎 53 例[J].陕西中医,2003,24(10):906-907.
[56] 张鲜桃.排卵汤治疗无排卵性不孕症 213 例[J].陕西中医,2002,23(5):420-420.
[57] 杨欣,张永华,丁彩飞,等.巴戟天水提取物对人精子顶体氧化损伤的保护作用[J].中华中医药学刊,2007,25(7):1423-1424.
[58] 张连英.中药喘可治注射液用于支气管哮喘的临床研究[J].贵阳中医学院学报,2014,36(3):84-85.
[59] 张惠霞.喘可治联合顺尔宁治疗小儿哮喘 189 例观察[J].中国现代药物应用,2014(9):124-125.
[60] 徐鸣浩,葛太岭,温丽娜,等.喘可治穴位注射治疗小儿喘憋性肺炎的疗效观察[J].中国医学创新,2012(28):139-140.
[61] 张宏玲,陈英远,宁晓红.喘可治注射液治疗小儿支气管肺炎疗效观察[J].中国医学工程,2013(7):61.

艾纳香

艾纳香为菊科艾纳香属植物艾纳香[*Blumea balsamifera*(L.) DC.]的全草。别名大风艾、冰片艾、家风艾、大毛药、大艾等,苗药名"档窝凯"。具有通诸窍散郁火,消肿止痛等功效。在黎族、苗族、壮族等少数民族地区有着悠久的用药历史,是一种重要的民间药物。艾纳香的叶片、枝可制艾粉,经提炼后可制得天然冰片,副产品为冰片油。现在的市场价格适中,且毒副作用小,药理作用理想,因其用途较为广泛,在很多方面有进口冰片及合成冰片所不可代替的用途[1]。

艾纳香是多年生草本或亚灌木。茎粗壮,直立,高 1～3 m,基部径约 1.8 cm,或更粗,茎皮灰褐色,有纵条棱,木质部松软,白色,有径约 12 mm 的髓部,节间长 2～6 cm,上部的节间较短,被黄褐色密柔毛。下部叶宽椭圆形或长圆状披针形,长 22～25 cm,宽 8～10 cm,基部渐狭,具柄,柄两侧有 3～5 对狭线形的附属物,顶端短尖或钝,边缘有细锯齿,上面被柔毛,下面被淡褐色或黄白色密绢状棉毛,中脉在下面凸起,侧脉 10～15 对,弧状上升,不抵边缘,有不明显的网脉;上部叶长圆状披针形或卵状披针形,长 7～12 cm,宽 1.5～3.5 cm,基部略尖,无柄或有短柄,柄的两侧常有 1～3 对狭线形的附属物,顶端渐尖,全缘、具细锯齿或羽状齿裂,侧脉斜上升,通常与中脉成锐角。头状花序多数,径 5～8 mm,排列成开展具叶的大圆锥花序;花序梗长 5～8 mm,被黄褐色密柔毛;总苞钟形,长约 7 mm,稍长于花盘;总苞片约 6 层,草质,外层长圆形,长 1.5～2.5 mm,顶端钝或短尖,背面被密柔毛,中层线形,顶端略尖,背面被疏毛,内层长于外层 4 倍;花托蜂窝状,径 2～3 mm,无毛。花黄色,雌花多数,花冠细管状,长约 6 mm,檐部 2～4 齿裂,裂片无毛;两性花较少数,与雌花几等长,花冠管状,向上渐宽,檐部 5 齿裂,裂片卵形,短尖,被短柔毛。瘦果圆柱形,长约 1 mm,具 5 条棱,被密柔毛。冠毛红褐色,糙毛状,长 4～6 mm。花期几乎全年[2](图 8)。

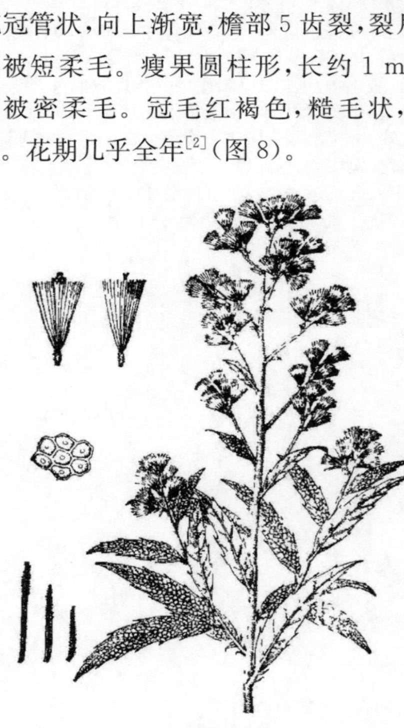

图 8　艾纳香

(引自《中国高等植物图鉴》)

艾纳香产地在云南、贵州、广西、广东、福建和台湾。生于林缘、林下、河床谷地或草地上，海拔600～1 000 m。印度、巴基斯坦、缅甸、泰国、马来西亚、印度尼西亚和菲律宾也有分布，在这些国家的传统医学中也有艾纳香入药的记载。它作为我国传统中药材和天然冰片的原料药材，是医药工业、香料工业的重要原料，也是许多名牌中成药产品的原料药。

一、生药鉴别

（一）性状鉴别

本品茎呈圆柱形。表面灰褐色或棕褐色，有纵条枝，分枝，密生黄褐色柔毛。木质部松软，黄白色，中央有白色的髓，干燥的叶略皱缩或破碎，边缘具细锯齿，上表面灰绿色或黄绿色，略粗糙，被短毛，下表面密被白色长绒毛，嫩叶两面均密被银白色绒毛，叶脉短毛下表面密被白色长绒毛，叶脉带黄色，下表面突出较明显。叶柄短，叶半圆形，两侧有2～4对狭线形的小裂片，密被短毛。叶质脆，易碎。气清凉，香，味辛[4]。

（二）显微鉴别

1. 茎横切面

艾纳香呈圆形。表皮细胞1列，外侧细胞壁木栓化，多细胞非腺毛易见。偶见多细胞腺毛，皮层较窄，由数列排列紧密的薄壁细胞组成。中柱鞘纤维呈半圆形，常由数十个纤维紧密结合。韧皮部呈长条形或长三角形，韧皮射线宽窄不一；木质部形成环列。髓中薄壁细胞中偶见菊糖。

2. 片中段横切面

上表皮细胞为1列类方形的细胞，排列整齐，非腺毛易见；偶见多细胞腺毛，下表皮细胞1列，类方形，可见气孔和非腺毛。栅状细胞1列，排列不整齐；海绵组织排列疏松，可见分泌腔。主脉明显突起，以上突明显，维管束1～6束，外韧型，其上下有明显的数列木化纤维束，韧皮部位于周围，木质部位于中间，导管多单个径向排列。

3. 叶表面片

上表皮的表皮细胞类长方形，垂周壁较平直，气孔较多，多为不等式；下表皮细胞呈多角形，垂周壁波状弯曲，气孔较多，常为不等式。上下表皮均见非腺毛，偶见腺毛[5]。

二、栽培

为了对艾纳香的发展前景作出相对科学的判断，白志文等[1]通过对产量和区域规模优势明显的贵州省罗甸县的走访调查得知，一般从3月开始对少量达到移栽规格的艾纳香小苗进行移栽，4月下旬至5月大面积成苗时，在进入雨季即可进行大面积移栽。目前种植区域主要在该县红水河、罗苏、罗妥、罗悃、沟亭、班仁、龙坪和风亭等县域南部乡镇热带河谷。目前共发展种植艾纳香近10万亩，注册登记艾纳香生产企业2个，综合产值近5亿元[6]。

周世敏等[7]在对艾纳香有性繁殖进行研究的基础上，通过育苗生产进一步观察和调查，总结了从制种、育苗基质到播种、移植、管护和出圃等技术，以期解决艾纳香因无性繁殖导致的品种退化和产业化种源不足等问题。

（一）产地环境

艾纳香是热带和亚热带植物，喜温暖、向阳的环境，耐旱不耐寒。野生艾纳香主要分布在罗甸南部热带河谷区域，常见于海拔1 000 m以下的河谷两岸、疏林、林缘、田边、路旁、房前屋后、地坎、山地灌丛中。人工栽培多在海拔300～600 m处，适宜生长在肥沃适中、疏松、阳光充足、排水良好、pH5.5～6.5的砂质土壤、二荒地及熟地。适宜生长的年平均温度18～21 ℃，最冷月平均气温8～11 ℃，≥10 ℃年积温5 500～7 000 ℃，年极端最低气温≥－5 ℃，日均温≤0 ℃的轻霜冻期≤4天、日均温≤−2 ℃的重霜冻期≤3天，无霜期≥310天。年日照时数1 200～1 600 h，年降雨量1 000～1 300 mm[3]。

（二）生产管理

1. 繁殖方法

艾纳香的繁殖方式主要以分生苗无性繁殖为主，也可进行扦插繁殖。通过对分生苗的类型及成活率进行研究表明，春苗成活率高，而春苗中的远蔸苗的成活率又显著高于近蔸苗。对艾纳香的扦插繁殖进行研究表明，生长调节剂种类及浓度、插穗材料的老熟程度、扦插季节等因素对扦插成活率均有显著影响。而无性繁殖在生产中具有较多难以解决的困难，如移栽成活率、分生苗易携带病毒等问题。通过对艾纳香的有性繁殖进行探索性调查研究，结果表明艾纳香种子发芽率虽然极低（<5.8%），但仍有部分种子能发芽，并且种子实生苗一旦成株，生长十分茂盛，抗病性强，这充分显示了有性世代的优点和利用价值。虽然生产上尚不能提供大量实生苗，但是可利用少量的实生苗形成无毒种苗，再通过1～2代无性繁殖，为生产提供一定量的无毒种苗。

2. 选地和整地

艾纳香根系发达，横向水平根是重要的无性繁殖器官，延伸可达1.5 m，因此应选择向阳，地势高燥、易排水的地块；土壤以土层深厚、含沙（砾石）酸性或中性壤土为好，忌重茬连作。种前1月土地深翻30～50 cm，如使用农家肥可在翻耕前撒施；如是旱平地或稻田旱作应开深边沟和纵、横破沟，沟深40～60 cm、宽60 cm。每5 m作畦，畦沟深30～40 cm，宽50 cm。将畦面碎垡整平，清除残茬和杂草根芽。坡地垦殖应视坡度按坡向每10～20 m为一垦殖带，留1 m自然植被保护带，向水平方向延伸，以利水土保持。

3. 选苗和栽植

艾纳香生长过程中地下根、茎都可以发生芽点，长出分生苗，4或5月中旬选择根生春苗移栽。远蔸苗长于水平根末端处，离主蔸较远，由于水平根端部下扎生长，取出的苗连带的向下生长的母根末端形似主根，须根较多。因此以远蔸苗优于近蔸苗。种苗小面积种植，3月下旬就可采少量已达移栽规格的少量小苗移栽。大面积种植最好在4月下旬至5月有大量成苗和进入雨季时移栽。取5～10叶，株高5～20 cm，根嫩白，带10 cm母根，无病害分生苗，用锄或铲在分生苗与母株连结方向，分生苗两侧距离10 cm处深挖，切断水平母根，挖取分生苗，减少对母根的翻动。种植时行距1 m，窝距0.5～1 m，坡瘦地用小窝距，平坝肥地用大窝距，窝距小于行距时在坡地上应横坡行向。每穴定植1株，667～1 333株/667 m^2。窝深10～15 cm，窝底浅回松土。植苗时，苗茎直立居中，根系伸展，覆土压实4 cm，上盖松土，浇定根水。

4. 间作和管理

艾纳香种植第1年，株体较小，坡瘦地上当年不能封行，肥水条件好的到8或9月才封行。可利用行间间种生育期短的矮秆作物，如大豆、小豆、花生等。当年种植的艾纳香植株小，根系扩展不发达，田间管理应注意及时查苗、补苗；移栽后7～10天，检查幼苗成活情况。未成活植株全株和心、叶枯萎，成活植株上部心、叶扩展。苗源近条件下，6月上旬前都适合取苗补植。中耕除草：艾苗成活后（5月中旬至6月上旬）进行第1次结合追肥的中耕除草，近株松窝，距植株10～15 cm外深中耕，以利根系扩展。6月下旬至7月上旬进入旺盛生长期前，进行第2次中耕除草，这时水平根已串根，应浅松浅锄，保留已发生的根生苗，视杂草发生情况，随时除草。施肥：成活后的合理追肥，能大幅度提高生物产量和改善有效成分含量。按前轻、中重、后补的原则，全年可结合中耕追2～3次肥。多年生艾园注意分次管理。

（三）病虫害防治

在艾纳香的生长发育过程中，常伴随有严重的病虫害发生，直接影响到艾纳香的产量和质量。研究人员孙立军等[8]通过对贵州艾纳香昆虫群落结构及主要害虫眉夜蛾的生物学特性进行了调查研究，共采集到昆虫 2 548 只，分属于 22 科 40 种，其主要种群为鞘翅目和半翅目昆虫，其中眉夜蛾、甜菜筒喙象、艾纳香巢蛾、顶斑边大叶蝉是艾纳香昆虫群落的优势种，易爆发成灾。艾纳香常见病虫有 21 种，其中病害 5 种、虫害 16 种。艾纳香主要病害为霜霉病、红点病、斑枯病、灰斑病、根(茎)腐病等；主要的虫害为细胸金针虫、银翅夜蛾、斜纹夜蛾、红螨、艾枝尺蠖、跗粗角萤叶甲、艾小长管蚜、蛀心虫等[9]。

1. 根(茎)腐病

病源为真菌半知菌镰刀菌属（*Fudsthun* sp.）。4～5 月危害移栽苗，尤其是秋苗移栽死苗和幼苗成活后又枯死的主要病因。发病株根部发黑腐烂，基茎皮层水浸状坏死，致使地上部萎蔫枯死。地下害虫可加重该病发生。防治方法：选用健康春发苗，注意对地下害虫金针虫的防治，用 1∶2∶250～300 波尔多液或 50%多菌灵 500 倍液灌根。

2. 叶斑病

发病初期叶片呈大小不同的紫色病斑，以后逐渐扩大，严重时植株枯死。防治方法：选择健康无病植株作种栽，发病初期施用 1∶1∶100 波尔多液或 65%代森锌 500 倍液，每 7 天喷 1 次，连续 2～3 天即可。

3. 蛀心虫

幼虫蛀食心叶，形成虫苞，嫩梢受害呈筋条状。5～6 月和 10～11 月两个危害高峰，严重而普遍，受害率可高达 90%以上。幼虫在寄主上越冬。防治方法：于 5～7 月进行捕杀成虫；也可以用 40%乐果乳油 1 500～2 000 倍液喷杀，每周 1 次，连续 2～3 次。

（四）不同生长环境对艾纳香植株形态的影响

1. 中海拔裸露干地型

该类型主要包括海拔 800～1 300 m，通常土层较瘠薄，多为砾石沙土，植物体表现为根系发达，植株较矮小，叶片小而宽。

2. 低海拔裸露半干地型

生于海拔 550～800 m，土层多为新开挖土地或荒地；植株较茂盛，茎高叶大，叶片较多。

3. 河谷河滩型

生于海拔 350～650 m，土质贫瘠，砾石砂土或黄壤；植株灌木样，茎上分枝较多，叶片较小[10]。

（五）肥料施用对艾纳香有效成分含量的影响

何元农等[11]用 3 种农家肥（圈肥、油枯、柴灰），3 种一元化肥（尿素、过磷酸钙、氯化钾）和复合肥，经 2 年对艾纳香的试验观察认为：施肥比不施肥生物产量增加，有效成分含量不减。施用多元肥比一元肥产量和有效成分含量都有提高，且较稳定。其中尿素主要增加生物产量，药用有效成分含量与钾肥用量呈正相关。另有研究表明尿素用量 25 kg/667 m^2 可达生物和原料产量的峰值，6～10 kg/667 m^2 可达有效成分含量的峰值，25 kg/667 m^2 时可达有效成分产量的峰值；氮素用量过多，产量和有效成分含量均下降，经济系数和氮的有效性降低。有效成分中 *L*-龙脑与其他成分（艾纳香油）的比例也可施氮调控。

三、化学成分

菊科艾纳香属的主要成分为黄酮和挥发油，同时也含有少量的倍半萜成分[12]。

（一）黄酮类

艾纳香素（blumeatin）、木犀草素（luteolin）、3,5,3′-三羟基-4′-甲氧基双氢黄酮（dihydroquercetin-4′-methylether）、3,5,3′-三羟基-7,4′-二甲氧基二氢黄酮（dihydroquercetin-7,4′-dimethylether），3,5,3′-三羟基-7,4′-二甲氧基黄酮（3,5,3′-trihydroxy-7, 4′-dimeth-oxyflavone）[13]，5，7，

表4　艾纳香主要化学成分

编号	化学成分
ANX-1	β-谷甾醇
ANX-2	胡萝卜苷
ANX-3	5α,8α-过氧麦角甾-6,22-二烯-3β-醇
ANX-4	7-羟基香豆素
ANX-5	7-羟基-8-甲氧基香豆素
ANX-6	丁香脂素
ANX-7	3,5,3′-三羟基-7,4′-二甲氧基二氢黄酮
ANX-8	艾纳香素
ANX-9	3,5,7,3′-四羟基-4′-甲氧基二氢黄酮
ANX-10	3,5,3′-三羟基-7,4′-二甲氧基黄酮
ANX-11	5,7,3′,5′-四羟基双氢黄酮
ANX-12	木犀草素
ANX-13	槲皮素
ANX-14	5,7-二羟基-3,3′,4′-三甲氧基黄酮
ANX-15	3,5,3′,4′-四羟基-7-甲氧基黄酮
ANX-16	4,4′,6′-三羟基双氢查尔酮
ANX-17	儿茶素
ANX-18	阿亚黄素
ANX-19	davidioside
ANX-20	3,13-clerodadiene-6,15-diol
ANX-21	blumeaene A
ANX-22	blumeaene B
ANX-23	blumeaene C
ANX-24	blumeaene D
ANX-25	blumeaene E
ANX-26	blumeaene F
ANX-27	blumeaene G
ANX-28	blumeaene H
ANX-29	blumeaene I
ANX-30	blumeaene J
ANX-31	1,9-dihydroxy-4-eudesmen-6-one
ANX-32	1-ang-4,7-dihydroxyeudesmane

3′,5′-四羟基二氢黄酮(5,7,3′,5′-tetrahydroxyflavanone),槲皮素(quercetin)等[14]。

(二) 挥发油类

L-龙脑(L-borneol)、α-石竹烯(α-caryophyllene)、樟脑(camphor)、芳樟醇(linalool)等[15]。

(三) 倍半萜类

艾纳香内酯(blumealactone) A、B、C。另外还含有β-谷甾醇(β-sitosterol)、豆甾醇(stigmasterol)。

艾纳香主要化学成分详见表4。

ANX-1～ANX-32结构式如下。

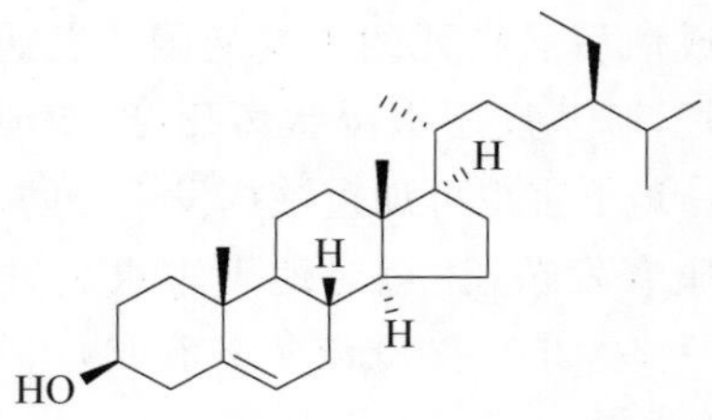

ANX-1

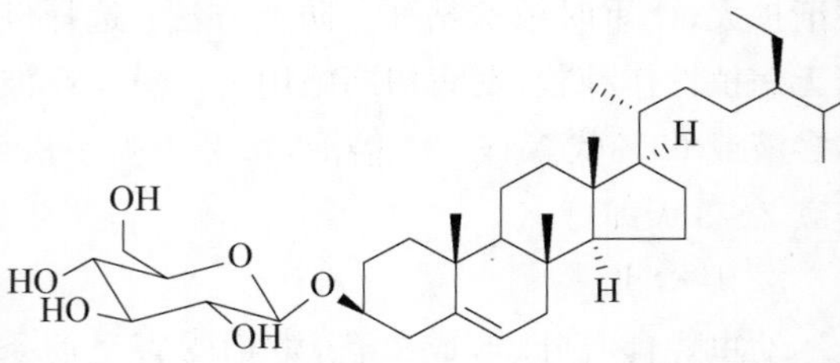

ANX-2

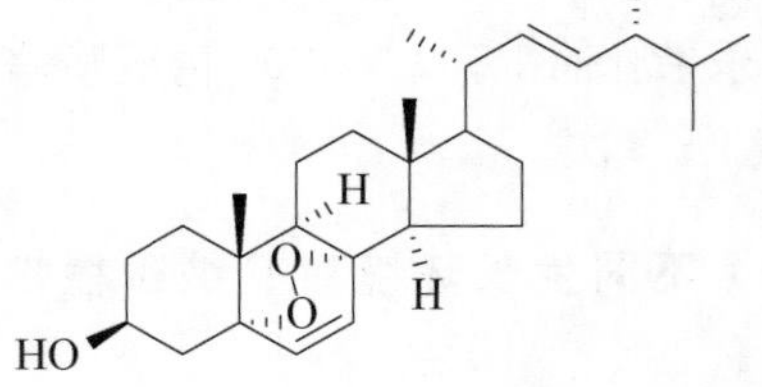

ANX-3

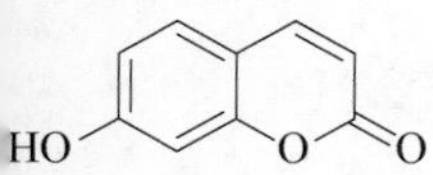
ANX-4

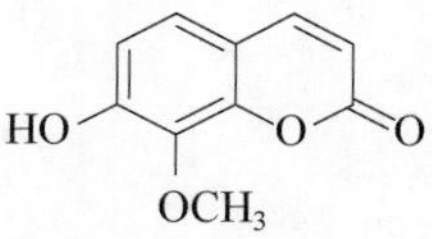
ANX-5

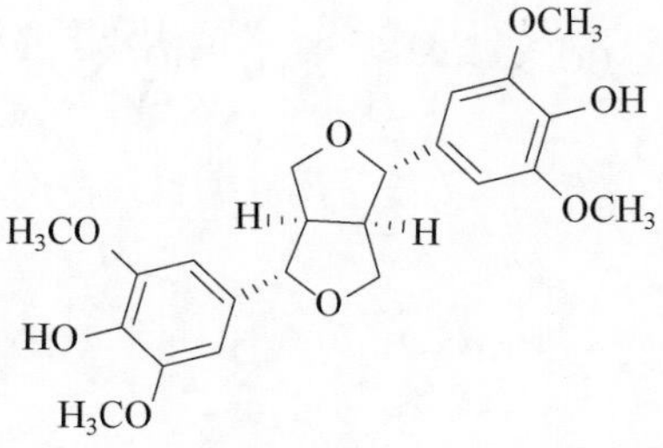
ANX-6

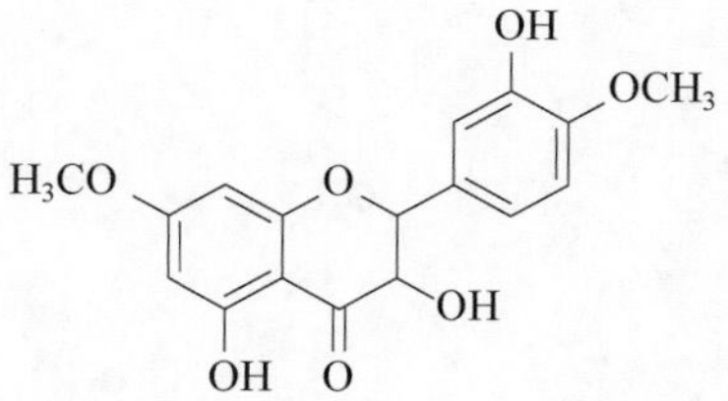
ANX-7

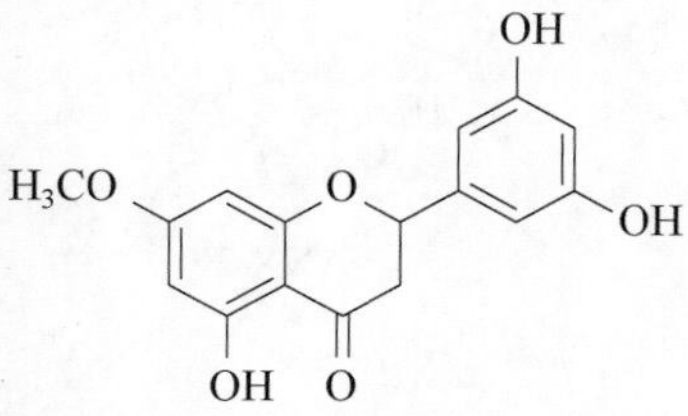
ANX-8

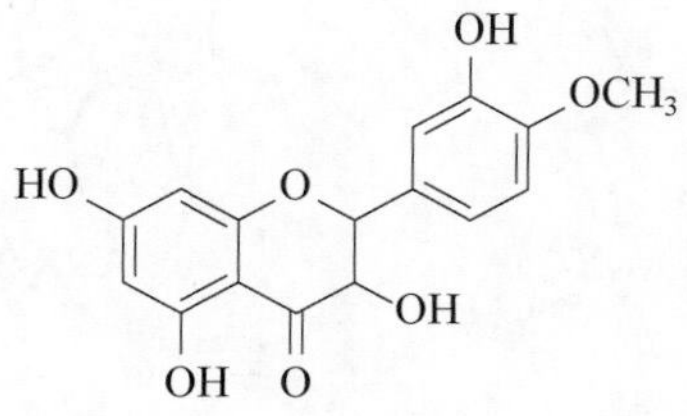
ANX-9

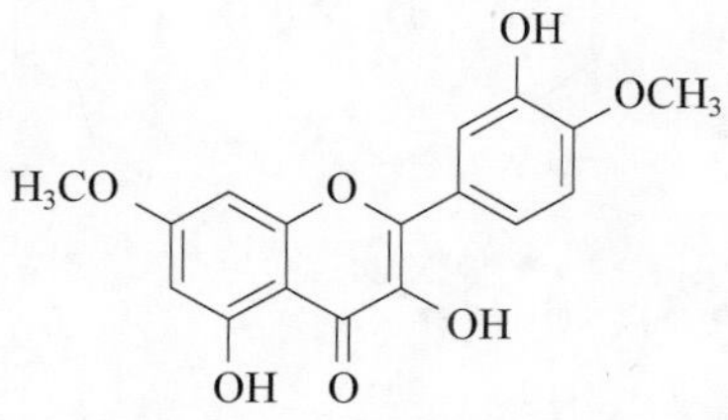
ANX-10

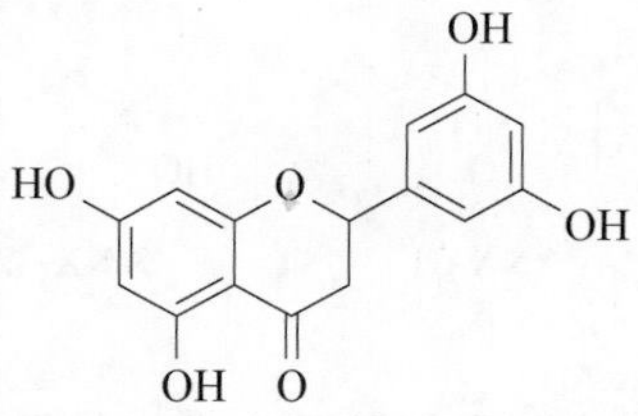
ANX-11

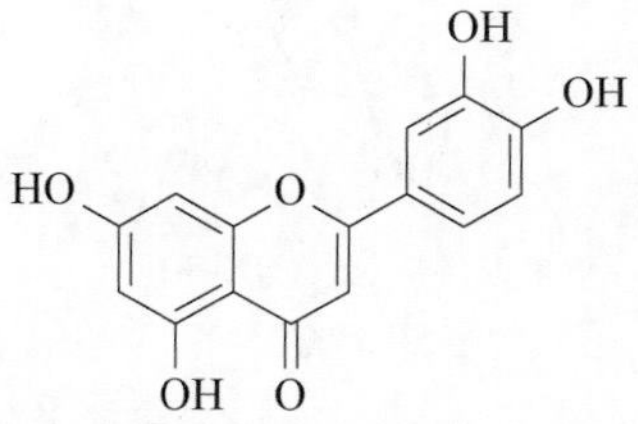
ANX-12

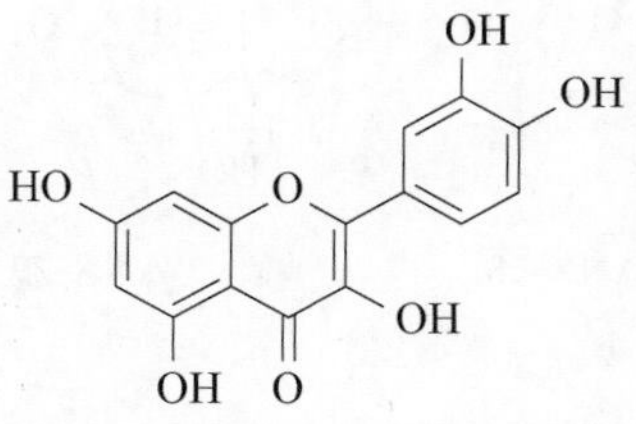
ANX-13

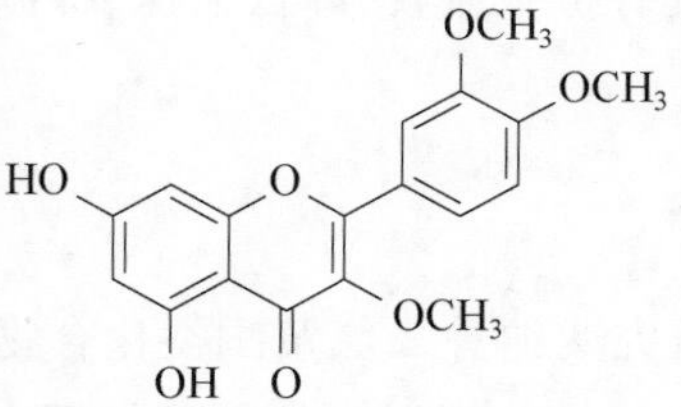
ANX-14

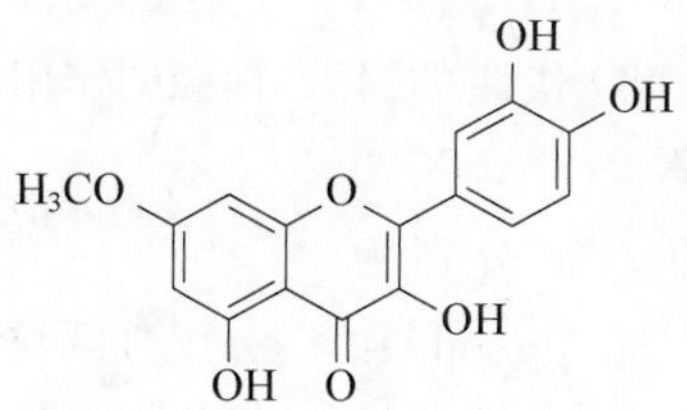
ANX-15

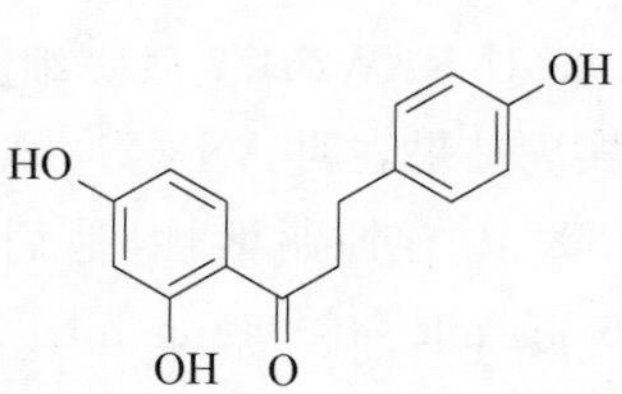
ANX-16

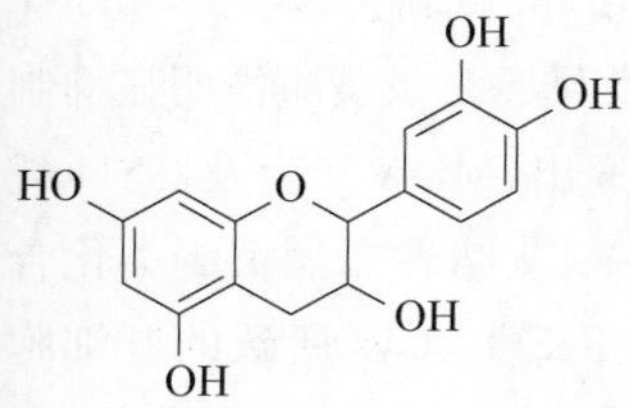
ANX-17

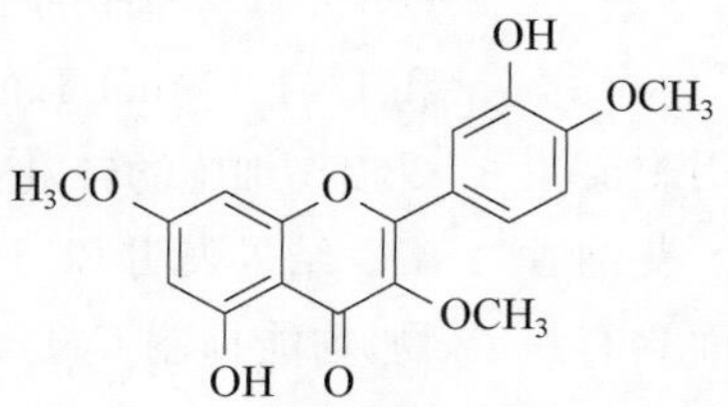
ANX-18

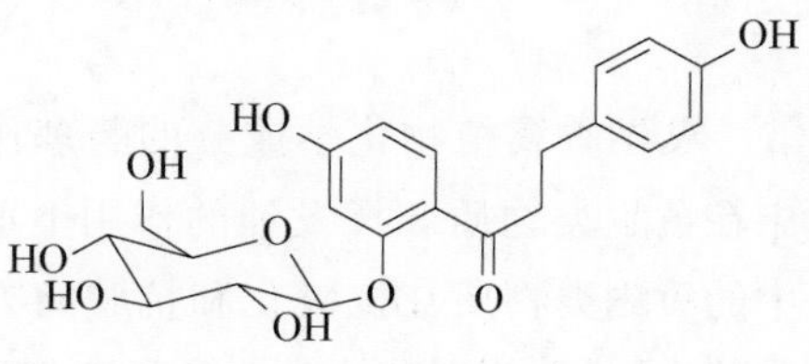
ANX-19

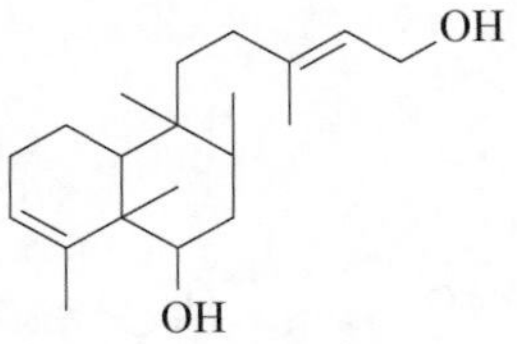
ANX-20

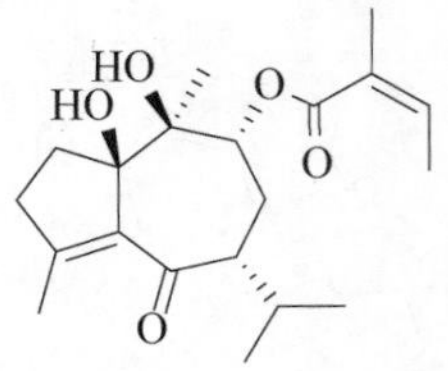
ANX-21

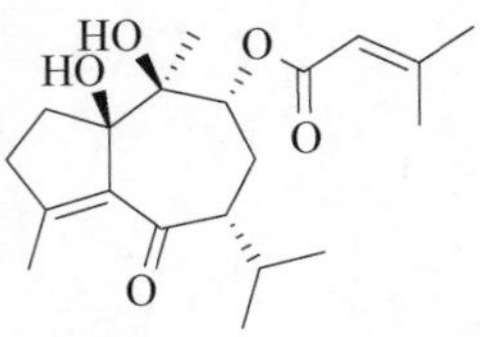
ANX-22

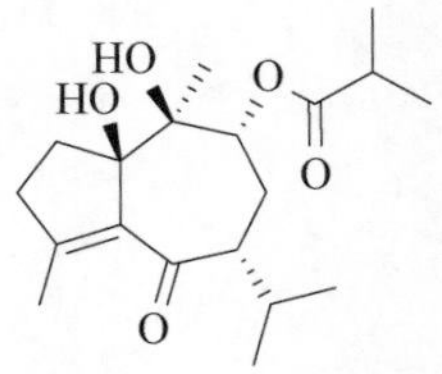
ANX-23

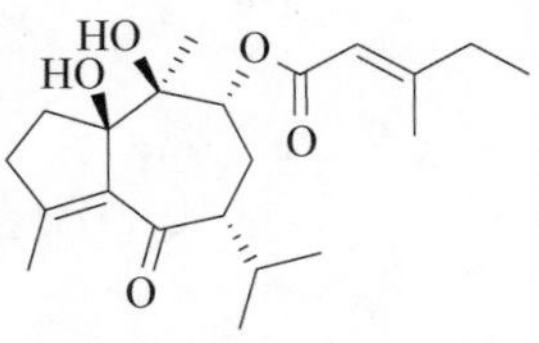
ANX-24

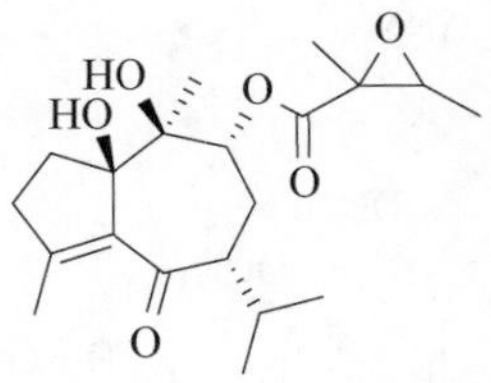
ANX-25

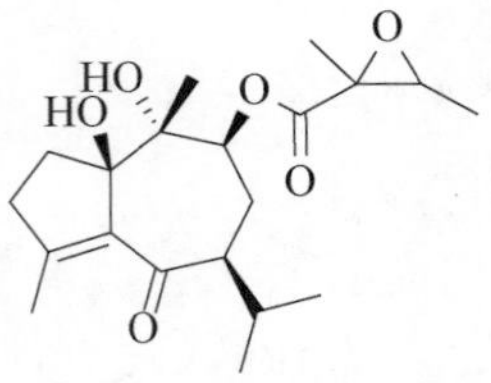
ANX-26

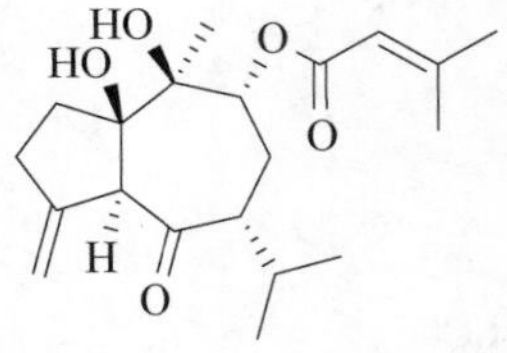
ANX-27

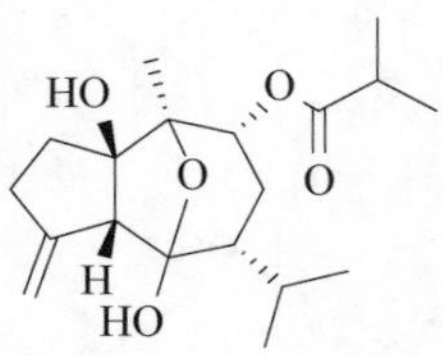
ANX-28

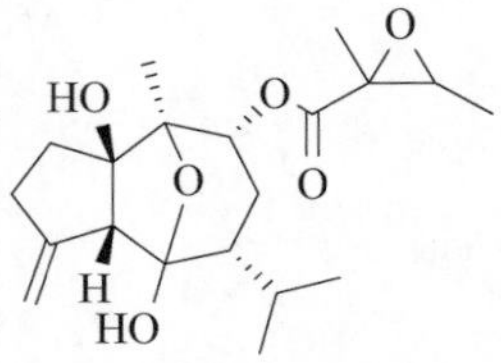
ANX-29

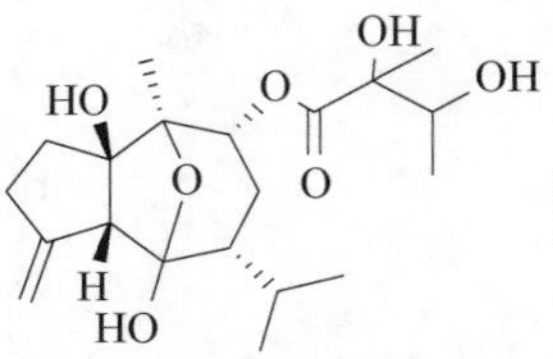
ANX-30

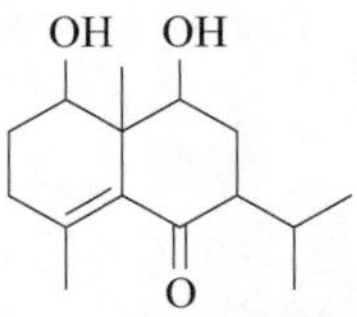
ANX-31

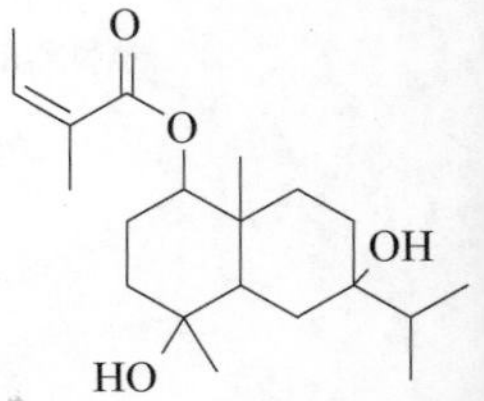
ANX-32

药理活性筛选：考察了 ANX-21、ANX-22、ANX-23、ANX-24、ANX-25、ANX-26、ANX-27、ANX-28、ANX-29、ANX-30、ANX-31、ANX-32 对 RAW264.7 巨噬细胞 NO 代谢的影响。实验结果表明 ANX-21、ANX-24、ANX-25 和 ANX-31 有抑制活性，他们的 IC_{50} 分别为 40.06 μg/ml、46.35 μg/ml、57.80 μg/ml 和 59.44 μg/ml。

四、药理作用

艾纳香属植物化学成分的药理作用主要集中在黄酮类物质和挥发油的作用上面。艾纳香中的黄酮类物质在抗氧化和抗肿瘤方面具有一定的作用，而黄酮中的艾纳香素及其类似物具有保护急性肝损伤，促进血液聚集以及抗辐射等作用；挥发油中的龙脑和樟脑具有良好的促皮渗作用，可用于提高外用药疗效。提炼艾片过程中所产生的艾油具有扩张血管、降低血压、抑制交感神经的作用。

（一）护肝

有试验研究艾纳香二氢黄酮类化合物对过氧化损伤的原代培养肝细胞的保护作用。用胶原酶灌流法分离大鼠肝细胞，以 CCl_4 或 $FeSO^{4+}$ Cys 损伤原代培养肝细胞，1×10^{-4} mol/L 和 1×10^{-5} mol/L 的艾纳香二氢黄酮能明显抑制受损伤细胞的转氨酶逸出、MDA 产生及 GSH 耗竭。结果表明 BF Ⅰ～Ⅴ（艾纳香二氢黄酮类化合物）均能抑制 CCl_4 或 $FeSO^{4+}$ Cys 所致的肝细胞脂质过氧化：MDA 产生减少，GSH 耗竭降低，同时保护了肝细胞膜的稳定性。转氨酶渗出减少，并呈现出一定的相关性[15]。

（二）抑制子宫收缩

通过观察艾纳香提取液对小白鼠离体子宫收缩功能的影响，证明艾纳香对离体子宫收缩活动具有抑制作用[16]。

（三）抗氧化

艾纳香中的黄酮提取物对清除氧化自由基具有良好的作用，提取部位的抗氧化强弱顺序为：甲醇提取物＞氯仿提取物＞石油醚提取物；单体化合物的抗氧化强弱顺序为：槲皮素＞鼠李素＞毛地黄黄酮＞木犀草素-7-甲醚＞*L*-维生素C＞艾纳香素＞叔丁基羟基茴醚＞5，7，3′，5′-四羟基黄烷酮＞柽柳素＞丁羟甲苯＞*α*-维生素E＞二氢槲皮素-2′木精＞二氢槲皮素-7，4′-二甲醚。

艾纳香不同部位提物对酪氨酸酶均有一定的抑制作用，其中艾纳香功能叶、嫩叶的50％乙醇和95％乙醇的提取物对酪氨酸酶的抑制作用均大于水提取物，而嫩茎部分水提物的抑制效果均大于2种乙醇提取物，提示艾纳香中可能存在黄酮类以外的有效物质[17]。

（四）抗肿瘤

3，5，7，3′-四羟基-4′-甲氧基双氢黄酮对于克服肿瘤坏死因子相关的凋亡诱导配体（TRAIL）的抵抗作用具有良好的辅助作用。这种黄酮表现出与TRAIL显著的协同作用，两者配合使用可以观察到明显的细胞凋亡。这意味着采用两者结合使用的治疗方法可能是肿瘤治疗的一种新途径[12]。

（五）促进血液聚集

有研究报道表明艾纳香素使得复钙时间缩短，使得凝血酶原时间缩短，说明艾纳香素的促凝血作用可能是作用于组织中凝血活性酶形成的外源系统，及由其促成纤维蛋白行程单一系列凝血因子组成。艾纳香作为临床用药妇血康冲剂的主要成分，可以缩短药物流产后阴道流血时间，同时也具有较好的抗炎、镇痛作用。从艾纳香地上部分的乙醇提取物中分离出香草酸、丁香酸、香豆酸、咖啡酸和原茶儿酸，并能显著减少老鼠血液凝固时间和尾部出血时间。香草酸缩短前凝血酶时间并加强大鼠子宫收缩，香豆酸缩短血液凝结时间并激活部分促凝血活酶时间，原茶儿酸也缩短了血液凝结时间和增加老鼠子宫收缩频率，香草酸、香豆酸和原茶儿酸通过不同的机制来共同促进血液凝固[15]。

（六）促进烧烫伤愈合

有试验研究通过建立大鼠深Ⅱ度烫伤模型，随机分成模型空白对照组，阳性药物对照组（美宝湿润烧伤膏）和艾纳香油组，每天给药1次，连续给药21天；观察确定各组大鼠烫伤创面表皮脱落时间，并在给药后不同的6个时间相点进行取样，测定大鼠烫伤创面愈合率，烫伤创面组织含水量，血浆中超氧化歧化酶（SOD）、丙二醛（MDA）和创面组织中羟脯氨酸含量的方法研究艾纳香油对大鼠深Ⅱ度烫伤创面组织的治疗作用。结果表明，艾纳香油对大鼠烫伤创面表皮脱落时间有正面影响，在促进烫伤创面愈合过程中有明显的效果，可以加快烫伤创面组织含水量的下降（$p<0.05$），在烫伤初期，能明显地提高大鼠血浆中的SOD活性（$p<0.05$），降低MDA含量（$p<0.05$）；升高创面组织中的羟脯氨酸的水平（$p<0.05$）。帮助大鼠血浆制备及血浆中MDA含量的减少，创面中的羟脯氨酸含量在给药14天后下降，表明此时已完成大量新皮生长[18]。

（七）促进药物经皮吸收

从艾纳香中提取的艾纳香油具有促渗、治疗双重作用，效果好，不良反应小。经皮给药可以避免肝脏的首过效应和药物在胃肠道的灭活，药物的吸收不受胃肠道因素影响，有减少用药的个体差异，大大降低药物毒性和副作用，能维持稳定、持久的血药浓度，提高疗效，减少给药次数，给药方便等特点[19]。

（八）抗菌

用艾纳香叶提取物进行抗菌活性的研究，发现其中挥发油最有效，对蜡样芽孢杆菌和金黄色葡萄球菌最低抑制浓度分别为 150 μg/ml 和 1.2 mg/ml，己烷提取物对肠杆菌和金黄葡萄球菌也有一定的抗菌活性。

（九）降脂

艾纳香提取物能抑制 3T3-L1 前体脂肪细胞和 3T3-L1 脂肪细胞中脂质累积和甘油-3-磷酸脱氢酶的活性，而且没有细胞毒性。此外，艾纳香提取物也能减少脂肪形成过程中重要转录因子表达，包括过氧化物酶体增殖激活受体 γ、CCAAT 元素结合蛋白和瘦蛋白等。黄酮和酚醛酸等天然抗氧化性可抑制 3T3-L1 脂肪细胞中脂肪的形成，同时也能抑制细胞内甘油三酸酯和 GPDH 活性，而且通过试验 15 种酚醛酸和 6 种黄酮类化合物，结果表明香豆酸和芦丁抑制活性最强[20]。

（十）杀虫

有学者[21]研究了 57 种南药植物粗提物对螺旋粉虱成虫的杀虫活性，其中艾纳香等 6 种南药植物粗提物对成虫的触杀活性在 60%以上。

五、临床应用

艾纳香味辛、苦，性温，无毒，归心、脾经。现在市面上常见的艾纳香炮制方法是净制，采收后，清洗干净，鲜用或阴干。民间中医疗法常取 10～15 g 煎汤内服，鲜品加倍。经提炼得到冰片为外科、伤科、眼科、喉科等外用，也可取适量煎水洗，或捣敷。阴虚血热者慎用[4]。

（一）清热、止痛、生肌

主治感冒、寒湿泻痢、腹痛肠鸣、肿胀、筋骨疼痛、癣疮感冒、风湿性关节炎、产后风痛、痛经；外用治跌打损伤、疮疖痈肿、湿疹、皮炎。其辛散苦涩，芳香走窜，能散郁热，具有开窍醒神、清热止痛生肌之功能。常做发汗祛痰药，对伤食、霍乱、中暑、胸腹疼痛等有一定疗效。历史上诸多中药典籍中均有记载其临床应用，如：①《本草拾遗》：主癣。②《海药本草》：主伤寒五泄，心腹注气，下寸白，止肠鸣；烧之辟瘟疫。③《开宝本草》：去恶气，杀虫。主腹冷泄痢。④《生草药性备要》：祛风消肿，活血除湿。治跌打，敷酒风脚。⑤《岭南采药录》：疗四肢骨痛。

从艾纳香中提取出的天然冰片是多种成药的组成部分，如金骨莲胶囊（原痹痛宁胶囊，贵州民族制药有限公司）具有祛风除湿，消肿止痛的功效；心胃止痛胶囊（原心胃丹胶囊，贵州民族制药有限公司）具有温中散寒、理气止痛的功效。其他较著名的品种还有咽立爽滴丸、金喉健喷雾剂、金风液、透骨香药乳、防感涂鼻膏等，在这些成药中都有应用[1]。

艾纳香煎汤湿敷、艾纳香油外擦可治疗婴儿湿疹；艾纳香叶提取分离出来的挥发油能滋润皮肤，促进表皮的生长及修复。

（二）卵巢功能受损

据广西壮族自治区卫生厅公布，艾纳香临床主要用于经期提前、产后血崩、产后浮肿、不孕症、阴疮等症。现代药理学研究证明：以艾纳香为主要原料制成的“妇血康冲剂”具有缩短凝血时间及促进子宫收缩，使妊娠产物的排出减少阴道流血，使血管闭合，子宫内膜脱落加速，达到缩短经期和减少出血量，并具有促性腺激素的作用，使卵巢功能恢复正常，同时还具有治疗和保健的双向调节作用，且疗程短，止血迅速，临床观察效果总有效率达 85.9%[15]。

六、毒理研究

艾纳香油为苗族等少数民族传统药，其安全

性已得到广泛的临床验证。王丹等[22]的研究中发现艾纳香精油对皮肤无急性毒性、无致敏性，但有中、重度刺激性反应。艾纳香精油对皮肤刺激性可能是由于浓度较高引起的，为此将艾纳香精油稀释，发现当浓度稀释至20%及低于20%后其对皮肤无刺激性。艾纳香油作为促透剂使用浓度仅为原精油的1%，其皮肤的毒性较原精油应大大降低。

有研究[23]以SD大鼠为模型，艾纳香油原液给药剂量为每只2 000 mg/kg，连续观察14天，分析艾纳香油的皮肤致敏性和急毒情况。整个观察期间，所有大鼠均活动自如，觅食正常，给药处皮肤毛发光泽正常，眼与黏膜无变化，呼吸无异常，未见中枢神经系统异常；未见大鼠全身中毒反应，无大鼠死亡，表明艾纳香油外用对大鼠无急毒反应。

七、其他

艾纳香在我国有着悠久的用药历史，多数现代中医药典籍均认为，艾纳香最早记载于公元741年(唐开元二十九年)陈藏器所编著《本草拾遗》，此后宋代刘翰等编著《开宝本草》(公元973—974年)也曾记载。在唐代孙思邈《备急千金要方》中治身体臭令香方之衣香方，云："鸡骨煎香……安息香、艾纳香(各一两)……以微火烧之，以盆水内笼下，以杀火气，不尔，必有焦气也。"用于治疗体臭，也另有复方治疗口臭。公元668年，唐代释道世所著《法苑珠林》第三十六卷中的第三十三篇，即华香篇，其"引证部"云："广志日，艾纳香出漂国，乐府歌日，行胡从何来，列国持何来，氍毹毲登毛，五木香迷迭，艾纳及都梁。"而随后的《外台秘要》《本草拾遗》《海药本草》《开宝本草》《本草纲目》《本草求原》《增订伪药条辨》等典籍也有相应的记载和评述，多仅说明其用途、疗效和用法，偶有描述其植物学分类特征[24]。

在明清时期，罗甸艾纳香就已是知名药材。20世纪90年代后期，天然冰片生产发展受人工合成冰片的影响市场逐渐缩小，"罗甸艾纳香"也曾一度萎靡。进入21世纪以来，随着社会的发展和人们健康观念的加重，市场又倾向于天然、健康环保、疗效高、毒副作用小或无毒副作用的天然中草药，这也是"罗甸艾纳香"再一次受到市场追捧的主要原因之一[1]。

艾纳香临床用途广泛，治疗保健功效突出。提炼出的艾纳香精油抗氧化作用明显，性质稳定安全，具有成为食品、化妆品的天然抗氧化剂及抗菌剂的潜力。从药效学方面考虑，艾纳香提取物抵抗外界环境损伤作用显著，有助于将其开发成祛斑护肤产品。从资源研究方面讲，对艾渣化学成分及其活性的研究、艾纳香素的分离提取工艺优化，以及对艾纳香种质资源的评价研究将有助于综合利用艾纳香的有效资源，为艾纳香的综合开发与利用降低生产成本。从制剂开发方面讲，对艾纳香阴道栓、妇科洗液、口腔咀嚼片、口腔护理液等药物组合配方的设计、功效评价及药理毒理研究，有助于将艾纳香开发成合适的剂型，发挥其疗效，扩大其临床应用范围。目前，用于治疗细菌感染的药物多为易引起耐药性及毒副作用的抗菌药，而洗剂、膏剂等传统剂型在作用部位滞留时间短，难以达到有效浓度，容易被排出体外。艾纳香在海南、广东、云南和贵州等少数民族地区被广泛使用，多用于妇女产后祛风除湿，杀菌止痒，多数山区农妇皆知此功用。若将该药物有效成分制成合适剂型，通过局部作用使药物达到患处，快速发挥药效，提高生物利用度，减少首关效应，降低副作用，将获得更好的治疗效果。艾纳香具有受用人群广泛、患者顺应性强等特点，且植物资源丰富，取材方便，分布广泛，已有产业化种植，药源有保障，具有一定的经济及社会效益。艾纳香的开发和利用在我国有着悠久的历史，大量国内外知名文献为其应用开发提供更好的研究参考，艾纳香在资源研究、药效学、制剂开发等方面具有很好的应用价值[25]。

艾纳香在中山、低山、河谷均有，分布较稀疏。伴生植物主要是苦艾、鬼针草、飞蓬、千里光、白毛草、芭毛及苍耳等适应性强的植物。由此可以看出艾纳香适应贫瘠环境的能力较强，而竞争土壤和空间的能力较弱。贵州红水河地区对艾纳香资源的利用严重不平衡。通过调查发现，艾纳香具有多种植物表现型，种质资源的类型比较丰富；通过测定艾纳香样本的艾片含量发现，不同型的艾纳香中左旋龙脑的含量有16%～50%的差异。为保护艾纳香资源可以长久延续，建议由各级政府、各部门以及相关企业配合，尽快在贵州省建立一个艾纳香的种质资源保存库，长期保存我国艾纳香资源。同时加强资助关于艾纳香资源的系统研究工作，摸清现有的种质资源类型，恢复和保护、开发优质的艾纳香。同时结合产业化种植研究并建立GAP规模化种植基地的建设，制定相应的政策，鼓励艾纳香的资源保护和扶持艾纳香的人工繁殖栽培种植，依靠群众发展艾纳香，让农民也有利，才能达到保护和持续合理利用的最终目的[10]。

参考文献

[1] 白志文，朱露，卢媛，等．苗药艾纳香研究进展[J]．中国民族医药杂志，2012，18(7)：65－67．
[2] 国家中医药管理局《中华本草》编委会．中华本草[M]．上海：上海科学技术出版社，1999．
[3] 罗娜．艾纳香栽培技术[J]．现代园艺，2016，(1)：55－56．
[4] 杨世英，裴慧荣，王满恩．《中药大辞典》等书中虎骨插图有误[J]．中药通报，1988(6)：9．
[5] 安军，夏稷子．艾纳香的显微鉴别研究[J]．贵阳中医学院学报，2011，33(6)：7－8．
[6] 江兴龙，潘俊锋，司健．艾纳香人工栽培技术[J]．林业科技开发，2005，19(2)：68－70．
[7] 周世敏，欧国腾，江赢，等．艾纳香两段式快繁技术①[J]．热带农业科学，2016，36(2)：36－39．
[8] 孙立军，杨茂发，熊继文，等．贵州地道中药材艾纳香害虫名录初报[J]．贵州农业科学，2006，33(5)：65－66．
[9] 江兴龙，贡双来，潘俊锋，等．贵州艾纳香主要病虫害种类及防治对策[J]．邵阳学院学报：自然科学版，2005，2(3)：96－99．
[10] 江维克，周涛，何平，等．贵州红水河地区艾纳香植物资源调查及其保护策略[J]．贵州农业科学，2010，38(8)：1－4．
[11] 何元农，丁映，冼福荣，等．肥料种类对艾纳香生物产量和有效成分含量的影响[J]．贵州农业科学，2006，33(5)：53－57．
[12] 陈铭．艾纳香的活性成分研究[D]．上海：上海交通大学，2009．
[13] Nessa F, Z Ismail, S Karupiah, et al. RP-HPLC method for the quantitative analysis of naturally occurring flavonoids in leaves of Blumea balsamifera DC [J]. Journal of Chromatographic Science, 2005，43(8)：416－420．
[14] 邓芹英，丁丛梅．艾纳香中黄酮化合物的研究[J]．波谱学杂志，1996(5)：447－452．
[15] 黄永林，赵志国，文永新．不同部位艾纳香中总黄酮的含量测定[J]．广西植物，2006，26(4)：453－455．
[16] 蒲含林，胡群．艾纳香二氢黄酮对脂质过氧化损伤大鼠原代培养肝细胞的保护作用[J]．中草药，2000，31(2)：113－115．
[17] 青桂玲，潘海涛，韦菊柳，等．大头艾纳香提取液对小白鼠离体子宫收缩活动的影响[J]．右江民族医学院学报，2011(6)：755－757．
[18] 庞玉新，袁蕾，王中洋，等．艾纳香不同部位提取物的抗氧化活性及其对酪氨酸酶的抑制作用[J]．中国实验方剂学杂志，2014，20(18)：4－8．
[19] 范佐旺，王丹，庞玉新，等．艾纳香油对大鼠深Ⅱ度烫伤的治疗研究[J]．中医药信息，2014(6)：93－96．
[20] 付万进，王丹，庞玉新，等．艾纳香油对硫酸沙丁胺醇体外透皮吸收的影响[J]．中国实验方剂学杂志，2013，(14)：174－177．
[21] 王兰英，骆焱平，卢远倩，等．57种南药植物粗提物对螺旋粉虱杀虫活性初步研究[J]．植物保护，2012，38(1)：108－111．
[22] 王丹，付万进，庞玉新，等．艾纳香油过敏性和急性毒性实验研究[J]．热带作物学报，2013(12)：2499－2502．
[23] 李璞，陈宇琼，黄火强．艾纳香化学成分与药理活性研究进展[J]．实用中医内科杂志，2012(13)：3－4，6．
[24] 庞玉新，谢小丽，陈振夏，等．艾纳香本草考证[J]．贵州农业科学，2014，42(6)：10－13．
[25] 王嵩，赵永恒，周毅生，等．艾纳香的研究进展及其研究价值探讨[J]．中国现代中药，2014，16(11)：953－956．

节果决明

节果决明(*Cassia nodosa* Buch.)为豆科决明属植物,又名节荚决明、粉花山扁豆。《中国植物志》将其学名修订为 *Cassia javanica* subsp. *nodosa* (Buch.-Ham. ex Roxb.) K. Larsen & S. S. Larsen。《中药大辞典》中神黄豆的基原为豆科植物节果决明的果实。

节果决明为乔木;小枝纤细,下垂,薄被灰白色丝状绵毛。叶长 15～25 cm,叶轴和叶柄薄被丝状绵毛,无腺体,有小叶 6～13 对;小叶长圆状椭圆形,近革质,长 2～5 cm,宽 1.2～2 cm,顶端圆钝,微凹,上面被极稀疏短柔毛,下面疏被柔毛,边全缘;小叶柄长 2.5～3 mm。伞房状总状花序腋生;苞片卵状披针形,长约 8 mm,顶端渐尖,宿存,萼片卵形,长 5～10 mm,宽 4～6 mm;花瓣深黄色,长卵形,具短柄,长 2.5～3 cm,宽 1～1.5 cm,雄蕊 10 枚,3 枚较长,7 枚较短;子房线形,外被白色柔毛。荚果圆筒形,黑褐色,有明显环状节,长 30～45 cm。花期 5～6 月(图 9)。

原产热带亚洲,夏威夷群岛也有分布。我国云南西双版纳、两广南部及海南岛等地均有栽培。属热带阳性树种,耐高温酷暑,也能耐轻霜及短期 0 ℃左右低温。在广州及南宁市,除特殊寒冷年份枝条稍受冻外,正常年份均可在郊外安全越冬。

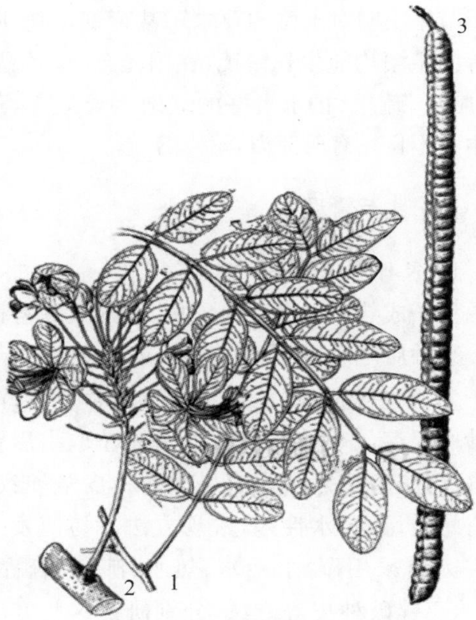

图 9　节果决明

(引自《中国植物学》)

1. 小枝一部分;2. 花序;3. 荚果

一、生药鉴别

干燥荚果,长圆柱形,长可达 60 cm,直径 1.5～2 cm。一端可见果柄,长约 1.4 cm,表面黑褐色,有明显的节,内藏多数种子。嫩者内果皮发油呈黑色,种子不饱满,不能分节剥成单粒。

成熟者，内果皮灰绿色，种子饱满，可以分节剥成单粒。每单粒扁圆柱形似象棋，厚 6～7 mm，径 12～18 mm，上下两面膜质，中央有一弧形紫斑，摇之可发响声。种子扁卵圆形，长约 1 cm，宽约 8 mm，表面红棕色，有光泽，种脐明显。质坚硬。气无，味苦。以成熟饱满，摇之有声者为佳；不响者为次[1]。

二、栽培

（一）产地环境

节果决明对土壤的要求不甚苛刻，一般肥力中等的土壤均能生长繁茂，在阳光充沛、高温、湿润、肥沃、疏松、排水良好的立地生长最好，荒山则生长不良。有萌芽力，耐修剪[2]。

（二）生产管理

1. 采种及催芽

种子成熟后 1 个月内采集，否则久之易被虫蛀。采种后晒干，敲打去果荚，取出种子晒干后藏于室内通风阴凉处，发芽力可保存 2 年，混于干沙中保存，亦可延长发芽力。种子取出后要进行催芽处理，这是因为节果决明种皮坚硬致密，且有蜡质层，吸水性差，常规方法不易萌发。有研究人员采用湿藏、冷水、热水、沸水和硫酸浸泡、人工锉破种皮等方法，分别研究这些方法对发育正常，完整饱满，新鲜无虫蛀的节果决明种子的催芽效果。结果发现普通的湿藏、冷水和热水浸泡等催芽方法处理种子达不到催芽效果，必须用沸水、硫酸浸种或锉破种皮种子才可萌发，而以切去或擦破种皮处理的种子发芽率最高，萌发所需时间最短。由于种子有厚硬的种皮和致密的蜡质层，阻碍了种胚与外界空气和水分的接触，使种子一直处于休眠状态，而有效地破坏种皮和蜡质层，种子就能迅速吸水膨胀，并较快萌动出胚根。试验中经擦破种子的种皮，浸泡 24 h 种子已完全膨胀，捞起保湿 24 h 几乎全部长出胚根。用 20%硫酸溶液浸泡的种子发芽率并不理想，只有 21%。

2. 育苗方法

(1) 播种育苗：经过催芽处理后的种子播种于营养袋。种子发芽时气温需在 20 ℃以上，发芽率为 85%～90%，一般以春季气温稳定回升后播种为宜。播种后用遮光率 50%的遮阳网或稻草覆盖，起遮荫和保温保湿作用，待幼苗出土后及时逐步揭除。幼苗出土萌发时，下胚轴先呈钩状出土，子叶 2 片，初出土时黄绿色，光泽美丽，子叶出土后 3～4 天脱落，开始发生真叶。幼苗出土后约 2 个月转木质化。苗期生长较快，抗性较强，少有病虫害，能耐烈日高温，但在有霜地区冬季需防寒。苗木出土后 1～2 个月内，其生长自然，2 个月后，即开始向一侧成半匍匐状生长，侧枝萌发亦较早，需及时修枝和扶干。

(2) 大田育苗：营养袋苗生长至 25～30 cm 高便可移植到大田培育。栽植株行距多采用 80 cm×80 cm。在水肥管理条件中等的情况下，1 年生苗可长至高 1.5 m，地径 1.5 cm；2 年生苗可长至高 3.0 m，地径 4.0 cm，胸径 2.5 cm，生长较为迅速。苗木干形不通直，向一侧呈弓状弯曲，株条铺散，因此每株幼苗旁应插直杆扶苗，及早修剪侧枝，促使主干成型。用于庭院、公园绿化，培育 3 年生苗，胸径达 4～5 cm 时可出圃。用作行道树，需选择主干较明显的幼苗，强度修剪侧枝，培育 4 年，胸径达 5 cm 以上方可出圃。

3. 移植

粉花山扁豆生长快，蒸腾作用旺盛，野生性尚强，移栽不易成活，苗木需带土球。土球直径一般为苗木地径的 7～10 倍，如胸径 4～5 cm 的苗木移栽时，土球直径 35～40 cm，土球高度为直径的 2/3；并强度修剪小枝和叶。片状造林宜在雨季进行，合理密植，用 30 cm 高袋苗种植，采用 3 m×3 m 或 2 m×3 m、2.5 m×2.5 m 株行距。植穴规格长 60 cm、宽 60 cm、深 50 cm，植入前施足基肥。定植后当年雨季末进行砍杂灌木、穴状除草、松土、扩穴、施肥等抚育管理。3 年内每年砍杂灌木、穴状除草、松土等2次，并及时修枝扶干整形。3年后每年1～2次砍杂灌木。山小橘的花芽萌发于成熟枝条，为不影响开花，春季不宜修剪，修剪应在花期结束后进行。作行道树时，须注意修剪过度下垂的枝条，以免妨碍交通。

（三）病虫害防治

1. 病害

近年来有学者研究发现，节果决明的根茎底端腐烂是有一种灵芝菌株引起的。根茎腐烂病对节果决明等诸多豆科植物都是致命的，这种灵芝菌株被鉴定为这种疾病的致病生物体。节果决明幼苗期感染灵芝菌株的概率更高，一旦染病，从开始出现病症时，一般6～24个月内即死亡。且灵芝菌株具有特殊的寄主偏好，常会绕过其他树种而感染健康的节果决明，包括离被感染的树很近的其他豆科植物。

2. 虫害

炎热季节，特别是5月份，幼树易被一种夜蛾和尺蠖的幼虫为害，尤以夜蛾为害严重。虫害猖獗时，叶子被吃光，虫满地爬，影响居民生活。应及早防虫杀虫，并合理调节种植数量，以免成灾。幼虫可用40%氧化乐果2 g/L液或50%甲胺磷1.25 g/L液喷杀。此外，还有蚜虫和霉污病等，应勤喷药，减少虫害和避免引发霉污病[3]。

三、化学成分

节果决明叶的乙醚流分中存在山柰黄素，乙酸乙酯流分中存在山柰黄素-3-鼠李糖苷[4]。

（一）花中的主要化学成分

有研究人员研究了节果决明的花中化学成分节果决明醇乙酸酯的结构。节果决明醇乙酸酯是一种新发现的化合物，从节果决明花朵中分离得到，结构确定为（－）-7-acetoxy-9，10-dimethyl-1，5-octacosanolide。同时也分离得到了一些由脂肪酸、碳氢化合物、谷甾醇及菜油组成的蜡基乙醇混合物。[5]

（二）叶中的主要化学成分

研究人员发现一种新的色酮5，4′-二羟基-7-甲基-3-苄色酮，同时节果决明叶提取物中还发现其他3种已知的黄酮类化合物，分别是无取代黄酮、山柰酚-3-*O*-鼠李糖苷和槲皮素-3-*O*-阿糖胞苷。[6]

四、药理作用

（一）抗生育

决明属植物的生药结构和有效成分因其出色的药用价值而多有报道。节果决明可分离出多种不同类别的天然产品，拥有强大的生理和药理活性，其中主要包括蒽衍生物、黄酮和多糖，部分化合物已经显示出其抗生育活性。有学者[7]研究报道了节果决明不同部位分离纯化的黄酮类化合物的抗生育活性，其中山柰酚-7-*O*-葡萄糖苷的抗生育活性较明显。节果决明花朵中较高水平的总黄酮含量测定为1.39 mg/g，同样较高水平的槲皮素总量测定（F＋B）是0.42 mg/g；较高水平的山柰酚总量测定（F＋B）是0.68 mg/g，同样较高水平的山柰酚-7-*O*-葡萄糖苷的测定为0.29 mg/g。实验中用大鼠为对象，山柰酚-7-*O*-葡萄糖苷口服给药，结果发现经过山柰酚-7-*O*-葡萄糖苷喂养的大鼠的睾丸和附睾精子浓度显著减少（$p<0.001$）；马尾附睾的精子活性也显著降低。由此可见，节果决明中的有效成分提取物降低了95%的雄性大鼠的生育能力。

（二）降血糖

有研究报道以正常和链脲佐菌素诱导糖尿病的大鼠为实验对象，评价了节果决明的叶提取物的降血糖活性。在目前的研究中，节果决明作为一种传统观赏植物已经有前人调查过其降血糖作用，这里研究目的是检查节果决明叶的降糖作用和对正常及链脲佐菌素诱导的急性和亚急性糖尿病研究。在这之前的降血糖研究都是通过口服给药测试其急性毒性，后来的实验研究引入了多种参数变化通过比较单剂量和多剂量试验药物效果。节果决明干燥粉末状叶材料常被用作口服药物，这种药物的初步植物化学性质已通过标准定性试验完成。本次试验中诱导糖尿病的大鼠采用单次腹腔注射链脲佐菌素方法，单剂量和多剂量试验药物（每天 0.5 g/kg）分别给予正常和糖尿病大鼠。研究的参数是血糖、血清胆固醇、血清三酰甘油和血清蛋白。测试结果与标准降血糖药物格列美脲每天 0.01 g/kg 进行了比较，由 Student's test 和单向 ANOVA 进行了初步植物化学抗糖尿病化合物检测。糖尿病大鼠在 10 天内的血糖水平并不像急性或亚急性试验药物治疗时显出高度显著的减少（40.29%），其降糖作用与标准药物（63.51%）相比效果显著。试验药物和标准药物均可表现糖尿病大鼠血清代谢物异常水平的显著变化。实验结果表明节果决明叶具有降血糖活性[8]。

（三）抗炎

在西非，节果决明等多种豆科决明属植物的叶子或其他部位常被用于医疗，主要用来治疗炎症和皮肤病，同时还具有泻药等性能。研究人员用节果决明叶子的乙醇提取物进行了对大鼠角叉菜胶诱导的爪水肿抗炎活性测试，结果显示节果决明剂量在 100 mg/kg、150 mg/kg 和 200 mg/kg 显示出较好的抑制水肿作用。虽然研究数据显示不及阿司匹林，但综合考虑，节果决明叶具有良好的抗炎作用[9]。

（四）抗菌

有研究调查报道了节果决明不同部位的植物化学成分筛选和蒽醌类化合物的抗菌作用。研究中发现节果决明在世界各地传统医学中均有用作抗菌药的历史，常被用来抵抗多种细菌和真菌菌株，因其疗效确切被广泛使用。新鲜收集采摘的节果决明在室温下干燥、粉碎，应用典籍记载的标准方法提取蒽醌类物质，再经过 UV、IR、^{1}HNMR 和^{18}CNMR 技术筛选。被分离出来的蒽醌类化合物抗病原微生物的效果检测使用琼脂扩散测定抗微生物活性的方法。同时该植物中筛选出来的植化成分中还含有大黄酸、大黄素等成分。节果决明叶中大黄素的最高含量为 0.66 mg/g，大黄酸的最高含量为 0.30 mg/g，这些从中提取的原油化合物均表现出良好的抗微生物活性，最高剂量的大黄素具有抵抗串珠镰刀菌（*moniliforme*，$IZ=26.00$ mm）的作用，而最高剂量的大黄酸具有抵抗黄曲霉菌（*flavus*，$IZ=21.00$ mm）的作用。这些从节果决明不同部位提取的大黄酸和大黄素等成分的抑菌作用成效显著，可以有效抵抗多种致病菌和有机病原微生物，因其有效性被广泛用于抗菌治疗[10]。

五、临床应用

临床使用时炮制方法是取原药材，除去杂质及残留果壳，洗净干燥，用时可捣碎，也可取鲜叶包敷。味苦、性凉，可清热解毒，润肠通便。其果实可治疗麻疹、水痘，感冒，胃痛，便秘[11]。据《本经逢原》记载，取节果决明果实剥去外壳内皮，焙熟一半留生一半，伴芫荽汤调服，可治痘疹将出，温毒重者。

参考文献

[1] 国家中医药管理局《中华本草》编委会. 中华本草[M]. 上海：上海科学技术出版社，1999.

[2] 谭沛涛. 优良观赏树种粉花山扁豆的栽培技术[J]. 广东林业科技，2004，20(1)：36－39.

[3] Fernando K. The host preference of a Ganoderma lucidum strain for three tree species of Fabaceae family; Cassia nodosa, Cassia fistula and Delonix regia [J]. Journal of the National Science Foundation of Sri Lanka, 2008,36(4): 323－326.

[4] 张勤，戴兴凌. 埃及山扁豆属植物某些栽培种的植物化学研究[J]. 国外医学·药学分册，1984(3)：184－184.

[5] Rizvi S, S C Varshney, S Abbas, et al. Structure of nodolidate from the flowers of Cassia nodosa [J]. Phytochemistry, 1972,11(5): 1823－1826.

[6] Kumar R, M Ilyas, M Parveen, et al. A new chromone from Cassia nodosa [J]. Journal of Asian Natural Products Research, 2006,8(7): 595－598.

[7] Singh D, S K Sharma, M S Shekhawat, et al. Antifertility activity of kaempferol-7-*O*-glucoside isolate from Cassia nodosa Bunch [J]. Electronic Journal of Environmental Agricultural & Food Chemistry, 2012,11(5): 477－492.

[8] Kumavat U C, S N Shimpi, S P Jagdale. Evaluation of hypoglycaemic activity of Cassia nodosa leaves in normal and streptozotocin-induced diabetic rats [J]. International Journal of Green Pharmacy, 2012,6(1): 9－9.

[9] Abatan M. A note on the anti-inflammatory action of plants of some Cassia species [J]. Fitoterapia, 1990,61(4): 336－338.

[10] Yadav A, R Bhardwaj, R A Sharma. Phytochemical Screening and Antimicrobial Activity of Anthraquinones Isolated from Different Parts of Cassia nodosa [J]. Research Journal of Medicinal Plant, 2013,7(3): 150－159.

[11]《全国中草药汇编》编写组. 全国中草药汇编[M]. 北京：人民卫生出版社，1978.

东革阿里

东革阿里为苦木科东革阿里属植物东革阿里(*Eurycoma longifolia* Jack)的根，在原产地被称为马来西亚人参、乡土人参、天然伟哥等，具有抗肿瘤、抗疟疾、改善男性性功能障碍等功效[1]。东革阿里与燕窝、锡器一起并称为马来西亚三大国宝。此外，其萃取物还具有提升体力、减轻疲劳、杀菌、抗溃疡、降血压及治疗糖尿病等多种功效，是东南亚最珍贵的应用植物药之一[2]。

东革阿里为常绿乔木。树高4～6 m，最高可达18 m，树干直径8～10 cm，最粗可达15 cm。主干无分枝，雌雄异株。其根亦不分叉，入地最深可达2 m。树叶长在顶部呈伞状，叶近革质，奇数羽状复叶，螺旋状排列于树干顶端，长20～40 cm。叶柄基部膨大，脱落后叶痕明显。小叶5～15对，对生，倒卵状披针形，无柄或近无柄。圆锥花序腋生，花小，花瓣5片，分离。核果，椭圆形或圆形，长1～3 cm，宽0.5～1.2 cm，绿色，成熟后红至黑色，味极苦。根不分叉，入地最深可达2 m。花期6～7月，果期8～9月。

主要分布于马来西亚、印度尼西亚和越南等东南亚国家，柬埔寨、缅甸、泰国、老挝、菲律宾及新加坡等也有零星分布。适宜的生态环境为潮湿的酸性砂质土壤，多生于海拔700 m以下的海滩林、原生或次生林中，常与龙脑香(Dipterocarpaceae)林或杜鹃(Ericaceae)林混生。

一、生药鉴别

(一) 生物学特征

东革阿里全株均可入药，但药用部分主要来源于根部。研究显示，东革阿里根部(特别是芯)包含许多植物化学成分，它能增进睾酮的产量，睾酮是男性性功能所需的荷尔蒙，也是脑部发育所需的激素。在东南亚民间作为传统药材和滋补品已有数百年历史，既可作单味药，也可作药方中的重要配药。迄今为止，被用作药材东革阿里使用的基原植物有 *E. longifolia*、*E. longifolia* subsp. *eglandulosa*、*Entomophthora apiculata*、*Polyathia bullata* 等[3～5]，这几种植物在形态方面存在不同程度的差异，虽然都有一些相似的功效，但是最常用并被广泛认可的是 *E. longifolia*。

(二) 生态学特征

Asiah等[3]利用SNP分子标记技术对东革阿里遗传多样性进行了初步研究，采用马来西亚5个地理种群，分别是岛屿种群Langkawi、人工栽培种群Meiaka、海边种群Johor、低陆种群Pahang和山林种群Terengganu，结果表明东革阿里具有较高的遗传多样性，SNP分子标记可有效鉴别东革阿里个体起源，为该植物的繁殖、引种驯化、种植及保育提供了一些基本信息。虽然遗传多样性并不是限制东革阿里生长的首要条件，但是随着野生东革阿里生境被人为干扰破碎化程度加剧，以基因流作为主要控制因素的居群间的遗传结构很可能因地理位置的增大而产生较大差异，最终形成生殖屏障而阻断区群间的基因交流，导致遗传多样性下降。因此，对东革阿里的原生生境进行保护，禁止砍伐是保护的首要内容，同时在迁地保护时应尽可能多地从不同生长区引种，从而最大限度地保其遗传多样性。

二、栽培

（一）产地环境

东革阿里对生长环境要求比较苛刻，栽培比较困难。适宜的生长环境是酸性湿润且排水性良好的砂质土壤，同时需要部分遮荫。该植物的原生境仅限于热带丛林山坡中局部遮荫的山坳林冠，允许部分阳光直射的地带。

（二）生产管理

目前，东革阿里的人工繁殖包括种子繁殖和组织培养两个方面。

1. 种子繁殖

东革阿里在自然环境中通过种子繁殖，种子发芽率低，并且东革阿里属于种子活力下降快、萌发所需时间长的顽拗性种子。发芽后的植株生长缓慢，栽培 2～3 年才结少量果，成熟期一般为 5 年以上，达到完全成熟期大概需要 25 年。因此，东革阿里野生资源的再生不能满足市场的大量需求。大部分东革阿里栽培 4 年后即采收根，用于商业用途。

2. 组织培养

植物组织培养技术可作为一种提供东革阿里商业化种苗的有效方式，目前报道组织培养方式有愈伤再生和体细胞再生两种方式。

Hassan 等[7]在 1994 年就对东革阿里的组织培养进行过探索，采用植物的茎段作为外植体在 MS 基本培养基上进行愈伤诱导，探讨温度、光照、pH、激素等因素对愈伤诱导的影响，发现 MS＋2.0 mg/L NAA＋0.1 mg/L BA 培养基上诱导愈伤组织最成功，pH 为 6.0 时最佳，环境温度为 35 ℃、光照强度为 610 lx 时愈伤组织的产量达到最大。成功诱导东阿里愈伤组织是接下来进行细胞培养和体外进行次生代谢产物生产的必要前提。Sobri 等[4]用子叶、合子胚、叶片、叶柄、茎、根作为外植体进行诱导，发现只有子叶能形成胚性愈伤组织，最适宜培养基为 MS＋0.5 mg/L KT＋1.0 mg/L 2,4-*D*＋1.0 g/L 活性炭，在含有 1.0 mg/L KT 的 MS 培养基中进行继代培养，植株再生率达到 90%。Hussein 等[5]用茎尖作为外植体进行直接的植株再生，再生率最高达到 90%，在 MS＋5.0 g/L KT 的培养基中生成大量丛生芽，最佳生根培养基为 MS＋0.5 mg/L IBA。

Maziah 等[6]则探讨了 2,4-*D*、IAA、NAA、Picloram 和 Dicamba 等不同激素对东革阿里愈伤诱导的影响，结果表明外植体不同，所适宜的激素及其浓度有差别，综合评价，2,4-*D* 是东革阿里愈伤诱导最适宜的植物激素。Hassan 等[7]通过腋芽已经成功建立了东革阿里的微繁体系，种子在 MS 和 WPM 培养基中瓶内播种，2 周后开始萌发，3～5 周后长出更多的腋芽，在 WPM＋0.25 mg/L BAP 培养基中产生的芽最多，数量平均可达(2.75±0.50)个；芽增殖最适宜培养基为 MS＋0.5 mg/L BAP，芽的平均数量有(1.82±0.14)个；最适宜生根培养基 1/2MS＋10 mg/L IBA，平均每个芽上的生根数为(2.24±0.31)条，显著高于其他培养基中的生根数；当根长至 4～5 cm 时用无菌水洗去多余的琼脂，移栽至沙与土的比例为 1∶3 的土壤中，1/2 MS＋1.0 mg/L IBA 培养基中的移栽苗成活率最高，为 75%；虽然 IBA 浓度为 10 mg/L 时生根最多，但不能保证植物的成活率，可能与根的维管系统发育不完全有关。

徐佩玲[8]通过对东革阿里不同时期的枝条进行离体培养，发现老化的枝条较难进行消毒，当年萌发的新枝条消毒相对容易些。东革阿里的枝条较难消毒，并且此过程直接影响下步的组培研究，所以需要从源头解决这个问题，取材的母株生长环境要干净，外植体要用当年生嫩枝、种子、嫩叶，而且在剪取外植体前一定要用多菌灵等杀菌剂进行消毒，以达到减少内生菌的效果。

三、化学成分

从东革阿里不同器官中分离的化学成分以 quassinoid 骨架的二萜类与 canthin-6-one 类生物碱为主，如 eurycomaoside、eurycolactone、eurycomalactone、eurycomanone 和 pasakb umin-B。此外，还含有联苯木质素、角鲨烯衍生物等[9]。

（一）萜类

东革阿里含有的萜类成分主要是以 quassinoid 骨架的二萜类居多，通过三萜降解途径合成，在根和叶中都有发现[10]。Tada 等[11]在东革阿里根中分离出 4 种苦木味素：pasak bumin-A、pasak bumin-B、pasak bumin-C 和 pasak bumin-D，其中 pasak bumin-A（eurycomanone）和 pasak bumin-B 具有抗溃疡的作用。Hou 等[12]在东革阿里中还发现了一个新的甘遂烷型三萜化合物 23，24，25-trihydroxytirucall-7-en-3，6-dione。Chan 等[13]从东革阿里根中提取得到了一个苦木素糖苷 eurycomanol-2-*O*-*β*-*D*-glycopyranoside，研究表明具有抗疟效果。Kuo 等[14]第 1 次分离得到 4 种苦木素二萜类化合物：eurycomalide A、eurycomalide B、13β，21-dihydroxyeurycomanol 和 5α，14β，15*β*-trihydroxyklainean-one。

（二）生物碱类

东革阿里体内的生物碱以 canthin-6-one 类生物碱为主，在根、茎、枝条中都有发现[15]。Hou 等[12]在东革阿里根提取物分离中得到 2 种新型的 canthin-6-one 生物碱，分别为 4，9-dimethoxy-canthin-6-one 和 10-hydroxy-11-meth-oxycanthin-6-one。

（三）挥发性成分

Shafiqul 等[16]应用气质联用技术成功地从东革阿里不同部位的粉末和粗提物中分离得到 9 种挥发性物质，分别为：curcumene、massoilactone、3-phenoxy-1-propanol、octanoic acid、benzoic、acetic acids、menthol、2-phenoxyethanol、4-ethynyl-4-hydroxy-3，5，5-trimethyl-2-cyclohex-1-enone。这是首次有学者将东革阿里中的挥发性物质分离出来进行分析，但目前还没有人对它们进行生物活性检测。

（四）其他

有学者[21]采用反复硅胶柱色谱法和 Sephadex LH-20 柱色谱法从东革阿里根的水提物中分离得到 5 种化合物，并通过波谱分析技术分别鉴定为：东莨菪素（scopoletin）、9-metho-xy-canthin-6-one、7-methoxy-*β*-carbolin-1-propioni-cacid、laurycolactone A、7-methoxyinfractin，其中 7-methoxyinfractin 为新化合物。

四、药理作用

（一）抗肿瘤

东革阿里具有抗肿瘤作用最早报道于 1990 年，Morita 等[17]研究发现由东革阿里根中所纯化得到的 longilactone、13，21-dihydroeur-ycom-anone、14，15-dihydroxyklaineanone 对 KB 与 P-388 癌细胞株具有细胞毒活性，其 IC_{50} 分别为 3.40 μg/ml、0.33 μg/ml、0.38 μg/ml（KB）及 1.30 μg/ml、1.20 μg/ml、0.29 μg/ml（P-388）。Kardono 等[18]将东革阿里根中分离得到的 9-methoxy-canthin-6-one、9-methoxy-canthin-6-one N-oxide、9-hydmxycanthin-6-one、9-hydroxycanthin-6-one *N*-oxide、eurycomanone 五种化合物对 8 种不同的人类癌细胞株进行细胞毒活性试验，结果除 KB 癌细胞之外，上述 5 个化合物都显示中等强度以上的细胞毒活性。

Al-Salahi 等[9]在体外实验中发现东革阿里根部甲醇提取物对肿瘤细胞株 K-562 具有抗增殖活性，在体内实验中，他们利用东革阿里根部甲醇提取物处理，发现经皮下注射 K-562 细胞株的大鼠体内东革阿里根部甲醇提取物对 K-562 也有抗增殖活性。Jiwajinda 等[10]在体外实验中发现东革阿里根部提取物中的 14，15β-dihydroxyk laineanone 具有抑制肿瘤促进剂诱导的 Epstein-Barr 病毒的活性。Morita 等[19]于 1993 年再次报道所分离得到的化合物 6-dehydroxylongilactone、7α-hydroxyeurycomalactone、12-acetyl-13，21-dihydroeurycomanone 对于 P-388 癌细胞株具有很强的细胞毒活性，其 IC_{50} 分别为 0.66 μg/ml、0.11 μg/ml、0.94 μg/ml；而化合物 14-deacetyleurylene 与 eurylene 的水解产物 11-deacetyleurytene 对于 KB 癌细胞株具有很强的细胞毒活性，其 IC_{50} 分别为 0.52 μg/ml 和 3.30 μg/ml。Kuo 等[14,20]从东革阿里根中提取了 65 个化合物并对其研究发现，其中有 7 个对 MCF-7 肿瘤细胞有显著的细胞毒活性，8 个对人类肺癌 A-549 肿瘤细胞有强烈的细胞毒活性，其 IC_{50} 都低于 2.5 μg/ml。Tee 等试图寻找此类活性化合物的作用机制，发现东革阿里粗提物能通过细胞凋亡蛋白酶的作用诱导细胞凋亡，从而抑制 MCF-5 肿瘤细胞生长。另外有学者报道富含 enrycomenone 的东革阿里根提取物能通过 P_{53} 通路诱导肝癌细胞 HepG2 凋亡[21]。Pooi-Fong 等[22]研究发现，eurycomanone 能通过抑制肺癌细胞抑制素蛋白、膜联蛋白和内质网蛋白 28 这三种蛋白的表达从而达到抗肿瘤效果。

（二）抗疟疾

东革阿里根部提取物中的 11-dehydroklaineanone 和 15β-*O*-acetyl-14-hydroxyklaineanone 具有抗疟原虫作用，在浓度 200 mg/ml 时具有很强的抗血吸虫作用[9]。Mohd 等发现东革阿里根部提取物 TA164 与青蒿素联合治疗疟疾疗效显著[9]。Kuo 等以 1D 和 2D 核磁共振全面分析从东革阿里树根分离出来的 65 种化合物。在这些提取物中，有 4 种二萜类化学成分（quassinoid diterpenoids）是首次从自然资源中发现，分别名为 eurycomalide A、eurycomalide B、13-β-21-dihydroxyeurycomanol 和 5α，14β，15β-trihydroxyklaineanone。通过对细胞毒活性作用的测查，这些提取化合物在生物体外实验中还具有抗 HIV 和抗疟疾作用，化合物对恶性疟原虫（*Plasmodium falciparum*）有很强的抗疟活性[9]。

Chan 等[23]研究发现东革阿里根的甲醇粗提取物的氯仿部分和正丁醇部分具有抗疟活性，IC_{50} 介于 0.05～0.50 μg/ml 之间；所分离得到的纯化合物中，eurycomalactone、eurycomanone、eurycomanol 具有与氯喹（IC_{50} = 20.21 μg/ml）相近或更强的疟原虫抑制活性，其 IC_{50} 分别为 0.21 μg/ml、0.11 μg/ml、0.28 μg/ml。Kuo 等[20]也报道了 eurycomanone、pasakbumin B 比氯喹具有更强的疟原虫抑制活性。其作用机制为东革阿里根提取物中 quassinoids 类化合物能抑制疟原虫体内蛋白质的合成，从而达到抗疟的作用。

（三）改善性功能

Solomon 等[24]将 42 只雄性大鼠分为对照组、低剂量灌胃组和高剂量灌胃组，给两灌胃组大鼠以不同剂量的东革阿里根的水浸提取物灌胃 14 天，观察精子数目并测定睾酮浓度，对睾丸、附睾、前列腺等器官服药前后的重量进行对比，并对精子的运动性能速率活性顶体反应以及线粒体膜电位（MMP）进行评估；结果显示，与对照组相比，东革阿里水提物对各器官的重量没有影响，内膜脂肪降低了 31.9%，睾酮浓度增加了 30.2%，MMP 显著增加 25.1%，精子的数目、活力及活动率均显著增加。Wahab 等对经雌激素处理的雄性 SD 大鼠连续灌胃东革阿里水浸提取物 14 天，发现它能促进大鼠精子产生，提高精子数量并在一定程度上扭转雌激素的影响，提高血清睾酮水平。

Low 等[25] 提取东革阿里根中的活性成分 eurycomanone，在体外研究其促睾酮活性，发现 eurycomanone 能够通过抑制睾丸间质细胞中的芳香酶转化为雌二醇，从而促进睾酮类固醇的生成。Ang 等用有性经验的雄鼠，分别以 400 mg/kg 和 800 mg/kg 不同剂量东革阿里灌胃连续 10 天，观察东革阿里对雄鼠性欲的影响，结果显示雄鼠增加了性交跨骑频率，说明东革阿里对雄鼠是一种非常有效的性兴奋剂。随后 Ang 等通过对中年雄鼠定量喂食 500 mg/kg 不同溶剂溶解的东革阿里 12 周，同时另一对照组则每天喂食 3 ml/kg的生理盐水，进行东革阿里对中年雄鼠性能力作用的研究，结果发现东革阿里能减短大鼠性行为犹豫时间，经过长时间服用 500 mg/kg 东革阿里的雄鼠在实验后做出正确选择的反应速度比率也有短暂上升现象，研究表明东革阿里可以提高中年雄鼠的性能力。Ang 等还对性呆滞的老年雄鼠和退役种鼠喂食东革阿里，发现东革阿里能持续增强壮年、中年雄鼠和退役种鼠的性动机[9]。

姜溪等[26]采用肾虚实验模型评价东革阿里（*Eurycoma longifolia*）增强机体活力的有效性，从实验结果中得出，与模型组比较，东革阿里 2.4 g/kg剂量组明显延长小鼠低温游泳的存活时间，表明对肾阳虚有明显的改善作用。另在东革阿里对去势小鼠副性器官质量的影响实验中发现与正常组比较，模型组小鼠的体质量明显减轻，包皮腺指数、精液囊和前列腺指数明显降低，表明去势后小鼠已形成肾阳虚。与模型对照组比较，东革阿里 0.8 g/kg、2.4 g/kg 剂量组明显增加精液囊和前列腺指数，表明对肾阳虚有明显的改善作用。

（四）抗疲劳

由研究者在探讨东革阿里对小鼠的抗疲劳作用时选取 60 只小鼠随机等分为 5 组，分别为：东革阿里高（1×10^3 mg/kg）、中（2×10^3 mg/kg）、低（6×10^3 mg/kg）剂量组，分别灌胃，阳性对照组灌胃 0.6×10^3 mg/kg 红景天提取物；阴性对照组灌胃同等体积生理盐水。给予连续灌胃 28 天后对小鼠进行力竭游泳时间测定，同时测定运动小鼠血液中血红蛋白、乳酸、肝糖原含量及乳酸脱氢酶的活性。结果发现与阴性对照组比较，东革阿里提取物高、中剂量组能使小鼠游泳时间显著延长，血红蛋白浓度、乳酸脱氢酶活性显著提高，血液中乳酸含量显著降低，差异均有统计学意义（$p<0.05$）；东革阿里提取物的 3 种剂量组都能够显著提高肝糖原的含量（$p<0.05$）。结论证明东革阿里提取物对小鼠具有良好的抗疲劳功效，其中高剂量组效果最好。

陈永存等[27]以大强度耐力训练大鼠为模型，研究东革阿里对运动训练大鼠睾酮含量、物质代谢及抗运动疲劳能力的影响。试验中分别以每天 0.4 g/kg、0.8 g/kg、2.4 g/kg 的剂量给大鼠灌胃 49 天，并进行负重游泳实验、血睾酮等生化指标测定。结果显示，东革阿里各剂量组力竭游泳时间长于运动对照组（T 组）（$p<0.01$）；血清睾酮高于 T 组（$p<0.01$）；血清皮质酮低于 T 组，促黄体生成素、促卵泡刺激素高于 T 组，与 T 组比较均不具有显著性差异；各组间血清睾酮与皮质酮比值变化与睾酮变化较为一致；肝糖原、肌糖原高于 T 组（$p<0.05$）；血尿素氮低于 T 组（$p<0.05$）；血红蛋白高于 T 组（$p<0.05$）。从而表明补充东革阿里可以减轻大鼠血睾酮、皮质酮受高强度运动量的影响，维持在正常生理水平；促进蛋白质合成，抑制氨基酸和蛋白质分解，提高血红蛋白含量和糖原的储备，增强抗疲劳能力，其具有多靶点、多途径的显著特点[28]。

（五）抗菌

本研究涉及植物化学的初步筛选和抗菌活

性的筛选，通过测定甲醇、丙酮、乙酸乙酯、氯仿和石油醚提取东革阿里叶、茎和根的有效成分，并将提取物用于测定不同浓度（12.5～200 μg/μl）的2种革兰阳性菌、3种革兰阴性菌和1种真菌的抗菌活性。结果显示东革阿里提取物中存在酚醛类化合物、黄酮类化合物、萜类、生物碱、蛋白质和cardiacglycosides。茎提取物与根提取物相比，茎提取物中含有丰富的植物素。所有提取物都表现有一定的抗菌活性，而且，无论根提取物还是茎提取物都表现为对革兰阳性细菌的抗菌活性更好，茎提取物对芽胞杆菌和金黄色葡萄球菌的抗菌效果强大。但是，用乙酸乙酯提取东革阿里茎提取物对革兰阴性细菌、滴虫铜绿假单胞菌显示中等的抗菌活性，对真菌、黑曲霉菌则显示较好的抗菌活性[29]。

（六）其他

除了上述的活性研究之外，东革阿里还有降血糖、抗菌、抗炎，及治疗痛风、骨质疏松和增强抗疲劳能力等作用。

Polonsky等[30]发现东革阿里中化合物shinjulactone C具有抗HIV活性，EC_{50}为10.6 mmol/L。Husen等[31]发现东革阿里能降低高血糖模型小鼠的血糖水平。Rajeev等报道每天食用东革阿里叶和根能控制血糖水平。Farouk等[32]用甲醇、乙醇、丙酮和水4种不同溶剂对东革阿里的不同部位进行提取，观察各提取物对革兰阳性菌和革兰阴性菌的抗性发现，除了大肠埃希菌和伤寒沙门菌2种革兰阴性菌外，叶和茎提取物都有一定的抗菌作用，同时叶的水提物对金黄色酿脓葡萄球菌和沙雷菌有强的抗菌活性，但是根提取物没有显示任何抗菌活性。Shuid等发现东革阿里根的萃取物能阻止睾丸切除的大鼠骨钙流失，因此认为它可以用于治疗雄性激素缺乏引起的骨质疏松症。

Varghese等发现东革阿里根部水醇提取物具有抗氧化和抗炎活性作用。Tran等发现东革阿里根部提取物具有NF-κB抑制剂活性，而转录因子NF-κB是许多促炎症途径的关键调节物，因此对NF-κB的抑制活性可表现为抗炎作用。史珅等发现东革阿里提取物可以显著降低痛风性关节炎大鼠炎症因子IL-1β、IL-8、NO和5-HT的血清浓度及髓过氧化物酶的含量，在减轻关节肿胀、缓解痛感及抑制炎症发展方面有显著作用。

Al-Salahi等[33]发现东革阿里对抑制血管新生有显著效果，其有效成分为东革阿里根提取物中的苦木素类化合物。经HPLC分析，主要为eurycomanone、13α(21)-epoxyeurycomanone及eurycomanol，能够抑制人脐静脉内皮细胞(HUVEC)的增殖、变异与转移，从而抑制血管新生。

五、临床应用

（一）免疫失调

有研究为调查东革阿里根的提取物对人体免疫力的调节作用，此次研究采用随机、双盲、安慰剂对照，研究时间为4周，受试者为126名日本中年人士，这些人士免疫活力(SIV)筛查得分相对较低，实验组被要求摄取200 mg/天的东革阿里根提取物，安慰剂对照组则食用碎米粉，4周以后，共有81人完成实验，东革阿里根的提取物实验组40人，安慰剂对照组41人，经过分析，实验组的免疫活力(SIV)水平高于安慰剂对照组($p<0.05$)，差异有统计学意义；除此之外，实验组的naïve、$CD4^+$ T细胞水平也显著提高($p<0.05$)，差异也有统计学意义。在整个实验过程中，没有观察到严重不良反应。通过这个实验，我们可以得出，东革阿里根的提取物能提高中年男女的综合免疫力[34]。

（二）男性勃起功能障碍

经东革阿里治疗后，患者在性生活评分、勃起硬度评分、男性性健康量表及老年男性症状量表明显改善[9]。林立国等[35]研究了134例更年期男性勃起功能障碍的(ED)患者，分为观察组与对照组，每组67例，观察组予东革阿里治疗，对照组用十一酸睾酮治疗。3个月后，东革阿里组能更显著提高更年期男性ED患者的性欲和性功能。Udani等[36]对40至65岁男性进行12周的随机双盲安慰剂对照研究，发现治疗后，患者在性生活评分、勃起硬度评分、男性性健康量表及老年男性症状量表明显改善。

（三）疲劳

有研究给13位老年男性和12位老年女性每天口服400 mg东革阿里提取物，连续5周，之后发现他们的血清总睾酮及游离睾酮浓度升高，肌肉力量也得到提升。给健康男性每天服用东革阿里提取物100 mg，连续5周后发现他们的血清睾酮水平升高，肌肉力量及大小都有提升[9]。

（四）心理疾病

Talbott等[37]给63名经筛选的志愿者连续服用4周的东革阿里提取物，观察其压力及情绪变化，结果显示，人群焦虑、愤怒、疑虑分别降低了11%、12%、15%；经进一步分析，唾液皮质醇降低了26%，睾酮增加了37%，说明东革阿里有一定的缓解压力以及调节心理情绪的作用。

六、展望

目前，国内外对东革阿里的研究主要集中在化学成分及药理性质方面，对其毒理安全性研究较少。利用生物技术进行人工繁殖也取得一些成果，但仍处于起步阶段。在生态环境破坏加剧，野生资源无节制的采集，引种栽培困难，人工栽培又无法达到质量标准，市场需求进一步增大的背景下，利用植物细胞组织培养技术大规模生产药用植物有效成分乃制药行业大势所趋。植物组织细胞培养技术发展迅速，不仅在药品生产行业取得成功，在化妆品、食品等方面也取得了一定的成绩[1]。

因此，未来的研究重点在于：第一，可以从东革阿里多个化学成分中分离出有效的单体进行药理毒理研究，阐明其作用机制，使得东革阿里的应用更加安全有效；第二，研究重点应集中于如何在体外实现东革阿里有效成分的大规模培养。东革阿里的药用成分主要积累在根部，这为利用毛状根扩大生产东革阿里有效成分提供了可能。毛状根具有有效成分含量高、生理生化和遗传性稳定、易于操作控制等特点，可在离体培养条件下表现出次生代谢产物的合成能力，还能够合成许多悬浮细胞培养所不能合成的物质，某些产物的产量甚至高于常规植株及悬浮细胞培养[38]。可见，毛状根培养系统无论在生物量的增加，药用有效成分的积累，还是生产稳定性方面，都显示了其独特的优越性，使得利用毛状根培养生产东革阿里次生代谢产物具有极大的发展潜力。

另外，还可利用气雾栽培开展东革阿里根部定向培育技术研究，通过组织培养建立东革阿里的微繁体系，开展野外试验种植研究，为东革阿里的大规模化生产提供科学依据，以缓解野生资源紧缺无法满足市场需求的压力。

参考文献

[1] 凌敏，何春梅，高健敏，等.药用植物东革阿里的研究进展[J].广东林业科技，2013，29(6)：66-73.
[2] Rajeev B, Karim A A. Tongkat Ali (*Eurycoma longifolia* Jack): A review on its ethnobotany and pharmacological importance [J]. Fitoterapia, 2010(81): 669-679.
[3] Osman A, B Jordan, P A Lessard, et al. Genetic diversity of *Eurycoma longifolia* inferred from single nucleotide polymorphisms [J]. Plant Physiol, 2003, 131(3): 1294-1301.

[4] Hussein S, R Ibrahim, A L P Kiong, et al. Micropropagation of Eurycoma longifolia Jack via formation of somatic embryogenesis [J]. Asian J. Plant Sci., 2005, 4(5): 472-485.
[5] Hussein S, R Ibrahim, A L P Kiong, et al. Multiple shoots formation of an important tropical medicinal plant, Eurycoma Iongifolia Jack [J]. Plant biotechnology, 2005, 22(4): 349-351.
[6] Mahmood M, R Normi, S Subramaniam. Optimization of Suitable Auxin Application in a Recalcitrant Woody Forest Plant of Eurycoma Longifolia (Tongkat Ali) for Callus Inducation [J]. African Journal of Biotechnology, 2010, 9(49): 8417-8428.
[7] Hassan N H, R Abdullah, L S Kiong, et al. Micropropagation and production of eurycomanone, 9-methoxycanthin-6-one and canthin-6-one in roots of Eurycoma longifolia plantlets [J]. African Journal of Biotechnology, 2014, 11(26): 6818-6825.
[8] 徐佩玲.东革阿里组织培养初报[J].热带林业,2014(3): 6-7.
[9] 樊松,梁朝朝,张贤生.东革阿里对性功能影响及相关功效研究进展[J].中国男科学杂志,2014(10): 68-69.
[10] Jiwajinda S, V Santisopasri, A Murakami, et al. Quassinoids from Eurycoma longifolia as plant growth inhibitors [J]. Phytochemistry, 2001, 58(6): 959-962.
[11] Tada H, F Yasuda, K Otani, et al. New antiulcer quassinoids from Eurycoma longifolia [J]. European Journal of Medicinal Chemistry, 1991, 26(3): 345-349.
[12] Wen-bin H, X Xue-feng, G Wei, et al. Advances in Studies on Chemistry, Pharmacological Effect, and Pharmacokinetics of Eurycoma longifolia [J]. Chinese Herbal Medicines, 2011, 3(3): 186-195.
[13] Chan K, S Lee, T Sam. A quassinoid glycoside from the roots of Eurycoma longifolia [J]. Phytochemistry, 1989, 28(10): 2857-2859.
[14] Kuo P-C, L-S Shi, A G Damu, et al. Cytotoxic and antimalarial β-carboline alkaloids from the roots of Eurycoma longifolia [J]. Journal of Natural Products, 2003, 66(10): 1324-1327.
[15] Mitsunaga K, K Koike, T Tanaka, et al. Canthin-6-one alkaloids from Eurycoma longifolia [J]. Phytochemistry, 1994, 35(3): 799-802.
[16] Islam A S, Z Ismail, B Saad, et al. Correlation studies between electronic nose response and headspace volatiles of Eurycoma longifolia extracts [J]. Sensors and Actuators B: Chemical, 2006, 120(1): 245-251.
[17] Morita H, E Kishi, K Takeya, et al. New quassinoids from the roots of Eurycoma longifolia [J]. Chemistry Letters, 1990, (5): 749-752.
[18] Kardono L B, C K Angerhofer, S Tsauri, et al. Cytotoxic and antimalarial constituents of the roots of Eurycoma longifolia [J]. Journal of Natural Products, 1991, 54(5): 1360-1367.
[19] Morita H, E Kishi, K Takeya, et al. Highly oxygenated quassinoids from Eurycoma longifolia [J]. Phytochemistry, 1993, 33(3): 691-696.
[20] Kuo P-C, A G Damu, K-H Lee, et al. Cytotoxic and antimalarial constituents from the roots of Eurycoma longifolia [J]. Bioorganic & medicinal chemistry, 2004, 12(3): 537-544.
[21] Zakaria Y, A Rahmat, A Pihie, et al. Eurycomanone induce apoptosis in HepG2 cells via up-regulation of p53[J]. Cancer Cell Int, 2009, 9(16): 1-21.
[22] Wong P-F, W-F Cheong, M-H Shu, et al. Eurycomanone suppresses expression of lung cancer cell tumor markers, prohibitin, annexin 1 and endoplasmic reticulum protein 28[J]. Phytomedicine, 2012, 19(2): 138-144.
[23] Phillipson D J, J M O'Neill, C D Warhurst. Plant as sources of antimalarial drugs [C]//First Princess Chulabhorn Science Congress 1987 International Congress on Natural Products, Bangkok (Thailand), 1987.
[24] Solomon M, N Erasmus, R Henkel. In vivo effects of Eurycoma longifolia Jack (Tongkat Ali) extract on reproductive functions in the rat [J]. Andrologia, 2014, 46(4): 339-348.
[25] Low B-S, P K Das, K-L Chan. Standardized quassinoid-rich Eurycoma longifolia extract improved spermatogenesis and fertility in male rats via the hypothalamic-pituitary-gonadal axis [J]. J Ethnopharmacol, 2013, 145(3): 706-714.
[26] 姜溪,陈芙蓉,只德广,等.东革阿里对小鼠肾阳虚的影响[J].药物评价研究,2014(3): 235-237.
[27] 陈永存,曹建民,郭娴,等.东革阿里对运动训练大鼠睾酮含量、物质代谢及抗运动疲劳能力的影响[J].天然产物研究与开发,2015(4): 598-603.
[28] 程贝,柳琴.东革阿里提取物抗疲劳作用的实验研究[J].药学与临床研究,2015(4): 358-360.
[29] Khanam Z, C S Wen, I U H Bhat. Phytochemical screening and antimicrobial activity of root and stem extracts of wild Eurycoma longifolia Jack (Tongkat Ali) [J]. Journal of King Saud University-Science, 2015, 27(1): 23-30.
[30] Polonsky J, S C Bhatnagar, D C Griffiths, et al. Activity of quassinoids as antifeedants against aphids [J]. Journal of chemical ecology, 1989, 15(3): 993-998.
[31] Husen R, A H L Pihie, M Nallappan. Screening for antihyperglycaemic activity in several local herbs of Malaysia [J]. J Ethnopharmacol, 2004, 2(95): 205-208.
[32] Farouk A-E, A Benafri. Antibacterial activity of Eurycoma longifolia Jack. A Malaysian medicinal plant [J]. Saudi Med J, 2007, 28(9): 1422-1424.
[33] Al-Salahi O S A, C Kit-Lam, A M S A Majid, et al. Anti-angiogenic quassinoid-rich fraction from Eurycoma longifolia modulates endothelial cell function [J]. Microvascular research, 2013(90): 30-39.
[34] George A, N Suzuki, A B Abas, et al. Immunomodulation in Middle-Aged Humans Via the Ingestion of Physta®

Standardized Root Water Extract of Eurycoma longifolia Jack—A Randomized, Double-Blind, Placebo-Controlled, Parallel Study [J]. Phytotherapy Research, 2016,30(4): 627 - 635.

[35] 林立国,王文杰,张教飞,等.东革阿里治疗更年期男性勃起功能障碍的临床研究[J].重庆医学,2018,47(9): 1204 - 1206,1209.

[36] Udani JK, George AA, Musthapa M, et al. Effects of a Proprietary Freeze-Dried Water Extract of Eurycoma longifolia (Physta) and Polygonum minus on Sexual Performance and Well-Being in Men: A Randomized, Double-Blind, Placebo-Controlled Study [J]. Evid Based Complement Alternat Med, 2014(2014): 179529.

[37] Talbott S M, J A Talbott, A George, et al. Effect of Tongkat Ali on stress hormones and psychological mood state in moderately stressed [J]. Journal of the International Society of Sports Nutrition, 2013,10(1): 28 - 29.

[38] 孙敏.药用植物毛状根培养与应用[M].重庆: 西南师范大学出版社,2011.

白木香

白木香为瑞香科沉香属植物白木香(*Aquilaria sinensis* Gilg)的含树脂心材，又名土沉香、牙香树、女儿香、莞香。全年均可采收，割取含树脂的木材，除去不含树脂的部分，阴干[3]。

白木香是我国特有的一种热带、亚热带常绿乔木[1]。高5～15 m，树皮暗灰色，几平滑，纤维坚韧；小枝圆柱形，具皱纹，幼时被疏柔毛，后逐渐脱落，无毛或近无毛。叶革质，圆形、椭圆形至长圆形，有时近倒卵形，长5～9 cm，宽2.8～6 cm，先端锐尖或急尖而具短尖头，基部宽楔形，上面暗绿色或紫绿色，光亮，下面淡绿色，两面均无毛，侧脉每边15～20条，在下面更明显，小脉纤细，近平行，不明显，边缘有时被稀疏的柔毛；叶柄长5～7 mm，被毛。花芳香，黄绿色，多朵，组成伞形花序；花梗长5～6 mm，密被黄灰色短柔毛；萼筒浅钟状，长5～6 mm，两面均密被短柔毛，5裂，裂片卵形，长4～5 mm，先端圆钝或急尖，两面被短柔毛；花瓣10，鳞片状，着生于花萼筒喉部，密被毛；雄蕊10，排成1轮，花丝长约1 mm，花药长圆形，长约4 mm；子房卵形，密被灰白色毛，2室，每室1胚珠，花柱极短或无，柱头头状。蒴果果梗短，卵球形，幼时绿色，长2～3 cm，直径约2 cm，顶端具短尖头，基部渐狭，密被黄色短柔毛，2瓣裂，2室，每室具有1种子，种子褐色，卵球形，长约1 cm，宽约5.5 mm，疏被柔毛，基部具有附属体，附属体长约1.5 cm，上端宽扁，宽约4 mm，下端成柄状。花期春夏，果期夏秋[2](图10)。

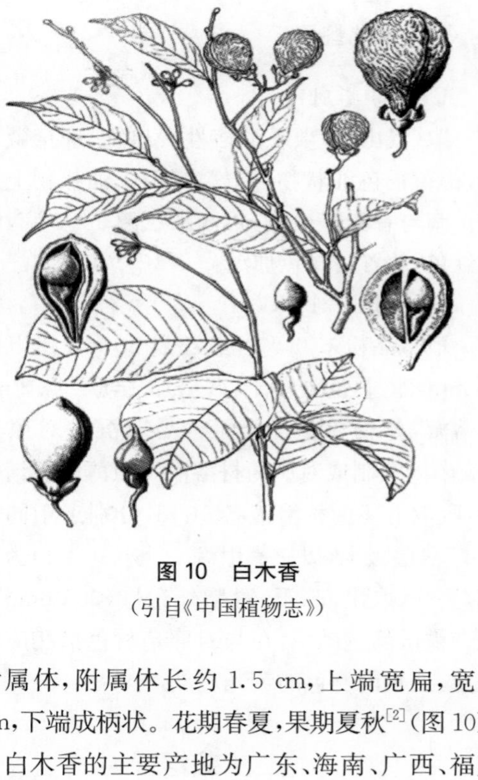

图10　白木香

(引自《中国植物志》)

白木香的主要产地为广东、海南、广西、福建等地。

一、生药鉴别

(一) 性状鉴别

本品呈不规则块、片状或盔帽状，有的为小

碎块。表面凹凸不平，有刀痕，偶有孔洞，可见黑褐色树脂与黄白色木部相间的斑纹，孔洞及凹窝表面多呈朽木状。质较坚实，断面刺状。气芳香，味苦。

（二）显微鉴别

横切面：射线宽1～2列细胞，充满棕色树脂。导管圆多角形，直径42～128 μm，有的含棕色树脂。木纤维多角形，直径20～45 μm，壁稍厚，木化。木间韧皮部扁长椭圆状或条带状，常与射线相交，细胞壁薄，非木化，内含棕色树脂；其间散有少数纤维，有的薄壁细胞含草酸钙柱晶。

（三）理化鉴别

1. 化学鉴别

取（浸出物）项下醇溶性浸出物，进行微量升华，得黄褐色油状物，香气浓郁；于油状物上加盐酸1滴与香草醛少量，再滴加乙醇1～2滴，渐显樱红色，放置后颜色加深。

2. 薄层鉴别

取本品粉末0.5 g，加乙醚30 ml，超声处理60 min，滤过，滤液蒸干，残渣加三氯甲烷2 ml使其溶解，作为供试品溶液。另取沉香对照药材0.5 g，同法制成对照药材溶液。照薄层色谱法实验，吸取上述两种溶液各10 μl，分别点于同一硅胶G薄层板上，以三氯甲烷-乙醚（10∶1）为展开剂，展开，取出，晾干，置紫外光灯（365 nm）下检视。供试品色谱中，在与对照药材色谱相应的位置上，显相同颜色的荧光斑点[3]。

二、栽培

（一）产地环境

白木香适宜于年均温19～25 ℃、1月温度13～20 ℃、7月均温28 ℃以上、年降雨量1 500～2 400 mm、相对湿度80%～88%的环境下，可耐极端最低温偶可达－1.8 ℃，冬季短暂的低温霜冻也能适应。其对土壤的适应性较广，可在红壤或山地黄壤上生长，在富含腐殖质、土层深厚的壤土上生长较快，但结香不多[4]。在瘠薄的土壤上生长缓慢，长势差，但利于结香。白木香为弱阳性树种，其幼苗、幼龄期比较耐荫，不耐曝晒，在日照较短的高山环境，或在山腰密林中均适宜生长，但荫蔽也不能过大，一般以40%～50%为宜。白木香树种成龄期则喜光，须有充足的光照才能正常开花结果，使种子饱满精壮；也只有在充足的光照条件下，才能促进结香，结出最高质的香。

（二）生产管理

1. 繁殖方法

（1）种子繁殖：从5～15年以上的母树上采集种子。一般在6～8月，当果实由青绿转黄白，种子呈棕褐色时，连果枝一并采下。采回的果枝放在通风处阴干2～3天，不能日晒，果壳开裂，种子自行脱出。最好及时播种育苗，否则要妥善贮藏。一般采用砂藏，以1份种子与3份湿砂混匀，于通风、低湿处贮藏，但不可超过7～10天。

播种宜条播或撒播，按行距15～20 cm在苗床上开浅沟播种，或将种子均匀撒在苗床上，覆盖1 cm厚的火烧土或细砂，以不见种子为度，畦面再盖草，淋水保湿。若无天然荫蔽，则应搭棚，保持50%～60%透光度。种子千粒重176.5 g，每亩播种5 kg，约45 000粒，可培育1.2万～1.3万株壮苗。当幼苗长出2～3对真叶，苗高10 cm时，于阴雨天或晴天下午将苗移至大号营养袋中，营养土配方为表土加少量河砂、牛粪及过磷酸钙[5]。

（2）扦插繁殖：扦插基质为营养土、河砂或泥炭土等材料。扦插枝条可选择嫩枝也可选择老枝，具体操作如下：嫩枝扦插宜在春末或秋初，选用当年生粗壮枝条作为插穗。剪下枝条后，选粗壮部位，剪成5～15 cm的长段，每段要带3个以上的叶节。剪取插穗时需注意，上面的剪口在最上一个叶节的上方大约1 cm处平剪，下面的剪口在最下面的叶节下方大约为0.5 cm处斜剪，上下剪口都要平整；进行老枝扦插时，在早春气温回升后，选取去年的健壮枝条做插穗。每段插穗保留3～4个叶节，剪取的方法同嫩枝扦插。扦插时插穗直接插在基质内，入土深度为插穗的1/3～1/2，再将基部土压实，浇足水即可。初期宜遮阴，晨盖晚掀，长出根后，逐步增加阳光[6]。

(3) 压条繁殖：选取健壮的枝条，从顶梢以下15～30 cm处把树皮剥掉一圈，剥后的伤口宽度在1 cm左右，深度以刚刚把表皮剥掉为限。剪取一块长10～20 cm、宽5～8 cm的薄膜，上面放些淋湿的园土，把环剥的部位包扎起来，薄膜的上下两端扎紧，中间鼓起。4～6周后生根。生根后，把枝条连根系一起剪下，就成了一棵新的植株[6]。

(4) 组织培养：叶勤法等[7]用当年生嫩枝的叶片和茎段诱导愈伤组织，并分化出丛芽，白木香嫩枝的叶片和茎段诱导愈伤组织及植株再生，幼苗成活率达93.8%。白木香腋芽外植体的组织培养及快速繁殖，幼苗成活率亦为93.8%[8]。

徐强兴等[9]利用土沉香幼芽茎段进行组培快繁，结果表明：MS+BA 0.2 mg/L培养基比较适合芽的诱导培养；连续在1/2 MS＋BA 0.1 mg/L培养基中培养的丛生芽，增殖率高；间接生根法培养的生根效果较好，其中以在1/2 MS+NAA 5.0 mg/L上培养2天后移至1/2 MS上培养的试管苗生根率最高；试管苗移植于椰壳基质中，成活率可达73.2%。在土沉香的组培快繁中，适当降低无机盐的浓度可有效地降低玻璃化率，明显提高增殖率和芽的质量。廖建良等[6]通过研究土沉香组织培养，发现青霉素对于土沉香组织培养中的污染现象有一定的抑制作用。

木本植物的组培苗往往较难生根，间接生根法可能是木本植物生根的一种合适途径。用沉香树种子苗优株枝段作为外植体，认为不定芽诱导培养基为1/2 MS＋6BA 0.2 mg/L＋NAA 0.01 mg/L；芽的继代增殖培养基为2/3 MS＋6BA 0.2 mg/L＋LH2 mg/L；生根培养基为1/3 MS＋NAA 0.2 mg/L；移栽基质以泥炭土：河沙为2∶1较好。

2. 定植

土沉香种植规格一般为：穴规格50 cm×50 cm×40 cm，株行距2 m×3 m，约为100株/667 m^2。株穴挖好后填充腐熟农家肥1～2 kg、过磷酸钙300～500 g，回土拌匀，与表土充分拌匀，再铺1层细土，破开育苗袋栽种，栽种时保持幼苗直立，根部不折叠，逐层覆土，并用脚把土踩实，浇水定根，最后铺1层松土，完成栽种。栽植时间以立春为宜，气温稳定回升时就要移苗定植。

3. 田间管理

(1) 苗期管理：土沉香幼苗不耐旱，移苗后每天早晚各淋水1次，保持土层湿润。可用塑料薄膜封住苗床，以保温保湿。除草一般为每月1～2次；根据苗木生长情况适当修枝，以促进主枝生长。苗出齐后，适当间苗，去除有病、密度过高的幼苗，使幼苗间有相当空间；幼苗生长稳定后，每月1次在傍晚用1∶500的尿素溶液喷施，第2天清早用清水浇苗以避免肥害。苗期应在苗床上搭棚遮荫，保持50%～60%遮荫度。

(2) 定植后管理：土沉香栽植后每年6月和9月左右要除杂草、疏松土壤。杂草可覆盖在幼苗根部，随土壤翻埋，变成有机物促进生长。每年最少2～3月间施1次农家肥，还可在9～10月施腐殖质等有机肥料，施肥随生长期增加而增量。由于土沉香是主枝结香，所以及时修剪局部分枝、发病枝干既有利于土沉香生长，又有利于结香。

土沉香生长周期长，树龄早期株间距大，可间作生长期短药材及粮油作物；土沉香树高时，可间作耐荫作物及药材。在广西北海市，土沉香下种植金花茶的“双珍”模式是个很好的林下种植模式。

（三）病虫害防治

苗期病害主要为幼苗枯萎病、炭疽病，虫害主要是卷叶虫。定植后炭疽病与卷叶虫防治与苗期相同，增加对天牛、金龟子的虫害防治。

1. 幼苗枯萎病

苗床养分不足、苗间距小、排水差导致幼苗枯萎死亡。防治方法：可苗床杀菌、间苗或去除枯苗，并相隔 8～10 天用 70%敌克松 0.7～1 g/L 液或 50%多菌灵 1.25 g/L 液淋苗床，需 2～3 次。

2. 炭疽病

发病初期叶片出现褐色小点，有褪绿色晕，往后出现椭圆形以及不规则形病斑，甚至导致叶片脱落，多发生在 7～8 月，湿度较重时要注意通风透光。防治方法：病发早期每 7～10 天喷 80%炭疽福美 600～700 倍液 50%多菌灵，或 70%托布津可湿性粉剂 500～800 倍液，需 2～3 次，严重时每隔 4～5 天喷洒 1 次。

3. 卷叶虫

多于 7～8 月发生，幼虫初为白色后绿色，吐丝将叶卷起咬食，影响苗木发育。防治方法：可人工捕杀，去除卷叶并杀菌销毁。幼虫卷叶前每隔 5～7 天喷洒 80%的敌百虫 1 000～1 500 倍液或用 25%杀虫脒水剂 500 倍液喷雾；卷叶后用 40%乐果乳油 1 000～1 500 倍液喷雾，需 2～3 次。

4. 天牛

土沉香树干内部受天牛幼虫的蛀蚀钻坑，阻碍其正常生长，降低产量，缩短寿命；受害严重时，甚至导致植株枯萎死亡。防治方法：可利用其假死性，人工捕杀；在新排粪孔中注射 80%敌敌畏 800～1 000 倍液，再用泥土封口灭虫。

5. 金龟子

取食叶片，为害花和果实，严重时，吃光嫩叶，影响产量。可用果醋诱杀、人工捕杀或喷洒 80%敌敌畏 1 000 倍液[5]。

三、采收加工

全年均可采收，种植 10 年以上，树高 10 m、胸径 15 cm 以上者取香质量较好。结香的方法为：① 在树干上，凿一至多个宽 2 cm、长 5～10 cm、深 5～10 cm 的长方形或圆形洞，用泥土封闭，让其结香。② 在树干的同一侧，从上到下每隔 40～50 cm 开一宽为 1 cm、长和深度均为树干直径 1/2 的洞，用特别的菌种塞满小洞后，用塑料薄膜包扎封口。③ 当上下伤口都结香而相连接时，整株砍下采香。将采下的香，用刀剔除无脂及腐烂部分，阴干[3]。

四、化学成分

（一）黄酮类

黄酮类成分在白木香的叶、果实以及树干中均有分布，是白木香中一类主要的成分，目前已从白木香中分离鉴定出 31 个黄酮类化合物（化合物 1～31）。据报道其中黄酮苷白木香苷 A1（12）和 aquisiflavoside（22）有一氧化氮（NO）抑制活性[10,11]，5-*O*-methylapigenin7-*O*-*D*-gluco-side（21）有抗炎活性[12]。

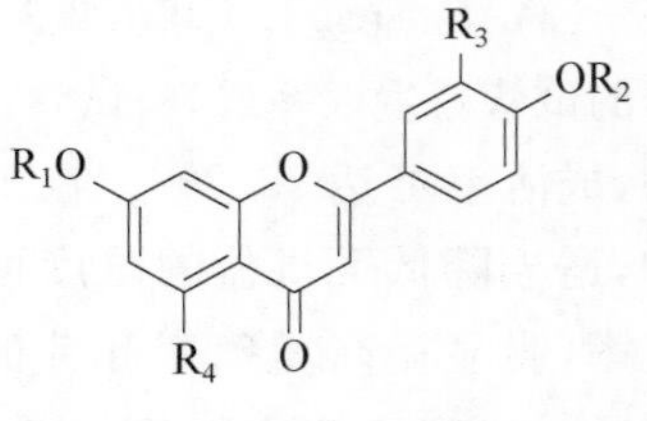

	R_1	R_2	R_3	R_4
1.	CH_3	CH_3	H	OH
2.	CH_3	CH_3	OCH_3	OH
3.	CH_3	CH_3	OH	OH
4.	CH_3	H	H	OH
5.	H	H	OH	OH
6.	CH_3	H	OH	OH
7.	CH_3	H	OCH_3	OH
8.	H	CH_3	H	OCH_3

9.	H	CH_3	H	OH
10.	CH_3	H	H	OGlc$^{6-1}$Xyl
11.	CH_3	H	H	OGlc
12.	H	CH_3	H	OGlc$^{6-1}$Xyl
13.	CH_3	CH_3	OCH_3	OGlc$^{6-1}$Xyl
14.	CH_3	CH_3	H	OGlc$^{6-1}$Xyl
15.	CH_3	CH_3	OCH_3	OGlc
16.	H	CH_3	H	OGlc
17.	CH_3	H	OCH_3	OGlc
18.	CH_3	CH_3	H	OGlc
19.	H	CH_3	H	H
20.	CH_3	H	H	OGlc$^{6-1}$Glc
21.	Glc	H	H	OCH_3
22.	CH_3	H	OCH_3	OGlc$^{6-1}$Xyl
23.	CH_3	CH_3	OCH_3	OCH_3
24.	CH_3	CH_3	H	OCH_3

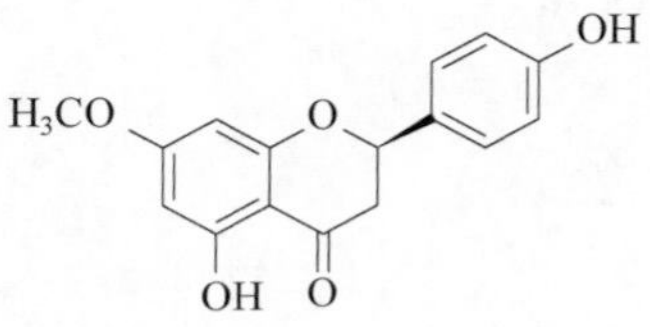

30

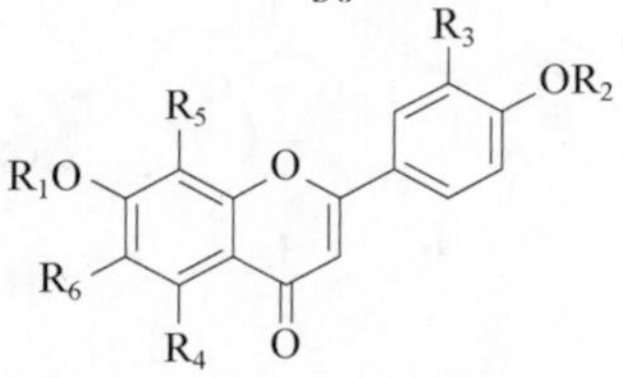

25. R_1=Glc, R_2=H, R_3=OH, R_4=OH, R_5=OH, R_6=H
26. R_1=H, R_2=H, R_3=H, R_4=OH, R_5=Gal, R_6=Glc
27. R_1=H, R_2=H, R_3=H, R_4=OCH_3, R_5=OGlc, R_6=OH
28. R_1=H, R_2=H, R_3=OH, R_4=Glc A, R_5=OH, R_6=H
29. R_1=CH_3, R_2=CH_3, R_3=OCH_3, R_4=OH, R_5=H, R_6=OCH_3

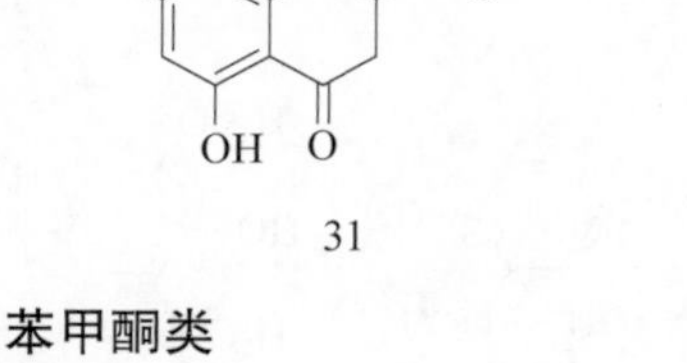

31

（二）苯甲酮类

苯甲酮类化合物在白木香中相对较少，目前仅从白木香叶中分离得到 6 个苯甲酮类化合物（32～37）[13～16]，其中鸢尾酚酮（32）有抑制中性粒细胞呼吸爆发的作用[12]。

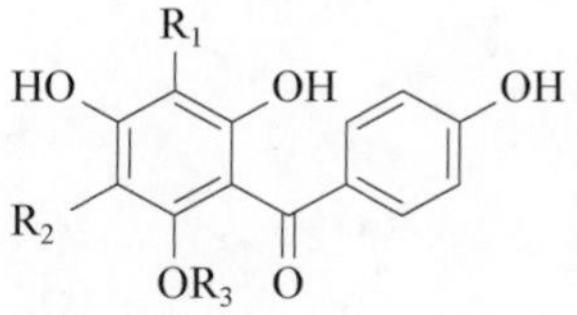

32. R_1=H, R_2=H, R_3=H
33. R_1=H, R_2=H, R_3=Rha
34. R_1=Glc, R_2=Glc, R_3=H
35. R_1=H, R_2=H, R_3=Rha$^{4-1}$Glc
36. R_1=H, R_2=Glc, R_3=H

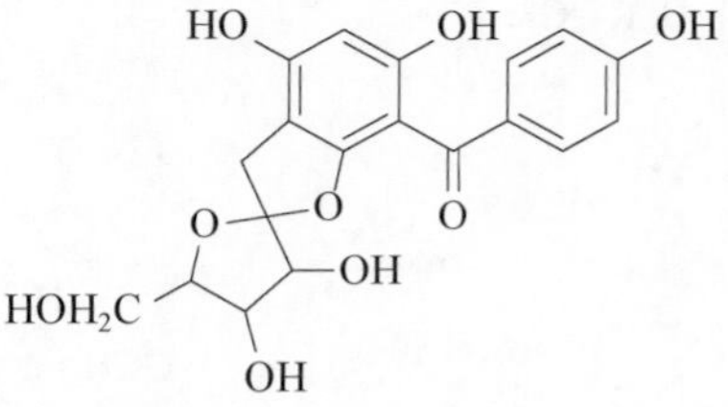

37

（三）呫酮类

目前在白木香中只报道了两个呫酮类化合物：aquilarixanthone（38）[13] 和芒果苷（39）[13]。据报道芒果苷（39）有抑制中性粒细胞呼吸爆发的作用[12]。

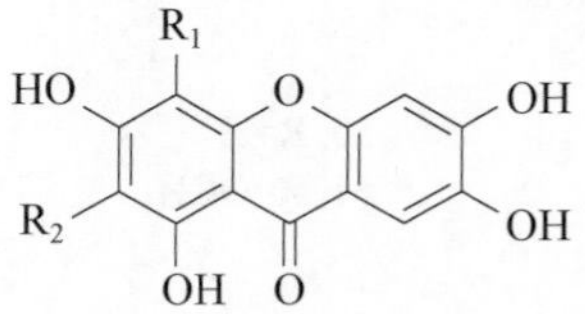

38. R_1=OH, R_2=Xyl
39. R_1=H, R_2=Glc

（四）木脂素类

木脂素类成分在白木香未结香的树干部位有较为广泛的分布，目前已从白木香中分离得到 21 个木脂素类化合物[17～20]，且具有多种骨架类型，如四氢呋喃类（化合物 40～52）、联苯四氢萘类（化合物 53～54）、苯骈呋喃类（化合物 55）、降木脂素（化合物 56）[14]及 4 个其他类木脂素（化合物 57～60）。其中化合物 40～48 属于双四氢呋喃类，而化合物 45～48 是倍半木脂素，这也是首次从瑞香科植物中分离得到的倍半木脂素类化合物[15]。

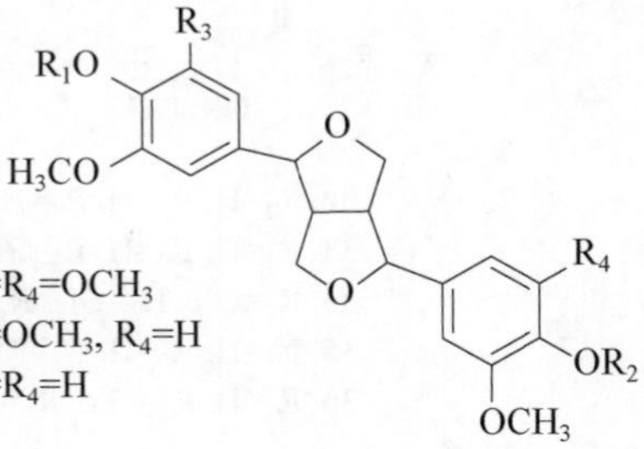

40. R_1=R_2=H, R_3=R_4=OCH_3
41. R_1=R_2=H, R_3=OCH_3, R_4=H
42. R_1=R_2=H, R_3=R_4=H
43. R_1=R_2=Glc
44. R_1=H, R_2=Glc

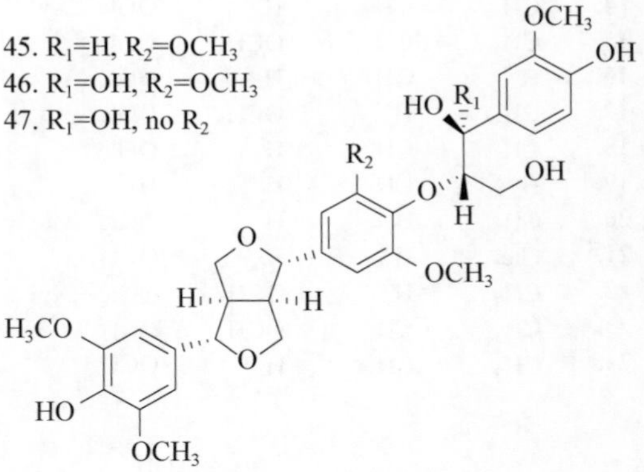

45. R_1=H, R_2=OCH_3
46. R_1=OH, R_2=OCH_3
47. R_1=OH, no R_2

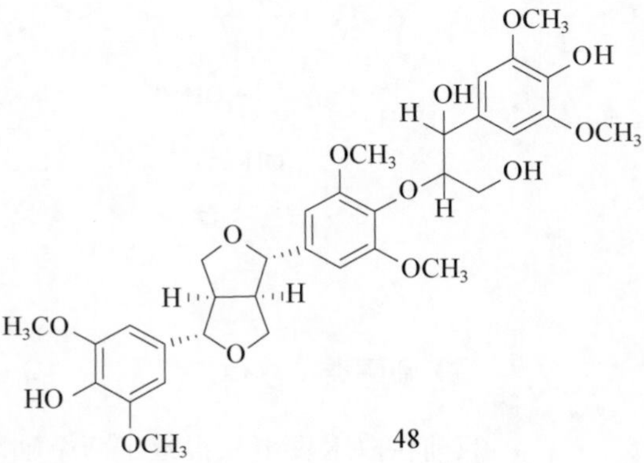

48

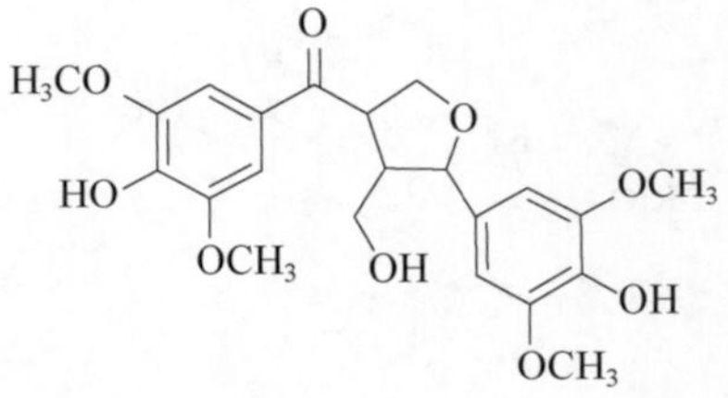

49

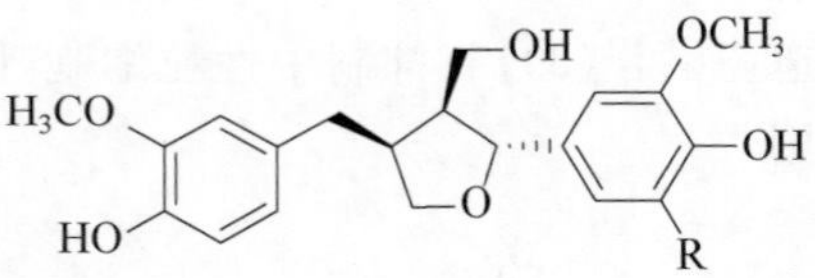

50. R=H
51. R=OCH_3

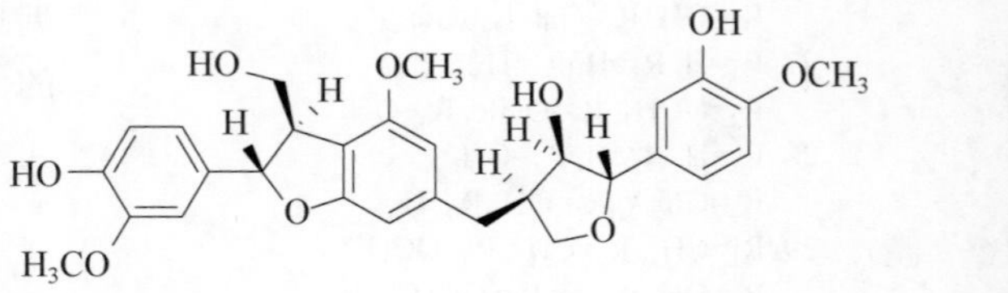

52

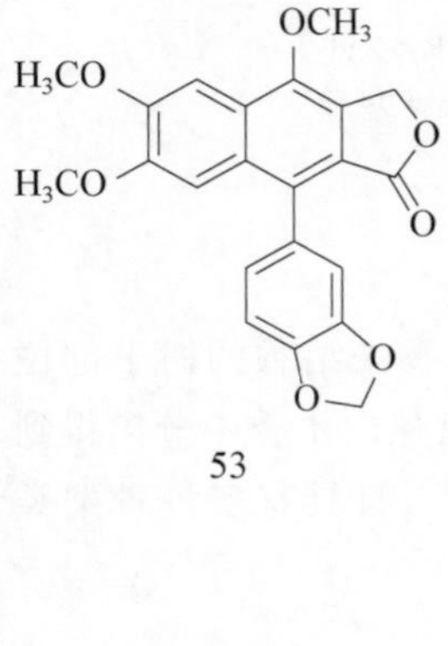

53

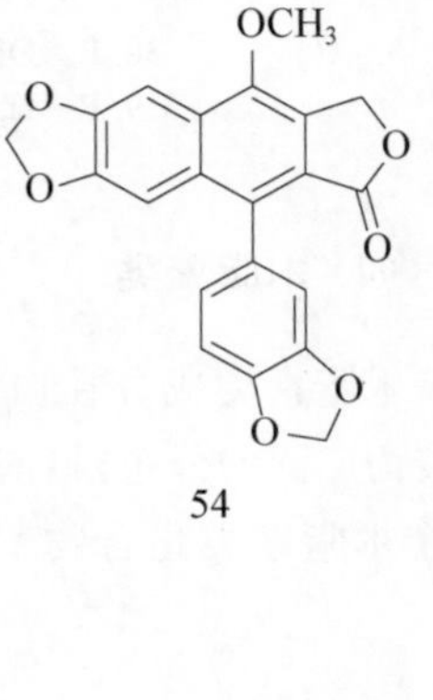

54

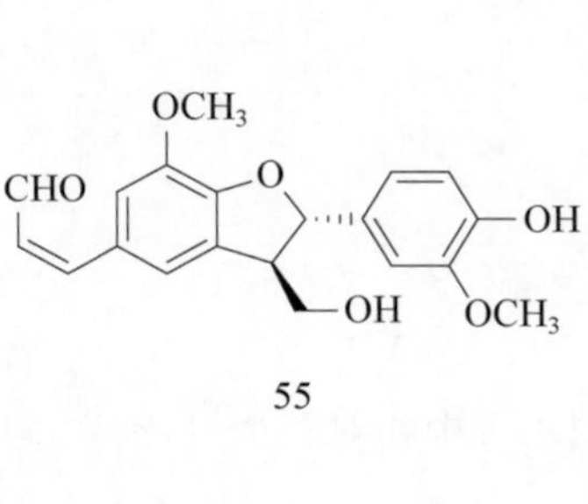

55

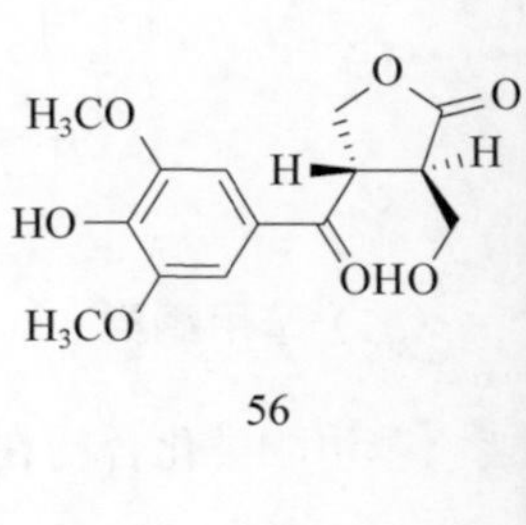

56

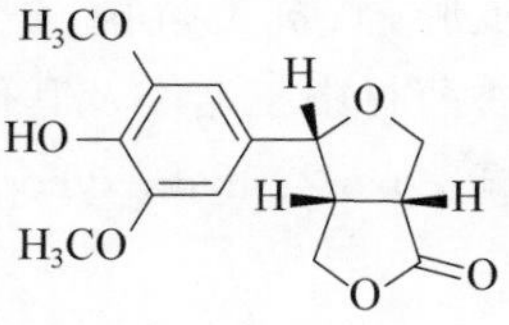

57

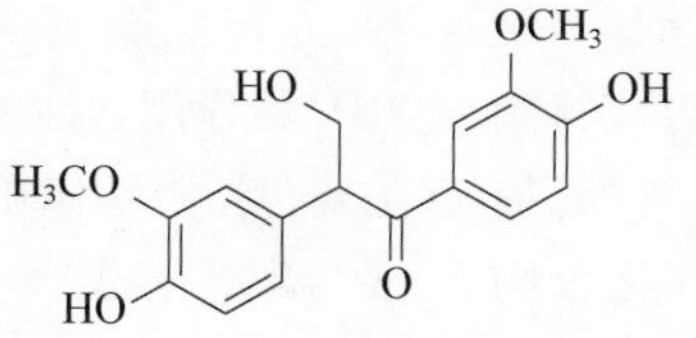

58

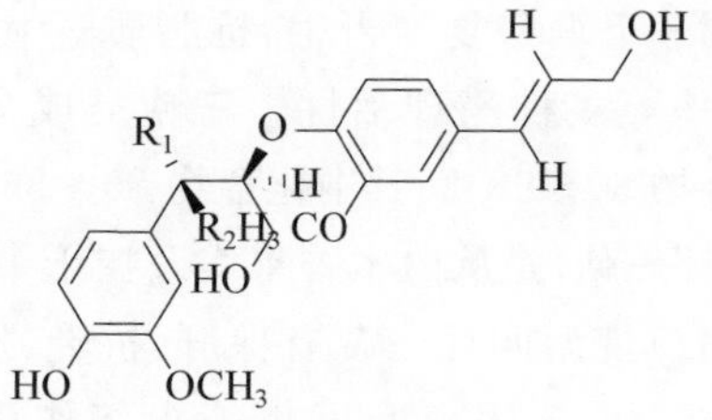

59. R_1=OH, R_2=H
60. R_1=H, R_2=OH

（五）苯丙素与简单酚性化合物

从白木香中分离得到了 5 个苯丙素类化合物(61～65)[16～18]和 8 个简单酚性化合物(66～73)[15,22,23]。

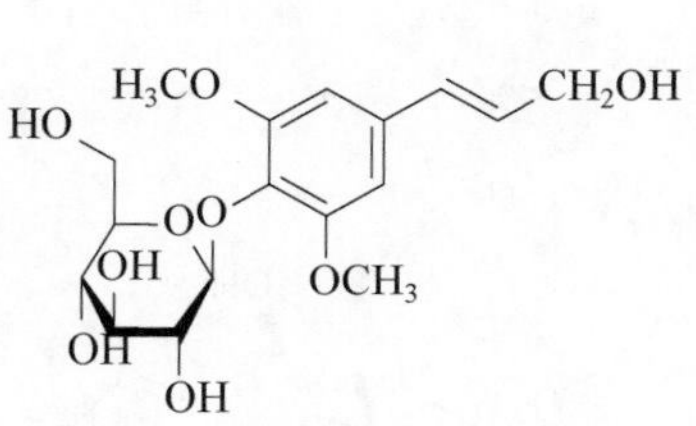

61

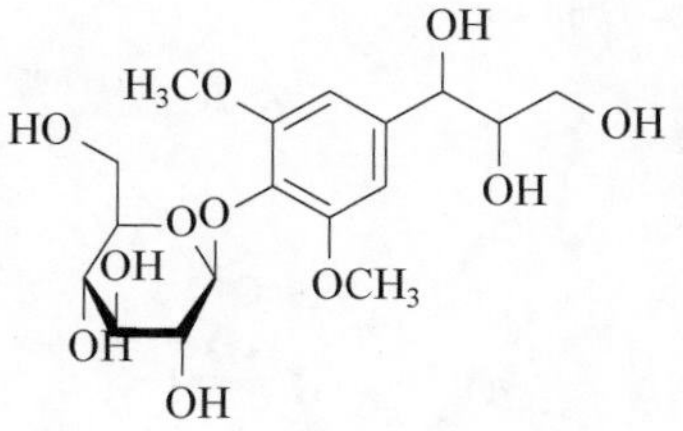

62

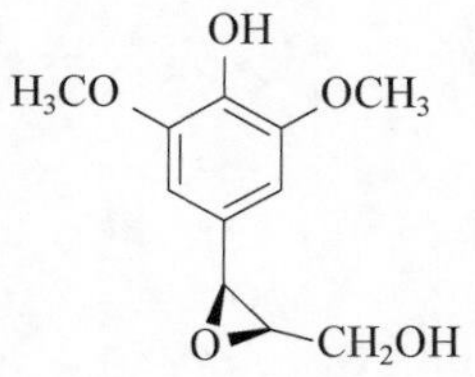

63

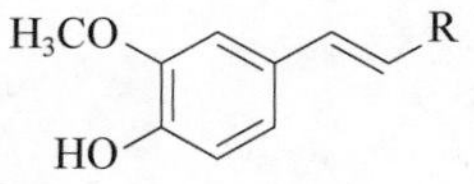

64. R=CHO
65. R=CH_2OH

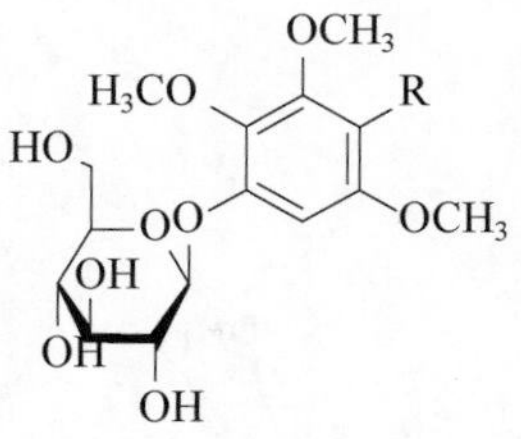

66. R=OH
67. R=OCH_3

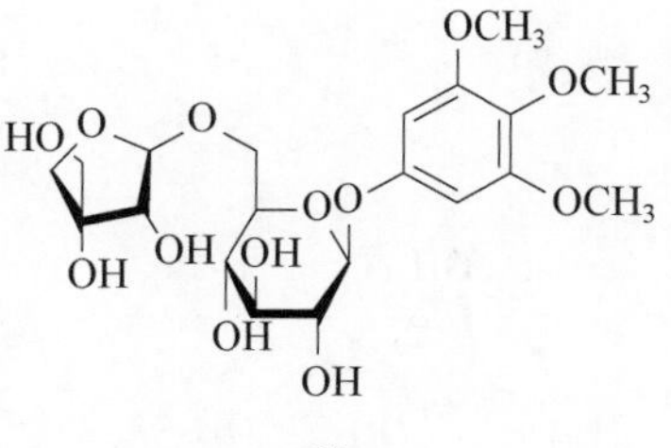

68

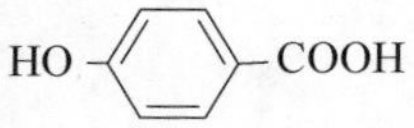

69

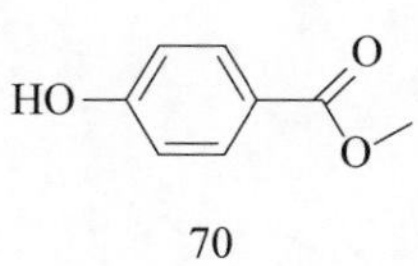

70

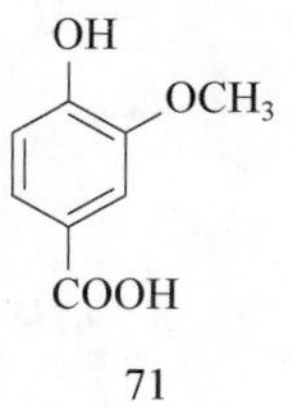

71

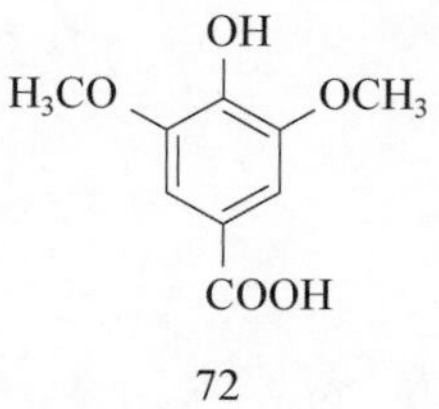

72

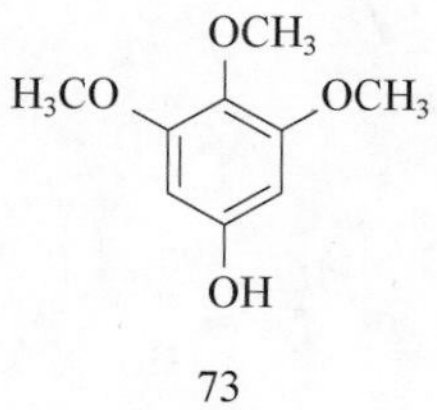

73

（六）萜类

目前从白木香中分离得到的萜类成分有倍半萜、二萜及三萜，没有单萜类成分[19]。彭可等[20]从白木香树干中分离得到 1 个降倍半萜(aquilarin B，74)。二萜类成分有 5 个(化合物 75～79)，其中化合物 76～79 为丹参酮类化合物，丹参酮类化合物具有抗肿瘤、抗菌消炎、抗过敏、调节组织修复与再生、抗脂质过氧化和清除自由基等多种药理活性。三萜类成分有 19 个(化合物 80～98)。其中化合物 80～86 为葫芦烷型四环三萜，是从白木香果实及树干中分离得到的，葫芦烷型四环三萜有保肝、抗炎、抗肿瘤、提高免疫力、抗生育及昆虫拒食等作用；化合物 87～89 是从叶子中分离得到的四环三萜；化合物 90～98 为五环三萜，均是从白木香叶中分离得到，五环三萜具有抗肿瘤、抗炎抗菌、护肝、抗 HIV 等作用。白木香药材中三萜类及其他成分主要包括羰基何帕酮 3-oxo-22-hydroxyhopane 和常春藤皂苷元[26,30]。

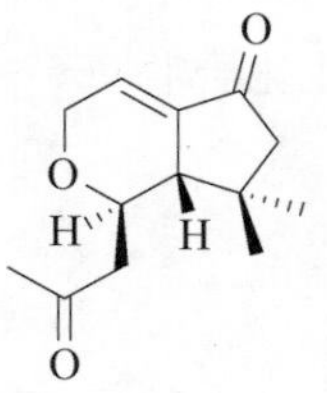
74

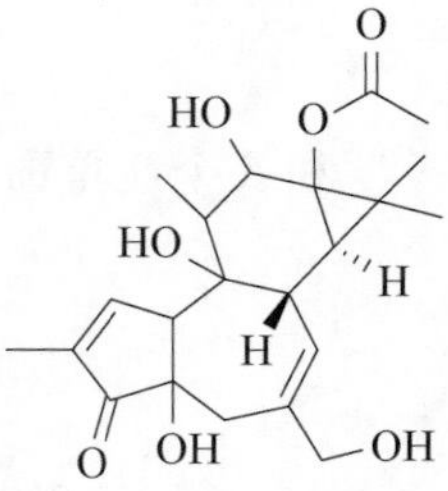
75

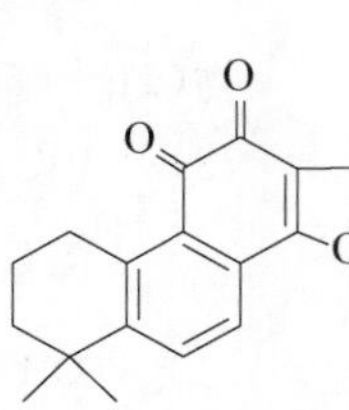
76

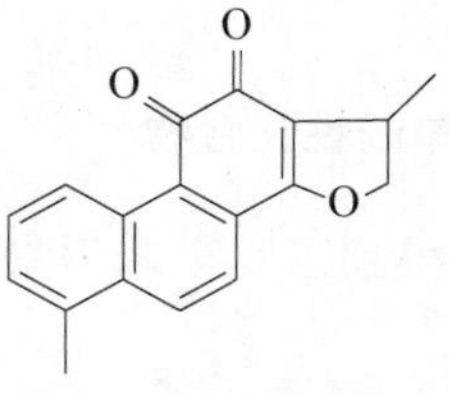
77

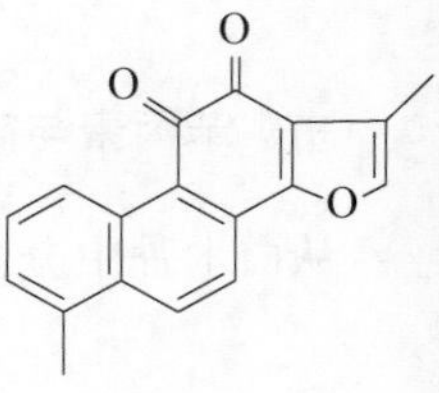
78

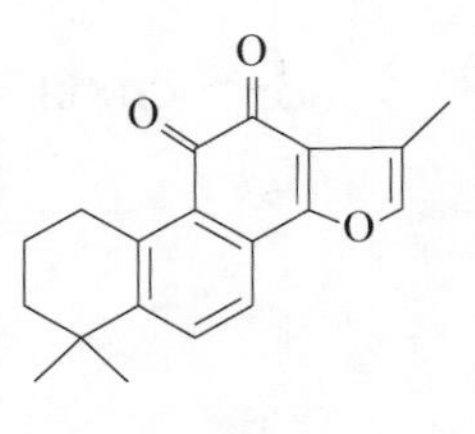
79

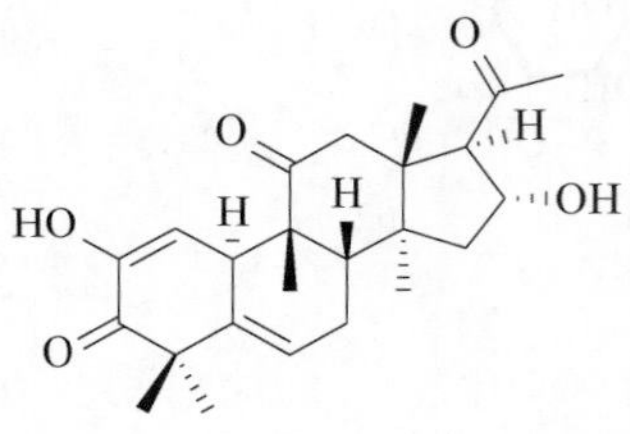
80

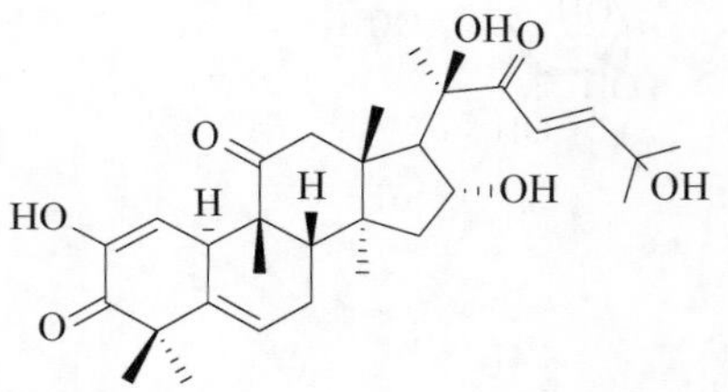
81

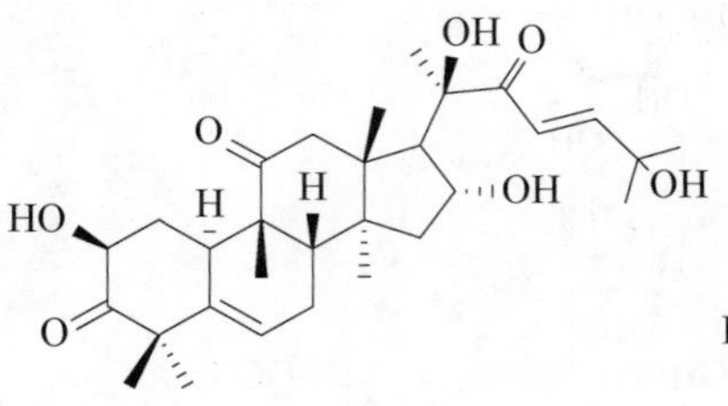
82

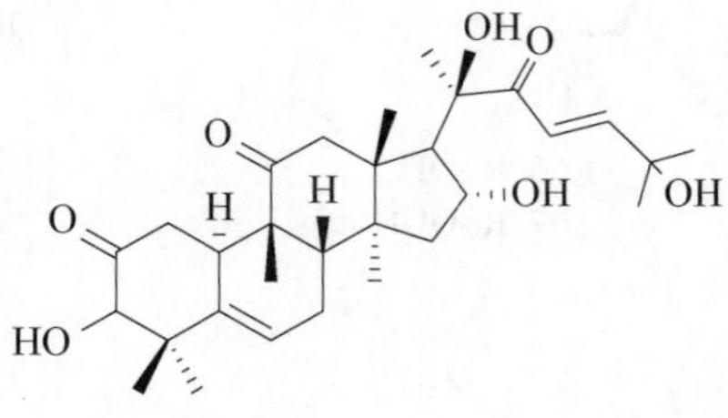
83

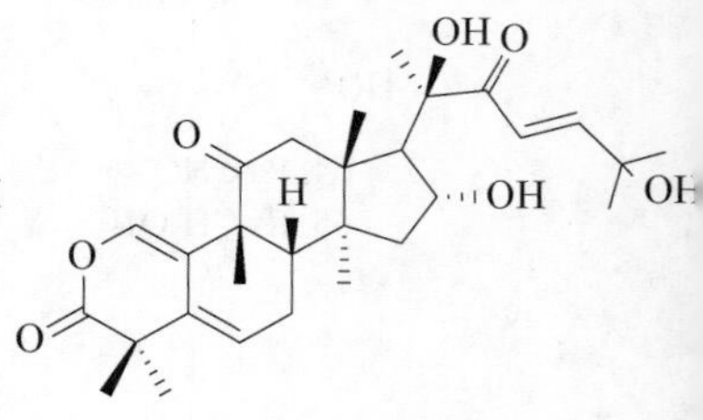
84

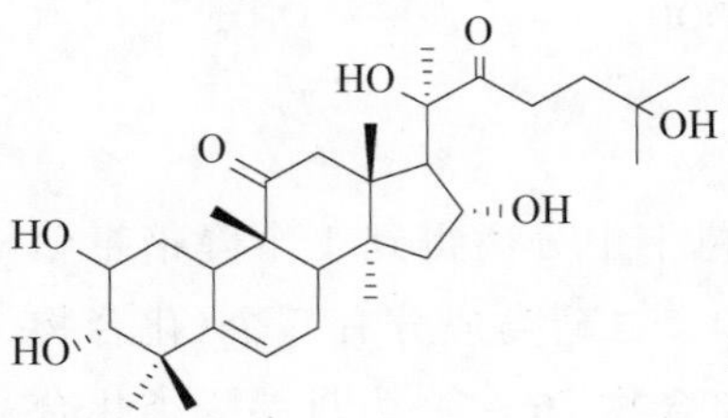
85

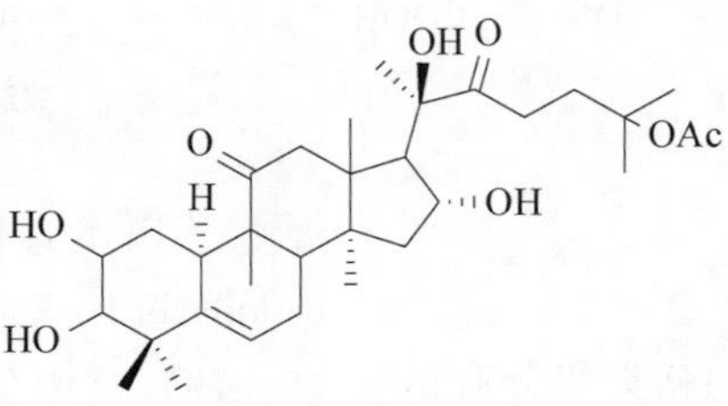
86

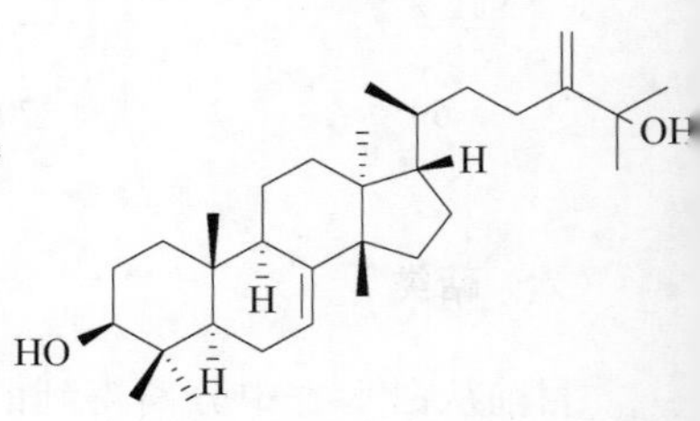
87

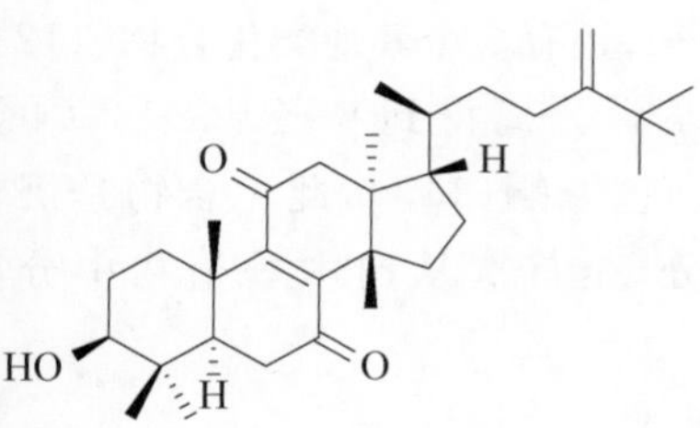

88

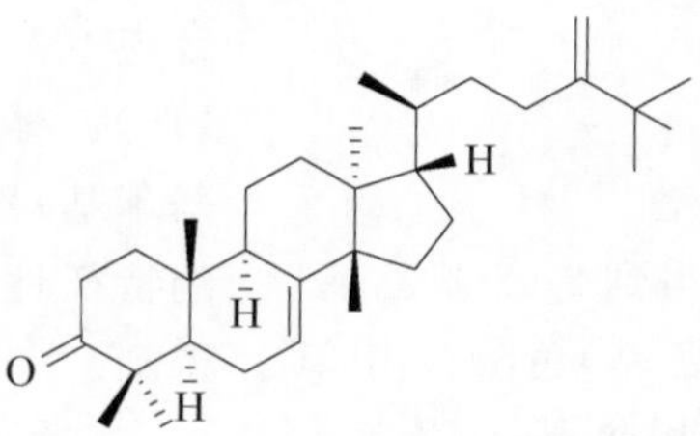

89

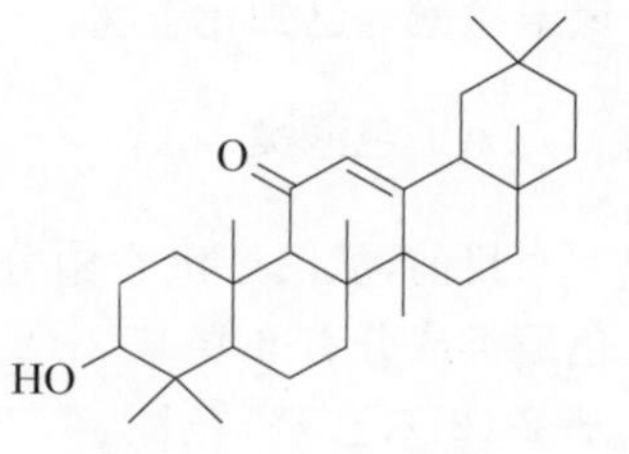

90

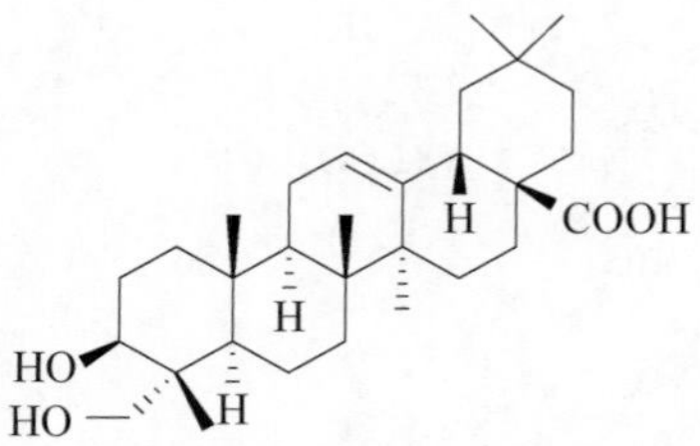

91

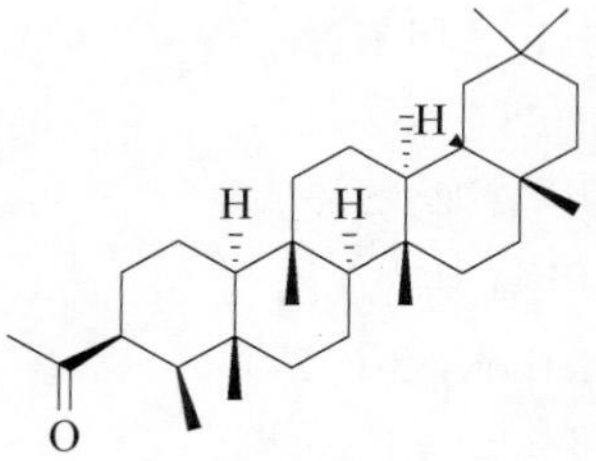

92

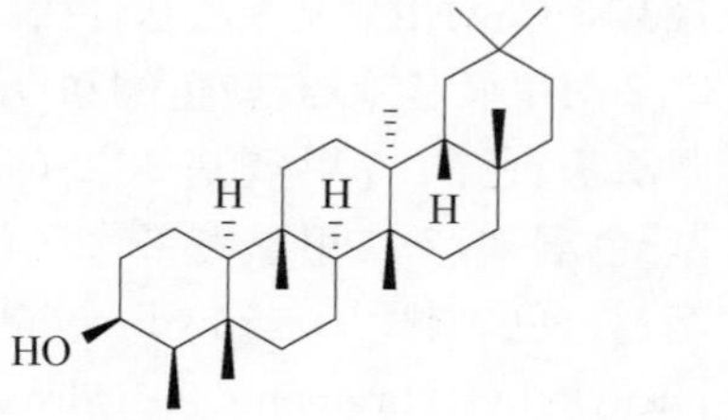

93

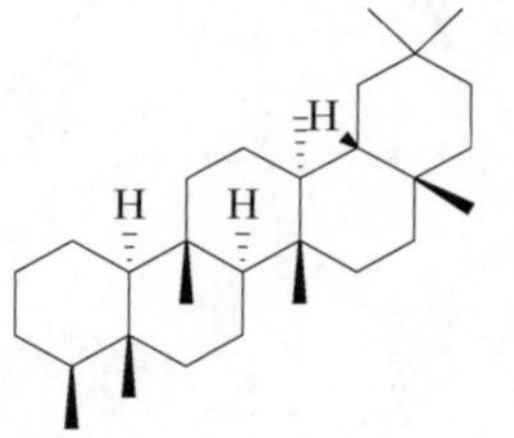

94

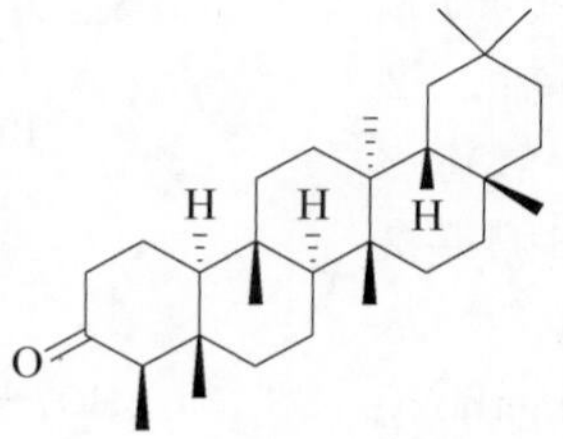

95

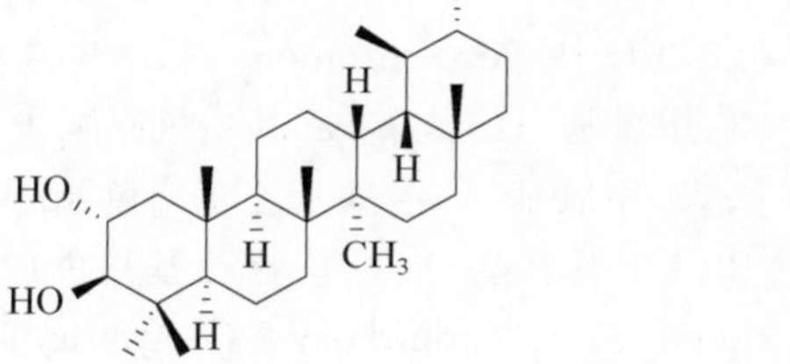

96

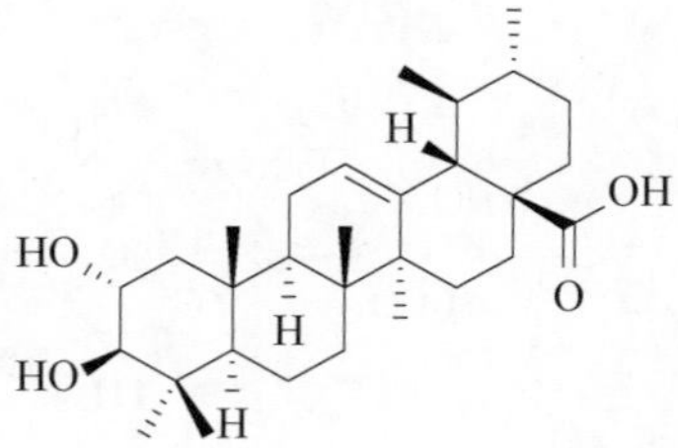

97

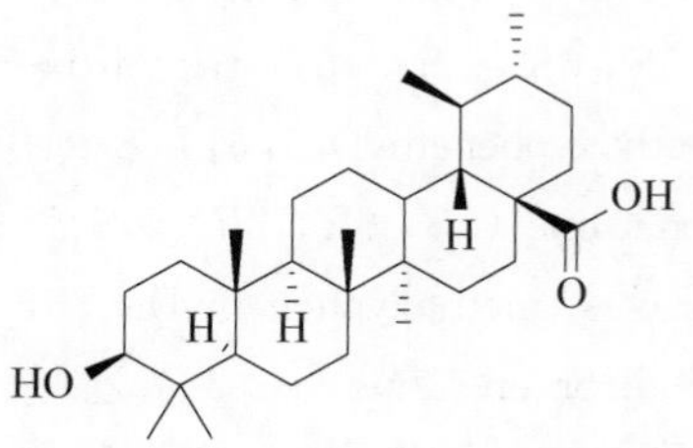

98

（七）挥发性成分

沉香药材挥发性成分为其主要药效部位，主要是倍半萜类化合物白木香酸（baimuxinie acid）、白木香醛（baimuxinal）、沉香螺旋醇（agarospirol）、沉香螺旋醛（oxoagarospirol）、沉香呋喃倍半萜、白木香醇（baimuxinol）、去氢白木香醇（dehydrobaimuxinol）、异白木香醇（isobaimuxinol）、呋喃白木香醛（sinenofuranal）、呋喃白木香醇（sinenofuranol）。另含苄基丙酮（benxylacato-ne）、对甲氧基苄基丙酮（*p*-methoxybenzylacetone）、茴香酸（anisic acid）、β-沉香呋喃（β-agarofuran）、二

氢卡拉酮等已知化合物[23]。

（八）色酮类

目前，从国产沉香中分离得到2-(2-苯乙基)色酮类成分有6-羟基-2-(2-苯乙基)色酮、6-甲氧基-2-(2-苯乙基)色酮、6,7-二甲氧基-2-(2-苯乙基)色酮、6-羟基-2-[2-(4′-甲氧基苯乙基)]色酮、6-甲氧基-2-[2-(3′-甲氧基)苯乙基]色酮、5,8-二羟基-2-(2-对甲氧基苯乙基)色酮、6,7-二甲氧基-2-(2-对甲氧基苯乙基)色酮和5,8-二羟基-2-(2-苯乙基)色酮、6-甲氧基-2-[2-(4′-甲氧基苯)乙基]色酮、6,7-二甲氧基-2-[2-(4′-甲氧基苯)乙基]色酮[23]、5-hydroxy-6-methoxy-2-(2-phenylethyl) chromone、6-hydroxy-2-(2-hydroxy-2-phenylethyl) chromone、8-ch-loro-2-(2-phenylethyl)-5，6，7-trihydroxy-5，6，7，8-tetrahydrochromone、6,7-dihydroxy-2-(2-phenylethyl)-5,6,7,8-tetrahydro-chromone[24]、6,8-二羟基-2-[2-(3′-甲氧基-4′-羟基苯乙基)]色原酮、6-甲氧基-2-[2-(3′-甲氧基-4′-羟基苯乙基)]色原酮、6-羟基-2-[2-(3′2甲氧基-4′-羟基苯乙基)]色原酮[25,26]、8-chloro-5，6，7-trihydroxy-2-(3-hydroxy-4-methoxyphe-nethyl)-5，6，7，8-tetrahydro-4*H*-chromen-4-one[27]、5，6，7，8-tetrahydroxy-2-(3-hydroxy-4-methoxyphenethyl)-5，6，7，8-tetrahydro-4*H*-chromen-4-one[28]、5*S*，6*R*，7*S*-5,6,7-trihydroxy-2-(3-hydroxy-4-methoxyphenethyl)-5,6,7,8-tetrahydro-4*H*-chromen-4-one、(5*S*，6*R*，7*R*)-5,6,7-trihydroxy-2-(3-hydroxy-4-methoxyphenethyl)-5,6,7,8-tetrahydro-4*H*-chromen-4-one[29]。2-苯乙基色酮类具有不同程度的抗过敏作用[23]，亦为沉香药材活性成分。

（九）甾体类

从白木香的树干、叶、树皮和果实中分离得到6个甾体类成分(化合物99～104)[17,28,25,26]。

（十）生物碱及其他

从白木香中分离得到7个生物碱类成分(化合物105～111)；还有5个其他类化合物(112～116)。林峰等[21]分离得到6-羟基-2-[2-(4-羟基苯基)乙基]色原酮(113)，此化合物是沉香的特征性成分，是首次从白木香植物中分离得到。

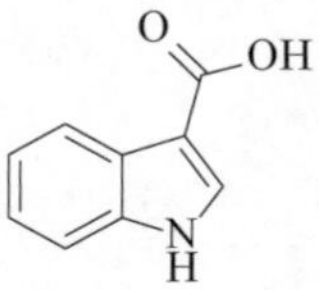

105

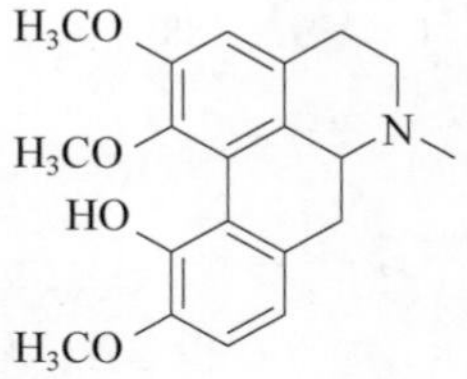

106

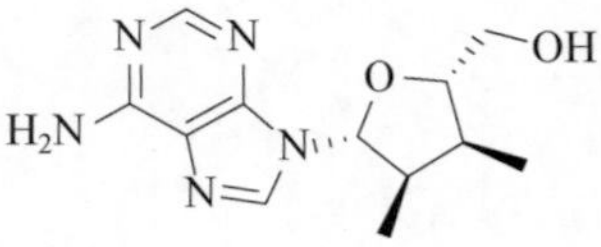

107

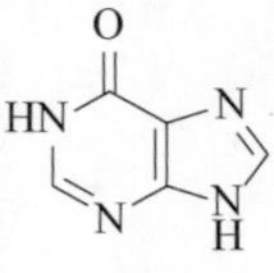

108

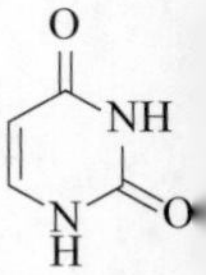

109

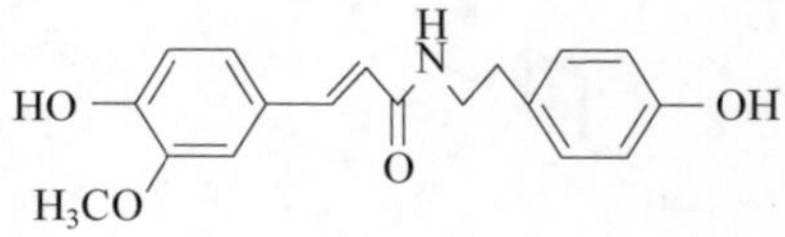

110

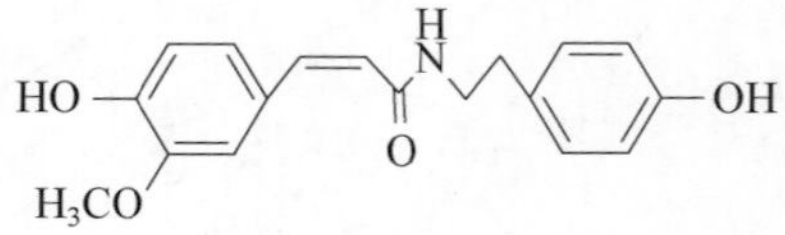

111

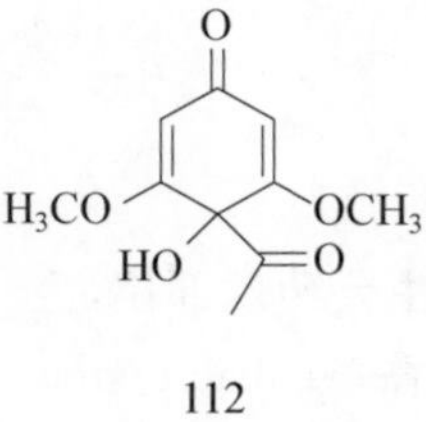

112

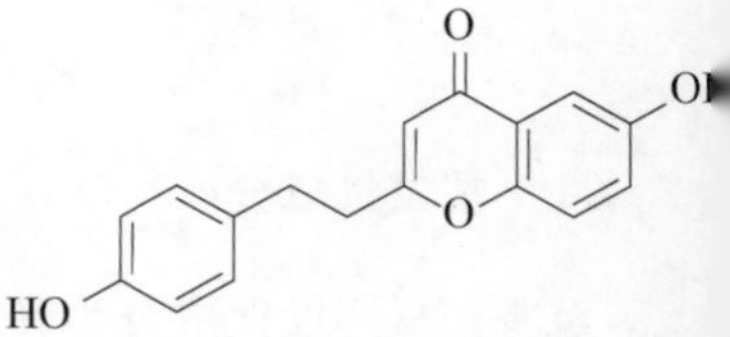

113

上述白木香中化学成分可参见表5。

表5　白木香中的化学成分

编号	化合物	分子式	分子量	部位
1	5-羟基-7,4′-二甲氧基黄酮 (5-hydroxyl-7,4′-dimethoxyflavone)	$C_{17}H_{14}O_5$	298	叶、树干
2	5-羟基-7,3′,4′-三甲氧基黄酮 (luteolin-7,3′,4′-trimethyl)	$C_{18}H_{16}O_6$	328	叶、树干、树皮
3	5,3′-二羟基-7,4′-二甲氧基黄酮 (5,3′-hydroxyl-7,4′-dimethoxyflavone)	$C_{17}H_{14}O_6$	314	叶、树皮、树干
4	芫花素(genkwanin)	$C_{16}H_{12}O_5$	284	叶、树干、果实
5	木犀草素(luteolin)	$C_{15}H_{10}O_6$	286	叶
6	羟基芫花素(3′-hydroxygenkwanin)	$C_{16}H_{12}O_6$	300	叶、树干
7	5,4′-二羟基-7,3′-二甲氧基黄酮 (5,4′-hydroxyl-7,3′-dimethoxyflavone)	$C_{17}H_{14}O_6$	314	叶、果实、树干
8	7-羟基-5,4′-二甲氧基黄酮 (7-hydroxyl-5,4′-dimethoxyflavone)	$C_{17}H_{14}O_5$	298	叶
9	金合欢素(acacetin)	$C_{16}H_{12}O_5$	284	叶、树干
10	芫花苷(vuankanin)	$C_{27}H_{30}O_{14}$	578	叶、果实
11	芫花素-5-*O*-*β*-*D*-吡喃葡萄糖苷 (genkwanin-5-*O*-*β*-*D*-glucopyranoside)	$C_{22}H_{22}O_{10}$	446	叶、果实
12	白木香苷 A1(aquilarinoside A1)	$C_{27}H_{30}O_{14}$	578	树干
13	lethedioside A	$C_{29}H_{34}O_{15}$	622	树干
14	7,4′-二甲氧基洋芹素-5-*O*-木糖葡萄糖苷 (7,4′-dimethylapigenin-5-*O*-xylosylgucoside)	$C_{28}H_{32}O_{14}$	592	叶、树干
15	lethedoside A	$C_{24}H_{26}O_{11}$	490	树干
16	7-羟基-4′-甲氧基-5-*O*-葡萄糖黄酮苷 (7-hydroxyl-4′,methyl-5-*O*-glucosideflavonoid)	$C_{22}H_{22}O_{10}$	446	树干
17	7,3′-二甲氧基-4′-羟基-5-*O*-葡萄糖黄酮苷 (7,3′-dimethyl-4′-hydroxyl-5-*O*-gluco-sideflavonoid)	$C_{23}H_{24}O_{11}$	476	树干
18	7,4′-二甲氧基-5-*O*-葡萄糖黄酮苷 (7,4′-dimethyl-5-*O*-glucosideflavonoid)	$C_{23}H_{24}O_{10}$	460	树干
19	芒柄花素(formononetin)	$C_{16}H_{12}O_4$	268	树干
20	南荛素(wikstroemin)	$C_{28}H_{32}O_{15}$	608	果实
21	5-*O*-methylapigenin 7-*β*-*D*-glucoside	$C_{22}H_{22}O_{10}$	446	叶
22	aquisiflavoside	$C_{28}H_{32}O_{15}$	608	叶
23	5,7,3′,4′-四甲氧基黄酮 (5,7,3′,4′-tetramethoxyflavone)	$C_{19}H_{18}O_6$	342	叶
24	5,7,4′-三甲氧基黄酮 (5,7,4′-trimethoxy-flavone)	$C_{18}H_{16}O_5$	312	叶
25	高次衣草素-7-*O*-*β*-*D*-吡喃葡萄糖苷 (hypolaetin-7-*O*-*β*-*D*-glucopyranoside)	$C_{21}H_{20}O_{12}$	464	叶
26	8-C-*β*-*D*-半乳糖基异牡荆素 (8-C-*β*-*D*-galactopyranosylisovitexin)	$C_{27}H_{30}O_{15}$	594	叶

（续表）

编号	化合物	分子式	分子量	部位
27	aquilarisin	$C_{22}H_{20}O_{13}$	492	叶
28	hypolaetin 5-*O*-*β*-*D*-glucuronopyranoside	$C_{21}H_{18}O_{13}$	478	叶
29	5-羟基-3,4′,6,7-四甲氧基黄酮 (5-hydroxyl-3,4′,6,7-tetramethoxyflavone)	$C_{19}H_{18}O_{7}$	358	叶
30	樱花素(sakuranetin)	$C_{16}H_{14}O_{5}$	286	树干
31	桃苷元(persicogenin)	$C_{17}H_{16}O_{6}$	316	树皮
32	鸢尾酚酮(iriflophenone)	$C_{13}H_{10}O_{5}$	246	叶
33	2-*O*-*α*-*L*-鼠李糖-4,6,4′-三羟基二苯甲酮 (2-*O*-*α*-*L*-rhamnopyranosyl-4,6,4′-trihydroxybenzophenone)	$C_{19}H_{20}O_{9}$	392	叶
34	鸢尾酚酮 3,5-C-*β*-*D*-葡萄糖苷 (iriflophenone 3,5-C-*β*-*D*-glucoside)	$C_{25}H_{30}O_{15}$	570	叶
35	aquilarisinin	$C_{25}H_{30}O_{14}$	554	叶
36	鸢尾酚酮 3-C-*β*-*D*-葡萄糖苷 (iriflophenone 3-C-*β*-*D*-glucoside)	$C_{19}H_{20}O_{10}$	408	叶
37	aquilarinoside A	$C_{19}H_{18}O_{9}$	390	叶
38	aquilarixanthone	$C_{18}H_{16}O_{11}$	408	叶
39	芒果苷(mangiferin)	$C_{19}H_{18}O_{11}$	422	叶、果实
40	(+)-丁香树脂酚　(+)-syringaresinol	$C_{22}H_{26}O_{8}$	418	树干、树皮
41	(−)-杜仲树脂酚　(−)-medioresinol	$C_{21}H_{24}O_{7}$	388	树干
42	(−)-松脂素　(−)-pinoresinol	$C_{20}H_{22}O_{6}$	358	树干
43	丁香脂双葡萄糖苷(syringaresinol-4,4′-di-*O*-*β*-*D*-glucopyranoside)	$C_{34}H_{46}O_{18}$	742	树干
44	无梗五加苷 B (syringaresinol-4′-*O*-*β*-*D*-glucopyranoside B)	$C_{32}H_{38}O_{13}$	580	树干
45	erythro-buddlenol C	$C_{28}H_{36}O_{12}$	614	树干
46	threo-buddlenol C	$C_{32}H_{38}O_{12}$	614	树干
47	thero-ficusesquilignan A	$C_{31}H_{36}O_{11}$	584	树干
48	(±)-bbuddlenol D	$C_{33}H_{40}O_{13}$	644	树干
49	刺五加酮(ciwujiatone)	$C_{22}H_{26}O_{9}$	434	树干
50	(+)-落叶松脂醇(lariciresinol)	$C_{20}H_{24}O_{6}$	360	树干
51	5′-甲氧基落叶松脂醇(5′-methoxylariciresinol)	$C_{21}H_{26}O_{7}$	390	树干
52	herpetin	$C_{30}H_{34}O_{9}$	538	树干
53	爵床脂素 A(justicidin A)	$C_{22}H_{18}O_{7}$	394	树干
54	justidin F	$C_{21}H_{14}O_{7}$	378	树干
55	balanophonin	$C_{20}H_{20}O_{6}$	356	树干
56	aquilarin A	$C_{14}H_{16}O_{7}$	296	树干

（续表）

编号	化合物	分子式	分子量	部位
57	curuilignan D	$C_{14}H_{16}O_6$	280	树干
58	evofolin B	$C_{17}H_{18}O_6$	318	树干
59	erythro-guaiacylglycerol-*β*-coniferyl ether	$C_{20}H_{24}O_7$	376	树干
60	threo-guaiacylglycerol-*β*-coniferyl ether	$C_{20}H_{24}O_7$	376	树干
61	丁香素(syringin)	$C_{17}H_{24}O_9$	372	树干
62	4-(1,2,3-三羟基丙基)-2,6-二甲氧基苯-1-*O*-*β*-*D*-葡萄糖苷[4-(1, 2, 3-tirhydroxypropyl)-2, 6-dimethoxyphenyl-1-*O*-*β*-*D*-glucopyranoside]	$C_{17}H_{26}O_{11}$	406	叶
63	4-[3′-(hydroxymethyl)oxiran-2′-yl]-2,6-dimethoxyphenol	$C_{11}H_{14}O_5$	226	树干
64	松伯醛(coniferyl aldehyde)	$C_{10}H_{10}O_3$	178	树干
65	松伯醇(coniferyl alcohol)	$C_{10}H_{12}O_3$	180	树干
66	4-羟基-3,5-二甲氧基酚苷(koaburaside)	$C_{14}H_{20}O_9$	332	树干
67	3,4,5-三甲氧苯基-1-*O*-*β*-*D*-吡喃葡萄糖苷(3,4,5-trimethyoxyphenyl-1-*O*-*β*-*D*-glucopyranoside)	$C_{15}H_{22}O_9$	346	树干
68	3,4,5-三甲氧苯基-1-*O*-*β*-*D*-吡喃芹糖-(1″→6′)-*β*-*D*-吡喃葡萄糖苷[3,4,5-trimethoxypenyl-1-*O*-*β*-*D*-apiofuranosyl-(1″→6′)glucopyranoside]	$C_{20}H_{30}O_{13}$	478	树干
69	对羟基苯甲酸(5-hydroxybenzoic acid)	$C_7H_6O_3$	138	叶
70	羟基苯甲酸酯(methylparaben)	$C_8H_8O_3$	152	树皮
71	香草酸(vanillic acid)	$C_8H_8O_4$	168	树干
72	紫丁香酸(syringic acid)	$C_9H_{10}O_5$	198	树干
73	3,4,5-三甲氧基苯酚(3,4,5-trimethoxyphenol)	$C_9H_{12}O_4$	184	树干
74	aquilarin B	$C_{13}H_{18}O_3$	222	树干
75	phorbol 13-acetate	$C_{22}H_{30}O_7$	406	树干
76	隐丹参酮(cryptotanshinone)	$C_{19}H_{20}O_3$	296	叶
77	二氢丹参酮Ⅰ(dhydrotanshinoneⅠ)	$C_{18}H_{14}O_3$	278	叶
78	丹参酮Ⅰ(tanshinoneⅠ)	$C_{18}H_{12}O_3$	276	叶
79	丹参酮ⅡA(tanshinoneⅡA)	$C_{19}H_{18}O_3$	294	叶
80	葫芦苦素Ⅰ(hexanorcucurbitacin Ⅰ)	$C_{24}H_{32}O_5$	400	果实
81	葫芦素Ⅰ(cucurbitacin Ⅰ)	$C_{30}H_{42}O_7$	514	果实
82	葫芦素 D(cucurbitacin D)	$C_{30}H_{44}O_7$	516	果实
83	异葫芦素 D(isocucurbitacin D)	$C_{30}H_{44}O_7$	516	果实
84	新葫芦素 B(neocucurbitacin B)	$C_{29}H_{40}O_7$	500	果实
85	双氢葫芦素 F(dihydrocucurbitacin F)	$C_{30}H_{48}O_7$	520	树干

（续表）

编号	化合物	分子式	分子量	部位
86	雪胆甲素(cucurbitacin)	$C_{32}H_{50}O_8$	562	树干
87	aquilacallane A	$C_{31}H_{52}O_2$	456	叶
88	aquilacallane B	$C_{32}H_{50}O_3$	482	叶
89	24-methylene-25-methyltirucall-7-en-3-one	$C_{32}H_{52}O$	452	叶
90	11-oxo-β-amyrin	$C_{30}H_{48}O_2$	440	叶
91	常春藤皂苷元(hederagenin)	$C_{30}H_{48}O_4$	472	叶
92	3β-acetoxyfriedelane	$C_{32}H_{54}O$	454	叶
93	表木栓醇(epifriedelanol)	$C_{30}H_{52}O$	428	叶
94	木栓烷(friedelan)	$C_{30}H_{52}$	412	叶
95	木栓酮(friedelin)	$C_{30}H_{50}O$	426	叶
96	2α-羟基熊果烷(2α-hydroxyursane)	$C_{30}H_{50}O_2$	444	叶
97	2α-羟基熊果酸(2α-hydroxyursolic acid)	$C_{30}H_{48}O_4$	472	叶
98	熊果酸(ursolic acid)	$C_{30}H_{50}O_3$	458	叶
99	7-ketositosterol	$C_{29}H_{48}O_2$	428	树干
100	7-oxo-5,6-dihydrostigmasterol	$C_{29}H_{48}O_2$	428	树干
101	β-谷甾醇(β-sitosterol)	$C_{29}H_{50}O$	414	叶、树干、树皮、果实
102	胡萝卜苷(daucosterol)	$C_{35}H_{60}O_6$	576	叶、果实
103	(3β,5α,8α,22*E*, 24*R*)-5,8-桥二氧麦角甾-6,22-二烯-3-醇 [(3β,5α,8α,22*E*, 24*R*)-5,8-epidioxyergosta-6,22-dien-3-ol]	$C_{28}H_{44}O_3$	428	树干
104	α-豆甾醇(α-sitgmasterol)	$C_{29}H_{48}O$	412	叶
105	3-吲哚甲酸(indolyl-3-carboxylic acid)	$C_9H_7NO_2$	161	果实
106	异紫堇啡碱(isocorydine)	$C_{20}H_{23}NO_4$	341	叶
107	腺苷(adenosine)	$C_{10}H_{13}N_5O_4$	267	叶
108	次黄嘌呤(hypoxanthine)	$C_5H_4N_4O$	136	叶
109	尿嘧啶(uracil)	$C_4H_4N_2O_2$	112	叶
110	*N*-反式-对羟基苯乙基阿魏酰胺(*N*-*trans*-feruloyltyramine)	$C_{18}H_{19}NO_4$	313	树干
111	*N*-顺式-对羟基苯乙基阿魏酰胺(*N*-*cis*-feruloyltyramine)	$C_{18}H_{19}NO_4$	313	树干
112	4-acetyl-3,5-dimethoxy-*p*-quinol	$C_{10}H_{12}O_5$	212	树干
113	6-羟基-2-[2-(4-羟基苯基)乙基]色原酮 {6-hydroxy-2-[2-(4-hydroxyphenyl)ethyl]}	$C_{17}H_{14}O_4$	282	果实
114	二十六烷酸(hexacosanic acid)	$C_{26}H_{52}O_2$	396	叶
115	正三十二(烷)醇(triacontenoic)	$C_{32}H_{66}O$	466	叶
116	正三十一烷(hentriacontane)	$C_{31}H_{64}$	436	叶

五、药理作用

(一) 抑菌

刘俊等[31]用滤纸片琼脂扩散法,对用石油醚浸提的白木香种子挥发油进行抗耐甲氧西林金黄色葡萄球菌(MRSA)活性进行测定,结果表明白木香种子挥发油具有弱抗 MRSA 活性。李浩华等[32]对白木香果皮的三氯甲烷提取物进行抗细菌和真菌的活性测定,结果表明提取物对金黄色葡萄球菌、枯草芽孢杆菌、铜绿假单胞菌有显著抑制作用,而对大肠埃希菌则没有抑制效果,对绿色木霉、黑曲霉、黄曲霉也有明显的抑制作用。国产沉香煎剂对人体结核分枝杆菌、伤寒沙门菌、福氏痢疾志贺菌均有不同程度的抑菌作用[33]。

(二) 抗肿瘤

王红刚等[34]将白木香叶总提取物的石油醚、乙酸乙酯、正丁醇和水层 4 个部位分别进行抗肿瘤活性筛选,结果表明乙酸乙酯部位具有明显的抑制肿瘤细胞生长的活性,并对小鼠 H_{22} 肝癌的肿瘤生长有一定的抑制作用。杨懋勋等[35]分别用甲醇、乙醇、70%丙酮和蒸馏水对野生白木香叶片进行提取,结果表明有机溶剂提取物有显著的抑制细胞增殖活性;进一步用石油醚、乙酸乙酯、正丁醇进行分级萃取,各部位分别用 MTT 法进行抑制前列腺癌细胞增殖活性测试,结果表明多个部位有良好的抗肿瘤活性;同时还证实野生白木香叶片提取物的抗肿瘤活性远远大于栽培样品;另外,实验还表明野生和栽培白木香叶片提取物均具有较好的清除亚硝酸根作用,说明白木香叶片在防肿瘤方面有良好的开发应用前景。

徐维娜等[36]用 MTT 法检测,发现白木香果皮提取物对人乳腺癌细胞(MCF-7)的增殖具有显著的抑制作用,且当浓度为 500 μg/ml 时对人乳腺癌细胞的抑制率高达 99.6%。梅文莉等[37]报道白木香果实中的三萜类化合物葫芦苦素Ⅰ(80)、葫芦素Ⅰ(81)、异葫芦素 D(83)和新葫芦素 B(84)均对人慢性髓原白血病细胞(K562)、人胃癌细胞(SGC-7901)和肝癌细胞(SMMC-7721)具有细胞毒活性。Cheng 等[38]报道 5,7,4′-三甲氧基黄酮(24)对人髓细胞性白血病(HL-60)细胞和肺癌(A-549)细胞株有弱的细胞毒活性。

有学者[39]分析比较采用不同提取方法从白木香种子中所得的脂溶性提取物的化学成分及其对 H_{22} 小鼠肝癌细胞增殖的抑制作用。采用水蒸气蒸馏法(SD)、快速溶剂萃取法(ASE)、石油醚萃取法(PE)、索氏提取法(SE)和物理压榨法(PS)提取白木香种子脂溶性提取物,利用 GC-MS 对其成分进行分析鉴定,同时采用 MTT 法考察提取物对 H_{22} 小鼠肝癌细胞增殖的影响。发现不同提取方法对白木香种子脂溶性化学成分提取的效果差异较大,1 mg·m/L 的白木香种子脂溶性提取物对 H_{22} 小鼠肝癌细胞增殖的抑制效果依次为 ASE-E＞SE-E＞PS-E＞SD-E＞PE-E,白木香种子脂溶性提取物对 H22 小鼠肝癌细胞具有一定的抑制作用。

(三) 镇静、镇痛、抗炎

缬草烯酸具有明显的镇静安神活性,α-2 檀香醇与沉香螺旋醇一样具有氯丙嗪样的安定作用[40]。沉香提取物能使环己巴比妥引起的小鼠睡眠时间延长[34]。沉香药材中所含的白木香酸对小鼠有一定的麻醉作用;热板法实验对小鼠有良好的镇痛作用。周敏华等[40]采用各种伤害性刺激和炎症相关的实验模型,证实白木香叶提取物存在显著的镇痛和抗炎作用。李红念等[41]采用小鼠热板法和扭体实验法,测定痛阈值和扭体次数,观察沉香叶醇提物疼痛反应的影响。结果沉香叶醇提物低、中剂量组对热板及醋酸引起的疼痛均具有显著的抑制作用,且沉香叶醇提物各剂量组与沉香药材组间无显著性差异。

中性粒细胞是一种通过呼吸爆发参与杀菌

宿主防御系统的细胞，其呼吸爆发在免疫炎症过程中起着关键的作用。戚进等[12]以中性粒细胞呼吸爆破试验为模型，结果表明从白木香叶中分离得到的木犀草素（5）、羟基芫花素（6）、7-*β*-*D*-glucoside-5-*O*-methylapigenin（21）、鸢尾酚酮（32）、芒果苷（39）和 aquilarinoside A（37）对中性粒细胞呼吸爆发有显著的抑制活性，从而具有一定的抗炎作用。

用不同的白木香叶提取物对小鼠进行实验，结果表明，白木香叶醇提取物 5 g/kg 时可明显降低角叉莱胶所致小鼠足趾肿胀的肿胀率，白木香叶醇提取物 5 g/kg、2.5 g/kg 剂量给药后，明显降低二甲苯致小鼠耳郭肿胀，显示出显著的抗炎作用。

林焕泽等[42]通过建立二甲苯致小鼠耳郭肿胀和醋酸致小鼠毛细血管通透性增高两种实验性炎症模型，对沉香叶的抗炎作用与沉香药材进行对比研究。结果表明，沉香叶醇提物对炎症早期的毛细血管扩张、通透性亢进、渗出和水肿等表现有抑制作用，表现出明显的抗炎作用。

炎症是机体在受到外界物理、化学、生物学损伤刺激的反应，可抵抗损伤刺激、修复组织，但是过度的炎症反应则会造成细胞损伤。一氧化氮合成酶（NOS）和环氧合酶（COX-2）是炎症反应机制中重要的分一氧化氮合成酶（NOS）和环氧合酶（COX-2）是炎症反应机制中重要的分子机制介导。一氧化氮（NO）在哺乳动物细胞和组织中通过 NOS 从 *L*-精氨酸而衍生，NOS 过量产生 NO 是导致炎症的原因之一。陈东等[10]从白木香中分离得到 7 个 5-*O*-黄酮苷化合物：白木香苷 A1（12）、lethedioside A（13）、7,4′-二甲氧基洋芹素-5-*O*-木糖葡萄糖苷（14）、lethedoside A（15）、7-羟基-4′-甲氧基-5-*O*-葡萄糖黄酮苷（16）、7,3′-二甲氧基-4′-羟基-5-*O*-葡萄糖黄酮苷（17）和 7,4′-二甲氧基-5-*O*-葡萄糖黄酮苷（18），活性测试结果表明，这些化合物具有抑制 LPS 诱导巨噬细胞生成 NO 活性。Yang 等[11]分离得到 1 个新的黄酮苷 aquisiflavoside，它对 RAW264.7 巨噬细胞系中脂多糖诱导生成的 NO 表现出有效的抑制活性。从植物木材的树脂中分离出的 2-（2-苯基乙基）苯甲酮衍生物对脂多糖刺激下 RAW264.7 细胞的一氧化氮生成具有明显的抑制作用。据报道，2-（2-苯乙基）色酮衍生物 A 通过抑制 STAT1/3 和 NF-*κ*B 信号通路表现出显著的抗炎作用。2-（2-苯乙基）色酮化合物通过抑制 STAT1/3 和 ERK1/2 信号通路抑制 LP26 诱导的 RAW264.7 细胞中炎症介质的产生，具有潜在的抗炎特性。

（四）利泻

Hara 等[43]报道了白木香叶丙酮提取物与传统泻药塞纳具有类似利泻功效，而不引起严重的痢疾等副作用。同时，从丙酮提取物中分离鉴定出的主要成分芫花素 5-*O*-茜黄樱草糖苷即芫花苷（10），能经由乙酰胆碱受体介导加强回肠的自发运动并引起收缩。

（五）降血糖

姜珊等[44]采用白木香叶 95%乙醇提取物对 2 型糖尿病小鼠进行灌胃给药实验，其具有降低 2 型糖尿病小鼠空腹血糖和糖化血红蛋白水平、改善糖耐量的作用。有研究表明白木香叶 95%乙醇提取物可能是通过激活腺苷酸活化蛋白激酶（AMPK），起到改善胰岛素抵抗、降低血糖的作用，并且提取物并未引起动物体重增加的副作用，为寻找除噻唑烷二酮之外的治疗与肥胖相关糖尿病的药物提供了新选择。冯洁等[13]报道白木香叶 70%乙醇提取的乙酸乙酯萃取物对 *α*-葡萄糖苷酶活性具有抑制作用，从而具有一定的降血糖作用。

梅全喜等[45]通过与沉香药材进行对比，研究沉香叶对糖尿病小鼠模型的降血糖作用，发现沉香药材组及沉香叶醇提物高剂量组四氧嘧啶模型小鼠血糖值明显降低（$p<0.05$ 或 $p<0.01$）。表明沉香叶醇提物高剂量组对四氧嘧啶所致糖尿病模型小鼠有降血糖作用，效果与沉香药材

相当。

（六）抗氧化

段宙位等提取的白木香叶多酚对清除ABTS自由基、DPPH自由基和OH自由基的半数有效浓度 EC_{50} 分别为（0.025±0.002）mg/ml、（0.106±0.006）mg/ml、（0.12±0.001）mg/ml，均<10 mg/ml，表明白木香叶中的多酚有较强的抗氧化性。邓幸运等采用石油醚、乙酸乙酯、无水乙醇和水提取白木香叶的不同部位，各提取部位均有抗氧化作用且具有浓度依赖性。这些研究提示白木香叶抗氧化作用可能与白木香叶中具有大量丰富的黄酮和多酚类化合物有关。

邵素珍对白木香种子黄酮类提取物体外抗氧化能力的研究，采取铜离子还原法来对其抗氧化能力进行测定，并同抗坏血酸（即VC）来对照。分析后发现，白木香种子黄酮类提取物对铜离子的还原力的 IC_{50} 为0.098 15 mg/ml。在该考察的总体范围当中，白木香种子在抗氧化能力方面尽管弱于VC的抗氧化能力，但其却随着浓度的升高而增强，即中药白木香种子具备较强抗氧化能力。

路晶晶等[46]对从白木香叶中分离得到的洋芹素-7,4′-二甲醚（1）、5-羟基-7,3′,4′-三甲氧基黄酮（2）、木犀草素-7,4′-二甲醚（3）、芫花素（4）、木犀草素（5）和羟基芫花素（6）等6种黄酮类化合物进行了清除 O_2^-、H_2O_2 和OH自由基活性研究，发现其具有良好的清除自由基活性，可能为白木香叶的主要抗氧化活性成分。

（七）解痉

动物学实验证明，白木香的水煮液和水煮醇提液对肠平滑肌呈现解痉作用[47]。沉香的水煎液 1.0×10^{-2} g/ml时对离体豚鼠回肠的自主收缩有抑制作用，并能对抗组胺、乙酰胆碱引起的痉挛性收缩；200%水煎醇提液0.2 ml给小鼠腹腔注射，能使新斯的明引起的小鼠推进运动减慢，呈现肠平滑肌解痉作用，此作用可能为沉香对胃肠平滑肌的直接作用[48,49]。

（八）其他

陈东等[10]从白木香中分离得到7个5-*O*-黄酮苷化合物：白木香苷 A_1（12）、lethedioside A（13）、7,4′-二甲氧基洋芹素-5-*O*-木糖葡萄糖苷（14）、lethedosideA（15）、7-羟基-4′-甲氧基-5-*O*-葡萄糖黄酮苷（16）、7,3′-二甲氧基-4′-羟基-5-*O*-葡萄糖黄酮苷（17）和7,4′-二甲氧基-5-*O*-葡萄糖黄酮苷（18），活性测试结果表明，这些化合物具有抑制LPS诱导巨噬细胞生成NO活性。Yang等[11]分离得到1个新的黄酮苷aquisiflavoside，它对RAW264.7巨噬细胞系中脂多糖诱导生成的NO表现出有效的抑制活性。

此外，有学者[50]报道了木犀草素和芹菜素具有很强的抑制黄嘌呤氧化酶的活性；杨小凤等[51]还报道了芫花素具有良好的杀虫效果，且对人畜无害。

有研究表明，沉香螺旋醇能减少由脱氧麻黄碱和阿普吗啡诱导的自发性运动，增加大脑内的高香草酸含量，而单胺及其他代谢物的含量不发生改变。2-苯乙基色酮类具不同程度的抗过敏作用[24]，为沉香活性成分之一。沉香醇提取物 1.0×10^{-4} g/ml浓度，能促进离体豚鼠气管抗组胺作用，而发挥止喘效果。沉香中含有苄基丙酮，此成分是止咳的有效成分。

六、临床应用

白木香含树脂的芯材即为沉香，其临床应用广泛，具有消化系统和中枢神经系统保护等作用[52]。沉香的临床应用大多是以复方的形式出现，较少单独应用，主要用于治疗心脑血管类、消化系统类及泌尿系统类疾病[53]。

（一）肺心病急性发作

用以沉香为主药的蒙药十五味沉香散，每次5 g，每天3次，治疗肺心病急性发作[54]，提示蒙药十五味沉香散对肺心病急性发作有较好的治疗效果。

（二）冠心病

用以沉香为主药的藏药三十五味沉香丸治疗冠心病，每次 2 丸，每天 2 次，2 个月为 1 个疗程，该药对患者胸闷、心悸、气短、头晕、失眠、心绞痛、心肌缺血等症状明显改善[55]。

（三）功能性消化不良

沉香化气胶囊粉治疗功能性消化不良，对各主要症状有明显改善作用，尤其是在促进胃排空方面的效果更为显著[56]。四磨汤加减治疗功能性消化不良，主要症状如胃脘饱胀、胀痛、嗳气呃逆、食少纳呆可以明显改善[57]。

（四）脑溢血

沉香的多味制剂在治疗脑溢血方面有一定的疗效[58]，采用不同时辰服用七十味珍珠丸、二十味沉香丸、二十四味沉香丸，部分患者在接受治疗后 2～3 天后病情稳定，10 天内症状明显改善，3～4 周肢体功能障碍完全康复。

（五）视网膜静脉阻塞

视网膜静脉阻塞是导致视力损害的常见视网膜血管性疾病之一，服用二十五味红花明目丸、如意珍宝丸、二十味沉香丸、八味藏红花丸，其治疗视网膜静脉阻塞疗效明确，其中沉香丸也起到一定的治疗作用。

（六）肠易激综合征

用西沙必利加沉香化气丸联合治疗便秘型肠易激综合征，效果明显[59]。

（七）胆汁反流性胃炎

用沉香降气散加味和西药治疗胆汁反流性胃炎，有一定治疗作用[60]。

（八）风湿性心脏病

风湿性心脏病是心脏病中常见的一种，藏药用于治疗此病疗效满意。罗布[61]应用藏药三十五味沉香丸治疗该病取得了满意的疗效。

（九）呃逆

呃逆是以气逆上冲，喉间呃声短而频，让人不能自制为主要症状的疾病。将 3 g 沉香粉卷成香烟状，点燃后以深吸的方式吸完并将烟咽入，每次 3 口，若 1 次无效，间隔 30 min 重复 1 次，直到呃逆症状消失[62,63]。

（十）胃痛

胃痛是临床上常见的一个症状，多见于急慢性胃炎、十二指肠溃疡、萎缩性胃炎。用沉香散治疗胃痛 103 例，其中症状全部消失 80 例，显效 23 例，有效率 100%（随访半年）[64]。

（十一）前列腺痛

前列腺痛发病率较高，多由前列腺炎引起。用沉香散加减治疗前列腺痛，即沉香 3 g，当归 10 g，甘草、陈皮各 6 g，白芍、滑石、石韦、冬葵子、王不留行各 12 g，可根据不同的病症加减。每天 1 剂，分 2 次煎服，每疗程 15 天，连服 3 个疗程[65]。

（十二）其他

沉香还用于治疗其他疾病，如尿道综合征[66]、痛经、癃闭[67]、胆囊炎、胰腺炎、输尿管结石、疝气、粘连性肠梗阻、哮喘等。

七、毒理研究

为了进一步开发白木香叶的应用市场，根据中华人民共和国《食品安全性毒理学评价程序和方法》（GB15193—2003）的相关要求，廖萍等[68]对其提取物的急性与亚慢性毒性、遗传毒性以及致畸性进行毒理学安全性评价，以保证白木香叶提取物的食用安全。

（一）小鼠急性毒性试验

该试验采用最大非致死剂量法，即以30 g/kg剂量的受试物对20只健康昆明种小鼠（雌性各半）一次性经口灌胃，连续观察14天，记录小鼠的中毒表现和死亡情况。结果显示白木香叶提取物对昆明种雌、雄小鼠的最大耐受致死剂量（MTD）大于30 g/kg，其急性毒性属无毒级别。

（二）遗传毒性试验

1. Ames试验

采用经鉴定符合要求的鼠伤寒沙门菌组氨酸缺陷型TA97、TA98、TA100、TA102菌株进行试验，体外代谢活化系统采用多氯联苯（PCB）诱导的大鼠肝微粒体酶（S-9）。试验设置的浓度组分别为5 000 μg/ml、1 000 μg/ml、40 μg/ml、8 μg/ml，同时设自发回变组、溶剂对照组和阳性突变剂对照组。每个浓度组设3个平行组，整个试验在相同条件下重复一次，并记录回变菌落数。Ames试验中，试验结果为阴性，未观察到白木香叶提取物的遗传毒性。

2. 小鼠骨髓嗜多染红细胞微核试验

取50只健康昆明种小鼠（雌雄各半），采用两次经口灌胃法，中间间隔24 h。高、中、低剂量组分别设为10.00 g/kg、5.00 g/kg和2.50 g/kg。在末次灌胃白木香叶提取物后6 h用颈椎脱臼法将动物处死，每只小鼠计数200个嗜多染红细胞，同时计数成熟红细胞的数量，计算嗜多染红细胞与成熟红细胞的比值（PCE/NCE）。每只小鼠计数1 000个嗜多染红细胞进行评估，计算微核发生率。试验结果为阴性，未观察到白木香叶提取物的遗传毒性。

3. 小鼠精子畸形试验

取25只健康雄性昆明种小鼠，分别以剂量为10.00 g/kg、5.00 g/kg和2.50 g/kg的白木香叶提取物对小鼠进行经口灌胃，每天1次，连续5天，在末次灌胃后的第30天将小鼠处死，每只小鼠计数1 000个结构完整的精子进行评估，计算畸变精子发生率。试验结果为阴性，未观察到白木香叶提取物的遗传毒性。

（三）传统致畸试验

取健康性成熟SD雌性大鼠120只，雄性大鼠60只，雌雄按1∶1同笼。分别以剂量为15.00 g/kg、10.00 g/kg和5.00 g/kg的白木香叶提取物对受孕的大鼠于受孕的第7～16天每天灌胃，于受孕的第20天将其处死，解剖观察孕鼠胚胎毒性指标及胎鼠生长发育指标。结果发现，各剂量组的孕鼠体重增长、黄体数、着床数、活胎数、卵巢重、子宫连盘重、胎盘重，胎鼠体重、体长、尾长、死胎及吸收胎的发生率以及胎鼠外观、骨骼及内脏发育等指标与对照组比较，其差异均无统计学意义（$p>0.05$）。

（四）大鼠90天喂养试验

取80只健康SD大鼠（雌雄各半），分别设对照组和3个剂量组（即5 g/kg、10 g/kg、15 g/kg），每组20只动物，分别用蒸馏水和不同浓度受试物灌胃染毒，每天经口灌胃1次，连续90天。分析白木香叶提取物对大鼠的体重、进食量、血液学指标、生化指标、脏器重量、脏体比的影响，同时对大鼠进行大体解剖，观察主要脏器的组织病理学变化。结果发现，白木香叶提取物90天喂养试验期间，动物生长发育情况良好，各剂量组大鼠的体重、增重、食物利用率、生化指标、血常规指标、脏器重量及脏体比与对照组相比，差异无统计学意义（$p>0.05$）。大体解剖和组织病理学检查没有发现明显的由白木香叶提取物导致的异常改变。

以上实验结果表明白木香叶提取物未见急性毒性与亚慢性毒性、遗传毒性以及致畸性，白木香叶可作为一种新资源食品开发利用。

参考文献

[1] 李薇,梅文莉,左文健,等.白木香的化学成分与生物活性研究进展[J].热带亚热带植物学报,2014,22(2):201-212.
[2] 中国科学院中国植物志编辑委员会.中国植物志[M].北京:科学出版社,1990.
[3] 国家药典编委会.中华人民共和国药典:第一部[M].北京:中国医药科技出版社,2010.
[4] 国家中医药管理局《中华本草》编委会.中华本草[M].上海:上海科学技术出版社,1999.
[5] 田耀华,原慧芳,倪书邦,等.沉香属植物研究进展[J].热带亚热带植物学报,2009,17(1):98-104.
[6] 陈平先.土沉香的繁殖栽培及应用[J].农业与技术,2015(4):8-9.
[7] 叶勤法,戚树源,林立东.土沉香愈伤组织培养及植株再生(简报)[J].热带亚热带植物学报,1998,6(2):172-176.
[8] 叶勤法,戚树源,林立东.白木香组织培养及快速繁殖[J].植物学报,1997(S1):61-64.
[9] 徐强兴,吴妃华,周立赖.土沉香的组培快繁技术研究[J].广东农业科学,2006(8):44-46.
[10] Dong Chen, Bi Dan, Song Yue-Lin, et al. Flavanoids from the stems of Aquilaria sinensis [J]. Chinese Journal of Natural Medicines, 2012,10(4):287-291.
[11] Yang Xin-Bao, Jie Feng, Xiu-Wei Yang, et al. Aquisiflavoside, a new nitric oxide production inhibitor from the leaves of Aquilaria sinensis [J]. Journal of Asian natural products research, 2012,14(9):867-872.
[12] Qi Jin, Jing-Jing Lu, Ji-Hua Liu, et al. Flavonoid and a rare benzophenone glycoside from the leaves of Aquilaria sinensis [J]. Chemical and Pharmaceutical Bulletin, 2009,57(2):134-137.
[13] Feng Jie, Xiu-Wei Yang, Ru-Feng Wang. Bio-assay guided isolation and identification of α-glucosidase inhibitors from the leaves of Aquilaria sinensis [J]. Phytochemistry, 2011,72(2):242-247.
[14] Wang Qing-Huang, Ke Peng, Le-He Tan, et al. Aquilarin A, a new benzenoid derivative from the fresh stem of Aquilaria sinensis [J]. Molecules, 2010,15(6):4011-4016.
[15] 李薇,梅文莉,王昊,等.白木香树干的化学成分研究[J].中国中药杂志,2013,38(17):2826-2831.
[16] Chen Dong, Yuelin Song, Chunxiao Nie, et al. Chemical constituents from Aquilaria sinensis (Lour.) Gilg [J]. J Chin Pharm Sci, 2012,21(1):88-92.
[17] 彭可.白木香次生代谢产物及其内生真菌生物转化作用的研究[D].海口:海南大学,2010.
[18] Feng J, Xw Yang. Studies on chemical constituents from the leaves of Aquilaria sinensis [J]. China J Chin Mat Med, 2012, 37(2):230-234.
[19] 李薇,梅文莉,左文健,等.白木香的化学成分与生物活性研究进展[J].热带亚热带植物学报,2014,22(2):201-212.
[20] Peng Ke, Wen-Li Mei, You-Xing Zhao, et al. A novel degraded sesquiterpene from the fresh stem of Aquilaria sinensis [J]. Journal of Asian natural products research, 2011,13(10):951-955.
[21] 林峰,梅文莉,左文健,等.白木香果实化学成分研究[J].热带亚热带植物学报,2012,20(1):89-91.
[22] 刘军民,翟明.国产沉香资源开发利用及化学成分研究进展[J].中国新药杂志,2012(1):48-51.
[23] 杨峻山.沉香化学成分的研究概况[J].天然产物研究与开发,1998,10(1):99-103.
[24] Yagura Toru, Michiho Ito, Fumiyuki Kiuchi, et al. Four new 2-(2-phenylethyl) chromone derivatives from withered wood of Aquilaria sinensis [J]. Chemical and Pharmaceutical Bulletin, 2003,51(5):560-564.
[25] 刘军民,高幼衡,徐鸿华,等.沉香的化学成分研究(Ⅰ)[J].中草药,2006,37(3):325-327.
[26] 刘军民,高幼衡,徐鸿华,等.沉香的化学成分研究(Ⅱ)[J].中草药,2007,38(8):1138-1140.
[27] Liu Jun, Jiao Wu, You Xing Zhao, et al. A new cytotoxic 2-(2-phenylethyl) chromone from Chinese eaglewood [J]. Chinese Chemical Letters, 2008,19(8):934-936.
[28] Dai Hao-Fu, Jun Liu, Yan-Bo Zeng, et al. A new 2-(2-phenylethyl) chromone from Chinese eaglewood [J]. Molecules, 2009,14(12):5165-5168.
[29] Dai Hao-Fu, Jun Liu, Zhuang Han, et al. Two new 2-(2-phenylethyl) chromones from Chinese eaglewood [J]. Journal of Asian natural products research, 2010,12(2):134-137.
[30] 林立东,戚树源.国产沉香中的三萜成分[J].中草药,2000,31(2):89-90.
[31] 刘俊,梅文莉,崔海滨,等.白木香种子挥发油的化学成分及抗菌活性研究[J].中药材,2008(3):46-49.
[32] 李浩华,章卫民,高晓霞,等.白木香果皮提取物的抗菌活性[J].中国实验方剂学杂志,2011,17(7):100-103.
[33] 刘军民,徐鸿华.国产沉香研究进展[J].中药材,2005,28(7):627-632.
[34] Wang Hg, Mh Zhou, Jj Lu, et al. Antitumor constituents from the leaves of Aquilaria sinensis (Lour.) Gilg [J]. Linchan Huaxue Yu Gongye, 2008,28(2):1-5.
[35] 杨懋勋.土沉香(白木香)叶片抗肿瘤活性成分的研究[C]//中国药学会.2011年全国药物化学学术会议——药物的源头创新论文摘要集,2011.
[36] 徐维娜,高晓霞,郭晓玲,等.白木香果皮挥发性成分及抗肿瘤活性的研究[J].中药材,2010(11):1736-1740.
[37] Wen-Li Mei, Lin Feng, Zuo Wen-Jian, et al. Cucurbitacins from fruits of Aquilaria sinensis [J]. Chinese Journal of Natural Medicines, 2012,10(3):234-237.
[38] Cheng Jin Tang, Ya Qiong Han, Juan He, et al. Two new tirucallane triterpenoids from the leaves of Aquilaria sinensis [J]. Archives of pharmacal research, 2013,36(9):1084-1089.
[39] 安娜贝拉,陈颖,许敏,等.沉香的质量评价及药理活性研究进展[J].中国野生植物资源,2014,33(2):1-5.
[40] Zhou Minhua, Honggang Wang, Junping Kou, et al. Antinociceptive and anti-inflammatory activities of Aquilaria sinensis

(Lour.) Gilg. Leaves extract [J]. Journal of ethnopharmacology, 2008,117(2): 345 - 350.
[41] 李红念,梅全喜,林焕泽,等.沉香叶与沉香药材镇痛作用的对比研究[J].时珍国医国药,2012,23(8): 1958 - 1959.
[42] 林焕泽,李红念,梅全喜.沉香叶与沉香药材抗炎作用的对比研究[J].中华中医药学刊,2013(3): 548 - 549.
[43] Hara Hideaki, Yasuaki Ise, Nobutaka Morimoto, et al. Laxative effect of agarwood leaves and its mechanism [J]. Bioscience, biotechnology, and biochemistry, 2008,72(2): 335 - 345.
[44] Jiang Shan, Yong Jiang, Youfei Guan, et al. Effects of 95% ethanol extract of Aquilaria sinensis leaves on hyperglycemia in diabetic db/db mice [J]. J Chin Pharm Sci., 2011,20(6): 609 - 614.
[45] 梅全喜,李红念,林焕泽,等.沉香叶与沉香药材降血糖作用的比较研究[J].时珍国医国药,2013,24(7): 1606 - 1607.
[46] 路晶晶,戚进,朱丹妮,等.白木香叶中黄酮类成分结构与抗氧化功能的相关性研究[J].中国天然药物,2008,6(6): 456 - 460.
[47] 邹枚伶,夏志强,卢诚,等.中国白木香[Aquilaria sinensis(Lour.) Gilg]的研究进展[J].安徽农学通报(上半月刊),2012(23): 51 - 53.
[48] 周永标.沉香对肠平滑肌的药理作用[J].中药通报,1988,13(6): 40.
[49] 周永标.一种进口沉香的药理作用考察[J].中药材,1989,12(12): 40.
[50] 野 • 忠敬, 小田康司, 敏男,等. Inhibitors of xanthine oxidase from the flowers and buds of Daphne genkwa [J]. Chemical & pharmaceutical bulletin, 1983,31(11): 3984 - 3987.
[51] 杨小凤,刘长欣,王秋芬,等.芫花中芫花素的提取工艺与杀虫试验[J].化学研究与应用,2002,14(5): 601 - 602.
[52] 刘庆林.沉香药对的临床应用[J].湖南中医杂志,2006,21(5): 70 - 71.
[53] 李红念,梅全喜,林焕泽,等.沉香的化学成分、药理作用和临床应用研究进展[J].中国药房,2011(35): 3349 - 3351.
[54] 赵建军,王翠荣.蒙药十五味沉香散治疗肺心病急性发作期 64 例疗效分析[J].中国民族医药杂志,2004,10(1): 8.
[55] 甘咏梅.藏药三十五味沉香丸治疗冠心病临床疗效观察[J].中国民族医药杂志,2008,13(8): 24.
[56] 厉兰娜,戴蕾,朱惠芳,等.沉香化气胶囊治疗功能性消化不良的临床研究——附 40 例临床疗效观察[J].浙江中医杂志,2002,37(10): 454 - 455.
[57] 张炜宁,张崇泉.四磨汤加减治疗功能性消化不良 35 例临床观察[J].湖南中医学院学报,2001,21(4): 52 - 53.
[58] 巴桑卓玛,次拉珍.藏成药治疗脑溢血[J].中国民族医药杂志,2002,8(1): 9.
[59] 刘福文.西沙必利加沉香化气丸治疗便秘型肠易激综合征[J].浙江中西医结合杂志,2005,15(3): 166 - 167.
[60] 马用江,赵影影,庞长绪.中西医结合治疗胆汁反流性胃炎的临床分析[J].中国中西医结合脾胃杂志,2000,8(5): 300 - 301.
[61] 罗布.藏药三十五味沉香丸治疗风湿性心脏病 100 例观察[J].青海医药杂志,2006,36(9): 46.
[62] 钟桂香.沉香粉吸入治疗呃逆的临床观察[J].护理学杂志,2001,16(8): 497.
[63] 张永艺.沉香粉治疗手术后呃逆的临床观察[J].南方护理学报,2003,10(4): 69.
[64] 陈松石,关宸.沉香止痛散治疗胃痛 103 例[J].吉林中医药,2001,23(6): 37.
[65] 谢作钢.沉香散加减治疗前列腺痛 30 例[J].浙江中医杂志,1999,43(1): 17.
[66] 章念伟,聂跃华.沉香散加味治疗尿道综合征 56 例临床观察[J].江西中医学院学报,2001,13(4): 145.
[67] 谢慧明.老年癃闭治验 3 则[J].江西中医药,1995,26(1): 15.
[68] 廖萍.白木香叶提取物毒理学安全性评价的实验研究[D].武汉: 中南大学,2014.

白豆蔻

白豆蔻(*Amomun kravanh* Pierre ex Gagnep)为姜科植物白豆蔻和爪哇白豆蔻的果实,又名多骨、壳蔻、白蔻、圆豆蔻、扣米,按产地不同分为"圆豆蔻"和"印尼白蔻"[1]。

白豆蔻为多年生草本。茎丛生,株高 3 m,茎基叶鞘绿色。叶片卵状披针形,长约 60 cm,宽 12 cm,顶端尾尖,两面光滑无毛,近无柄;叶舌圆形,长 7～10 mm;叶鞘口及叶舌密被长粗毛。穗状花序自近茎基处的根茎上发出,为圆柱形或圆锥形,长 8～11 cm,宽 4～5 cm,密被覆瓦状排列的苞片;苞片三角形,长 3.5～4 cm,麦秆黄色,具明显的方格状网纹;小苞片管状,一侧开裂;花萼管状,白色微透红,外被长柔毛,顶端具三齿,花冠管与花萼管近等长,裂片白色,长椭圆形,长约 1 cm,宽约 5 mm;唇瓣椭圆形,长约 1.5 cm,宽约 1.2 cm,中央黄色,内凹,边黄褐色,基部具瓣柄;雄蕊下弯,药隔附属体三裂,长约 3 mm;子房被长柔毛。蒴果近球形,直径约 16 mm,白色或淡黄色,略呈钝三棱,有 7～9 条浅槽及若干略隆起的纵线条,顶端及基部有黄色粗毛,果皮木质,易开裂为三瓣;种子为不规则的多面体,直径 3～4 mm,暗棕色,种沟浅,有芳香味。花期位于 5 月;果期为 6～8 月。爪哇白豆蔻植物形态参见本书"爪哇白豆蔻"。

原产于柬埔寨、泰国,我国云南、广东有少量引种栽培[2,3]。果实药用,作芳香健胃剂,味辛凉,有行气、暖胃、消食、镇呕、解酒毒等功效。

一、生药鉴别

(一)性状鉴别

白豆蔻果实类球形,长 1.1～2 cm,直径 1.2～1.8 cm,具 3 条钝棱,表面黄白色或淡黄棕色,光滑,有多数纵向脉纹,先端有突起的柱基,基部有凹入的果柄痕,两端均有黄色绒毛;果皮薄,受压易开裂,内表面淡黄色且有光泽,中轴胎座,3 室,每室有 7～10 颗种子集结成团。种子呈不规则多面形,背面略隆起,直径 3～4 mm,表面暗棕色或灰棕色,有稍规则的颗粒状突起,外被类白色膜状假种皮,较窄端有圆形窝点状种脐,另端有合点,种脊位于腹面,凹陷为一浅纵沟。气味芳香而浓烈,略似樟脑。

(二)显微鉴别

白豆蔻种子横切面呈类梯形或不规则三角形,外周微波状。有假种皮细胞多列,切向延长。种皮表皮细胞径向延长,长圆形或类长方形,长 40～90 μm,直径 10～40 μm,外被角质层。下皮细胞 1 列,多切向延长,内涵油滴。色素层细胞 4～7 列,切向延长,内含黄红色、黄棕色或红棕色色素。内种皮厚壁细胞 1 列,褐红色或棕红色,径向延长，圆柱形，长至 26 μm，直径至 21 μm，胞腔含硅质块。外胚乳细胞含糊粉粒，胚细胞含糊粉粒及油滴。

（三）理化鉴别

取白豆蔻挥发油作供试品溶液，另取桉油精作对照品溶液（必要时可分别加乙醇适量稀释），吸取上述两种溶液各 10 μl，可分别点于同一硅胶 G 薄层板上，以苯-醋酸乙酯（9.5∶0.5）为展开剂，展开，取出，晾干，喷以 5%香草醛硫酸溶液，在 105 ℃烘 5～10 min，立即检视。最终观察到供试品色谱中，在与对照品色谱相应的位置上，显相同颜色的斑点[1]。

二、栽培

（一）生产管理

1. 选地、整地

选择近水源、温暖、潮湿、凉爽，荫蔽度在 70%～80%、肥沃、透气、排水良好的沙质壤土。深翻、整细、耙平，根据地形做成宽 1～1.3 m、高 10 cm 的畦。

2. 育苗

选择充分成熟、粒大饱满的鲜果，除去果壳，放在粗糙的水泥地或粪箕内与沙子混合后搓去果肉，再用水冲洗，室温阴干，用湿沙与种子拌匀催芽，芽点萌出后按宽 12 cm，深 2 cm 的距离条播，盖一薄层土，浇透水，盖稻草保墒。出苗后弃去稻草，搭棚遮荫浇水。3～4 片叶时按株距 10 cm 育苗。

3. 移栽定植

苗高 30 cm 左右，根部抽出 3～4 棵新笋时，按 1 m×1.5 m 株行距、深约 30 cm 移栽，深培土，压紧，浇透水，覆盖稻草[4]。

4. 田间管理

首先中耕松土除草，割除枯枝，清除丛内杂草和枯株落叶。收果后，要及时割除枯株、病株及残株，并清洁园地，以利抽新笋和防止病虫害。

需施足底肥，及时追肥、培土。春季施肥可促进抽笋、抽花蕾；冬季施肥可提高第 2 年开花结果率。微肥促进新苗萌发，提高坐果率，缩短花期，促进果实团紧密，增加挥发油含量。

要调整荫蔽度使苗期、幼龄期及开花结果期荫蔽度控制在 70%～80%，并根据不同生长发育阶段对光照的需求，适当调整其适宜的荫蔽度。

一般自然成果率为 0.2%～0.6%，较低，故需人工辅助授粉。人工授粉一般使成果率可达 35%左右。在上午 9 时到中午 1 时花开始撒粉时即可进行人工授粉。具体操作如下：一手的拇指和示指夹住花朵，另一手持小竹片或用示拇指伸入唇瓣中刮取花粉抹在花柱头上。

此外还需注意要经常浇水保持土壤湿润，及时排涝防止烂根；选择树冠大、落叶易腐烂的经济林木，如选择催吐萝芙木等作永久遮荫树；山毛豆、红麻、芭蕉等作临时遮荫树进行间作。

（二）病虫害防治

1. 茎腐病

要趁早挖除病株，烧毁，洒生石灰或喷 1∶1.2∶100 波尔多液，并注意田间排水。

2. 猝倒病

新土育苗，播种前用退菌特或代森锌进行土壤消毒，及早拔除病株，用 1∶1.2∶1 的波尔多液喷植株。

3. 烂花、烂果病

选择地势高燥地块种植，注意排水。

4. 叶斑病

新地育苗时喷炭疽福美 500～1 000 倍液。

5. 鞘翅目害虫

经常剪除枯枝子叶并集中烧毁。

6. 选地

选择地势高且干燥地块种植，注意排水。

7. 新地育苗

喷炭疽福美 500～1 000 倍液。

三、化学成分

以白豆蔻为研究材料，首先用挥发油提取器按常规的水蒸气蒸馏法提取白豆蔻的挥发油，然后经无水硫酸钠干燥后进一步得到有香味的无色透明的挥发油液体，接下来用气相色谱法分离，最后用 GC-MS 和 GC-IR 分析了白豆蔻的挥发油组成。结果得出白豆蔻挥发油的主要组分是倍半萜烯类组分，如：莰烯、α-菖烯、β-蒎烯、β-月桂烯等，萜醇类组分是具有怡人香味的 α-松油醇、4-松油醇、芳香醇等，此外是萜酮类，樟脑以及烃类[5]。

根据 2010 年版《中国药典》一部附录 XD[6] 挥发油测定法提取白豆蔻的挥发油，对广东、广西、云南 3 个不同产地的成熟白豆蔻所含成分进行研究，所得到的挥发油均为淡黄色具有特殊香味的油状物质，得率分别为广东产白豆蔻 5.22%，广西产白豆蔻 5.08%，云南产白豆蔻 5.14%。采用气相色谱-质谱联用的分析方法发现：不同产地的白豆蔻挥发油中共有 19 种相同成分，其中主要包括油精、α-律草烯、β-蒎烯、α-蒎烯、α-荜澄茄烯、百里香素等[7]。相同成分分别占各自挥发油总量的 94.84%、95.98%、95.94%。白豆蔻挥发油中特征成分为桉油精，3 个产地白豆蔻中均检出，且含量较高，分别占 3 个产地白豆蔻挥发油总量的 75.19%、77.30%、80.88%，各产地相差大。但挥发油中其他含量较高的共有成分 α-律草烯、α-荜澄茄烯、β-蒎烯等在不同产地的药材挥发油中含量相差较大，如广东白豆蔻挥发油中的 α-荜澄茄烯的相对百分含量(3.95%)为广西中含量(0.21%)的 18 倍[8]。

以产地中国广西的白豆蔻为研究对象，采用 CAR/PDMS 和 PDMS 两种不同极性的萃取头对粉碎的白豆蔻进行萃取，并结合 GC-MS 的测定方法研究了白豆蔻香气的成分。结果检测出 27 种挥发性成分，绝大部分成分为萜类化合物。使用 CAR/PDMS 萃取柱时，萜类化合物相对百分含量 99.65%，其中单萜类化合物 97.28%，倍半萜类 2.37%。使用 PDMS 萃取柱时，萜类化合物相对含量 98.29%，其中单萜类化合物 97.41%，倍半萜类 0.878%。两种萃取头鉴定出的共同主要香气成分是 1,8-桉树脑、β-蒎烯、α-蒎烯、β-月桂烯和 α-松油醇[9]。

邸胜达等[11]对白豆蔻精油成分进行研究，提出由于白豆蔻种植地的环境因素、气候条件、土壤状况等有较大差别，因此各地所提取出的白豆蔻精油的化学成分和含量有一些差异，此外还得到白豆蔻精油的化学成分主要是由单萜烯类化合物、倍半萜类化合物以及萜烯类氧化物构成的，并且以前两种化合物占大多数。无论任何产地的白豆蔻精油，均以桉油精为含量最高的化学成分[10]。

商学兵等[12]采用 GC/MS 的方法分析了白豆蔻叶油中所含的成分，最终得出白豆蔻叶油中所含的主要成分是 γ-榄香烯(54.0%)、β-蒎烯(33.4%)、α-蒎烯(32.3%)、大根香叶烯(30.2%)、α-古芸烯、α-水芹烯，另外还含柠檬油精、桂叶烯等含量较少的成分[11]。

四、药理作用

(一) 抗氧化

白豆蔻精油是天然的抗氧化剂。冯雪[7]以合成抗氧化剂(PG)没食子酸丙酯为参照物，从总体抗氧化，清除超养阴离子自由基和羟基 32.19%～85.37%，证明白豆蔻精油清除羟基自由基的能力大于 PG。

商学兵等[12]采用 Schaal 烘箱法，在大豆油样品中分别加入一定量的白豆蔻精油、抗氧化剂和增效剂，每间隔一定时间测定一次大豆油样品的过氧化值，结果发现随白豆蔻精油使用量的增加，大豆油过氧化值呈线性降低，表明白豆蔻精油具有抑制大豆油生成过氧化物的能力，同时抗氧化效率随白豆蔻精油浓度的增加而增强。通过比较 0.05% 白豆蔻精油、0.02% BHT 和 0.02% TBHQ 对大豆油的抗氧化效果，发现 0.05%的白豆蔻精油抗氧化效果与 0.02%的人工合成抗氧化剂 BHT 相接近。

（二）驱虫

张书锋等[13]以白纹伊蚊为试验对象，评价了白豆蔻的驱蚊活性。研究者用水蒸气蒸馏法提取该种植物精油，然后利用所获得的精油进行驱蚊试验。结果显示该种植物精油有效驱蚊时间为 0.5～1.5 h。提示该种植物精油有一定的驱蚊活性，具有用于研制天然驱蚊剂的潜力。但由于精油的挥发性强，致使有效驱蚊时间明显低于一般广泛使用的合成驱避剂。有学者[10]考虑或许可以通过加入增效剂或挥发抑制剂的方式，以加强驱蚊效果或延长有效驱蚊时间。

（三）改善体质

Chen 等[14]通过对肺阳虚大鼠使用白豆蔻、紫苏叶和白芷水提取物进行灌胃 24 天，并连续观察记录各组大鼠的行为、体重、直肠温度和握力等数据，取血样测定血清中的 NO 和免疫球蛋白 G 抗体，最后解剖测定心肺指数，发现其可以改善体质消瘦的症状、疲劳和乏力。

（四）抑制哮喘

Lee 等[3]研究了白豆蔻乙醇提取物在治疗支气管哮喘中的作用，通过研究血红蛋白加氧酶-1-(HO-1)基因和蛋白表达与爪哇白豆蔻的乙醇提取物在由卵清蛋白诱导的 BALB/c 小鼠哮喘模型疗效关系，发现白豆蔻的乙醇提取物通过增强 *HO*-1 基因的表达来抵抗呼吸道炎症。徐巧萍等[15]研究了桉油精对由卵白蛋白导致哮喘豚鼠炎症的抑制作用，通过测量豚鼠肺组织中噬酸细胞阳离子蛋白(ECP)、白细胞介素 4(*L*-4)、*L*-8 和肿瘤坏死因子 α(TNF-*α*)的含量，最终发现了在哮喘急性发作时，桉油精通过减少嗜酸性粒细胞和降低嗜酸性粒细胞的活性，从而抑制哮喘的急性发作。在哮喘迟发相阶段，桉油精可通过降低 *L*-8 水平、TNF-*α* 活性，从而抑制或改善由 *L*-8 水平升高导致的中性粒细胞聚集于支气管肺泡而直接引起的哮喘加重和持续状态。

（五）抗炎、镇静

白豆蔻精油中含量最高的化学成分是桉油精，通过动物实验证明桉油精具有一定的生理功能。Santos 等[16]研究了桉油精的抗炎和镇静作用，结果发现在 100～400 mg/kg 口服剂量范围内，桉油精可有效抑制由交叉菜胶诱导的爪水肿和棉球诱导的肉芽肿。另外桉油精也能抑制小鼠腹腔注射乙酸诱导的腹腔毛细血管通透性增加以及一直足底注射甲醛溶液和腹腔注射乙酸引起的化学疼痛。桉油精对运动表现显著的抑制作用，也能增强戊巴比妥钠小鼠睡眠时间，表明桉油精是一种可行的作用于中枢神经系统的抑制剂。

萨础拉等[17]在研究苏格木勒-3 汤(白豆蔻：香旱芹：荜茇＝3：2：1)水提物中具有镇静催眠的成分时发现苏格木勒-3 汤水提物中镇静催眠作用的有效物质来源于白豆蔻、香旱芹、荜茇等单味药；白豆蔻、香旱芹、荜茇可通过降低脑组织 IL-1β、MDA，升高 5-HT、GABA、SOD 含量以发挥镇静催眠作用。

（六）抗肿瘤

1. 白豆蔻提取物联合 5-FU 可抑制人胃腺癌

石磊等[18]对人胃腺癌细胞株 SGC-7901 进行体外细胞培养，建立人胃癌细胞皮下移植模型，将成瘤的 24 只实验裸鼠随机分成 4 组，每组 6 只。对照组：给予磷酸盐缓冲溶液(PBS 液)0.2 ml 灌胃，每天 1 次，共 4 周；PBS 液 0.2 ml 腹腔注射，隔天 1 次，共 7 次。豆蔻提取物组：给予豆蔻提取物制剂每天 1 g/kg 灌胃，每天 1 次，共 4 周；

PBS液0.2 ml腹腔注射，隔天1次，共7次。5-FU每天20 mg/kg腹腔注射，隔天1次，共7次。联合组（豆蔻提取物+5-FU）：给予豆蔻提取物制剂每天1 g/kg灌胃，每天1次，共4周；5-FU每天20 mg/kg腹腔注射，隔天1次，共7次。每天观察裸鼠的一般情况，测量皮下肿瘤的大小及裸鼠体重，绘制肿瘤生长和动物平均体重时间曲线图。实验结束后，处死瘤鼠，测量裸鼠皮下移植瘤体积中环氧合酶-2（COX-2）和血管内皮生长因子（VEGF）的蛋白表达；CD34标记血管内皮细胞测定肿瘤的微血管密度（MVD）。最终发现了豆蔻提取物、5-FU及两者联用均可抑制人胃腺癌细胞裸鼠皮下移植瘤的生长，降低肿瘤的体积和重量；豆蔻提取物与5-FU两者联用较单组抑制裸鼠皮下移植瘤生长的作用强，两者联用具有协同作用；豆蔻提取物抑制人胃癌裸鼠皮下移植瘤生长的作用机制可能与下调瘤灶中VEGF，抑制COX-2蛋白表达，减少瘤灶内MVD有关。

2. *抑制肝癌细胞增殖*

Chuan等研究了超声波辅助法提取获得的白豆蔻乙醇提取物，发现其对肝癌-7721细胞增殖有抑制活性，并在100 μg/ml时能够抑制近80%的细胞增殖[19]。Lu等[20]用MTT法研究了7种食用姜科植物的细胞毒活性，通过测定这些植物对肝癌细胞的抑制作用，发现白豆蔻表现出很高的细胞毒活性，即使在50 mg/ml浓度下也能抑制40%的细胞增殖。白豆蔻精油也有促进马钱子总碱贴片中马钱子总碱的透皮吸收作用，浓度为10%时效果最明显[21]。

五、临床应用

（一）胃肠功能失调

2008—2010年期间，武晨亮等[22]将白豆蔻煎汤联合西药鼻饲用于39名重症监护室的腹部手术后患者，对照组不使用白豆蔻煎汤，通过观察其对胃肠功能恢复的效果，结果显示差异有统计学意义，治疗组手术后胃肠功能恢复状况优于对照组，表现在肠鸣音恢复时间、首次肛门排气时间及排便时间均缩短。

（二）呕吐

白豆蔻芳香，能和胃降逆止呕，又能温脾暖胃，化湿行气，尤其适用于治疗胃寒湿阻气滞之呕吐，疗效也最佳。10～60 g研末内服，或少量酒送服，每天1次，连用2～3次，可有效治疗呕吐[23]。

白豆蔻性温味辛，归肺、脾、胃经。常人中上二焦，善理肺脾气滞，常用于治疗脘腹胀满、湿温胸闷等症。临床因其辛温芳香、醒脾化湿、气开胃的功效，常与厚朴、苍术、陈皮等化湿行气之品配伍，来治疗湿阻中焦、脾胃气滞之脘腹胀满、不思饮食等症；其与滑石、薏苡仁等祛湿之品配伍，如三仁汤，可治疗由苦湿温初起而引起的胸闷不饥、舌苔浊腻；其与黄芩、黄连、滑石等清热燥湿、利湿之品配伍，如黄芩滑石汤，可治疗遇热邪偏重者；白豆蔻还可以化湿行气、温中止呕，其与半夏、生姜、藿香等温中化湿、燥湿止呕之品配用来治疗寒湿浊内阻、胃气上逆之呕吐；其与砂仁、肉蔻配用，常用量为3～10 g，入汤剂时后下可治疗小儿胃寒吐乳[24]。

（三）失眠症

李莉莉将炮制处理后的荜茇、香旱芹、白豆蔻以1∶1∶1比例制成三味白豆蔻散联合调任通督针法可有效改善患者血清DA及5-HT水平，治疗失眠症[25]。

参考文献

[1] 国家中医药管理局《中华本草》编委会. 中华本草[M]. 上海：上海科学技术出版社,1999.
[2] 中国科学院中国植物志编辑委员会. 中国植物志[M]. 北京：科学出版社,1981.
[3] Lee J A Lee M Y, Seo C S, et al. Anti-asthmatic effects of Amomum compactum [J]. Biosci Biotechnol Biochem, 2010 (74): 1814-1818.
[4] 李云. 白豆蔻栽培技术[J]. 农村实用技术,2005,(8): 18.
[5] 苏德民,姚发业,石竹. 气相色谱-质谱联用及气相色谱-红外分析法测定白豆蔻挥发油成分[J]. 时珍国医国药,2007,18(5): 1148-1149.
[6] 中华人民共和国药典委员会. 中国药典：一部[M]. 北京：化学工业出版社,2010.
[7] 冯雪,姜子涛,李荣. 中国、印度产白豆蔻精油清除自由基能力研究[J]. 食品工业科技,2012,33(2): 137-144.
[8] 冯旭,梁臣艳,牛晋英,等. 不同产地白豆蔻挥发油成分的GC-MS分析[J]. 中国实验方剂学杂志,2013,19(16): 107-110.
[9] 冯佳祺,李伟,陆占国. 白豆蔻香气成分研究[J]. 哈尔滨商业大学学报(自然科学版),2014(3): 338-341.
[10] 邸胜达,姜子涛,李荣. 天然调味香料白豆蔻精油的研究进展[J]. 中国调味品,2015(1): 123-127.
[11] Tang, Tran D, Do N; Hoi Dai, Tran M; Ogunwande, Isiaka A. Chemical compositions of the leaf essential oils of some Annonaceae from Vietnam [J]. Essential Oil Research, 2013,25(2): 85-91.
[12] 商学兵,李超,王佳玲. 白豆蔻挥发油的抗大豆油氧化活性研究[J]. 农业机械,2011(23): 76-78.
[13] 张书锋,郝勇,胡聪,等. 白豆蔻、望春花和高良姜挥发油驱蚊活性的评价[J]. 白求恩军医学院学报,2011,9(1): 8-9.
[14] Chen S H L V, G Y, Hang M C, et al. Effects of three traditional Chinese medicine with pungent-flavor, warmnature and meridian tropism in lung on lung-yang deficiency rats induced by compound factors [J]. Chin J Chin Med, 2011,36(11): 1512-1515.
[15] 徐巧萍,王砚,唐法娣,等. 1,8-桉油精对卵白蛋白致哮喘豚鼠的气道高反应性和炎症的抑制作用[J]. 中国药理学与毒理学杂志,2010,24(1): 35-42.
[16] Santos F A Rao Vsn. Antiinflammatory and antinociceptive effects of 1,8-cineole a terpenoid oxide present in many plant essential oils [J]. Phytotherapy Res, 2000,14(4): 240-244.
[17] 萨础拉,朝木日丽格,韩金美,等. 苏格木勒-3 汤水提物中镇静催眠成分的筛选[J]. 山东医药,2018,58(43): 18-21.
[18] 石磊,陈平,赵伟,田书云,等. 豆蔻提取物对环氧合酶-2 在人胃癌裸鼠移植瘤中表达的研究[J]. 中国中医药信息杂志,2010,17(11): 22-24.
[19] Chuan L L, Zhao H Y, Jiang J G. Evaluation of multi-activities of 14 edible species from Zingiberaceae [J]. International Journal of Food Sciences and Nutrition, 2013,64(1): 28-35(28).
[20] Lu C L, Zhao H Y, Jiang J G. Evaluation of multiactivities of 14 edible species from Zingiberaceae [J]. Int J Food Sci Nut, 2013,64(1): 28-35.
[21] 张贵华,马云淑,黄金娥,等. 3 种挥发油对马钱子总碱透皮贴片体外经皮渗透的影响[J]. 中草药,2012,43(11): 2158-2163.
[22] 武晨亮,马效东. 白豆蔻联合西药促进腹部手术后胃肠功能恢复 39 例临床观察[J]. 江苏中医药,2011,43(8): 52-53.
[23] 胡仓云,张履忠. 白豆蔻具良好的止呕吐作用[J]. 青海畜牧兽医杂志,2006,36(4): 57.
[24] 孔洁. 浅谈中药草豆蔻、白豆蔻、砂仁在临床中的应用区别[J]. 北京中医药学会 2005 学术年会论文集. 2005: 北京. 316-317.
[25] 李莉莉. 三味白豆蔻散联合调任通督针法治疗失眠症临床研究[J]. 亚太传统医药,2018,14(11): 156-157.

印 楝

印楝（*Azadirachta indica* A. Juss）为楝科蒜楝属植物，又名印度楝树、印度蒜楝、印度苦楝、印度假苦楝、印度紫丁香。原产于印度、缅甸等国，分布于印度、缅甸、孟加拉国、斯里兰卡、马来西亚与巴基斯坦等亚洲亚热带、热带气候地区，是一种喜高温、耐干旱、喜阳光充足、耐土壤贫瘠的植物。

印楝全身是宝，其种子、枝叶和树皮长期以来广泛用于医药、农药及日化产品等领域[1]。印楝的种子、树叶及树皮中含苦楝素（kumujian）。苦楝素有广谱高效杀虫功效。《本草备要》也载明了楝树果实"性味苦寒，有小毒，入肝经……治疝气，杀虫，舒缓肝经，利小便"。

印楝为常绿阔叶乔木，枝叶繁茂，树冠如盖。树高一般 10～20 m，最高达 30 m，直径一般 30～50 cm，最粗达 100 cm。树皮灰色，呈鳞片状，内皮粉红色。2 回羽状复叶互生，总叶柄长 5～12 cm；羽叶 4～5 对，小叶 5～11 对，狭卵形，长 4～10 cm，宽 2～4 cm，先端渐尖或长渐尖，全缘或少有疏锯齿。其花小，白色，两性，腋生成簇。核果光滑，长圆形，长 1～2 cm，成熟后黄色或紫色，内含 1 粒种子。根系发达，深达 2 m 以上，水平分布长达 4 m 以上。花期 4～5 月，果期 10～12 月。

产于印度东部。印楝耐旱热，生长迅速，根深叶茂，对防风固沙、保持水土、涵养水源、净化空气、调节气候、防止干热地区沙漠化有极好的作用并有效地改良土壤。印度楝树形美观，可绿化环境，作为城市绿化和荒山绿化树种[2]。

一、栽培

（一）产地环境

印楝适合生长于热带、亚热带气候，它分布于海拔 1 600 m 以下的干热地区，适合生长在年降水量为 350～2 000 mm、相对湿度为 40%～90%的环境下。印楝根系发达，能充分吸收土壤深层的水分和养分，在干旱瘠薄的石质山地上也能正常生长，极耐旱，能忍耐长达 7～8 个月的连续干旱。耐瘠薄，土壤 pH 5.9～10，不耐霜冻、盐碱和水淹。

（二）生产管理

1. 种子采收及预处理

印楝人工播种后，3 年即可开花结果，8 年后进入盛果期，果实成熟期为 5 月中旬至 9 月中旬，成熟盛期为 7 月下旬。果实一旦成熟，应立即采收，采收时敲打树上果穗使其掉落，将采收果实于清水中浸泡 1 天，手工或机械搓除果皮和果肉，洗净后晾干并 14 天内播种育苗。如需存放时需混沙或黑土贮存，且时间不宜过长，以 20～50 天为宜。

2. 播种

印楝的播种期和果实成熟期一致，为每年 7～8 月份。一般采用容器育苗，鲜种直播于营养袋内，每袋 1 粒，及时播种。贮存过的种子最好先播于苗床，待长出 2 片真叶后，再将裸根苗移入容器内培育为大苗。培育裸根苗，采用条播，便于管理和通风透光，撒播要均匀，并覆土 1 cm[3]。

3. 扦插育苗

春季选 0.5～1 cm 粗的木质化枝条，用生根粉处理，提高成活率。苗木出圃时进行截干，留干 25 cm。

4. 苗期管理

苗期管理要保持苗床或营养袋湿润，但要切忌水分过多，并注意除草松土和补苗间苗，注意病虫害防治。

（三）造林

造林时选择雨季造林，一般为 5 月下旬至 6 月上旬，营造生态林对土壤要求不严格，但不宜选择盐碱地和阴湿的河谷地带，营造经济林，以获得种子为目的，应选择排水良好、土层肥沃的沙壤土。

造林地应在山坡中下部，缓坡地带最好。造林前进行穴状整地，栽植林行距为(3～4) m×(3～4) m，定植前要施足底肥。

（四）组培苗移植

组织培养技术是印楝快速繁殖并保持品种纯正优良的一种有效途径，而组培苗移植成活率则是决定组培快繁生产种苗是否取得成功的关键所在，通过印楝组培苗移植的不同基质配比和不同移植季节的试验研究。结果表明，不同基质配比和不同移植季节对印楝树组培苗移植的成活率及生长指标均有极显著的影响，基质配比最佳是红心土∶火烧土＝6∶4，在此基质配比下，移植 45 天后，印楝树组培苗平均移植成活率达 97.50％、平均苗高 3.80 cm、平均地径 3.60 mm、平均根系条数 2.40 条；移植最佳季节是春季，在春季，印楝树组培苗平均移植成活率达 89.30％、平均苗高 3.60 cm、平均地径为 3.40 mm、平均根系条数 2.2 条。

印楝是一种偏中性土壤的植物，要获得更佳的组培苗移植效果，建议在苗木生育期不同阶段对移植基质的 pH 进行测定，以便提供更为科学的数据，改善或调配营养基质，进一步指导印楝苗的生产培育[4]。

二、化学成分

国外学者就印楝的化学成分进行了广泛的研究，至今已经有 135 多种化合物从印楝不同部位分离出来。这些化合物大体可分为两大类：萜类和其他化合物。萜类包括：二萜类、三萜类如 protomeliacins、柠檬苦素类、印苦楝酮(azadirone)及其衍生物、gedunin 及其衍生物、vilasinin 型的化合物、csecomeliacins 如印度楝素、印苦楝素、salanin 等。其他化合物包括：氨基酸、蛋白质、多糖、含硫化合物、多酚类化合物如黄酮及其苷类、二氢查尔酮、香豆素、鞣质、甾醇、脂肪族化合物等[5,6]。

三、药理作用

（一）抗炎、退热

经研究发现 nimbidin 为一种从 *A. indic* 种仁油中提取的天然苦味素，这种天然物质中。包括 nimbin、印度楝宁(nimbinin)、nimbidinin、印度楝内酯(nimbolide)和 nimbidic acid[7]。nimbidin 和 sodium nimbidate 具有显著的剂量依赖性抗炎活性，在治疗角叉菜胶致炎型的小鼠急性脚掌水肿和甲醛致的关节炎中[8]。据报道已证实 nimbidin 具有退热作用。nimbidin 口服给予禁食的兔子显示显著的退热作用。从树皮分离得到的缩合鞣质含有没食子酸、(＋)没食子儿茶素、(－)表儿茶素、(＋)儿茶素、表没食子儿茶素，其中没食子酸、表儿茶素和儿茶素(+)激活人体中性多形核白细胞(PMN)而抑制化学发光。表明这些化合物抑制炎症时的PMN呼吸爆发[2]。Akihisa等[9]通过试验研究发现印度楝对黑色素合成具有显著抑制效应且只有轻微的毒性，采用巴豆醇-12-十四烷酸酯-13-乙酸酯诱发小鼠炎症之后给药印楝，通过结果分析阐述其具有一定的抗炎活性。

（二）保护胃肠保护

nimbidin有显著的抗溃疡效应。它能抑制乙酰水杨酸、吲哚美辛、应激或5-羟色胺所致的胃病变、组胺或半胱胺致的十二指肠溃疡。nimbidin也能抑制基底和组胺、卡巴胆碱刺激的胃酸输出。同时可能阻断H受体而作为抗组胺药，所以有助于抗溃疡[2]。一些活性成分(甾醇组分)由印度楝果实中的脂质部分分离得到，在应激致胃黏膜损伤中有抗溃疡作用[10]。

（三）抗菌、抗疟疾

nimbidin显示有抗真菌作用，因其能抑制红色毛癣菌的生长。体外实验中，它能完全抑制结合分枝杆菌的生长，并有杀菌作用。nimbolidc已显示具有抗疟作用，因其能抑制恶性疟原虫的生长。nimbolide同样显示有对金黄葡萄球菌和金黄色葡萄球菌凝固酶的抗菌作用[2]。gedunin是一种从印度楝种油中分离得到的化合物，同时具有较强的抗疟和抗真菌作用[11]；azadirachtin是从印楝种子分离得到的高度氧化的c-ccomeliacins，具有强烈的拒食作用，并被证实有抗疟活性，可以抑制疟原虫的生长[12,13]。mahmoodin中分离得到的deoxygedunin，具有适度的抗菌作用，能对抗一些人类病原型细菌菌种。从印楝茎皮中分离得到的margolone、margolonone和isomargolonone可以抗克伯菌、金黄色葡萄球菌、沙雷菌属。

含硫化合物可以分为脂肪族的二硫、三硫或四硫化物和硫代杂环化合物二大类。印度楝种仁的挥发性成分中含量最高的是丙基，丙烯基三硫化物[14]。如：从新鲜成熟印楝叶中水蒸气蒸馏分离得到的cyclic trisulphide和tetrasulphide有抗真菌作用，能对抗须癣毛癣菌。Da Costa等[15]研究了印楝油对黄曲霉素B_1和B_2、孢子、吗啉的生存能力的影响，结果显示印楝油抑制黄曲霉毒素B_1和B_2的生长且根据结果分析推断印楝油不具杀真菌的能力但具抗毒活性。部分研究者也通过一定的实验模型进行抗菌活性分析，结果显示其具一定抗菌、防霉活性，具有广泛的应用前景[16,17]。

（四）抗病毒

Faccin-Galhardi等[18]运用脊髓灰质炎病毒评价了印楝及其叶中分离的化学成分的抗病毒活性，结果显示印楝为优良的抗病毒药物，故而该项研究也为该种植物过去以及现在一直被采用提供了科学的依据。

（五）促进伤口愈合

Babu K Sudhakar等[19]的研究表明，印楝活性提取物有良好的促进伤口愈合的效果。该研究采用标准药物聚维酮碘软膏(0.01%，w/w)为对照组，实验组为印楝活性提取物，通过比较局部切除伤口模型愈合效果来评价印楝促进伤口愈合的疗效。结果显示，印楝活性提取物加快伤口愈合效果比标准药物聚维酮碘的效果好，为临床使用提供了进一步的依据。

（六）其他

Bernardi. M. M.等[20]通过运用成年斑马鱼建立行为模型，进而给予不同剂量的印楝，通过行为测定的结果分析推断印楝只能降低一般活动的行为能力，并且增加焦虑行为但不影响学习和记忆。Kazeem. M. I.等[21]研究发现印楝植物体内所含化学成分推测具有抑制α-葡萄糖苷酶和α-淀粉酶的能力，故而其具有治疗糖尿病的潜在可能[22]。

参考文献

[1] 杨东福,夏咸松,林军.印楝的药理活性研究进展[J].现代医药卫生,2010,26(2):240-241.
[2] 黄彦珺,杜娟,张华桢,等.印度楝药用价值研究进展[C].2007年中华中医药学会第八届中药鉴定学术研讨会、2007年中国中西医结合学会中药专业委员会全国中药学术研讨会.长沙,2007.
[3] 孙令伊.印楝及其营造技术[J].云南林业,2015(1):70.
[4] 刘建美.印楝树组培苗移植试验[J].印楝树组培苗移植试验,2015(2):95-98.
[5] Kausik Biswas, Ishita Chattopadhyay R k. Banerjee and Uday Bandyopadhyay, Biological activities and medicinal properties of neem(Azadirachta indica) [J]. CURRENT SCIENCE, 2002,82(11): 1337-1345.
[6] 谭卫红,宋湛谦.印楝的化学成分及其生物活性[J].东北林业大学学报,2005,33(6): 76-78.
[7] Sharma V W S, Kumar J. An efficient methed for the purification and characterization of nematicidal azadirachtins A B. and H. using MPLC and ESIMS [J]. Journal of Agri Food Chem, 2003,51(14): 3966-3972.
[8] M K K. Anti-inflammatory activity of Azadirachta indica (neem)leaves [J]. Fitoterapia, 1994,51(7): 524.
[9] Akihisa T, A Takahashi, T Kikuchi, et al. The melanogenesis-inhibitory, anti-inflammatory, and chemopreventive effects of limonoids in n-hexane extract of Azadirachta indica A [J]. Juss. (neem) seeds. J. Oleo Sci. ,2011(60): 53-59.
[10] K N, R M K, O H. Prenylated flavanones isolated from flowers of Azadirachta indica(the neem tree)as antimutagenic constituents against heterocyclic amines [J]. Journal of Agri Food Chem, 2003,51(22): 6456-6460.
[11] Gopalakfishnan G T R S G G. Balaganesan Banumathy and Masilamani, Identification of antifun compounds from seed oil of azadirachta indica [J]. Phytoparasitica, 1998,26(2): 1-8.
[12] al G T R N N S S G e, Geetha Gopalakrishnan. Insect antifeedant and growth regulating activities of salannin and other C-seco limonoids from neem oil in relation to azadirachtin [J]. Chem Ecol, 1996(22): 1453-1461.
[13] Badam L, R P Deolankar, M M Kulkarni, et al. In vitro antimalarial activity of neem (Azadirachta indica A. Juss) leaf and seed extracts [J]. Indian J Malariol, 1987(24): 111-117.
[14] K M F B M S L A. Biologically active volatile organosulfur compounds from seeds of the neem tree [J]. Azadirachta indica (Meliaceae)Journal of Agri Food Chem. 1988(36): 1048-1054.
[15] da Costa C L, M R F Geraldo, C C Arroteia, et al. In vitro activity of neem oil [Azadirachta indica A. Juss (meliaceae)] on Aspergillus flavus growth, sporulation viability of spores, morphology and aflatoxins B_1 and B_2 production [J]. Adv. Biosci. Biotechnol. ,2010(1): 292-299.
[16] Del Serrone P, S Failla, M Nicoletti. Natural control of bacteria affecting meat quality by a neem (Azadirachta indica A. Juss) cake extract [J]. Nat. Prod. Res. ,2015(29): 985-987.
[17] Hein D F, H E Hummel, M Weidenborner. Neem activity against microorganisms: Azadirachtin A in bacterial and fungal agar diffusion tests: Trifolio-M GmbH, 1998: 75-79.
[18] Faccin-Galhardi L C, K Aimi Yamamoto, S Ray, et al. The in vitro antiviral property of Azadirachta indica polysaccharides for poliovirus [J]. J. Ethnopharmacol. ,2012(142): 86-90.
[19] Babu K S, V K M Naik, J Latha, et al. Wound Healing Activity Of Ethanolic Extract Of Natural Products (Azadirachta Indica Bark) In Albino Wister Rats [J]. Evidence-Based Complementary and Alternative Medicine, 2016 (36): 1624-1632.
[20] Bernardi M M, S G Dias, V E Barbosa. Neurotoxicity of neem commercial formulation (Azadirachta indica A. Juss) in adult zebrafish (Danio rerio) [J]. Environ. Toxicol. Pharmacol. 2013(36): 1276-1282.
[21] Kazeem M I, T V Dansu, S A Adeola. Inhibitory effect of Azadirachta indica A. juss leaf extract on the activities of alpha-amylase and alpha-glucosidase [J]. Pak J Biol Sci, 2013(16): 1358-1362.
[22] Jain C, P Kumar, A Singh, et al. In vitro comparisons of anti-diabetic activity of flavonoids and crude extracts of Azadirachta indica A Juss [J]. Int. J. Drug Dev. Res. ,2013(5): 47-54.

圣罗勒

圣罗勒为唇形科罗勒属植物圣罗勒(*Ocimum sanctum* L.)的带根全草,又名神罗勒、九层塔。

圣罗勒为半灌木,高达 1 m。茎直立,基部木质,近圆柱形,具条纹,有平展的疏柔毛,多分枝。叶长圆形,长 2.5～5.5 cm,宽 1～3 cm,先端钝,基部楔形至近圆形,边缘具浅波状锯齿,两面被微柔毛及腺点,沿脉上被疏柔毛,侧脉 4～6 对,与中脉在上面凹陷下面明显,叶柄纤细,长 1～2.5 cm,近扁平,被平展疏柔毛。总状花序纤细,长 6～8 cm,着生于茎及枝顶,通常于茎顶呈三叉状,在枝顶单一,具长 1～1.5 cm 的总梗,由多数远离通常具 6 花的轮伞花序所组成;苞片心形,长宽约 1.5 mm,先端骤然短锐尖,基部浅心形,无柄,外面被微柔毛,内面无毛;花梗长约 2.5 mm,被微柔毛。花萼钟形,长 2.5 mm,外面被柔毛及腺点,内面无毛,萼筒长 1.5 mm,萼齿 5,呈二唇形,上唇 3 齿,中齿最大,扁宽卵圆形,先端骤锐尖,边缘稍下延,侧齿宽三角形,比下唇 2 齿短,先端微刺尖,下唇 2 齿,齿披针形,先端刺尖,果时花萼增大,长达 6 mm,宽 4 mm,明显下倾,10 脉,横脉显著。花冠白至粉红色,长约 3 mm,微超出花萼,外面在唇片略被微柔毛,内面无毛,冠筒长 2 mm,喉部增大,冠檐二唇形,上唇宽大,长不及 1 mm,宽 2.5 mm,4 裂,裂片卵圆形,近等大,下唇长圆形,长约 1 mm,宽 0.6 mm,全缘,扁平。雄蕊 4,略伸出花冠外,分离,插生于冠筒近中部,花丝丝状,后对花丝基部具近于消失的微柔毛,花药卵圆形,汇合成一室。花柱超出雄蕊,先端相等 2 浅裂。花盘平顶,具 4 齿,齿均短于子房。小坚果卵珠形,长 1 mm,宽 0.7 mm,褐色,有具腺穴陷,基部有 1 小白色果脐。花期 2～6 月,果期 3～8 月[1](图 11)。

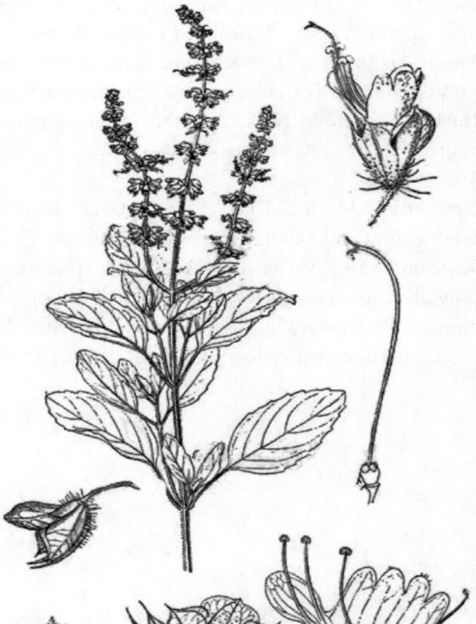

图 11　圣罗勒

(引自《中国植物志》)

产于广东、海南、台湾、四川。自北非经西亚,及印度、中南半岛、马来西亚、印度尼西亚、菲律宾至澳大利亚也有种植。

一、栽培

(一)产地环境

圣罗勒喜温暖湿润气候,不耐寒,耐干旱,不耐涝,以排水良好、肥沃的砂质壤土或腐殖质壤土为佳。

(二)生产管理

1. 选地、整地

罗勒为深根植物,其根可入土 50～100 cm,故宜选择排水良好、肥沃疏松的砂质壤土。栽前施足基肥,整平耙细,做 130 cm 左右的平畦或高畦。

2. 种子处理

将种子放入纱布袋里,用力将水甩净,用湿毛巾或纱布盖好,保温保湿,放在 25 ℃左右的温度下进行催芽。在催芽过程中,每天用清水漂洗 1 次,控净,如种子量大,每天翻动 1～2 次,使温度均衡,出芽整齐。催芽前期温度可略高,促进出芽,当芽子将出(种子将张嘴)时,温度要降 3～5 ℃,使芽粗壮整齐。芽出齐后,如遇到特殊天气,可将芽子移到 5～10 ℃的地方,控制芽子生长,等待播种。

3. 播种育苗

南方 3～4 月,北方 4 月下旬至 5 月实播种,播种要选择晴天上午进行,将营养土装入播种盘内,用热水或温水浇透,等水渗下后,撒 1 层药土,将出芽的种子均匀播于盘内,上面覆 1 cm 厚药土,盖上塑料薄膜,保温保湿。条播按行距 35 cm左右开浅沟,穴播按穴距 25 cm 开浅穴,匀撒入沟里或穴里,盖一层薄土,并保持土壤湿润,每亩用种子 0.2～0.3 kg。亦可采用育苗移栽,北方可于 3 月份阳畦育苗,苗高 10～15 cm 时带土移栽于大田。移栽后踏实浇水。

4. 田间管理

在苗高 6～10 cm 时进行间苗、补苗,穴播每穴留苗 2～3 株,条播按 10 cm 左右留 1 株。一般中耕除草 2 次,第 1 次于出苗后 10～20 天,浅锄表土。第 2 次在 5 月上旬至 6 月上旬,苗封行前,每次中耕后都要施入人畜粪水。幼苗期怕干旱,要注意及时浇水[2]。

二、化学成分

圣罗勒叶含胡萝卜素(β-carotene)、甾体(sterol)、脂肪酸(fatty acid)和精油,其中主要含丁香油酚(eugenol)、甲基丁香油酚、丁香烯(caryohphyyene)、熊果酸(ursolic acid)、甲基胡椒酚、芳樟醇。果汁中含-4-羟基-7,8-二氢-β-紫罗兰醇(4-hydroxy-7,8-dihydro-β-ionol)。

三、药理作用

(一)降压、增加凝血时间、延长睡眠时间

实验通过给麻醉的雄性 Mongrel 犬经股静脉分别给予肾上腺素、去甲肾上腺素、异丙肾上腺素、乙酰胆碱、组胺,每组动物再给以 0.3 ml 圣罗勒固定油,观察对血压的影响。结果显示,固定油显示进的降压作用,它阻断肾上腺素的双相反应,抑制异丙肾上腺素的作用,还部分抑制组胺和乙酰胆碱引起的低血压反应。该固定油含亚油酸(55.239/5)和亚麻酸(16.63),其降压作用归因于内源性或由亚油酸衍生的 PGI_2 和由亚麻酸衍生的 PGI_3、PGI_2 和 PGI_3 均为较强的外周血管舒张剂。在凝血时间实验中,Wistar 大鼠分为 3 组,分别接受纯净水、固定油(3 ml/kg)或阿司匹林(100 mg/kg),1 h 后眼眶采血,记录凝血时间。结果显示,与对照组的 3.91 s 相比,固定油组增至 5.83 s(增加 32.94%),阿司匹林组为 6.16 s。其机制可归因于其抗血小板作用,且

PGI_2 和 PGI_3 亦具抗血小板作用。在戊巴比妥诱导的睡眠时间实验中，Swiss 小鼠分为 5 组，Ⅰ组为对照组，Ⅱ～Ⅳ分别给以固定油 1 ml/kg、2 ml/kg 和 3 ml/kg，第Ⅴ组给以氯丙嗪 4 mg/kg，15 min 后给以戊巴比妥。结果显示，3 个剂量组的平均睡眠时间比对照组分别延长 37.40%、50.67%和 63.36%，氯丙嗪为 72.96%。抑制戊巴比妥在肝脏的代谢或延缓在肾脏清除是固定油延长戊巴比妥诱导的睡眠时间的作用机制[3]。

（二）防止心肌坏死

研究者通过将圣罗勒鲜叶在双蒸水中研磨成组织匀浆，以 50 和 100 mg/kg 两种剂量管饲法给以 Wistar 大鼠，每天 1 次，共 30 天。对照组喂饲生理盐水 30 天。30 天后 2 个给药组均皮下注射异丙肾上腺素（ISO）85 mg/g 两次（间隔 12 h）。给药结束后小鼠麻醉处死，制备心脏组织匀浆，分析硫代巴比妥酸反应物质（TBARS）、GSH、SOD、CAT、GPx 和蛋白质含量。结果显示，与对照组相比，圣罗勒 50 mg/kg 与 100 mg/kg 未引起大鼠心肌 TBARS、GSH 水平与 GPx 活性显著变化；而在 50 mg/kg 时使 SOD、CAT 活性显著增强，100 mg/kg 时则无显著作用。与对照组相比，在给以圣罗勒后皮下注射 ISO，结果显示，ISO 组、圣罗勒＋ISO 组的 TBARS 无明显变化；而 ISO 组 GSH 显著升高，圣罗勒＋ISO 组无明显改变；ISO 组和 ISO＋100 mg/kg 圣罗勒组 CAT 无明显变化，而 ISO＋50 mg/kg 试药组明显升高；ISO 组 SOD 活性明显减弱，ISO＋50 mg/kg 圣罗勒组受到明显保护，ISO＋100 mg/kg 试药组变化不明显；ISO 组 GPx 活性明显减弱，而在 ISO＋圣罗勒组得到保护。组织病理学观察显示，圣罗勒 50 mg/kg 与 100 mg/kg 未明显改变心肌结构，而在 ISO 组可见心肌纤维融合性坏死，并伴有急、慢性炎性细胞浸润和红细胞外渗；而圣罗勒 50 mg/kg 组仅有轻微炎症，100 mg/kg＋ISO 组有纤维坏死病灶和中度炎症。作者认为长期口服圣罗勒鲜叶，通过增强内源性抗氧剂含量和活性这一独特作用，防止 ISO 所诱发的心肌坏死[4]。

（三）抗炎、促进伤口愈合

姚莉韵等[5,6]报道了印度学者对 6 种当地产植物（印度辣木、印度枯、库拉索芦荟、印度楝、长春花和圣罗勒）抗炎和促伤口愈合作用的研究，印度楝水提物（AI）、长春花（VR）、圣罗勒（OS）的抗急性炎症活性通过它们的 LD_{50}、ED_{50} 和 AIU（平均抗炎活性单位）进行评判，采用近交瑞士白鼠。第 1 组为对照组给予生理盐水。第 2、3、4 组动物按每 100 g 体重 5.0 mg、10.0 mg、20.0 mg、40.0 mg 四种剂量分别给药 AI、VR 和 OS，第 5 组动物按每 100 g 体重 2.0 mg、4.0 mg、6.0 mg、8.0 mg 四种剂量给参考药物保泰松。所有动物均腹腔注射给药，1 h 后皮下注射角叉菜胶，注射角叉菜胶后诱发大鼠爪产生水肿。通过比较注射角叉菜胶后每组动物爪体积，根据 Litchfield 和 Wilcoxon 的方法测定各种药物 LD_{50}，按概率分析法计算 ED_{50}，由 ED_{50} 计算 AIU 以此说明各种药物的急性抗炎作用。结果显示研究的 6 种药用植物均能有效减少角叉菜胶诱发的大鼠爪水肿，与对照组相比用药 3 h后其水肿体积明显减少。在给定试验剂量下，六种植物提取物具有参考药物（布洛芬或保泰松）类似的活性，表现出 41%～81%的水肿抑制率。

抗慢性炎症和促进伤口愈合作用的研究时采用切除伤口模型、切开伤口模型、死腔伤口模型三种模型分别研究其具一定抗急、慢性炎症的效果。圣罗勒还对骨折愈合具有良好效果，缩短骨折修复期[7]。

（四）抑菌

据 *Food and Bioprocess Technology* 在 2012 年的一篇报道，印度研究人员研究了植物提取物对卡西桔常温贮藏的影响结果显示，圣罗勒处理抑制青霉菌孢子萌发的效果最佳，其孢子萌发抑制率为96.5%[8]。Beatovic等通过研究表明圣罗勒精油于22.50～124.5 μl/ml范围内可作为杀菌剂，于0.34～41.50 μg/ml具有抑菌作用。研究表明其有显著的抗氧化、抗菌作用，可作为食品、药品原料应用[9]。也有部分研究通过对圣罗勒化学成分研究且通过作用评估了受试体的生物学结果表明其抑菌的机制及其效果[10]。

（五）抗肿瘤

研究者通过研究孜然芹、罂粟和圣罗勒三种精油对致癌物解毒酶、谷胱甘肽S-转移酶以及3,4-苯并芘诱导Swiss小鼠肿瘤形成的作用，结果显示三种物质的精油明显增加小鼠胃、肝、食管中谷胱甘肽S-转移酶活性和谷胱甘肽的浓度，此外3种精油明显抑制苯并芘诱导的Swiss小鼠胃鳞状细胞癌[11]。研究通过检测姜黄属、圣罗勒、心叶青牛胆（野生）等草本植物的抗肿瘤活性研究，结果显示所有药材针对DLA细胞系的体外细胞毒性活性，故而也确信所述的几味药具有抗肿瘤活性[12]。

（六）延缓衰老、抗应激

Pandey Rakesh等通过给线虫给药圣罗勒粗提取物以此研究不同的药理学剂量（1.0 mg/ml、0.1 mg/ml、0.01 mg/ml和0.001 mg/ml）的圣罗勒粗提取物的效果，进而用来确定它们对寿命、耐热性和活性氧清除活性线虫的影响。结果表明，1 mg/ml的圣罗勒提取能显著延长线虫的寿命。该提取物也被证明是一个强有力的自由基清除剂。它也表明，粗提物的保护性和寿命延长作用不仅是由于它的抗氧化能力，但也可以通过一些信号通路的调节介导的。因此，除了罗勒的所有已知的药用性质，它能够提高线虫胁迫耐受性和寿命的延长[13]。

（七）其他

Babu K等[14]通过在洋葱根尖细胞体内进行圣罗勒水溶液的改性效果细胞遗传学检测，结果显示其拥有对Cr/Hg引起的遗传损伤的保护作用。Bhartiya Uma S等[15]小鼠的辐射防护作用研究通过肝、肾、唾液腺、胃等器官重量及其脂质过氧化和抗氧化防御酶的变化得以确定，结果表明使用圣罗勒的含水提取物可用于改善131碘诱导损伤唾液腺的可能性。Gradinariu等[16]研究分析了大鼠吸入罗勒精油EXTD可能的抗焦虑和抗抑郁变化情况，其结果显示暴露于罗勒精油中可以显著改善动物的行为，具有显著抗焦虑和抗抑郁的效果。

参考文献

[1] 中国科学院中国植物志编辑委员会.中国植物志[M].北京：科学出版社，1977.
[2] 张军，陈思婷，孙程旭，等.九层塔的品种特性及在海南地区的栽培技术[J].江西农业学报，2009，21(8)：99－100.
[3] 崔颖.圣罗勒固定油对血压、凝血时间和戊巴比妥诱导的睡眠时间的影响[J].国外医学·植物药分册，2002(6)：265.
[4] Sood.长期口服圣罗勒能促进心脏内源性抗氧剂的产生并防止由异丙肾上腺素引发的小鼠心肌坏死[J].国外医学·植物药分册，2005，20(6)：254－255.
[5] 姚莉韵，周金娥，王丽平.六种印度植物抗炎和促伤口愈合作用的研究[J].国外医学·植物药分册，1995(4)：164－166.
[6] Basu A, D Mukherjee, A K Ghosh, et al. Melatonin augments the protective effects of aqueous leaf homogenate of Tulsi (Ocimum sanctum L.) against piroxicam-induced gastric ulceration in rats [J]. Asian J. Pharm. Clin. Res., 2013(6): 123－132.
[7] 刘晓泰.几种中草药的临床用途[J].国外医学·药学分册，1990(2)：109.
[8] 谢让金.圣罗勒提取物处理卡西桔常温贮藏效果好[J].中国果业信息，2012(3)：62.
[9] Beatovic D V, S C Jelacic, C D Oparnica, et al. Chemical composition, antioxidative and antimicrobial activity of essential oil of Ocimum sanctum L [J]. Hem. Ind., 2013(67): 427－435.
[10] Khan A, A Ahmad, L A Khan, et al. Ocimum sanctum (L.) essential oil and its lead molecules induce apoptosis in Candida albicans [J]. Res. Microbiol., 2014(165): 411－419.
[11] 李宗友.孜然芹、罂粟和圣罗勒精油的抗癌作用[J].国外医学·中医中药分册，1998(1)：49.

[12] Adhvaryu M R, N Reddy, M H Parabia. Anti-tumor activity of four Ayurvedic herbs in Dalton lymphoma ascites bearing mice and their short-term in vitro cytotoxicity on DLA-cell-line [J]. Afr J Tradit Complement Altern Med, 2008(5): 409-418.
[13] Pandey R, S Gupta, V Shukla, et al. Antiaging, antistress and ROS scavenging activity of crude extract of Ocimum sanctum (L.) in Caenorhabditis elegans (Maupas, 1900) [J]. Indian J Exp Biol, 2013(51): 515-521.
[14] Babu K, K C U Maheswari. In vivo studies on the effect of Ocimum sanctum L. leaf extract in modifying the genotoxicity induced by chromium and mercury in Allium root meristem [J]. J. Environ. Biol. ,2006(27): 93-95.
[15] Bhartiya U S, Y S Raut, L J Joseph. Protective effect of Ocimum sanctum L after high-dose 131iodine exposure in mice: an in vivo study [J]. Indian J Exp Biol, 2006(44): 647-652.
[16] Gradinariu V, O Cioanca, L Hritcu, et al. Comparative efficacy of Ocimum sanctum L. and Ocimum basilicum L. essential oils against amyloid beta (1-42)-induced anxiety and depression in laboratory rats [J]. Phytochem. Rev, 2015(14): 567-575.

肉豆蔻

肉豆蔻为肉豆蔻科植物肉豆蔻(*Myristica fragrans* Houtt)除去假皮的成熟种仁[1],别名肉果、玉果。

肉豆蔻为小乔木;幼枝细长。叶近革质,椭圆形或椭圆状披针形,先端短、渐尖,基部宽楔形或近圆形,两面无毛;侧脉 8~10 对;叶柄长 7~10 mm。雄花序长 1~3 cm,无毛,花 3~20 朵,稀少时 1~2 朵,小花长 4~5 mm;花被裂片 3(~4),三角状卵形,外面密被灰褐色绒毛;花药 9~12 枚,线形,长约为雄蕊柱的 1/2;雌花序较雄花序长;总梗粗壮、着花 1~2 朵;花长 6 mm,直径约 4 mm;花被裂片 3,外面密被微绒毛;花梗长于雌花;小苞片着生在花被基部,脱落后残存通常为环形的疤痕;子房椭圆形,外面密被锈色绒毛,花柱极短,柱头先端 2 裂。果通常单生,具短柄,有时具残存的花被片;假种皮红色,至基部撕裂;种子卵珠形;子叶短,蜷曲,基部连合[2](图 12)。

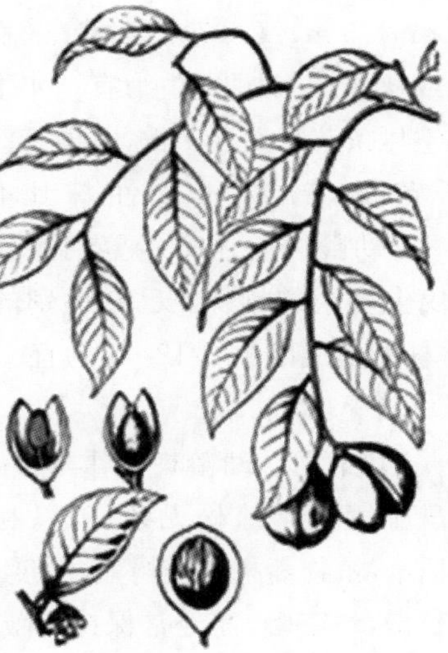

图 12　肉豆蔻

(引自《中国植物志》)

原产印尼马鲁古群岛,热带地区广泛栽培。我国台湾、广东、云南等地已引种试种[2]。

一、生药鉴别

(一) 性状鉴别

本品为扁平的裂瓣,呈分枝状或卷筒状,常常折叠压扁,长 2.5~4 cm,厚 8~10 mm。因产地差异表面呈暗红色、淡红棕色或橙红棕色,无光泽而略半透明状,微具白霜,肉质油润,久贮变脆。浸入水中则呈灯笼状,上端有大小不等的裂孔瓣。气芳香浓厚,味辛辣。

(二) 显微鉴别

1. 组织横切鉴别

上下表皮细胞呈方形,排列整齐,上表皮外被薄角质层,其余为薄壁组织,散在大形油细胞,可达 100 μm,内含棒状或簇针状晶体。薄壁细胞中含糊化淀粉粒,并在薄壁组织中可见维管束。

2. 粉末特征

粉末为橙红色或橙黄色,表皮细胞淡黄色,扁平,导管螺纹或网纹,油滴众多,大小不等,油细胞中常见小棒状晶体,可见糊化淀粉粒。

(三) 理化鉴别

分别精密称取各批次供试品约 1 g 至 100 ml 具塞锥形中,加入丙酮 10 ml,称量,超声 30 min,冷却,称量,补重,摇匀,过滤,即得供试品溶液。分别取供试品溶液 1 ml 于试管中,分别加入 0.5 ml, 50%硫酸乙醇溶液,水浴加热,颜色为酒红色[3](检查木质素)。

二、栽培

(一) 产地环境

肉豆蔻喜高温多雨,阳光充足(成龄树)、静风的环境条件,怕寒冷,忌积水。适宜生长的月平均气温为 23~28 ℃,温度在 16 ℃枝梢停止生长,在最低气温 6 ℃或偶然出现霜冻时即受伤害。顶芽、嫩叶干枯死亡;适宜的年降雨量为 1 700~2 300 mm,分布均匀,忌积水;幼龄树喜阴,怕强光,在 50%~70%荫蔽度下生长良好。成龄树喜阳光,忌荫蔽,充足的光照下生长健壮,分枝多,开花结果早,产量高;喜微风,怕强风,年平均风速为 2 m/s 对生长有利,当风力≥8 级时,出现风害,肉豆蔻树断倒。对土壤要求不严,以富含腐殖质的疏松壤土中生长较好。切勿在低洼积水地种植。

(二) 生产管理

1. 选地、整地

肉豆蔻对土壤的适应性较强,但怕台风和低温,因此,应选择静风及背风环境。为了早产高产优质,要选择阳光充足,土质疏松肥沃,排水良好,pH 中性略偏酸的砂壤土为宜。开垦时要按一定的比例营造防护林,开挖排灌沟。种植区平地 2~2.67 hm^2 为 1 个小区,丘陵地 1.33~2 hm^2 为 1 个小区。防护林主林带设 8~10 m,副林带设 5~7 m。

2. 种苗繁殖

(1) 种子育苗:选择高产优良母树上完全成熟、饱满、粒大的种子作种。种子应随采随播,不能及时播种要做好保湿贮藏,否则会丧失发芽率。播种前先用清水洗净种子,捞出晾干表面水分再播种。用干净河沙催芽,株行距为 5 cm×5 cm,覆细沙以不见种子为度,保持荫蔽及湿润,月平均地温 27~30 ℃的高温环境,播后 30 天开始出芽,当幼苗长 10 cm 即可移至营养袋培育,营养袋长宽为(20~25) cm×(18~22) cm。育苗土应选择充分腐熟,富含腐殖质,无病的营养土。苗期要做好荫蔽,防止强光曝晒,并采取措施做好防寒。当苗高 25~30 cm,茎粗 0.3 cm,就可以出圃定植。

(2) 高空压条:4~5 月份选择生长正常、直径为 0.8~2.0 cm 的硬枝或半硬枝进行高空压条,用 0.005%的 α-萘乙酸涂切口,60 天或 80 天后生根,生根后 120 天可剪取假植或定植。

3. 播种定植

种植穴长×宽×深为 70 cm×70 cm×60 cm,穴施腐熟有机肥 10~15 kg、磷肥 0.5 kg。株行距 4 m×5 m,每 667 m^2 种植 33 株。以春季 3~4 月或秋季 8~9 月定植为宜。实生苗每穴种 2 株,高空压条苗每穴种 1 株,并做好荫蔽。肉豆蔻种子苗的雌、雄和 2 性株比例一般为 55∶40∶5,幼龄树前还难于鉴别雌雄株。待开花时可伐去多余的雄株。已知性别的高空压条苗,雌雄株的搭配以 10~12∶1 为宜。

4. 田间管理

(1) 土壤管理:幼龄树注重于耕作及覆盖,保持树盘土壤经常疏松无杂草,以利于根系生长。用稻草,植物蒿秆覆盖树盘,厚度 5~10 cm。幼树生长慢,怕曝晒,需经常保持荫蔽,宽行宜种毛豆、牧豆、猪屎豆或灌木状的蒿秆绿肥、香蕉等,既起荫蔽作用,又能充分利用土地增加经济效益。植后3～4年要扩穴改土，有计划地把树盘外围的土壤改良，即在原植穴外挖50 cm深、50 cm宽的沟，每株每年压50～100 kg的杂草树叶或绿肥，加0.5 kg过磷酸钙，上面盖土。

(2) 肥水管理：在树冠滴水线范围挖环状沟或放射状沟施入肥料，然后盖土；幼龄树以腐熟优质氮肥为主，配合少量磷、钾肥、勤施薄施为原则。定植后1年生幼树每2个月施稀薄人粪尿沤肥1次；施肥量为每株每次5～10 kg，或施尿素20 g，或复合肥30 g，冬季施有机肥25 kg，过磷酸钙0.25 kg。第2年开始每次枝梢顶芽萌动施1次以氮肥为主的速效肥，促使新梢迅速生长，施肥量应逐渐提高，在前1年的基础上增加50%～60%。冬季增施有机肥和钾肥，提高植株抗性。结果树：每年施3～4次，第1次在3～4月份生长季节进行追肥。每667 m^2 施尿素20～25 kg，过磷酸钙20 kg，氯化钾15 kg。第2次在7～8月份旺盛生长季节，每667 m^2 施厩肥1 000 kg，复合肥30 kg。第3次在10月果实大量成熟前15天进行，每667 m^2 施尿素20 kg，钾肥25 kg。第4次在冬末春初施有机肥，每667 m^2 施有机肥1 000 kg，磷肥20 kg(施肥量根据树龄大小、树势强弱、结果多少等情况调节)。幼龄树及成龄树开花结果盛期要勤浇水，以保持土壤湿润，并做好排涝工作。

(3) 树林管理：①修枝整型。肉豆蔻修枝整型能减轻风害损失，定植后待苗高2.5～2.8 m时在离地2～2.5 m处切顶定干，并适当修剪过密的枝条，保持通风透光。中心干保留2条，待生长二轮枝梢时再进行第2次打顶，促进矮化。以后各次打顶视生长情况而定。②花果管理。肉豆蔻开花结果前3年自然授粉，着果率低，果实偏小，有条件的应进行人工辅助授粉，增加坐果率，宜选择晴天上午11时前进行。自然结果率随结果树龄的增加而提高。结果期间要随时将授粉不良、形状不正过多和发生病虫害的果实摘除。③防风与风害处理。肉豆蔻树冠大，根系浅，易招风害。种植地要造防护林，在台风来临之前，适当修剪一些枝叶。若条件允许可用绳子、支柱固定植株，以防台风危害。风害倒伏树、倾斜树及时扶起、培土，并修剪1/3枝条，存活率可达57.7%。④防寒与寒害处理。肉豆蔻定植前3年抗寒力弱，3年后随树龄增长抗寒力逐渐加强。因此，有寒害的地区要采取措施防寒，入冬前少施氮肥，增施钾肥，可增强植株的抗寒力；做好人工防寒工作，如搭防风障等。如果植株已受害，待气温回升时剪除枯枝和死亡茎杆，加强肥水管理，促进萌芽，恢复正常生长。

(三) 病虫害防治

1. 病害防治

在肉豆蔻栽培中，生长期的高温季节易发生炭疽病。防治方法：可用80%炭疽福美可湿性粉剂500倍，70%甲基托布津可湿性粉剂500倍，或0.5%石灰倍量式波尔多液喷雾，7～10天喷1次，连喷2～3次，效果良好。

2. 虫害防治

主要在苗期高温高湿季节易受介壳虫危害。化学防治：用灭百可1∶1 000倍，10%吡虫啉可湿性粉剂3 000倍液或20%好年冬乳油2 000倍液喷雾，效果较好。

三、采收

肉豆蔻果实收获季节主要有5～7月和10～12月，其他月份也有零星果实成熟。

四、化学成分

肉豆蔻中含有多种化学成分，主要为：木脂素类化合物、苯丙素类化合物、黄酮类化合物酚酸类化合物。其中，木脂素类化合物为主要成分，包括：二苄基丁烷类木脂素、芳基萘类木脂素、二芳基壬烷类木质素、四氢呋喃型木脂素、苯骈呋喃新木脂素、8-*O*-4′型新木脂等。挥发油成分中萜烯-4-醇(14.95%)香桧烯(13.07%)和γ-松油烯(11.22%)为其主要成分(表6～表13)。

表 6　肉豆蔻中二苄基丁烷类化合物

化合物类别	化合物名称	文献
	7-hydroxyaustrobailignan(1)	[4]
	erythro-austrobailignan(2)	[5]
	meso-dihydroguaiaretic acid(3)	
	macelignan(4)	[6]
	machilin A(5)	
二苄基丁烷类	(8*R*, 8′ *S*)-7′-(3′, 4′-methylenedioxyphenyl)-8, 8′-dimethyl-7-(3, 4-dihydroxyphenyl)-butane(6)	[7]
	meso-monomethyldihydroguaiaretic acid(7)	
	(8*R*,8′*S*)-7-(3,4-methylenedioxyphenyl)-8-methyl-8′-hydroxyme-thyl-7′-(3′, 4′-methylenedioxyphenyl)-butanol(8)	

表 7　肉豆蔻中芳基萘类木脂素化合物

化合物类别	化合物名称	文献
	guaiacin(10)	[8]
芳基萘类木脂素	hydroxyotobain(11)	[9]
	didehydro-otobain(12)	

表 8　肉豆蔻中二芳基壬烷类木质素类化合物

化合物类别	化合物名称	文献
	malabaricone A(13)	[10]
	malabaricone B(14)	
二芳基壬烷类木质素	malabaricone C(15)	
	1-(2,6-dihydroxyphenyl)-9-(4-hydroxy)-1-nonanone(16)(−)-1-(2,6-dihydroxyphenyl)-9-[4-hydroxy-3-(p-menth-1-en-8-oxy)-phenyl]-1-nonanone(17)	[11]

表 9　肉豆蔻中四氢呋喃型木脂素化合物

化合物类别	化合物名称	文献
	austrobailignan 7(18)	[12]
	fragransin D_1(19)	
	fragransin D_2(20)	
四氢呋喃型木脂素	fragransin D_3(21)	
	fragransin E_1(22)	
	verrucosin(23)	[13]
	nectandrin B(24)	
	nectandrin A(25)	

（续表）

化合物类别	化合物名称	文献
	fragransin C_1(26)	
	galbacin(27)	
	tetrahydrofuroguaiacin B(28)	
	saucernetindiol(29)	
	fragransin A_2(30)	
	fragransin B_1(31)	
四氢呋喃型木脂素	fragransin B_2(32)	
	fragransin B_3(33)	
	fragransin C_1(34)	
	fragransin C_2(35)	
	fragransin C_{3a}(36)	
	fragransin C_{3b}(37)	
	nectandrin B(38)	
	verrucosin(39)	

表 10　肉豆蔻中苯骈呋喃新木脂素化合物

化合物类别	化合物名称	文献
	(7*S*, 8′*R*, 7′*R*)-4, 4′-dihydroxy-3, 3′-dimethoxy-7′, 9-epoxylignan(40)	[7]
	(±)-dehydrodiisoeugenol(41)	[10]
	5′-methoxydehydrodiisoeugenol(42)	[14]
	fragransol D(43)	
	fragransol C(44)	
	licarin A(45)	
	licarin B(46)	
苯骈呋喃新木脂素	(7*R*, 8*R*)-7, 8-dihydro-7-(3, 4-dihydroxyphenyl)-3′-methoxy-8-methyl-1′-(*E*-propenyl) benzofuran(47)	[6]
	2,3-dihydro-7-methoxy-2-(3,4-dimethoxyphenyl)-3-methyl-5-[1-(*E*)-propenyl]-benaofuran(48)	[4]
	myrisfrageal A(49)	[5]
	myrisfrageal B(50)	
	isolicarin A(51)	[15]
	isodihydrocarinstidin(52)	
	fragransol A(53)	[12]
	fragransol B(54)	

表 11　肉豆蔻中 8-*O*-4′型新木脂化合物

化合物类别	化合物名称	文献
8-*O*-4′型新木脂	myristicanol A(55)	[4]
	myristicanol B(56)	
	(+)-erythro-(7*S*,8*R*)△8′-7-acetoxy-3,4,3′,5′-tetramethoxy-8-*O*-4′-neolignan(57)	[11]
	(+)-erythro-(7*S*,8*R*)-$\triangle^{8'}$-4,7-dihydroxy-3,3′,5′-trimethoxy-8-*O*-4′-neolignan-8′-ene(58)	
	(+)-erythro-(7*S*,8*R*)-$\triangle^{8'}$-7-dihydroxy-3,4,5,3′,5′-pentamethoxy-8-*O*-4′-neolignan-8′-ene(59)	
	erythro-2-(4″-allyl-2″,6″-dimethoxyphenoxy)-1-(3′,4′,5′-trimethoxy-phenyl) propan-1,3-diol(60)	[12]
	threo and erythro-1-(4′-hydroxy-3′-methoxyphenyl)-2-{2″-methoxy-4″-[1‴-(*E*)-propenyl]phenoxy}propan-1-ol(61,62)	
	threo and eyrthro-1-(4′-hydroxy-3′-methoxyphenyl)-1-methoxy-2-{2′-methoxy-4′-[1‴-(*E*)-propenyl]phenoxy}-propane(63,64)	
	苏式-2-(4-烯丙基-2,6-二甲氧基苯氧基)-1-(3-甲氧基-5-羟基苯基)-丙烷-1-醇,命名为肉豆蔻异木脂素(65)	[14]
	赤式-2-(4-烯丙基-2,6-二甲氧基苯氧基)-1-(3,4-二甲氧基苯基)-丙烷(66)	
	赤式-2-(4-烯丙基-2,6-二甲氧基苯氧基)-1-(3,4,5-三甲氧基苯基)-丙烷(67)	
	赤式-2-(4-烯丙基-2,6-二甲氧基苯氧基)-1-(3,4-二甲氧基苯基)-丙烷-1-醇乙酯(68)	
	赤式-2-(4-烯丙基-2,6-二甲氧基苯氧基)-1-(3,4-二甲氧基苯基)-丙烷-1-醇(69)	
	赤式-2-(4-烯丙基-2,6-二甲氧基苯氧基)-1-(3,4,5-三甲氧基苯基)-丙烷-1-醇(70)	
	赤式-2-(4-烯丙基-2,6-二甲氧基苯氧基)-1-(4-羟基-3-甲氧基苯基)-丙烷-1-醇(71)	
	肉豆蔻木脂素 my-rislignan(72)	[16]
	ery-thro-2-(4-allyl-2, 6-dime-thoxy-phenoxy)-1-(4-hy-droxy-3-methoxyphenyl)-1-methoxypropane(73)	[17]
	erythro-2-(4-allyl-2,6-dimethoxyphenoxy)-1-(4-hydroxy-3,5-dimeth-oxyphenyl) propan-1-ol(74)	
	erythro-2-(4-allyl-2-methoxy-phenoxy)-1-(4-hydroxy-3-meth-oxyphenyl)propan-1-ol(75)	
	erythro-2-(4-allyl-2,6-dimethoxyphenoxy)-1-(3-hydroxy-4,5-dimethoxyphenyl) propan-1-ol(76)	
	th-reo-1-(4-hy-droxy-3,5-di-methoxy-phenyl)-2-{2-meth-oxy-4-[1-(E)-pro-prnyl] phenoxy}pro-pan-1-ol(77)	
	(+)-erythro-(7*S*,8*R*)-$\triangle^{8'}$-7-hy-droxy-3,4,3′,5′-tetranmethoxy-8-*O*-4′-neoligan(78)	[18]
	(+)-erythro-(7*S*,8*R*)-$\triangle^{8'}$,3,3′,5′-trimethoxy-8-*O*-4′-neolignan(79)	
	(+)-erythro-$\triangle^{8'}$,3,3′,4,5′-tetramethoxy-8-*O*-4′-neolignan(80)	
	erythro-$\triangle^{8'}$-7-acetoxy-3,4,3′,5′-tetramethoxy-8-*O*-4′-neolignan(81)	[4]
	machin C(82)	
	1-deoxycarinatone(83)	[15]

表 12　肉豆蔻中苯丙素类化合物化合物

化合物类别	化合物名称	文献
苯丙素类化合物	反式-3,4-二甲氧基肉桂酸(84)	[15]
	2-羟基-3-甲氧基-5-(2-丙烯基)苯酚(85)	
	3-(3,4-二甲氧基苯基)-1,2-丙二醇(86)	
	(2*R*)-3-(3,4,5-三甲氧基苯基)-1,2-丙二醇(87)	[15]
	(2*R*)-3-(5-甲氧基-3,4-亚甲二氧基苯基)-1,2-丙二醇(88)	
	(2*R*)-3-(3,4-methylenedioxyphenyl)-1,2-propanediol(89)	
	(1*R*,2*R*)-1-(4-hydroxy-3-methoxyphenyl)1,2-propanediol(90)	
	elemicin(91)	[16]
	myristicin(92)	
	methyl eugenol(93)	[5]
	safrole(94)	

表 13　肉豆蔻中黄酮类、酚、酸类化合物

化合物类别	化合物名称	文献
黄酮类化合物	α,2′-dihydroxy-4,4′-dimethoxy-dihydrochalcone(95)	[9]
	异甘草素 iso-liquiritigenin(96)	[16]
酚、酸类化合物	[(7*S*)-8′-(benzo[3′,4′]dioxol-1′-yl)-7-hydroxypropyl]benzene-2,4-diol(97)	[19]
	(7*S*)-8′-(4′-hydroxy-3′-methoxyphenyl)-7-hydroxypropyl)benzene-2,4-diol(98)	
	[8*R*, 8′ *S*-7-(4-hydroxy-3-mrthoxyphenyl)-8′-methylbutan-8-yl]-3′-methoxybenzene-4′,5′-diol(99)	

化学成分的结构式如下。

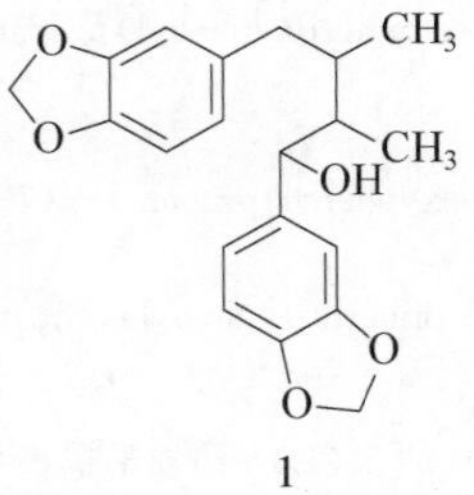

1

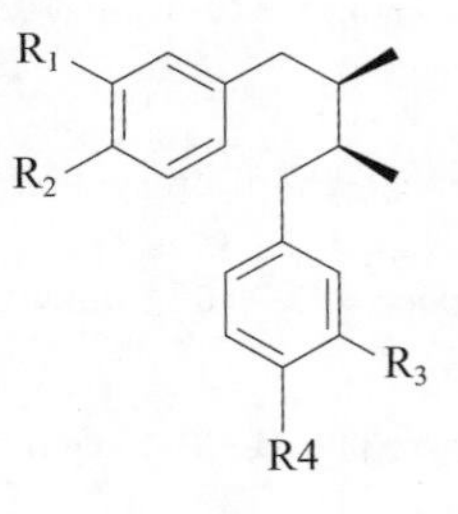

	R_1	R_2	R_3	R_4
2.	OMe	OH	O-CH_2-O	
3.	OMe	OH	OMe	OH
4.	O-CH_2-O		OMeOH	
5.	OCH_2O		O-CH_2O	

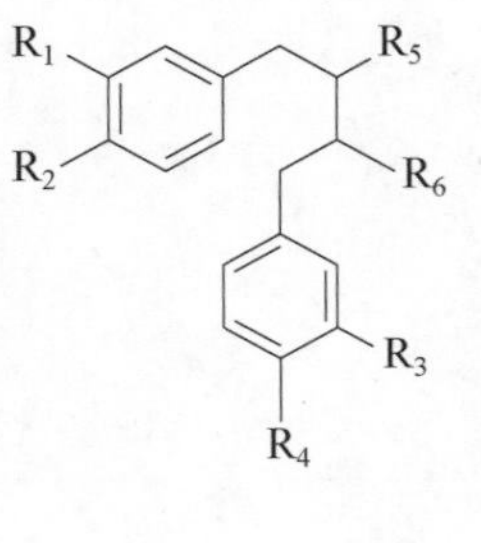

6. R_1=R_2=OH
   R_3=R_4=OCH_2OH
   R_5=R_6=CH_3
7. R_1=R_3=R_4=OCH_3
   R_2=OH
   R_5=R_6=CH_3
8. R_1=R_2=O-CH_2-O
   R_5=CH_2OH

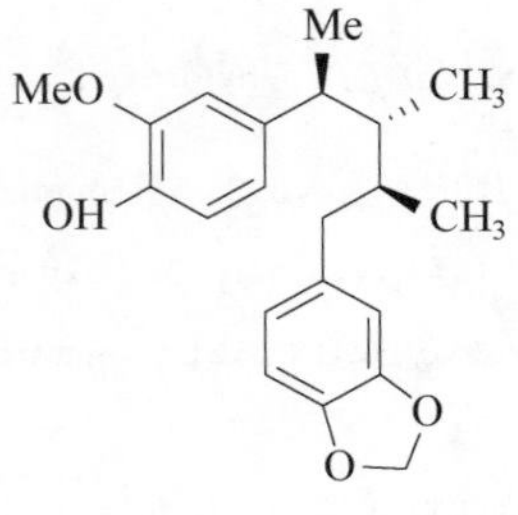

9

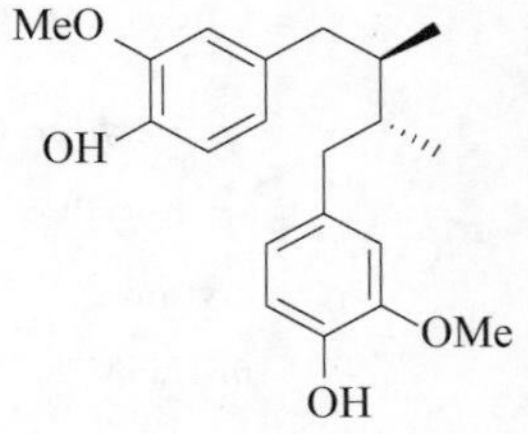

10

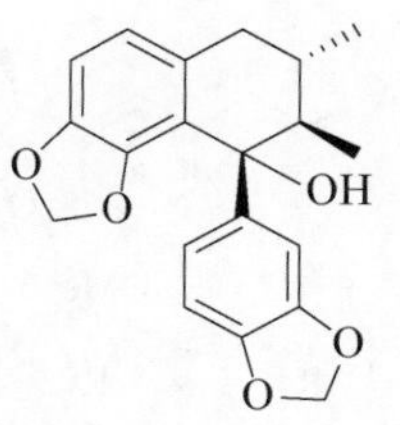

11

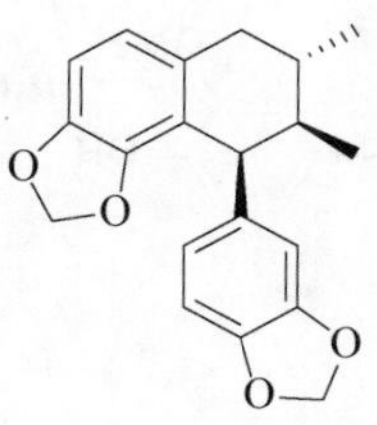

12

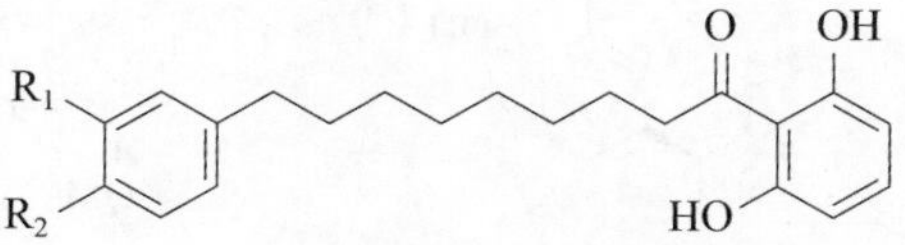

13. R1=R2=H
14. R1=H R2=OH
15. R1=R2=OH

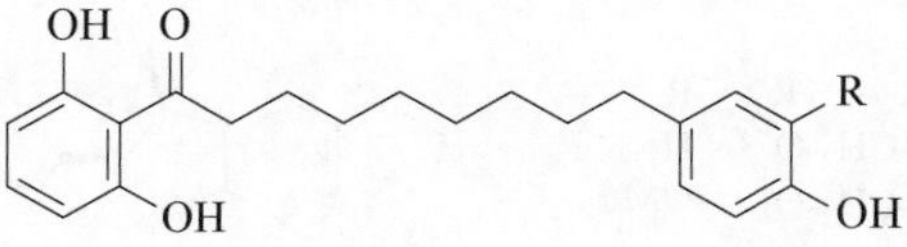

16. R=H

17. R= 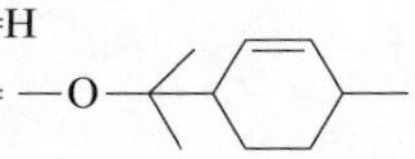

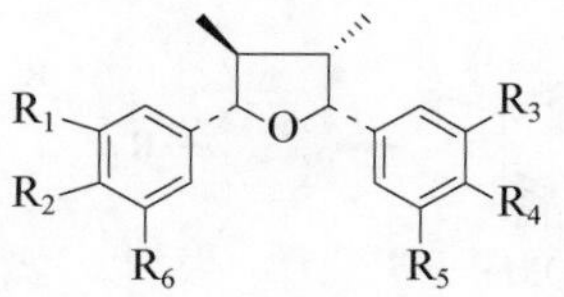

	R_1	R_2	R_3	R_4	R_5	R_6
18.	O-CH_2-O		OMe	OH	H	H
21.	OMe	OH	OMe	OMe	OMe	H
23.	OMe	OH	OMe	OH	H	H
33.	OMe	OH	OMe	OH	OMe	OMe
35.	OMe	OH	OMe	OH	H	OMe
36.	OMe	OH	OMe	OH	OMe	H

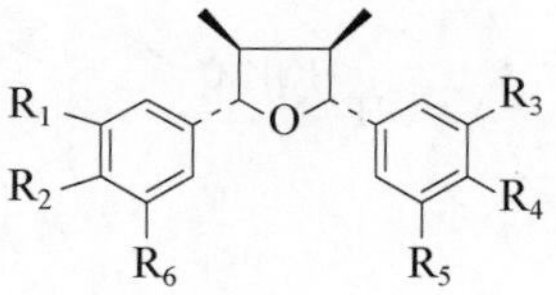

	R_1	R_2	R_3	R_4	R_5	R_6
19.	OMe	OH	OMe	OMe	OMe	H
22.	O-CH_2-O		OMe	OH	H	H
24.	OMe	OH	OMe	OH	H	H
25.	OMe	OH	OMe	OMe	H	H
26.	OMe	OH	OMe	OH	H	OMe
31.	OMe	OH	OMe	OH	OMe	OMe

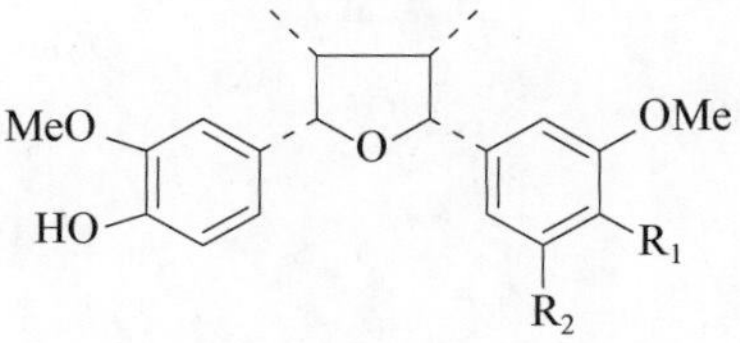

20. R_1, R_2=OMe
28. R_1=OH, R_2=H

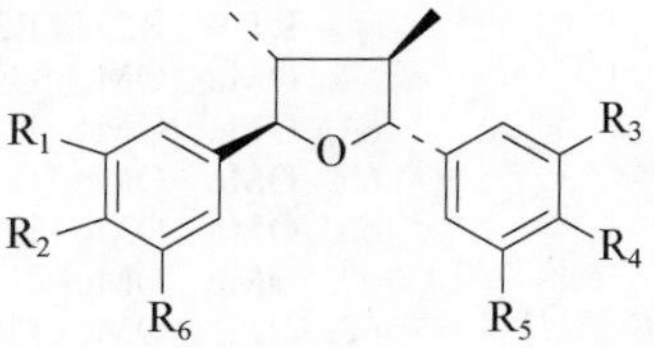

	R_1	R_2	R_3	R_4	R_5	R_6
27.	O-CH_2-O		O-CH_2-O		H	H
30.	OMe	OH	OMe	OH	H	H
32.	OMe	OH	OMe	OH	OMe	OMe
34.	OMe	OH	OMe	OH	OMe	H

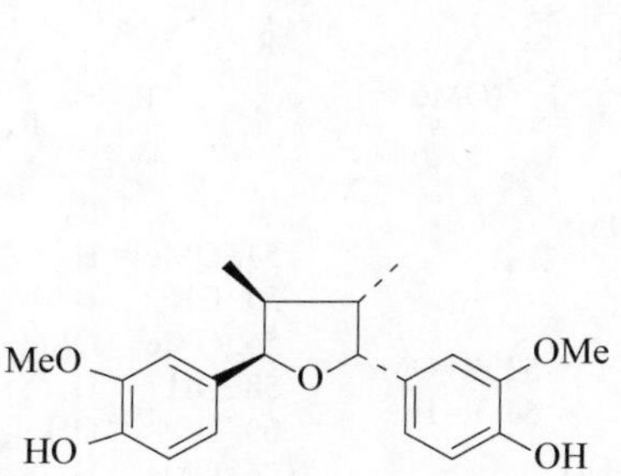

29

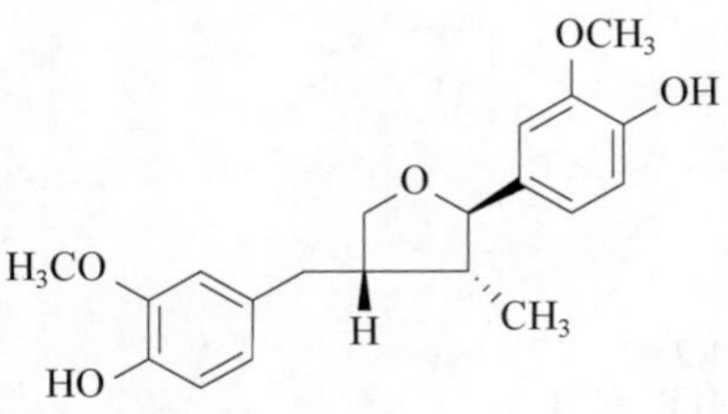

37

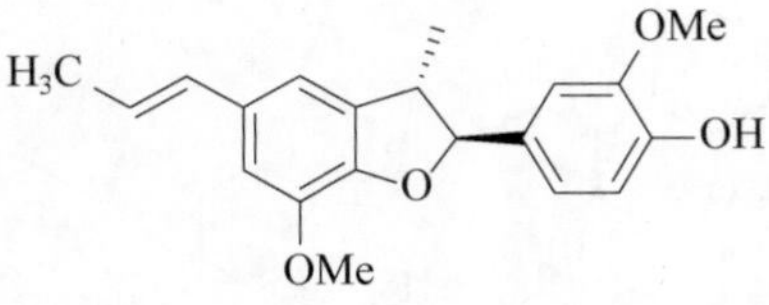

38

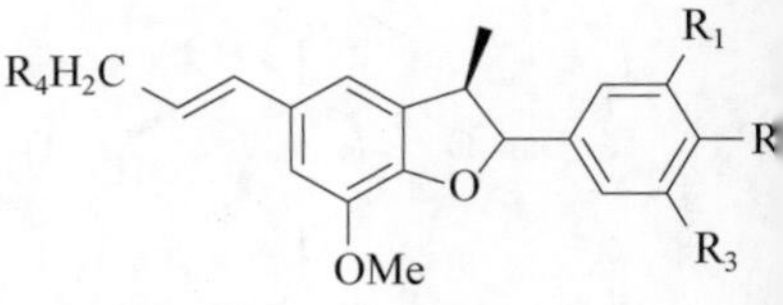

	R1	R2	R3	R4
39.	OMe	OH	OMe	H
40.	O-CH2-O		OMe	OH

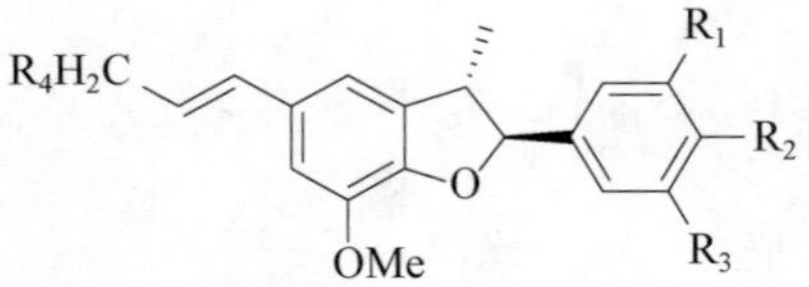

	R1	R2	R3	R4
41.	OMe	OMe	H	CH3
42.	O-CH2-O		OMe	H
43.	O-CH2-O		H	H
44.	OH	OH	H	H
45.	OMe	OMe	H	H

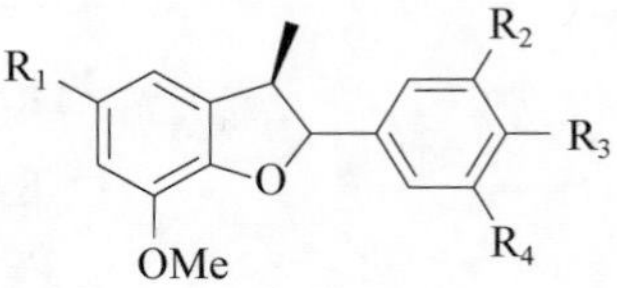

	R1	R2	R3	R4
46.	CHC	O-CH2-O		H
47.	CHC	O-CH2-O		OMe

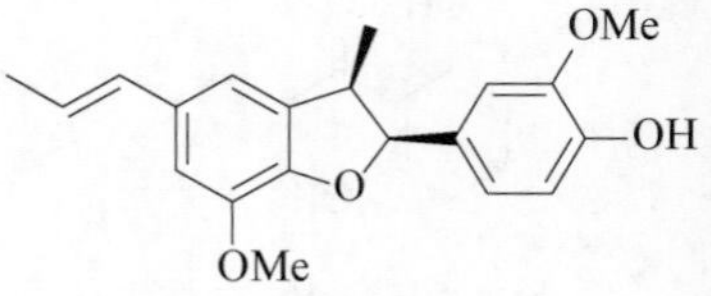

48

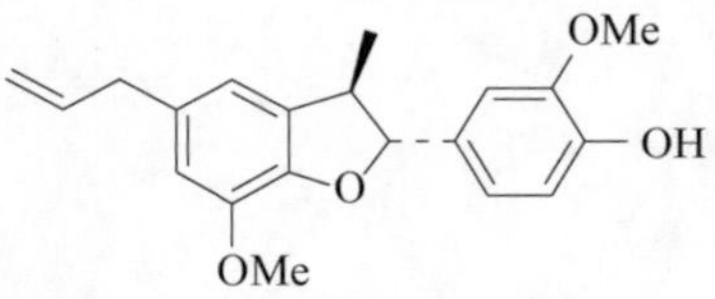

49

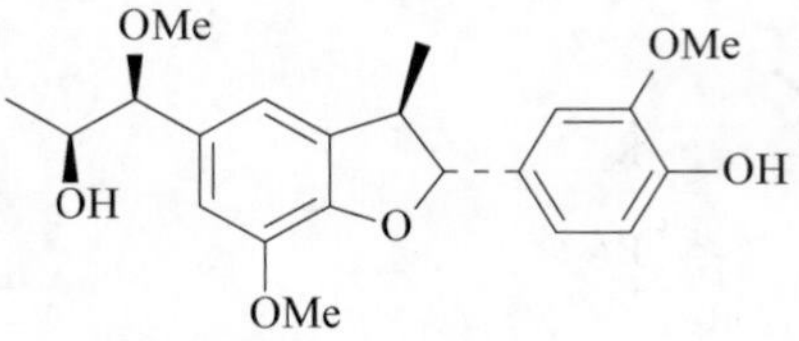

50

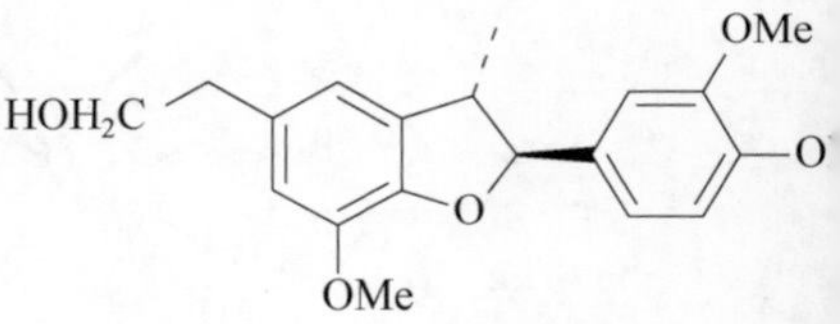

51

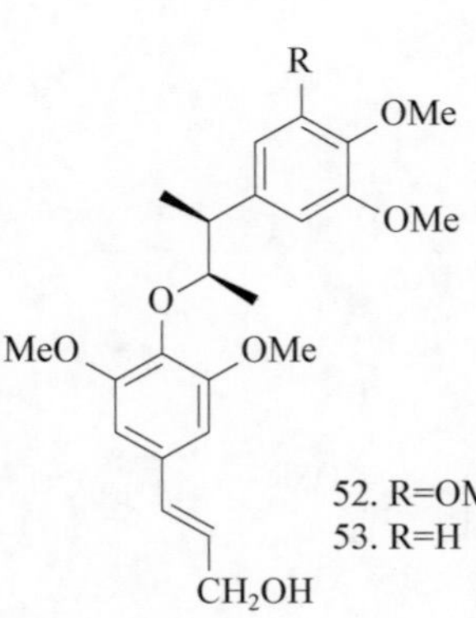

52. R=OMe
53. R=H

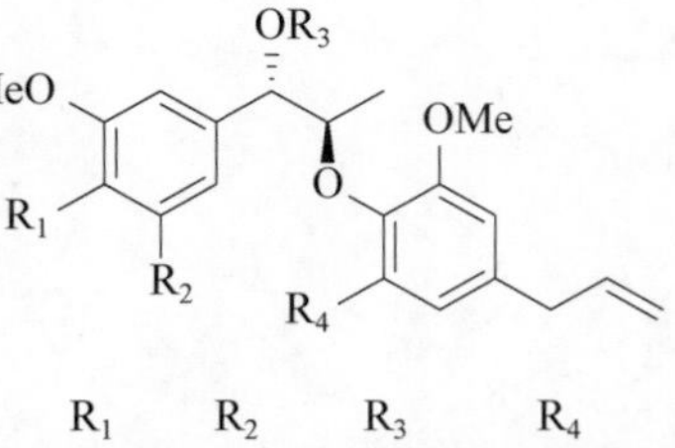

	R1	R2	R3	R4
54.	OMe	H	COMe	OMe
55.	OH	H	H	OMe
56.	OMe	OMe	H	OMe
58.	OH	H	H	H
63.	H	OH	H	OMe
76.	OMe	H	H	OMe

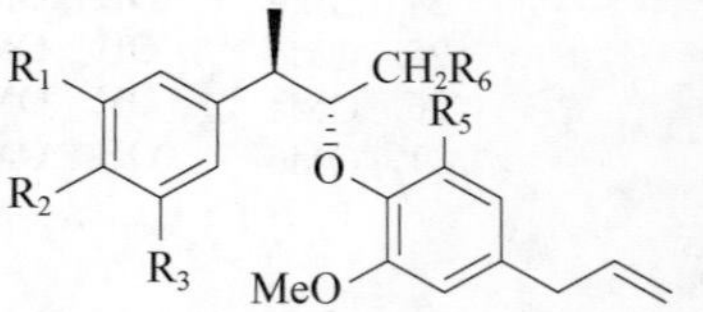

	R1	R2	R3	R4	R5	R6
57.	OMe	OMe	OMe	OH	OMe	OH
64.	OMe	OMe	H	H	OMe	H
65.	OMe	OMe	OMe	H	OMe	H
66.	OMe	OMe	H	OAC	OMe	H
67.	OMe	OMe	H	OH	OMe	H
68.	OMe	OMe	OMe	OH	OMe	H
69.	OMe	OH	H	OH	OMe	H
71.	OMe	OH	H	OMe	OMe	H
72.	OMe	OH	OMe	OH	OMe	H
73.	OMe	OH	H	OH	OMe	H
74.	OH	OMe	OMe	OH	OMe	H

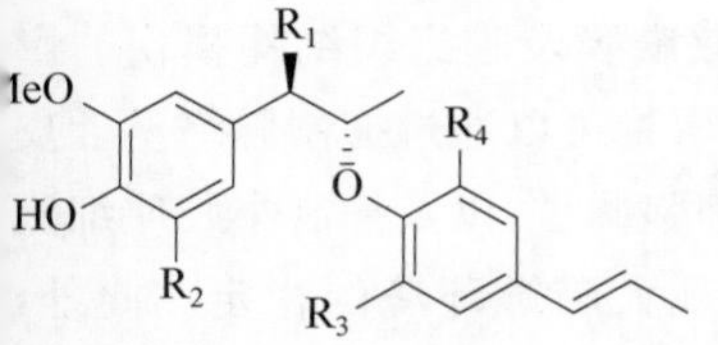

	R1	R2	R3	R4
60.	OH	H	H	OMe
61.	OMe	H	H	OMe

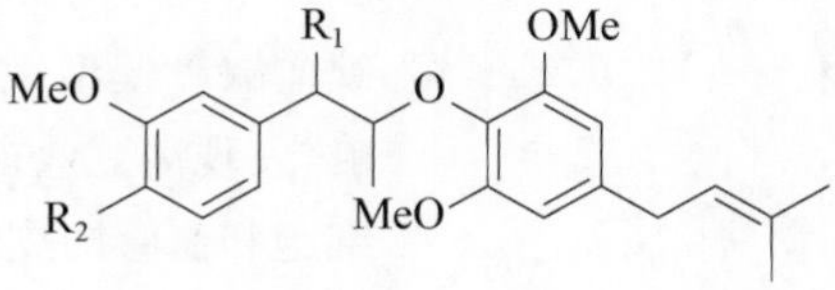

	R1	R2
77.	OH	OH
78.	OH	OMe
79.	OAC	OMe

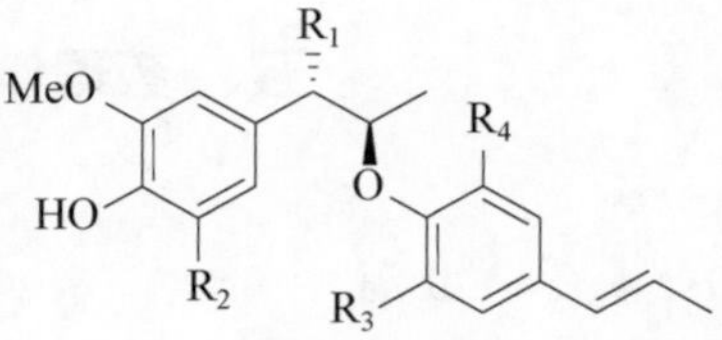

	R1	R2	R3	R4
59.	OH	H	H	OMe
61.	OMe	H	H	OMe
75.	OH	OMe	OMe	H

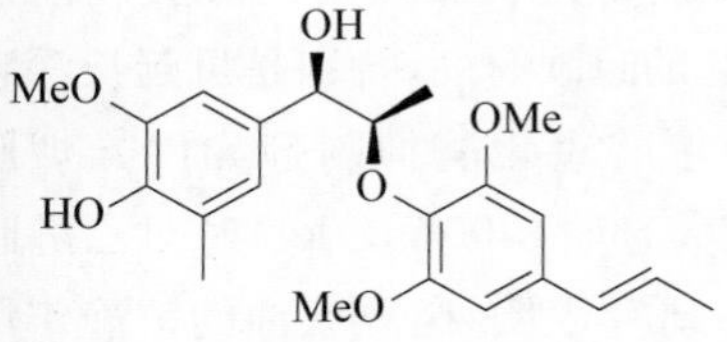

70

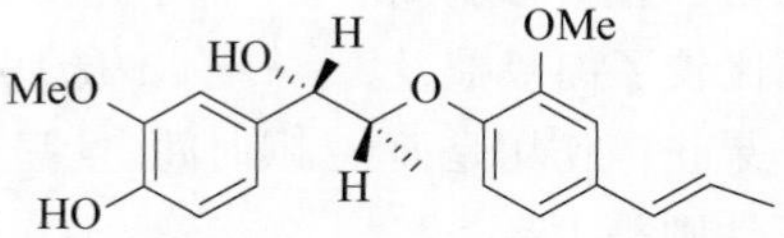

80

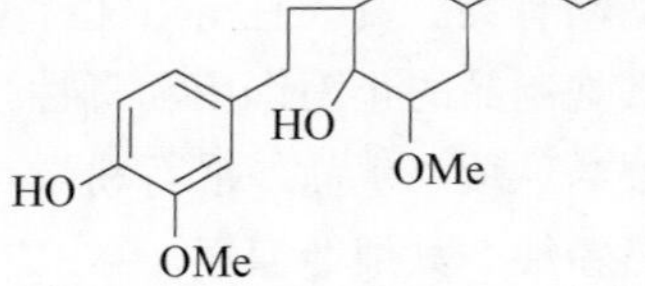

81

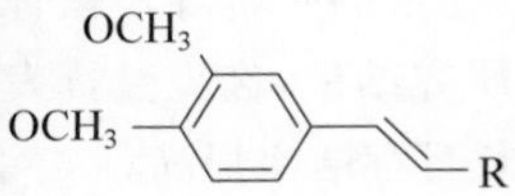

82

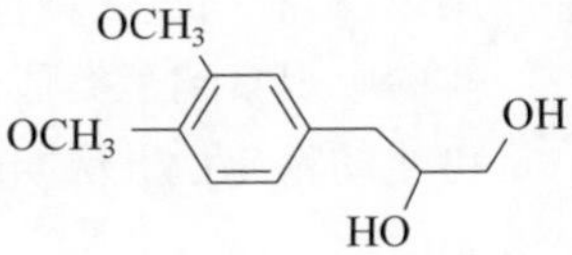

84

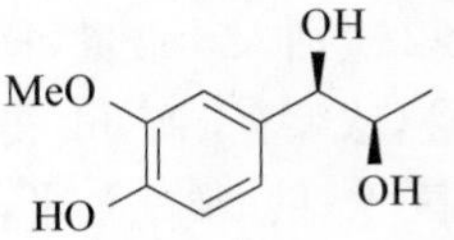

88

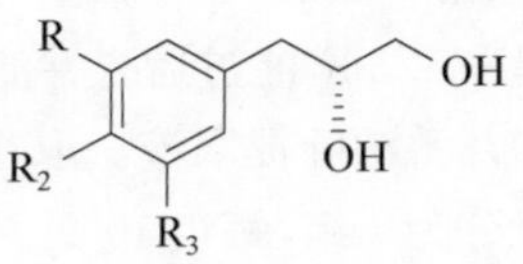

	R	R1	R2
85.	OMe	OMe	OMe
86.	O-CH_2-O		OMe
87.	O-CH_2-O		H

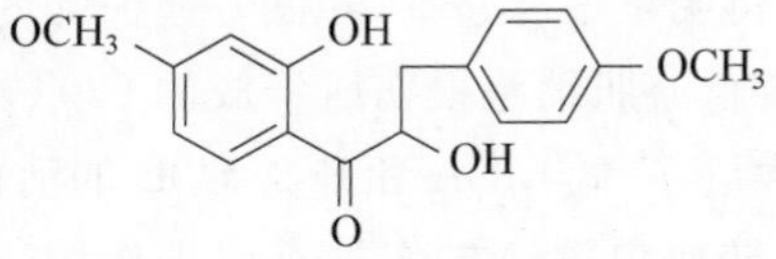

93

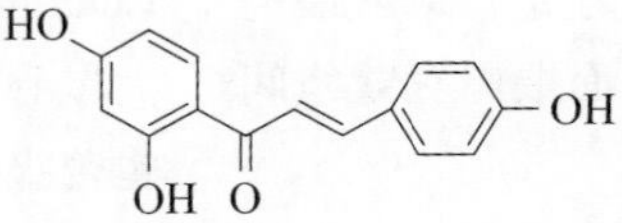

94

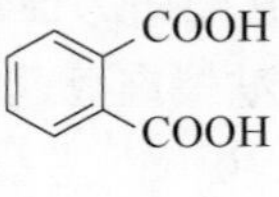

95

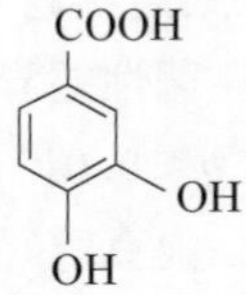

96

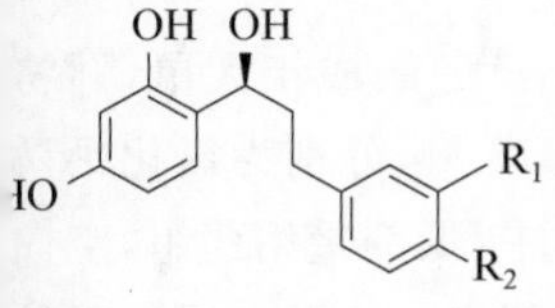

	R1	R2
97.	O-CH_2-O	
98.	OMe	OH

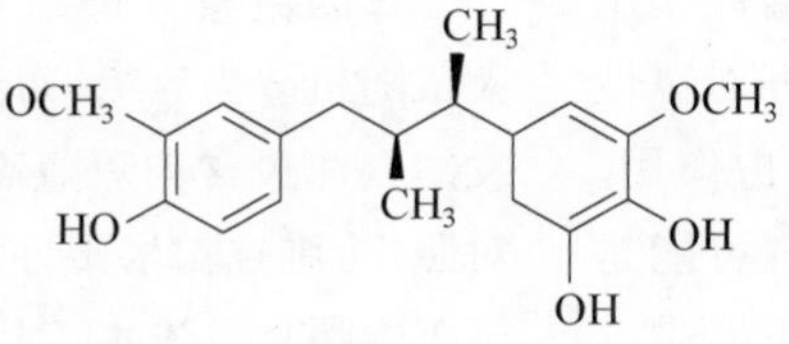

99

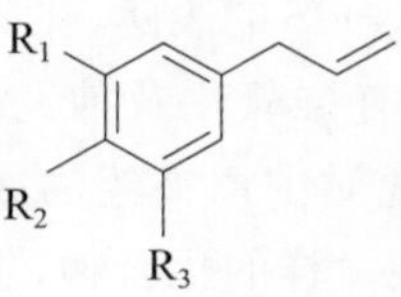

	R1	R2	R3
83.	OMe	OH	OH
89.	OMe	OMe	OMe
90.	OMe	O-CH_2-O	
91.	H	OMe	OMe
92.	H	O-CH_2-O	

五、药理作用

（一）止泻

郭惠玲等[20]的研究表明，肉豆蔻各炮制品都明显抑制小鼠体内小肠推进功能，对新斯的明所致的小鼠推进功能亢进有明显抑制作用，其涩肠止泻作用可能与对抗 M 受体兴奋和直接抑制肠蠕动有关。贾天柱等[21]也曾经比较了肉豆蔻及其炮制品的止泻作用和毒性，结果止泻作用是面煨＞麸煨＞生品＞滑石粉煨，毒性则是生品＞滑石粉煨＞麸煨＞面煨。

在肉豆蔻及其炮制品对番泻叶所致小鼠腹泻的止泻作用研究中，取番泻叶 60 g，加水提取 2 次，第 1 次加入 10 倍量，第 2 次加入 8 倍量，每次提取 1.5 h，滤过后合并滤液，浓缩至 100 ml，得到 60％番泻叶提取液。取小鼠 40 只，雌雄各半，随机分为 4 组，每组 10 只。按上述剂量给小鼠灌胃“浓度相当于含生药 0.125 g/ml”的混悬液，空白对照组给予相同体积的 2.0％的聚山梨酯 80。给药 1 h 后灌胃番泻叶提取物（0.2 ml/20 g）。观察小鼠 4 h 内排稀便次数作为止泻指标。结果可知，麸煨肉豆蔻及面煨肉豆蔻混悬液与对照组比较有显著性差异，对番泻叶所致小鼠腹泻有止泻作用（$p<0.01$），其顺序为面煨肉豆蔻＞麸煨肉豆蔻＞肉豆蔻，但麸煨肉豆蔻与面煨肉豆蔻组间无显著性差异（$p>0.05$）[22]。

（二）对神经中枢的影响

姜美子等[23]研究显示，肉豆蔻提取物对 BV-2 细胞无毒性，且抑制了谷氨酸的细胞毒性作用和脂多糖所诱导的 iN-OS 的表达，在体外对鼠性 BV-2 小胶质细胞具有抗氧化及神经保护作用。国外也有报道肉豆蔻对中枢神经的影响可能是由于它代谢出安非他命样的化合物，也可能是由于肉豆蔻中含有一些化合物与已知的几种具有中枢神经调节作用的化合物有相似的结构。2019 年姜美子等[24]研究了肉豆蔻提取物对慢性缺血缺氧模型大鼠脑膜及脑组织结构损伤的影响，发现肉豆蔻提取物可以通过抑制脉络丛上皮细胞和血管内皮细胞凋亡，以及抑制小胶质细胞的过度激活来实现大脑微环境的稳定。此外，Ghorbanian D[25]报道肉豆蔻提取物的预处理可有效减少癫痫发作行为，减少细胞死亡，并减轻胶质细胞的激活。

肉豆蔻挥发油可延长雏鸡由乙醇腹腔注射（1～4 g/kg）引起的睡眠时间，特别是可延长深睡眠时间，且强于单胺氧化酶抑制剂异丙异烟肼（proniazid）在较大剂量（400 mg/kg）时对乙醇睡眠时间的影响。研究表明，肉豆蔻油的镇静作用可能与其对单胺氧化酶抑制有关[26]。韩蕾[27]研究发现，腹腔注射 25 mg/kg 戊巴比妥钠不能诱导小鼠进入睡眠，在给予戊巴比妥钠前 30 min 给予肉豆蔻挥发油，可表现出一定的催眠协同作用，且具有剂量依赖性。在士的宁诱导小鼠惊厥实验中观察到了类似的研究结果，肉豆蔻挥发油可使动物死亡潜伏期延长且存活率提高。

（三）对心血管系统的影响

王阳等[28]的研究显示，肉豆蔻挥发油大、中、小剂量组可明显减慢心率，降低心律失常的发生率，同时降低心肌细胞损伤所释放的 GOT、CK、LDH 的含量，降低 MDA 和升高 SOD 的活性，对大鼠心肌缺血再灌注损伤具有保护作用。国外也曾报道，给麻醉小鼠和未麻醉小鼠静注甲基丁香酚可以引起低血压，其作用机制可能是甲基丁香酚直接作用于血管平滑肌，而产生扩张血管的作用。

宣丽颖等[29]选择 80 只健康成年大鼠，并将大鼠随机分为 5 组，每组 16 只，分别为氯化钙诱发的心律失常肉豆蔻高、中、低剂量用药组，空白对照组、维拉帕米阳性对照组。每只大鼠每天给予正常喂食及进水，对于氯化钙诱发的心律失常肉豆蔻高、中、低剂量组，则在每天下午 4 点时采用 20 mg/kg、10 mg/kg、5 mg/kg 进行灌胃治疗，连续进行 7 天。并采用心电改变观察方法：20%乌拉坦 1.2 g/kg 注入腹腔内进行麻醉，给予仰卧体位进行固定，同时与心电示波器、心电图机连接，将导管插入颈静脉内以备给药。对心电示波器进行观察，稳定 10 min 后，对一段正常Ⅱ导联心电图进行描记，在通过导管注入氯化钙前 40 min，肉豆蔻高、中、低剂量组胃内灌入肉豆蔻水提液，空白对照组则将生理盐水 10 mg/kg 灌入胃内，阳性对照组则在 10 min 内灌入维拉帕米，之后 10 s 内快速静脉推注完 3.5%氯化钙 140 mg/kg，对心电示波器进行观察，并对Ⅱ导联心电图进行观察记录。结果空白组大鼠心率、Q-T 间期分别为(389.65±21.86)次/min、(0.058±0.007) s，肉豆蔻挥发油组注入每天 0.3 ml/kg 的大鼠心率、Q-T 间期分别为(301.55±13.26)次/min、(0.075±0.014) s，肉豆蔻挥发油组每天注入 0.6 ml/kg 的大鼠心率、Q-T 间期分别为(232.07±11.43)次/min、(0.079±0.007) s，差异有统计学意义($p<0.05$)。本次研究发现空白对照组、不同药物剂量给药组大鼠的心率、延长 Q-T 间期不相同，进而得出肉豆蔻具有良好的抗心律失常作用的结论。

（四）抗肿瘤、调节免疫

王远志等[30]的体外抗肿瘤试验表明，圆型和长型肉豆蔻挥发油对 HepG-2、SGC-7901、KB 细胞的体外增殖均具有一定的抑制作用，抑制强度呈一定的剂量依赖性。该研究结果还显示，肉豆蔻醇提物对 S180 肉瘤生长有一定抑制作用，各剂量组均可以提高免疫器官脏器指数，能够提高 S180 荷瘤小鼠 T 淋巴细胞的百分数。

（五）抗炎、镇痛、抗菌

贾天柱[21]通过对肉豆蔻不同炮制品抗炎、镇痛及抑菌作用比较，发现生、制肉豆蔻均有较好的抗炎作用，尤其对蛋清致炎者更为明显。袁子民等[22]对肉豆蔻及炮制品醇提取物的止泻及抗炎作用研究结果表明肉豆蔻、麸煨肉豆蔻、面煨肉豆蔻均能显著减轻二甲苯致炎小鼠的耳郭肿胀度其抗炎作用为：麸煨肉豆蔻＞面煨肉豆蔻＞肉豆蔻。

谢小梅等[31]的研究结果则表明，肉豆蔻挥发油成分有明显的抗霉菌作用，且对 5 种霉菌(黑曲霉、桔青霉、黑根霉、产黄青霉、黄曲霉)的最低抑菌浓度和最低杀菌浓度相等。

（六）保肝

Sohn 等[32]研究结果表明，肉豆蔻中的木脂素通过激活促细胞分裂剂激活蛋白激酶信号通路，尤其是 JNK 和 c-Jun 及其底物，发挥肝保护作用。李德志等[33]发现，肉豆蔻中、高剂量组大鼠血清谷丙转氨酶、谷草转氨酶活性，血清及肝组织脂质过氧化物 MDA 含量明显低于损伤组，而 SOD 活性明显高于损伤组。肉豆蔻乙醇提取物对 *D*-氨基半乳糖中毒大鼠急性肝损伤具有呈量效关系的保护作用。

（七）抗氧化、清除自由基

李荣等[34]的研究表明，肉豆蔻精油(NEO)具有良好的抗氧化效果。在一定浓度范围内，NEO 的抗氧化活性比合成抗氧化剂 2,6-二叔丁基-4-甲基苯酚(BHT)和酚型抗氧化剂(PG)大，其清除羟自由基、DPPH 自由基和超氧阴离子自由基能力优于 BHT 和 PG。王莹等[35]研究发现，肉豆蔻中的木质素类化合物有较好的捕捉自由基活性。Yakaiah 等[36]也报道了肉豆蔻提取物的乙醇提取物也具有明显的脂肪酶抑制作用和抗氧化作用。

（八）降血糖

Nguyen 等[13]研究发现 tetrahydrofuroguaiacin B、nectand-rinA、nectandrinB 对已分化的小鼠成肌细胞系 C_2C_{12} 细胞产生强 APMK(蛋白激酶)刺激作用，同时四氢呋喃型木脂素混合物对食源性动物模型体重的增加有预防作用，这说明肉豆蔻及其活性成分不仅可治疗肥胖和 2 型糖尿病，而且对其他代谢紊乱疾病也有作用。

Lestari 等[37] 证实肉豆蔻提取物有显著的 PPAR-γ 受体激动剂活性，每个剂量都有降血糖作用，而且剂量增加降血糖作用增强。这说明 PPAR-γ 受体激动剂活性是其抗糖尿病的作用机制，对改善高血糖和胰岛素抵抗有显著的影响。

（九）杀虫

Kosti I 等[38] 研究发现肉豆蔻挥发油具有低毒性和高拒食素活性，且拒食素指数显著高于毒性，可用于综合病虫管理。体外抗弓形虫活性实验中发现肉豆蔻挥发油 EC_{50} 为 24.45 mg/L（克林霉素 EC_{50} 为 16.57 mg/L），对弓形虫有明显的抑制作用[39]。malabariconeA、malabaricone B 为 *M. malabarica* 甲醇提取物的抗利什曼虫活性成分，*M. malabarica* 甲醇提取物也表现出显著的杀线虫的活性，质量浓度为 1 g/L 时松材线虫死亡率 100%。从中分得的 malabaricone B、malabaricone C 比 malabaricone A 活性好，且三者在治疗松材线虫病上有显著的协同作用。当三者混合比例为 1 ∶ 1 ∶ 1 时，EC_{50} 为 11.8 mg/L[40]。

（十）防辐射

肉豆蔻干燥的种仁能有效地抵抗射线诱导的生化改变，包括：LPO 水平、ACP 活性的降低和 GSH、ALP 活性的增加。Lee 等[41] 发现 macelignan 通过抑制活性氧诱导的磷酸化促蛋白激酶（MAPKs）来减轻紫外线诱导的金属蛋白酶-1 的表达，也可通过转化生长因子 β（TGF-β）/Smad 信号增加原骨胶原Ⅰ的表达和分泌。提示 macelignan 通过调控 MAPK 和 TGF-β/Smad 信号控制经紫外线辐射的人皮肤纤维母细胞中 MMP-1（金属基质蛋白酶-1）和原骨胶原Ⅰ的表达。

malabaricone C 可阻止 γ 射线诱导的 Pbr322 质粒 DNA 损伤，并呈浓度依赖性。发现它的防辐射的活性与其 OH 自由基清除性质相关[42]。Adiani 等[43] 首次证明 elemicin 通过 DNA 质粒保护试验其有防辐射能力。Checker 等[44] 首次报道 macelignans 以剂量依赖方式抑制射线诱导的细胞内 ROS 产生保护淋巴细胞，通过降低 DNA 碎片显著抑制射线诱导的淋巴细胞 DNA 损伤。

（十一）抑黑色素生成

Checker 等[44] 报道 macelignan 可抑制体外黑色素的生物合成。Macelignan 也可显著地减少酪氨酸酶、TRP-1 和 TRP-2 蛋白表达，进一步研究发现其通过抑制蛋白酶活化受体-2 抑制黑色素转移，从而减少角化细胞吞噬作用和 PGE2 分泌，依次抑制黑色素瘤细胞 B16-F10 树突的形成，说明 macelignan 可改善皮肤色素的过度沉着。

（十二）降尿酸

痛风是体内尿酸水平异常的代谢性疾病，临床上常表现为高尿酸血症、痛风性急性关节炎等。体内尿酸的生成过程为：次黄嘌呤核苷酸→次黄嘌呤核苷→次黄嘌呤→黄嘌呤→尿酸。黄嘌呤氧化酶参与次黄嘌呤→黄嘌呤→尿酸两个阶段。黄嘌呤氧化酶抑制剂作为临床抗痛风用药由来已久，但高效低毒的临床抗痛风药物较为匮乏。肉豆蔻属药食两用药材，安全性高。该研究目的为探讨肉豆蔻提取物对黄嘌呤氧化酶（XOD）、肿瘤坏死因子-α（TNF-α）的抑制效果及其降血尿酸作用。方法以 XOD 抑制效果为考察指标，对肉豆蔻不同部位提取物进行活性筛选；活性部位进一步通过 ELISA 方法检测其体外抑制 TNF-α 作用；建立小鼠高尿酸血症模型，检测肉豆蔻活性部位降尿酸作用。结果肉豆蔻水提物及挥发油均不能抑制 XOD，肉豆蔻醇提物可以抑制 XOD 和 TNF-α，IC_{50} 分别为 8.8 μg/ml 和 19.3 μg/ml，并且可以显著降低高尿酸血症小鼠的尿酸水平。结论提示肉豆蔻醇提物具有潜在的抗痛风作用，且提示可以减轻痛风伴随的炎症症状[45]。

（十三）其他

肉豆蔻油 0.03～0.2 ml 可作芳香剂、祛风剂或胃肠道刺激剂[46]。肉豆蔻总挥发油有明显的抗血小板聚集活性[47]。肉豆蔻醚和黄樟醚既是药效成分，又是毒性成分，对正常人有致幻作用。肉豆蔻服用过量可导致中毒，发生昏迷、瞳孔散大及惊厥等现象[48]。

六、临床应用

肉豆蔻在中、傣、蒙、藏、维医药学应用各具特色又有相通之处。从性味上可看出，五者药性理论均认为肉豆蔻属于辛温之品。功效主治方面，中、傣、蒙、藏、维医药学均认为肉豆蔻具有温胃消食之功效。同时，中医药学除注重肉豆蔻温胃消食之外还用其治疗虚寒性泻痢。傣医药学还用肉豆蔻治疗心慌心悸、乏力、心悸胸闷、胸痛、恶心呕吐等病症。蒙医药学则用肉豆蔻治疗胃火引起的心赫依、心刺痛、谵语、昏厥、心慌等病症。藏医药学与蒙医药学有其相通之处，习用肉豆蔻治疯病、中风、心颤、昏迷、嗜睡等心脏病及"龙"病等疾病。可以看出，傣、蒙和藏医药学都认为肉豆蔻具有调理气机的功效，并以此治疗心慌心悸、心赫依、心刺痛、疯病、中风、心颤等诸气机紊乱之病疾。维医药学亦认为肉豆蔻具有行气止痛之功效，并用其治疗黏液质性瘫痪、麻痹面瘫、关节炎等疾病。此外，维医药学利用肉豆蔻辛温之性，用治精少阳痿、尿少腹泻等虚寒病症[2]。刘莉丽[49]用 400 ml 水浸泡决明子 12 g、肉豆蔻 10 g、延胡索 10 g、乌药 9 g、小茴香 12 g 和干姜 10 g 一夜，第 2 天早上将浸泡的药物和水一起煮沸，直到水量减少到 180 ml。在月经开始前口服 3 天，连续 2 个月经周期，能有效缓解原发性痛经患者的疼痛。

七、毒理研究

贾天柱等[50]在肉豆蔻毒性考察时水煎液灌胃给药已用到 164%的浓度，达到 41 g/kg 以上，仍未见死亡。Al-Bataina BA 等[51]采用 XRFX 射线荧光法及埃姆斯试验（检查致癌物质的）对 10 种东方调味剂进行了微量元素分析和生物学研究，结果发现肉豆蔻中有以下元素：Mg、Al、Si、P、S、Cl、K、Ca、Ti、Mn、Fe、Cu 和 Zn，但含量不一样。Hallstrom 等[52]发现肉豆蔻的急性毒性很弱，以 10 mg/kg 这一剂量给大鼠灌胃未发现毒性作用。黄樟醚可能是口腔腔黏膜下纤维症的致病因素[53]。黄樟醚能够降低嗜中性粒细胞的抗菌活性和其分泌超氧化物阴离子的能力，因此抑制了嗜中性粒细胞的抗病能力，从而导致了口腔疾病的发生[54]。Chang MJ[55]用 HPLC 法对黄樟醚在尿液中的代谢产物 dihyd-roxychavlcol（DHAB）和丁香酚进行了测定，发现黄樟醚氧化物对管内皮细胞的生长和凋亡有影响，当浓度为 10 mg/L 时为抑制作用，当浓度为 100 mg/L 时是促进作用。

参考文献

[1] 代冬梅，贾天柱，徐洪亮，等. 肉豆蔻炮制及现代研究进展[J]. 中成药，2005，27(12)：1416-1421.
[2] 中国科学院中国植物志编辑委员会. 中国植物志[M]. 北京：科学出版社，1979.
[3] 王航宇，黄健，李国玉，等. 维药肉豆蔻衣的生药鉴定[J]. 时珍国医国药，2014(4)：867-868.
[4] Hattori M, Yang X W, Shu Y Z, et al. New constituents of the aril of Myristica fragras [J]. Chem Pherm Bull, 1988, 36 (2): 648.
[5] Cho J Y, Choi G J, Son S W, et al. Isolation and antifungal activity of lignans from Myristica fragrans against various plant pathogenic fungi [J]. Pest Manag Sci, 2007, 63(9): 935-935.
[6] Lee S U, Shim K S, Ryu S Y, et al. Machilin A isolated from Myristica fragrans stimulates osteoblast differentiation

[J]. Planta Medica, 2009,75(2): 152.
[7] Min B S, Cuong T D, Hung T M, et al. Inhibitory effect of lignans from Myristica fragrans on LPS-induced NO production in RAW264. 7Cells [J]. Bull Korean Chem Soc, 2011,32(11): 4059-4060.
[8] 张蕾,徐云峰,沈硕.肉豆蔻的化学成分研究[J].中国现代中药,2010,12(6): 16-19.
[9] 徐字金,高树绪,张梅,等.非洲产肉豆蔻树干乙醇萃取物的化学成分研究[J].有机化学,2007,27(10): 1254.
[10] 赵光云,王晓霞,高慧媛.肉豆蔻炮制品的化学成分分离与鉴定[J].中国现代中药,2011,13(11): 32-35.
[11] Duan L, Tao H W, Hao X, et al. Cytotoxic and antioxidative phenolic compounds from the traditional chinese medicinal plant, Myristica fragrans [J]. Planta Medica, 2009,75(11): 1241-1242.
[12] S Hada, Hattori M, Tezuka Y. New neolignans and lignans from the aril of Myristica fragrans [J]. Phytochemistry, 1988, 27(2): 563-564.
[13] Nguyen P H, Le T V, Kang H W, et al. AMP-activated protein kinase(AMPK) activators from Myristica fragrans(nutmeg) and their anti-obesity effect [J]. Bioorg Med Chen Lett, 2010,20(14): 4128-4129.
[14] 杨秀伟,黄鑫,艾合买提·买买提.肉豆蔻中新木脂素类化合物[J].中国中药杂志,2008,33(4): 397-398.
[15] Li Xiufang, Lijun Wu, Tianzhu Jia, et al. Chemical constituents from Myristica fragrans Houtt [J]. Shenyang Yaoke Daxue Xuebao, 2006,23(11): 698-701,734.
[16] 李秀芳,吴立军,贾天柱.肉豆蔻的化学成分[J].沈阳药科大学学报,2006,23(11): 698-699.
[17] M Hattori, Hada S, Kawata Y. New2,5-bis-aryl-3,4-dimethyltetrahydrofuran Lignans from the aril of Myristica fragrans [J]. Chem Pherm Bull, 1987,35(8): 3315-3316.
[18] Cuong T D, Trang T T T, Van Thu N, et al. Compounds from the seeds of Myristica fragnans and their cytotoxic activity [J]. Nat Prod Sci, 2012,18(2): 97-98.
[19] Cuong T D, Hung T M, Na M K, et al. Inhibitory effect on NO production of phenolic compounds from Myristica fragrans [J]. Bioorg Med Chen Lett, 2002,58(28): 5709-5080.
[20] 郭惠玲,侯建平,赵勤,等.肉豆蔻不同炮制品对小鼠肠推进及药物性腹泻的影响[J].陕西中医学院学报,2001,24(4): 46-47.
[21] 贾天柱.再论中药生熟的变化与作用[J].中成药,2006,28(7): 984-986.
[22] 袁子民,刘欢,王静.肉豆蔻及炮制品醇提取物的止泻及抗炎作用研究[J].时珍国医国药,2015,(12): 2910-2911.
[23] 姜美子,李莉,毛翘,等.肉豆蔻提取物对鼠性小胶质细胞的作用机制[J].中国老年学杂志,2010,30(9): 1259-1261.
[24] 姜美子,宗堪堪,李莉,等.肉豆蔻提取物对慢性缺血缺氧模型大鼠脑膜及脑组织结构损伤的影响研究[J].中华中医药学刊,2020,28(3): 1-7.
[25] Ghorbanian Davoud, Ghasemi-Kasman Maryam, Hashemian Mona, et al. Myristica Fragrans Houtt Extract Attenuates Neuronal Loss and Glial Activation in Pentylenetetrazol-Induced Kindling Model [J]. Iranian journal of pharmaceutical research: IJPR, 2019,18(2): 179-181.
[26] 袁子民,贾天柱,王静.肉豆蔻挥发油的研究进展[J].时珍国医国药,2005,16(12): 1201-1202.
[27] 韩蕾,马颖芳,袁子民.肉豆蔻挥发油的药理毒理研究[J].中华中医药学刊,2007,25(5): 900-902.
[28] 王阳,马瑞莲,马睿婷,等.蒙药肉豆蔻挥发油对大鼠心肌缺血再灌注损伤的保护作用[J].内蒙古医学院学报,2010,32(2): 124-128.
[29] 宣丽颖,汤文莉,刘月英,等.蒙药肉豆蔻对大鼠心律失常的作用[J].大家健康(下旬版),2015(2): 34.
[30] 王志远,李宏志.两种肉豆蔻挥发油对人癌细胞体外增殖影响的比较研究[J].辽宁中医杂志,2008,35(6): 847-848.
[31] 谢小梅,陈资文,陈和力,等.花椒、肉豆蔻防霉作用实验研究[J].时珍国医国药,2001,12(2): 100-101.
[32] Sohn Jong Hee, Lee Han Kyu, Jeong-Hwan Kim, et al. Protective Effects of macelignan on cisplatin-induced hepatotoxicity is associated with JNK activation [J]. Biol Pharm Bull, 2008,31(2): 273-277.
[33] 李德志,昌友权,昌喜涛,等.肉豆蔻乙醇提取物对 *D*-氨基半乳糖中毒大鼠急性肝损伤的保护作用[J].吉林工程技术师范学院学报(工程技术版),2003,19(6): 42-45.
[34] 李荣,孙建平,姜子涛.肉豆蔻精油抗氧化性能及清除自由基能力的研究[J].食品研究与开发,2009,30(11): 75-80.
[35] 王莹,杨秀伟,陶海燕,等.商品肉豆蔻挥发油成分的 GC-MS 分析[J].中国中药杂志,2004,29(4): 339-342.
[36] Vangoori Yakaiah, Dakshinamoorthi Anusha, Kavimani S. Prominent Pancreatic Lipase Inhibition and Free Radical Scavenging Activity of a Myristica fragrans Ethanolic Extract in vitro [J]. Potential Role in Obesity Treatment. Maedica, 2019,14(3): 334-345.
[37] Lestari K, Hwang J K, Kariadi S H, et al. Screening for PPAR γ agonist from Myristics fragrans Houtt seeds for the treatment of type 2 diabetes by in vitro and in vivo [J]. Med Health Sci J, 2012,12(12): 16-19.
[38] Kosti I, Petrovi O, Milanovi S. Biological activity of essential oils of zthamanta haynaldii and Myristica fragrans to gypsymoth larvae [J]. Ind Crops Prod, 2013(41): 17-18.
[39] Pillai Suthagar, Roziahanim Mahmud, Wei Cai Lee, et al. Anti-Parasitic Activity of Myristica Fragrans Houtt. Essential Oil Against Toxoplasma Gondii Parasite [J]. APCBEE Procedia, 2012(2): 92-96.
[40] Choi N H Kwon H R, Son S W, et al. Neaticidal activity of malabaricones isolated from Myristica malabarica fruit rinds against bursaphelenchus xylophilus [J]. Nematology, 2008,10(6): 801-802.
[41] Lee K E, Mun S, Pyun H B, et al. cts of macelignan isolated from Myristica fragrans(nutmeg) on expression of matrix metallo-proteinase-1 and type I procollagen in UVB-irradiated human skin fibroblasts [J]. Biol Pharm Bull, 2012,35(10): 1669-1675.
[42] Patro B S, Bauri a K, Mishra S, et al. Antioxidant activity of Myristica malabarica extracts and their constituents [J].

Journal of agricultural and food chemistry, 2005,53(17): 6912 - 6913.
[43] Adiani V, Gupta S, Chatterjee S, et al. Activity guided characterization of antioxidant components from essential oil of mutmeg(Myristica fragrans)[J]. LJ Food Sci Technol, 2015,52(1): 221 - 230.
[44] Y Cho, Kim K H, Shim J S. Inhibitory effects of macelignan isolated from Myristica fragrans Houtt. on melanin biosynthesis [J]. Biol Pharm Bull, 2008,31(5): 986 - 987.
[45] 宗伟英,肖功胜,李世升,等.肉豆蔻提取物的抗痛风作用研究[J].世界最新医学信息文摘,2016(12): 124 - 125.
[46] 南京中医药大学.中药大辞典[M].2版.上海: 上海科学技术出版社,1999.
[47] Rashed A, Lackeman Gm, Vlietinck Aj. Phamacological influence of nutmeg and nutmeg constituents on rabbit platelet function [J]. Planta Medica, 1984,50(3): 222 - 226.
[48] 中国科学医学研究所.中药志[M].北京: 人民卫生出版社,1986.
[49] 刘莉丽.决明子肉豆蔻汤治疗原发性痛经[J].中国城乡企业卫生,2019,34(12): 195 - 196.
[50] 贾天柱,李洁.肉豆蔻不同炮制品止泻作用及急性毒性比较[J].中国中药杂志,1997,22(4): 216 - 218.
[51] Al-Bataina Ba, Maslat Ao, Al-Kofahil Mm. Element analysis and biological studies on ten oriental spices using XRF and Trace Elem Med Biol [J]. J Trace Elem Med Biol, 2003,17(2): 85 - 90.
[52] Hallstrom H Thuvander A. Toxicological evaluation of myristicini [J]. Nat Toxins, 1997,5(5): 186 - 192.
[53] Shieb Dh, Chiang Lc, Shich Ty. Augmented mRNA expression of tissue inhibitor of metalloproteinase-1 in buccal mucosal fibroblasts by arecoline and safrole as a possible pathogenesis for oral [J]. Oral Oncol, 2003,39(7): 728 - 735.
[54] Hung Sl, Chen Yl, Chen Yt. Effects of safrolc on the defensive functions of human neutrophils [J]. J Periodontal Res, 2003,38(2): 130 - 134.
[55] Chang Mj, Ko Ty, Lin Rf. Biological monitoring of environment exposure to safrole and the Taiwanese betel quid chewing [J]. Arch Environ Contam Toxicol, 2002,43(4): 432 - 437.

肉 桂

肉桂为樟科樟属植物肉桂(*Cinnamomum cassia* Presl)的干燥树皮。又名牡桂、紫桂、大桂、辣桂、桂皮、玉桂、菌桂、桂、筒桂。多于秋季剥取,阴干[1,2]。

肉桂的树皮常被用作香料、烹饪材料及药材,其木材可制造家具。

肉桂为常绿乔木,高 12～17 m。树皮灰褐色,芳香,幼枝略呈四棱形。叶互生,革质;长椭圆形至近披针形,长 8～17 cm,宽 3.5～6 cm,先端尖,基部钝,全缘,上面绿色,有光泽,下面灰绿色,被细柔毛;具离基 3 出脉,于下面明显隆起,细脉横向平行;叶柄粗壮,长 1～2 cm。圆锥花序腋生或近顶生,长 10～19 cm,被短柔毛;花小,直径约 3 cm;花梗长约 5 mm;花被管长约 2 mm,裂片 6 枚,黄绿色,椭圆形,长约 3 mm,内外密生短柔毛;发育雄蕊 9 枚,3 轮,花药矩圆形,4 室,瓣裂,外面 2 轮花丝上无腺体,花药内向,第 3 轮雄蕊外向,花丝基部有 2 腺体,最内尚有 1 轮退化雄蕊,花药心脏形;雌蕊稍短于雄蕊,子房椭圆形,1 室,胚珠 1 枚,花柱细,与子房几等长,柱头略呈盘状。浆果椭圆形或倒卵形,先端稍平截,暗紫色,长 12～13 mm,外有宿存花被。种子长卵形,紫色。花期 5～7 月。果期至次年 2～3 月(图 13)。

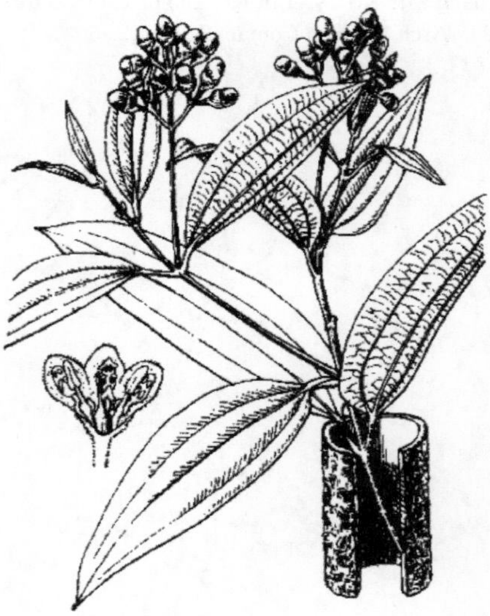

图 13　肉桂

(引自《中华本草》)

肉桂生于常绿阔叶林中,栽培于沙丘或斜坡山地。分布于福建、台湾、海南、广东、广西、云南等地的热带及亚热带地区,主产于广西、广东、云南等地。

一、生药鉴别

(一)性状鉴别

肉桂呈槽状或卷筒状,长 30～40 cm,宽或筒径 3～10 cm,厚 0.2～0.8 cm。外表面灰棕色,稍粗糙,有不规则的细皱纹和横向突起的皮孔,有的可见灰白色的斑纹；内表面红棕色，略平坦，有细纵纹，划之显油痕，质硬而脆，易折断，断面不平坦，外层棕色而较粗糙，内层红棕色而油润，两层之间有一条黄棕色的线纹（石细胞环带）。气香浓烈，味甜、辣。

（二）显微鉴别

1. 横切面

木栓细胞数列，最内层细胞外壁增厚，木化。皮层较宽厚，散有石细胞、油细胞及黏液细胞。中柱鞘部位有石细胞群，断续排列成环，外侧伴有纤维束，石细胞通常外壁较薄。韧皮部约占树皮的1/2，射线宽1～2列细胞，含细小草酸钙针晶；纤维常2～3个成束；油细胞随处可见，较韧皮薄壁细胞稍大；有黏液细胞。本品薄壁细胞含淀粉粒。

2. 粉末特征

肉桂粉末红棕色。纤维大多单个散在，长梭形，边缘微波状或有凹凸，长195～680 μm，直径24～50 μm，壁极厚，木化，纹孔不明显。石细胞类方形或类圆形，直径32～88 μm，壁厚，有的一边菲薄，少数含针晶。油细胞类圆形或长圆形，直径68～108 μm，含淡黄色油滴。草酸钙针晶较细小，长至43 μm，成束或零星散在，于射线细胞中尤多；也有结晶呈长方片状，宽至6 μm。木栓细胞表面观多角形，壁稍厚，有纹孔，有的一边较薄，常含有红棕色物质。此外，有红棕色薄壁细胞及淀粉粒等，淀粉粒细小，单粒球形或椭圆形，复粒由2～4粒分粒组成。

（三）理化鉴别

取本品粉末0.5 g，加乙醇10 ml，密塞，冷浸20 min，时时振摇，滤过，滤液作为供试品溶液。另取桂皮醛对照品，加乙醇制成每1 ml含1 μl的溶液，作为对照品溶液。照薄层色谱法试验，吸取供试品溶液　2～5 μl，对照品溶液2 μl，分别点于同一硅胶G薄层板上，以石油醚（60～90 ℃）-醋酸乙酯（17：3）为展开剂，展开，取出，晾干，喷以二硝基苯肼乙醇试液。供试品色谱中，在与对照品色谱相应的位置上，显相同颜色的斑点。

二、栽培

（一）产地环境

肉桂喜温暖湿润、阳光充足的气候，适生在沟各两旁山区丛林中。以排水良好，肥沃的砂质壤土、灰钙土或呈酸性反应（pH 4.5～5.5）的红色砂壤土为宜。

（二）生产管理

1. 整地

翻耕碎土后，作成1 m宽，15 cm～20 cm高的畦，四周宜开排水沟。

2. 采种

10～11月份果实成熟，选生长健壮的15年生以上树作为采种母树，采收当年成熟饱满的种子。

3. 种植

一般用种子育苗移植法，在种子成熟后随采随种，或用湿沙混藏，但不得超过20天，过期则丧失发芽力。用条播法，行距约15 cm，沟深3～4 cm，每隔3～4 cm播种子1粒，播种后覆土、浇水，上盖干草。苗高10 cm时，每6 cm距离留苗1株。

4. 定植

3年后苗高约1 m时，选2～3月中的阴雨天定植，行、株距2 m×3 m左右。

5. 田间管理

播种后20～40天即可发芽，此时应清除杂草，架搭荫棚，防止烈日曝晒，经常注意浇水，保持土壤湿润，防止干旱。苗高16～20 cm时，拆除荫棚，注意灌溉及施肥。造林后，每年必须除草、松土、施肥3次。

（三）病虫害防治

1. 病害

主要有苗木锈病，发现后及时清除发病的枯枝落叶，发病初期用 0.4 度左右的石硫合剂防治，每 10 天喷一次。

2. 虫害

主要有樟红天牛的幼虫，发现后可将受害部分砍去焚毁，并进行捕杀或用硫黄蒸气熏杀。袋蛾，及时摘除袋囊，集中烧毁；对幼龄虫用 90%敌百虫 700～900 倍液、80%敌敌畏 1 000～1 200 倍液喷霉；也可喷用青虫菌、苏云金杆菌、白僵菌等防治[3]。

三、化学成分

（一）挥发油

肉桂中含挥发油（桂皮油）1%～2%，主要成分为桂皮醛，占全油的 75%～85%。其他尚含有邻甲氧基肉桂醛、肉桂醇、肉桂酸、乙酸苯丙酯、冰片烯、龙脑、苯甲醛、香芹酚和香豆素等[4,5]。据各类文献报道，肉桂中已鉴定的挥发油成分在 80 种以上。Gong F 等[6]采用 GC-MS 法，分别从广东肇庆、广西玉林、云南、越南 4 个不同产地的肉桂中分析鉴定了 88、94、93、89 个挥发油成分，分别占各自总成分的 93.62%、93.39%、92.03%和 92.59%。

（二）倍半萜、二萜及其糖苷类

肉桂含有抗补体活性的瑞诺烷类二萜及其苷，是其特征性成分，如肉桂新醇（cinncassiols）A、B、C_1、C_2、C_3、D_1、D_2、D_3、D_4、E，肉桂新醇 A、B、C_1、D_2-19-*O*-*β*-*D*-葡萄糖苷，肉桂新醇 D_4-2-*O*-*β*-*D*-葡萄糖苷等。此外，从锡兰肉桂中分离得到锡兰肉桂素（cinnzeylanine）、脱水锡兰肉桂素（anhydroinnzeylanine）、脱水锡兰肉桂醇（anhydrocinnzeylanol）、锡兰肉桂醇（cinnzeylanol）等以及桂皮醇、桂皮醇葡萄糖苷、肉桂苷等成分[7～17]。

（三）黄烷醇及其多聚体

肉桂中存在多种儿茶素、表儿茶素类等单体化合物及其糖苷。如表儿茶精、表儿茶精-3-*O*-*β*-*D*-吡喃葡萄苷、表儿茶精-6-C-*β*-*D*-葡萄糖苷、表儿茶精-8-C-*β*-*D*-葡萄糖苷。

（四）多糖类

Kanari M 等[18]从肉桂中得到了一个由 *L*-阿拉伯糖和 *D*-木糖以 4∶3 的摩尔比组成的中性多糖（Cinnaman AX），分子量约为 1.0×10^6。

（五）其他

从肉桂和桂枝水提物中分离出 2 个强抗溃疡活性成分桂皮苷（cinnamoside）、肉桂苷（cassioside）。另外研究发现 3-(2-羟基苯基)丙酸及其 *O*-葡萄糖苷、3,4,5-三羟基苯酚-*β*-*D*-洋芫荽糖(1→6)-*β*-*D*-吡喃葡萄糖苷以及 *β*-谷甾醇、原儿茶酸、香荚兰酸、紫丁香酸、*D*-葡萄糖等成分。肉桂中尚含有 Ca、Cu、Fe、Mg、Zn、Sr、V、Cd、Cr、Co、Al、Mn、Mo、Ni、P、Pb、As、Se 等 18 种微量无机元素[19]。

四、药理作用

（一）抗菌

据文献报道，肉桂对体内和体外的细菌均有抑制作用。被抑制的微生物中既有细菌又有真菌，其中真菌对肉桂油最敏感。既有革兰阳性菌又有革兰阴性菌，且对革兰阳性菌较革兰阴性菌的抑制作用为强。因此，肉桂具有广谱抑菌作用。

顾仁勇等[20]在肉桂精油抑菌及抗氧化作用的研究中，证明肉桂精油对细菌、真菌和酵母均有很强的抑制作用，其抑制效果由强至弱为：真菌＞酵母＞细菌。肉桂精油的抑菌效果与 pH 有关,在酸性条件下的抑菌效果最好,随着 pH 升高效果有所减弱。

肉桂油对细菌的抑制力与尼泊金乙酯等无显著差异,但对自然污染的霉(酵母)菌的抑制力却明显优于尼泊金乙酯[21],能显著抑制黑曲霉的菌丝生长和孢子形成[22],肉桂油与两性霉素 B 合用,能显著降低两性霉素对白念珠菌最低抑菌浓度 *MIC* 80%的值[23]。王刚生等[24]研究表明肉桂油对烟曲霉、黄曲霉临床菌株和标准菌株均有较强的抑菌作用和杀菌作用,与氟康唑相比,氟康唑对曲霉菌无明显的抗菌活性。

2001 年,美国堪萨斯州立大学微生物学研究人员发现了肉桂的灭菌作用,实验证明肉桂可以杀死注入苹果汁中 95%的大肠埃希菌。他们初步认为肉桂中有一种可以杀灭细菌的天然化合物[25]。另有实验显示肉桂中肉桂醛(cinnamaldehyde)每碟 200 μg,具有最强的抑制活性,抑菌圈大于 90 mm,提示肉桂醛可能是肉桂中抗幽门螺杆菌的最主要成分。近期的研究也表明,肉桂醛的抗菌能力与肉桂油基本相等,表明肉桂油的广谱抗菌效能应归功于肉桂醛[26]。

文献报道表明,肉桂水煎剂体外对大肠埃希菌、痢疾志贺菌、伤寒沙门菌、金黄色葡萄球菌、表皮葡萄球菌、白念珠菌都有明显的抑菌作用[27]。其煎剂、乙醇或乙醚浸出液对许氏毛癣菌等多种致病性皮肤真菌有很强的抑制作用[28],桂皮油、桂皮醛、桂皮酸、桂皮丁香酚等均具有较强的杀菌效力。肉桂醛对 8 种酵母及酵母样真菌,7 种皮癣菌及 4 种深部真菌皆有一定的抑菌和杀菌作用。扫描和透射电镜观察表明,肉桂对白假丝酵母菌、石膏毛癣菌和申克氏孢子丝菌有较强破坏作用,见菌外形改变及细胞壁破损[29]。

(二) 对血液和心血管系统的影响

1. 扩张血管

肉桂有助于心阳的功效,作用于心血管系统具有扩张血管作用,尤其是改善血管末梢循环作用,可对末梢血管有持续性扩张[30]。肉桂水煎液对全身血管有扩张作用,肉桂中的主要成分桂皮醛对平滑肌有罂粟碱样作用,可使外周血管扩张,血压下降,缓解肢体疼痛。肉桂水煎剂,甲醇提取物水溶液或单体桂皮酸、香豆素有预防静脉或动脉血栓形成的作用,也能增加离体心脏冠脉流量,亦表明肉桂可扩张外周血管、降低血压。在对兔子离体心脏实验中,发现桂皮油对心脏有抑制作用,也具有持续扩张末梢血管的作用[31]。

肉桂不仅对体内血管有很好的扩张作用,而且对冠状动脉和脑血管也有扩张作用。在方琴[32]报道中记载麻醉犬静脉注射肉桂注射液 1~2 min 后冠状动脉和脑血流量明显增加,血管阻力下降,说明该药对冠状动脉和脑血管有短暂的扩张作用。

2. 降血压

肉桂有"引火归元"的功效,从现代药理学来解析,肉桂能扩张毛细血管而使血压下降[33]。肉桂与附子配伍,能使原来功能降低的肾上腺素趋向正常,并通过此种作用导致血压下降。邝安堃等[34]研究表明,肉桂能明显减少肾上腺再生高血压模型大鼠的血压和尿醛固酮排出,显著增加纹状体和下丘脑的脑啡肽含量,改善主动脉内膜的高血压性损害。

3. 抗血小板凝聚

黄敬群等[35]通过研究桂皮醛在体内的抗凝实验,证实了桂皮醛良好的体外抗血小板聚集和体内抗血栓形成。实验结果表明,桂皮醛是一种有开发前途的抗血栓药物。据陈一等[36]报道,肉桂能抑制腺苷二磷酸诱导大鼠血小板聚集,体外有抗凝作用,不影响纤维蛋白溶解活性,提示肉桂可能有预防静脉或动脉血栓的作用。董万超[31]报道,肉桂水煎液、甲醇提取液或单体桂皮酸、香豆素有预防静脉或动脉血栓形成的作用,也能增加离体心脏冠状动脉流量;肉桂提取物存试管内或静脉注射,均能明显抑制腺苷二磷酸二钠诱导的大白鼠血小板聚集。刘江云等[37]报道,肉桂醛、肉桂酸均具有抑制血小板聚集和抗凝血酶作用。

（三）对消化系统的影响

1. 抗溃疡

肉桂水提物和醚提物对小鼠水浸应激型溃疡和0.6 mmol/L盐酸引起的大鼠胃溃疡有显著的抑制作用，醚提物能显著抑制消炎痛加乙醇型胃溃疡的发生率[38]；桂皮和桂丁水提取物对大鼠应激性胃溃疡、5-羟色胺皮下注射引起的胃溃疡和半胱氨酸诱发的十二指肠溃疡均有显著的抑制作用。从肉桂和桂枝水提物中分离出5个强抗溃疡活性成分桂皮苷（cinnamoside）、肉桂苷（cassioside）、3-(2-羟基苯基)丙酸及其*O*-葡萄糖苷，3,4,5-三羟基苯酚-*β*-*D*-洋芫荽糖(1→6)-*β*-*D*-吡喃葡萄糖苷，其中桂皮苷在极低剂量时（0.15 μg/kg）对多种溃疡模型呈强抑制作用。桂皮苷对70%乙醇、0.2N氢氧化钠和5-羟色胺引起的大鼠胃溃疡、吲哚美辛溃疡、保泰松溃疡、应激性溃疡均有明显抑制作用，能增加胃黏膜血流量，并能抑制乙醇所致的胃黏膜电位差的降低。肉桂中的脂溶性抗溃疡活性成分是肉桂醛和邻甲氧基肉桂醛[39]。

2. 止泻

肉桂水提物对蓖麻油和番泻叶引起的小鼠腹泻有明显的抑制作用，醚提物对蓖麻油致小鼠腹泻有明显的抑制作用，但对番泻叶致小鼠腹泻无作用。药理研究证明肉桂具有温里散寒，止痛止泻的效果，使胃肠功能失调得到改善。

3. 对肠胃运动的影响

桂皮对离体兔空肠活动有兴奋作用，可使其收缩振幅明显增大。桂皮油不仅能促进唾液及胃液分泌，增强消化功能，并能解除胃肠平滑肌痉挛，缓解肠道痉挛性疼痛。对减弱的胃肠功能有促进胃肠蠕动，排除腹中胀气以及芳香健胃作用。桂皮醛对抗乙酰胆碱或组胺所致的离体肠管痉挛，呈现类似罂粟碱样作用。

4. 对肝胆功能的影响

肉桂水提物、醚提物和桂皮油十二指肠给药能明显促进麻醉大鼠的胆汁分泌流量，具有明显的利胆作用。但肉桂水提物、醚提物对CCl_4诱发的大鼠急性肝损伤的SGPT和SCOT升高无明显影响[38]。

（四）抗肿瘤

桂皮酸是调节植物细胞生长和分化的激素，在美国等国家作为植物添加剂已有很长的历史，但近年研究发现桂皮酸能抑制人胶质母细胞瘤、黑色素瘤和激素不敏感的前列腺癌等细胞系的增殖，对高转移人肺癌细胞恶性表型有逆转和抑制侵袭作用，能诱导人肺腺癌细胞、人肝癌细胞、人早幼粒白血病细胞等的分化，是一种对多种细胞有分化作用的天然分化诱导剂[40]。小鼠长期服用肉桂醛类可延缓肝癌的发生[41]。肉桂酸的一些衍生物也有一定的生物活性，研究表明以肉桂酸为载体的桂皮酰胺类衍生物有抗惊厥、抗癫痫的活性[42,43]。肉桂醛可抑制肿瘤细胞的增殖，其机制是导致活性氧簇(ROS)介导线粒体膜渗透性转换并促使细胞色素C释放[44]。

（五）对神经递质的影响

小鼠的脑M受体增多，而更新速率减慢。肉桂与附子的复方能使甲减小鼠脑M受体数减少，M受体更新速率增快，因而促进了甲减小鼠脑M受体的生成和降解。肉桂与附子还可使可的松所致阳虚大鼠和正常大鼠的多巴胺均有升高作用。

（六）解热、镇痛

桂皮醛能明显提高小鼠对热刺激的痛阈，并能显著抑制乙酸所致的小鼠扭体次数，桂皮水提物能显著延迟热刺激痛觉反应时间[38]。肉桂油中含有的肉桂醛对小鼠有明显的镇静作用；对小鼠正常体温和用伤寒、副伤寒混合疫苗引起的人工发热均有降温作用；对刺激引起发热的家兔，肉桂醛及桂皮酸钠均有解热作用。肉桂的调节作用是双向的，既能使体温低下的动物体温升高，也能使体温升高的动物体温降低，对中枢神经具抑制作用的同时，还表现某种兴奋作用，可以逆转利血平引起的低体温成高体温，并能持续。

（七）降血糖、降血脂

肉桂水提取物可抑制地塞米松阳虚小鼠的胸腺萎缩和肾上腺中胆固醇升高，甲醇提取物能使大鼠肾脏 β-肾上腺素能受体的最大结合容量由正常转变为亢进；肉桂能提高雄性大鼠血浆睾酮水平并降低血浆三碘甲状腺原氨酸水平，但不影响血浆皮质酮水平。用大鼠附睾脂肪细胞实验发现肉桂能增强胰岛素活性 3 倍以上，有显著降低四氧嘧啶糖尿病小鼠的血糖作用。体内实验和体外实验均证实肉桂提取物有直接的抗糖尿病的作用。肉桂中原花青素成分具有抗糖尿病的药理作用[45]。Chen Liang 等[46]对小鼠的肝脏胰腺以及脂肪组织研究表明肉桂提取物能够提升在脂肪组织和肝脏的脂质积累，柴桂提取物可以提高血液和胰腺中的胰岛素浓度。

糖尿病常伴有脂质代谢紊乱以及高脂血症，多项实验结果表明，中药肉桂在降血糖的同时还能降低血脂，提示肉桂对糖尿病及其并发症的防治具有一定的作用。Kim 等[47]研究发现肉桂提取物在小鼠给药 2 周后，在显著降低 db/db 型小鼠的血糖水平同时，三酰甘油、总胆固醇、肠内 α-糖苷酶活性亦明显降低。

（八）调节免疫

从桂皮中分离得到的阿拉伯木聚糖 AX，能促进小鼠网状内皮系统的吞噬功能。腹腔注射肉桂水提取物能明显抑制小鼠对炭粒的廓清指数、溶血素生成和幼年小鼠脾脏重量，但对大鼠被动皮肤过敏反应无明显影响[48]。肉桂水提物能抑制网状内皮系统吞噬功能和抗体形成，然而肉桂多糖却有增强网状内皮系统功能的作用。对其抗炎机制的研究表明肉桂醛及其衍生物主要是通过抑制 NO 的生成而发挥抗炎作用，反式肉桂醛更有希望发展成一种新型的 NO 抑制剂[49,50]。

补体系统是人体重要的免疫防御系统之一。肉桂中的二萜类成分就有抗补体作用。瑞诺烷类二萜类成分为新型的细胞肌浆内 RyR 型钙离子通道受体激活剂。RyR 受体参与调控细胞内钙水平，并参与血管收缩、神经递质释放、内源性 NO 递质的产生、细胞凋亡等生理活动，这都与器官功能减退、人体衰老等生理病理情况有关[51]。

（九）抗醛糖还原酶

Hoi-Seon Lee[52]研究比较了肉桂醇、反式桂皮酸、丁香酚、肉桂醛等抑制晶状体醛糖还原酶的活性，发现肉桂醛有较强的作用，其 IC_{50} 为 3 μg/ml，而肉桂醇、反式桂皮酸、丁香酚等对醛糖还原酶只呈现微弱的抑制作用。提示肉桂醛可作为一个有效的抑制醛糖还原酶的先导化合物和药物。

（十）抗氧化

桂皮中含强天然抗氧化组分属亲脂性的萜烯类化合物。桂皮中强抗氧化组分虽然不属于典型酚型抗氧化剂，但它含有强抗氧化剂所具备的羟基(－OH)，>C=O 及共轭体系，其能释放 H·(氢自由基)，并通过>C=O 的强电负性使－OH 转变的－O·的电子云分散到共轭体系上，当体系有 H^+ 存在时，又重新成为－OH[53]。刘江云等[37]报道，肉桂醇提物具有很强的抑制脂质过氧化活性，主要有效成分是肉桂醛，肉桂热水提取物能抑制或消除与衰老、炎症、癌症、动脉硬化、糖尿病等有关的活性氧自由基。

（十一）抗炎

肉桂的热水提取物活性成分为多酚类成分以及肉桂醛及其衍生物都具有一定的抗炎的作

用，其发挥抗炎作用的机制主要是通过抑制 NO 的生成，同时反式肉桂醛也将有望成为未来的新型 NO 抑制剂[19]。

（十二）其他

现代药理研究证实，交泰丸（由黄连和肉桂两味药组成）古方在失眠、糖尿病、心律失常、抑郁症及各类慢性炎症与妇科疾病的治疗方面，均有显著功效[54]。

肉桂提取物除了上述药理活性之外，还具有止咳、治疗神经系统疾病以及抑制晚期糖基化终末产物（advancedglycationend products，AGEs）形成等活性。AGEs 与衰老、阿尔茨海默病（alzheimer disease，AD）及动脉粥样硬化的发生、发展有着密切的关系[55]。

侯仙明等[56]利用小鼠哮喘模型观察肉桂的镇咳、平喘机制，发现肉桂能够通过显著降低小鼠血清中的白细胞介素 2 和 5（IL-2、5）的含量，减少内皮素（ET）的分泌，以及抑制内源性一氧化氮和 IL-5 的分泌等，达到舒张支气管和减轻炎症反应的作用。

AD 是一种中枢神经系统退行性疾病，AD 老年斑的核心成分是 β-淀粉样蛋白多肽聚合物（Aβ）[55]。Frydman-Marom A 等[57]从肉桂皮中提取出一种天然化合物 CEppt，该化合物能够显著减少毒性 Aβ 聚合物的形成与沉淀，且在体外能有效抑制神经嗜铬细胞瘤（PC12）细胞的活性。给予 AD 转基因小鼠口服 100 μg/ml CEppt 化合物 4 个月后，发现小鼠脑内 56 kDa Aβ 聚合物水平明显降低，其认知行为也发生了较为明显的改善。

从肉桂中提取分离的酚类化合物，如表儿茶素、儿茶酸和原花青素 B_2 等能够显著抑制 AGEs 的形成[58]。而 AGEs 与单核细胞表面特异性受体结合可产生一系列的病理学作用，导致慢性肾衰竭患者远期并发症如心血管病变、动脉粥样硬化及透析相关性淀粉样变的发生和发展[55]。

五、临床应用

（一）肠胃炎

治疗浅表萎缩性胃炎、胃隐痛、食欲不振，中医辨证属脾胃虚寒者；自拟肠复汤（党参、黄芪、茯苓、白术、益智仁、肉桂、干姜、黄连、云木香、莪术、白芥子、炙甘草等）治疗慢性非特异性溃疡性结肠炎，15 天为 1 个疗程，若 1 个疗程不愈，可续服第 2 个疗程，有明显疗效[59]。治疗慢性腹泻、大便稀薄且泡沫状、腹痛热敷后能痛缓，且中医辨证属脾肾阳虚者。

（二）关节炎

治疗类风湿关节炎、骨关节炎、双膝滑囊积液，属于中医历节、鹤膝风者。自拟方（独活、寄生、杜仲、淫羊藿、牛膝、秦艽、细辛、肉桂等）口服，结合外洗方（闹羊花、生川乌、生草乌、制马钱子、细辛、雷公藤等）外洗治疗膝骨性关节炎，该方具有抗炎消肿止痛，迅速控制病情，明显缓解症状的功效[60]。采用右归饮加减（黄芪、熟地、山药、山茱萸、枸杞、杜仲、白芷、全蝎、制附子、肉桂、制乳香、没药、生熟薏仁、甘草）为主，加西药（氨甲蝶呤、吲哚美辛、地塞米松）治疗类风湿关节炎，该方法对类风湿关节炎具有缓解症状，改善体征及功能障碍的功效[61]。

（三）支气管炎

治疗老慢支、肺气肿、慢性感染、轻度肺水肿之咳嗽、泡沫状痰液、气喘，胸膜炎、心包炎及胸腔积液、心包积液，属于中医痰饮，辨证为病脾肾阳虚、寒饮积滞者。自拟参茸肉桂胶囊加健脾化痰汤治疗慢性支气管炎，参茸肉桂胶囊加健脾化痰汤治疗慢性支气管炎疗效肯定[62]。

（四）支气管哮喘

取肉桂粉 1 g，加入无水乙醇 10 ml，静置 10 h

后取上清液0.15～0.3 ml加2%普鲁卡因至2 ml混匀，注入两侧肺俞穴，每穴1 ml。对合并气管炎而咳嗽咯痰者曾给予一些祛痰剂，如桔梗、川贝、紫菀、百部、白前根等。一般注射后会感到肺俞处及胸廓有熏热感或喉部发干，偶诉呼吸有肉桂味，或有轻微酸痛向背部放射，个别注射局部有雀蛋大小微隆起的结块，有轻微压痛，一般经1周左右即消失，凡哮喘合并进展期肺结核，或心脏功能代偿不全及高度衰弱者，均忌用[62]。

（五）高血糖、高血脂

含肉桂的金匮肾气丸治疗阴阳两虚型2型糖尿病有明显疗效。Alam Khan等[63]在临床上，对2型糖尿病患者用药进行研究，表明肉桂可使低密度脂蛋白(LDL)、三酰甘油、总胆固醇水平明显下降($p<0.05$)，对高密度脂蛋白无明显影响。

（六）老年病

方力行等[64]对1911年前的500多种主要中医古籍统计发现，心痛病证治疗中肉桂使用频率高达33.6%，高于平均频数10多倍。肉桂粉治疗脾肾阳虚证中风患者60例，有效率为96.4%，未发生严重不良反应，表明肉桂粉治疗中风患者疗效好，安全性高，值得推广[65]。此外，在老年病防治中，单味药可应用于老人冷气心痛与2型糖尿病。报道较多的肉桂复方则有交泰丸、滋肾通关丸、苏子降气汤、右归丸、金匮肾气丸、十全大补汤、伤湿止痛膏等。其中，金匮肾气丸在高血压、糖尿病、前列腺肥大、支气管哮喘、慢性支气管炎、老年性骨质疏松、老年性腰腿疼痛等诸多疾病中有着良好的疗效，被广泛应用于老年病的防治和中老年人的保健。

（七）食疗附方

1. 肉桂红糖茶

肉桂3～6 g，红糖12 g。水煎去渣，分2次温服，可治妇女产后腹痛；在月经前用肉桂3 g，山楂肉9 g，红糖30 g，适量水煎煮3～5 min，分2次服下，可治月经来潮时腹胀痛。

2. 肉桂粉

肉桂3 g，研细末。每天2次，温水送服，可治疗胃气胀，胃寒痛。将肉桂粉末加入菜中烹调，有助于控制血糖和胆固醇。

3. 羊肉肉桂汤

将6 g肉桂放在0.5 kg左右的炖肉中，炖熟之后，无论吃肉还是喝汤，都可以起到温中健胃、暖腰膝的作用。

4. 肉桂膏

肉桂6 g，丁香6 g。共研细末，放入膏药中，贴患儿肚脐，可治疗小儿腹泻。

5. 肉桂附子鸡蛋汤

肉桂3 g，附子9 g，鸡蛋1个。水煎肉桂、附子，去渣后，打入鸡蛋，熟后食蛋饮汁，每日2次。可治疗白带过多[66]。

（八）其他

临床上肉桂还用于治疗脾胃虚寒、功能性腹泻、消化不良性腹泻脘腹冷痛及小儿脾虚流涎等症。

六、毒理研究

肉桂醛对小鼠的LD_{50}，静脉注射为132 mg/kg，腹腔注射为610 mg/kg，灌胃为2 225 mg/kg。肉桂煎剂小鼠静脉注射的LD_{50}为18.48 g(生药)/kg±1.80 g(生药)/kg。桂皮醛对小鼠静脉注射、腹腔注射、灌胃的LD_{50}分别为132 mg/kg、610 mg/kg、2 225 mg/kg，小剂量的桂皮醛使动物运动抑制；大量则引起强烈痉挛，运动失调，呼吸急迫，最终麻痹而死。桂枝浸液小鼠腹腔注射LD_{50}为624.7 mg/kg(白昼给药)，子夜给药组的LD_{50}为773.6 mg/kg[2]。桂皮油6～18 g可致狗死亡，死后见胃肠道黏膜发炎与腐蚀现象[2]。

将肉桂油系列浓度提取物分别给予小鼠一次性灌胃，中毒反应情况第3组给药后3 h内静伏少动，动物出现昏睡，但易被惊醒而恢复正常活动，之后正常；第1组持续8 h，第2组持续5 h；第4、5、6组未见此现象发生。肉桂挥发油的 LD_{50} 为5.083 1 g/kg（相当于236.532 3 g原生药/kg）[67]。而程慧娟等[68]在综述中指出，由肉桂胚乳加工制成的肉桂胶的急性口服毒性较低，在亚慢性、繁殖和生长毒性研究中也未见明显的副作用，实验结果提示，肉桂挥发油毒性较低，临床用药安全可靠。

参考文献

[1] 国家药典委员会.中华人民共和国药典：第一部[M].北京：中国医药科技出版社，2010.
[2] 国家中医药管理局《中华本草》编委会.中华本草：第三册[M].上海：上海科学技术出版社，1999.
[3] 孟凡庭，翟斌生，童其刚.肉桂栽培[J].安徽林业，2002(6)：15.
[4] 韩亚明，蒋林，黄正恩，等.广西、云南产肉桂油化学成分及分子蒸馏技术纯化研究[J].中南药学，2005，(4)：215－218.
[5] 黄亚非，黄际薇，陶玲，等.不同树龄肉桂挥发油的成分比较[J].中山大学学报（自然科学版），2005(1)：82－85.
[6] Gong F, Y-Z Liang, Q-S Xu, et al. Gas chromatography-mass spectrometry and chemometric resolution applied to the determination of essential oils in Cortex Cinnamomi [J]. Journal of Chromatography A, 2001,905(1)：193－205.
[7] Ngoc T M, D T Ha, I S Lee, et al. Two new diterpenes from the twigs of Cinnamomum cassia [J]. Helvetica Chimica Acta, 2009,92(10)：2058－2062.
[8] González-Coloma A, D Terrero, A Perales, et al. Insect antifeedant ryanodane diterpenes from Persea indica [J]. Journal of agricultural and food chemistry, 1996,44(1)：296－300.
[9] Gonzalez-Coloma A, M G Hernandez, A Perales, et al. Chemical ecology of canarian laurel forest：Toxic diterpenes from Persea indica (Lauraceae) [J]. Journal of chemical ecology, 1990,16(9)：2723－2733.
[10] Isogai A, S Murakoshi, A Suzuki, et al. Chemistry and biological activities of cinnzeylanine and cinnzeylanol, new insecticidal substances from Cinnamonum zeylanicum Nees [J]. Agricultural and Biological Chemistry, 1977,41(9)：1779－1784.
[11] Barreiros M L, J P David, J M David, et al. Ryanodane diterpenes from two Erythroxylum species [J]. Phytochemistry, 2007,68(13)：1735－1739.
[12] Fraga B M, D Terrero, C Gutiérrez, et al. Minor diterpenes from Persea indica：their antifeedant activity [J]. Phytochemistry, 2001,56(4)：315－320.
[13] Nohara T, Y Kashiwada, I Nishioka. Cinncassiol E, a diterpene from the bark of Cinnamomum cassia [J]. Phytochemistry, 1985,24(8)：1849－1850.
[14] Nohara T, Y Kashiwada, T Tomimatsu, et al. Two novel diterpenes from bark of Cinnamomum cassia [J]. Phytochemistry, 1982,21(8)：2130－2132.
[15] Nohara T, Tokubuchi N, Kuroiwa M, et al. The constituents of Cinnamomi Cortex. III. Structures of cinncassiol B and its glucoside [J]. Chemical and pharmaceutical bulletin, 1980,28(9)：2682－2686.
[16] Nohara T, I Nishioka, N Tokubuchi, et al. The Constituents of Cinnamomi Cortex. 2. Cinncassiol-C, A Novel Type of Diterpene From Cinnamomi Cortex [C]. Chem Pharm BuU (Tokyo) 1980(28)：1969－1970.
[17] Yagi S, Tokubuchi N, Nohara T, et al. The constituents of cinnamomi cortex. I. Structures of cinncassiol A and its glucoside [J]. Chemical and pharmaceutical bulletin, 1980,28(5)：1432－1436.
[18] Kanari M, Tomoda M, Gonda R, et al. A reticuloendothelial system-activating arabinoxylan from the bark of Cinnamomum cassia [J]. Chemical and pharmaceutical bulletin, 1989,37(12)：3191－3194.
[19] 李宝国，李峰.肉桂中18种无机元素的含量测定[J].山东中医杂志，2009(12)：873－874.
[20] 顾仁勇，傅伟昌，李佑稷，等.肉桂精油抑菌及抗氧化作用的研究[J].食品研究与开发，2008(10)：29－32.
[21] 张子扬，苏崇贤，陈定强.紫苏油、桂皮油与常用防腐剂抑菌力的比较[J].中国中药杂志，1990(2)：31－33，62－63.
[22] Pawar V, V Thaker. In vitro efficacy of 75 essential oils against Aspergillus niger [J]. Mycoses, 2006,49(4)：316－323.
[23] Giordani R, P Regli, J Kaloustian, et al. Potentiation of antifungal activity of amphotericin B by essential oil from Cinnamomum cassia [J]. Phytotherapy Research, 2006,20(1)：58－61.
[24] 王刚生，姜少灏，邓洁华.肉桂油抗曲霉菌活性实验[J].河北医科大学学报，2007(6)：447－448.
[25] 曾正渝，兰作平.肉桂的研究现状及应用进展[J].现代医药卫生，2007(1)：59－60.
[26] Ooi L S, Y Li, S-L Kam, et al. Antimicrobial activities of cinnamon oil and cinnamaldehyde from the Chinese medicinal herb Cinnamomum cassia Blume [J]. The American journal of Chinese medicine, 2006,34(3)：511－522.
[27] 邱世翠，李连锦，刘云波，等.肉桂体外抑菌作用研究[J].时珍国医国药，2001(1)：13.
[28] 席丽艳，李鹤玉，卢玉娟，等.肉桂醛体外抗真菌作用初探[J].中华皮肤科杂志，1989，22(1)：24－27.
[29] 邱世翠，彭启海.肉桂体外抑菌作用研究[J].时珍国医国药，2001，12(1)：13.
[30] 细野史郎.汉方药理[J].汉方与临床，1997(24)：74－76.
[31] 董万超.肉桂的利用及药理作用[J].特种经济动植物，2001(6)：43.

[32] 方琴.肉桂的研究进展[J].中药新药与临床药理,2007(3):249-252.
[33] 贾福华.仙鹤草镇咳和肉桂降压[J].上海中医药杂志,1981(6):10.
[34] 邝安堃,顾德官,宋代军,等.中医阴阳的实验性研究(Ⅴ)附子、肉桂对肾上腺再生高血压大鼠的作用[J].中西医结合杂志,1986(6):326,353-356.
[35] 黄敬群,罗晓星,王四旺,等.桂皮醛对抗血小板聚集和血栓形成的特点[J].中国临床康复,2006(31):34-36.
[36] 陈一,钟正贤,黄凤娇.中药肉桂的药理研究(第一报)——对血液和心血管系统的影响[J].中药通报,1981(5):32-34.
[37] 刘江云,杨世林,徐丽珍.樟属植物的化学和药理研究概况[J].国外医学·中医中药分册,2001(1):7-12.
[38] 朱自平,张明发,沈雅琴,等.肉桂的温中止痛药理研究[J].中国中药杂志,1993(9):553-557,574-575.
[39] 张明发,沈雅琴.肉桂的药理作用及温里功效[J].陕西中医,1995(1):39-42.
[40] 王涛,金戈,王淑梅,等.肉桂酸对人肺腺癌细胞诱导分化的实验研究[J].癌症,2000(8):782-785.
[41] Moon E-Y, M-R Lee, A-G Wang, et al. Delayed occurrence of H-ras12V-induced hepatocellular carcinoma with long-term treatment with cinnamaldehydes [J]. European journal of pharmacology, 2006,530(3): 270-275.
[42] 杨慧,王国成,蒋洪,等.取代桂皮酰胺类衍生物的合成[J].内蒙古医学院学报,1999(3):188-189.
[43] 程石泉,杨慧,王国成,尹琴.桂皮酰胺类衍生物的合成[J].内蒙古医学院学报,1996(1):27-29.
[44] Ka H, H-J Park, H-J Jung, et al. Cinnamaldehyde induces apoptosis by ROS-mediated mitochondrial permeability transition in human promyelocytic leukemia HL-60 cells [J]. Cancer letters, 2003,196(2): 143-152.
[45] Anderson R A, C L Broadhurst, M M Polansky, et al. Isolation and characterization of polyphenol type-A polymers from cinnamon with insulin-like biological activity [J]. Journal of agricultural and food chemistry, 2004,52(1): 65-70.
[46] Chen L, P Sun, T Wang, et al. Diverse mechanisms of antidiabetic effects of the different procyanidin oligomer types of two different cinnamon species on db/db mice [J]. Journal of agricultural and food chemistry, 2012,60(36): 9144-9150.
[47] Kim S H, S H Hyun, S Y Choung. Anti-diabetic effect of cinnamon extract on blood glucose in db/db mice [J]. Journal of ethnopharmacology, 2006,104(1): 119-123.
[48] 曾雪瑜,陈学芬,韦宝伟.肉桂提取物对免疫功能影响的研究[J].广西医学,1984(2):62-64.
[49] Lee S H, S Y Lee, D J Son, et al. Inhibitory effect of 2′-hydroxycinnamaldehyde on nitric oxide production through inhibition of NF-κB activation in RAW 264.7 cells [J]. Biochemical pharmacology, 2005,69(5): 791-799.
[50] Lee H-S, B-S Kim, M-K Kim. Suppression effect of Cinnamomum cassia bark-derived component on nitric oxide synthase [J]. Journal of agricultural and food chemistry, 2002,50(26): 7700-7703.
[51] Sutko J L, J A Airey, W Welch, et al. The pharmacology of ryanodine and related compounds [J]. Pharmacological Reviews, 1997,49(1): 53-98.
[52] Lee H-S. Inhibitory activity of Cinnamomum cassia bark-derived component against rat lens aldose reductase [J]. J Pharm Pharm Sci, 2002,5(3): 226-230.
[53] 石阶平,韩雅珊,蒋修学.桂皮中天然抗氧化剂的提取及应用[J].北京农业大学学报,1995(4):365-369.
[54] 高树明,李沛纯,杨帅,等.试从心肾不交论交泰丸临床辨治[J].天津中医药大学学报,2016(2):73-76.
[55] 吴修富.肉桂提取物的主要化学成分及药理活性研究进展[J].中国药房,2015(24):3454-3456.
[56] 侯仙明,王文智,王亚利,等.肉桂对哮喘模型豚鼠血清中IL-2、5的影响[J].中国中医基础医学杂志,2009(7):543-544.
[57] Frydman-Marom A, A Levin, D Farfara, et al. Orally administrated cinnamon extract reduces β-amyloid oligomerization and corrects cognitive impairment in Alzheimer's disease animal models [J]. PloS one, 2011,6(1): e16564.
[58] Peng X, J Ma, J Chao, et al. Beneficial effects of cinnamon proanthocyanidins on the formation of specific advanced glycation endproducts and methylglyoxal-induced impairment on glucose consumption [J]. Journal of agricultural and food chemistry, 2010,58(11): 6692-6696.
[59] 刘岩,吴立明.自拟肠复汤治疗慢性非特异性溃疡性结肠炎42例[J].辽宁中医杂志,2007,34(8):1105-1106.
[60] 庞学丰,马晓露.中药内外合治膝骨性关节炎86例[J].陕西中医,2003,24(9):803-804.
[61] 刘洪波.中西医结合治疗类风湿性关节炎60例[J].陕西中医,2003,24(3):208-209.
[62] 张宗林,符学新.参茸肉桂胶囊加健脾化痰汤治疗慢性支气管炎60例[C]//全国中医内科肺系病第十四次学术研讨会论文集.内蒙古海拉尔.2010.
[63] Khan A, M Safdar, M M A Khan, et al. Cinnamon improves glucose and lipids of people with type 2 diabetes [J]. Diabetes care, 2003,26(12): 3215-3218.
[64] 方力行,何燕,金志刚.肉桂治心痛的使用频率及小复方应用[J].山东中医杂志,2004,23(9):557-559.
[65] 徐洛邦,周文辉,彭秀芳,等.中风患者人用肉桂粉治疗的效果体会[J].当代医学,2014(4):156-156,157.
[66] 李艳,苗明三.肉桂的化学、药理及应用特点[J].中医学报,2015(9):1335-1337.
[67] 刘冬恋,马松涛,曾仁勇,等.肉桂挥发油对小鼠的半数致死量测定[J].西南国防医药,2010(5):481-482.
[68] 程慧娟,刘砚亭.肉桂胶的特性及其毒理学研究进展(综述)[J].中国食品卫生杂志,1999,11(5):49-51.

血　竭

血竭为棕榈科植物麒麟竭(*Daemonorops draco* Blume)果实及树干中的树脂。采取果实，置蒸笼内蒸煮，使树脂渗出；或取果实捣烂，置布袋内，榨取树脂，然后煎熬成糖浆状，冷却凝固成块状。亦有将树干砍破或钻以若干小孔，使树脂自然渗出，凝固而成。别名血竭花(《中国药典》)、海蜡(侯宁极《药谱》)、麒麟血(《圣惠方》)、木血竭(《滇南本草》)[1]。

麒麟竭，多年生常绿藤本，长达 10～20 m。茎被叶鞘并遍生尖刺。羽状复叶在枝梢互生，在下部有时近对生；小叶互生，线状披针形，长 20～30 cm，宽约 3 cm，先端锐尖，基部狭，脉 3 出平行；叶柄及叶轴具锐刺。肉穗花序，开淡黄色的冠状花，单性，雌雄异株；花被 6，排成 2 轮；雄花雄蕊 6，花药长锥形；雌花有不育雄蕊 6，雌蕊 1，瓶状，子房略呈卵状，密被鳞片，花柱短，柱头 3 深裂。果实核果状，卵状球形，径 2～3 cm，赤褐色，具黄色鳞片，果实内含深赤色的液状树脂，常由鳞片下渗出，干后如血块样。种子 1 颗。

麒麟竭分布于印度尼西亚、马来西亚、伊朗；我国广东、台湾亦有种植[2]。

一、生药鉴别

长期以来，我国的血竭资源依赖于从印度尼西亚、印度、马来西亚等地进口，直到 20 世纪 70 年代，我国中药工作者和植物工作者在云南、广西等地发现了可替代资源龙血竭[3,4]，但血竭与龙血竭植物来源不同，两者在化学成分和药理作用等方面均存在着一定的差别。而目前临床多用龙血竭代替血竭使用，虽然两者功能主治相似，但疗效仍然有别，一些医药工作者也易混淆两种药材[5]。

（一）性状鉴别

原装血竭类圆四方形或扁圆形，大小不等，表现暗红色或黑红色，有光泽或附有红色粉末，底部平圆，顶部具凹凸的皱纹聚成簇，质硬而脆，破碎面黑红色，研粉则为血红色，无臭、味淡，在水中不溶，在热水中软化。原装血竭质优，目前进口已不多见。加工血竭呈扁圆四方形或方砖形的块状物，大小不等，一般以直径 6～8 cm，厚 4～6 cm 者为多见，每块重 120～150 g，有的可达 800 g。表面暗红色或黑红色，有光泽或附有因摩擦而成的红粉，底部平圆，顶端有包扎成型时而成的纵皱纹。质硬而脆，破碎面显红色，研粉呈砖红色。无臭、味初淡而后渐咸，嚼之砂样感。水中不溶，热水中软化[5]。

（二）理化鉴别

1. 化学鉴别

(1) 取本品粉末，置白纸上，用火隔纸烘烤即熔化，但无扩散的油迹，对光照视呈鲜艳的红色，为正品；用火隔纸烘烤熔化后有扩散的油迹，为伪品或掺伪品。

(2) 掺松香伪制血竭的外观与正品相近，但质地不及正品硬，研成粉末为粉红色。以火燃烧则产生呛鼻的烟气为正品血竭；火燃之，冒浓黑烟，产生明显松香气味为伪品。

(3) 此方法可鉴别松香、颜料、石粉、泥土等混合制备的伪血竭的鉴别方法。伪血竭呈不规则形或似血竭形状，表面暗红色，略有光泽，用刀刮之起白色的粉痕。颜料的检查：入水，水即染色。石粉及泥土的检查：取粉末少许，溶于石油醚或乙醇中呈黄色或淡红色，残留物甚多，呈灰白色，此残留物不溶于浓盐酸或氢氧化钠溶液[6]。

2. 薄层鉴别[7]

分别称取血竭、龙血竭粉末 0.2 g，加乙醚 10 ml，密塞，振摇 10 min，滤过，滤液编号，作为供试品溶液。再取血竭素高氯酸盐对照品 5 mg，加甲醇溶液 10 ml 使溶解，溶液作为对照品溶液。按照 2005 年版《中国药典(一部)》薄层色谱法试验[8]，吸取上述 3 种溶液各 5 μl，分别点于同一硅胶 G 薄层板上，以氯仿-甲醇(30：1)为展开剂，展开，取出，晾干。结果血竭供试品溶液色谱中至少显示 6 个橙色斑点，上方 3 个斑点明显，呈橙红色；下方 3 个斑点色较浅，呈橙黄色；顶端 1 个斑点与血竭素高氯酸盐对照品溶色谱斑点相对应。而龙血竭供试品溶液在此展开系统没有任何斑点出现。

3. 紫外光谱鉴别[7]

取血竭与龙血竭各 6 mg，精密称定，置 50 ml 量瓶中，加乙醇 30 ml，浸泡 20 min，超声处理 15 min，放冷，加乙醇至刻度，摇匀，滤过，精密吸取续滤液 5 ml，置 10 ml 量瓶中，加乙醇至刻度，摇匀。以同批乙醇作空白，按照 2005 年版《中国药典(一部)》紫外分光光度法[8]，于紫外分光光度计上扫描，测定波长范围 300～230 nm，狭缝 2 nm，比色皿配对使用，空白溶剂符合要求。结果两种溶液最大吸收波长有显著差异，血竭(麒麟竭)乙醇液 λ_{max} 为(270±2)nm，龙血竭乙醇溶液 λ_{max} 为(282±2)nm。

二、化学成分

(一) 主要成分

血竭主要含有黄烷类、三萜类等成分，包括黄酮类衍生物，如血竭红素(dracorubin)、血竭素(dracorhodin)、(2*S*)-5-甲氧基-6-甲基黄烷-7-醇、(2*S*)-5-甲氧基黄烷-7-醇、去甲基血竭素、去甲基血竭红素、2,4-二羟基-5-甲基-6-甲氧基查耳酮、2,4-二羟基-6-甲氧基查耳酮[2]；双黄酮类、原花青素类化合物；黄烷类化合物，如 cambodianins D、E；三帖化合物，如齐墩果醛、乌索醛、齐墩果酸、倍半萜；海松酸(pimaric acid)、异海松酸(isopimaric acid)、去氢松香酸(dehydroabietic acid)、松香酸(abietic acid)以及山达海松酸(sandaracopimaric acid)等[10～13]。其特征性成分血竭素、血竭红素、(2*S*)-5-甲氧基-6-甲基黄烷-7-醇等成分在龙血竭中均不包含[14]。

(二) 含量测定

采用高效液相色谱法进行含量测定，色谱条件与系统适用性试验：用十八烷基硅烷键合硅胶为填充剂；乙腈 0.05 mol/L：磷酸二氢钠溶液(50：50)为流动相；检测波长为 440 nm；柱温 40 ℃。理论板数按血竭素峰计算应不低于 4 000。对照品溶液的制备：精密称取血竭素高氯酸盐对照品 9 mg，置 50 ml 棕色量瓶中，加 3% 磷酸甲醇溶液使溶解并稀释至刻度，摇匀，精密量取 1 ml，置 5 ml 棕色量瓶中，加甲醇至刻度，摇匀，即得(每 1 ml 中含血竭素 26 μg)(血竭素重量=血竭素高氯酸盐重量/1.377)。供试品溶液的制备：取本品适量，研细，精密称取 0.05～0.15 g，置具塞试管中，精密加入 3% 磷酸甲醇溶液 10 ml，密塞，振摇 3 min，滤过，精密量取续滤液 1 ml，置 5 ml 棕色量瓶中，加甲醇至刻度，摇匀，即得。测定法：分别精密吸取对照品溶液与供试品溶液各 10 μl，注入液相色谱仪，测定，即得。本品含血竭素（$C_{17}H_{14}O_3$）不得少于 1.0%[9]。

三、药理研究

血竭中黄酮类化合物被誉为“血管清道夫”“微循环的保护神”，具有很强的抗菌、抗毒素、抗氧化作用，可净化血液，减少自由基引起的损伤，预防过氧化脂质的形成，排除体内毒素。药理活性筛选也表明血竭活血化瘀的主要有效成分是黄酮类成分。随着对血竭化学成分和药理活性研究的不断深入，血竭在临床上的应用将愈来愈广，是一种值得进行较深层次开发的药品[15]。

（一）止血

血竭具有良好的止血作用，麒麟竭对缩短家兔出血时间和凝血时间作用较显著[16]麒麟竭粉末对小鼠凝血时间及小鼠断尾出血的影响研究结果显示，血竭能明显缩短小鼠出血和凝血时间[17]。

（二）活血

1. 抑制血小板聚集

广东药学院程敏等[18]采用体内血小板致聚剂-胶原和肾上腺素诱导小鼠血瘀模型方法对血竭的毛细血管法测定凝血时间研究显示，麒麟竭及剑龙血竭对正常小鼠的凝血功能均有一定的抑制作用，具有较明显抑制小鼠对血小板致聚剂诱发的血小板聚集作用，而麒麟竭 1.0 g/kg、2.0 g/kg 组作用最强。陈林芳等[19]的研究也同样证明了麒麟竭及剑龙血竭对家兔体外血小板的聚集有抑制作用；朱亮等[20]发现血竭总黄酮 160 mg/kg、80 mg/kg 连续注射 2 周，能明显抑制大鼠实验性深静脉血小板的聚集。血栓湿重、干重与模型组动物比较明显降低（$p<0.01$），且有一定量效关系。马建建[21]的研究结果也表明，血竭总黄酮对体外 ADP 诱导的大鼠血小板聚集及 PAF 诱导的兔血小板聚集有抑制作用。

2. 抑制血栓形成

张晓燕等[22]进行了进口血竭与国产血竭两种药材对心血管系统的等效性研究，采用垂体后叶素造大鼠急性心肌缺血模型、结扎下腔静脉造大鼠血栓形成模型、毛细玻管法测定大鼠凝血时间考察进口血竭和国产血竭药材对大鼠急性心肌缺血、血栓形成、凝血时间的影响。通过测定药物的半数有效量（ED_{50}）观察二者是否具有等效性。结果发现进口血竭和国产血竭药材的高、中剂量组对大鼠急性心肌缺血具有较明显的改善作用，并能有效抑制血栓的形成和延长凝血时间，具有一定的活血化瘀作用，两者在 95% 区间内具有等效性。

（三）促进神经修复

实验结果表明，血竭含药血清上调了雪旺细胞 NGF、LNGFR、GDNF 和 GAP-43 的 mRNA 表达，下调 TrkA、BDNF 和 CNTF 的 mRNA 水平，这可能是血竭促进雪旺细胞的增殖并发挥周围神经损伤修复作用的主要途径，其机制可能是通过如下两条途径来实现的：一是通过再生局部高浓度的 NGF 和 LNGFR 相互协调作用，共同完成 NGF 的信号转导，从而调节激活 TrkA 并促进其他因子 mRNA 表达；同时通过 NGF 与 BDNF 相互协调促进其他神经营养因子如 GAP-43 mRNA 的水平升高并促进 GAP-43 与 BDNF 协同作用的发挥从上述两方面共同激活神经营养因子及其受体以及部分因子的信号转导通路，维持轴突与神经元的存活，促进周围神经系统血管再生，促进神经元以及再生轴突的芽生和趋化作用；二是暂时性降低相对较弱的因子如 TrkA、BDNF 和 CNTF 的 mRNA 水平，同时促进具有强大营养作用的因子 GDNF 的 mRNA 表达，进而通过增加内源性神经营养因子的表达，为受损的神经组织提供适宜的微环境，从而更好地发挥各因子的生物学作用，促进受损神经修复和再生[23]。

(四) 镇痛

对进口手牌、皇冠牌和国产芒果、束龙牌血竭外用的镇痛和抗炎作用进行了比较，并且测定了致炎部位的前列腺素。结果发现所比较的四种血竭均有明显的镇痛和抗炎作用，以国产芒果血竭的镇痛和抗炎效果最佳，同时对麒麟竭及剑龙血竭外用的镇痛和抗炎作用比较研究表明，其对化学致炎剂引起的炎症反应均有抑制作用，从而起到镇痛作用[24]。

(五) 降血糖、降血脂

麒麟竭乳剂可增加四氧嘧啶造模糖尿病小鼠肝糖原水平，降低糖原合成酶激酶-3β(GSK-3β)表达水平；其降血糖的作用或与调节糖原合成酶激酶活性，调节肝内糖原的合成有关。血竭超临界提取物对糖尿病小鼠有较好的降糖作用，对 α-葡萄糖苷酶的抑制作用可能是其降血糖的机制之一[25]。

(六) 愈创

1. 促进成纤维细胞增殖及创口愈合

在浓度为 2.0 g/L 时，血竭乙酸乙酯提取物对成纤维细胞具有显著促进增殖的作用。认为血竭可能与其直接促进创面愈合的机制有关[26]。龙血竭凝胶剂[27]和龙血素纳米粒凝胶剂[28]对小鼠和大鼠创伤模型的愈合均有促进作用。

2. 促进糖尿病溃疡创面修复

周伶俐等[29]的研究报告显示龙血竭胶囊内粉末外用于创面，每天换药 1 次能够促进糖尿病溃疡大鼠创面修复；米婷等[30]的研究显示龙血竭胶囊联合薯蓣丸方[由薯蓣 30 g、当归 10 g、桂枝 10 g、神曲(麸炒)10 g、生地黄 10 g、大豆黄卷 10 g、甘草 28 g、人参 7 g、川芎 6 g、白芍 6 g、白术(麸炒)6 g、麦冬 6 g、杏仁(去皮、炒)6 g、阿胶 7 g、白蔹 2 g、防风 6 g、干姜 3 g、桔梗 5 g、柴胡 5 g、茯苓 5 g 和大枣 80 g 组成]对 MKR 转基因 2 型糖尿病小鼠创面愈合有促进作用，其机制可能与降低血糖、AGE，提高机体细胞免疫以及改善炎症反应有关。

3. 放射性皮肤损伤防护[31]

经 400 c Gy/min 的 6 Me Vβ，总剂量为 30 Gy 射线照射的 SD 大鼠，龙血竭胶囊可以降低其皮肤和血清 MDA 的含量，增加 GSH-Px 和 SOD 的活性，增加皮肤 Bcl-2 蛋白水平，降低 Bax 和活化的 caspase-3 蛋白水平，对 ATP 酶活性无影响。提示龙血竭胶囊对大鼠放射性皮肤损伤有防护作用，其机制可能为提高机体的抗氧化酶和抑制细胞凋亡。

4. 减轻溃疡性结肠炎(UC)黏膜损伤

李敏等发现血竭能改善 UC 大鼠结肠病理损害，降低血清中 TNF-α 及提高 IL-10 的表达水平[32]。

5. 促进瘢痕成纤维细胞凋亡

血竭素高氯酸盐对瘢痕成纤维细胞的增殖具有显著的抑制作用，且呈量效关系促进成纤维细胞发生凋亡[26]。

(七) 其他

1. 对心血管系统的影响

血竭注射液 1∶3 000 能明显减慢离体豚鼠心脏的心率，减弱收缩力，增加冠脉流量，并使缺氧心肌细胞的乳酸脱氢酶释放减少，降低心律失常发生率[26]。魏秋醉等的研究发现血竭提取物可能通过抗氧化和清除氧自由基等对防治大鼠急性心力衰竭所致的脑功能损伤具有积极的保护作用[33]。

2. 抗菌

试验表明血竭素、血竭红素对金黄色葡萄球菌、包皮垢分枝杆菌和白念珠菌的抑菌浓度各自分别为 50 μm/ml、50 μm/ml；25 μm/ml、25 μm/ml 和 25 μm/ml、12.5 μm/ml。血竭水浸剂(1∶2)在试管内对堇色毛癣菌、石膏样毛癣菌、许氏黄癣菌等多种致病真菌有不同程度的抑制作用[26]。

3. 抗骨质疏松

龙血竭提取物 LrB 可有效用于防治雌激素缺乏引起的骨量丢失，主要通过抑制 RANKL 诱导的 p38/MAPK 和 JNK/MAPK 信号通路中 NFATc1 活性，发挥抗骨质疏松的作用[34]。

参考文献

[1] 南京中医药大学. 中药大辞典[M]. 上海：上海科学技术出版社，2006.
[2] 国家中医药管理局《中华本草》编委会. 中华本草[M]. 上海：上海科学技术出版社，1999.
[3] 郑庆安，张颖君，杨崇仁. 著名民间药物血竭的起源与传播[J]. 云南植物研究，2003(1)：102－107.
[4] 谢宗万. 血竭基原的本草考证[J]. 中药材，1989(7)：42－45.
[5] 赵学敏，王晓霞，高善荣，等. 血竭探源[J]. 中国现代中药，2015(5)：497－501.
[6] 商国懋，王文颖. 血竭的来源与生产加工[J]. 首都医药，2014(11)：45.
[7] 葛美斤，胡双丰. 血竭与龙血竭的定性鉴别[J]. 中国药业，2010(22)：85.
[8] 国家药典委员会. 中华人民共和国药典：一部[M]. 北京：化学工业出版社，2005.
[9] 国家药典委员会. 中华人民共和国药典[M]. 北京：中国医药科技出版社，2012.
[10] Cardillo G, Merlini L, Nasini G. Constituents of dragon's blood. part I. structure and absolute configuration of new optically active flavans [J]. J Chem Soc C, 1971(23)：3967－3970.
[11] Piozzi F, Passannanti S, Paternostro M P. Diterpenoid resin acids of Daemonorops draco [J]. Phytochemistry, 1974, 13(10)：2231－2233.
[12] Nasini G, Piozzi F. Pterocarpol and triterpenes from Daemonorops draco [J]. Phytochemistry, 1981, 20(3)：514－516.
[13] Chen Huiqin, Zuo Wenjian. Two new antimicrobial flavanes from dragon's blood of Dracaena cambodiana [J]. J Asian Nat Prod Res, 2012, 14(5)：436－440.
[14] 马秋菊，闵菊. 血竭的鉴别[J]. 中成药，2007，29(1)：I0011-I0012.
[15] 王若琦，张子龙. 血竭的心血管保护作用机制研究进展[J]. 国际中医中药杂志，2011，33(12)：1140－1142.
[16] 付梅红，方婧，王祝举，等. 血竭药理研究与临床应用概述[J]. 时珍国医国药，2010，21(6)：1498－1500.
[17] 向金莲，程睿，张路晗. 血竭的活血和止血作用研究[J]. 华西药学杂志，2000，15(6)：430.
[18] 程敏，李明亚，金苗真. 不同产地血竭凝血和抗血小板聚集作用的比较[J]. 广东药学院学报，2007，23(3)：293.
[19] 陈林芳，任杰红，陈维静. 血竭的药效学研究[J]. 云南中医中药杂志，1999，20(1)：31.
[20] 朱亮，俞红，冷红文. 血竭有效组分对前列腺素合成酶系作用的研究[J]. 江西医学院学报，2002，42(2)：9.
[21] 马建建，宋艳，贾敏. 血竭总黄酮对血小板聚集、血栓形成及心肌缺血的影响[J]. 中草药，2003，33(11)：1009.
[22] 张晓燕，陈深博，胡红伟. 进口与国产血竭对心血管系统的等效性研究[J]. 中国药师，2009，12(6)：726－728.
[23] 古今，何新荣，韩亚亮. 血竭含药血清对雪旺氏细胞 NGF, BDNF, CNTF, LNGFR, TrkA, GDNF, GAP-43 和 NF-H 表达的影响[J]. 中国中药杂志，2015(7)：1392－1395.
[24] 谢文，马克昌，谢艳. 不同品种血竭外用时的镇痛抗炎作用[J]. 中医正骨，1999，11(2)：5.
[25] 王晓丹，滕玉芳，郝吉福，等. 不同来源血竭的研究进展[J]. 中成药，2013，35(8)：45.
[26] 郑宵蓓，陈科力. 麒麟血竭的研究概况[J]. 亚太传统医药，2007(2)：35－38.
[27] 石聪，张兰春，余晓玲，等. 龙血竭凝胶剂的制备及对创面组织的修复作用[J]. 中国实验方剂学杂志，2015，21(2)：156－160.
[28] 叶菲. 龙血竭纳米粒的制备及其对皮肤损伤的愈合作用研究[D]. 杭州：浙江大学，2014.
[29] 周伶俐，黄成坷，林祥杰，等. 龙血竭促进糖尿病溃疡大鼠创面修复的机制研究[J]. 中国临床药理学杂志，2019，35(18)：2157－2160.
[30] 米婷，喻嵘，苏丽清，等. 薯蓣丸联合龙血竭胶囊对 MKR 转基因 2 型糖尿病小鼠创面愈合的影响[J]. 中国中西医结合杂志，2019，39(09)：1110－1115.
[31] 许明君，郭海亮，袁军，等. 龙血竭胶囊对 SD 大鼠放射性皮肤损伤防护作用及机制的初步研究[J]. 赣南医学院学报，2019，39(5)：460－464，478.
[32] 李敏，刘肖，李天然，等. 血竭对 UC 大鼠疗效及血清 TNF-α、IL-10 表达的影响研究[J]. 现代医药卫生，2019，35(23)：3620－3622，3625.
[33] 魏秋醉，黄雪萍，胡琼慧，等. 血竭提取物对急性心衰大鼠脑缺血耐受的作用研究[J]. 中国现代应用药学，2019，36(15)：1905－1908.
[34] 刘予豪. 龙血素 B 调节 ROS 活性促进激素性股骨头的修复[C]//中国中西医结合学会骨伤科专业委员会. 2019 楚天骨科高峰论坛暨第二十六届中国中西医结合骨伤科学术年会论文集，2019.

灯台叶

灯台叶为夹竹桃科鸡骨常山属植物糖胶树[*Alstonia scholaris*(L.) R. Br.]的干燥叶。糖胶树习称灯台树，药用其叶，故名灯台叶。1974年版、1996年版《云南省药品标准》和1977年版《中华人民共和国药典》一部均收载本品。灯台叶又称糖胶树、鹰爪木、象皮木、九度叶、英台木、金瓜南木皮、面架木、肥猪叶(广西)，灯架树(广东)，吃力秀(云南少数民族语)，阿根木、鸭脚木、灯台树、理肺散、大树理肺散、大矮陀陀、大树矮陀陀(云南)，买担别(傣语)，大枯树(广西、云南)，面条树(云南、广西、广东)等[1]。

糖胶树为乔木，高达20 m，直径约60 cm(在国外有记载高可达40 m，直径1.25 m)；枝轮生，具乳汁，无毛。叶3～8片轮生，倒卵状长圆形、倒披针形或匙形，稀椭圆形或长圆形，长7～28 cm，宽2～11 cm，无毛，顶端圆形，钝或微凹，稀急尖或渐尖，基部楔形；侧脉每边25～50条，密生而平行，近水平横出至叶缘联结；叶柄长1.0～2.5 cm。花白色，多朵组成稠密的聚伞花序，顶生，被柔毛；总花梗长4～7 cm；花梗长约1 mm；花冠高脚碟状，花冠筒长6～10 mm，中部以上膨大，内面被柔毛，裂片在花蕾时或裂片基部向左覆盖，长圆形或卵状长圆形，长2～4 mm，宽2～3 mm；雄蕊长圆形，长约1 mm，着生在花冠筒膨大处，内藏；子房由2枚离生心皮组成，密被柔毛，花柱丝状，长4.5 mm，柱头棍棒状，顶端2深裂；花盘环状。蓇葖2，细长，线形，长20～57 cm，外果皮近革质，灰白色，直径2～5 mm；种子长圆形，红棕色，两端被红棕色长缘毛，缘毛长1.5～2 cm。花期6～11月，果期10月至翌年4月[1](图14)。

分布于广西南部、西部和云南南部，如思茅(现普洱)、西双版纳、红河、文山、临沧及德宏、保山等地州。生于海拔650 m以下的低丘陵山地

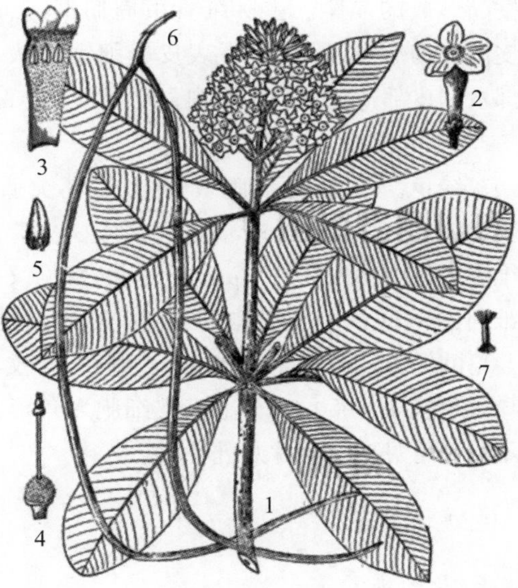

图14　糖胶树

(引自《中国植物志》)

1. 花枝，2. 花，3. 花冠一部分，4. 雌蕊，5. 雄蕊背面观，6. 蓇葖果，7. 种子

疏林中、路旁或水沟边。喜湿润肥沃土壤，在水边生长良好，为次生阔叶林主要树种。广东、湖南和台湾有栽培。尼泊尔、印度、斯里兰卡、缅甸、泰国、越南、柬埔寨、马来西亚、印度尼西亚、菲律宾和澳大利亚热带地区也有分布。

一、生药鉴别

（一）性状鉴别

完整的叶长圆形或倒卵状长圆形，长 7～28 cm，宽 2～11 cm，先端圆钝，全缘，青灰色，革质，上表面具光泽，侧脉 30～50 对，近平行，于边缘处连接，气微，味苦。

（二）显微鉴别

1. 叶的横切面

上、下表皮细胞类方形，上表皮角质化，下表皮毛茸密集。叶肉异面型，栅栏组织 1 列，通过主脉，细胞长 44～60 μm，主脉上方的栅栏细胞略呈长圆形，长约 28 μm。海绵组织中侧脉周围可见棱晶形成的晶鞘。主脉维管束周韧型，上、下表皮内方均有厚角组织，下表皮呈细锯齿状，木质部及韧皮部薄壁细胞中有内含物及少量方晶。

2. 粉末特征

灰绿色。下表皮细胞具类圆形乳突直径 10～20 μm。气孔不定式，副微卫细胞 5～7 个。纤维多成束，直径 10～20 μm，壁木化，可见纹孔，纤维周围薄壁细胞含草酸钙方晶，形成晶鞘纤维。草酸钙方晶直径 10～30 μm。螺纹、梯纹、网纹导管直径 10～50 μm。上表皮细胞多角形，大小不一。可见乳管碎片及乳汁块。

（三）理化鉴别

1. 化学鉴定

(1) 取本品粉末 10 g，加乙醇 50 ml，浸泡过夜，摇振，过滤，取滤液滴于滤纸上，挥干，在紫外灯下无荧光反应；但加 1%三氯化铝乙醇溶液湿润后，烘干，在紫外灯下则显黄色荧光。

(2) 取 1 项滤液，加活性炭 1 g，置水浴上回流半小时，过滤。取滤液 20 ml 置水浴上蒸干，遗留物加稀盐酸 10 ml 溶解，过滤，滤液作如下反应：①取滤液 1 ml，加碘化铋钾试液 2 滴，产生红棕色絮状沉淀。②取滤液 1 ml，加碘化碘钾试液 2 滴，产生红棕色絮状沉淀。③取滤液 1 ml，加碘化汞钾试液 2 滴，产生白色絮状沉淀。

2. 薄层层析

取上述 1 乙醇溶液点样。吸附剂：硅胶 G 制板于 105 ℃活化半小时。展开剂：氯仿-乙酸乙酯-甲醇(4∶4∶1)，展距 16 cm。对照品：假阿枯米辛乙醇液。显色剂：碘化铋钾试液。在相应位置对应斑点显棕色。

二、栽培

（一）产地环境

10 月份采收果实，堆放后熟，洗净阴干，随即播种，或低温层积砂藏，于翌年 3 月露地条播，行距 50～60 cm，株距 10～15 cm。4～5 月便可出苗。第 1 年根系不发达，生长量小，高约 30 cm。第 2 年生长量可达 50 cm。3 年以后每年以 1 m 的速度生长。

（二）组培繁殖

通过灯台树植物组织离体培养，可进行快速繁殖。

1. 愈伤组织诱导

取灯台树嫩茎作为组培材料，接种前将材料用清水冲洗干净，先用 70%乙醇浸数分钟，再用无菌水冲洗 3～4 次，在无菌条件下将嫩茎切成 0.5 cm 的小段，分别接种在事先经高压灭菌过的诱导培养基内。诱导培养基采用 MS 培养基，附加 2.4-D 2 mg/L、NAA 2 mg/L、6-BA 3 mg/L，蔗糖浓度为 3%，琼脂 0.8%，pH 5.8。接种后培养在 25～28 ℃室温下，每天光照 10 h，光强度

1 000 lx 左右，经 7 天后出现愈伤组织。

2. 苗的分化

将愈伤组织转移到分化培养基上，继代培养即可分化出小植株。较适宜的分化培养基配方为：MS 培养基＋NAA 0.25 mg/L＋6-BA 1 mg/L＋Kt 2 mg/L，蔗糖 3%。在这种培养基上，一块直径为 0.5～0.8 cm 的愈伤组织，经 1 个月的培养后平均可分化出 2～3 cm 高的 20 株丛生植株，2 个月后可分化出 50 株以上的小苗[4～6]。

三、化学成分

灯台树是夹竹桃科植物，主要含有生物碱类成分，也含有黄酮、萜类等。其叶、树皮、根等均含多种生物碱，在结构上属吲哚生物碱类，但生物碱成分因药用部位不同而有所不同。目前研究表明，生物碱是灯台叶重要的有效成分，也是研究较为深入的成分[7]。

（一）生物碱类

从灯台树中得到的生物碱主要是单萜吲哚生物碱，按其基本骨架主要分为 8 个类型：劲直胺(strictamine)型、狄他树皮碱(echitamine)型、灯台树明碱(alschomine)型、狄他树皮定(echitamidine)型、土波台文碱(tubotaiwine)型、鸭脚木明碱(alstonamine)型、糖胶树碱(nareline)型、育亨宾碱(yohimbine)型以及其他生物碱类型。其中灯台碱、鸭脚树叶碱、灯台树明碱、土波台文碱、鸡骨常山碱为灯台树的主要生物碱，灯台碱和鸡骨常山碱的抗肿瘤活性较好[8]。具体化学成分及结构式见表 14。

表 14 灯台树中的生物碱类化合物

序号	化合物名称	部位	参考文献
劲直胺型			
1	鸭脚树叶碱(picrinine)	茎、皮、叶	[9～12]
2	鸭脚树叶醛(picralinal)	茎、皮、叶	[9～12]
3	匹克拉林(picraline)	茎、皮、叶	[9～12]

（续表）

序号	化合物名称	部位	参考文献
4	N_1-*methylburnamine*	茎、皮、叶	[9～12]
5	伪-阿枯米京碱(pseudoakuammigine)	皮、叶	[9]
6	伪-阿枯米京碱氧化物(pseudoakuammigine N_4 oxide)	皮、叶	[9]
7	劲直胺(strictamine)	叶	[13]
8	阿枯米灵(akuammiline)	叶	[13]
9	5-甲氧基劲直胺(5-methoxyslrictamine)	叶	[13]
10	5-oxo-17-deaeetyl-1,2-dihydroakuammiline	叶	[13]
11	N_1-methy-4,5-didehydro-17-deacetyl-1,2-dihydroakuammiline	叶	[13]
狄他树皮碱型			
12	灯台碱(echitamine)	皮、叶	[14]
灯台树明碱型			
13	灯台树明碱(alschomine)	茎、皮、叶	[15]
14	异灯台树明碱(isoalschomine)	茎、皮、叶	[15]
15	糖胶树碱(scholarine)	叶	[12]
16	灯台树次碱(scholaricine)	叶	[12]
17	狄他树皮定(echitamidine)	皮、叶	[9]
18	19-*epi*-scholaricine	叶	[9]
19	N_4-methyl scholaricine	叶	[9]
20	scholarine N_4 oxide	叶	[16]
21	阿枯米辛碱(akuammicine)	叶	[16,17]
22	瑟瓦任(sewarine)	叶	[16,17]
23	alstovine	叶	[18]
24	2,16-dihydroechitarnidine	叶	[18]
25	2,16-dihydroscholarine	叶	[18]
26	14,19-dihydroeondylocarp	叶	[18]
27	19,20-dihydrocondylocarp	叶	[19]
28	19-oxo-scholaricine	叶	[13]
土波台文碱型			
29	土波台文碱(tubotaiwine)	皮、叶	[11,19]
30	19-羟基土波台文碱(lagunamine)	皮、叶	[11,19]
31	20-epi-tubotaiwine	叶	[11,19]
32	nlbotaiwine N_4 oxide	叶	[11,19]
鸭脚木明碱型			
33	angustilobine B acid	叶	[9,11]
34	鸭脚木明碱(alstonamine)	叶	[9,11]
35	losbanine(6,7-seco-nor-angustilobine)	叶	[9,11]
36	6,7-seco-angustilobine	叶	[9,11]
37	20-epoxy-ustilobine B	叶	[9,11]

（续表）

序号	化合物名称	部位	参考文献
38	瓦来萨明碱(vallesamine)	叶	[9,11]
39	瓦来萨明碱 N_4 氧化物(vallesamine N_4 oxide)	叶	[9,11]
拉来宁碱型			
40	nareline	叶	[16,20]
41	methyl ether	叶	[16,20]
42	*O*-acetyl-nareline	叶	[16,20]
43	nareline-monoxim	叶	[16,20]
44	dihydronareline	叶	[16,20]
45	*O*,*O*′-diacetyl-dihydro-nareline	叶	[20]
46	tetrahydronareline	叶	[20]
47	*N*,*O*,*O*′-triacetyl-tetrahydronareline	叶	[20]
48	reduktionsprodukt	叶	[20]
49	nareline ethyl ether	叶	[20]
50	5-epi-nareline ethyl ether	叶	[20]
育亨宾碱型			
51	及拉兹马宁碱(rhazimanine)	叶	[15]
52	二氢西特斯日钦碱(dihydrositsirikine)	叶	[21]
53	鸡骨常山碱(alstonine)	皮、叶	[22]
其他生物碱类型			
54	阿枯米定碱(akuammidine)	皮、叶	[21]
55	留柯诺内酰胺(leuconolam)	叶	[9]
56	托卡品(talcarpine)	叶	[23]

化学成分结构式如下。

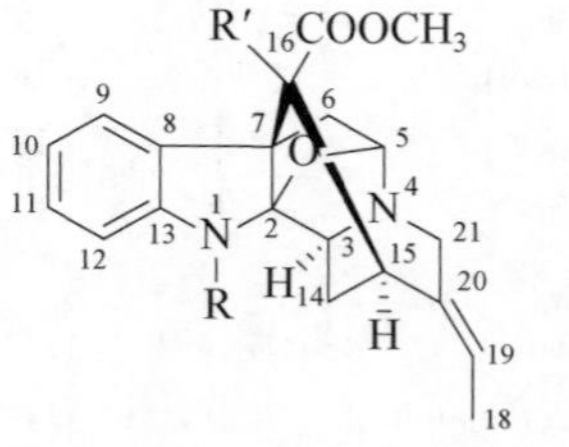

1. R=H, R′=H
2. R=H, R′=CHO
3. R=H, R′=CH_2OAc
4. R=CH_3, R′=CH_2OH

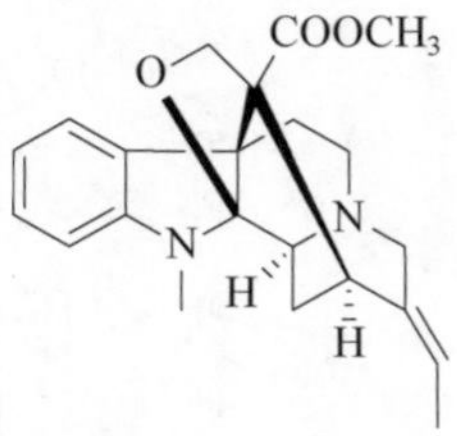

5

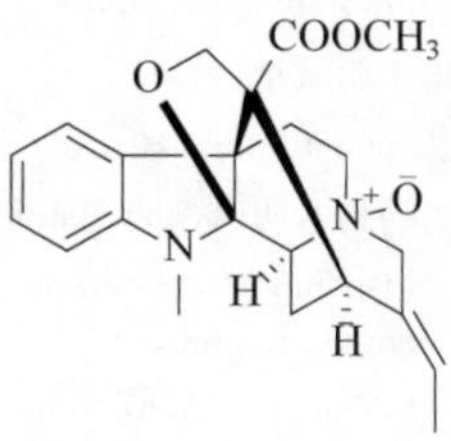

6

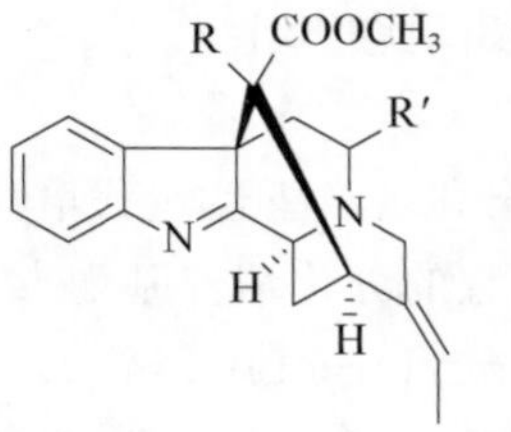

7. R=H, R′=H
8. R=H, R′=CHO
9. R=CH_2OH, R′=OCH_3

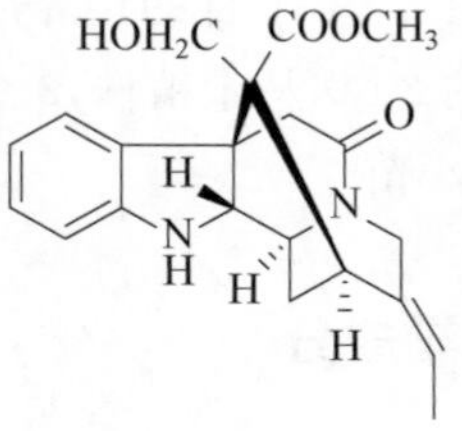

10

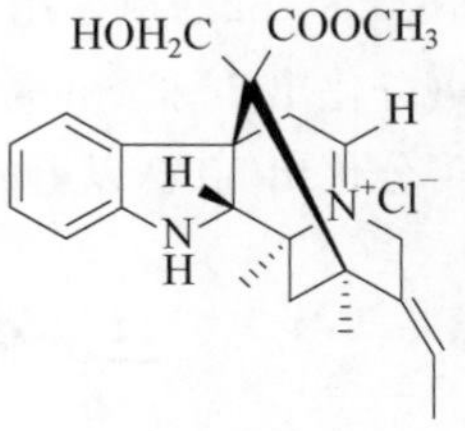

11

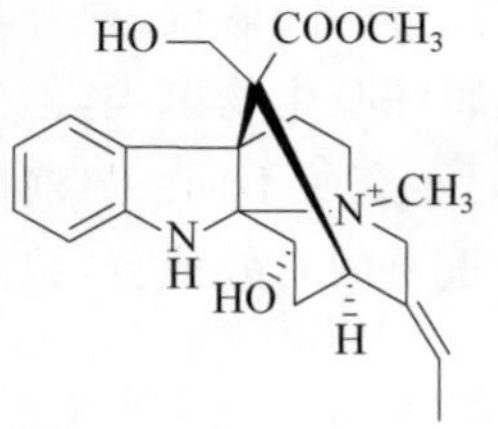

12

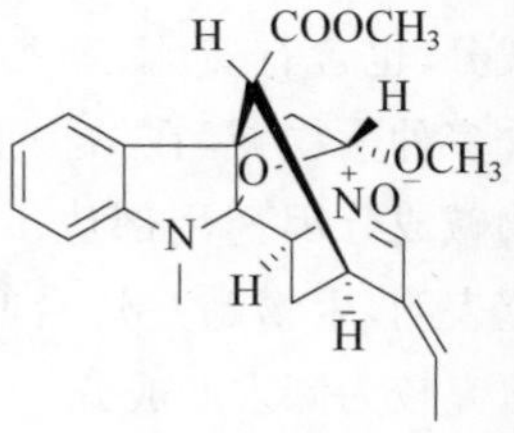

13

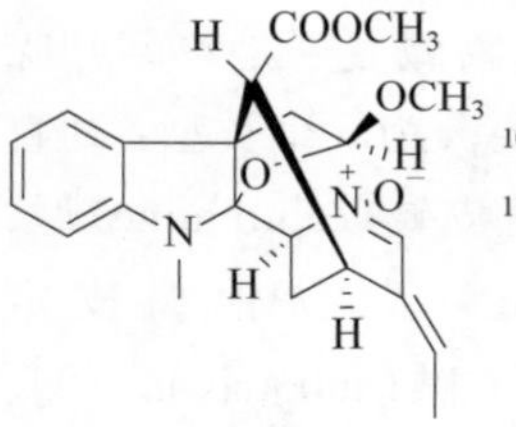

14

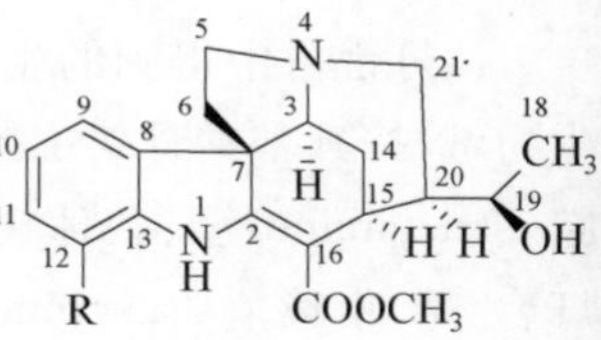

15. R=OCH_3
16. R=OH

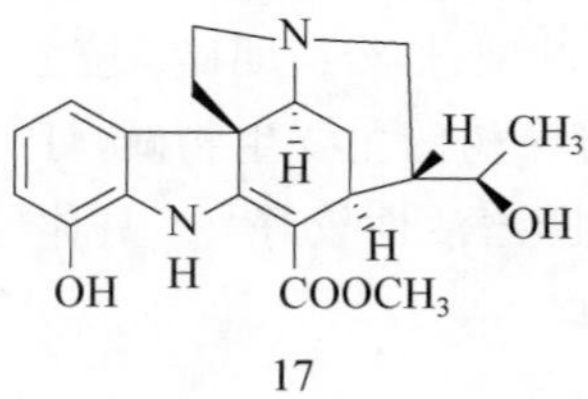

17

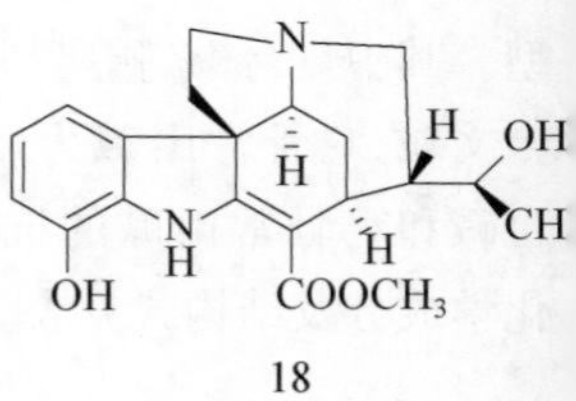

18

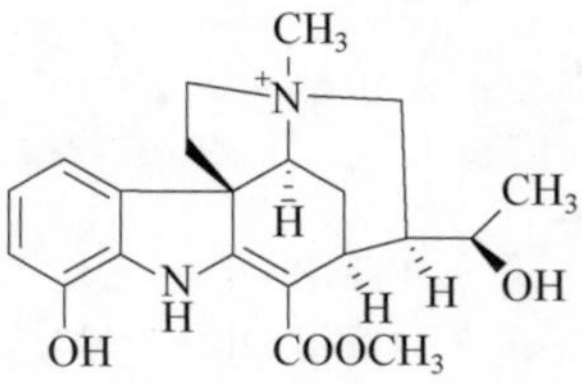

19

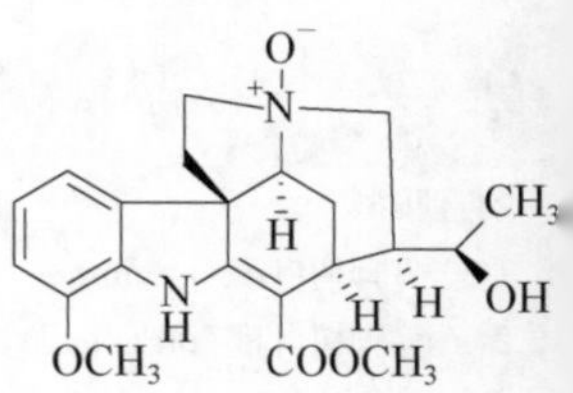

20

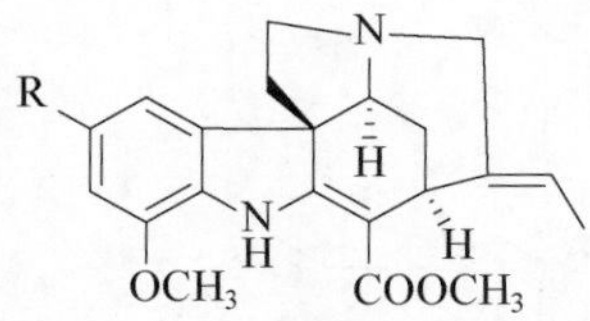

21. R=H
22. R=OH

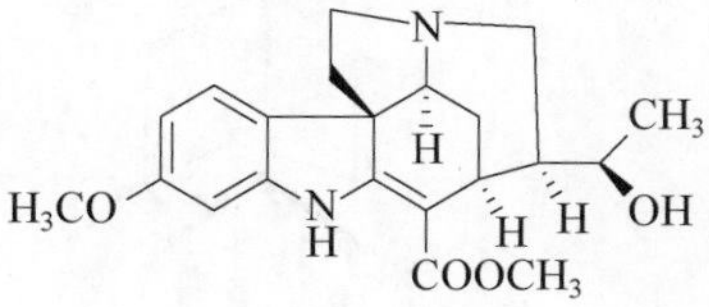

23

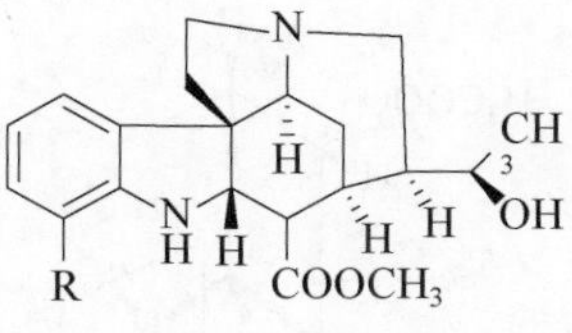

24. R=H
25. R=OCH_3

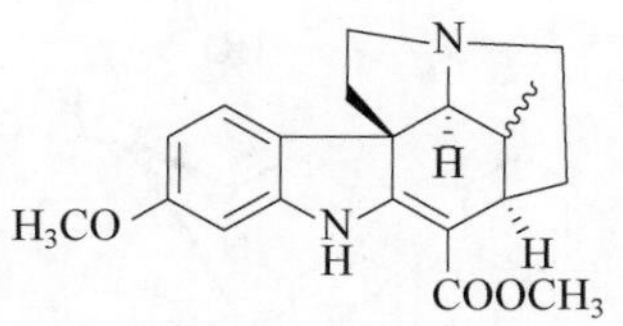

26

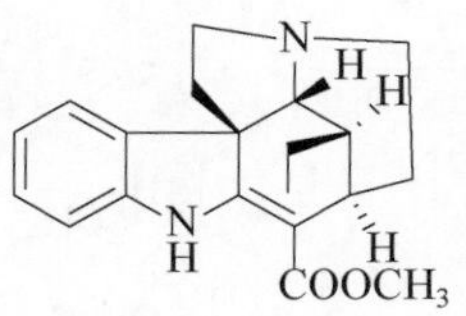

27

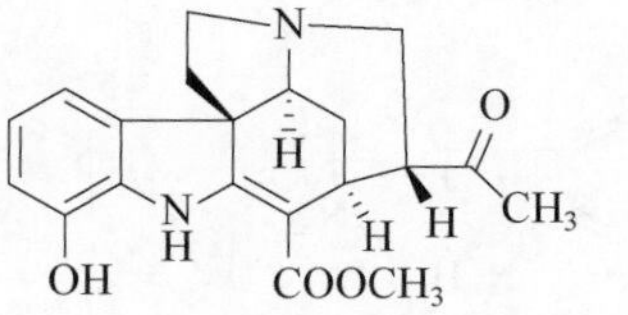

28

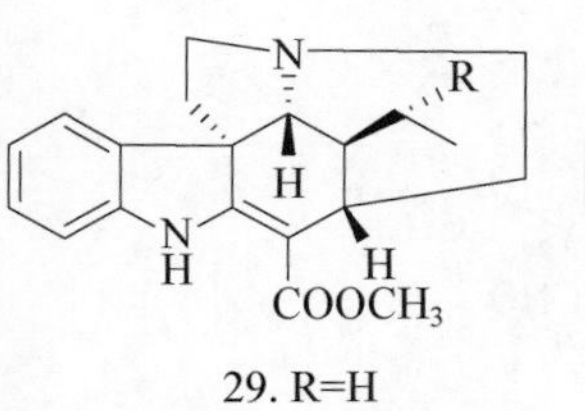

29. R=H
30. R=OH
31. R=OAc

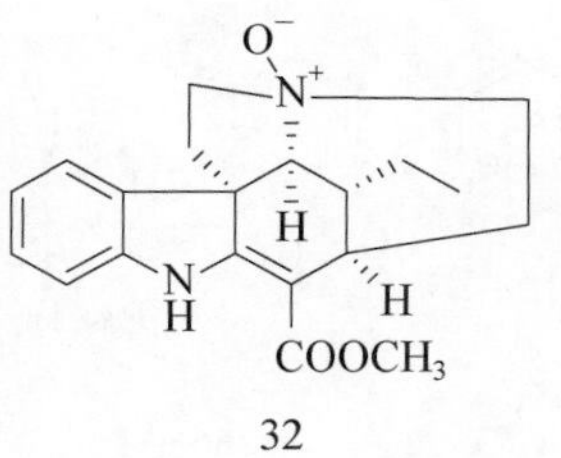

32

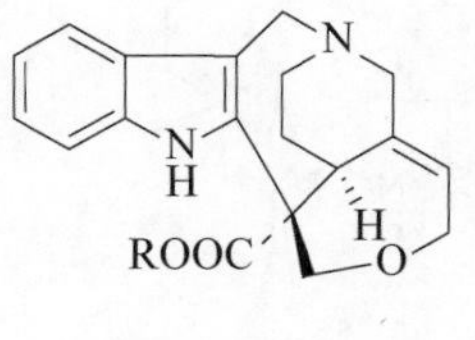

33. R=H
34. R=CH_3

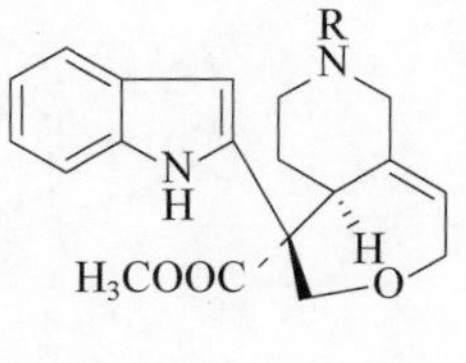

35. R=H
36. R=CH_3

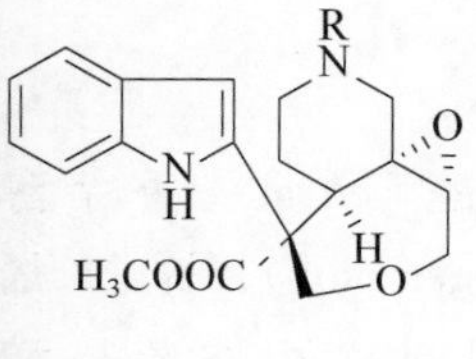

37

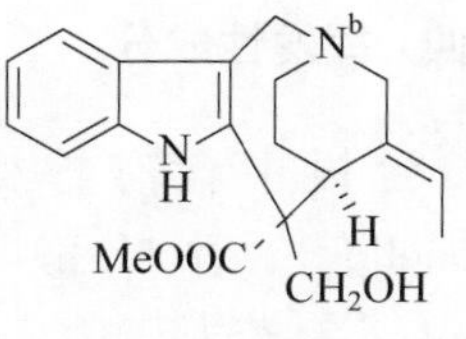

38
39. 38 N^b-oxide

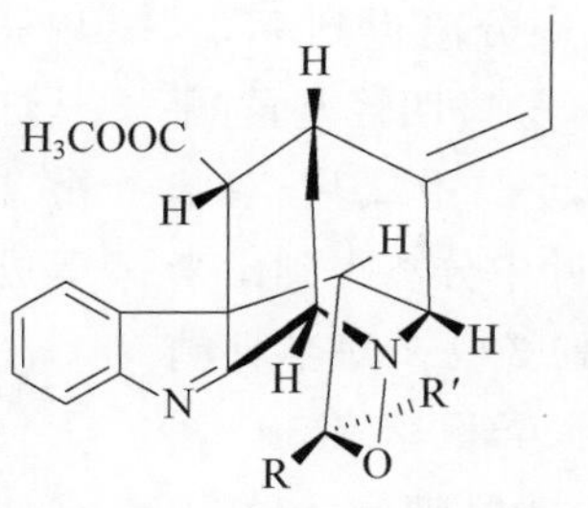

40. R=H, R′=OH
41. R=H, R′=OCH_3
42. R=H, R′=OEt
43. R=OEt, R′=H
44. R=H, R′=$OCOCH_3$

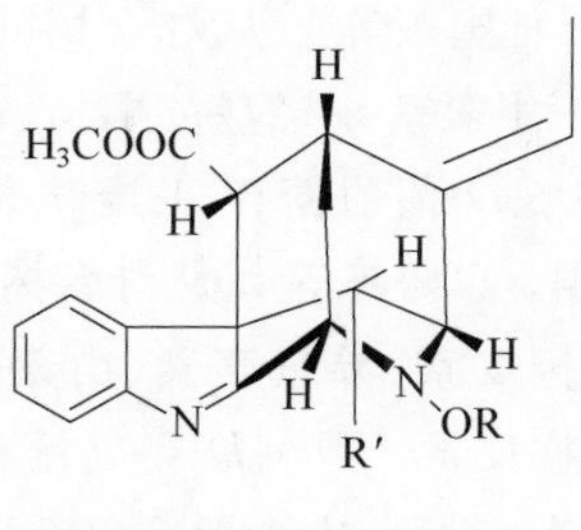

45. R=H, R′=CHNOH
46. R=H, R′=CH_2OH
47. R=$COCH_3$, R′=CH_2OCOCH_3

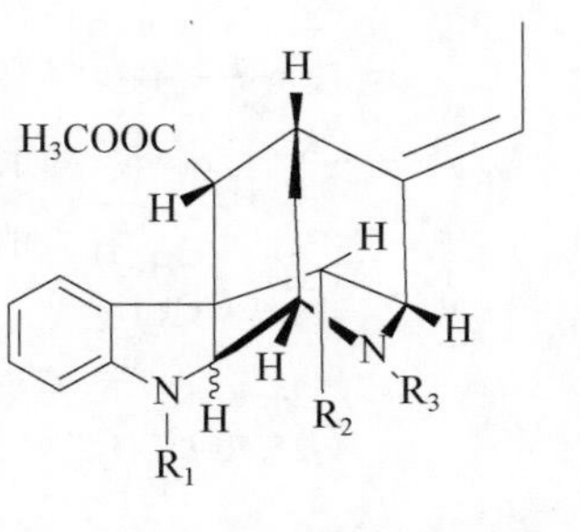

48. R_1=H, R_2=CH_2OH, R_3=OH
49. R_1=$COCH_3$, R_2=CH_2OCOCH_3
R_3=$COOCH_3$

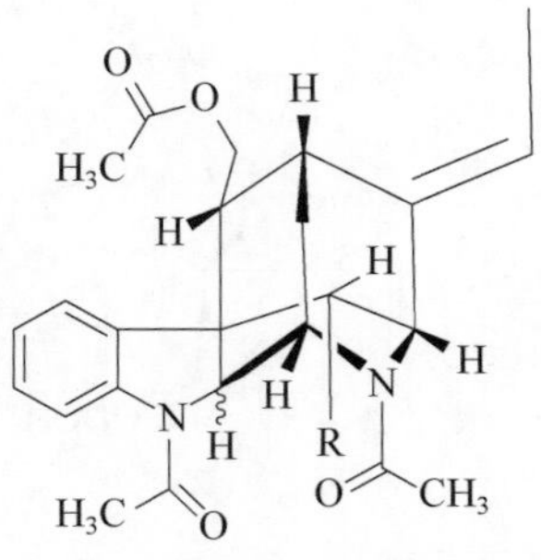

50. R=CH_2OCOCH_3

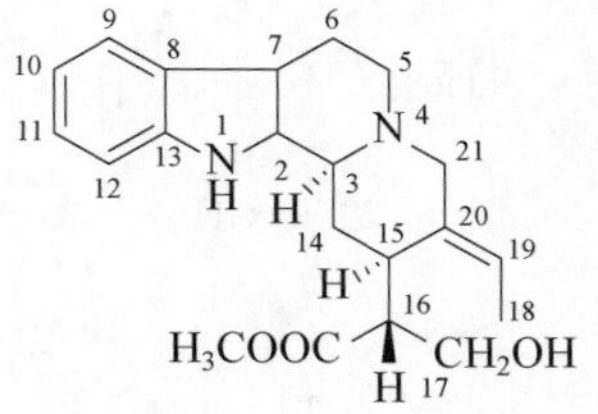

51

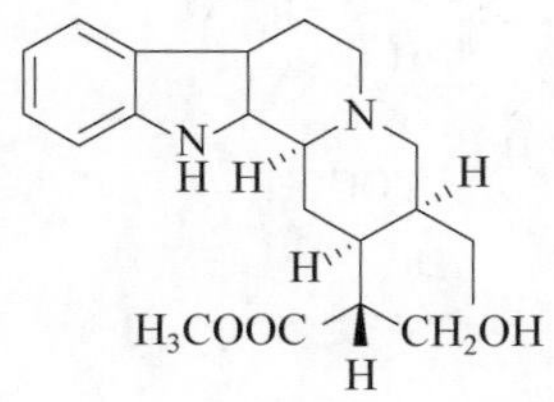

52

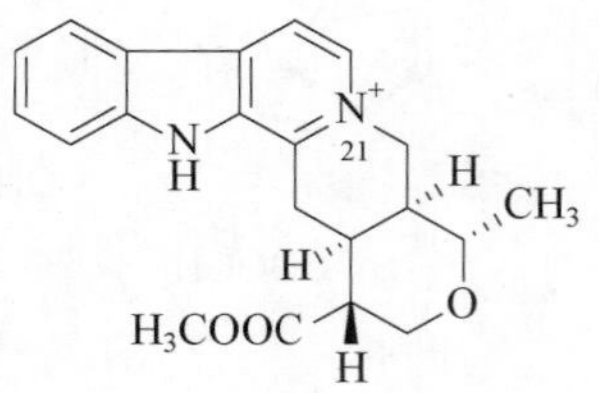

53

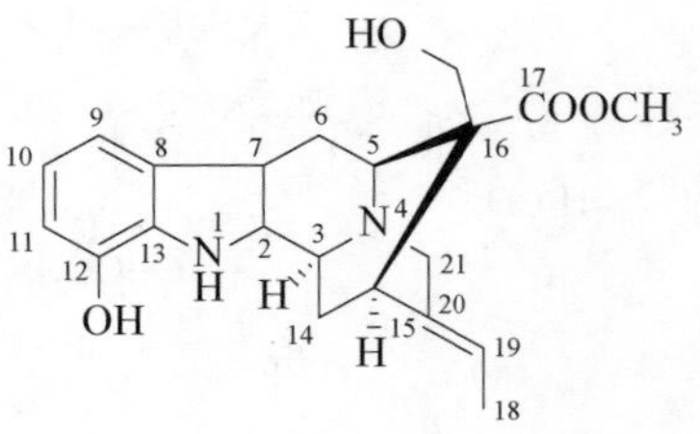

54

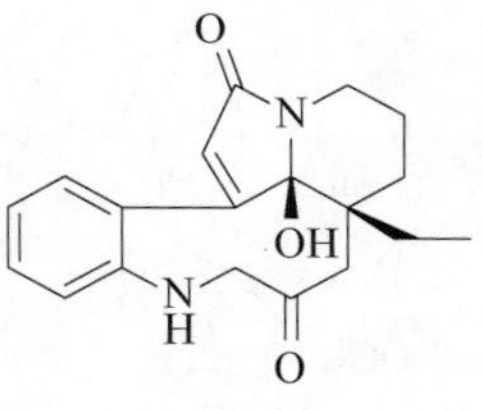

55

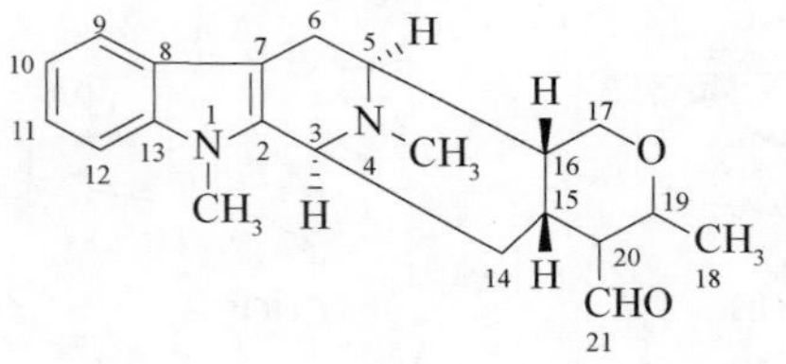

56

（二）**黄酮类**

杜国顺等[24]从灯台树叶中分离得到 7，3′，4′-三甲氧基-5-羟基黄酮、3，5，7，4′-四羟基黄酮-3-*O*-*β*-*D*-葡萄糖苷、1-羟基-3，5-二甲氧基-双苯吡酮。惠婷婷等[25]从灯台树叶中分离得到山柰酚、槲皮素、异鼠李素、山柰酚-3-*O*-*β*-*D*-半乳糖苷、槲皮素-3-*O*-*β*-*D*-半乳糖苷、异鼠李素-3-*O*-*β*-*D*-半乳糖苷、山柰酚-3-*O*-*β*-*D*-半乳糖(2→1)-*O*-*β*-*D*-木糖苷、槲皮素-3-*O*-*β*-*D*-半乳糖(2→1)-*O*-*β*-*D*-木糖苷等黄酮类化合物。

（三）**三萜类**

杜国顺等[24]从灯台树叶(产于西双版纳)中分离纯化得到环桉烯醇、乙酰-*α*-香树醇酯、*β*-香树脂醇-3-棕榈酸酯、羽扇豆-20(29)-烯-3-醇、羽扇豆-20(29)-烯-3-棕榈酸酯、角鲨烯。惠婷婷[26]从灯台树叶中还分离得到灯台叶素 A、白桦脂醇、白桦脂酸、cylieodiscie acid、齐墩果酸、熊果酸等成分。

（四）**挥发性成分**

灯台树中含有柠檬醛（citral）、香茅醇（citronellol）、香叶醇（geraniol）、柠檬烯（limonene）、芳樟醇（linalool）、乙酸芳樟醇（linalylacetate）、*α*-蒎烯（*α*-pinene）、异松油烯（terpinolene）等挥发性成分[27]。

（五）其他

杜国顺等[24]从灯台树叶中分离纯化得到α-生育酚、α-生育醌、邻苯二甲酸二(2-乙基)己酯、邻苯二甲酸二丁酯、β-谷甾醇等成分。

四、药理作用

我国民间用灯台树皮治疗头痛、伤风、痧气、肺炎、百日咳、慢性支气管炎，外用可治外伤止血、接骨、消肿、疮疖及配制杀虫剂等。随着对其药理活性等方面研究的逐步展开，发现其活性成分丰富，在抗肿瘤、抗炎、抗菌、抗糖尿病和调血脂等方面显示出潜在的药用价值[8]。

（一）抗肿瘤

Jagetia 等[28]采用体外培养的人宫颈肿瘤细胞和 HeLa 细胞研究灯台树树皮 85%乙醇提取物抗肿瘤活性的变化。研究表明，细胞抑制程度与灯台树皮采收的时间相关。提取物的细胞毒作用，夏季最强（IC_{50} 为 30 μg/ml），其次是冬季（IC_{50} 为 45 μg/ml）和季风期（IC_{50} 为 55 μg/ml）。同时将灯台树皮 85%乙醇提取物进一步分离得到不同的极性部位，并考察各个部位对 HeLa 细胞的细胞毒作用。研究表明，细胞毒活性甲醇溶解后的残留部位（IC_{50} 为 8 μg/ml）＞总提取物（IC_{50} 为 30 μg/ml）＞氯仿部位（IC_{50} 为 35 μg/ml）＞灯台碱（IC_{50} 为 47 μg/ml）＞醋酸乙酯部位（IC_{50} 为 73 μg/ml）＞乙醚部位（IC_{50} 为 76 μg/ml）＞石油醚部位（IC_{50} 为 78 μg/ml）＞正丁醇部位（IC_{50} 为 96 μg/ml）≈水部位（IC_{50} 为 96 μg/ml）。初步的植物化学研究表明，甲醇溶解后的不溶部位、总提取物和氯仿部位的生物碱丰富，具有较好的抗肿瘤作用。

Keawpradub 等[22]采用体外培养的人肺癌细胞比较从灯台树根皮中分离得到的 4 种生物碱的细胞毒活性，结果表明 villalstonine 的细胞毒性强于 pleiocarpamine、*O*-methylmacralstonine 和 macralstonine。此外，灯台碱是灯台树的主要生物碱成分之一，其在体外对宫颈癌细胞 HeLa、肝癌细胞 $HepG_2$、急性白血病髓性细胞 HL-60、口腔表皮样癌细胞(KB)、乳腺癌细胞 MCF-7、非洲绿猴肾细胞(Vero)、纤维肉瘤和艾氏腹水癌细胞都具有细胞毒作用，体内对大鼠纤维肉瘤、S_{180}肉瘤和小鼠艾氏腹水瘤有抑制生长的作用[30～36]。甲基胆蒽诱发大鼠纤维肉瘤的研究表明，灯台碱能够明显地抑制肿瘤的生长，并能使荷瘤大鼠的血浆转氨酶、肝转氨酶、肝γ-谷氨酰转肽酶和脂质过氧化水平恢复正常能使肝脏谷胱甘肽硫酮水平、谷胱甘肽过氧化物酶、超氧化物歧化酶和过氧化氢酶的活性恢复正常[29,30]。通过对 S_{180}肉瘤细胞的研究表明，灯台碱能够修复受损的药物解毒系统，通过影响细胞和线粒体呼吸作用来减少细胞的能量和活力[33～35]。

鸡骨常山碱是灯台树中的吲哚类生物碱，Beljanski 等[23]研究表明，其对 YC8 淋巴瘤腹水荷瘤(BALB/C)小鼠和艾氏腹水癌小鼠具有抗肿瘤作用。鸡骨常山碱的抗肿瘤活性具有选择性，其通过与 DNA 形成络合物来抑制 DNA 的复制。

研究表明，灯台树中含有的三萜类成分羽扇豆醇对不同组织来源的细胞均具有增殖抑制活性，如黑色素瘤 451LU 细胞、WM35 细胞和 B162F2 细胞，人胰腺癌细胞株 AsPC-1，人表皮癌 A431 细胞，肝癌 SMMC7721 细胞，前列腺癌细胞 LNCaP、CWR22Rγ1 和 PC-3[36～43]。羽扇豆醇可选择性地抑制无胸腺裸鼠 451LU 和 CWR22Rγ1 细胞的增殖，通过调节细胞增殖标记物、细胞凋亡标记物和细胞周期调控分子在肿瘤异种移植中的表达而发挥作用[36,38]。

韩芳[44]采用 MTT 法和 PI/Annexin-V 染色法，研究灯台叶醇提物对体外培养的肿瘤细胞增殖和凋亡的影响，发现其质量浓度在 0.1～2.0 mg/ml 时，能剂量依赖性地显著抑制人卵巢癌、乳腺癌和肝癌细胞的增殖，具有一定细胞毒作用，可能是灯台叶抗肿瘤的机制之一；在 1～1 000 μg/ml，对鸡胚尿囊膜血管生成有显著抑制作用，也可能与其抗肿瘤作用相关。另外，其高剂量组能显著提高C57BL/6荷瘤小鼠血清中干扰素-γ、白细胞介素-6、白细胞介素-10的水平，对肿瘤生长有明显抑制作用，而且呈剂量依赖性增加，从免疫水平提高了荷瘤小鼠的抗肿瘤作用[45]。同时，灯台叶醇提物还能清除自由基、降低移植瘤细胞的活性氧（ROS），减轻机体氧化损伤，进而抑制肿瘤生长[47]。

（二）抗氧化

Arulmozhi等[47]研究表明灯台树叶的乙醇提取物具有清除自由基，与金属离子螯合，清除超氧阴离子，清除过氧化氢的作用。该提取物可阻止氧化诱导的脂质过氧化和自由基链反应，与常用抗氧化剂丁基羟基茴香醚（BHA）、二丁基羟基甲苯（BHT），L-抗坏血酸和维生素E的作用相当[48]。此外，灯台树皮的乙醇提取物具有较强的氮氧化物清除作用[49]。

灯台叶水提物和醇提物均能有效抑制氧化自由基，表现出明显的抗氧化活性。Antony等[50]驯采用DPPH、ABTS和FRAP法，研究灯台叶水、正丁醇、乙酸乙酯提取物的抗氧化活性，发现水和正丁醇提取物作用较明显。戴云等[51]引采用分光光度法，研究醇提物的体外抗氧化能力，以清除活性氧、抑制DNA损伤、抑制脂质过氧化能力为指标，与茶多酚相关能力进行对比，发现灯台叶乙醇和正丁醇提取物的以上指标与茶多酚相当。莫菁莲[49]在研究灯台叶醇提物抗肿瘤机制时发现，高剂量给药组荷瘤小鼠中H22。肿瘤细胞活性氧（ROS）的水平明显低于阴性对照组。同时其血清中GR、GSH-PX、CAT、SOD活力均有所升高，机体抗氧化能力增强，MDA水平下降，表明高剂量给药组小鼠体内脂质过氧化的程度较低。

（三）抗诱变

DNA损伤和突变是癌变最早的步骤。研究表明，灯台树提取物具有与抗生素甲基甲磺酸、丝裂霉素C和二甲基亚硝胺一样的抗突变作用。灯台树抗突变作用机制与DNA断裂剂一样是阻止骨髓细胞中的DNA损伤[52,53]。Jagetia等[54]采用致癌物质苯并芘诱导小鼠贲门窦癌，在诱导的前、中、后期用灯台树树皮85%乙醇提取物给药，结果表明提取物可以降低小鼠贲门窦癌的发生和脾细胞微核率。Nigam等[55]通过二甲基苯蒽诱发老鼠皮肤细胞中DNA链的断裂，研究羽扇豆醇的抗诱变作用，诱发前期给药和后期给药羽扇豆醇均具有显著的抗诱变作用，且其效应与时间和剂量相关。

（四）抗炎

Arulmozhi S等[47]研究发现，灯台树叶乙醇提取物（200 mg/kg、400 mg/kg）能够显著抑制角叉菜胶诱导大鼠脚趾肿胀。Rajic等[56]研究发现羽扇豆醇和α-香树脂醇，以及这些化合物的酯类化合物具有抗炎和抑制蛋白激酶A的作用。Shang等[57]研究发现灯台树叶乙醇提取物的石油醚和醋酸乙酯部位以及总生物碱部位能够抑制二甲苯诱发的耳肿胀；采用小鼠空气袋模型，研究发现总生物碱部位能够显著增强超氧化物歧化酶活性，同时显著降低NO、前列腺素E_2水平。从灯台树分离得到的鸭脚树叶碱、瓦来萨明碱和灯台树次碱能够抑制环氧合酶-1、环氧合酶-2和5-脂氧化酶的活性。杨泳等[58]采用二甲苯小鼠耳郭肿胀模型观察灯台树不同有效部位的抗炎作用。结果表明黄酮部位、生物碱和黄酮混合部位均有明显的抗炎作用。

（五）降血糖、调血脂

灯台树已被用于民间糖尿病的治疗。Arulmozhi等[59]采用链脲菌素诱导糖尿病大鼠模型，研究灯台树叶的抗糖尿病活性。灯台树叶乙醇提取物可降低血糖和糖化血红蛋白水平，以及抑制脂质过氧化反应。表明在链脲菌素诱导的糖尿病模型中，灯台树叶乙醇提取物除了具有降血糖活性，还具有调血脂和抗氧化活性。

Nilubon 等[60]研究表明灯台树叶甲醇提取物具有 α-葡萄糖苷酶抑制活性。经分离得到 2 个黄酮类成分，分别是槲皮素 3-*O*-*β*-*D*-吡喃木糖(1‴-2‴)-*β*-*D*-galactopyranoside 和(−)-lyoniresinol-3-*O*-*β*-*D*-喃葡萄糖苷，前者仅对麦芽糖酶有抑制活性，其 IC_{50} 为 1.96 mmol/L；后者对蔗糖酶和麦芽糖酶均有抑制活性，其 IC_{50} 分别为 1.95 和 1.43 mmol/L。

（六）免疫调节活性

Iwo 等[61]通过在 BALB/C 系小鼠体内诱发免疫刺激，研究灯台树皮水提物和乙醇提取物的免疫调节活性。研究结果表明，灯台树皮的水提物较乙醇提取物活性强，能够刺激非特异性免疫反应，修复由免疫毒素泼尼松龙诱导的吞噬细胞的活力，保护机体免受感染。

莫菁莲[46]探究灯台叶醇提物对 H22 肝癌移植小鼠免疫的影响时发现，高剂量醇提物能增强小鼠的碳廓清能力，提高机体体液免疫能力。韩芳[64]研究灯台叶醇提物对 C57BL/6 荷瘤小鼠免疫功能的影响时发现，高、中剂量组能显著提高小鼠血清白细胞介素-6、白细胞介素-10、干扰素-γ 的水平，而且高剂量组还能增强 T 淋巴细胞增殖能力，降低 $CD4^+/CD8^+$ 比例，从免疫分子和免疫细胞水平提高荷瘤小鼠免疫功能。

（七）祛痰、镇咳、平喘、收缩支气管

杨泳等[58]采用枸橼酸喷雾法构建豚鼠咳嗽模型观察灯台树叶不同有效部位的止咳作用；采用小鼠气管酚红排泄模型观察灯台树叶不同有效部位的祛痰作用。结果表明生物碱部位具有较强的镇咳作用，黄酮部位具有较强的平喘作用，而混合成分不仅具有较强的镇咳平喘作用，同时还具有较好的祛痰作用。Channa 等[62]研究表明灯台树叶 51%～95%的乙醇提取物对大鼠有明显的气管收缩作用。该提取物的气管收缩作用不依赖于肾上腺素、毒蕈碱受体或前列腺素，主要是通过内皮细胞舒血管因子和 NO 发挥作用，且此作用受前列腺素、钙拮抗因子和内皮细胞舒血管因子的调控。

（八）抗菌

Khan 等[63]用 25 种细菌、11 种真菌对灯台树的叶、茎、根的甲醇粗提物及石油醚、二氯甲烷、醋酸乙酯及丁醇提取物抗菌活性进行检测，结果表明丁醇提取物抗菌活性最强。

（九）其他

灯台树除了具有以上药理作用外，还具有退热、缩宫、降压、抗疟疾等作用[7]。以灯台树叶水提液按生药量 4 g/kg 静脉注射实验性发热家兔，具有短暂的退热作用。静脉注射灯台树总生物碱 20 mg，可使猫未孕子宫明显收缩，但对离体大鼠、豚鼠子宫作用不明显。静脉注射 3～5 mg/kg 灯台树总生物碱可使猫血压骤降而心律不改变，但加大剂量则可引起心律不齐、传导阻滞乃至室颤。静脉注射灯台树总生物碱可使犬横纹肌张力降低，后轻微上升。此外，灯台树总生物碱对实验性鸟疟疾有一定治疗作用，但猴疟疾实验及临床疗效不佳。

五、临床应用

灯台叶是 20 世纪 70 年代初从云南思茅地区民间发掘出来治疗慢性气管炎的药物。当时曾以灯台树之名首载于《思茅中草药选》《云南中草药选》及《云南中草药》。1971—1973 年在云南省卫生厅的领导下组织省、思茅地区所属有关单位协作攻关，对其树叶进行了大量药理、药化研究和临床试验，于 1974 年收载于《云南省药品标准》、1977 年收载于《中华人民共和国药典》一部[65]。药用其叶，性凉，味苦，能止咳祛痰，退热消炎，用于慢性气管炎，百日咳等症，并开发出灯台叶片、灯台叶颗粒等多种制剂。

傣医用灯台叶主治“乃多皇迈唉列习特来”(肺热咳嗽痰多)，“拢达儿”(腮腺、颌下淋巴结肿

痛)、"农杆农暖"(乳房肿痛)、"兵洞飞暖"(疮疡疥肿)等。除傣医外,也是汉族用药,称"理肺散"(《陆川本草》),意指对肺系疾病(如咳、喘、痰等)有良好的清理、疏散、平息作用。拉祜族、佤族等也用,用叶或嫩枝煎水或代茶饮治疗支气管炎、咳嗽、百日咳、哮喘等。灯台叶在临床上主要用于呼吸系统疾病的治疗,近年来还其具有抗肿瘤的作用。以灯台叶浸膏片治疗 210 例慢性气管炎患者,结果临床治愈 56 例,显效 54 例,好转 94 例,无效 6 例,总有效率 97.2%。将灯台叶树皮及嫩枝叶制成糖浆,用于小儿急性传染性肝炎,按年龄大小每次 15～30 ml,每天 2 次。经治 119 例,治愈 41 例,治愈时间平均 21.1 天;好转 75 例,平均住院天数 14.3 天;无效 3 例。黄疸指数平均 15.3 天恢复正常,谷丙转氨酶平均 21.1 天恢复正常。有效病例先表现胃口好转,小便变清,继之皮肤和巩膜黄染逐渐消退,最后转氨酶恢复正常[7]。

灯台叶在疑难杂症治疗中的应用"风病理论"是傣医基础理论的重要组成部分,灯台叶除被用于治疗呼吸系统疾病外,还常应用于风病等疑难杂症,如农杆农暖(乳腺炎、乳腺肿痛)、"拢匹勒"(月子病致头昏目眩,周身酸痛麻木)、拢梦曼(荨麻疹)、拢洞烘(斑疹瘙痒)、纳勒冒麻、纳勒冒沙么(妇女闭经、痛经)、拢梅接路多火档(风湿肢体关节疼痛)、拢沙力坝(狂躁型精神病)和"拢匹把母"(癫痫病)。《档哈雅龙》中写到治疗"拢匹把母"(癫痫病)时取摆埋丁别(灯台树叶)捣细蒸熟,加分因(阿魏),地利糯过(犀鸟唾液)15 g,喃麻威(佛手叶)调匀外包;"农兵杆兵飞"(乳房包块、生疮)取摆埋丁别(灯台树叶)捣烂,加红糖外包;"沙力坝"不言不语,取摆庄(酸橘叶)、摆埋丁别(灯台树叶)捣烂外包[66,67]。

在国外,印度用树皮、叶及乳汁来提炼药物治疗疟疾,而 1911 年的英国药典记其树皮、叶及乳汁作苦味剂可以治疗疟疾、痢疾和用于发汗,1918 年的美国药典也有类似记载。但国外均没有治疗咳嗽的用法,各国对其应用的区别很大[7]。

参考文献

[1] 中国科学院中国植物志编辑委员会.中国植物志:第三十六卷[M].北京:科学出版社,1977.
[2] 国家中医药管理局《中华本草》编委会.中华本草:第六卷[M].上海:上海科学技术出版社,1999.
[3] 中国医学科学院药物研究所.中药志:第五册[M].北京:人民卫生出版社,1994.
[4] 李崇安,邓泽.灯台叶树的组培快繁研究[J].中国民族民间医药杂志,2000(1):37-39.
[5] 谢环素.糖胶树栽培技术试验[J].绿色大世界·绿色科技,2009(9):29-31.
[6] 蔡传涛,兰芹英,刘宏茂,等.灯台树种子萌发特性的研究[J].中草药,2004(1):90-92.
[7] 左爱学,饶高雄,唐丽萍,等.傣药"灯台叶"的现代研究进展[C]//2005 国际傣医药学术会议.中国云南西双版纳州,2005.
[8] 刘璇,张振海,杜萌,等.灯台树化学成分与药理活性研究进展[J].中草药,2012(3):598-606.
[9] Yamauchi T, F Abe, R F Chen, et al. Alstonia. Part 3. Alkaloids from the leaves of Alstonia scholaris in Taiwan, Thailand, Indonesia and the Philippines [J]. Phytochemistry, 1990,29(11):3547-3552.
[10] Abe F, R F Chen, T Yamauchi, et al. Studies on the constituents of Alstonia scholaris. Part I. Alschomine and isoalschomine, new alkaloids from the leaves of Alstonia scholaris [J]. Chem. Pharm. Bull.,1989,37(4):887-890.
[11] Yamauchi T, F Abe, W G Padolina, et al. Alkaloids from leaves and bark of Alstonia scholaris in the Philippines [J]. Phytochemistry, 1990,29(10):3321-3325.
[12] Atta ur R, M Asif, M Ghazala, et al. Scholaricine, an alkaloid from Alstonia scholaris [J]. Phytochemistry, 1985,24(11):2771-2773.
[13] Zhou H, H-P He, X-D Luo, et al. Three new indole alkaloids from the leaves of Alstonia scholaris [J]. Helv. Chim. Acta, 2005,88(9):2508-2512.
[14] Viswanathan S, N Ramamurthy, S Subramanian, et al. Enhancement of the cytotoxic effects of Echitamine chloride by vitamin A: an in vitro study on Ehrlich ascites carcinoma cell culture [J]. Indian J. Pharmacol.,1997,29(4):244-249.
[15] Atta ur R, K A Alvi. Indole alkaloids from Alstonia scholaris. Phytochemistry, 1987,26(7):2139-2142.
[16] Kam T-S, K-T Nyeoh, K-M Sim, et al. Alkaloids from Alstonia scholaris [J]. Phytochemistry, 1997,45(6):1303-1305.
[17] Boonchuay W, W E Court. Minor alkaloids of Alstonia scholaris root [J]. Phytochemistry, 1976,15(5):821.

[18] Banerji A, A K Siddhanta. Scholarine: an indole alkaloid of Alstonia scholaris [J]. Phytochemistry, 1981, 20(3): 540 - 542.
[19] Atta ur R, K A Alvi, A Muzaffar. Isolation and proton/carbon-13-NMR studies on 19,20-dihydrocondylocarpine: an alkaloid from the leaves of Ervatamia coronaria and Alstonia scholaris [J]. Planta Med.,1986(4): 325 - 326.
[20] Morita Y, M Hesse, H Schmid, et al. Alstonia scholaris: structure of the indole alkaloid nareline [J]. Helv. Chim. Acta, 1977,60(4): 1419 - 1434.
[21] 朱伟明.五种药用植物资源化学的初步研究[D].昆明：中国科学院昆明植物研究所,2001.
[22] Keawpradub N, P J Houghton, E Eno-Amooquaye, et al. Activity of extracts and alkaloids of Thai Alstonia species against human lung cancer cell lines [J]. Planta Med.,1997,63(2): 97 - 101.
[23] Beljanski M, M Beljanski. Selective Inhibition of in vitro Synthesis of Cancer DNA by Alkaloids of β-Carboline Class [J]. Pathobiology, 1982,50(2): 79 - 87.
[24] 杜国顺,蔡祥海,尚建华,等.灯台叶中的非碱性成分[J].中国天然药物,2007,5(4): 259 - 262.
[25] 惠婷婷,孙赟,朱丽萍,等.云南傣族药物灯台叶中黄酮类成分[J].中国中药杂志,2009,34(9): 1111 - 1113.
[26] 惠婷婷.灯台叶和灯台叶颗粒的化学成分研究[D].昆明：云南中医学院,2008.
[27] 中国医学科学院药物研究所.中药志[M].北京：人民卫生出版社,1959.
[28] Jagetia G C, M S Baliga. The effect of seasonal variation on the antineoplastic activity of Alstoniascholaris R. Br. in HeLa cells [J]. Journal of ethnopharmacology, 2005,96(1): 37 - 42.
[29] Jagetia G C, M S Baliga, P Venkatesh, et al. Evaluation of the cytotoxic effect of the monoterpene indole alkaloid echitamine in-vitro and in tumour-bearing mice [J]. Journal of pharmacy and pharmacology, 2005,57(9): 1213 - 1219.
[30] Kamarajan P, N Sekar, V Mathuram, et al. Antitumor effect of echitamine chloride on methylcholonthrene induced fibrosarcoma in rats [J]. Biochemistry international, 1991,25(3): 491 - 498.
[31] KAMARAJAN P, N RAMAMURTHY, S GOVINDASAMY. In Vitro Evaluation of the Anti-Cancer Effects of Echitamine Chloride on Fibrosarcoma Cells [J]. Journal of clinical biochemistry and nutrition, 1995,18(2): 65 - 71.
[32] Saraswathi V, R Nalini, S Subramanian, et al. Enhancement of the cytotoxic effects of echitamine chloride by vitamin A: an in vitro study on Ehrlich ascites carcinoma cell culture [J]. Indian J. Pharmacol.,1997,29(4): 244.
[33] Saraswathi V, N Ramamoorthy, S Subramaniam, et al. Inhibition of glycolysis and respiration of sarcoma-180 cells by echitamine chloride [J]. Chemotherapy, 1998,44(3): 198 - 205.
[34] Saraswathi V, A Shyamala, S Subramanian, et al. Studies on the effects of echitamine chloride on serum glycoproteins and lysosomal hydrolases of sarcoma-180 induced mice [J]. Fitoterapia, 1998,69(1): 73 - 75.
[35] Saraswathi V, V Mathuram, S Subramanian, et al. Modulation of the impaired drug metabolism in sarcoma-180-bearing mice by echitamine chloride [J]. Cancer biochemistry biophysics, 1999,17(1 - 2): 79 - 88.
[36] Saleem M, N Maddodi, M A Zaid, et al. Lupeol inhibits growth of highly aggressive human metastatic melanoma cells in vitro and in vivo by inducing apoptosis [J]. Clinical Cancer Research, 2008,14(7): 2119 - 2127.
[37] Hata K, K Hori, J Murata, et al. Remodeling of actin cytoskeleton in lupeol-induced B16 2F2 cell differentiation [J]. Journal of biochemistry, 2005,138(4): 467 - 472.
[38] Saleem M, S Kaur, M-H Kweon, et al. Lupeol, a fruit and vegetable based triterpene, induces apoptotic death of human pancreatic adenocarcinoma cells via inhibition of Ras signaling pathway [J]. Carcinogenesis, 2005,26(11): 1956 - 1964.
[39] Prasad S, E Madan, N Nigam, et al. Induction of apoptosis by lupeol in human epidermoid carcinoma A431 cells through regulation of mitochondrial, Akt/PKB and NF-kappaB signaling pathways. Cancer biology & therapy, 2009, 8(17): 1632 - 1639.
[40] Zhang L, Y Zhang, L Zhang, et al. Lupeol, a dietary triterpene, inhibited growth, and induced apoptosis through down-regulation of DR3 in SMMC7721 cells [J]. Cancer investigation, 2009,27(2): 163 - 170.
[41] Saleem M, M-H Kweon, J-M Yun, et al. A novel dietary triterpene Lupeol induces fas-mediated apoptotic death of androgen-sensitive prostate cancer cells and inhibits tumor growth in a xenograft model [J]. Cancer research, 2005,65(23): 11203 - 11213.
[42] Saleem M, I Murtaza, R S Tarapore, et al. Lupeol inhibits proliferation of human prostate cancer cells by targeting β-catenin signaling [J]. Carcinogenesis, 2009,30(5): 808 - 817.
[43] Prasad S, N Nigam, N Kalra, et al. Regulation of signaling pathways involved in lupeol induced inhibition of proliferation and induction of apoptosis in human prostate cancer cells [J]. Molecular carcinogenesis, 2008,47(12): 916 - 924.
[44] 韩芳.灯台叶醇提物体外抗肿瘤作用研究[J].现代中药研究与实践,2013(2): 28 - 30.
[45] 韩芳.灯台叶醇提物对 C57BL/6 荷瘤小鼠免疫功能的影响[J].西北药学杂志,2013,28(2): 168 - 170.
[46] 莫菁莲.灯台叶醇提物对 H22 肝癌移植小鼠免疫和抗氧化功能的影响[J].中国热带医学,2013(4): 414 - 416.
[47] Arulmozhi S, P M Mazumder, P Ashok, et al. Antinociceptive and anti-inflammatory activities of Alstonia scholaris Linn [J]. R. Br. Pharmacognosy Magazine, 2007,3(10): 106.
[48] Arulmozhi S, P M Mazumder, P Ashok, et al. Pharmacological activities of Alstonia scholaris Linn. (Apocynaceae)-A review [J]. Pharmacognosy Reviews, 2007,1(1): 163.
[49] Jagetia G C, M S Baliga. The evaluation of nitric oxide scavenging activity of certain Indian medicinal plants in vitro: a preliminary study [J]. Journal of Medicinal Food, 2004,7(3): 343 - 348.
[50] Antony M, D B Menon, J Joel, et al. Phytochemical analysis and antioxidant activity of Alstonia scholaris [J].

Pharmacognosy Journal, 2011,3(26)：13－18.
[51] 戴云,杨新星,程春梅,等.傣药灯台叶醇提取物体外抗氧化活性[J].中药材,2009(12)：1883－1885.
[52] Lim-Sylianco C, A Jocano, C Lim. Anitmutagenicity of twenty Philippine plants using the micronucleus test in mice Source Philipp [J]. J Sci 1988;117(3)：231－235.
[53] Lin S-C, C-C Lin, Y-H Lin, et al. The protective effect of Alstonia scholaris R. Br. on hepatotoxin-induced acute liver damage [J]. The American journal of Chinese medicine, 1996,24(2)：153－164.
[54] Jagetia G C, M S Baliga, P Venkatesh. Effect of Sapthaparna(Alstonia scholaris Linn)in modulating the benzo(a)pyrene-induced forestomach carcinogenesis in mice [J]. Toxicology letters, 2003,144(2)：183－193.
[55] Nigam N, S Prasad, Y Shukla. Preventive effects of lupeol on DMBA induced DNA alkylation damage in mouse skin [J]. Food and chemical toxicology, 2007,45(11)：2331－2335.
[56] Rajic A, G Kweifio-Okai, T Macrides, et al. Inhibition of serine proteases by anti-inflammatory triterpenoids [J]. Planta Med. ,2000,66(3)：206－210.
[57] Shang J-H, X-H Cai, T Feng, et al. Pharmacological evaluation of Alstonia scholaris: anti-inflammatory and analgesic effects [J]. J Ethnopharmacol, 2010,129(2)：174－181.
[58] 杨泳,周玲,李颖,等.灯台叶止咳平喘的药效学研究[J].云南中医中药杂志,2007,28(1)：38－39.
[59] Arulmozhi S, P M Mazumder, S Lohidasan, et al. Antidiabetic and antihyperlipidemic activity of leaves of Alstonia scholaris Linn [J]. R. Br. European Journal of Integrative Medicine, 2010,2(1)：23－32.
[60] Jong-Anurakkun N, M R Bhandari, J Kawabata. α-Glucosidase inhibitors from Devil tree(Alstonia scholaris)[J]. Food Chemistry, 2007,103(4)：1319－1323.
[61] Iwo M I, A A Soemardji, D S Retnoningrum. Immunostimulating effect of pule(Alstonia scholaris LR Br. , Apocynaceae) bark extracts [J]. Clinical hemorheology and microcirculation, 1999,23(2－4)：177－183.
[62] Channa S, A Dar, S Ahmed. Evaluation of Alstonia scholaris leaves for broncho-vasodilatory activity [J]. Journal of ethnopharmacology, 2005,97(3)：469－476.
[63] Khan M, A Omoloso, M Kihara. Antibacterial activity of Alstonia scholaris and Leea tetramera [J]. Fitoterapia, 2003,74(7)：736－740.
[64] 韩芳.灯台叶醇提物对C57BL/6荷瘤小鼠免疫功能的影响[J].西北药学杂志,2013(2)：168－170.
[65] 中华人民共和国卫生部.中华人民共和国药典：一部[M].北京：人民卫生出版社,1977.
[66] 康朗腊.档哈雅龙[M].昆明：云南民族出版社,2003.
[67] 朱成兰,赵应红,马伟光.傣药学[M].北京：中国中医药出版社,2007.

安息香

安息香为安息香科安息香属植物白花树[*Styrax tonkinensis* (Pierre) Craib ex Hartw.]的干燥树脂[1]，含较多香脂酸，是贵重药材，有防腐、消炎、祛痰、行气血之效，并可制造高级香料。白花树又名越南安息香，俗称东京野茉莉。

白花树为落叶乔木，高6～30 m，树冠呈圆锥形，胸径8～60 cm，树皮暗灰色或灰褐色，有不规则纵裂纹；枝稍扁，被褐色绒毛，成长后变为无毛，近圆柱形，暗褐色。叶互生，纸质至薄革质，椭圆形、椭圆状卵形至卵形，长5～18 cm，宽4～10 cm，顶端短渐尖，基部圆形或楔形，边近全缘，嫩叶有时具2～3个齿裂，上面无毛或嫩叶脉上被星状毛，下面密被灰色至粉绿色星状绒毛，侧脉每边5～6条，第三级小脉近平行；叶柄长8～15 mm，上面有宽槽，密被褐色星状柔毛。圆锥花序，或渐缩小成总状花序，花序长3～10 cm或更长；花序梗和花梗密被黄褐色星状短柔毛；花白色，长12～25 mm，花梗长5～10 mm；小苞片生于花梗中部或花萼上，钻形或线形，长3～5 mm；花萼杯状高3～5 mm，顶端截形或有5齿，萼齿三角形，外面密被黄褐色或灰白色星状绒毛，内面被白色短柔毛；花冠裂片膜质，卵状披针形或长圆状椭圆形，长10～16 mm，宽3～4 mm，两面均密被白色星状短柔毛，花蕾时作覆瓦状排列，花冠管长3～4 mm；花丝扁平，上部分离，疏被白色星状柔毛，下部联合成筒，无毛；花药狭长圆形，长4～10 mm；花柱长约1.5 cm，无毛。果实近球形，直径10～12 mm，顶端急尖或钝，外面密被灰色星状绒毛；种子卵形，栗褐色，密被小瘤状突起和星状毛。花期4～6月，果熟期8～10月[2]（图15）。

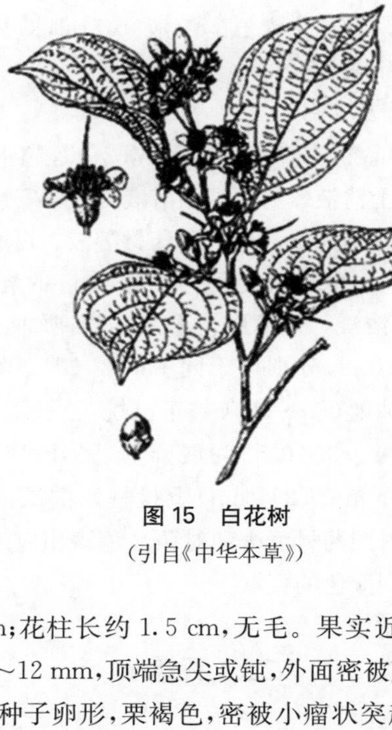

图15　白花树

（引自《中华本草》）

主要分布于热带和亚热带海拔100～2 000 m的疏林中或林缘。种子油称“白花油”，可药用。

一、生药鉴别

（一）性状鉴别

安息香为不规则小块，常粘结成团，略扁平，表面橙黄色，有蜡样光泽（自然出脂）；亦有呈不规则圆球形或扁块状，表面灰白色至淡黄白色（人工割脂）。质脆易碎，断面平坦，白色。放置后渐变为淡黄棕色至红棕色。气芳香，味微辛，嚼之有砂粒感[1]。

（二）理化鉴别

1. 化学鉴别

（1）取本品约 0.25 g，置干燥试管中，缓缓加热，即发生刺激性香气，并产生多数棱柱状结晶的升华物。

（2）取本品约 0.1 g，加乙醇 5 ml 研磨，滤过，滤液加 5%三氯化铁乙醇溶液 0.5 ml，即显亮绿色，后变为黄绿色。

2. 薄层鉴别

取本品粉末 0.1 g，加甲醇 2 ml，超声处理 5 min，取上清液作为供试品溶液。另取安息香对照药材 0.1 g，同法制成对照药材溶液。再取苯甲酸对照品，加甲醇制成每 1 ml 含 4 mg 的溶液，作为对照品溶液。照薄层色谱法实验，吸取上述 3 种溶液各 5 μl，分别点于同一硅胶 GF_{254} 薄层板上，以石油醚（60～90 ℃）-正己烷-乙酸乙酯-冰醋酸（6∶4∶3∶0.5）为展开剂，展开，取出，晾干，置紫外光灯（254 nm）下检视。供试品色谱中，在与对照药材色谱和对照品色谱相应的位置上，显相同颜色的斑点。

二、栽培

（一）产地环境

白花树是阳性速生树种，主要分布在热带、亚热带地区，喜温暖和比较干燥的气候环境。要求充足的阳光，年平均温度为 18～26 ℃。在土层深厚、排水性良好的砂质壤土生长较好。实生苗当年可长 2～3 m 高，树干粗度可达 2～3 cm。从定植后的 10 年内，树的高度每年可以增长 1～3 m[3]。

（二）生产管理

1. 繁育技术

（1）选种采种及种子贮藏：一般选择 10～25 年生，树冠长势良好、出脂稳定、高产和没有虫害的健壮树作采种母树。在秋季 9～10 月，当果皮由基部开裂，果壳内有锈色绒毛、种子饱满坚实时，即可采下成熟的果实[4]。采种时可用采种钩摘取果穗，地面上铺塑料薄膜收集，切勿用竹竿打枝取果，以免影响母树。采回的鲜果，可在室内干藏 45～60 天，去果皮后的种子应与湿沙按 1∶1 的比例混合堆放于室内贮藏，沙子要提前通过暴晒和喷洒 0.5%的高锰酸钾溶液进行消毒处理，堆放高度以 50 cm 为宜。贮藏期间应定期检查，注意调节水分。种子湿沙贮藏 3 个月后播种，发芽率可达 80%[5]。有研究表明，东京野茉莉种子成熟后还有一定时间的后熟期，经过后熟期的种子，发芽率高且发芽整齐[6]。

（2）种子繁殖：白花树种子容易获得，种子四季均可播种，一般 3～4 月最好，播种方法多为人工撒播或条播。圃地以选择排水良好、土质肥沃的沙壤土为好。播种前将种子去掉锈褐色种皮，使之易透水、透气，打破种子休眠，缩短萌芽期。另外，播前宜用 40 ℃温水和 0.05%赤霉素浸种催芽。平均 1 m^2 播种量为 0.05 kg，然后盖 0.5～1.0 cm 厚黄心土，播种后床面用稻草等物覆盖，厚 2.0～3.0 cm。播种 25 天后开始发芽，60 天后出土基本完成，其间分 2～3 次揭去覆盖物。白花树苗极怕水淹，圃地管理时应注意及时排除积水。

（3）扦插繁殖：除种子繁殖外，扦插繁殖也是白花树常用的的繁殖方式。春、夏、秋 3 季均可进行，选成年树 1～2 年生健壮枝条，剪成 12～15 cm 的插穗，用 500 mg/kg ABT 生根粉水溶液或 1 000 mg/kg 萘乙酸溶液蘸插穗基端 3～5 s，取出晾干即可扦插[7]。夏、秋季要盖遮阳网，春插 35 天生根，夏、秋季插 25 天生根。生根后，集约管理 2～3 个月即可出圃造林[5]。以 NAA

100 mg/L 浸泡 1 h 再扦插，既经济又有效，扦插成活率可达 75%以上[6]。

(4) 容器育苗和组织培养育苗[7]：容器育苗和组织培养育苗等现代化育苗技术已在很多树种上应用。有研究项目组在 2012 年 4 月中旬进行了容器育苗，事先在温棚中将沙藏的种子进行催芽，待种子萌芽后再放入基质盘中进行育苗。4 月底开始出苗，且较为整齐，经过 2 个月的常规管理和炼苗，6 月下旬苗木平均高度约 60 cm，带土造林，成活情况还待观察。

张亮亮等[2]以白花树种子为材料，对其进行试管繁殖研究。结果表明将种子切除胚乳，只保留胚接种于培养基，可比未切除胚乳的提前长出子叶，并能降低污染率，提高成活率，污染率和成活率分别为 11%和 82%；以 MS＋0.3 mg/L BA 为增殖培养基，不添加 NAA，增殖效果最佳，增殖系数达到 5.7，芽长为 4.46 cm，芽多且粗壮；采用两阶段诱导白花树生根，以 100 mg/L 的 IBA 处理 3 天为最佳，生根率达到 60%。

2. 定植造林

在白花树新芽萌发前，即次年立春到惊蛰间定植。定植时，选阴天，雨后晴天或小雨天进行，随挖随种。苗木出土后应用黄泥浆根。种植时，要求根系舒展，分层压紧土壤[4]。用大苗造林，栽植时间以 1 月至 3 月中旬为宜。白花树也可采取截干造林，从根的上部起，主干留 10～15 cm 高，栽植后成活率更高，成活后生长势也强[5]。造林应遵循适当密植的原则，一般母树林或油料林造林密度为 3 m×3 m，工艺、工业用材密度为 1.5 m×1.5 m。整地时间为 6～8 月，早整地可以改良土壤，增加肥力。

3. 田间管理

栽植当年至林地郁闭，每年要中耕除草 1～2 次，结合中耕施肥：冬施有机肥，夏施速效氮肥，秋施磷钾复合肥。用材林应逐年修剪下部老枝；油料林高 5 m 后用多效唑 300 倍液喷树顶，每周 1 次，连喷 3～4 次，将植株高度控制 6 m 左右。白花树抗病力极强，偶有蛀梢象鼻虫为害嫩叶，用 40%乐果乳剂 500 倍液喷杀[7]。

三、采收加工

1. 树脂的形成

安息香为安息香科植物白花树的干燥树脂。未切割的白花树树干是不能出脂的，因为白花树的次生木质部本身并无分泌安息香脂的分泌组织，只有树干受到切割形成伤害才能出脂。白花树出脂的创伤性质十分明显，通常被认为是植物对损伤的自然保护性的应激反应。

2. 割脂树龄和季节

10 年以上的成龄树在割脂季节便可以割脂。安息香树是落叶性乔木，割脂生产是有季节性的。从发芽展叶，树木进入旺季生长的 4～6 月是割脂的第 1 个有利季节；秋梢生长稳定的 9～10 月是第 2 个割脂季节。

3. 割脂方法

先进行乙烯处理。于距离地面 10～15 cm 的树干基部，按等距离在水平线上用小刀浅刮树皮 3 处，每一刮处宽 2～3 cm，长 4 cm 左右。然后用排笔蘸 10%乙烯利油剂，在刮面上薄薄地刷一层，刷药要选择晴天进行，刷药后 12 h 内若遇大雨则需重刷。经刷乙烯利处理后 9～11 天，即可开割。分别沿 3 个刷药刮面上方，每隔 30 cm 距离割 1 个倒三角形的小割口，共割 9 个。割口上方的宽度限制在 2.4～2.5 cm，割后当天下午即可收脂，用竹片将液状树脂收集到竹筒内。第 2 天上午再收集 1 次后，立即在切口下方的“V”边上用小刀再薄薄割去一层树皮，如此连续切割和收脂。每割 1 次能收 5 g 树脂，高产单株可达 40～50 g 以上。

4. 贮藏

液状树脂收集在竹筒里，2～3 天即自行干燥变白，待完全干燥后，可将竹筒劈开得到棒状的树脂。树脂受热后容易液化，切忌放在阳光下暴晒。干燥后的树脂用纸包好放在木箱里贮藏[4]。

四、化学成分

安息香药材主含树脂，安息香含树脂70%～80%，主要成分为具有挥发性的香脂酸类成分。对安息香属植物化学成分的研究中还得到有木质素类化合物，萜类化合物，甾体类化合物和其他类化合物。

（一）香脂酸类

香脂酸类成分中以苯甲酸含量最高[8]，同时还含有3-苯甲酰泰国树脂酸酯（3-benzoylsiaresinolic acid）、松柏醇苯甲酸酸酯（coniferyl benzoate）、香草醛0.15%～2.3%及20%游离苯甲酸等。彭颖等[9]采用GC-MS联用技术将安息香乙醚和石油醚提取部位、水蒸气蒸馏提取得到的挥发油和顶空固相微萃取得到的挥发性成分进行了化学成分分析，其中水蒸气蒸馏得到的挥发油中鉴定出的成分最多且种类最全面，包括苯甲醛、异龙脑、苯甲酸烯丙酯、丁香酚、香草醛、苯甲酸苄酯、肉桂酸苄酯、肉桂酸肉桂酯、苯甲酸正戊酯等19种化合物。娄方明等[10]采用GC-MS联用技术对水蒸气蒸馏得到的挥发性成分进行化学分析，鉴定出48个化合物，其中14个为香脂酸类化合物，其含量占挥发性成分总量的45.51%，由此可见香脂酸类化合物是其主要成分。另通过红外光谱分析表明，越南安息香中香脂酸主要为苯甲酸及其酯类[11]。

（二）芳香类

安息香中含有芳香族化合物，如苯乙烯、苯甲醛等含量较高成分。有研究人员[12]从*S. tonkinensis*的树脂中分离得到8个芳香类化合物，分别为*trans*-[tetrahydro-2-(4-hydroxy-3-methoxyphenyl)-5-oxofuran-3-yl] methylbenzoate、3-(4-hy-droxy-3-meth-oxyphenyl)-2-oxopro-pylbenzoate、4-[(*E*)-3-ethoxyprop-1-enyl]-2-methoxyphenol、benzoic acid、vanillin、dehydrodivanillin、vanillic acid、coniferylaldehyde。

（三）三萜类

王峰等[13]利用色谱方法对安息香化学成分进行分离纯化，根据理化性质和波谱数据鉴定化合物的结构，从白花树树脂的95%乙醇提取液中提取得到11个化合物，其中三萜类成分9个，分别为：6β-羟基-3-氧代11α，12α-环氧齐墩果-28，13β-内酯、3β，6β-二羟基-11α、12α环氧齐墩果-28，13β-内酯、3β，6β-二羟基-11-氧代-齐墩果-12-烯-28-酸、3β-羟基-12-氧代-13$H\alpha$-齐墩果-28，19β-内酯、19α-羟基-3-氧代-齐墩果-12-烯-28-酸、6β-羟基-3-氧代-齐墩果-12-烯-28-酸、苏门答腊树脂酸、泰国树脂酸和齐墩果酸[14,15]。以上化合物均为首次从该植物中分离得到。

（四）其他

安息香中还含有少量的挥发性萜类成分。同时，安息香属植物还含有木质素类化合物，其基本母核主要为以下3种：苯并呋喃类、双四氢呋喃类、四氢呋喃类[16]。其中，苯并呋喃类是安息香属植物中最为多见的木质素类。迄今，在该属植物中共发现32个苯并呋喃类木质素化合物，但是安息香药材中木质素类化合物具体含量则有待进一步的研究支撑[17]。此外，张丽等[18]。首次从安息香中分离得到安息香醇提取物中的15个化合物，分别鉴定为：myricadiol(1)、3-keto-oleanonic acid(2)、(4*E*)-1，5-bis(4-hydroxyphenyl)-1-methoxy-2-(methoxy-methyl)-4-pentene(3a和3b)、(*E*)-*p*-coumaryl alcohol γ-*O*-methyl ether(4)、芝麻素(5)、5-(3″-benzoyloxypropyl)-7-methoxy-2-(3′，4′-methylen-edioxy phenyl)-benzofuran(6)、邻苯二甲酸二丁酯(7)、香草酸甲酯(8)、对羟基苯甲醛(9)、对羟基苯乙酮(10)、香草乙酮(11)、3-oxo-olean-11，13(18)-dien-28，19β-olide(12)、香草醛(13)、苯甲酸(14)、暹罗树脂酸(15)。其中，化合物1～11为首次从安息香中分离得到。

五、药理作用

(一) 祛痰

安息香的酊剂为刺激性祛痰药，置于热水中吸入其蒸汽，则能直接刺激呼吸道黏膜而增加其分泌；可用于支气管炎以促进痰液排出。吸入时应避免蒸气的浓度过高而刺激眼、鼻、喉等。

(二) 抗炎、解热

雷玲等[19]应用 2,4-二硝基酚、内毒素所致大鼠发热模型观察安息香科植物白花树的干燥树脂的解热作用，应用醋酸所致小鼠腹腔毛细血管通透性亢进模型观察安息香的抗炎作用。实验结果显示：该安息香醇提物 2.5 g/kg、5 g/kg、10 g/kg 可降低内毒素或 2,4-二硝基酚所致大鼠体温的升高，安息香醇提物 2.5 g/kg、5 g/kg、10 g/kg剂量对醋酸所致小鼠腹腔毛细血管通透性亢进均有抑制作用，即有抗炎解热的作用。

(三) 保护内皮损伤

顾爱彤等[20]选用 10 ng/m L TNF-α 作用于 HUVECs 24 h 建立内皮细胞损伤模型，并用此模型初步研究各药物对内皮损伤的改善作用。结果发现安息香提取物对 TNF-α 诱导的内皮细胞损伤有一定的改善作用，提示其可能的抗 AS 活性，这与文献中提到的安息香具有抗 AS 作用相一致；另一方面，参与受试的安息香中的 16 个单体均表现出不同程度的保护 TNF-α 诱导的 HUVECs 炎症损伤的活性，其中以 3-氧代-齐墩果-11,13(18)二烯-19β,28-内酯、3β-羟基-12-氧代-13$H\alpha$-齐墩果-28,19β-内酯、去氢双香草醛、香草醛 4 个成分改善效果更好。

六、临床应用

中医认为，安息香性味辛、苦温，入心、脾、肺、胃经，有开窍辟秽、行气活血、镇咳祛痰之功，适用于中风痰厥、气郁暴厥、心腹疼痛、小儿惊风等，多入丸散用。临床用安息香 1 g，研为细末，温开水冲饮，可活血化瘀，治疗冠心病心绞痛。安息香、麝香各等份，研为细末，每次取 1 g，温开水冲饮，可开窍醒神，治疗中风痰厥，目不识人[21]。

安息香可用于心腹疼痛。其气味芳香，能行气而止痛。可单味研末服用，或与木香、香附等芳香之品作丸、散服，益增行气止痛之效。若顽痹血脉凝涩，遍身疼痛，不得屈伸者，可与麝香、天麻、乳香等同用，共奏行气活血，去痹止痛之效[22]。

七、毒理研究

石从广等[22]将白花树种子压榨后得到的毛油经加热、抽滤处理后得到粗制油，进一步脱胶、碱练、脱色和脱臭后得到精炼油。用粗制油和精炼油做大、小鼠急性经口毒性试验以及慢性毒性 3 项试验，包括 Ames 试验、小鼠骨髓细胞微核试验和小鼠精子畸形试验[22]。

(一) 大小鼠急性经口毒性实验

粗制油样品试验期间，21.50 g/kg 剂量组雌、雄大鼠出现行动迟缓及流涎症状，于 36 h 内出现死亡；10.00 g/kg 剂量组雌、雄各大鼠出现行动迟缓症状，36 h 内雄鼠出现死亡；其余各剂量大鼠均未见明显症状，也无死亡。按照《食品安全性毒理学评价程序和方法》(GB15193.1—2003)做试验，结果表明，白花树粗制油急性经口毒性试验雌性大鼠 LD_{50} 为 20.00 g/kg 体重，可信限为 13.7～29.1 g/kg 体重；雄性大鼠 LD_{50} 为 20.00 g/kg 体重，可信限为 12.3～32.4 g/kg 体重，均属无毒类。

精制油样品试验期间，各组大鼠均于给药 1 h 出现活动减少，神情呆滞，离群等症状。24 h 后 46.4 g/kg、21.5 g/kg 体重剂量组出现动物死亡，存活动物眼睛周围出现分泌物。48 h 后

10.0 g/kg 体重剂量组也出现动物死亡。72 h 后症状逐渐消失。按照《食品安全性毒理学评价程序和方法》(GB15193.1—2003)试验结果表明，白花树精炼油急性毒性试验雌性大鼠 LD_{50} 为 17.1 g/kg体重，可信限为 10.5～27.8 g/kg 体重；雄性大鼠 LD_{50} 为 17.1 g/kg 体重，可信限为 10.1～29.1 g/kg 体重，均属无毒级。

白花树粗制油的雌性小鼠急性经口毒性对应的 LD_{50} 为 6.81 g/kg 体重，雄性小鼠的 LD_{50} 为 7.94 g/kg 体重，可信限为 5.84～10.8 g/kg 体重，均属实际无毒。白花树精炼油的雌性小鼠急性经口毒性对应的 LD_{50} 最高为 17.10 g/kg 体重，可信限为 12.60～23.30 g/kg 体重；雄性小鼠的 LD_{50} 最高为 10.80 g/kg 体重，可信限为 7.41～15.70 g/kg 体重，处于实际无毒和无毒之间。

（二）Ames 试验

从试验结果看，不同浓度受试物在加与不加 S9 条件下的回变菌落与阴性对照组（空白对照）相似，而阳性对照（9AA、2，7AF、NAN3、2AAF、MMC、1，8HAQ）回变菌落数均显著高于阴性对照与各剂量组。以上结果表明白花树粗制油 Ames 试验检测结果为阴性。除了阳性对照组所选化合物不同外，白花树精炼油 Ames 试验同粗制油。从试验结果看，不同浓度受试物在加和不加 S9 条件下的回变菌落与阴性对照组相近，而阳性对照组（NaN_3、Dexon、2AAF、1，8 HAQ）回变菌落数均高于阴性对照回变菌落数和各剂量组至少 3 倍以上，差异显著，表明白花树油 Ames 试验检测结果为阴性。

（三）小鼠骨髓细胞微核试验

白花树粗制油与精炼油对小鼠微核率的影响用卡方检验统计，雌、雄各剂量组与阴性对照组比，微核千分率均无显著性差异，而阳性对照组环磷酰胺的微核率则显著高于阴性对照组和各剂量组，其差异非常显著（$p<0.01$）。白花树油脂对小鼠骨髓嗜多染红细胞微核率未见明显影响，检测结果为阴性。

（四）小鼠精子畸变实验

各剂量组与阴性对照组（空白对照）比较精子畸形率差异不大，各剂量组间小鼠精子畸形发生率均无显著差异性，而阳性对照组 MMC 则明显高于阴性对照组和各剂量组，其差别非常显著（$p<0.01$），表明白花树油脂对小鼠精子畸形发生率未见明显影响，检测结果为阴性。

从以上实验结果可看出，白花树种子油大、小鼠急性经口毒性试验结果均属无毒级，Ames 试验、小鼠骨髓细胞微核试验和小鼠精子畸形试验结果均为阴性，满足国家新资源食品安全评价的前期规程，具备开发成新资源食品的潜力。

参考文献

[1] 国家药典编委会，中华人民共和国药典：一部[M].北京：中国医药科技出版社，2010.
[2] 中国科学院中国植物志编委会.中国植物志[M].北京：科学出版社，1987.
[3] 张亮亮，柳新红，林新春，等.白花树组织培养技术研究[J].浙江林业科技，2013(3)：16－19.
[4] 王江民."安息香"的生产与栽培技术[J].农村实用技术，2005(2)：17－18.
[5] 戴晓龙.东京野茉莉及繁育技术[J].特种经济动植物，2002(6)：21.
[6] 江香梅，肖复明，刘志开，等.优良生物质能源树种东京野茉莉及其培育技术[J].生物质化学工程，2006(S1)：341－344.
[7] 杨桦，唐仕斌，岳军伟，等.优良生物质能源树种东京野茉莉研究进展[J].安徽农业科学，2012(36)：17648－17649，17657.
[8] 张璐，王建，王丽梅，等.安息香的研究进展[J].中药与临床，2014(3)：61－64.
[9] 彭颖，夏厚林，周颖，等.安息香不同提取方法的 GC-MS 研究[J].中国实验方剂学杂志，2012(19)：73－76.
[10] 娄方明，李群芳，邱维维.气质联用分析安息香的挥发性成分[J].中成药，2010(10)：1829－1831.
[11] Kim Mi-Ran, Hyung-In Moon, Jin Ho Chung, et al. Matrix metalloproteinase-1 inhibitor from the stem bark of Styrax japonica S. et Z [J]. Chemical and pharmaceutical bulletin, 2004, 52(12): 1466－1469.

[12] Wang Feng, Hui-Ming Hua, Xiao Bian, et al. Two new aromatic compounds from the resin of Styrax tonkinensis (Pier.) [J] Craib. Journal of Asian natural products research, 2006,8(1-2): 137-141.
[13] 王峰,方振峰.安息香化学成分研究.中国实验方剂学杂志,2012,(17): 89-92.
[14] Li Qi-Lin, Bo-Gang Li, Hua-Yi Qi, et al. Four new benzofurans from seeds of Styrax perkinsiae [J]. Planta Medica, 2005, 71(9): 847-851.
[15] Teles Helder L, Jefferson P Hemerly, Patrícia M Pauletti, et al. Cytotoxic lignans from the stems of Styrax camporum (Styracaceae)[J]. Natural product research, 2005,19(4): 319-323.
[16] 王峰,鄢琼芳,华会明.安息香属植物化学成分及药理作用研究进展[J].广东药学院学报,2009(5): 541-545.
[17] 娄方明,李群芳,邱维维,等.气质联用分析安息香的挥发性成分.中成药,2010,32(10): 1829.
[18] 张丽,张卿,梁秋明,等.安息香化学成分及其体外抗肿瘤活性[J].中国实验方剂学杂志,2020,26(4): 191-197.
[19] 雷玲,王强,白筱璐,等.安息香的抗炎解热作用研究[J].中药药理与临床,2012(2): 110-111.
[20] 顾爱彤,张卿,王峰.安息香保护内皮损伤的活性成分初步研究[J].广东化工,2017,44(14): 11-12,37.
[21] 曹元成.安息香的传说与功效[J].家庭中医药,2007(9): 17.
[22] 石从广,朱光权,黄海志,等.白花树种子油精炼及其毒理学初步评价[J].中国食品学报,2014(5): 192-201.

苏木

苏木为豆科云实属植物苏木（*Caesalpinia sappan* L.）的干燥心材，又名苏方木、苏方。

苏木为小乔木，高达6 m，具疏刺，除老枝、叶和荚果外，多少被细柔毛；枝上的皮孔密而显著。二回羽状复叶长30～45 cm；羽片7～13对，对生，长8～12 cm，小叶10～17对，紧靠，无柄，小叶片纸质，长圆形至长圆状菱形，长1～2 cm，宽5～7 mm，先端微缺，基部歪斜，以斜角着生于羽轴上；侧脉纤细，在两面明显，至边缘附近连结。圆锥花序顶生或腋生，长约与叶相等；苞片大，披针形，早落；花梗长15 mm，被细柔毛；花托浅钟形；萼片5，稍不等，下面一片比其他的大，呈兜状；花瓣黄色，阔倒卵形，长约9 mm，最上面一片基部带粉红色，具柄；雄蕊稍伸出，花丝下部密被柔毛；子房被灰色绒毛，具柄，花柱细长，被毛，柱头截平。荚果木质，稍压扁，近长圆形至长圆状倒卵形，长约7 cm，宽3.5～4 cm，基部稍狭，先端斜向截平，上角有外弯或上翘的硬喙，不开裂，红棕色，有光泽；种子3～4颗，长圆形，稍扁，浅褐色。花期5～10月；果期7月至翌年3月[1]（图16）。

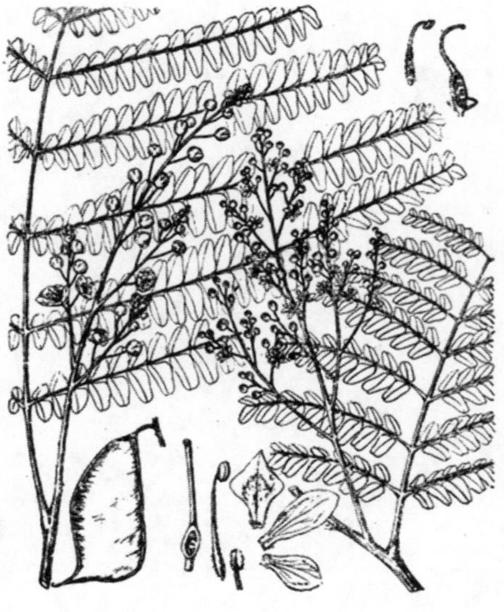

图16 苏木
（引自《中国植物志》）

我国云南、贵州、四川、广西、广东、福建和台湾有栽培；云南金沙江河谷（元谋、巧家）和红河河谷有野生分布。原产印度、缅甸、越南、马来半岛及斯里兰卡[1]。

一、生药鉴别

（一）性状鉴别

苏木呈长圆柱形或对剖半圆柱形，长10～100 cm，直径3～12 cm。表面黄红色至棕红色，具刀削痕和枝痕，常见纵向裂缝。横断面略具光泽，年轮明显，有的可见暗棕色、质松、带亮点的髓部。质坚硬。无臭，味微涩[2,3]。

（二）显微鉴别

1. 心材横切面

射线宽1～2列细胞。导管类圆形，直径约至160 μm，常含黄棕色或红棕色物。木纤维多角形，壁极厚。木薄壁细胞壁厚，木化，有的含草酸钙方晶。髓部薄壁细胞呈不规则多角形，大小不一，壁微木化，具纹孔。

2. 粉末特征

黄红色。木纤维及晶纤维极多，成束，橙黄色或无色。纤维细长，直径9～22 μm，壁厚或稍厚，斜纹孔稀疏，胞腔线形或较宽大。有的纤维束周围细胞中含草酸钙方晶，形成晶纤维，含晶细胞类方形，壁不均匀增厚，木化。木射线径向纵断面碎片较易见，细胞呈长方形，长32～60 μm，直径16～26 μm，壁连珠状增厚，木化，具单纹孔，切向壁及纹孔较密，孔沟明显；切向纵断面射线宽1～2列细胞，高约至62个细胞，纹孔显著。具线纹孔导管大小不一，大者直径约至160 μm，多破碎，具缘纹孔排列较密，互列。纹孔口椭圆形或短缝状，导管中常含棕色块状物。草酸钙方晶较少，板状、长方形、类方形或类双锥形，直径约至17 μm。木细胞长方形或狭长，长58～108 μm，直径约17 μm，壁稍厚，木化，纹孔明显。棕色块呈不规则块状[3]。

（三）理化鉴别

1. 薄层鉴别

取本品粉末1 g，加甲醇10 ml，超声处理30 min，滤过，取滤液作为供试品溶液。另取苏木对照药材2 g，同法制成对照药材溶液。再取巴西苏木素对照品，加甲醇制成1 ml含1 mg的溶液，作为对照品溶液。吸取上述三种溶液各2 μl，分别点于同一硅胶薄层板上，以三氯甲烷-丙酮-甲酸（8∶4∶1）为展开剂，展开，取出，晾干，立即置干燥器内放置12 h后置紫外灯（254 nm）下检视。供试品色谱中，在与对照药材色谱和对照品色谱相应的位置上，显相同颜色斑点[2]。

2. 化学鉴别

（1）取本品1小块，滴加氢氧化钙试液显深红色（检查苏木色素）。

（2）取本品粉末10 g，加水50 ml，放置4 h，时时振摇，滤过，滤液显橘红色，置紫外灯（365 mm）下观察，显黄绿色荧光；取滤液5 ml，加氢氧化钠试液2滴，显猩红色，置紫外灯（365 mm）下观察，显蓝色荧光，再加盐酸使呈酸性后，溶液变为橙色，置紫外灯（365 mm）下观察，显黄绿色荧光[3]（检查巴西苏木素）。

二、栽培

（一）产地环境

苏木适应性较强、抗性较强，对土壤的适应范围广，在石灰岩土或红、黄土壤上都能生长。在肥沃的山麓冲沟两侧生长良好，在贫瘠土地与高山上也能生长，但长势差。具有耐旱、耐干燥、耐阴等特性，但不宜生长于低洼、积水地区，多生长在山谷、下坡疏林中或石山圆洼地里，是一个喜肥润、能耐一定隐蔽的阳性疏林[4]。

（二）生产管理

1. 种子采集

果实于2～3月成熟，在果实变黄时，选择生长健壮、干性通直、生长旺盛、无病虫害、树龄为20～30年的优良植株作为采种母树。即时采收，如果晚至果实变黑时采收，种子大多会遭到虫蛀。用木棒或竹竿敲落果实，待果皮晒干，敲开果实取出种子，注意保存，防虫蛀，以待播种[4]。

2. 育苗繁育

苏木树干、枝具刺，为少占农地，可选择园地、地边、住宅围墙边或树边栽种，还可起到一定的防牲畜作用。由于苏木种子营养物质较多，在种子发芽期，需对种子及牙床进行消毒。郝海坤[5]等对4月采集的苏木种子进行清水浸种、干湿处理和消毒药剂处理，观察种子萌发情况，结果显示，用 0.2% 和 0.6% 高锰酸钾溶液浸种 0.5 h，能显著提高苏木种子活力指数，较好的促进种子萌发；用清水浸种 0.5 h。能有效地提高苏木种子发芽率、缩短种子平均发芽时间。魏世清[6]等研究发现苏木苗期施用沼液能有效促进苗木生长，施用时需要做稀释处理，稀释比例为 1∶1 效果最佳。

3. 造林技术

造林地以土壤肥沃、透水性好、土层较厚、空气湿润的谷底或中下坡为宜。一般在造林上年的冬季进行炼山整地，挖明穴，造林密度按株行距 2 m×2 m，穴规格 40 cm×40 cm×30 cm 进行。造林前 1 个月回土一半并每穴施入 0.3 kg 左右的复合肥，拌匀，继续回土。选择春季雨水较丰沛时植苗，以确保高成活率，植后半年适当进行铲草抚育。间伐期一般选择在 2～3 年为宜，具体看生长情况而定。此外，苏木适合与桉树、柳杉、降香黄檀、望天树等树木混交，可根据造林目的，选择合理的造林模式营造混交林，这对低产林改造、改善林地立地环境具有明显效果[4]。

三、化学成分

20 世纪 80 年代，日本学者永井正博等对苏木的化学成分进行了较多的研究，而国内研究较少。目前，通过动物实验和人体外实验已从苏木中分离得到 20 多种苏木类化合物、11 种原苏木类化合物、30 多种高异黄酮类化合物等[7～11]。

（一）高异黄酮类

根据高异黄酮母核 C-4 位取代基不同分为羰基取代的苏木酮类和羟基取代的苏木醇类。

（二）巴西苏木素类

主要成分为巴西苏木素，还包括 neosappanone A[12]、brazilid[13] 和 hematoxyl[14]。

（三）原苏木素类

根据 C-7 位取代基的不同分为原苏木素 A、B、C。

（四）查尔酮类

苏木中分离得到的查尔酮类化合物不多[15]。赵焕新等[16]从苏木乙酸乙酯提取物中分离并鉴定了 8 个化合物，蔡晨秋[17]从苏木中分离得到 28 个化合物（表 15）。

表 15　苏木中分离得到的化合物

编号	化学名称
1	7,4′-二甲氧基高异二氢黄酮（7,4′-dimetho-xyhomoisoflavanone）
2	巴西苏木素（brazilin）
3	苏木酮 A（sappanone A）
4	云实品 J（caesalpin J）
5	3,7,3′,4′-四羟基-4-甲氧基高异黄烷醇（3,7,3′,4′-tetrahydroxy-4-dimethoxy-homoisoflavans）
6	brazilide A
7	原苏木素 A（protosappanin A）
8	云实品 J（异构体）（caesalpin J）
9	1-羟基-7-甲基占吨酮（1-hydroxy-7-methoxy xanthone）
10	2-羟基占吨酮（2-hydroxyxanthone）
11	1,5-二羟基占吨酮（1,5-dihydroxyxanthone）
12	1,7-二羟基占吨酮（1,7-dihydroxyxanthone）
13	3,7-二羟基色原酮（3,7-dihydroxy-chromen-4-one）
14	苏木查尔酮（sappanchalcone）
15	3-去氧苏木查尔酮（3-deoxy sappanchalcone）
16	3,4,2′,4′-四羟基查尔酮（3,4,2′,4′-tetrahydroxychalcone）
17	7,3′,5′-三羟基二氢黄酮（7,3′,5′-trihydroxyflavanone）
18	鼠李素（rhamnetin）
19	大黄酚（chrysophanol）
20	熊果酸（ursolic acid）
21	β-谷甾醇棕榈酸酯（β-sitosterol palmitate）
22	麦角甾醇-4,6,8(14),22(23)-四烯-3-酮［ergosta-4,6,8(14),22(23)-tetraen-3-one］
23	豆甾醇（stigmasterol）
24	β-谷甾醇（β-sitosterol）
25	邻苯二甲酸二异辛烷酯（diisooctane phthalate）
26	2,4,5-三羟基苯甲醛（2,4,5-trehydroxy benzaldehyde）
27	(±)-lyoniresinol
28	鸢尾苷（tectorigenin）
29	3-去氧苏木酮 B（3-deoxysappanoe B）
30	原苏木素 B（protosappanin B）
31	(−)-丁香树脂粉［(−)-syringaresinol］
32	表苏木醇（episappanol）

结构式如下。

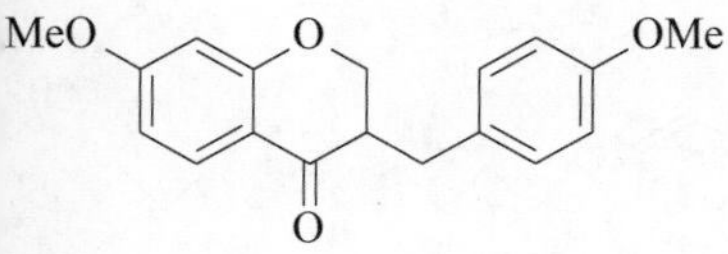

1

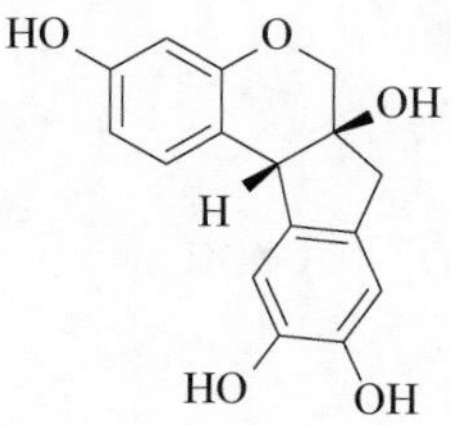

2

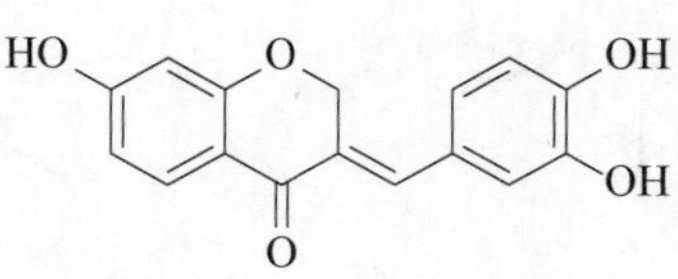

3

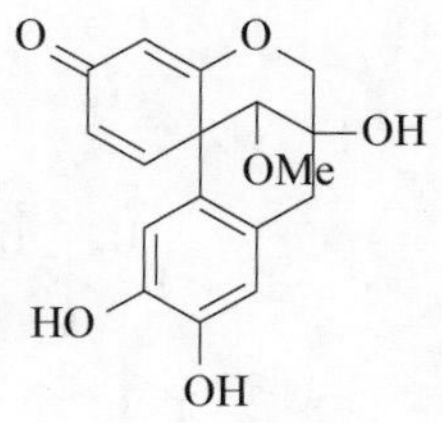

4

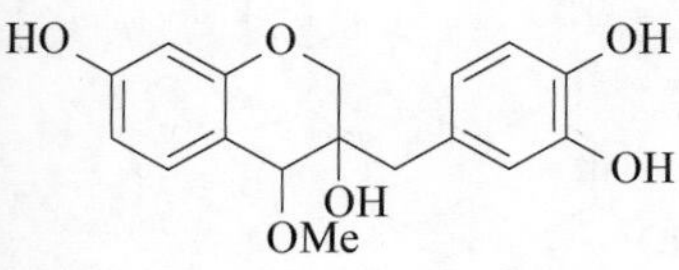

5

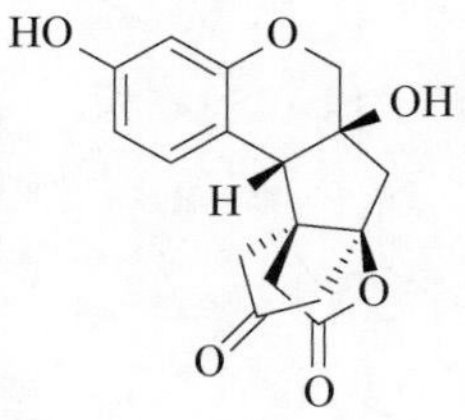

6

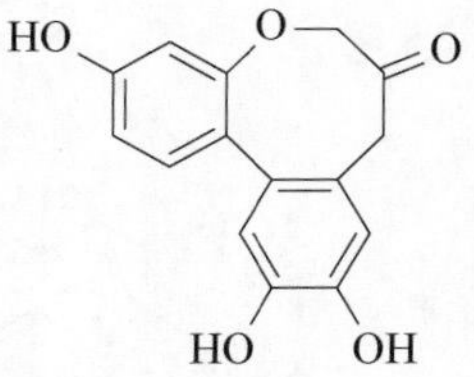

7

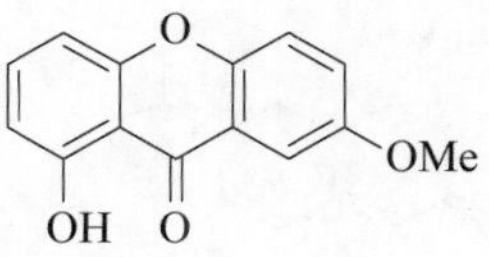

8

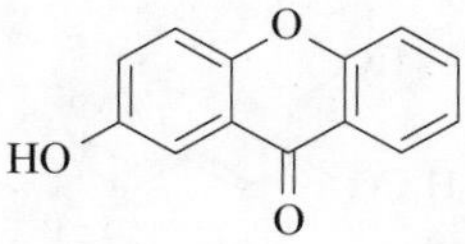

9

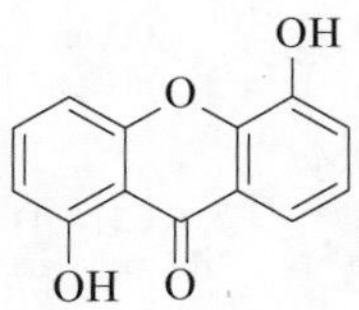

10

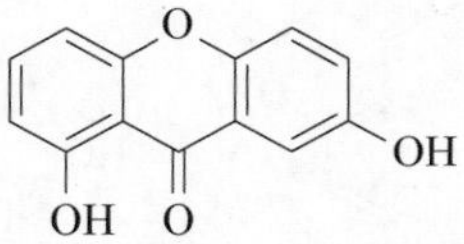

11

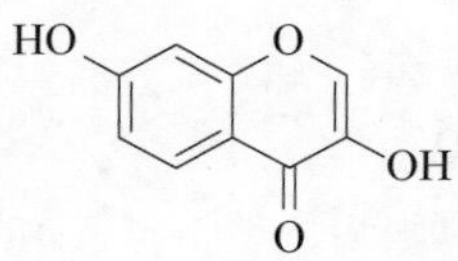

12

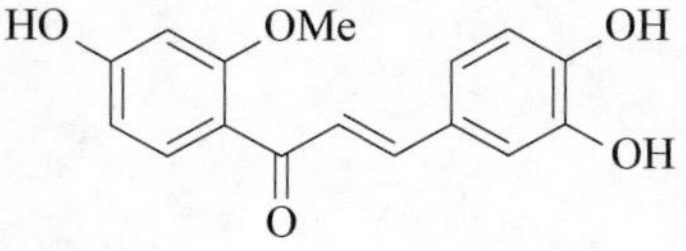

13

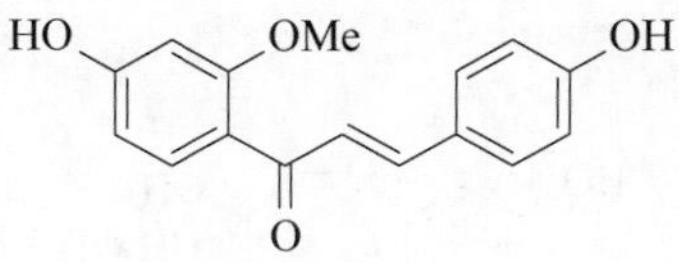

14

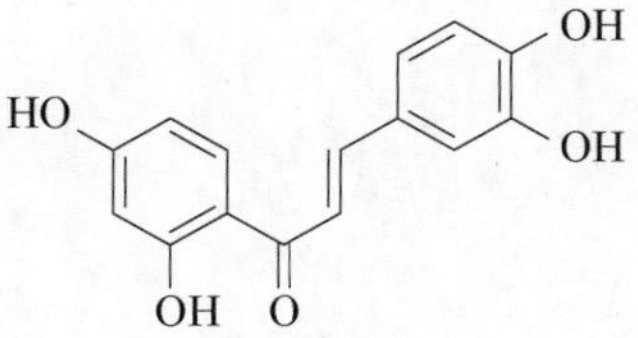

15

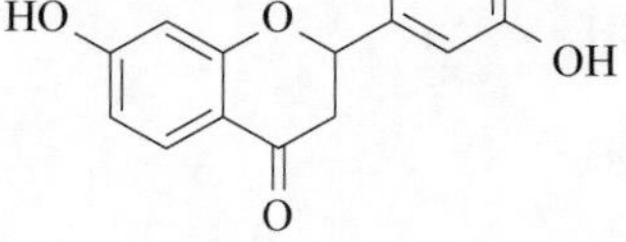

16

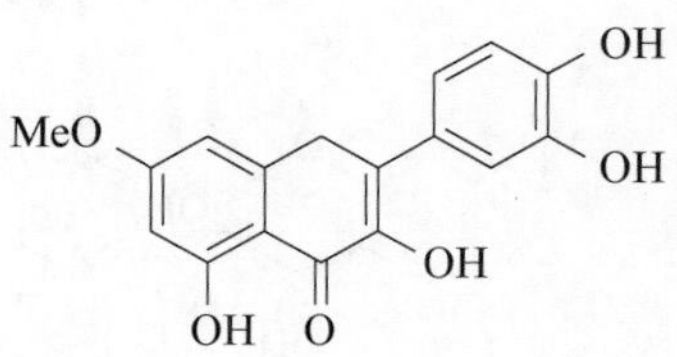

17

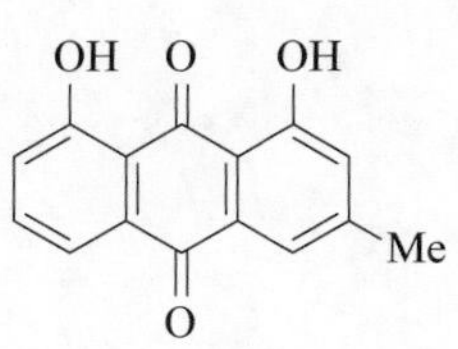

18

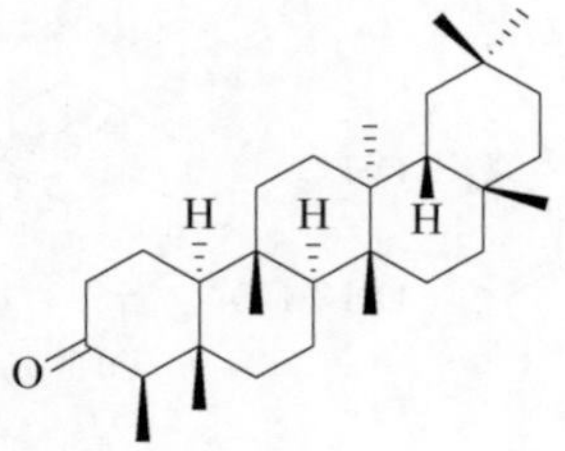

19

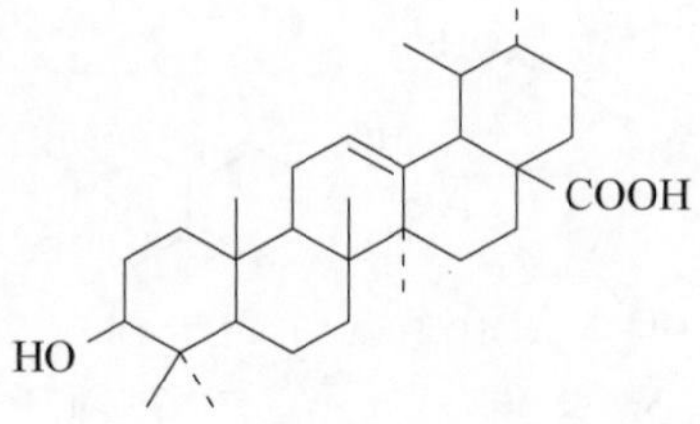

20

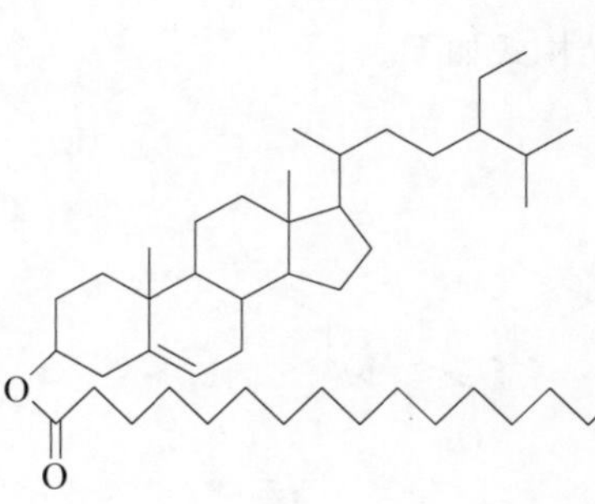

21

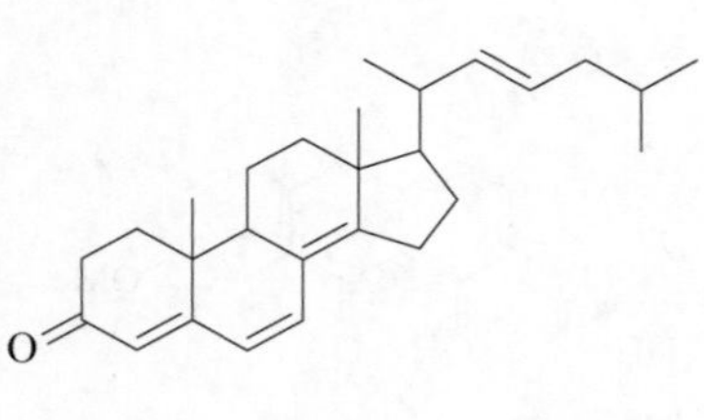

22

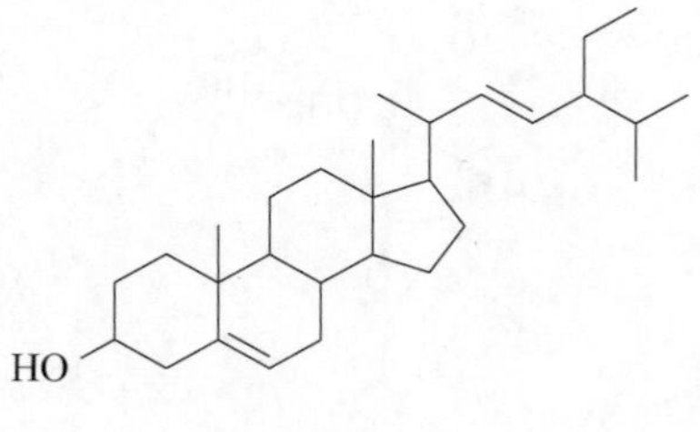

23

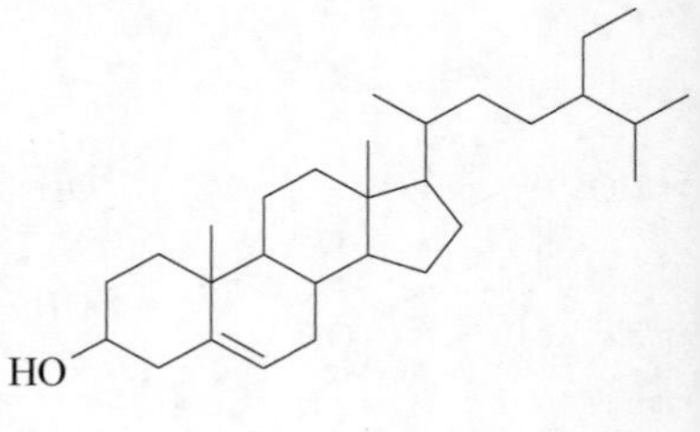

24

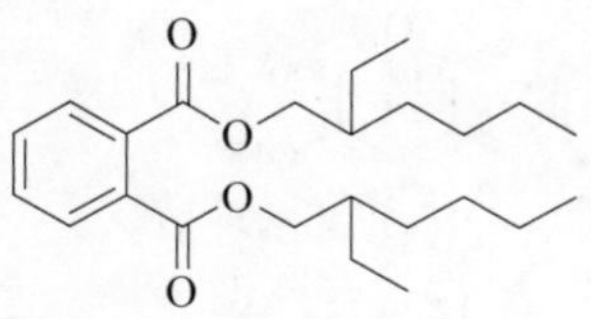

25

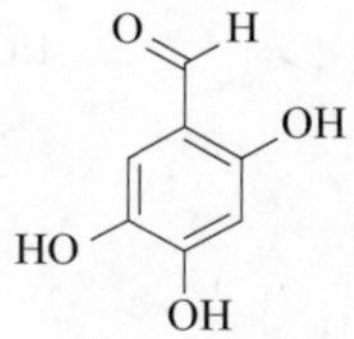

26

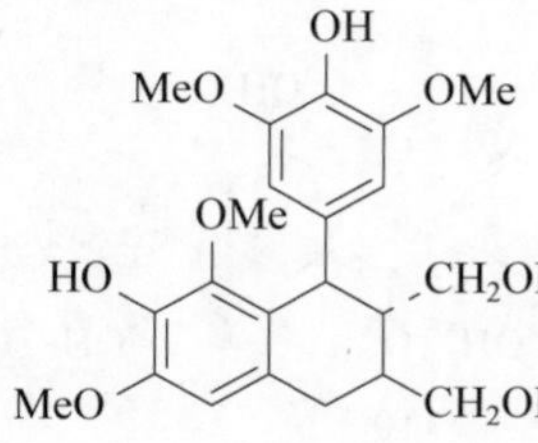

27

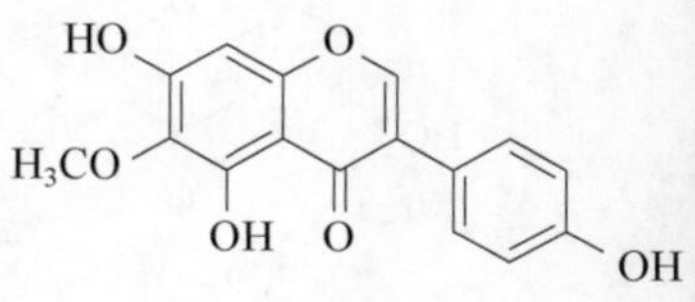

28

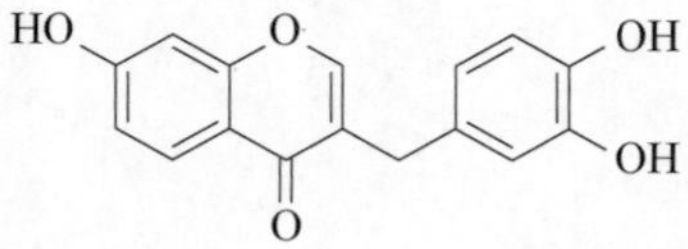

29

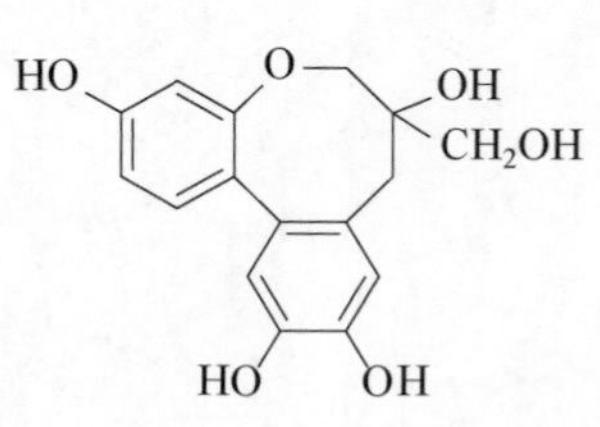

30

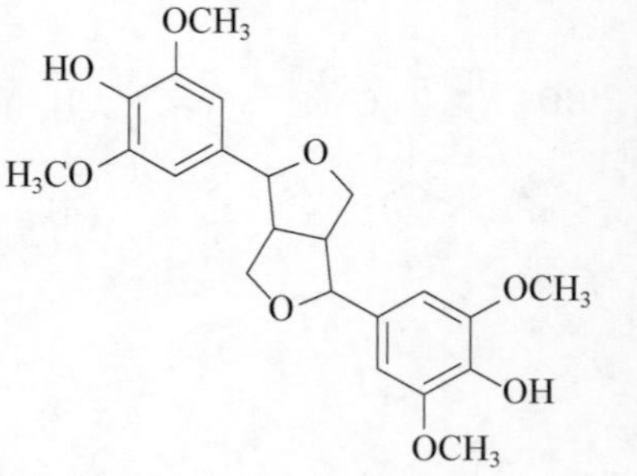

31

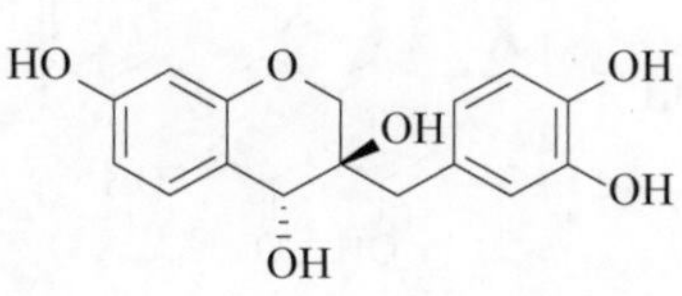

32

四、药理作用

（一）抗肿瘤

客蕊[18]等采用 lewis 肺癌荷瘤小鼠模型，采用流式细胞仪等方法检测各组小鼠脾细胞 $CD4^+$ $CD25^+$ foxp3 的表达情况。实验结果表明，苏木乙酸乙酯提取物能调节 $CD4^+$ $CD25^+$ foxp3 调节性 T 细胞，这可能是其抑制小鼠 Lewis 肺癌生长转移，延长生存的作用靶点之一。采用免疫磁珠分选技术分离小鼠脾 $CD4^+$ 细胞，培养 72 h，ELISA 方法检测细胞上清液 TGF-β 水平，结果显示苏木乙酸乙酯提取物结合针刺具有联合抑制小鼠 Lewis 肺癌细胞 TGF-β 表达的作用[19]。目前还有很多研究报道显示，苏木能抑制小鼠肺癌细胞的生长转移[20～26]。

范新萍[27]采用流式细胞仪研究了巴西苏木素对细胞凋亡及细胞周期的影响，结果发现，用 30 μg/ml 巴西苏木素处理膀胱癌 T24 细胞，随着药物处理时间的延长，活细胞数目显著降低，UR 象限数目逐渐增多，即细胞处于晚凋或坏死状态，此研究表明，巴西苏木素对 T24 细胞有很强的毒性效应，是潜在的抗肿瘤药物。赵莉莉[28]研究发现巴西苏木素对膀胱癌 T24 细胞具有显著地增殖抑制作用并诱导其发生凋亡，随药物作用呈现一定的浓度依赖性。苏木提取物（巴西苏木素含量＞50％）能抑制膀胱癌 T24 在裸鼠体内的生长，延长荷瘤动物生存期，可以有效抑制 BTT-T739 小鼠皮下移植瘤生长。

张雪棉[29]建立人卵巢癌裸鼠移植瘤模型，观察苏木水提取物的抗肿瘤作用。研究结果表明，苏木提取物对人类卵巢癌细胞株 SKOV3 有明显的生长抑制及诱导凋亡作用，并通过增加 caspase-3、caspase-9 的表达及抑制 surviving 的表达而诱导 SKOV3 细胞凋亡。一定剂量苏木水提取物能抑制卵巢癌细胞株 SKOV3 的裸鼠体内生长，延长荷瘤动物生存期。

陶黎阳等[30]采用 MTT 实验检测氧化苏木素对 MCF-7 细胞和正常乳腺上皮细胞 MCF 10A 的细胞毒作用；Annexin V/PI 双染，流式细胞仪检测细胞凋亡的发生；荧光染料 DiOC6 染色，流式细胞仪检测细胞内线粒体膜电位的变化；Western blot 实验检测细胞浆细胞色素 C 及细胞内 caspase-9 和 surviving 蛋白的变化。结果显示，氧化苏木素对人乳癌 MCF-7 细胞具有高效的细胞毒性作用，而对正常乳腺上皮 MCF 10A 细胞毒性较弱，IC_{50} 分别为(7.15±0.43)μmol/L 和(33.56±2.87)μmol/L；0、7.5、15、30 的氧化苏木素处理 MCF-7 细胞 48 h 后，细胞的凋亡率从（3.37±0.66)％依次升高到(16.8±1.27)％、(31.31±4.22)％、(51.23±5.55)％；DiOC6 染色流式细胞仪检测结果显示氧化苏木素可以剂量依赖性地降低线粒体膜电位；Western blot 结果显示氧化苏木素诱发了线粒体内细胞色素 C 的释放和细胞内 caspase-9 蛋白的剪切激活，同时氧化苏木素也可剂量依赖性地降低 surviving 蛋白的表达。实验结果显示，氧化苏木素可通过线粒体通路诱导 MCF-7 细胞凋亡，下调 surviving 蛋白可能是其诱导细胞凋亡的主要机制。

王三龙等[31]采用 MTT 法检测苏木提取物对人类慢性髓性白血病 K562 细胞增殖抑制作用；荧光显微镜观察细胞形态变化；库尔特全自动颗粒粒度分析药物引起 K562 细胞体积大小的分布变化；琼脂糖凝胶电泳测定 DNA ladder 及流式细胞术检测细胞周期变化。结果，25 μg/ml 苏木浸膏能明显诱导 K562 细胞凋亡，产生凋亡细胞所具有的典型形态学及化学特征，同时对 K562 细胞的增殖抑制和诱导凋亡作用呈一定的浓度依赖性。马浩月等[32]的报道显示苏木乙酸乙酯提取物通过诱导线粒体凋亡和促进分化，对急性髓细胞白血病(AML)细胞具有抑制作用。

（二）免疫抑制

1. 对淋巴细胞的抑制

胡克杰等[33]根据提取药物成分的不同设立

5组,每组分为4个浓度梯度,每个浓度设以10倍的差值,以有丝分裂原伴刀豆蛋白A(ConA)活化小鼠脾脏T淋巴细胞,通过MTT法检测淋巴细胞增殖及酶联免疫吸附检测淋巴细胞培养液中SIL-2R的浓度,从而反应苏木精及分离提取成分对淋巴细胞增殖反应的影响。体外实验的结果表明,苏木精组、成分B、成分C、成分D、成分E随药物浓度的增加对刀豆A诱导的T淋巴细胞增殖有明显的影响,其对T淋巴细胞增殖呈抑制增强;其中成分B、D、E与刀豆A单纯刺激组比较,SIL-2R的浓度呈现不同程度的降低,苏木精10 mg组及100 mg组较刀豆A单纯刺激组SIL-2R浓度降低。

于波等[34]研究发现,苏木水提取物大剂量可明显抑制T淋巴细胞功能,但各剂量组均不影响B淋巴细胞功能、NK细胞的活性及MΦ细胞的活性。苏木醇提取物中剂量组及大剂量组均可影响T淋转功能,苏木醇提取大剂量组可影响B淋转功能,且苏木醇提取物中剂量及大剂量组还可影响MΦ细胞的活性,对NK细胞的活性没有影响。苏木酯提物小剂量组对NK细胞的活性有影响,中、大剂量组对MΦ细胞的活性有影响,对NK细胞的活性亦有影响。苏木醇提物大剂量组和苏木水提物大剂量组可减少混合淋巴细胞培养上清液中的IL-2的生成。

2. 对器官移植的排斥反应抑制

近年来移植术已成为组织、器官衰竭终末阶段最重要的治疗措施,移植器官功能丧失的主要原因多是由于异体移植所导致的排斥反应所致,是由供受者之间的同种不相容性所引起。因此,使用免疫抑制剂,以抑制受者免疫系统的应答能力是抑制移植排斥反应的主要措施。NF-κB作为重要的转录因子,参与多种基因的表达调控,在器官移植排斥反应中起到十分重要的作用,有文献表明NF-κB在器官移植排斥反应中可能起到中心调控者的作用,将成为防治器官移植排斥反应的重要靶位[35,36]。周洪波等[37]证实苏木乙酸乙酯提取物可以降低血清TNF-α的水平,抑制同种异位心脏移植大鼠急性排斥反应,减少环孢素的给药剂量,是一种有效的抗排斥成分。邢姿[38]研究发现苏木乙酸乙酯提取物能显著降低外周血清中IFN-γ含量,这可能是苏木免疫抑制作用的机制之一。苏木乙酸乙酯提取物能减轻抑制心肌的病理损伤,对移植心肌具有一定的保护作用。汪洋[39]观察苏木乙酸乙酯提取物对同种异体心脏移植急性排斥反应模型大鼠供心组织NF-κB信号转导通路以及细胞毒性T淋巴细胞株CTLL-2凋亡的影响,结果证实苏木乙酸乙酯提取物能够抑制同种异体心脏移植急性排斥反应模型大鼠供心组织NF-κB信号转导通路的激活,并促进体外培养细胞毒性T淋巴细胞的凋亡。不仅苏木乙酸乙酯提取物能够抑制心脏移植急性排斥反应,有研究表明苏木醇提取物,水提取物也能抑制心脏抑制急性排斥反应[40~43]。

3. 骨髓抑制

徐江雁等[44]验用亚致死剂量照射加苏木水煎液的免疫耐受诱导方案成功地将小鼠骨髓移植给大鼠并形成免疫耐受。皮片移植及MLR结果表明SD大鼠对骨髓供体小鼠抗原产生了耐受,而对第三者小鼠抗原仍有强烈的免疫反应。说明诱导的免疫耐受是供者特异性的,这与非特异性免疫抑制有本质的区别。本实验表明苏木是一种具有免疫抑制作用的中药,深入研究其作用机制,替代或部分替代正在使用的免疫抑制剂,可减轻患者的痛苦及经济负担,使更多的患者能接受抑制治疗从而延长患者的生命,提高生存质量。

4. 改善重症肌无力

赖成红等[45]研究证实苏木醇提取物可能通过发挥其免疫抑制作用,改善重症肌无力(EAMG)小鼠腓肠肌超微结构,进而缓解EAMG小鼠肌无力的症状。

5. 皮肤移植排斥反应抑制

彭新等[46]采用背部皮肤移植法,记录皮片存活时间。结果,苏木水提取物皮片存活时间为11.00±0.92天;苏木醇提取物皮片存活时间为

11.25±1.04天；生理盐水对照组皮片存活时间为6.75±0.71天；环孢素组皮片存活时间为15.63±1.19天，各组皮片存活时间差异有统计学意义。实验结果表明，苏木醇提取物及苏木水提取物能有效延长移植皮肤的生存时间。

6. 防治实验性变态反应脑脊髓炎

永星[47]研究发现，苏木醇提取物能延长EAE豚鼠发病潜伏期、缩短EAE发病进展期、减轻EAE豚鼠神经功能障碍、降低高峰期死亡率，减轻EAE豚鼠病例损害，对EAE发病具有保护作用，其保护作用大小与剂量呈正相关。苏木醇提取物能提高EAE豚鼠外周血$CD4^+$和$CD8^+$分布比例，降低$CD4^+/CD8^+$比值，具有调节T细胞亚群分布异常、矫正$CD4^+/CD8^+$比值倒置作用。苏木醇提取物能抑制EAE豚鼠外周血单个核细胞分泌IFN-γ，促进外周单个核细胞分泌IL-4，调节IFN-γ/IL-4比值，具有抑制Th_1细胞活性、提高Th_2细胞分泌能力、调节Th_1/Th_2失衡、促使Th分化向Th_2漂移的作用。苏木醇提取物降低EAE豚鼠脑组织炎性细胞因子IL-1β、IL-2、IL-6、TNF-α水平，降低脑组织免疫抑制性细胞因子IL-10水平，具有抗炎作用。

（三）抑菌

蒲荣等[48]提取和制备苏木甲醇、氯仿和水提取物，以液体试管二倍稀释法最低抑菌浓度值(MIC)值比较不同提取液抗甲氧西林耐药金黄色葡萄球菌(MRSA)能力；高效液相色谱法分离苏木醇提取物组分，M-H平皿法筛选测定各组分抑菌圈直径，液体试管二倍稀释法检测*MIC*值，选择最小*MIC*值组分鉴定，以NIH小鼠考察该组分安全性。结果发现，苏木甲醇提取物对MRSA、甲氧西林敏感金黄色葡萄球菌(MSSA)的MIC分别为200 μg/ml、400 μg/ml；苏木醇提取物分离出16种组分，M-H平皿筛选组分抑菌圈直径最大为14.85 mm，该组分*MIC*为12.5 μg/ml，鉴定为巴西苏木素，安全实验未见不良反应。实验结果表明，苏木醇提取物具有较好抗MRSA活性；巴西苏木素抗菌活性强且无不良反应。

张勇等[49]采用滤纸片法和试管二倍稀释法测定苏木复方提取液与单味中草药苏木、枇杷叶、地榆、鸡血藤提取液对金黄色葡萄球菌、苏云金芽胞杆菌、枯草芽孢杆菌、大肠埃希菌的抑菌直径和最小抑菌浓度，比较其抑菌能力。结果显示，苏木复方提取液和4种单味中草药提取液对4种细菌有不同程度的抑菌作用且苏木复方提取液的抑菌效果整体强于4种单味中药提取液。

（四）保护心肌细胞

刘志平等[50]为观察苏木乙酸乙酯提取物对慢性病毒性心肌炎小鼠T细胞亚群的影响，采用多次腹腔注射柯萨奇B3病毒(CVB3)的方式，复制重复感染慢性病毒性心肌炎动物模型，采用天狼星红染色观察其心肌病理形态及超微结构，采用流式细胞仪检测外周血中$CD4^+$ T、$CD8^+$ T细胞含量，并计算$CD4^+$ T/$CD8^+$ T的比值。研究结果显示，苏木乙酸乙酯提取物能降低慢性病毒性心肌炎小鼠$CD4^+$、$CD4^+/CD8^+$ T水平，升高$CD8^+$ T水平；苏木乙酸乙酯提取物能改善病毒感染心肌组织的病例损伤，对心肌组织具有一定的保护作用。郭春风[51]等研究发现，苏木乙酸乙酯提取物具有降低慢性柯萨奇病毒性心肌炎小鼠外周血中TNF-α水平，从而发挥抑制慢性病毒性心肌炎免疫损伤，保护心肌细胞作用。

（五）治疗关节炎

李小敏等[52]构建大鼠弗氏佐剂关节炎模型(AA)，以苏木为试验治疗组，雷公藤作为阳性对照组，并构建模型组和空白组进行比较分析，通过灌胃的形式予以给药，分别在治疗前和治疗后2周和4周检测大鼠足趾肿胀指数和放射学指数(RI)。实验结果表明，苏木醇提取物可以减轻弗氏佐剂关节炎大鼠的足趾肿胀。李静炜等[53]研究发现苏木能减轻胶原性关节炎大鼠足趾关节肿胀度，抑制骨质破坏，对胶原性关节炎大鼠有较好的治疗作用。

（六）抗氧化

Shrishailappa 等[54]通过体内、体外实验考察了苏木不同提取物的抗氧化作用。体外实验表明，苏木的乙酸乙酯、甲醇及水提取物具有较强的抗氧化活性；体内实验发现苏木甲醇和水提取物能够显著升高动物肝肾内的超氧化歧化酶（SOD）及过氧化氢酶水平，降低硫代巴比妥酸反应底物水平；100 mg/kg 苏木提取物剂量组上述指标变化与 50 mg/kg 维生素 E 组相当，证实苏木提取物具有显著抗氧化活性。

（七）降糖

赵焕新[55]对苏木的降糖调脂及糖耐量作用进行了初步观察，发现苏木乙酸乙酯提取物能明显降低四氧嘧啶糖尿病小鼠的血糖，对 2 型糖尿病大鼠有降低血糖、调血脂的趋势，并且可以明显提高正常大鼠腹腔注射葡萄糖的耐糖量。

（八）抗病毒

Jeong 等[56]从苏木心材中分离了 12 种神经氨酸酶抑制性化合物，研究其对三种病毒的生物活性，结果认为高异黄酮、苏木黄酮 A 具有明显的抗病毒的作用，其机制是通过抑制病毒神经氨酸酶，α、β-不饱和羰基 A 环发挥抗病毒的作用。

（九）其他

有研究报道显示苏木乙酸乙酯提取物可以不同程度降低动脉粥样硬化模型大鼠异常升高的 Hs-CRP 水平[57]；苏木水提取物能有效抑制血管狭窄[58]；苏木中高异黄酮类成分对离体大鼠熊主动脉的血管具有舒张作用[59]；苏木水煎液可降低糖尿病肾病大鼠血糖，减轻肾损伤和改善肾功能[60]；苏木可显著降低糖尿病肾病大鼠血 CRP、IL-6 水平，减少尿蛋白排泄率，改善肾脏组织形态学[61]；苏木应用于大鼠膜性肾病后，血、尿化验有好转趋势，大鼠生存表现有所改善，病理及生化检测提示，苏木对大鼠膜性肾病有一定治疗作用[62]；苏木乙醇提取物可以通过抑制损伤后的免疫反应，降低神经损伤局部神经的破坏程度，从而加速神经再生[63]；苏木能抑制牙斑生物膜正常表面形态的形成[64]。苏木水提物对五步蛇毒 $sPLA_2$ 水解活性有抑制作用[65]。

参考文献

[1] 中国科学院中国植物志编辑委员会. 中国植物志[M]. 北京：科学出版社，1998.
[2] 国家药典委员会. 中华人民共和国药典[M]. 北京：中国医药科技出版社，2010.
[3] 国家中医药管理局《中华本草》编委会. 中华本草[M]. 上海：上海科学技术出版社，1999.
[4] 陈立舟，黄程远，潘冠好，等. 苏木高优栽培综合利用研究[J]. 绿色科技，2014(12)：68－71.
[5] 郝海坤，莫雅芳，李文付，等. 不同预处理方法对苏木种子萌发的影响[J]. 种子，2013，32(2)：27－31.
[6] 魏世清，覃文能，甘福丁，等. 施用沼液浓度对苏木苗期生长的影响[J]. 南方农业学报，2013，44(9)：1500－1503.
[7] Shimokawa Takashi, Jun-Ei Kinjo, Johji Yamahara, et al. Two novel aromatic compounds from Caesalpinia sappan [J]. Chem. Pharm. Bull, 1985(33): 3545－3547.
[8] Namikoshi Michio, Hiroyuki Nakata, Hiroyuki Yamada, et al. Homoisoflavonoids and related compounds. Ⅱ. Isolation and absolute configurations of 3, 4-dihydroxylated homoisoflavans and brazilins from Caesalpinia sappan L [J]. Chem. Pharm. Bull., 1987, 35(7): 2761－2773.
[9] 永井正博，南雲清二，李淑美，等. Protosappanin A, a novel biphenyl compound from Sappan Lignum [J]. Chemical and pharmaceutical bulletin, 1986, 34(1): 1－6.
[10] 齊藤保，坂下重美，中田裕之，等. 3-Benzylchroman derivatives related to brazilin from Sappan Lignum [J]. Chemical and pharmaceutical Bulletin, 1986, 34(6): 2506－2511.
[11] Namikoshi Michio, Hiroyuki Nakata, Tamotsu Saitoh. Homoisoflavonoids from Caesalpinia sappan [J]. Phytochemistry, 1987, 26(6): 1831－1833.
[12] Nguyen Mai Thanh Thi, Suresh Awale, Yasuhiro Tezuka, et al. Neosappanone A, a xanthine oxidase (XO) inhibitory dimeric methanodibenzoxocinone with a new carbon skeleton from Caesalpinia sappan [J]. Tetrahedron Lett., 2004, 45

(46)：8519－8522.
[13] Yang Bo Ou, Chang-Qiang Ke, Zhi-Sheng He, et al. Brazilide A, a novel lactone with an unprecedented skeleton from Caesalpinia sappan [J]. Tetrahedron letters, 2002,43(9)：1731－1733.
[14] Namikoshi Michio, Hiroyuki Nakata, Mariko Nuno, et al. Homoisoflavonoids and related compounds. Ⅲ. Phenolic constituents of Caesalpinia japonica Sieb. et Zucc [J]. Chemical and pharmaceutical bulletin, 1987,35(9)：3568－3575.
[15] 史海蛟,张琪,杨建飞,等.苏木的研究进展[J].中医药信息,2012,29(5)：105－108.
[16] 赵焕新,白虹,李巍,等.苏木化学成分的研究[J].食品与药品,2010,12(3)：176－180.
[17] 蔡晨秋.苏木的化学成分研究[D].北京：中央民族大学,2012.
[18] 客蕊,周亚滨,赵志成,等.苏木乙酸乙酯提取物对荷瘤鼠 $CD4^+$、$CD25^+$、$foxp3^+$ 表达的干预作用[J].中医药学报,2013,41(3)：83－84.
[19] 客蕊,华东,孟涛,等.苏木乙酸乙酯提取物结合针刺对 Lewis 肺癌小鼠 TGF [J].世界最新医学信息文摘(连续型电子期刊),2015,15(4)：66－67.
[20] 乔路敏.苏木、鸡血藤及其分别联合顺铂对肺癌细胞增殖、周期的调控作用[D].北京：北京中医药大学,2014.
[21] 郭秀伟.苏木、鸡血藤含药血清对 PG 细胞增殖影响的机制研究[D].北京：北京中医药大学,2014.
[22] 张明辉,张培彤,任为民,等.活血化瘀药物苏木、川芎含药血清对 PG 细胞增殖影响的实验研究[J].北京中医药大学学报,2012,35(5)：323－327.
[23] 于明薇,孙桂芝,吴洁,等.黄芪、苏木及其组方对荷瘤小鼠脾调节性 T 细胞表达及血清细胞因子水平的干预作用[J]..北京中医药大学学报,2010(4)：241－245,290.
[24] 于明薇,孙桂芝,祁鑫,等.苏木、苏木＋黄芪对荷瘤小鼠 CD4＋CD25＋调节性 T 细胞及相关调控分子的干预作用[J].中国中医基础医学杂志,2010(5)：384－386.
[25] 田甜,张培彤,于明薇,等.苏木对 C57BL/6 小鼠 Lewis 肺癌不同时间生长和转移的影响[J].中国中西医结合杂志,2010(7)：733－737.
[26] 于明薇,孙桂芝,李道睿,等.苏木、苏木＋黄芪对 Lewis 肺癌荷瘤鼠脾树突细胞的干预作用[J].中华中医药学刊,2009,27(11)：2284－2287.
[27] 范新萍.巴西苏木素对 T24 细胞的毒性效应及数字基因表达谱分析[D].太原：山西大学,2013.
[28] 赵莉莉.苏木抗癌有效成分分析及其对膀胱癌细胞抑制作用的研究[D].太原：山西医科大学,2011.
[29] 张雪棉.苏木水提物对人卵巢癌细胞抑制作用的研究[D].太原：山西医科大学,2010.
[30] 陶黎阳,黎渐英,张建业.氧化苏木素诱导人乳癌 MCF-7 细胞凋亡及其作用机制[J].中山大学学报(医学科学版),2011(4)：449－453.
[31] 王三龙,蔡兵 1,崔承彬,等.中药苏木提取物诱导 K562 细胞凋亡的研究[J].癌症,2001(12)：1376－1379.
[32] Ma Hao-Yue, Wang Cheng-Qiang, He Hui, Yu Zan-Yang, Tong Yao, Liu Gen, Yang Yu-Qi, Li Li, Pang Lei, Qi Hong-Yi. Ethyl acetate extract of Caesalpinia sappan L. inhibited acute myeloid leukemia via ROS-mediated apoptosis and differentiation [J]. Phytomedicine, 2019(68)：32－37.
[33] 胡克杰,赵学谦,孔凡武,等.中药苏木免疫活性成分的体外实验研究[J].中医药信息,2013,30(2)：92－95.
[34] 于波,侯静波,吕航,等.苏木有效成分对大鼠免疫活性细胞的影响[J].中国急救医学,2002,22(4)：187－189.
[35] Wu Jian, Maomao Zhang, Haibo Jia, et al. Protosappanin A induces immunosuppression of rats heart transplantation targeting T cells in grafts via NF-κB pathway [J]. Naunyn Schmiedebergs Arch Pharmacol, 2010,381(1)：83－92.
[36] Giannoukakis Nick, C Andrew Bonham, Shiguang Qian, et al. Prolongation of cardiac allograft survival using dendritic cells treated with NF-κB decoy oligodeoxyribonucleotides [J]. Molecular Therapy, 2000,1(5)：430－437.
[37] 周洪波,史海蛟,周亚滨.苏木乙酸乙酯提取物对大鼠同种异位心脏移植急性排斥外周血中 TNF-α 水平的影响[J].中医药信息,2012,29(6)：94－95.
[38] 邢姿.苏木乙酸乙酯提取物对心脏移植急性排斥模型大鼠血清 IFN-γ 的影响[D].哈尔滨：黑龙江中医药大学,2012.
[39] 汪洋.苏木乙酸乙酯提取物对心脏移植模型大鼠 NF-κB 及 T 淋巴细胞凋亡的影响[D].哈尔滨：黑龙江中医药大学,2012.
[40] 崔丽丽,于波.苏木醇提取物对心脏移植急性排斥反应的抑制作用及机制[J].浙江临床医学,2006(11)：1126－1127.
[41] 于波,侯静波,吕航.苏木提取物对心脏移植大鼠 T 淋巴细胞亚群的免疫抑制和对心肌的保护作用[J].中国地方病学杂志,2004(6)：31－34.
[42] 侯静波,于俊民,鄂明艳,等.苏木醇提取物对心脏移植后外周血部分辅助性 T 淋巴细胞因子水平的影响[J].中华心血管病杂志,2003(3)：55－58.
[43] 侯静波,于波,吕航,等.苏木水提物抗心脏移植急性排斥反应的实验研究[J].中国急救医学,2002(3)：4－5.
[44] 徐江雁,彭新,高天旭.异种骨髓移植后苏木水提物诱导供者特异性免疫耐受的实验研究[J].中华中医药杂志,2005,20(9)：566－567.
[45] 赖成虹,杜鹃,刘信东,等.苏木醇提取物对实验性自身免疫性重症肌无力小鼠腓肠肌组织结构的影响[J].中国神经免疫学和神经病学杂志,2010,17(6)：431－434.
[46] 彭新,王红炜,徐江雁,等.苏木提取物对 SD/Wistar 大鼠皮肤移植的影响[J].中华中医药杂志,2006,21(9)：564－565.
[47] 永星.苏木醇提物对实验性变态反应性脑脊髓炎防治作用的研究[D].泸州：泸州医学院,2008.
[48] 蒲荣,郭永灿,区敬华,等.苏木对甲氧西林耐药金黄色葡萄球菌抗菌活性研究及其活性成分分离[J].检验医学与临床,2013,10(11)：1358－1359,1361.
[49] 张勇,王艾平,周丽明,等.苏木复方抑菌镇痛效果研究[J].江苏农业科学,2012,40(7)：295－297.
[50] 刘志平,张晶,陈会君.苏木乙酸乙酯提取物对慢性病毒性心肌炎模型小鼠 T 细胞亚群的影响[J].中医药信息,2015(2)：

22 - 24.
[51] 郭春风,周亚滨,陈会君,等.苏木乙酸乙酯提取物对慢性柯萨奇病毒性心肌炎小鼠外周血中 TNF-α 的影响[J].中医药学报,2014(5)：18 - 20.
[52] 李小敏,王颖,张文伟,等.苏木醇提取物对大鼠弗氏佐剂关节炎影响的研究[J].广州医科大学学报,2014(6)：6 - 8.
[53] 李静炜,陈乃宏.苏木对 CIA 大鼠的药效及机制的初步研究[C]//第二届中国药理学会补益药药理专业委员会学术研讨会论文集.承德,2012.
[54] Badami Shrishailappa, Sudheer Moorkoth, Sujay Rammanoharsingh Rai, et al. Antioxidant activity of Caesalpinia sappan heartwood [J]. Biological and Pharmaceutical Bulletin, 2003,26(11)：1534 - 1537.
[55] 赵焕新.苏木降糖活性成分研究[D].济南：山东省医学科学院,2008.
[56] Jeong HJ, Kim YM, Kim JH, et al. Homoisoflavonoids fromdisplaying viral neuraminidases inhibi-tion [J]. Biological & Pharmaceutical Bulletin, 2012,35(5)：786 - 790.
[57] 李光,杨建飞,张芯,等.苏木乙酸乙酯提取物对动脉粥样硬化模型大鼠血清 Hs-CRP 的影响[J].中医药学报,2013,41(4)：23 - 24.
[58] 龙光.苏木水提物抑制血管再狭窄的机制研究[D].重庆：重庆大学,2009.
[59] 何文君,方泰惠,张可,等.苏木中高异黄酮类成分对大鼠离体胸主动脉环的舒张作用[J].中国中药杂志,2009(6)：731 - 734.
[60] 张红,章卓,黄小波,等.苏木水煎液对糖尿病肾病大鼠血糖、肾功能和肾脏病理影响[J].时珍国医国药,2011,22(5)：1255 - 1256.
[61] 胡克杰,李红微.苏木防治早期糖尿病肾病的实验研究[J].中医药信息,2011,28(2)：101 - 104.
[62] 胡克杰,赵学谦,宋成收.苏木治疗大鼠膜性肾病的实验研究[J].中医药信息,2012,29(1)：108 - 111.
[63] 张辉,曹剑,刘飙,等.苏木乙醇提取物对坐骨神经损伤小鼠血清髓鞘碱性蛋白含量及神经功能的影响[J].中国实验诊断学,2010,14(4)：531 - 533.
[64] 王志璐.苏木、滇重楼、丁香对牙菌斑生物膜影响的体外研究[D].昆明：昆明医科大学,2014.
[65] 乐贞,陈旭明,姚水洪,等.苏木水提物抗蛇毒磷脂酶 A-2 活性研究[J].现代农业研究,2018(12)：23 - 26.

余甘子

余甘子是大戟科叶下珠属植物余甘子(*Phyllanthus eemblica* L.)的干燥成熟果实,为一种常用藏药,与诃子,毛诃子三者在藏药中常被称为"三大果",又名庵摩勒(《南方草木状》),米含(广西隆安),望果(云南文山),木波(云南傣语),七察哀喜(云南哈尼),噜公膘(云南瑶族),油甘子(华南)。

余甘子为常见的散生树种,一般树高为1~3 m,乔木可高达23 m,胸径50 cm;树皮浅褐色;枝条具纵细条纹,被黄褐色短柔毛。叶片纸质至革质,二列,线状长圆形,长8~20 mm,宽2~6 mm,顶端截平或钝圆,有锐尖头或微凹,基部浅心形而稍偏斜,上面绿色,下面浅绿色,干后带红色或淡褐色,边缘略背卷;侧脉每边4~7条;叶柄长0.3~0.7 mm;托叶三角形,长0.8~1.5 mm,褐红色,边缘有睫毛。多朵雄花和1朵雌花或全为雄花组成腋生的聚伞花序;萼片6枚;雄花:花梗长1~2.5 mm;萼片膜质,黄色,长倒卵形或匙形,近相等,长1.2~2.5 mm,宽0.5~1 mm,顶端钝或圆,边缘全缘或有浅齿;雄蕊3枚,花丝合生成长0.3~0.7 mm的柱,花药直立,长圆形,长0.5~0.9 mm,顶端具短尖头,药室平行,纵裂;花粉近球形,直径17.5~19 μm,具4~6孔沟,内孔多长椭圆形;花盘腺体6,近三角形;雌花:花梗长约0.5 mm;萼片长圆形或匙形,长1.6~2.5 mm,宽0.7~1.3 mm,顶端钝或圆,较厚,边缘膜质,多少具浅齿;花盘杯状,包藏子房达一半以上,边缘撕裂;子房卵圆形,长约1.5 mm,3室,花柱3,长2.5~4 mm,基部合生,顶端2裂,裂片顶端再2裂。蒴果呈核果状,圆球形,直径1~1.3 cm,外果皮肉质,绿白色或淡黄白色,内果皮硬壳质;种子略带红色,长5~6 mm,宽2~3 mm。花期4~6月,果期7~9月(图17)。

产于江西、福建、台湾、广东、海南、广西、四川、贵州和云南等省区,生于海拔200~2 300 m山地疏林、灌丛、荒地或山沟向阳处。分布于印

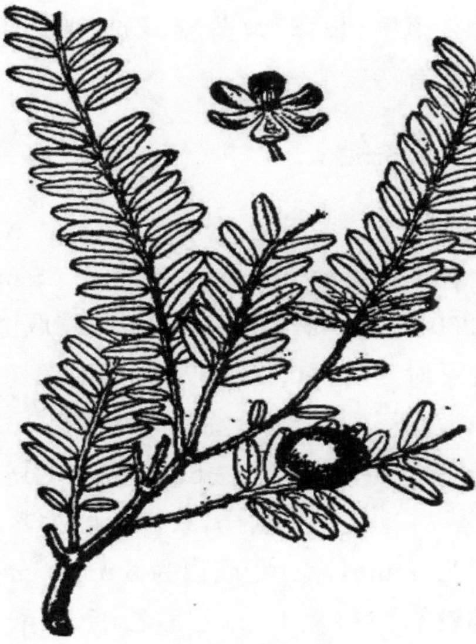

图17　余甘子
(引自《中国植物志》)

度、斯里兰卡、中南半岛、印度尼西亚、马来西亚和菲律宾等，南美有栽培[1]。树姿优美，可作庭园风景树，亦可栽培为果树。

一、生药鉴别

（一）性状鉴别

果实球形或扁球形，直径 1.2～2 cm。表面棕褐色至墨绿色，有淡黄色颗粒状突起，具皱纹及不明显的 6 棱，果梗长约 1 mm，外果皮厚 1～4 mm，质硬而脆。内果皮黄白色，硬核样，表面略具 6 棱，背缝线的偏上部有数条筋脉纹，干后裂成 6 瓣。种子 6 颗，近三棱形，棕色。气微，味酸涩，回甜。以个大、肉厚、回甜味浓者为佳[2]。

（二）显微鉴别

余甘子果皮横切面外果皮由胞壁增厚的多角形细胞 2～7 列组成，细胞直径 8～20 μm，中果皮较广厚。为薄壁细胞所组成。有维管束通过，薄壁细胞直径 32～65 μm，细胞内常有草酸钙簇晶和方晶，内果皮为多列较小的石细胞所组成，胞腔明显，层纹不甚清楚。石细胞形态表现为厚壁、椭圆形，薄壁、长卵形，薄壁、不规则形，部分石细胞内部有特殊结构。

（三）理化鉴别

1. 薄层鉴别

取余甘子样品粉末 0.5 g。加乙醇 25 ml，超声处理（200 W，40 kHz）30 min，滤过，取滤液。另取余甘子对照药材 0.5 g，同法制成对照药材溶液。另取没食子酸对照品，加甲醇制成每 1 ml 含 1 mg 的溶液。照薄层色谱法试验，吸取上述 3 种溶液各 2～4 μl，条带状点样，条带宽度为 8 mm，条带间距为 5 mm，原点距底边为 8 mm。分别点于同一硅胶 G 薄层板上，以乙酸乙酯-甲酸（3∶1）为展开剂，展开，取出，晾干，喷以 5%三氯化铁乙醇溶液，热风吹至斑点显色清晰，可见光下检视。供试品色谱中，余甘子样品在与没食子酸、对照药材色谱相应的位置上，显示相同颜色的荧光斑点。

2. 化学鉴别

（1）取余甘子粉末 2 g，加水 5 ml，置水浴中加热 3 min，滤过。取滤液 5 滴，置瓷蒸发皿中，烘干后，加硫酸 1 滴，余甘子样品则由无色变为黄褐色，最后变为灰褐色（检查番红花素）。

（2）余甘子 1%热水浸出液，滤过。取滤液 10 ml，置有塞量筒中，加乙醚 5 ml，振摇。余甘子样品水层呈黄褐色，醚层无色（检查番红花素）。

（3）称取余甘子 10 g，加入 60%（V/V）乙醇溶液 200 mL，在 50 ℃下水浴振荡提取 3 h，过滤，滤渣重复上述步骤 5 次，合并 6 次提取的滤液，挥去乙醇取溶液 1 ml，加三氯化铁 1～2 滴。余甘子样品呈现蓝、暗绿、蓝紫色[3,4]（检查酚类）。

二、栽培

随着经济社会发展，余甘子活性成分逐步确定，其使用范围也愈加广泛，然而余甘子繁殖仅在嫁接方面能获得满意的效果。而扦插繁殖仍很困难，生产上还难于应用[3,4]。

（一）产地环境

余甘子极喜光，对土壤要求不严，耐干热瘠薄环境，忌寒霜，对气温要求较高，年平均气温需达 20 ℃、降雨量要求在 1 000 mm 左右才能适应其生长发育，萌芽力强，根系发达，南方各类山地均可种植，可保持水土，故而可作产区荒山荒地酸性土造林的先锋树种。

（二）生产管理

1. 采种处理与种子收藏

（1）种子采种：选择 5 年生健壮无病虫害的实生树作母树，其种子发芽率高，后代抗逆性强。一般在“大雪”到“冬至”采种，将采下的果实破开果皮，堆积腐烂后，再将其放入箩筐内，置于水中冲捣，漂洗干净后捞出果核摊开暴晒，上盖纱布，以防果核爆裂弹掉种子，果核开裂后应筛除核壳、杂质。

(2) 种子贮藏：将种子晒干至含水量11%以下贮藏。贮藏时装入尼龙编织袋或陶缸内，置于通风干燥的室内。

2. 整地与播种

(1) 圃地选择：应选择无环境污染、地形平坦、交通方便、通风向阳、肥沃的沙质壤土地作苗圃。圃地应撒施基肥过磷酸钙五氯硝基苯经过三犁三耙使土壤与基肥、药物混合均匀，然后做畦，畦长根据圃地而定，畦宽1.2 m，畦高22 cm，畦间沟上宽32 cm，沟下宽26 cm，畦面要平整达到无积水，圃地整地应在播种7天前完成。

(2) 种子处理与播种：在3月中旬至4月上旬气温稳定在18～25 ℃进行播种。播种前最好将种子浸泡清水12～24 h，捞起并进行保温催芽。待种子萌发露白时施播，每平方米130～150粒。

3. 苗期管理

(1) 水分管理：一般1周灌溉1次，若长期下雨，则要预防圃地积水，注意防涝。

(2) 除草：当苗木生长15天左右，若发现小草萌发要及时拔掉。拔草前应把畦面灌湿，以防松动幼苗，拔完草后要及时喷水。

(3) 施肥：苗木出齐后，一般在15天后喷洒1%的稀熟尿水，以后隔15天左右施肥1次。随着苗木的生长，逐渐增加施肥量，减少施肥次数，施肥后应喷洒1遍清水，以免使苗木嫩芽受伤害。

(4) 间苗：当苗高达25 cm左右时，可进行间苗，撒播每平方米留苗约100株，产苗量可达3.5万株左右/667 m^2。条播每米长留苗约20株，产苗量约可达2.5万株/667 m^2。1年生苗木地径可达到2～3 cm，苗高80 cm以上。此时苗木可以出圃定植或分床移植。

苗木生长期间主要虫害有毛虫和蚜虫。可用800～1 000倍液的90%敌百虫喷洒防治，也可用40%乐果乳油1 000倍液喷洒防治。地下害虫会危害根部，可用茶籽饼研碎撒施防治。经过喷洒撒施防治后，害虫基本死亡。

4. 苗木定植

定植期分为春植和秋植。春植(2月中旬至4月中旬)，雨水充沛、省工、成活率高；秋植(10月)，耗工，成活率相对低。在秋冬季无寒害、湿润地区较适宜。

定植穴规格为60 cm×60 cm×60 cm，每穴填鸡粪10 kg或复合肥1.50 kg后盖表土掩埋。667 m^2 定植数，要根据品种树势的开张度、土壤肥力、地形和栽培管理技术等综合因素而定。苗木质量要求嫁接苗应选枝条已木质化，距接口1 cm处茎粗为0.70 cm，脱落枝已掉落，株高20～30 cm以上为佳。

栽植时要求苗木根部带土或沾上黄泥浆定植。苗木定植时，应将根系引向穴内四周，然后填土，压实，浇足定根水再盖一层松土。栽植后苗木根颈部宜与地表水平一致。春植，遇晴天，每隔2～3天浇水一次。秋植，遇害晴天每天浇水一次。有条件的要铺草覆盖，以利于保湿、保温、防寒。

5. 嫁接时间与方法

(1) 嫁接时间：苗木嫁接一般在“春分至清明”时进行。当腋芽膨胀而未萌发时嫁接最好，嫁接太迟，树皮与木质部分离(即脱皮)，嫁接不易成活，所以余甘子不宜秋接。

(2) 嫁接方法：余甘子嫁接方法有劈接和切接两种。劈接时，将砧木在离地5～10 cm处剪断修平，从断面中心劈开，深约6 cm，将长度8～10 cm接穗插入砧木的切缝，然后用塑料膜绑扎紧。接穗选腋芽饱满的1～2年生、粗0.8 cm以上枝条。接穗剪取后，每10条捆成1把，尽量不被碰伤，不被太阳晒，放在阴凉处，喷水保湿。嫁接一般选在阴天进行，穗条应当天采穗当天嫁接完毕，嫁接后浇水，保持圃地湿度。嫁接1个月后，检查苗木成活率。嫁接成活的要及时抹去砧木的萌芽，1～2月后，当嫁接。

6. 树体管理

(1) 幼树整形：幼树整形主杆定为60～

80 cm 打顶，留主枝 2～3 枝，副主枝 3～6 枝，做到矮壮、枝条四面伸展均匀，分布合理。刚定植的幼树一年能抽 3 次梢以上，主枝或副主枝生长量都较大，若是主枝或副主枝枝梢抽生过长，而无抽生侧生永久技时，主枝长 50～60 cm 时打顶，副主枝长 40～50 cm 时适当短剪。

(2) 成年树修剪：结果树抽生永久枝一般在 12～25 cm 为适中，超过 25 cm 时则摘心或短剪。当主枝或副主枝生长量逐渐减少时，树冠内部的侧枝也开始出现衰老，就要进行修剪，除剪掉病虫枝、枯枝、纤细枝之外，对结果母枝粗在 0.40 cm 以下的部分枝条进行短截，留桩 30～40 cm。对 6～8 年尚未达到盛果期的植株，如出现树冠下部光透，枯枝多时，应当进行回缩修剪，从部分枝条的适当部位剪掉，使它能从剪口芽以下侧芽抽出 2～5 枝壮枝。

(3) 老树修剪：对老弱树必须采取更新和回缩修剪，回缩修剪的位置要尽量靠近回缩枝组，在更新或重回缩修剪之前，应进行深耕，增施肥料，增强树势。

(4) 树体保护：剥树皮一般是老树(25 年以上)，在 5～6 月树液流动旺盛、形成层活跃之时，选择晴天南风天气，第一次剥皮是从近地面主干或大主枝开始用木棒或刀挫破树皮，一圈长 30 cm 上下，然后用手轻轻地剥掉整圈树皮，应注意切勿触摸树干。

在冬季，刮干净树上的树皮，集中烧毁，然后用石灰水或石硫合涂刷树干。随时剪除附在树干上的寄生物。

(三) 病虫害防治

余甘子生长过程病害较少，主要受蚜虫、介壳虫、术蠹蛾、卷叶蛾的危害。

1. 蚜虫

蚜虫是主要害虫，防治不及时或者用药不当，常造成叶、果脱落，严重影响产量及树势，甚至植株死亡。而单一方法很难取得防治效果，最好的方法就是因地制宜，抓住春季最佳时期进行综合防治。防治方法：①植物防治。干橘皮 1 kg 与干辣椒 0.5 kg，混合后捣碎，用 10 kg 清水煮沸，浸泡 24 h，过滤后的浸出液即可喷施。该液具有触杀作用，蚜虫受药后很快死亡。②农业防治。及时清园，修除病、残枝，并带出尉外集中烧毁，冬季或早春喷洒灭性除草剂杀死田间杂草，兼灭杂草上越冬的蚜虫卵，减少虫源。成年果树，可在距地面 20～30 cm 处的主干基部，选宽 15 cm 的光滑带，刮除树干粗皮，包一圈浸有 40% 乐果 5～10 倍液的棉花或旧报纸，再在外面包上塑料薄膜。一周后解去塑料薄膜，除去浸药的棉花、旧报纸即可。③生物防治。防治喷药时期应掌握在 4 月上旬余甘子尚朱开花之前，连续喷 2 次，每次相间隔 7～10 天，药剂可选用高效低毒农药有 10%吡虫啉 4 000～6 000 倍液或 25%扑虱灵 2 000～4 000 倍液喷雾。

2. 介壳虫

吹棉介一年发生 2 代，第 1 代在 4～5 月，第 2 代在 8～9 月，雌成虫大多数集中固定一处，有聚居性，冬天幼虫爬到树枝裂缝或树盘下松土及附近杂草木根颈部(近表土)越冬。防治方法：冬季清园：刷净树干，剪除虫枝、枯枝及清除园内和附近的杂草并集中烧毁。在树体刚萌动时全树喷施 1 000 倍的速扑杀液，可保全年蚧类不会大发生，同时兼治全园 90%以上的害虫。剂使用应在介壳虫的初龄若虫扩散爬动期用药效果最好。用松脂合剂(夏季 16～20 倍、冬季 10～15 倍)、柴油乳剂和机油乳剂(含油量 2%)500～700 倍液或 45%瓢甲敌乳油 1 000～2 000 倍液进行喷杀。

3. 术蠹蛾

余甘子木蠹蛾有相思拟木蠹蛾和咖啡木蠹蛾 2 种。主要危害大主枝及近主干，蛀食木质部形成纵横交错的管状隧道，在蛀食孔的下部皮层形成环割，枝条易从此折断，被害枝孔口下地上堆积着许多枣红色或红色如绿豆大的虫粪。防治方法：经常检查树体，及时剪掉虫枝，杀死幼虫。发现枝条上有虫粪时，用棉花沾乐果或敌敌畏堵入洞中，把幼虫闷死。在 6 月上、中旬幼虫孵化期，喷 50%

杀螟松 1 000 倍液，或喷 25%同科 3 号 300～400 倍液，隔 7 天喷 1 次。连喷 2～3 次即可。

4. 卷叶蛾

摘除虫包烧毁，或用 1.8%阿维菌素乳油 3 000～5 000 倍液或 2.5%溴氰菊酯 4 000～6 000 倍液或 40.7%毒死蜱乳油 1 000～1 500 倍液喷雾。

三、化学成分

（一）酚类

余甘子果实中含诃尼酸（chebulinic acid）、儿茶酸（ACA）、鞣花酸（ellagic acid）、3-乙基没食子酸（3-ethoxy-gallic acid）、诃子酸（chebulagic acid）、没食子酸[11]（gallic acid）、*L*-苹果酸 2-*O*-没食子酸酯（*L*-malic acid 2-*O*-gallate）、粘酸 2-*O*-没食子酸酯（mucic acid 2-*O*-gallate）、粘酸 1,4-内酯 2-*O*-没食子酸酯（mucic acid 1,4-lactone 2-*O*-gallate）、5-*O*-没食子酸酯（5-*O*-gallate）、3-*O*-没食子酸酯（3-*O*-gallate）、phyllanemblinins A～F 等[12]、elaeocarpusin 和双没食子酸（digallic acid）。叶子和枝条中含有 2-(2-methylbuty-ryl) phloroglucinoll-*O*-(6″-*O*-*β*-*D*-apiofuranosyl)-*β*-*D* glucopyranoside。枝条中含有没食子酸乙酯（progallin A）、桂皮酸（cinnamic acid）、5-羟甲基糠醛（5-hydroxyme-thylfurfural）、余甘子酚（emblicol）、邻苯三酚、原儿茶酸（protocatechuic acid）[10]。

（二）黄酮类

余甘子的叶子和枝条中含有(*S*)-eriodictyol 7-*O*-(6″-*O*-trans-p-coumaroyl)-*β*-*D*-glucopyranoside、(*S*)-圣草素-7-*O*-(6″-*O*-没食子酰基)-*β*-*D*-吡喃葡萄糖苷[(*S*)-eriodictyol 7-*O*-(6″-*O*-galloyl)-*β*-*D*-glucopyranoside][13]。

（三）倍半萜类

余甘子根中含 phyllaemblic acid、phyllaemblic acid B、phyllaemblic acid C、phyllaemblicin D、phyuaemblicins A～C 等。

（四）挥发油类

余甘子果实中挥发油类成分主要有 *β*-波旁烯（*β*-bourbonene）、二十四醇（tetracosa-nol）、二十四烷（tetracosane）、丁香油酚（eugenol）、*β*-丁香烯（*β*-caryophyllene），分别占总含量的 30.15%、14.42%、9.67%、8.25%和 8.56%。[14]

（五）其他

甘子果实中含维生素 C、维生素 B_1、维生素 B_2、维生素 A、维生素 PP 等，尤其富含维生素 C 其含量可达 0.6%～0.92%，春季果实含量最高有时甚至可达 1.82%，该含量是苹果维生素 C 含量的 160 倍，仅次于水果维生素 C 之王的刺梨。余甘子果实中含 17 种氨基酸，包括了人体所必需的 8 种氨基酸。其氨基酸总含量达 185.1 mg/100 g，主要有谷氨酸、脯氨酸、天冬氨酸丙氨酸、赖氨酸。余甘子果实中含有多种微量元素，其含量比苹果丰富，主要有硒、锌、钙、磷、铁、钾等。余甘子种子含脂肪酸 26%，主要包括亚麻酸、亚油酸、油酸、硬脂酸、棕榈酸、肉豆蔻酸。其成分也包括核实木素 A（putranjivain A）、核实木素 B（putranjivain B）、夫罗星（furosin）、槲皮素等[15]。余甘子中部分成分的化学结构如下。

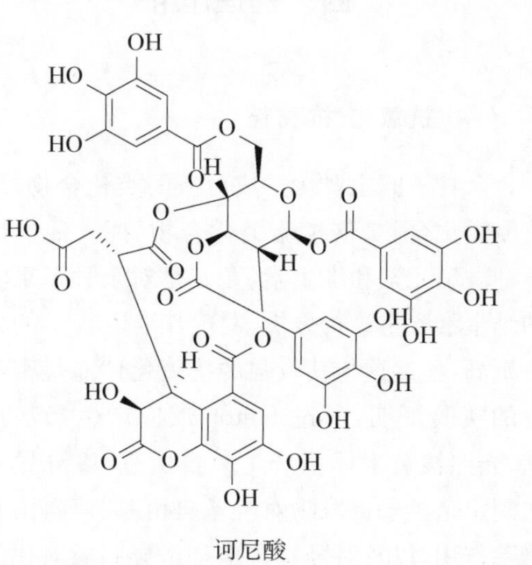

诃尼酸

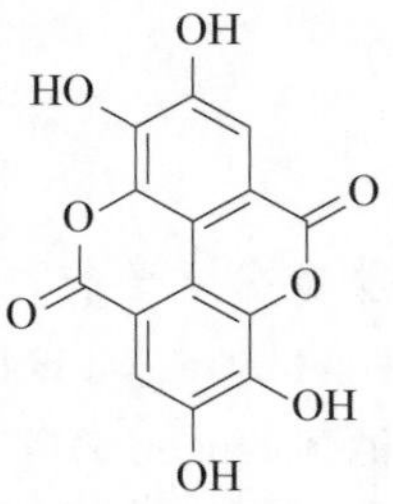

鞣花酸

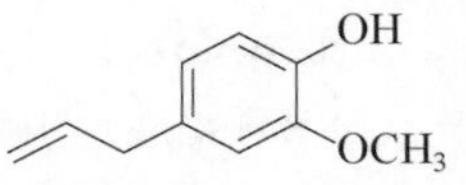

丁香油酚

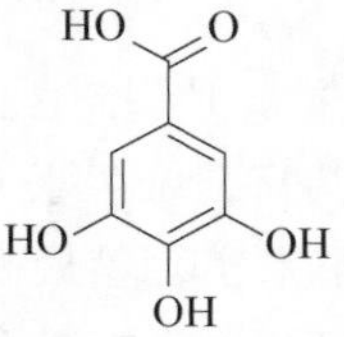

双没食子酸

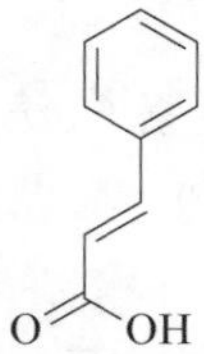

桂皮酸

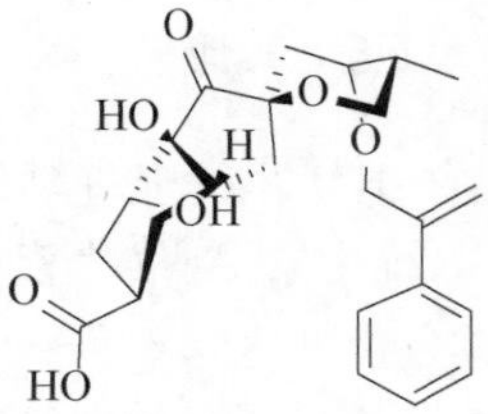

phyllaembli acid

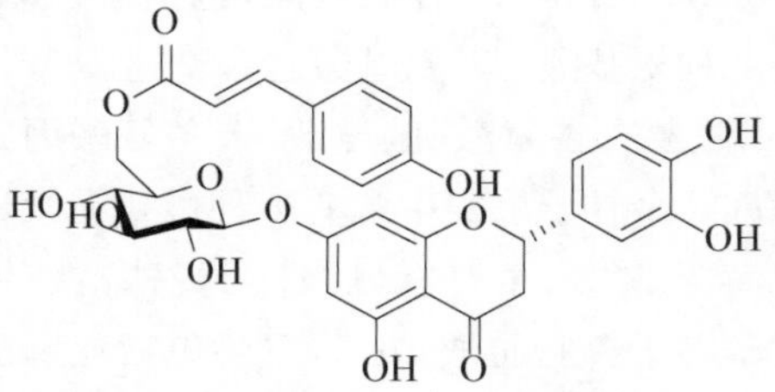

(*S*) -eriodictyol 7-*O*-(6″-*O*-trans-*p*-coumaroyl)-*β*-*D*-glucopyranoside

四、药理作用

（一）抗氧化、抗衰老

余甘子的主要化学成分有酚类化合物，还有黄酮类化合物、倍半萜类化合物、挥发油类以及各种微量元素和维生素，尤其是对余甘子果实中的维生素含量进行分析，发现其维生素 C 的含量特别高，显然这与其较强的抗氧化性能是密不可分的实验证明，通过 fenton 反应产生羟基自由基，光照核黄素体系产生氧自由基，以分先光度法测定余甘子提取物对羟基自由基、氧自由基的清除作用，以及对羟基自由基诱导脂质氧化的抑制作用，结果显示余甘子提取物对—OH 的最大清除率分别为 79.4%、63.2%，对脂质氧化最高抑制率为 61.0%，说明余甘子提取物具有良好的清除自由基和抗氧化的作用[16]。Chatterjee 等[17]证实余甘子果实提取物的抗氧化活性和其中酚类化合物相关。Luo 等[18]证实余甘子果实中的槲皮素、5-羟甲基糠醛、没食子酸、*β*-胡萝卜苷和鞣花酸具有显著的清除 DPPH 和 $ABTS^+$ 自由基活性。Li Y 等[19]通过试验研究余甘子进而通过获得的数据分析，表明不同余甘子品种具有较强的抗氧化细胞增殖和活动。

（二）抗肿瘤

运用中药血清药理学的研究方法，发现余甘子能够抑制小鼠肿瘤生长的同时，对免疫器官有极好的保护作用[20]。此外，对余甘子的抗突变和抗肿瘤作用进行研究时，发现子对体细胞和生殖细胞的 DNA 损伤均有保护作用，对小鼠移植性肿瘤也有一定的抑瘤作用[21]。有人观察余甘子总酚酸和总黄酮不同配伍比例对癌细胞的抑制作用，发现余甘子总酚酸和总黄酮对肝脏肿瘤细胞增殖有明显的抑制作用，并且能增强机体特异性免疫功能和非特异性免疫功能的作用[22]。除了余甘子的果实对肿瘤细胞有一定的抑制作用，余甘子叶提取物也具有体外抗肿瘤活性，且有效成分主要集中在乙酸乙酯膏（cc）部位[23]。从余甘子叶提取分离得到的活性成分没食子酸在体外对不同组织来源的肿瘤细胞增殖有明显的抑制作用[24]。还有，在研究余甘子叶提取物（*Phfllanthus emblica* L.，PL）对小鼠 H22 实体瘤的生长抑制作用及免疫调节作用时，发现余甘子叶提取物具有较强的抗肿瘤以及促进荷瘤小鼠非特异性免疫的作用[25]。

（三）抗动脉粥样硬化

动脉粥样硬化（Atherosclerosis）是一种常见的血管病变，其严重危害人类以及心脑血管的健康。病变的发生与内皮细胞功能紊乱，血脂异常，氧化应激，炎性反应，血栓形成等有密切关联[26]。刘丽梅等[27]观察余甘子果汁粉对食饵性高脂血症家兔血脂及实验性动脉粥样硬化形成的病理学的影响，结果发现余甘子能抑制主动脉粥样硬化的形成。王绿娅等[28]研究发现，余甘子可能通过调整家兔脂质代谢、提高抗氧化能力减少脂质过氧化、保护内皮功能抑制动脉内膜内皮素-1基因表达而起到防止兔实验性粥样斑块的形成的作用。呙爱秀等[29]在细胞水平证实了中药余甘子的两个可溶性鞣质成分 Phy-13 和 Phy-16 能够对抗 OX-LDL 诱导的动脉粥样硬化，这可能是余甘子治疗动脉粥样硬化相关疾病的重要机制之一。

（四）抑菌、抗炎、抗病毒

近年来针对余甘子抗微生物的研究涉及抗细菌、抗病毒及抗真菌多个领域[30]。余甘子不论是作为单味药，还是复方药；也不论是它的果实，还是根和叶，均具有一定的抗菌作用[31]。唐春红等[32]以余甘子果实 70%乙醇提取物为研究对象，观察其抑制真菌作用，发现余甘子 70%乙醇提取物仅对啤酒酵母有一定的抑菌活性。邢海晶等[33]发现复方余甘子含片在体外对金黄色葡萄球菌、乙型溶血性链球菌、肺炎链球菌有一定的抑制作用，但对优势菌甲型链球菌无抑制作用；对慢性咽炎人群有促进优势菌甲型链球菌生长的作用，恢复局部菌群平衡，从而对慢性咽炎有一定的防治作用。钟振国等[34]用体外细菌培养方法研究余甘子叶提取物的抗菌作用，发现余甘子叶提取物在体外对肺炎克雷伯杆菌、金黄色葡萄球菌敏感株、金黄色葡萄球菌耐药株、大肠埃希菌、伤寒沙门菌、白念珠菌均有不同程度的抑制作用，其中乙酸乙酯膏(cc)部位作用最为明显。吉守祥等[35]通过对 28 种藏药的筛选，发现余甘子粗提物具有抗乙型肝炎病毒的活性。郭卫真等[36]采用地鼠肾细胞株(BHK)的原代兔肾细胞，体外观察了 6 种叶下珠属植物（云泰叶下珠、云贵叶下珠、广东叶下珠、广西叶下珠、余甘子、黄子草）抗单纯疱疹病毒Ⅱ型（HSV-Ⅱ）的作用，结果显示，均有不同程度抑制 HSV-Ⅱ型的作用。此外，Talwar cP 等[37]也对一种含余甘子的复方草药 Basant（含余甘子提取纯化物、姜黄素、兄患子皂索及芦荟和玫瑰水的草药混合物）进行了研究。认为其针对引起生殖器感染的细菌：淋球菌，包括对青霉素、环丙沙星、四环素、奈啶酸耐药的淋球菌菌株具有抑菌作用，具有治疗该感染并促进其康复的潜力。Singh 等[38]通过使用 DPPH-自由基的清除、降低率、超氧阴离子和金属螯合剂清除模型进行余甘子的愈伤组织抗氧化活性研究，结果显示其具一定的抗氧化性和抗菌效果。

（五）抗疲劳、增强免疫

余甘子提取物能增强小鼠溶血素形成的能力，提示其能提高抗原诱导循环抗体水平，从而实现提高机体的体液免疫力的作用；能提高小鼠的腹腔巨噬细胞吞噬功能、促进淋巴细胞转化；能改善小鼠迟发型变态反应，对小鼠特异性细胞免疫功能有促进作用；能提高晕运细胞活性，增强小鼠非特异性细胞免疫功能。由此说明，余甘子提取物具有良好的免疫增强作用[39]。张钢等[40]观察余甘子在模拟高原环境下提高小鼠抗疲劳能力的作用，发现余甘子在高原环境下有延缓疲劳产生和加速疲劳消除的作用，提示余甘子在改善高原动能力方面具有广阔的应用前景。黄燕等[25]研究余甘子叶提取物对小鼠 H22 实体瘤的生长抑制作用及免疫调节作用时，发现余甘子叶提取物具有较强的抗肿瘤以及促进荷瘤小鼠非特异性免疫的作用。罗春丽等[20]运用中药血清药理学的研究方法，发现余甘子能够抑制小鼠肿瘤生长的同时，对免疫器官有极好的保护作用。

（六）保护肝、肺功能

有相关研究认为余甘子对肝脏及肺部都有较好的保护作用，余甘子提取液降低乙醇诱导的大鼠血清转氨酶和白细胞介素-β的含量。长期喂食肝损伤大鼠，可使其血清谷丙转氨酶、谷草转氨酶和白细胞介素-β的水平恢复至正常，增强肝细胞的恢复能力[41]。李萍等[42]探讨余甘子对猪血清所致大鼠免疫性肝纤维化的影响，发现余甘子提取物能减少 TNF-α、TGF-β的含量，减少 HA、PⅢNP、LN、MDA、Hyp 含量，升高 SOD 活性，其作用呈剂量依赖性，说明余甘子对猪血清致大鼠肝纤维化模型具有较好的抗肝纤维化作用。朱炜等[43]探讨余甘子对大鼠非乙醇性脂肪肝模型中肝损伤和炎症的抑制作用，发现余甘子可改善非乙醇性脂肪肝形成过程中肝脏的损伤和炎症的发生。彭百承等[44]发现余甘子提取物对 CCl_4 致小鼠肝纤维化模型具有较好的抗肝纤维化作用。陈安等[45]观察苗药余甘子合剂对慢性阻塞性肺疾病急性加重期（AECOPD）患者临床疗效及肺功能的影响，发现余甘子合剂可改变 AECOPD 患者的肺功能，并能提高临床疗效。钟振国等[46]研究余甘子叶提取物是否对慢性支气管炎并肺气肿大鼠有保护作用，发现余甘子叶提取物乙酸乙酯膏（cc）部位具有防治慢性支气管炎并肺气肿的作用。

（七）降血脂、降血糖

有研究表明余甘子制剂有较好的降血脂功效，童丽等[47]研究藏药二十五味余甘子丸对血隆病大鼠肝肾功能的影响，探讨该药的药效与副作用，发现二十五味余甘子丸能明显降低血隆病大鼠血脂水平，且对血隆病大鼠肝肾功能无影响。仲玉强[48]等研究二十五味余甘子丸对实验性高脂血症大鼠血脂及脂质过氧化的影响，发现二十五味余甘子丸具有调节大鼠高脂血症的脂代谢和增强抗脂质过氧化的作用。余甘子提取物对血糖也有一定的降低作用，其降糖作用可能与抑制糖异生、增加肝糖元含量、抑制 α-葡萄糖苷酶及增加机体对胰岛素敏感性有关[49]。胡炜[50]观察余甘子提取物对大鼠骨骼与脂肪组织中胰岛素信号通路相关蛋白的影响，发现余甘子提取物可调控胰岛素介导的磷脂酰肌醇-3-激酶/蛋白激酶 B/葡萄糖转运蛋 4 信号转导通路，从而发挥降血糖的作用。

（八）其他

1. 生发

脱发是一种损害人类健康的疾病之一，现代药理研究表明，余甘子有显著的生发作用。藏红花、冬虫夏草、马先蒿等十几种藏药能帮助周围血液循环功能，协助余甘子生发、养发、护发目的。

2. 抗痛风性关节炎

岑志芳等[51]研究余甘子不同提取部位提取物对大鼠急性痛风性关节炎的作用，发现余甘子提取物正丁醇和乙酸乙酯部位对大鼠痛风性关节炎有明显的抗炎镇痛作用，其作用机制是通过抑制局部组织和血清炎症介质（PGE2 和 TNF-α）的释放而减轻炎症反应。

3. 诱生人白细胞干扰素

张颖君等[52]采用细胞病毒抑制法则 IFN-X 效价研究余甘子促诱生人白细胞干扰素的作用，发现余甘子液有促诱生人白细胞干扰素的作用。

4. 肠黏膜保护、杀虫

余甘子果实水提液具有保护胃黏膜的作用，可增强溃疡大鼠期黏液和氨基己糖的分泌，从而防止其胃壁受到损伤[53,54]。除此以外，还具有止泻和解痉作用，其作用是通过双重阻断毒蕈碱受体和 Ca^{2+} 通道来实现的[55]。余甘子叶子的甲醇提取物具有杀螨虫、血吸虫和蚊子的活性[56]。

五、临床应用

（一）慢性咽炎

取余甘果实 15～20 枚（洗净，晒干），食盐 1.5 g，冰片 3 g，甘草粉 2.5 g，共同拌匀，盛入干净的玻璃瓶内，拧紧瓶盖，7 天后可服用。若检查咽喉时见充血发红，咽喉壁有芝麻状或橙子核或绿豆状的淋巴滤泡增生，每次取制好的余甘子 1

枚含于口中，每天数次。治疗期间忌食煎炸、辛辣之品。

咽喉炎症性疼痛：余甘子叶 10 g（鲜品 30 g），鸭脚木皮 12 g，磨盘草根 15 g，救必应 20 g，荆芥 6 g，甘草 8 g，加水 600 ml，煎成 300 ml，日分 2～3 次暖服。服药后可含服上方制成的盐渍余甘子 1 枚，以加强疗效。

（二）劳损性筋腱肌肉疼痛

余甘子树枝 15 g（鲜品 35 g），榕树须 20 g，两面针、老鹳草各 15 g，金香炉 18 g，甘草 10 g，加水 800 ml，煎成 300 ml，日分 2 次温服。服药期间忌食酸、辣之品及糯米，以免影响疗效[57,58]。

（三）高血压

由西青果、诃子、余甘子 3 味药组成，并采用维吾尔药传统工艺制成的蜜膏类复方制剂，对高血压患者有一定的治疗效果[59]。

（四）哮喘

取余甘子 500 g，先煮猪心肺，去浮沫再加余甘煮熟连汤服用。

（五）咳嗽

余甘 200 g，青蒿 12 g，枇杷叶（去毛）30 g，水煎服。

（六）湿热黄疸

余甘子 200 g，龙胆草 10 g，水煎服。

六、毒理研究

薛龄等[60]在余甘子口服液急性毒性实验中，给予小鼠灌胃浓缩余甘子口服液 16.5 g/kg、33 g/kg、66 g/kg，观察 14 天，无中毒症状出现，无动物死亡，无法测定其 LD_{50}，测得小鼠对余甘子口服液 1 次灌胃的最大耐受量为 66 g/kg，按体重计算，相当于临床推荐用量的 198 倍。长期毒性实验采用大鼠灌胃余甘子口服液，分成高、中、低（32 g/kg、16 g/kg、8 g/kg）3 剂量组（按体重计算，分别为临床用量的 94 倍、48 倍、24 倍），每天灌胃，持续 2 个月，动物未出现中毒反应及死亡，血象常规、血液生化指标和重要脏器病理检查及脏器系数均未发现异常。李萍等[61]用余甘子水提物给小鼠灌胃给药：观察余甘子抗肝损伤的作用，结果显示余甘子水提物的 LD_{50} 为 35.16±2.5 g/kg，且余甘子水提物各剂量组均可降低 CCl_4 所致的急性肝损伤小鼠血清 ALT、AST、ALP 的活性及肝脏系数，并能增加肝糖元含量，改善肝脏组织病理损伤，其作用呈剂量依赖性。初步确定该药口服安全，毒性极小。

参考文献

[1] 中国科学院中国植物志编辑委员会.中国植物志[M].北京：科学出版社，1994.
[2] 魏梅梅，何江，杨伟俊，等.余甘子及其代用品栀子的生药鉴别[J].中国医药导报，2014，11(31)：77-81.
[3] 郭林榕，熊月明，许奇志，等.余甘子规范化栽培技术操作规程[C]//第四届全国果树种质资源研究与开发利用学术研讨会论文集.牡丹江，2010.
[4] 余婉芳.余甘子育苗与栽培[J].林业实用技术，2007(10)：25-26.
[5] 国家中医药管理局《中华本草》编委会.中华本草[M].上海：上海科学技术出版社，1999.
[6] 国家中医药管理局《中华本草》编委会.中华本草：傣药卷[M].上海：上海科学技术出版社，2005.
[7] 国家中医药管理局《中华本草》编委会.中华本草：蒙药卷[M].上海：上海科学技术出版社，2004.
[8] 国家中医药管理局《中华本草》编委会.中华本草：藏药卷[M].上海：上海科学技术出版社，2002.
[9] 国家中医药管理局《中华本草》编委会.中华本草：维药卷[M].上海：上海科学技术出版社，2005.
[10] 王辉.余甘子的化学成分和药理作用研究进展[J].中国现代中药，2011(11)：52-56.
[11] 张兰珍，赵文华，郭亚健，等.藏药余甘子化学成分研究[J].中国中药杂志，2003，28(10)：940-943.

[12] Zhang Y J, Tanaka T, Yang C R. New phenolic constituents from the fruit juice of Phyllanthus emblica [J]. Chemical & Pharmaceutical Bulletin, 2001,49(5): 537 - 540.
[13] Zhang Y J, Abe T, Tanaka T. Two new acylated flavanone glycosides from the leaves and branches of Phyllanthys emblica [J]. Chemicall & Pharmaceutical Bulletin, 2002,50(6): 841 - 843.
[14] Liu X L, Zhao M M, Cui C. A study of the composition of essential oils from emblica (Phyllanthus emblica L) fruit by supercritical fluid extraction and their antioxidant activity [J]. 西南大学学报(自然科学版),2007,29(5): 122 - 127.
[15] 许嵘,郭幼红,黄清茹.余甘子研究概况[J].海峡药学,2012,24(1): 45 - 46.
[16] 张晓梅,刘晓芳,高云涛.余甘子提取物抗氧化作用研究[J].微量元素与健康研究,2011,28(3): 29.
[17] al C U R B S S G D e. In vitro anti-oxidant activity, fluorescence quenching study and structural features of carbohydrate polymers from Phyllanthus emblica. Interational [J]. Journal of Biological Macromolecules, 2011(49): 637 - 642.
[18] Luo W, M Zhao, B Yang, et al. Antioxidant and antiproliferative capacities of phenolics purified from Phyllanthus emblica L. fruit [J]. Food Chem, 2011(126): 277 - 282.
[19] Li Y, H Y Sun, D Liu, et al. Evaluation of Cellular Antioxidant and Antiproliferative Activities of Five Main Phyllanthus Emblica L. Cultivars in China [J]. Indian J Pharm Sci, 2015(77): 274 - 282.
[20] 罗春丽.余甘子对肿瘤细胞抑制作用及免疫调节的研究[J].中国实验方剂学杂志,2010,16(13): 155 - 158.
[21] 黄清松,林元藻,李红枝,等.余甘子抗突变和抗肿瘤作用实验研究[J].实用医技杂志,2007,14(25): 3456 - 3457.
[22] 朱英环,孟宪生,包永睿,等.余甘子总酚酸和总黄酮配伍抑制肝癌细胞增殖及对免疫功能的调节作用[J].中国实验方剂学杂志,2012,18(3): 132.
[23] 曾春兰,钟振国.余甘子叶提取物体外抗肿瘤作用研究[J].时珍国医国药,2008,19(3): 580.
[24] 钟振国,梁红.余甘子叶提取成分没食子酸的体外抗肿瘤实验研究[J].时珍国医国药,2009,20(8): 1954 - 1954.
[25] 黄燕,罗雪菲.余甘子叶提取物对荷瘤小鼠抑瘤及免疫功能影响的研究[J].时珍国医国药,2011,22(9): 2204 - 2204.
[26] 范源,刘竹焕.余甘子活性成分抗动脉硬化作用的研究进展[J].云南中医学院学报,2011,34(2): 67 - 70.
[27] 刘丽梅,高政,李宝文,等.余甘子对实验性颈动脉粥样硬化家兔的影响[J].中国临床康复,2003,7(5): 766 - 767.
[28] 王绿娅,王大全,秦彦文,等.余甘子对动脉粥样硬化家兔血浆总抗氧化能力及丙二醛和内皮素 1 水平的影响[J].中国临床康复,2005,9(7): 253 - 256.
[29] 呙爱秀,黄兴国,唐湘云.余甘子中水溶性鞣质的抗动脉粥样[J].实用预防医学,2007,14(2): 352.
[30] 席晓蓉,邢海晶.余甘子抗病毒、抗真菌作用的研究进展[J].云南中医学院学报,2010,33(3): 69 - 70.
[31] 席晓蓉.余甘子抗菌作用的研究进展[J].中国民族民间医药,2010,19(3): 46,50.
[32] 唐春红,陈岗,陈冬梅,等.余甘子果实粗提物的抑菌活性研究[J].食品科学,2009,30(7): 106 - 108.
[33] 邢海晶,袁嘉丽,等.复方余甘子含片对人体口咽部菌群调节作用的初步研究[J].世界中西医结合杂志,2010,5(11): 942.
[34] 钟振国,曾春兰.余甘子叶提取物体外抗菌实验研究[J].中药材,2008,31(3): 428.
[35] 吉守祥,鞠怀强,等.余甘子等 28 种藏药提取物体外抗乙型肝炎病毒的实验研究[J].中药材,2011,34(3): 438.
[36] 郭卫真,邓学龙,董伯振,等.叶下珠属植物体外抗单纯疱疹病毒Ⅱ型的作用[J].广州中医药大学学报,2000,17(1): 54 - 57.
[37] al T G D S R M e. A novel polyherbal mierobicide with inhibitory effect on bacterial, fungal and viral genital pathogens. International [J] Journal Antimicrobial Agents, 2008,32(2): 180 - 185.
[38] Singh B, R A Sharma. Antioxidant and Antimicrobial Activities of Callus Culture and Fruits of Phyllanthus emblica L. J. Herbs [J]. Spices Med. Plants, 2015(21): 230 - 242.
[39] 崔炳权,何震宇,杨泽民,等.余甘子提取物对小鼠免疫功能的影响[J].时珍国医国药,2010,21(8): 1920 - 1922.
[40] 张钢,周思敏,田怀军,等.余甘子对模拟高原环境小鼠抗疲劳作用的实验研究[J].解放军药学学报,2011,27(3): 208.
[41] al P P s P P s e. The protective effects of Phyllanthus emblica Linn. extract on ethanol induced rat hepatic injury [J]. Journal of Ethnopharmacology, 2006,107(3): 361 - 364.
[42] 李萍,杨政腾,彭百承,等.余甘子抗大鼠免疫性肝纤维化作用(Ⅰ)[J].中国实验方剂学杂志,2010,16(6): 171 - 173.
[43] 朱炜,俞宏斌,戴闯,等.余甘子对大鼠非乙醇性脂肪肝疾病中肝损伤和炎症的抑制作用研究[J].医学研究杂志,2012,41(2): 140 - 143.
[44] 彭百承,周海松,李萍.余甘子抗实验性肝纤维化作用的研究[J].内蒙古中医药,2012,31(11): 86 - 86.
[45] 陈安,金英.苗药余甘子合剂对慢性阻塞性肺疾病急性加重期患者肺功能的影响[J].中外健康文摘,2012,9(2): 53.
[46] 钟振国,曾春兰.余甘子叶提取物对慢性支气管炎并肺气肿大鼠的保护作用研究[J].时珍国医国药,2008,19(4): 863.
[47] 童丽,吴萍,张广梅,等.二十五味余甘子丸对血隆病大鼠肝肾功能及血脂的影响[J].甘肃中医,2008,21(12): 9.
[48] 仲玉强,王清.二十五味余甘子丸对高脂血症大鼠血脂及脂质过氧化的影响[J].青海医药杂志,2008,38(4): 10.
[49] 李秀丽.余甘子提取物对动物血糖的实验研究[D].呼和浩特: 内蒙古医学院,2005.
[50] 胡炜.余甘子提取物对糖尿病大鼠肌肉和脂肪组织胰岛素信号通路的影响[J].中国组织工程研究,2012,16(11): 2007 - 2010.
[51] 岑志芳,张继平,李海燕,等.余甘子提取物对尿酸钠诱导大鼠急性痛风性关节炎的作用研究[J].中国药房,2011,22(47): 4425 - 4425.
[52] 张颖君,王东,许敏,等.余甘子的化学成分及其生物活性[J].中国民族医药杂志,2005(S1): 112 - 114.
[53] A B s K P S C p. The role of antioxidant activity of Phyllanthus emblica fruits on prevention from indomethacin induced gastric ulcer [J]. Journal of Ethnopharmacology, 2000,70(2): 171 - 176.
[54] Li C, Y Chen, C Chen, et al. Preparation method and application of Phyllanthus emblica L. fruit polysaccharide with high gastrointestinal tumor suppressing activity [J]. Guangdong Huiqun Chinese Traditional Medicine, 2015(1): 8.
[55] H M M H s H s G A. the antidiarrheal and spasmolytic activities of Phyllanthus emblica are mediated through dual blockade

of muscarinic receptors and Ca^{2+} channels [J]. Journal of Ethnopharmacology, 2011(133): 856 - 865.
[56] al B A K C E G e. Adulticidal and larvicidal efficacy of some medicinal plant extracts against tick, fluke and mosquitoes [J]. Veterinary Parasitology, 2009(166): 286 - 292.
[57] 潘文昭.余甘子的药用功效[J].农村新技术,2013(5): 46.
[58] 周涛,邱德文.民族药余甘子的本草学概况[J].贵阳中医学院学报,2002(3): 3 - 5.
[59] 艾合买提·买买提,刘建国,米热古丽·卡米力.维吾尔医伊提日非力制剂的临床应用概况[J].中国民族医药杂志,2008,14(9): 60.
[60] 薛龄,洪善祥,曾志刚,等.安摩乐口服液毒性研究[J].海峡药学,1995,7(1): 5.
[61] 李萍,林启云,谢金鲜,等.民族药余甘子的急性毒理与药效学研究[J].中医药学刊,2002,20(6): 852 - 853.

卵叶车前

卵叶车前[*Plantago ovate Forskal*]为车前科植物。又名圆苞车前、百子如力・开土那、伊斯排胡里。

卵叶车前为一年生草本，高 30～46 cm，密披柔毛。叶 2～7 cm，线形或披针形，全缘或具不明显微锯齿。花序少或多，带花梗大体 2～27 cm，穗状花序 0.5～3.5 cm，短圆柱状，花梗无槽，被柔毛散布向上，苞片不突出，花萼卵形或圆形，绿色的中脉明显，达顶端，离生萼，边缘干膜质，花冠裂片散布，1.3～2.8 cm，卵圆形，钝。种子 2.2～2.5 cm，宽椭圆形至卵圆形，船状。卵叶车前是车前科中染色体数目($2n=8$)最少的种类。

卵叶车前不产于中国，原产于伊朗和印度。生长在碱性的沙地，亚洲(主要是印度)、地中海地区、北非均有栽培。现今我国新疆亦有栽培。印度是卵叶车前的生产和出口大国，其研究和实验场所在美国，主要是亚利桑那州和华盛顿[1]。

一、栽培

为了提高卵叶车前产量，有研究讨论了卵叶车前细胞悬浮培养液中体细胞胚形成情况。虽未获得成熟植物，但发现了卵叶车前叶片的细胞培养大量增殖的方法。将种子繁殖 12 天后的叶片置于添加 2,4-二氯苯氧乙酸(1 μm)和激动素的固态 Murashige-skoog 的培养基中，经在同一培养基两次继代培养后，获得了不同时期的胚细胞悬浮液。进一步使用更高水平的激动素，使得这些胚正常萌芽[2]。

二、化学成分

卵叶车前中的成分有：生物碱、车前宁(plantagonine)、印车前胺(indicamin)、印车前碱(indicain)、黏液质、阿拉伯胶、葡萄糖、黄酮类[3]、珊瑚木苷、蛋白质、维生素 B_1、维生素 B 复合体之一 Choline、木糖、树胶醛糖、中性和酸性半乳糖醛酸、*D*-木糖和 *L*-树胶醛糖聚合的多聚糖、戊聚糖[4]。

三、药理研究

车前子是我国的传统药材之一，是车前属植物车前和平车前的干燥种子[5]。中药中用的车前子与本书所指的卵叶车前为同科同属不同种植物，功效差别较大[1]，我国传统医书中卵叶车前只在《回回药方》中略有涉及。它是维吾尔族医生常用的一种药材，能治疗多种疾病，且功效甚好，但学者对其研究总体较少，还需多加研究开发。

(一) 轻泻

卵叶车前的种子外皮是一种常用的轻泻剂，

以前广泛用于民间医疗，近年来，卵叶车前已被世界各地的医生所接受，并用于治疗习惯性便秘。通常认为卵叶车前的通便功效主要是因为它的壳在接触水后会明显胀大，形成一种凝胶状物质，使大便变得很软，且含水量高。这样大坨便刺激肠壁，引起反射性收缩，就能顺利排空，对于因为生活方式引起的便秘（例如纤维摄入不足，习惯久坐等），具有缓解便秘的作用，但是对于器质性病变引起的便秘却无效[6]。由于卵叶车前泻下作用强于其他容积性泻药，因而推测可能含有引起泻下作用的其他化学成分存在。以豚鼠回肠进行试验，研究发现，低剂量的卵叶车前提取物是通过激活胆碱能 M 受体而发挥泻下作用的，高剂量的卵叶车前还能部分地通过其他机制发挥泻下作用。为确定该收缩反应是否与组胺有关，又选用 H_1 受体阻断剂预处理肠管，发现 6 mg/ml 和 10 mg/ml 的卵叶车前仍有收缩作用，从而排除了拟组胺样效应，但目前高剂量的卵叶车前的轻泻作用机制仍不清楚[7]。

（二）对左旋多巴与卡比多巴合用药动学的影响

左旋多巴与卡比多巴合用是治疗帕金森病最常使用的方法之一。当这 2 种药物合用时给以卵叶车前种皮（水溶性纤维），后者能改善左旋多巴的动力参数（终浓度最高，血浆半衰期更长，C 更低），减弱卡比多巴的作用，帕金森氏病患者服用左旋多巴与卡比多巴治疗的同时用卵叶车前会更有益于治疗[8]。

（三）体液免疫的应答

卵叶车前种子的水提取物（PO）含有多糖和苷类，它对动物的初次体液免疫应答有抑制作用，这可能是其抑制了 B 细胞功能的缘故。测定 PO 对各组小鼠抗绵羊红细胞（SRBC）凝集抗体（HA）滴度的影响，并作白细胞计数。用 Widal 血细胞凝集法测定两次免疫应答的抗-HA 滴度。结果显示，给以 PO 的 3 组小鼠均无死亡。腹腔注射 0.25 g/kg 和口服 0.5 g/kg 组小鼠抗 SRBC 抗体滴度减少，这可能归因于提取物中不同成分的不同浓度。提取物中的一些成分可能有免疫抑制作用，而另一些成分可能有免疫增强作用，而这些不同成分的肠吸收是不同的，与对照组相比，口服 PO 的兔在初次免疫应答中抗 HA 抗体滴度明显减少，而在两次免疫中未发生明显变化。口服 0.5 g/kg 明显增加小鼠血和脾中白细胞数，腹腔注射 0.5 g/kg 明显增加脾重[9]。

四、临床应用

（一）高血脂

卵叶车前籽能够降低总胆固醇水平及低密度脂蛋白胆固醇水平[10]，而在高密度脂蛋白胆固醇中并不会受影响[11]，且其在儿童[12]及成人[13]中，均具有降胆固醇作用。因此，卵叶车前制剂对具有轻、中度高血脂者来说是一种很好的治疗选择[14]。

（二）高血糖

高纤维素饮食对糖尿病患者有益，膳食纤维素，尤其是可溶性纤维素能降低糖尿病患者的血糖、血脂和促进体重减轻。卵叶车前中有一类特殊的水溶性纤维素，它可以通过降低碳水化合物的吸收改变血糖水平。卵叶车前种壳多年来用于治疗便秘，最近的研究显示它还能降低血中葡萄糖、胰岛素和胆固醇的浓度。有卵叶车前种壳补充剂“Plantaben”（西班牙 Madaus 制造）对Ⅱ型糖尿病患者血糖，耐受良好，无明显副作用，对餐后维生素（如维生素 A、E）和矿物质（如钙、钾、磷、镁、铁）的血浓度无不良影响，但可使血钠浓度明显升高。该补充剂对控制饮食的 2 型糖尿病患者有较好的治疗作用，而且能减少并发冠心病的危险[15]。

（三）肠道疾病

卵叶车前对肠道疾病有着特殊的疗效，不仅能治疗肠易激综合征，能预防憩室病，更能降低大肠癌的发病率。肠易激综合征在临床上有腹部不适或腹痛等症状，是一种慢性的功能性肠道疾病[16]。北美家庭医生和营养师通常建议服用卵叶车前籽治疗肠易激综合征。主要机制为卵叶车前籽的免疫调节作用、抗氧化作用、抗炎的和创伤康复活性，并且减少一氧化氮和白细胞三烯 B_4[17]。卵叶车前籽还能使到达结肠内的物质体积增大，增加肠道的蠕动，减小对肠胃壁压力。从而降低憩室病的症状，防止憩室病的发病[1]。据研究，如膳食中缺少纤维质，将增长食物残渣停留在肠道的时间而增加致癌因子的生成及其与肠壁黏膜的接触时间，易引致大肠癌或其他病变，相反，如有适量纤维质存在，可能改变肠内微生物的种类及数目，另因纤维的吸收保水性而降低致癌物或有害物质浓度，及因促进肠道蠕动，加速其排出，减少与肠壁黏膜接触时间，而预防或降低大肠炎等肠道疾病的罹患率[18~20]。

（四）其他

维吾尔族医学认为卵叶车前生湿生寒，清热止泻，生湿愈疡，利咽解渴，利尿消炎等。主治干寒性或胆液质性疾病，如热性腹泻，痢疾，阿米巴痢疾，感冒，发热，咳嗽，胃、十二指肠溃疡，肾炎，尿路感染，淋病，尿血[3]。除此之外，草药医生还将卵叶车前籽局部涂抹于皮肤表面来治疗各种皮肤刺激，包括毒葛反应、昆虫叮咬等。传统医学中还用卵叶车前籽来治疗腹泻、痢疾、痔疮、膀胱疾病、高三酰甘油、溃疡性结肠炎、肥胖[21]等疾病。美国、加拿大和澳大利亚等地，卵叶车前籽壳黏液用在冰淇淋和巧克力里作为增稠剂[22,23]，或将卵叶车前籽发的芽作为凉拌菜食用[23]。药品"艾者思"成分为卵叶车前草种、卵叶车前子壳、番泻果实。适应证用于成人便秘，老年人肌张力降低引起的便秘及痔疮患者的便秘，它还可以治疗心血管疾病，美国食品药品管理局（FDA）在 1998 年的声明公告洋车前子可溶纤维能降低心血管疾病危险。如高血压、预防动脉粥样硬化等[18,19]。

参考文献

[1] 杨丽娟，何婷，高如宏. 回回药方中药物八子里哈土纳本草考证研究[J]. 中国民族医药杂志，2014(12)：49－52.
[2] 范为宇. 卵叶车前叶片细胞培养的体细胞胚形成[J]. 国外医学(中医中药分册)，1994，16(5)：39－40.
[3] 国家中医药管理局《中华本草》编委会. 中华本草：维吾尔药卷[M]. 上海：上海科学技术出版社，2005.
[4] Ri Diez, Garcia Jj, Diez Mj. Hypoglycemic and hypolipidemic potential of a high fiber diet in healthy versus diabetic rabbits [J]. BioMed Research International, 2013(9): 960568.
[5] 谢明，杨爽爽，王亮亮，等. 中药车前子的研究进展[J]. 黑龙江医药，2015，28(03)：474－476.
[6] Voderholzer Wa, Schatke W, Miihldorfer Be. Clinical response to dietary fiber treatment of chronic constipation [J]. Am J Gastroenterol, 1997(92): 95－98.
[7] 左风. 卵叶车前的轻泻作用：物理或化学作用[J]. 国外医学(中医中药分册)，1999，11(5)：29－30.
[8] 张曼. 卵叶车前对左旋多巴与卡比多巴合用药动学的影响[J]. 国外医药(植物药分册)，2006，21(6)：268.
[9] 卵叶车前对实验动物体液免疫应答的作用[J]. 国外医药：植物药分册，2001，16(6)：266.
[10] Anderson Jw, Allgood Ld, Turner J. Effects of psyllium on glucose and serum lipid response in men with type 2 diabetes and hypercholesterolemia [J]. American Journal of Clinical Nutrition, 1999(70): 466－473.
[11] Oson Bh, Anderson Sm, Becker Mp. Psyllium-enriched cereals lower blood total cholesterol and LDL cholesterol, but not HDL cholesterol, in hypercholesterolemic adults: ResuLts of a meta-analysis [J]. American Journal of Clinical Nutrition, 1997(127): 1973－1980.
[12] Davidson Mh, Dugan Ld, Burns Jh. A psyllium-enriched cereal for the treatment of hypercholesterolemia in children: A controlled, double-blind, crossover study [J]. American Journal of Clinical Nutrition, 1996(63): 96－102.
[13] Anderson Jw, Davidson Mh, Blonde L. Long-term cholesterol-lowering effects as an adjunct to diet therapy in the treatment of hypercholesterolemia [J]. American Journal of Clinical Nutrition, 2000(71): 1433－1438.
[14] 李锦. 卵叶车前种壳降胆固醇作用的胃肠道副作用观察[J]. 国外医药·植物药分册，2008(11)：280.
[15] M Sierra. 卵叶车前种壳补充剂对Ⅱ型糖尿病的治疗作用[J]. 国外医药·植物药分册，2005，20(3)：130－131.

[16] 张鸣鸣,姜敏.肠易激综合征发病机制研究进展[J].世界华人消化杂志,2009,17(24): 2484-2490.
[17] Rahimi R, Shams-Ardekani Mr, Abdollahi M. A review of the efficacy of traditional Iranian medicine for inflammatory bowel disease [J]. World Journal Gastroenterology, 2010,16(36): 4504-4514.
[18] Gray Ds. The clinical uses of dietary fiber. American Family Physician, 1995,51(2): 419-423.
[19] Anderson Jw, Smith Bm, Gustafson Nj. Health benefits and practical aspects of high-fiber diets [J]. American Journal of Clinical Nutrition, 1994,59(5): 1242-1247.
[20] Potter Jd, Slattery Ml, Bostick Rm, et al. Colon cancer: a review of the epidemiology [J]. Epidemiologic Reviews, 1993, 15(2): 499-545.
[21] Burton-Freeman B. Dietary fiber and energy reguLation. Journal of Nutrition, 2000,130(2): 272-275.
[22] Richard Evans Schultes. Plant for human consumption [J]. Economic Botany, 1985,39(2): 176.
[23] Facciola S. Cornucopia-A Source Book of Edible Plants [M]. Kampong Publication, 1998.

没　药

没药为橄榄科植物地丁树(*Commiphora myrrha* Engl.)或哈地丁树(*Commiphora molmol* Engl.)的干燥树脂;分为天然没药和胶质没药。具有散瘀定痛,消肿生肌之功效。常用于胸痹心痛,胃脘疼痛,痛经经闭,产后瘀阻,癥瘕腹痛,风湿痹痛,跌打损伤,痈肿疮疡等病症的治疗[1]。

没药曾一度能和黄金相媲美,然而没药最早是被圣经希伯来书引用作为圣油而出名,随着时间的推移才逐渐被发现并用于医学治疗。没药除用作香料成分外,也可用于化妆品、食品和药品[3]。美国 FDA 证明没药用作芳香添加剂食用是安全的[2]。

没药树为低矮灌木或乔木,高约 3 m,有树脂道分泌树脂或油质。奇数羽状复叶,稀为单叶(我国很少),互生,通常集中于小枝上部,一般无腺点。树干粗,具多数不规则尖刻状的粗枝;树皮薄,光滑,小片状剥落,淡橙棕色,后变灰色。叶散生或丛生,单叶或三出复叶;小叶倒长卵形或倒披针形,中央 1 片长 7～18 mm,宽 4～5 mm,远较两侧 1 对为大,钝头,全缘或末端稍具锯齿。花小,丛生于短枝上;萼杯状,宿存,上具 4 钝齿;花冠白色,4 瓣,长圆形或线状长圆形,直立;雄蕊 8,从短杯状花盘边缘伸出,直立,不等长;子房 3 室,花柱短粗,柱头头状。核果卵形,尖头,光滑,棕色,外果皮革质或肉质。种子 1～3 颗,但仅 1 颗成熟,其余均萎缩。花期夏季[4](图 18)。

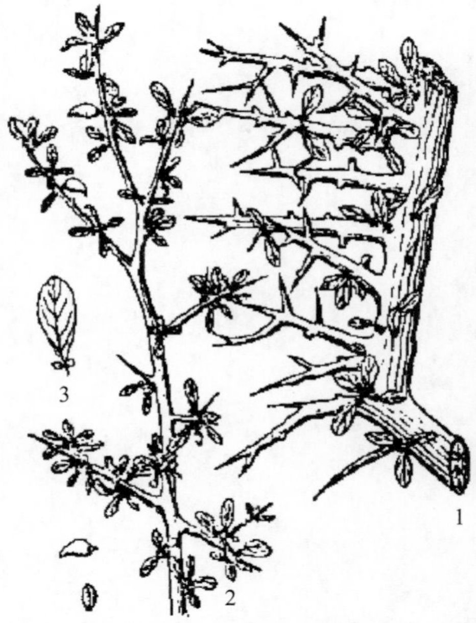

图 18　没药　引自《中华本草》

1. 树干;2. 枝条;3. 小叶

生于海拔 500～1 500 m 的山坡地。分布于热带非洲和亚洲西部,阿拉伯半岛等地。11 月至翌年 2 月采收。树脂可由树皮裂缝自然渗出;或将树皮割破,使油胶树脂从伤口渗出。初呈淡黄白色黏稠液,遇空气逐渐凝固成红棕色硬块。采得后去净杂质,置干燥通风处保存[4]。

一、生药鉴别

（一）性状鉴别

1. 天然没药

呈不规则颗粒性团块，大小不等，大者直径长达6 cm以上。表面黄棕色或红棕色，近半透明部分呈棕黑色，被有黄色粉尘。质坚脆，破碎面不整齐，无光泽。有特异香气，味苦而微辛。

2. 胶质没药

呈不规则块状和颗粒，多黏结成大小不等的团块，大者直径长达6 cm以上，表面棕黄色至棕褐色，不透明，质坚实或疏松，有特异香气，味苦而有黏性[1]。

（二）理化鉴别

1. 化学鉴别

(1) 取本品粉末0.1 g，加乙醚3 ml，振摇，滤过，滤液置蒸发皿中，挥尽乙醚，残留的黄色液体滴加硝酸，显褐紫色。

(2) 取本品粉末少量，加香草醛试液数滴，天然没药立即显红色，继而变为红紫色，胶质没药立即显紫红色，继而变为蓝紫色。

2. 薄层鉴别

取挥发油适量，加环己烷制成每1 ml含天然没药10 mg或胶质没药50 mg的溶液，作为供试品溶液。另取天然没药对照药材或胶质没药对照药材各2 g，照挥发油测定法（2010年版药典一部附录XD乙法）加环己烷2 ml，缓缓加热至沸，并保持微沸约2.5 h，放置后，取环己烷溶液作为对照药材溶液。照薄层色谱法（2010年版药典一部附录ⅥB）试验，吸取上述两种溶液各4 μl，分别点于同一硅胶G薄层板上，以环己烷-乙醚（4∶1）为展开剂，展开，取出，晾干，立即喷以10%硫酸乙醇溶液，在105 ℃加热至斑点显色清晰。供试品色谱中，在与对照药材色谱相应的位置上，显相同颜色的斑点。

（三）伪品鉴别

1. 性状

(1) 正品没药：是一种由没药属（*Commiphora*）植物分泌的胶状树脂。没药（*myrrh*）为世界多个国家常用植物药，主要含有萜类、甾体、黄酮、木脂素等多种成分。没药形状不规则，大小不等，呈颗粒状或潮湿时黏结成团块，表面粗糙，带有红棕色或黄棕色。质坚脆，但易受潮而微黏手；破碎面呈不规则颗粒状，带棕色油样光泽，并伴有红色小点或线纹，薄片半透明，有辛辣芳香气味。

(2) 伪品没药：其性状和正品没有什么区别，单纯以此难以区分。一般伪品没药表面光泽，呈黑棕色，质地坚硬。但火烧时与正品有很大区别，伪品可散发松香气味，冒黑烟[5]。

2. 理化特征

(1) 正品没药：取本品1 g，研碎，放入烧杯加入石油醚7.5 ml，充分搅拌，滤过，取滤液2.5 ml，加新配制的0.5%醋酸铜溶液1 ml，充分振摇，静置分层后，可见石油醚层显浅绿色。

(2) 伪品没药：取伪品没药粉末0.1 g置1支带塞的试管中，加石油醚溶解后，滤过。取滤液5 ml，置1支带塞的试管中，加新配制的5 ml醋酸铜液，振摇后静置使分层，伪品没药石油醚层显绿色。

二、炮制

没药自唐代被用于中医临床后，产生了许多种炮制方法，如炒制、酒制、醋制、姜制、米制、竹叶制、灯心制、乳制、蒸制等，目前广泛采用的是醋制法[6]。

（一）水制

取净没药在锅内用中火加热至熔融状态，立即趁热投入冷水中，冷却后（不可久浸，时间极短）立即取出置干燥洁净的纱布或卫生纸上擦干，立即研粉，立即过筛，即可取得较为理想的炮制品。

（二）炒制

把没药剪成豌豆大的小块，细砂用铁筛去除杂质，倒入锅内、用武火将细砂加热至 120～140 ℃，然后倒出抹平。上面放粗纸 3～5 层，将切好的药倒在纸上摊匀。待药物全部熔化后，经过 5～6 min，用筷子翻动药物，如油已把纸浸透即行换纸，换纸时，先把药的头两层纸连药取出，再铺垫两层新纸，仍把药在上面摊匀，如此反复 3～4 次，药内所含油性杂质即可能被纸完全吸净。药物呈色泽深黄，质松而透明发亮的外观。每锅药炮制时间为 20～25 min[7]。

（三）醋炙

取净没药，照醋炙法（附录ⅡD），炒至表面光亮。每 100 kg 没药，用醋 5 kg。其呈不规则小块状或类圆形颗粒状，表面棕褐色或黑褐色，有光泽。具特异香气，味苦而微辛[1]。

（四）新工艺

首先取净没药置合适的瓷盆器皿内，加入适量热水，密闭于蒸锅内加热，约 1 h 至药物溶化，除去漂浮在上面的杂质、浮油、泡沫等，用纱布过滤，滤液备用，滤渣加少许热水继续加热至全部溶化、过滤合并两次滤液，水浴加热浓缩至膏状，倾出摊放在平盘内，放入烘箱，于 60 ℃炒至柔软不粘手为度，取出，切成黄豆大小颗粒，放凉，阴干备用。若用炒制品时，只需将颗粒放入烘箱内，150 ℃恒温 5 min，中间翻动一次即可。若用醋制品时需先将颗粒喷洒醋液，再同炒制品加工方法一样加工即可。

（五）其他

1. 直火清炒法

取净没药用文火炒至表面焠化，呈红褐色、红棕色，色泽不匀，使其刺激性油充分挥发，取出，凉透敲碎。

2. 直火水煮法

取净没药放入沸水中，待全部溶化后，除去漂浮的泡沫、浮油，浓缩至稠胶状，倒出冷却压平、切块。

3. 灯心草制法

取净没药用文火炒至表面焠化，加入灯心草拌炒至质酥松，取出簸去灯心草。

4. 夹层水煮法

取净没药置夹层锅中加入约 2 倍量的水，加热溶化后除去漂浮的杂质，破碎的树皮、树叶、碎草及少量昆虫飞翅，浮油，搅拌浓缩至稠胶状，倒出、冷却、压平切块[8]。

三、化学成分

没药中含有挥发油 2.5%～9.0%、树脂 25%～35%、树胶 57%～65%，其余为苦味质、杂质和水分。

（一）挥发油

现代研究发现，没药挥发油中主要含单萜和倍半萜类化合物[9,10]：榄香烯（β-、δ-、γ-）、榄香醇、古巴烯、石竹烯（α-、β-、γ-）、氧化石竹烯、α-檀香烯、荜澄茄烯（α-、β-、δ-、γ-）等成分。吉恺等[11]分离没药倍半萜成分，对其中 2 个化合物进行理化性质鉴定、波谱分析，分别确定为：[1(10)E,2R,4R]-2-甲氧基-8,12-环氧吉玛-1(10),7,11-三烯-6-酮、2-甲氧基-5-乙酰基-4-呋喃吉玛-1(10)-烯-6-酮。两者同属没药吉玛烷型倍半萜化合物。宿树兰等[12]通过试验首次在没药挥发油中分析检测到茴香脑、旱麦瓶草烯、莎草烯、莪术烯、瓦伦烯等成分。陈华等[13]测定没药纤维素酶处理前、后挥发油的化学组成及其含量变化，发现酶解前、后共有的化学成分 18 种，多为萜类化合物、链状芳香族化合物等，以乙酸乙酯和 1-辛醇的含量较高，酶解前分别为 27.52%、26.68%，酶解后分别为 12.89%、11.15%；仅在酶解前存在的有 22 种，以(1s)6，6-二甲基-2-亚甲基-二环[3.1.0]庚烷和 1-*R*-α 蒎烯的含量较高，分别为 1.91%和 1.90%；仅在酶解后存在的有 17 种，多为烷烃类，以 1，5，9-三甲基-12-(1-甲基乙基)-1，5，9-环四甲基癸三烯、1-甲基-4-(1-甲基乙基)-1，3-环己二烯和(*E*)9-十八烷酸(硬脂酸)的含量较高，分别为 4.89%、1.97%和 1.97%；酶解前、后含量差异最大的为 1，5，9-三甲基-12-(1-甲基乙基)-1，5，9-环四甲基癸三烯，含量差异为 4.89%。

（二）树脂类

没药树脂(myrrhin)为中性物质，加热得没药脂酸类：没药酸(α-，β-，γ-)、没药尼酸、罕没药脂酸(α-，β-)、罕没药树脂、没药萜醇、没药甾酮(4，17(20)-pregnadien-3，16-dione)、菜油甾醇、β-谷甾醇、α-白檀酮、香树素、α-罕没药酚、β-罕没药酚，其中一种罕没药酚含原儿茶酸、儿茶酚、罕没药氧化树脂[10]。汤树良[14]报道，在 *Commiphora kua* 树脂中分离得到 1 个新的没药烯和 2 个新的达玛烷烯三萜化合物，经鉴定分别为 6-羟基-2-甲基-5-[5′-羟基-1′(*R*)，5′-二甲基六-3′-烯基]-苯酚、3β，16β，20(*S*)，25-四羟基达玛-23-烯和 3β-乙酰氧基-16β，20(*S*)，25-三羟基达玛-23-烯。在没药属麦加香脂中分离得到 4 个新的化合物[15]：环菠萝蜜烷型三萜(cycloartane-24-en-1α，2α，3β-triol)(1)、脂肪族醇糖(octadecane-1，2*S*，3*S*，4R-tetrol1-*O*-α-*L*-rhamnopyranoside)(2)、桉烷型倍半萜类(eudesmane-1β，5α，11-triol)(3)、愈创木烷型倍半萜类(guaia-6α，7α-epoxy-4α，10α-diol)(4)。另外还分离得到 6 个已知的成分：guaiane-diol[16]、myrrhone[17]、dihydropyrocurzerenone[18]、curzerenone[18]、2-methoxy-5-acetoxy-furanogermacr-1(10)-en-6-one 和[1(10)*E*，2*R*，4*R*]-2-methoxy-8，12-epoxygermacra-1，(10)，7，11-trien-6-one[19]。前期，在没药树脂中分离得到 4 种抗菌萜烯类化合物，分别是 mansumbinone、3，4-seco-mansu-mbinoic acid、β-榄香烯和 T-杜松醇[20]。Su 等[21]分离得到一种新的环菠萝蜜烷型三萜，命名为 cycloartane-1α，2α，3β，25-tetraol(新没药)，另外还得到 4 种已知的萜烯类化合物，分别为：隐海松酸、松香酸、2-methoxy-5-acetoxy-fruranogermacr-1(10)-en-6-one 和脱氢枞酸。

（三）树胶类

没药树胶与阿拉伯树胶相似，水解则生成阿拉伯聚糖、半乳聚糖、木聚糖等。

上述化合物名称及结构见表 16。

表 16　没药中所含化合物

序号	化合物名称	序号	化合物名称
1	α-榄香烯	11	呋喃二烯-6-酮
2	β-榄香烯(β-elemene)	12	(呋喃)桉烷(烯)型：呋喃桉烷-1，3-二烯
3	γ-榄香烯	13	β-芹子烯
4	榄香醇(elemol)	14	桉烷-4(15)-烯-1β，6a-二醇
5	furanosesquiterpenoid	15	erlangerin-1
6	香樟烯(6)	16	erlangerin-2
7	furanoeudesmane	17	甾醇
8	[(1(10)*E*，2*R*，4*R*)]-2-甲氧基-8，12-环氧吉玛-1(10)，7，11-三烯-6-酮[1(10)7，11]-三烯-6-酮	18	20*S*-羟基-4-孕甾酮-3-酮
9	2*R*-甲氧基-4*R*-呋喃吉玛-1(10)*E*-烯-6-酮	19	20*R*-羟基-4-孕甾酮-3-酮
10	2-甲氧基-5-乙酰基-4-呋喃吉玛-1(10)-烯-6-酮	20	16-羟基-4-孕甾酮-3-酮

（续表）

序号	化合物名称	序号	化合物名称
21	*Z*-没药甾酮	49	cyclobuta[1, 2, 3, 4]dicyclo-pentene, decahydro-3a-methyl-6-methylene-1-(1-methylethyl)-(1α,3aα,3bβ,6aβ,6aα)
22	*E*-没药甾酮	50	Tricyclo[4, 4, 0, 0]dec-3-ene, 1, 3-dirnethyl-8-(1-methylethyl)-stereiosomer
23	M-没药甾酮	51	α-丁香烯
24	M-去氢没药甾酮	52	1, 4-mehanoauledecahydro-4, 8, 8-trimtthyl-9-methylene
25	没药甾醇-Ⅰ	53	表莪术酮
26	没药甾醇-Ⅲ	54	2*R*-甲基-5*S*-乙酰-4*R*-呋喃吉玛-1(10)-烯-6-酮
27	没药甾醇-Ⅱ	55	3*R*-甲氧基-4*S*-呋喃吉玛-1*E*,10(15)-二烯-6-酮
28	没药甾醇-Ⅳ	56	β-石竹烯
29	没药甾醇-Ⅴ	57	檀香烯
30	没药甾醇-Ⅵ	58	香橙烯
31	mansumbinone	59	莪术酮
32	mansumbinol	60	长链脂肪族四醇
33	3,4-seco-mansumbinoic acid	61	阿魏酸
34	cycloartane-24-en-1α,2α,3β-triol	62	octadecane-1,2*S*,3*S*,4*R*-tetroll-*O*-α-*L*-rhamnopyranoside
35	新没药	63	(*Z*)-5-tricosene-1,2,3,4-tetraol
36	2-甲氧呋喃愈创木-9-烯-8-酮	64	(*Z*)-5-tetracosene-1,2,3,4-tetraol
37	6β,10β-二羟基-4(15)愈创木烯	65	myrrhone
38	guaianediol	66	dihydropyrocurzerenone
39	guaia-6α,7α-epoxy-4α,10α-diol	67	[1(10)*E*,2*R*,4*R*]-2-methoxy-8,12-epoxygermacra-1,(10),7,11-trien-6-one
40	愈创木	68	隐海松酸
41	muscanone	69	脱氢枞酸
42	槲皮素	70	西柏烯
43	δ-杜松子香烯	71	mukulol
44	3α-羟基-T-杜松醇	72	myrrhanone A
45	myrcene	73	myrrhanonel A
46	枯茗烯	74	guggullignan-Ⅰ
47	limonene	75	guggullignan-Ⅱ
48	α,β-pinene		

化合物结构如下。

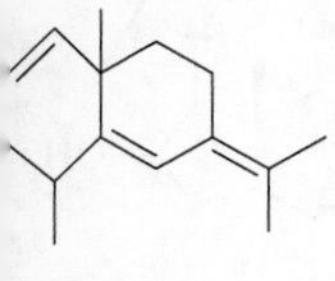

1

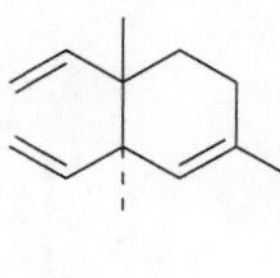

2

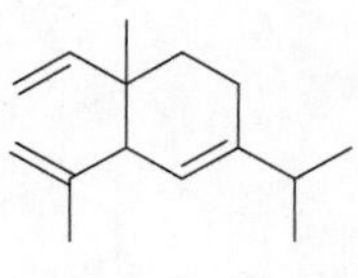

3

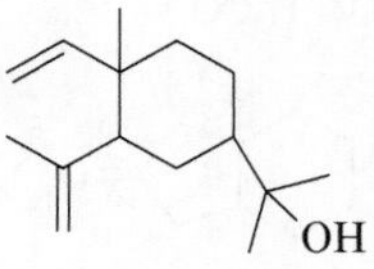

4

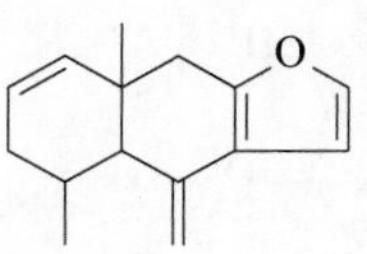

5

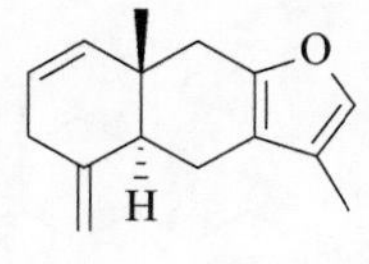

6

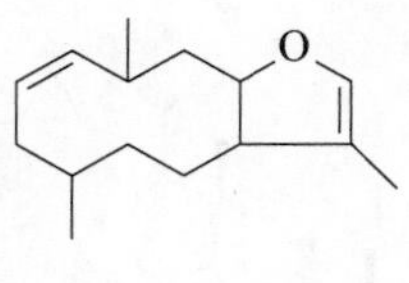

7

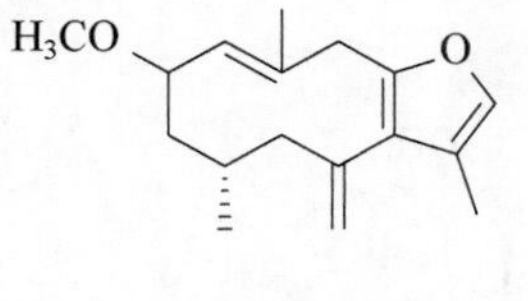

8

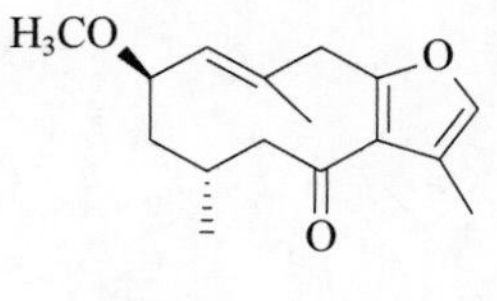

9

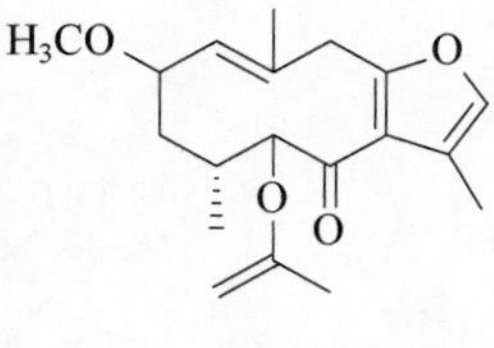

10

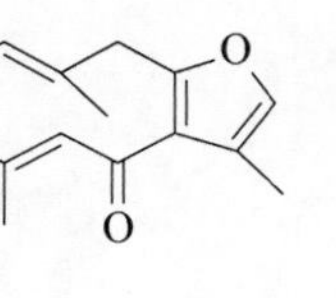

11

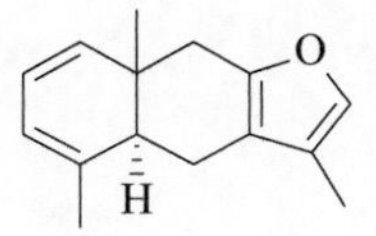

12

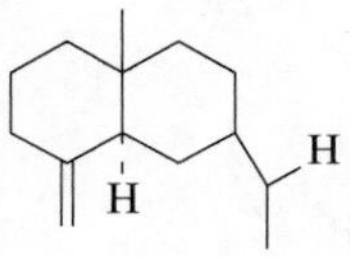

13

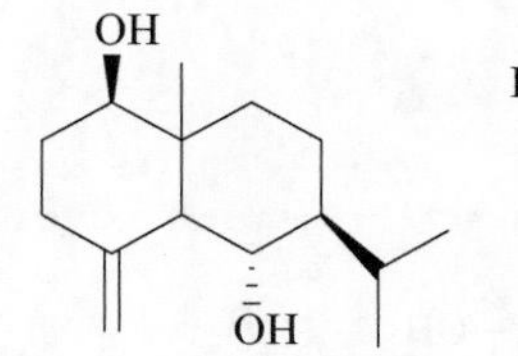

14

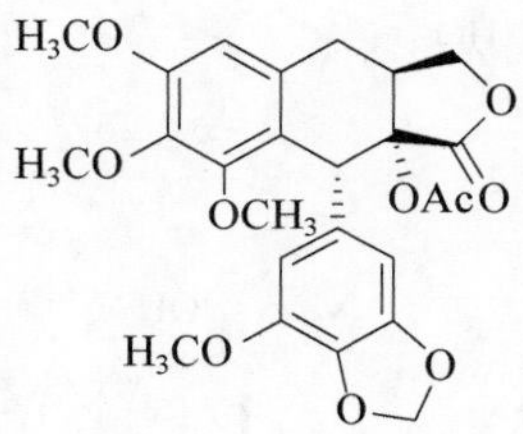

15

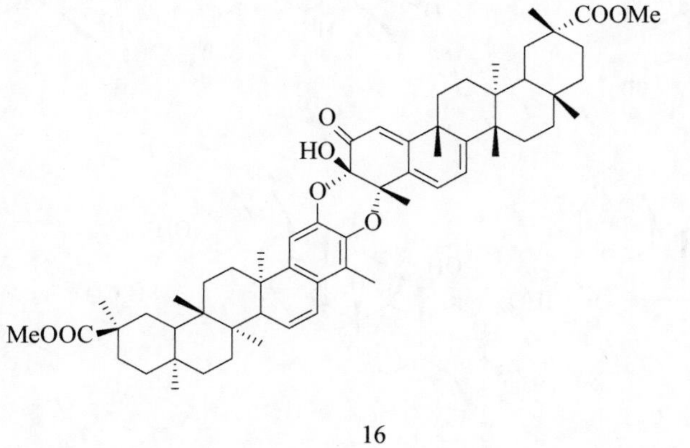

16

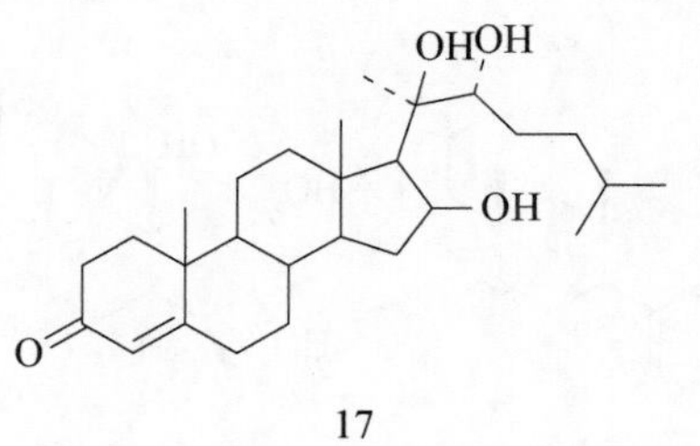

17

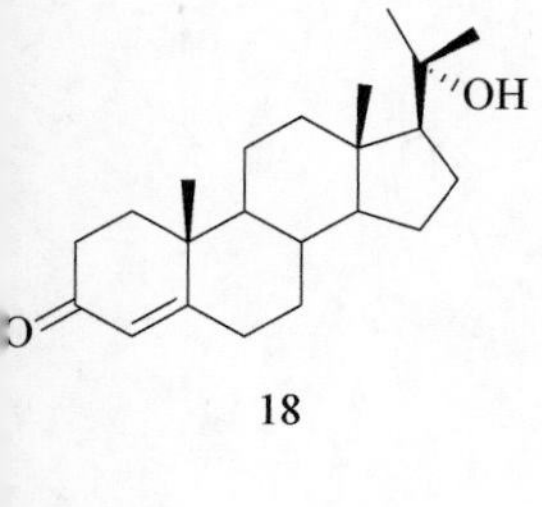

18

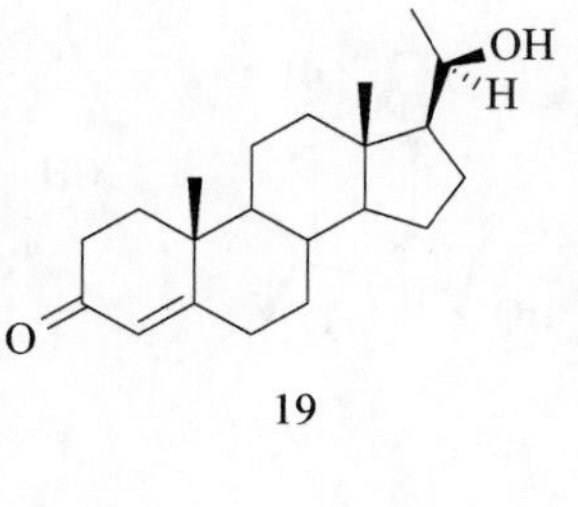

19

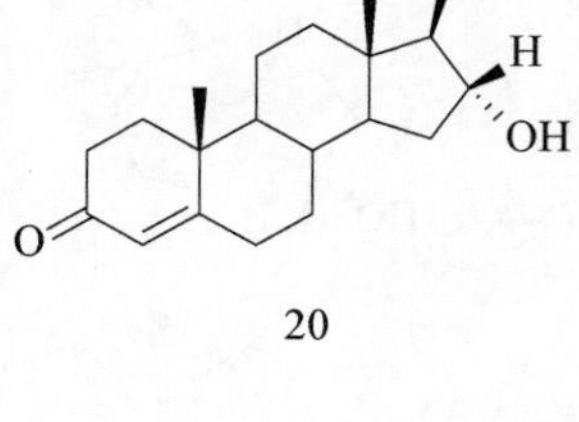

20

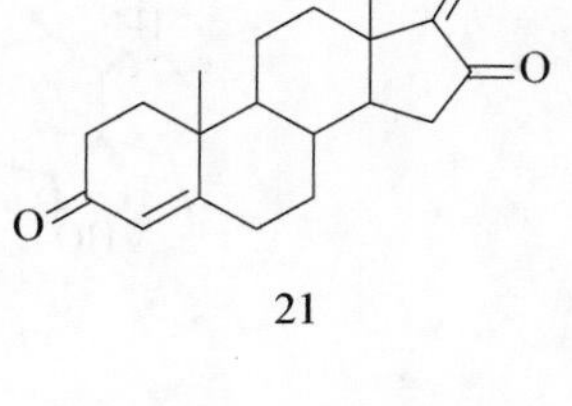

21

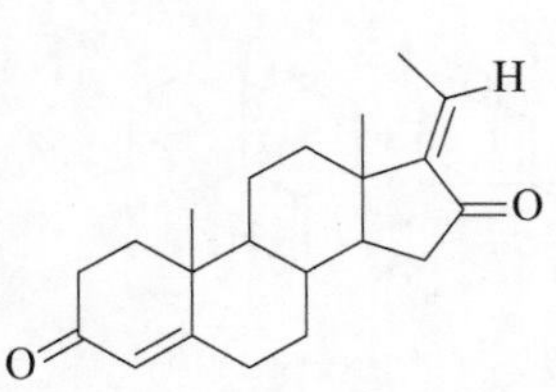

22

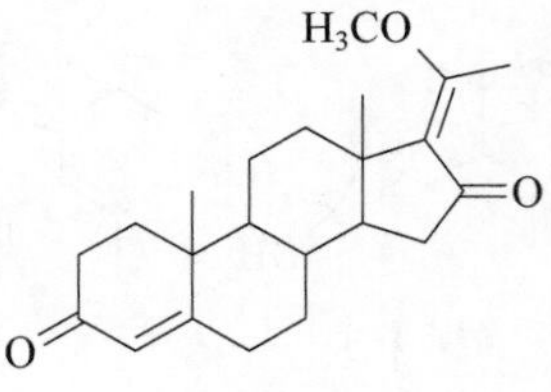

23

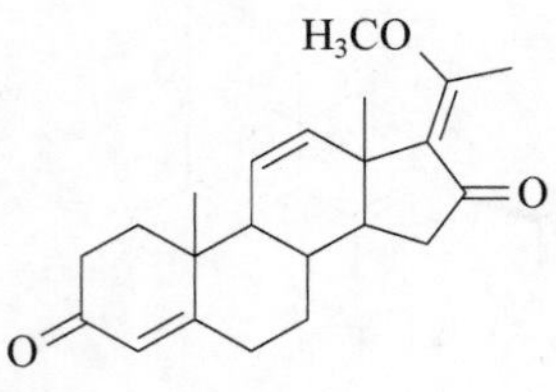

24

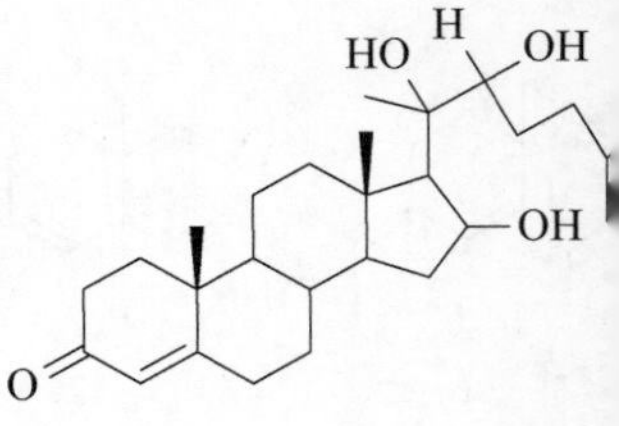

25

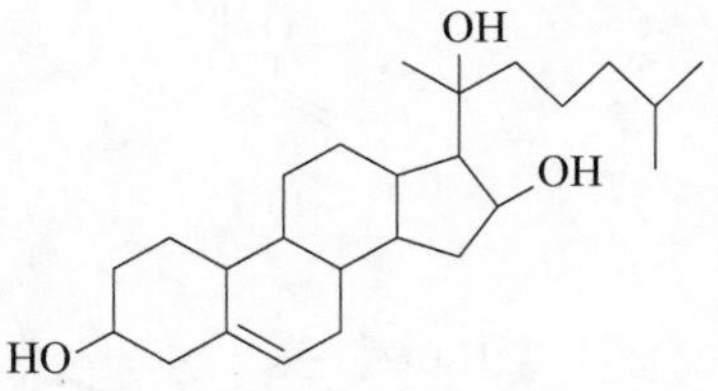

26

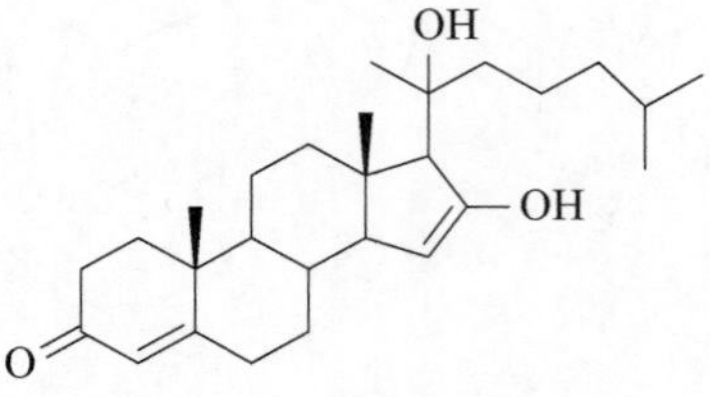

27

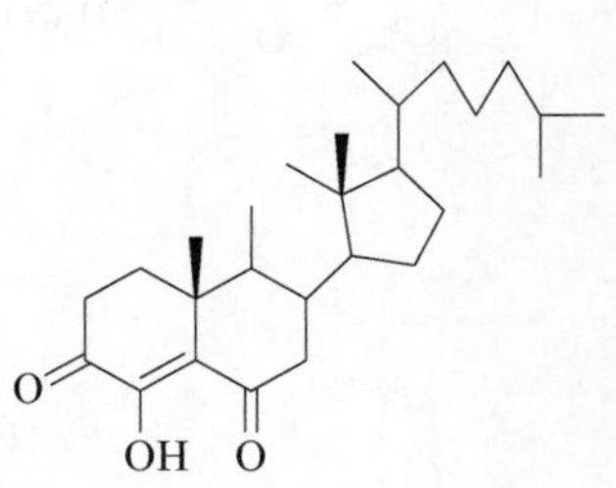

28

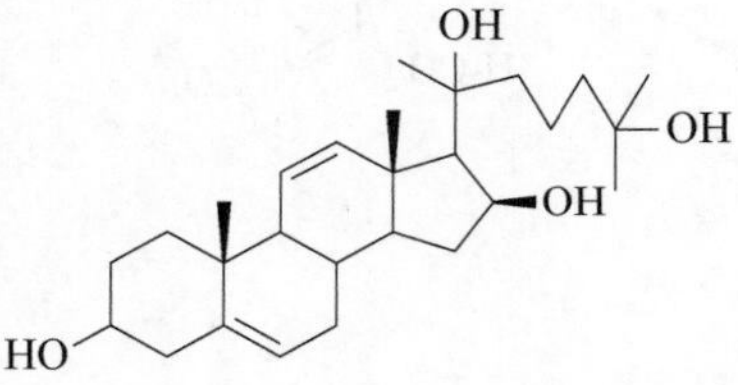

29

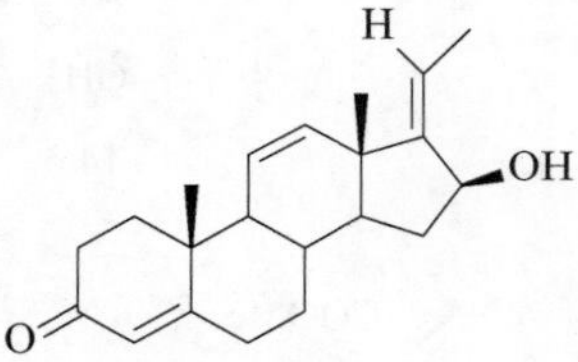

30

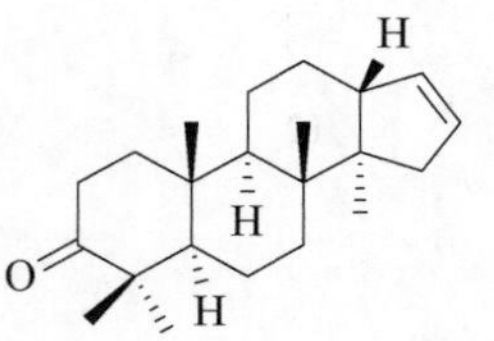

31

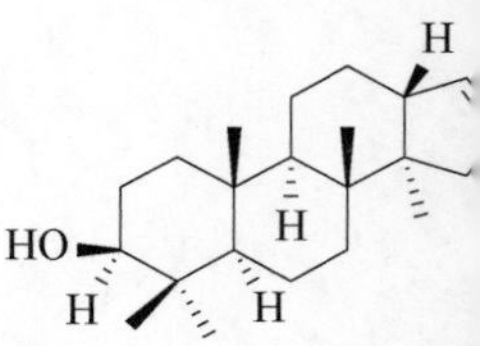

32

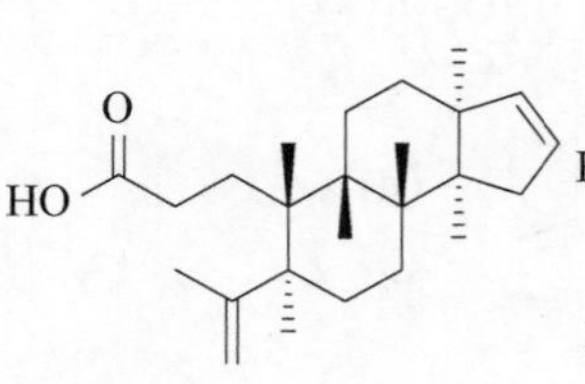

33

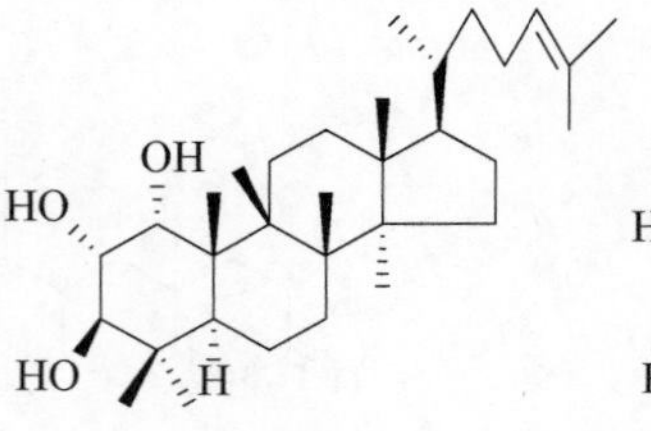

34

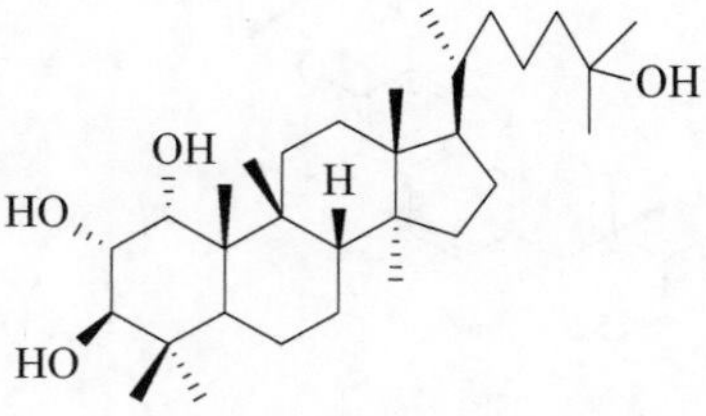

35

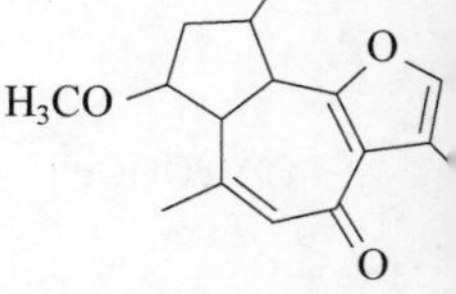

36

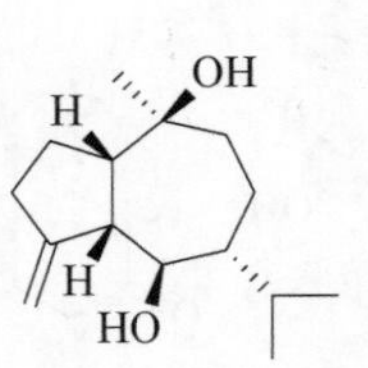

37

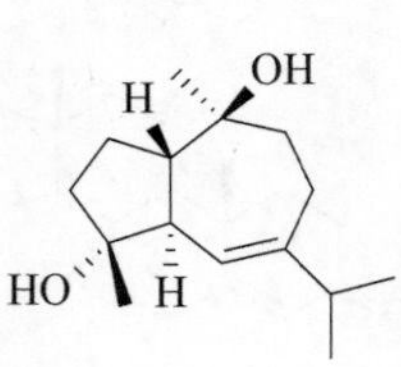

38

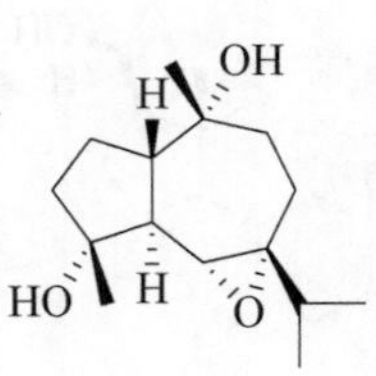

39

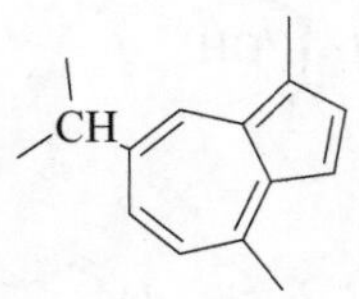

40

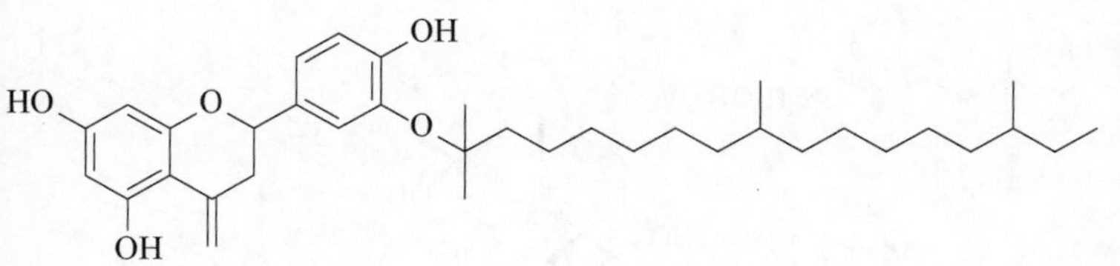

41

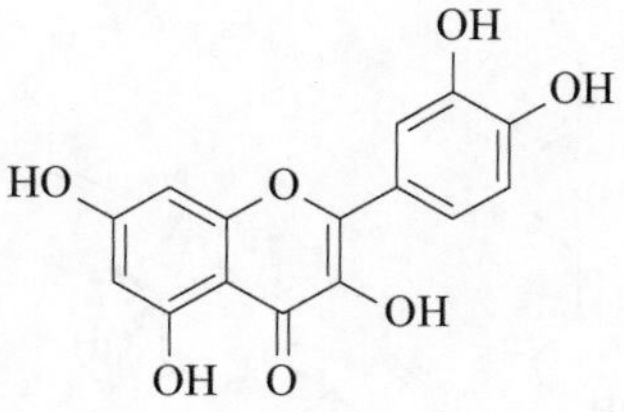

42

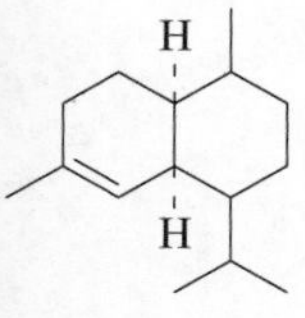

43

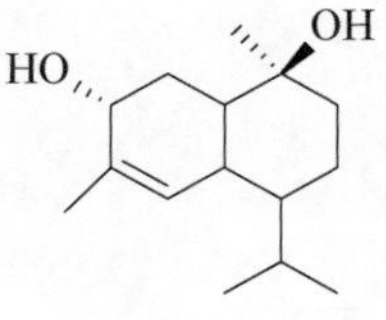

44

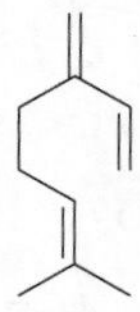

45

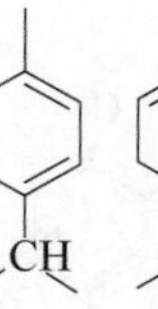

46

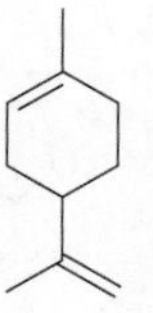

47

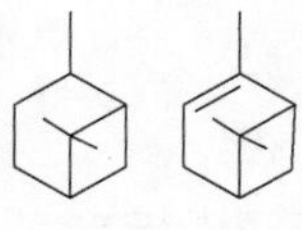

48

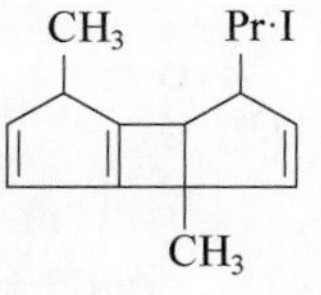

49

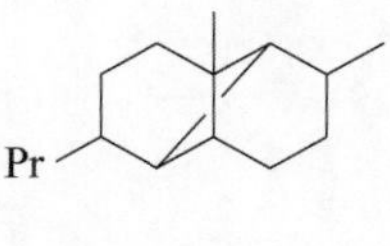

50

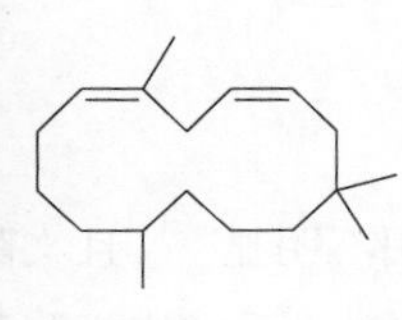

51

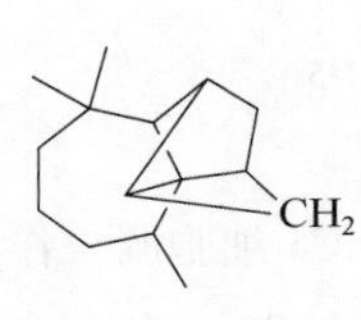

52

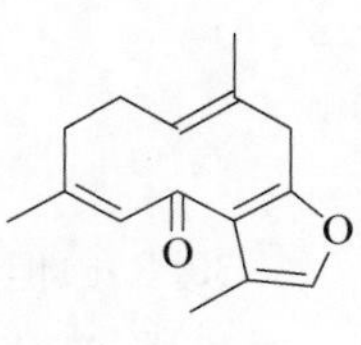

53

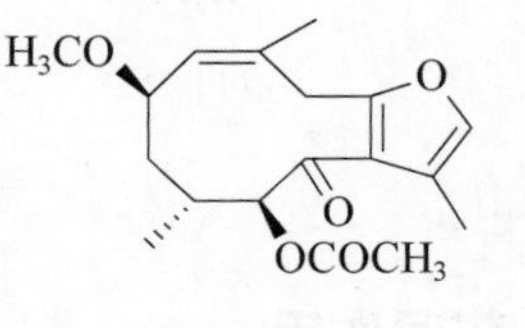

54

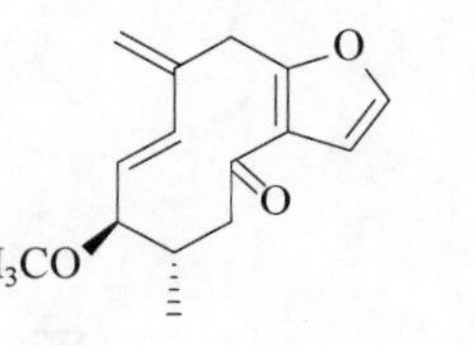

55

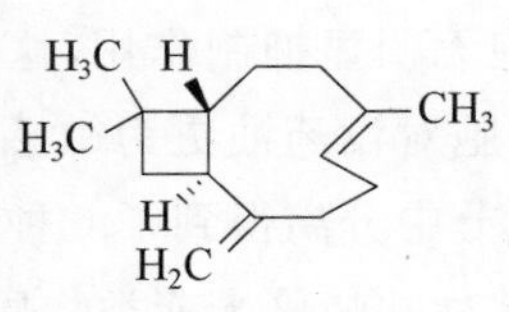

56

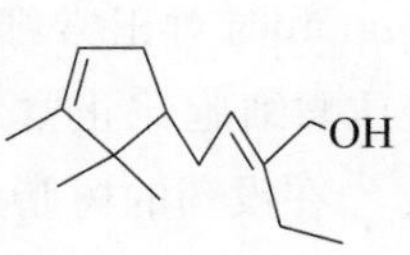

57

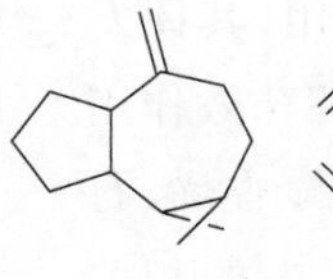

58

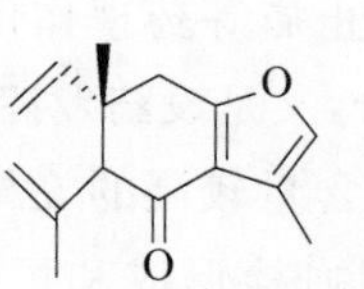

59

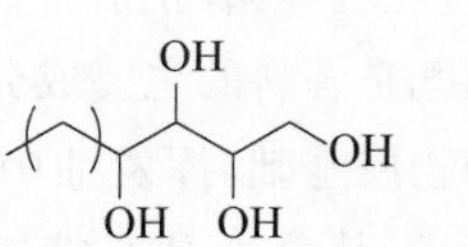

60

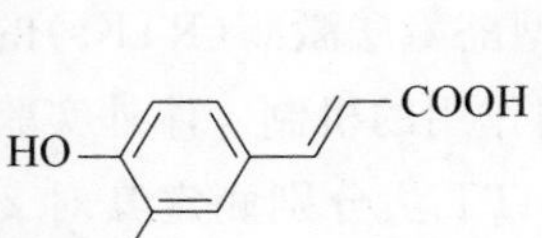

61

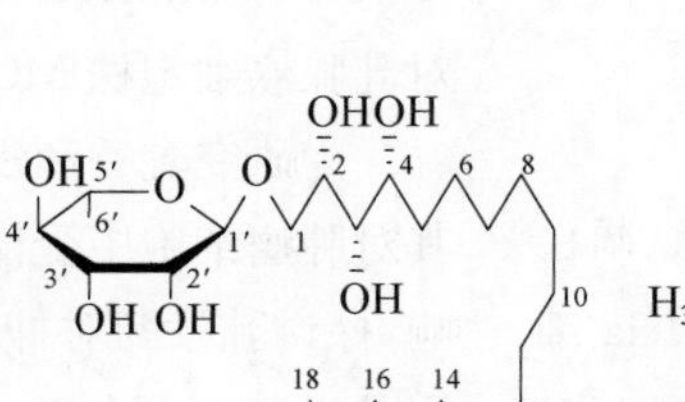

62

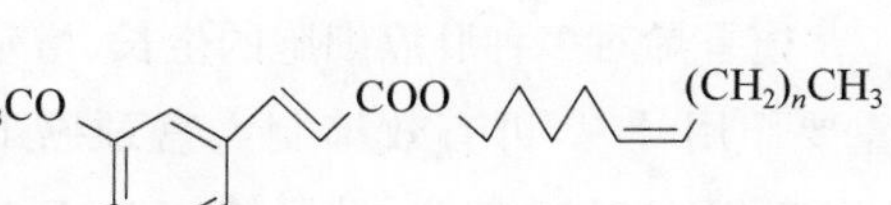

63 n=16
64 n=17

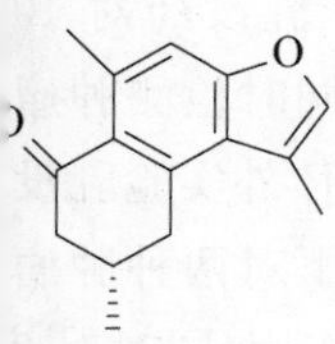

65

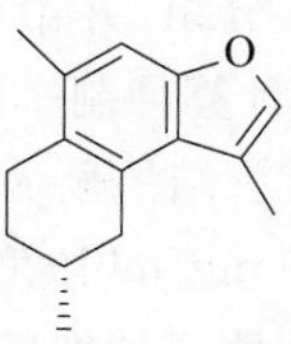

66

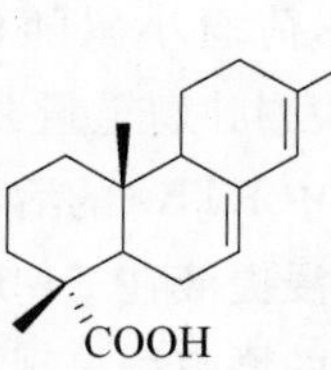

67

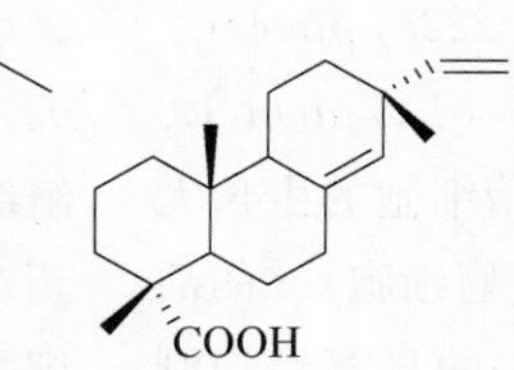

68

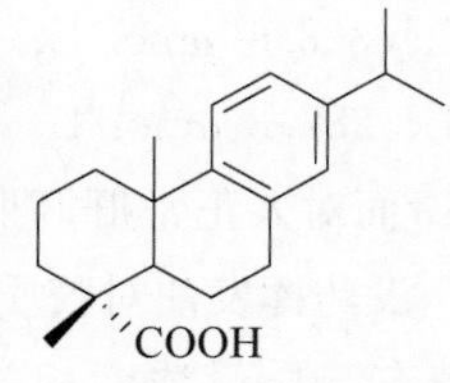

69

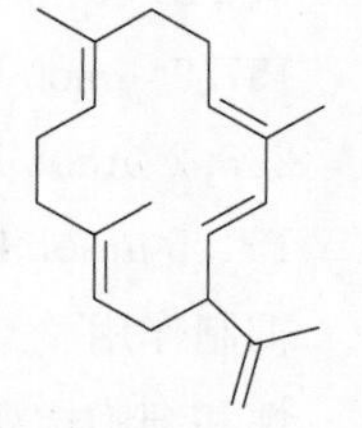

70

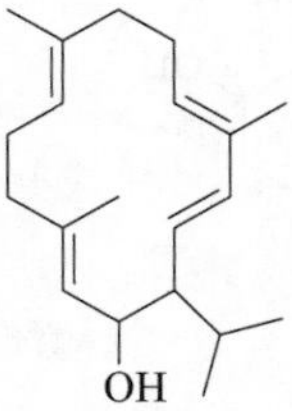

71

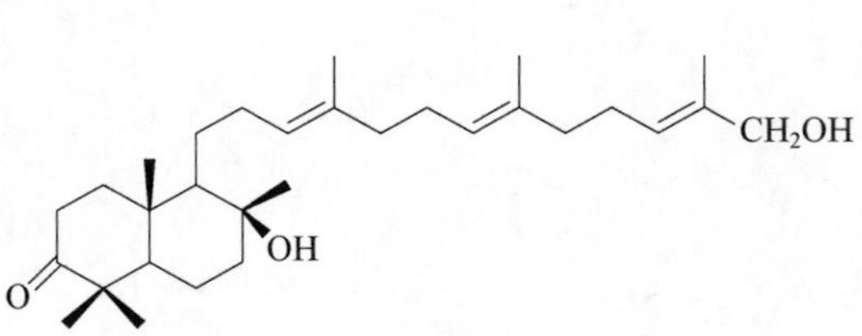

72

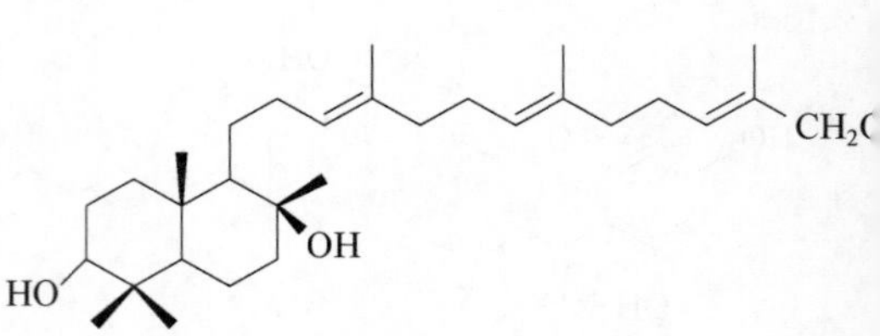

73

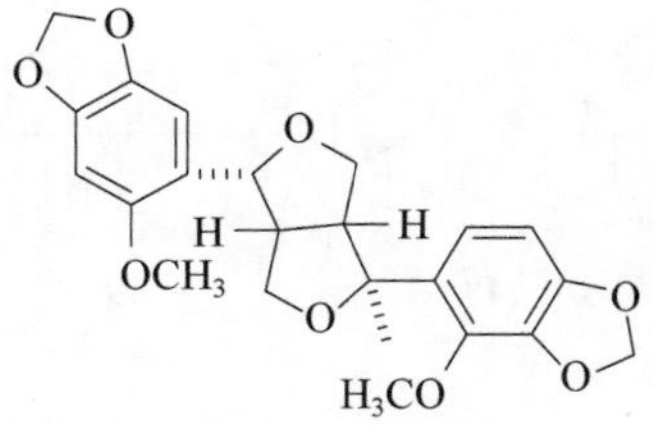

74

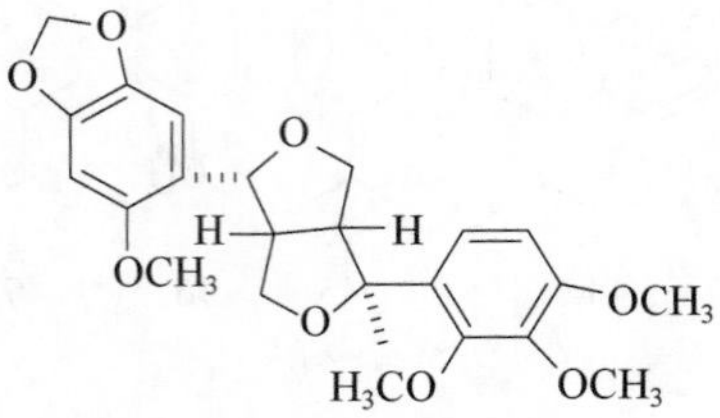

75

四、药理作用

没药具有抗肿瘤、止痛等药理作用，其挥发油既是香料的主要成分，又是没药发挥药效作用的物质基础，挥发油中含量较高的 β-榄香烯、石竹烯，其分别具有抑制血栓形成和抗炎的相关活性[22,23]。

（一）抗肿瘤

β-榄香烯对多种肝癌细胞的生长、增殖、凋亡有重要作用[24,25]，可有效抑制人宫颈癌 Hela 细胞、胃癌 SGC-7901 细胞、结肠腺癌 DLD-1 细胞、黏液性表皮样肺癌 NCI-H292 细胞、乳腺癌 MCF-7 细胞、肝癌 HepG-2 细胞和急性前髓细胞性白血病 HL-60 细胞的生长，半数抑制浓度分别为 157.9 μmol/L、323.6 μmol/L、222.4 μmol/L、233.2 μmol/L、287.3 μmol/L、231.6 μmol/L、154.5 μmol/L，而对人正常肝胚胎细胞的生长无抑制作用[26]。没药挥发油对胶质瘤细胞 C6 的活性和细胞增殖有与质量浓度相关的显著性抑制作用，在 8 μg/L 时平均抑制率最大，可达 33.8%，但对 C6 细胞凋亡作用不明显[27]；且文献报道，没药油在 80 μg/ml 时才对齿龈上皮细胞和成纤维细胞的生长有明显的抑制作用，在 8 μg/ml时对正常细胞无明显抑制作用，这说明胶质瘤细胞比正常细胞对没药油更为敏感。有人[21]在没药的树脂成分中分离得到了 6 种单体成分，并证明其中的 1 种呋喃倍半萜类物质 rel-1*S*,2*S*-epoxy-4*R*-furanogermacr-10(15)-en-6-one 对乳腺癌细胞株 MCF-7 有抑制活性。

为研究乳香和没药药对的抑瘤作用，并考察其对肿瘤细胞中受体型酪氨酸激酶(RTKs)的影响，探讨乳没药对抑瘤作用的机制。体外实验采用乳没药对浸提液，MTT 法分别测定其对 2 种人恶性肿瘤细胞株(SMMC7721、HL-60)增殖的影响，并检测其对肿瘤细胞 RTKs 活性的影响。体内实验采用移植性荷瘤 H_{22} 小鼠模型，接种 3 天后，荷瘤小鼠随机分组，并给予乳没药对 10 天，检测肿瘤重量并计算抑制率，同时检测肿瘤组织中 RTKs 的活性。结果显示，体外实验乳没药对浸提液在 5～10 mg/ml 浓度下对两种肿瘤细胞的增殖均表现出明显的抑瘤作用，同时对 2 种肿瘤细胞的受体酪氨酸激酶活性有明显的抑制作用。体内实验表明乳没药对在 1.08 g/kg 和 2.16 g/kg 剂量下对 H22 荷瘤小鼠肿瘤生长有明显的抑制作用，同时对肿瘤组织中受体酪氨酸激酶活性有明显的抑制作用。结论提示乳没药对具有明显的抑瘤作用，其抑瘤机制可能与抑制肿瘤细胞内受体酪氨酸蛋白激酶途径有关[39]。

（二）镇痛、止痒

对从非洲没药中提取出的 3 种倍半萜烯成分进行动物实验。结果表明，至少有 2 种成分具有强烈镇痛作用。1.25 mg/kg 的注射剂量可使小鼠经受灼烧铁板的烘烤；50 mg/kg 的口服剂量可使小鼠忍受注射乙酸引起的腹肌剧烈痉挛性疼痛。而吗啡拮抗剂纳洛酮可抵消这 2 种倍半萜烯的镇痛作用，这可能是由于没药提取物的强烈镇痛作用与吗啡一样作用于脑中阿片受体，但它没有吗啡成瘾的副作用[28]。王团结等[29]报道，没药水提后药渣醇提取液的石油醚萃取部位，大剂量组能显著性降低小鼠原发性痛经的扭体次数，提高痛经小鼠子宫组织中 NO 水平，降低 Ca^{2+} 水平；病理切片亦显示石油醚部位能够改善小鼠痛经模型的病理异常。没药乙醇提取物成功抑制了佛波醇 12-肉豆蔻酸酯 13-乙酸酯(PMA)和钙离子载体(A23187)刺激对人类肥大细胞(HMC-1)中与痒相关的白介素(IL)-31 细胞因子的产生和组胺的释放[30]。

（三）抗菌、消炎

没药水煎剂(1∶2)对多种致病性皮肤真菌有不同程度的抑制作用，其抗真菌作用可能与其挥发油中所含的丁香油酚有关[31]。2005 年，有学者[32]在没药中分离出若干种具有强效消炎作用的活性成分，其中 mansmbinoic acid 能有效抑制炎症介质过氧化物酶的活性，对急慢性炎症均有良好抑制作用。而后来[20]分离出的 4 种抗菌萜烯类化合物，以 3,4-seco-mansumbinoic acid 的抗菌活性最强，抗葡萄球菌的活性是诺氟沙星的 8 倍，并有微弱的增强环丙沙星和四环素抗沙门氏菌株 SL1344 和 L10 的活性。2006 年，Lotfy M 等[33]给糖尿病足溃疡感染患者用蜂蜜和没药粉制成的涂剂外敷于患处，隔日换药 1 次，2 周后溃疡开始逐渐愈合。

（四）防治冠心病

连秀娜等[34]将炒没药制成胶囊剂，治疗临床 68 例冠心病患者(有典型的临床症状，其中 50% 的患者心电图 ST 段降低，T 波倒置，临床确诊者)。结果心前区不适及疼痛消失或减轻 67 例，活动后呼吸困难消失 42 例，有明显的临床效果。

（五）活血

没药的各种剂型、各种炮制品对外伤引起的小鼠足肿胀外敷后均有显著的消肿作用，若用生品没药外敷，其化瘀消肿作用更强，这可能是由于炮制后作为药效物质基础的挥发油含量降低而引起的[35]。

（六）抑制子宫平滑肌收缩

宿树兰等[12]通过离体子宫平滑肌收缩实验和芳香化酶抑制剂体外筛选实验，首次评价了没药挥发油对小鼠离体子宫平滑肌收缩以及芳香化酶的生物效应，表明没药挥发油对小鼠离体子宫平滑肌收缩及芳香化酶活性均有显著的抑制作用。

（七）保肝

没药提取物能保护 CCl_4 对 Wistar 大鼠造成的肝损伤，其作用机制可能与没药提取物的抗氧化、清除自由基活性有关[36]。没药甾酮可显著抑制肝星状细胞生长并呈时间剂量依赖，24 h 最大抑制率可达(57.4 ± 2.45)%；50 μmol/L 和 75 μmol/L没药甾酮可使 G_2/M 期细胞比例增多，G_0/G_1 和 S 期比例下降；没药甾酮可使 MDA 水平下降，GSH 和 SOD、CAT 活性升高。没药甾酮可干扰细胞周期，抑制肝星状细胞增殖；还可降低氧化应激反应从而抑制肝星状细胞活化[37]。

（八）抗凝

蒋海峰等[38]采体外二磷酸腺苷（ADP）诱导的血小板聚集实验观察没药提取物的抗血小板聚集活性及量效关系；采用凝血酶时间（TT）法观察没药提取物对凝血酶的影响及量效关系。得出没药的水提物、挥发油对家兔血小板聚集及凝血酶时间的影响均能产生显著效应。没药的水提液及挥发油与空白对照比较均具有明显抑制血小板聚集活性（$p<0.05$），且水提物活性强于相应挥发油活性，IC_{50} 为 0.004 2 g/ml；与空白对照比较没药的水提物及挥发油有非常显著的抗凝活性（$p<0.01$），没药水提物活性 IC_{50} 为 0.004 6 g/ml。

（九）凝血、改善血管内皮功能

李宏力等将 40 只大鼠随机分为正常组、模型组、阳性组（阿司匹林片，50 mg/kg）和 Z-GL 低、高剂量组（25、50 mg/kg），每组 8 只，各给药组大鼠每 12 h 注射相应药物 1 次，正常组和模型组大鼠注射生理盐水，连续给药 7 次。第 5 次给药后，除正常组外其余各组大鼠注射盐酸肾上腺素＋冰水刺激复制急性血瘀模型。给药结束后 30 min 内，取腹主动脉血检测凝血指标凝血酶原时间（PT）、凝血酶时间（TT）、活化部分凝血活酶时间（APTT）、纤维蛋白原（FIB），并取大鼠颈动脉观察其病理变化。将人脐静脉血管内皮细胞（HUVECs）分为空白组（生理盐水）、模型组（生理盐水）和 Z-GL 低、高浓度组（25、50 μmol/L），培养 24 h 后，对模型组和 Z-GL 组细胞进行氧糖剥夺 6 h，检测细胞中磷酸化内皮型一氧化氮合成酶（p-eNOS）蛋白表达水平；另取细胞，分组、给药、处理方式同上，检测细胞中一氧化氮（NO）水平。结果发现与正常组比较，模型组大鼠 PT、TT、APTT 缩短，FIB 含量增加（$p<0.01$），颈动脉内皮受损、血管内皮细胞部分从血管壁脱落；与模型组比较，各给药组大鼠 TT、PT、APTT 延长，FIB 含量减少（$p<0.05$ 或 $p<0.01$），血管内皮受损程度减轻。p-eNOS 蛋白及 NO 检测结果显示，与模型组比较，Z-GL 给药组细胞中 p-eNOS 蛋白表达及 NO 水平升高（$p<0.05$ 或 $p<0.01$）。结论提示 *Z*-GL 能有效改善血瘀模型大鼠凝血和血管内皮功能，其机制可能与其激活 eNOS、升高细胞内 NO 水平有关[40]。还有系列报道 *Z*-没药甾酮（*Z*-GL）可有效改善急性血瘀症模型大鼠的凝血和血管内皮功能[41,42]。

在短暂性大脑中动脉缺血模型大鼠中，Z-没药甾酮（*Z*-GL）还具有显著的抗脑缺血再灌注（CI/R）损伤作用[43]。

（十）其他

郭文虎[44]对 50 只 SD 雄性大鼠进行实验，发现没药水提取物具有应激性溃疡的保护作用。结果表明，使用雷尼替丁、没药治疗 21 天后，大鼠胃黏膜炎性细胞浸润明显减少，与模型组比较差异有统计学意义（$p<0.05$）。乳香没药混合物（1∶1）口服可导致 Beagle 犬血清 TC、ALP 升高，肝脏胆汁淤积，而大鼠虽然 TC 显著升高，但 ALP 无明显升高，肝脏病理改变以脂肪变性为主而无胆汁淤积，所以关于乳香没药的肝毒性还有必要进行深入研究。树脂提取物可以通过激活 Nrf2 信号和减轻氧化应激，发挥对甲氨蝶呤对肾损伤的保护作用[45]。

五、毒理研究

（一）挥发油毒性研究

急性毒性实验中，3 g/kg 剂量未对大鼠造成死亡，但使大鼠的运动能力下降，这可能是由于挥发油对中枢神经产生了抑制作用。长期毒性实验中，每天 100 mg/kg 剂量对大鼠未产生慢性毒性，重要器官的平均重量与对照组比较，没有显著性差别，但给药后大鼠体重明显增加[46]。实验结果与美国 FDA 证明的没药可以安全地用作食用芳香添加剂相一致。没药经常与乳香配伍使用，周昆等[47]比较了2味生药对大鼠的肝脏毒性，发现没药的肝脏毒性明显低于乳香。没药精油被广泛用作世界各地不同人类疾病的治疗方法。滥用该天然产物的剂量较高可能会导致发烧，发炎以及肝肾问题。在一项皮下注射MEO评价小鼠急性和亚急性毒性研究中，小鼠在注射部位显示肉芽肿形成。肝显示正弦波扩张，中心静脉增大；在脾脏中，红色浆膜和白色浆膜之间的界限消失了；肾脏显示血管球变性。高剂量也降低了酶的活性和体重，白细胞计数也增加了近两倍，瘙痒和自我创伤也很明显[48]。但谈英[49]比较了对乳香、没药生药粉、挥发油、水提物、挥发油＋水提物各组对大鼠肝脏毒性。结果表明，挥发油组对大鼠血清生化、肝脏系数、肝组织等均无明显影响，这说明提取乳香、没药中的挥发油可大大降低对大鼠的肝脏毒性。

（二）过敏反应

近年来，国内、外有文献报道，没药单独使用或与乳香合用时，可致过敏反应，出现面部潮红，全身起疹，图币状或粟粒状，以胸腹部及四肢屈侧为多见，奇痒难忍，有的患者表现为感冒症状，继续服药，症状加剧。停药后经服抗过敏药，症状逐渐消失。再将原方去没药后继续服药，未出现任何不良反应。没药致敏原因尚不明确，大概是由于含有树脂、挥发油类物质所致，过敏体质者应慎用。我国第1例对其过敏病例出现于1995年，患者从事制乳香、制没药的粉碎及灌装胶囊工作，表现症状类似感冒，患者鼻、眼睑发痒，流清涕、打喷嚏、干咳胸闷及呼吸困难，后来诊断过敏反应为过敏性鼻炎伴轻度哮喘。远离工作环境后，症状自行消失；一旦接触，症状随之出现[2]。

（三）对胃的刺激性

没药生品或炮制不当，气味浓烈，对胃有一定的刺激性，容易引起恶心、呕吐反应，尤其对于脾胃功能较差的患者。所以，没药只有经过炮制才能降低挥发油含量，缓和刺激性，更好地满足临床要求，从而保证临床用药安全、有效。

参考文献

[1] 国家药典委员会.中华人民共和国药典[M].北京：中国医药科技出版社，2010.

[2] 赵金凤，周春兰，韩陆，等.没药研究进展[J].中国药房，2011(7)：661-665.

[3] Massoud Ahmed, Sawsan El Sisi, Osama Salama. Preliminary study of therapeutic efficacy of a new fasciolicidal drug derived from Commiphora molmol (myrrh)[J]. The American journal of tropical medicine and hygiene, 2001,65(2): 96-99.

[4] 国家中医药管理局《中华本草》编委会.中华本草[M].上海：上海科学技术出版社，1999.

[5] 王佳芬，闫海霞.进口中药乳香、没药和血竭真伪鉴别方法探讨[J].中国医药指南，2013，14(2)：3.

[6] 王慧.浅谈乳香没药的酒制和醋制[J].时珍国医国药，2005(1)：33.

[7] 苑小雪，李翠玲.乳香没药及杜仲的炮制方法体会[J].实践医学杂志，1996，9(3)：18.

[8] 焦念凤.对没药炮制工艺的探讨[J].山东中医杂志，2001(9)：531-531.

[9] 万文珠，娄红祥.没药的化学成分和药理作用[J].国外医药(植物药分册)，2005(6)：236-241.

[10] 孙亦群，魏刚，周莉玲.乳香、没药炮制前后挥发油化学成分及含量变化[J].中药材，2001(8)：566-567.

[11] 吉恺，孔峰，沈涛，等.没药倍半萜成分的分离鉴定及抗肿瘤活性[J].山东大学学报(医学版)，2008(4)：344-348.

[12] 宿树兰，鲍邢杰，段金廒，等.没药挥发油抑制小鼠离体子宫平滑肌收缩及芳香化酶活性的效应及成分分析[J].南京中医药大学学报，2008(2)：109-113，147.

[13] 陈华，辛广，张兰杰，等.纤维素酶前处理没药挥发油成分的GC/MS分析[J].分析试验室，2008(2)：111-114.

[14] 汤树良.Commiphora kua树脂中的没药烯和达玛烷型三萜化合物[J].国际中医中药杂志，2004(3)：180.

[15] Shen Tao, Wenzhu Wan, Huiqing Yuan, et al. Secondary metabolites from Commiphora opobalsamum and their antiproliferative effect on human prostate cancer cells [J]. Phytochemistry, 2007,68(9): 1331-1337.

[16] El Sayed Khalid A, Mark T Hamann. A new norcembranoid dimer from the Red Sea soft coral Sinularia gardineri [J]. Journal of natural products, 1996,59(7): 687-689.

[17] Zhu Nanqun, Shuqun Sheng, Shengmin Sang, et al. Isolation and characterization of several aromatic sesquiterpenes from Commiphora myrrha [J]. Flavour and fragrance journal, 2003,18(4): 282 - 285.
[18] Dekebo Aman, Ermias Dagne, Olov Sterner. Furanosesquiterpenes from Commiphora sphaerocarpa and related adulterants of true myrrh [J]. Fitoterapia, 2002,73(1): 48 - 55.
[19] Dekebo Aman, Ermias Dagne, Lars K Hansen, et al. Crystal structures of two furanosesquiterpenes from Commiphora sphaerocarpa [J]. Tetrahedron Letters, 2000,41(50): 9875 - 9878.
[20] Rahman M Mukhlesur, Mark Garvey, Laura Jv Piddock, et al. Antibacterial terpenes from the oleo-resin of Commiphora molmol (Engl.). Phytotherapy Research, 2008,22(10): 1356 - 1360.
[21] Su Shu-Lan, Jin-Ao Duan, Yu-Ping Tang, et al. Isolation and biological activities of neomyrrhaol and other terpenes from the resin of Commiphora myrrha [J]. Planta medica, 2009,75(4): 351 - 355.
[22] 陆群,朱路佳.β-榄香烯抑制大鼠血栓形成及其机理研究[J].中国现代应用药学,1999,16(4): 13 - 16.
[23] Fernandes Elizabeth S, Giselle F Passos, Rodrigo Medeiros, et al. Anti-inflammatory effects of compounds alpha-humulene and (-)-trans-caryophyllene isolated from the essential oil of Cordia verbenacea [J]. European Journal of Pharmacology, 2007,569(3): 228 - 236.
[24] 石灵春,汪波,张维彬.中草药有效成分 β-榄香烯在肿瘤防治中的运用[J].现代中西医结合杂志,2001,10(14): 1397 - 1398.
[25] 倪润洲,邵建国.β-榄香烯对 2-乙酰氨基芴诱发实验性鼠肝癌的影响[J].中国肿瘤临床,2001,28(8): 614 - 617.
[26] 王茜莎,杨威,李明,等.δ-榄香烯体内外抗肿瘤作用研究[J].中国药房,2009,20(9): 650 - 653.
[27] 李舍予,田报春,张勇刚,等.没药挥发油对大鼠神经胶质瘤细胞体外增殖的抑制作用[J].中草药,2009,(7): 1103 - 1106.
[28] Xian Hm. The research of detumescence function of different kinds of myrrh. J Guangxi Coll [J]. Tradit Chin Med, 2001, 4(4): 91.
[29] 王团结,欧阳臻,宿树兰,等.没药不同提取物对小鼠痛经模型的影响[J].中药新药与临床药理,2009,20(3): 225 - 228.
[30] Shin Jae Young, Che Denis Nchang, Cho Byoung Ok, Kang Hyun Ju, Kim Jisu, Jang Seon Ⅱ. Commiphora myrrha inhibits itch-associated histamine and IL-31 production in stimulated mast cells [J]. Experimental and therapeutic medicine, 2019,18 (3).
[31] 叶建红.对药乳香没药的药理作用与临床应用体会[J].安徽中医临床杂志,2003,15(3): 264 - 265.
[32] Hanuš Lumír O, Tomáš Řezanka, Valery M Dembitsky, et al. Myrrh-commiphora chemistry [J]. Biomedical papers, 2005, 149(1): 3 -28.
[33] Lotfy M, G Badra, W Burham,等. Combined use of honey, bee propolis and myrrh in healing a deep, infected wound in a patient with diabetes mellitus [J]. Br J Biomed Sci, 2006,63(4): 171 - 173.
[34] 连秀娜,张琳.没药防治冠心病[J].山西中医,2002,18(4): 16.
[35] Zheng Hs, Np Feng. The distill technics and easing pain function of mastic and myrrh [J]. Chin Tradit Pat Med, 2004,2 (11): 956 - 958.
[36] Shankar Nl Gowri, R Manavalan, D Venkappayya, et al. Hepatoprotective and antioxidant effects of Commiphora berryi (Arn) Engl bark extract against CCl 4-induced oxidative damage in rats [J]. Food and Chemical Toxicology, 2008,46(9): 3182 - 3185.
[37] 贾晓黎,石娟娟,封婷,等.没药甾酮对肝星状细胞 HSC-T6 增殖的影响[J].西安交通大学第二医院,2013,6(2): 4.
[38] 蒋海峰,宿树兰,欧阳臻,等.乳香,没药提取物及其配伍对血小板聚集与抗凝血酶活性的影响[J].中国实验方剂学杂志,2011, 17(19): 160 - 165.
[39] 秦旭华,金沈锐,肖桦,等.乳没药对抑瘤和受体型酪氨酸激酶活性的影响[J].中药药理与临床,2016(6): 122 - 124.
[40] 李宏力,李玉文,刘天龙,等.Z-没药甾酮对急性血瘀模型大鼠凝血和血管内皮功能的改善作用及其机制研究[J].中国药房, 2016(19): 2615 - 2617.
[41] LIU TL, LIU MN, ZHANG TJ, et al. Z-guggulsterone attenuates astrocytes-mediated neuroinflammation after ischemia by inhibiting toll-like receptor 4 pathway [J]. J Neurochem, 2018,147(6): 803 - 815.
[42] DING Y, CHEN MC, WANG M, et al. Neuroprotection by acetyl-11-keto-b-boswellic acid, in ischemic brain injury involves the Nrf2/HO-1 defense pathway [J]. Sci Rep, 2014. Dol: 10. 1038/srep07002.
[43] 汪继涛,刘天龙,李玉文.Z-没药甾酮联合 11-羰基-β-乙酰乳香酸对脑缺血再灌注损伤模型大鼠的改善作用研究[J].中国药房, 2019,30(24): 3354 - 3359.
[44] 郭文虎.乳香没药提取物对大鼠应激性溃疡治疗作用的研究[J].河南省安阳市医学会,2012,16(2): 2.
[45] Ayman M. Mahmoud, Mousa O. Germoush, Khalid M. Al-Anazi, Ahmed H. Mahmoud, Mohammad Abul Farah, Ahmed A. Allam. Commiphora molmol protects against methotrexate-induced nephrotoxicity by up-regulating Nrf2/ARE/HO-1 signaling [J]. Biomedicine & Pharmacotherapy, 2018(106): 499 - 509.
[46] Rao Rm, Za Khan, Ah Shah. Toxicity studies in mice of Commiphora molmol oleo-gum-resin [J]. Journal of ethnopharmacology, 2001,76(2): 151 - 154.
[47] 周昆,谈英,柳占彪,等.乳香没药对大鼠肝脏毒性的比较研究[J].中国实验方剂学杂志,2010,(6): 221 - 223.
[48] Lamichhane Ramakanta, Lee Kyung-Hee, Pandeya Prakash Raj, Sung Kang-Kyung, Lee Sang Kwan, Kim Yun-Kyung, Jung Hyun-Ju. Subcutaneous Injection of Myrrh Essential Oil in Mice: Acute and Subacute Toxicity Study [J]. Evidence-based complementary and alternative medicine: eCAM, 2019(2019): 1 - 3.
[49] 谈英,徐鑫,周昆,等.乳香没药及其提取物对大鼠肝毒性的实验研究[J].中国药物警戒,2010(4): 193 - 195.

诃　子

诃子为使君子科诃子属植物诃子(*Terminalia chebula* Retz.)或绒毛诃子(*Terminalia chebula* Retz. var. *tomentella* Kurt)的干燥成熟果实，被称为蒙药与藏药之王。药用诃子，又名大金果、诃黎勒、诃梨、麻来、香柴、微毛诃子、随风子等[1]。诃子是成熟的果实，没有长成熟的果实或在比较嫩时采收的叫藏青果。秋末冬初采摘成熟果，采摘成熟的诃子果实回来，立即放在阳光下暴晒，直到果肉晒至干缩起皱，摇之具响声。或者把生果置于沸水中，烫5 min左右，取出晒干即可。晾晒时，不要翻动诃子，以免擦伤果皮，颜色变黑，不光润，影响质量。夏季采摘幼果，将采摘的幼果或被风吹落的幼果放入沸水内烫煮2～3 min，取出晒干为藏青果。

诃子树是使君子科诃子属高大乔木，其变种为绒毛诃子(恒河诃子)。树高达20～30 m，胸径可达1 m。树皮灰黑色至灰色，粗裂而厚，树枝白色或淡黄色，幼枝黄褐色。叶片呈卵形或椭圆形至长椭圆形，圆锥花序顶生，有数个穗状花序组成；花小，两性，无柄，淡黄色；萼杯状，5裂，长约2 mm，裂片三角形，内面被毛；无花瓣，雄蕊10枚，着生于萼管上；子房1室，下位，长圆形，长约2 mm，胚珠2颗，倒垂于室顶，花期6～8月。果期8～10月，果实粗糙、坚硬，呈卵形或椭圆形，生果表面青绿色，成熟变黄棕色至暗棕色，微带光泽，以黄棕色、有光泽、坚实者为佳[2,3](图19)。

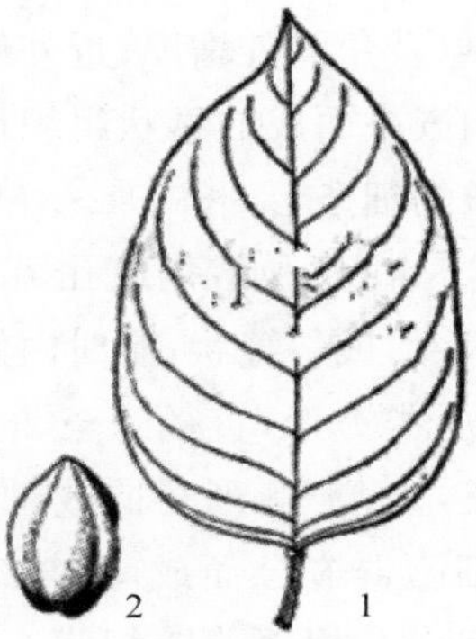

图19　诃子

(引自《中国植物志》)

1. 叶；2. 果

诃子原产于印度、马来西亚、缅甸等国，进口译名为“诃黎勒”，我国医药古籍《唐本草》最早记载此药[4]。目前，我国西藏、云南、两广等地均出产诃子，广州光孝寺有诃林的别称，如今尚存1株枝叶繁盛的古诃子。由此可见，诃子传入我国栽培种植的历史最少也有1 500年。在我国云南分布于滇西、滇西南的低山丘陵地带，常混生于海拔600～1 850 m的常绿阔叶林内，在此生杂灌木和稀树草坡、弃耕地、轮休地上也有分布。

一、生药鉴别

(一) 性状鉴别

诃子果实呈长圆形或卵圆形长2～4 cm，直径 2～2.5 cm。表面黄棕色或暗棕色，微带光泽，有 5～6 条纵棱和不规则的皱纹，基部有一圆形的果柄残痕。质坚实，果肉厚 0.2～0.4 cm，呈黄棕色或黄褐色，陈久则呈灰棕色。内有黄白色坚硬的核，钝圆形。核壳厚，砸开后可见狭长纺锤形种子。子叶 2 枚，白色，相互重叠卷旋。气微，味酸涩后甜，有光泽，坚实者为佳[5]。

（二）显微鉴别

外果皮为类长方形或类方形的细胞，细胞壁厚薄不均匀，外被厚约 6 μm 的角质层，中果皮宽厚，最外侧多为 1～2 列(有时无)扁平的厚角组织细胞，切向壁及角隅处增厚；近外侧有 2～6 列纤维细胞切向嵌叠而成的索状组织环带，纤维细胞呈切向延长的细条形，长 104～468 μm，宽 8～13 μm，壁厚 2～4 μm，胞腔内纹孔稀疏或密集，呈圆点状、"人"字形或斜缝状，有时内侧 1～2 列纤维呈轴向排列，类方形，直径约至 26 μm；索状环带有径向分支，为 1～5 列径向或轴向排列的纤维或与木化细胞群嵌合而成，并与维管束相连；索状纤维细胞或其相邻薄壁细胞有的含草酸钙簇晶，簇晶多呈碎块状，直径 13～65 μm；索状组织外侧的薄壁细胞较小，略切向延长有时散有不同走向的纤维或纤维群，内侧的薄壁细胞渐大，常含有成团块的黑色颗粒状物，有的含棕色块；木化细胞群在靠近内果皮处较多，木化细胞径向延长或与周围薄壁细胞同形，散布较多的圆点状纹孔，壁厚为 2～3 μm；中果皮维管束小且少，常 1～3 分叉，导管类多角形，直径 7～32 μm，无纤维。非腺毛易见，可见油滴和螺纹导管[6]。

（三）理化鉴别

青果、西青果及诃子三者中，诃子主要含三萜类、酚酸类(包括没食子酰葡萄糖类、没食子酰简单酯类化合物等)、脂肪族化合物以及氨基酸、糖类、维生素、矿物质等成分。其水浸液加入三氯化铁试液，可产生深蓝色沉淀；加明胶试液，产生白色沉淀[7]。

红外指纹图谱鉴别：采用傅里叶变换红外光谱法(FTIR)并结合二阶导数谱技术，根据不同药体内所含化学成分的差异性对诃子、西青果、毛诃子原药材进行鉴定研究[8]。安生梅等[9]利用傅里叶变换红外光谱，测定了不同产地诃子样品的红外光谱图，通过红外光谱法结合神经网络确定其能够对 40 个诃子样品进行产地鉴别。

二、栽培

目前，诃子的良种选育和嫁接苗的培育还处于试验阶段，故而诃子育苗主要选择优良诃子树做采种母树，采用实生繁殖，培育实生优质袋苗为主要育苗方式，一般不采用裸根苗造林[10]。

（一）产地环境

诃子喜温暖湿润，分布区内年平均温度为 19.9～21.8 ℃，年降水量 1 000～1 500 mm；对土壤的要求不严，但以疏松、肥沃湿润、排水良好的地块生长较好；幼苗期需要一定的荫蔽。

（二）生产管理

1. 采种和种子贮藏

选择采种母树时须在诃子集中分布的林区选择树体生长旺盛，年龄在 20～30 年，无病虫害，果实发育正常，饱实率高的诃子作为母树，挂牌编号，留作永久性采种母树，注明采种之用。采种诃子的最佳时期为 70%以上的诃子果实由青绿色变成黄白色，部分果实成熟自然落地。当 70%以上的果实变为黄白色后可人工上树用力摇动骨杆枝，将成熟的果实振动落地后再进行收集。部分经振动还不落地的青果是还未成熟的果实，不能作种用。一般不采用敲打树枝的方法进行采种，容易造成诃子树枝叶损伤，不利于入冬养护。

采收的诃子果实须堆放于室内，且高度不得高于 10 cm，采收的诃子果实须及时去除果肉，果肉去除后的果核摊平堆放于通风处，待风干后储存待用。

2. 苗木培育

(1) 选地：滇西南地区诃子育苗选择 1 500 m 以下海拔的低热坝区。苗圃地要选择在交通方便，水源充足，排灌方便，地势平坦，背风向阳的地块。最好同时考虑种植地块与苗圃地的距离。要相对较近，以降低运输成本。苗圃地面积按 38 株/m^2 计算，可出圃优质袋苗 30～35 株/m^2。

(2) 配土和装袋

1) 营养袋选择：根据育苗标准和苗木出圃规格而定。一般培育 180 天苗龄(半年苗)的当年用袋苗则订购规格为 16 cm×20 cm 的可降解营养袋，每袋可装营养土约 2 kg。营养袋过小易穿根，过大则增加成本。

2) 配土：选择沙质壤土，且保证沙与土的比例适当，壤土与充分腐熟的畜粪肥按 85∶15 的体积比例配伍，并配以 10 g/袋的优质三元复合肥。土和肥充分搅拌混匀后堆集 4～5 天待用。营养土准备约 75 kg/m^2 其中需畜粪肥 9～10.5 kg/m^2，三元复合肥约 0.375 kg/m^2。

3) 装袋：一般用手工直接装袋，营养土相对含水量控制在 50%～60%时装袋(含水量过大营养土散不开，装袋难度大)。排列成宽约 0.8 m 的墒面(排 8 个营养袋为准)。两墒之间留下不少于 50 cm 的步道，以便于苗圃理。墒面长及方向依地势而定，以方便管理和达到通风透光为目的。营养袋 2/3 埋于墒面下，1/3 高出墒面。墒边用土培成斜坡面，以利于保水和管理。

(3) 种子处理、催芽及芽苗移植：种子播种前须对种子进行预处理，催芽前晒种 1～2 天，每 2 h 翻动 1 次。晒后用 70 ℃的热水浸种 24 h，让其自然冷却。下种前种子用 4%的 1∶1 的敌克松和多菌灵粉剂拌种。发芽可利用昼夜温差大利于种子发芽的特点在 1 月中旬采用地膜沙床催芽发使诃子催芽，种子发芽后待第二片叶子老硬时即可分床移栽，分床移栽时拔取叶子老硬的小苗，小心载入装有营养土的营养袋中，栽入后须浇透水，盖上遮阳网且每天浇水，保持湿润，幼苗成活扎根后，老硬叶片有 2～3 片后即可撤去遮阳网。诃子苗分床移栽成活后要根据营养袋中土壤含水量来确定浇水，保证湿润度适中利于生长。在此须对其追肥，保障所需元素得以供应，苗圃内杂草清除时苗间用人工拔除杂草，墒间可用除草剂防除杂草，每月都需除草，另外，诃子幼苗生长快，要结合除草，及时修除下部老黄叶片，保持苗木间通风透气，增加苗木木质化程度。育苗时要做好病虫害防治，要及早发现，及时防治。

(三) 病虫害防治

1. 猝倒病

从出苗开始到出圃都有可能发生，主要鉴别是苗木根茎部变黑腐烂。苗木猝倒或立枯而死。一般用五氯硝基苯代森锌合剂(按 1∶1 配制)。每 1 hm^2 用 45 kg 加 30～40 倍干细土混合均匀撒入苗木根部。同时要注意搞好苗床水分管理，水分过多常常引发苗木猝倒病。

2. 地老虎

常在苗木基本出齐时发生。可用 5096 辛硫磷 0.3 kg 兑水 2 kg，拌干细土 20 kg，均匀撒于树苗周围，也可用 75%的辛硫磷乳油在幼苗及其周围土表喷雾防治，同时可兼治蝼蛄类害虫。

3. 红蜘蛛

于 4 月底至 5 月初发生，可用单甲脒和九条虫配伍喷雾防治。

4. 金龟子

常于 4 月下旬至 5 月上旬集中发生，可用 4096 氧化乐果乳液在成虫盛发期每隔 2～3 天喷洒 1 次，连续喷洒 2～3 次。

5. 炭疽病

常于 5 月中旬至 7 月中旬发生，用多菌灵 1 000 倍液喷雾防治。

三、炮制

1. 诃子肉

用锤打开诃子果皮，除去果核即得。

2. 炒诃子

清水洗净，晒干，入锅内用武火炒至表面深黄色为度，取出放凉。

四、化学成分

（一）鞣质和酚酸类

诃子含有大量的鞣质。目前已从诃子中提取、分离、鉴定了多种鞣质酚酸类化合物。主要有多酚类化合物以及没食子酰和诃子酸的糖苷及其酯类衍生物。Pfundstein 等[12]对诃子所含化学成分进行了提取分离研究。结果从诃子中分离得到 10 多种酚酸类化合物。如诃子酸(chebulinic acid)、诃黎勒酸(chebulagic acid)、原诃子酸(terchebin)、逆没食子酸(ellagic acid)、没食子酸(gallic acid)、鞣云实精(corilagin)、石榴鞣质(punicalagin)、新诃黎勒酸(neochebulinic acid)、诃子次酸(chebulie acid)、没食子酸甲酯(methyl gallate)、诃子鞣质(terchebulin)、新诃子酸甲酯(methyl neochebulinate)、新诃黎勒酸甲酯(methyl neochebulagate)、新诃子鞣质甲酯(methyl neochebulanin)、1，6-二-*O*-没食子酰-*β*-*D*-葡萄糖(1，6-di-*O*-galloyl-*β*-*D*-Glc)、(S)-flavogallonic acid、1，3，4，6-四-*O*-没食子酰-*β*-*D*-葡萄糖(1，3，4，6-tetra-*O*-galloyl-*β*-*D*-Glc)、3，4，6-三-*O*-没食子酰-*β*-*D*-葡萄糖(3，4，6-tri-*O*-galloyl-*β*-*D*-Glc)、没食子酸、莽草酸、五-*O*-没食子酰-葡萄糖苷(penta-*O*-galloyl-glc)、2-*O*-没食子酰鼠李糖苷(di-*O*-galloyl-rhamnoside)。此外还首次提取分离得到 3 个新的逆没食子酰鼠李糖苷化合物(ellagic rhamnosides)。也从诃子果实中提取分离到几种酚酸化合物，如异诃子鞣质(isoterchebulin)和 1，3，6-三-*O*-没食子酰-*D*-葡萄糖苷(1，3，6-tri-*O*-galloyl-*D*-Glc)等。从诃子中提取分离得到 1，2，3，4，6-五-*O*-没食子酰-*β*-*D*-葡萄糖苷(1，2，3，4，6-penta-*O*-galloyl-*β*-*D*-Glc)[11]。

（二）三萜类

Wang Wei 等[13]从诃子中提取分离出 9 种三萜化合物。经鉴定分别是阿江榄仁素(arjungenin)、阿江榄仁酸(arjunolic acid)、粉蕊黄杨醇酸(terminolic acid)、arjunglucoside Ⅰ和Ⅱ、arjunetin、bellericoside、arjunic acid、chebuloside Ⅱ；Srivastava 等[14]从诃子果实中分离鉴定了一种新的三萜类化合物：2*α*，19*α*-二羟基-3-*O*-12-en-28-乌苏酸-28-乌苏酸-*O*-*α*-*L*-鼠李糖-(1→4)-*β*-*D*-吡喃葡萄糖苷(2*α*，19*α*-dihydroxy-3-oxo-12-en-28-oic acid-28-oic acid-*O*-*α*-*L*-rhamnopyranosyl-(1→4)-*β*-*D*-glucopyranoside)。

（三）黄酮类

诃子中的黄酮类成分近几年逐渐被分离鉴定，Srivastava 等[14]从诃子果实中分离出一个新化合物经鉴定为黄酮化合物：5，7，2′-三-*O*-甲基黄酮-4′-*O*-*β*-*D*-半乳糖-(1→3)-*β*-*D*-葡萄糖苷(5，7，2′-tri-*O*-methylflavanone-4′-*O*-*β*-*D*-galactopyranosyl-(1→3)-*β*-*D*-glucopyranoside)；Kunar 等[15]采用 HPTLC 的方法对诃子水提物中的芦丁(matin)和槲皮素(quereetin)种成分进行了定量分析[16]。

（四）诃子裂酸

诃子裂酸的新异构结构式如下。

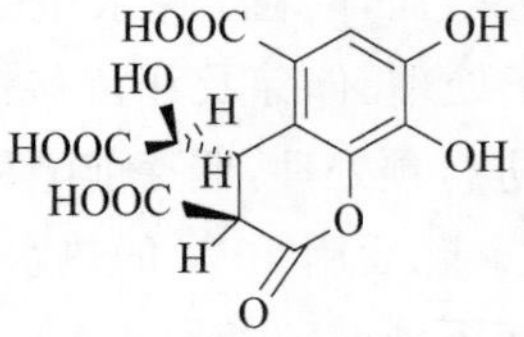

异诃子裂酸

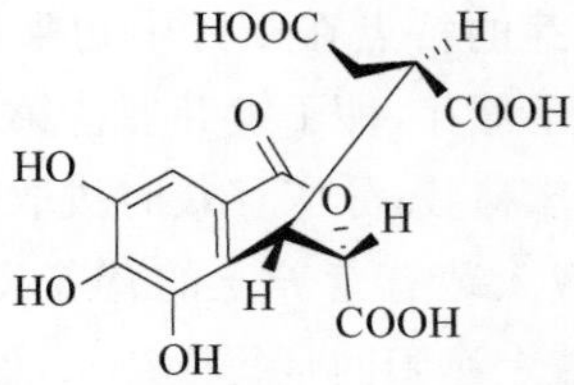

新诃子裂酸

（五）多糖类

多糖类化合物是一类具有调节免疫、抗肿瘤、抗肥胖、控制血糖、降胆固醇、降血脂等作用的物质[17]。项朋志等[18]通过超声波辅助乙醇分级醇沉的方法提取诃子多糖。结果显示诃子含有丰富的植物多糖，苯酚-硫酸法测定出提取物中多糖含量为48.34%。牛梦莉等[19]采用冷浸法提取多糖、紫外分光光度法测定多糖的含量。并通过单因素实验，以多糖提取率作为指标，选取加水倍数(A)冷浸时间(B)冷浸次数(C)三个因素设计正交试验。结果显示，影响多糖提取率的主次因素为A>C>B，最佳提取工艺为加水倍数3倍、冷浸8 h、冷浸1次。

（六）其他

诃子除了含有上述几大类成分，还包括十四烷酸(tetradecanoic acid)、棕榈酸(palmitic acid)、油酸(oleic acid)、亚油酸(limoleic acid)、十八碳二烯酸(9,12-oc-tadecadienoic acid)等挥发性成分；维生素类、酶类化合物、碳水化合物以及氨基酸等化学成分[13,14,20]。

五、药理作用

（一）抑菌

研究发现，有4～5种痢疾志贺菌及金黄色葡萄球菌等真菌在体外实验中均可被诃子抑制[21]。研究还发现，诃子水提取剂在体外实验中对淋球菌的作用很强[11]；通过琼脂稀释法，对临床菌株进行抑菌试验，结果诃子水提取剂对革兰阳性球菌的抑菌作用较强对铜绿假单胞菌、大肠埃希菌及肺炎克雷伯菌抑制作用较弱。有研究表明，藏药十八味诃子利尿丸对临床常见的白念珠球菌抑制作用较强[22]。部分研究也提出诃子水提物对代表性的革兰阳性菌和革兰阴性菌都有一定的抑制活性。Chattopadhyay等[23]通过使用微生物的生长抑制测定法进行抗菌活性评价，结果显示诃子具有广谱的抗菌活性，可用于抗菌药的植物资源。李永慧等[24]发现中药诃子对金黄色葡萄球菌生物被膜形成具有抑制作用，与红霉素联用能够增强其对金葡菌的杀灭作用。

（二）抑制自由基

研究发现诃子抑制自由基作用主要存在于乙酸乙酯部位，而且其主要活性物质为多酚及黄酮类化合物。刘鑫等[25]考察了诃子提取物及其色谱纯化物(a、b、c)清除自由基的活性能力，进行了1,1-二苯基-2-苦肼基(DPPH)清除试验。结果表明，甲醇提取物、乙酸乙酯提取物及其色谱纯化物均具有清除自由基活性的能力，甲醇粗提物活性略高于等体积1 mg/ml TBHQ，而其色谱纯组分c的活性最高，约为1 mg/ml TBHQ的1.2倍，且略高于茶多酚；乙酸乙酯组分色谱纯组分a、b抑制率分别为其粗提取物的1.6倍和1.1倍。色谱纯成分经显色反应、UV和H1NMR检测后被确认为诃黎勒酸衍生物或诃子单宁水解碎片，此为诃子提取物作为烟用自由基清除剂提供了有效的理论依据。也有研究表明，在多种天然植物的抗自由基作用对比实验中，诃子粉末的抗自由基作用较强。通过进一步对诃子进行提取和实验研究，初步证明诃子抗自由基性能比人工合成的抗氧化BHA更好，这对天然抗自由基物质的研究和开发利用都有重要意义。

（三）对消化系统的影响

有研究表明，诃子乙醇提取物可以影响大鼠的胃液中游离酸浓度和总酸浓度，使胃液分泌减少，并使胃液中pH升高，由此可用于胃溃疡的治疗。实验也证明诃子粗提物可能通过抑制小肠运动的张力和收缩频率，使肠管内容物停留时间延长，鞣质能凝固和沉淀蛋白质，降低黏膜表面的润滑性，从而发挥其止泻作用[25]。但不同动物相同部位的平滑肌对诃子粗提物的反应敏感性不同，故而诃子对肠管的作用机制与其剂量的使用方面还有待于进一步研究。宋予震等[26]采用离体器官试验法,以鸡的空肠平滑肌张力和频率变化为指标,将鸡的离体空肠置于恒温通气林格液中,分别加入浓度为 5 mg/ml、10 mg/ml、20 mg/ml 的诃子粗提物溶液,观察并记录数据,结果显示 5～20 mg/ml 诃子粗提物溶液均能明显抑制鸡离体空肠平滑肌运动。王军等[27]采用离体家兔小肠灌流观察诃子提取物所导致离体小肠平滑肌收缩能力的作用,结果显示诃子的粗提物可以使家兔的十二指肠、空肠和回肠的平滑肌有显著的抑制活动,可使十二指肠、空肠和回肠的收缩幅度减小、张力明显降低,紧张性下降,收缩频率减慢不显著,因而可用于治疗消化系统疾病。

于亚杰[28]采用在体实验法观察诃子提取物对正常小鼠胃排空和肠推进率的影响。发现诃子提取物对小鼠胃排空和小肠蠕动有抑制作用。

(四) 对心脑血管的影响

冠心病、心力衰竭等常见心脑血管疾病,可通过诃子提取物进行治疗。动物实验中,通过连续 16 周给动脉硬化家兔服用诃子提取物,结果表明该家兔的肝、动脉及血液中的胆固醇显著降低。据此可知,诃子提取物可以降低动脉硬化家兔的胆固醇[29]。

杨盛春等[30]采用累积加药法,观察不同浓度微毛诃子对家兔离体胸主动脉环血管张力的影响,发现微毛诃子甲醇提取物和乙醇提取物对家兔离体胸主动脉均具有收缩作用。

印度医学中诃子树皮部分为主要应用药物,印度已经使用诃子超过 500 年,当前诃子制剂共两种,其一为树皮提取物,其二为烘干树皮后成为粉状在胶囊中装入,用于治疗冠心病。经药理实验表明,家兔被胆固醇诱导下表现出动脉粥样硬化,诃子可有效缓解该症状[31]。肖云峰[31]连续应用诃子醇提取物 16 周,被喂养胆固醇的家兔肝脏、动脉胆固醇含量以及血液均降低明显,同时可有效缓解家兔动脉粥样硬化。诃子树皮提取物可有效作用于心绞痛,口服后可减少发病次数,还可增强心绞痛患者运动功能。每天用诃子树皮粉 100 μg/mg 喂养实验动物,持续 1 个月后可降低血脂,提升高密度脂蛋白含量,说明调血脂功能优良。此外,还可将冠状动脉中脂肪堆积物减少,促使血流量增加,减少心肌梗死发作次数。

(五) 抗肿瘤、抗病毒

1997 年,研究人员对从诃子果实中提取的几种鞣质进行测试,显示它们具有明显的抗肿瘤活性。用 70%甲醇提取诃子果实。所得提取物具有抑制肿瘤细胞(包括人和鼠的乳腺癌细胞株 MCF-7 和 S115 以及人前列腺癌细胞株 PC-3 和 PNTLA)的作用,研究结果表明,该提取物能够抑制肿瘤细胞的产生及细胞的分化,促进细胞凋亡。诃子果实的溶剂提取物还能够抑制黑色素瘤的生成。2002 年,从诃子果实提取物中分离得到没食子酸、没食子酰糖类等 4 个化合物,发现它们对 HIV-1 整合酶具抑制活性,其结构中没食子酰部分对于整个化合物的活性起重要作用[33]。张燕明等[34]体外观察诃子抗 HBV 的作用,以 2.2.15 细胞(一种肝癌细胞)为靶细胞,实验共进行 11 天。采用酶联免疫吸附试验测定诃子对培养上清液 HBsAg、HBeAg 的抑制作用。结果显示诃子醇提物浓度为 6.25 mg/ml 对 HBsAg、HBeAg 抑制率分别为 99.67%、71.40%,同一浓度下诃子对细胞的破坏率为 30.65%。以 HBsAg、HBeAg 为指标,治疗指数分别为 208.33、3.42,结果显示在无毒浓度下,诃子醇提物在 2.2.15 细胞上有显著的体外抗 HBV 作用。

田云鹏等[35]以不同浓度的诃子水提物干预人肺癌 A549 细胞为实验组,未经干预的为空白对照组。采用 MTT 法检测 10 μg/ml、1 μg/ml、0.1 μg/ml、0.01 μg/ml 诃子水提物分别作用 24 h、48 h、72 h A549 细胞后的增殖抑制率;Real-time PCR 法检测 p53 在不同浓度诃子水提物作用前后的相对表达量的变化;免疫细胞荧光法检测 p53 蛋白的表达，结果分析显示了诃子水提物对 A549 细胞的生长具有抑制作用，并与水提物浓度呈正相关。

（六）解毒

诃子有较强的解毒功效，既能解邪气聚于脏腑的内源性毒症，也可以解除因食物中毒、药物中毒、虫蛇咬伤等外源性毒症。王梦德等[36,37]对草乌、草乌配伍诃子水煎液中双酯型二萜类生物碱（乌头碱、中乌头碱、次乌头碱）的含量进行测定，结果表明，3 种生物碱溶出率分别降低 22.7%、66.3%、98.4%。该结果与诃子可以解除乌头毒相吻合。初步说明：诃子解草乌毒可能是由于降低草乌中双酯型二萜类生物碱所致。李福全等[38]通过制备乳大鼠原代心肌细胞，采用胎盘蓝染色法检测心肌细胞存活率，免疫组织化学染色法鉴定心肌细胞。制备的原代细胞培养 3～4 天，分别加入诃子汤制草乌、生草乌总生物碱 0.5 mg/ml、0.25 mg/ml、0.125 mg/ml、0.062 5 mg/ml 培养 30 min、60 min，MTT 法检测心肌细胞存活率，比色法检测乳酸脱氢酶（LDH）漏出率，Hoechst-33528 荧光染色法检测细胞核凋亡率。结果显示诃子汤制草乌总生物碱、生草乌总生物碱在与心肌细胞共同孵育 30 min、60 min 时均能降低心肌细胞活力，细胞 LDH 漏出率增加，发生细胞凋亡；诃子汤制草乌总生物碱所致的心肌细胞毒性作用弱于生草乌总生物碱，故而采用诃子汤炮制确能降低草乌的心肌毒性。潘燕等从超微结构水平证实了诃子对心脏的直接保护作用，进而研究抗乌头碱对心的毒性。药物在体内的转运必须过生物膜，正常心肌细胞膜是天然屏障，钾离子不能通过，只存在于膜外、闰盘、横管处。当乌头碱引起膜损伤后钾大量进入细胞，膜通透性有了改变。诃子能保护细胞膜，防止膜上类脂质。双分子层排列紊乱，从而达到了阻止因乌头碱中毒引起的心肌细胞损伤。另外，诃子对乌头碱引起的心肌细胞内 Ca^{2+} 增多有恢复作用，并有一定剂量依赖关系[39]。

（七）保肝、抗氧化

李刚等[29]采用Ⅳ型胶原酶灌流法分离大鼠肝细胞进行原代培养，体外采用 CCl_4（20 mmol/L）诱导肝细胞损伤，采用光镜观察、MTT 法以及 MDA 检测，观察诃子提取物以及含药血清的保肝作用，并通过检测相应的抗氧化酶活性对保肝作用进行初步研究。诃子提取物及含药血清具有显著的保肝作用，诃子提取物（0.8，1 mg/L）和 0.9 g/kg 所制备的含药血清能够改善 CCl_4 所引起的细胞形态变化，显著提高细胞活力，能够有效抑制 CCl_4 引起的肝细胞脂质过氧化作用，并提高脂质过氧化酶 SOD 和 GSH-Px 的活性。诃子提取物及其含药血清具有保肝作用，这种作用与提高抗氧化酶的活性有关。Chaudhari 等[40]通过多种草本植物的抗氧化性比较结果显示诃子、余甘子等多种植物具有显著的抗氧化作用，被看为抗氧化剂的可用资源。部分研究者也通过不同的方法对诃子及其提取物分析，结果显示诃子及其提取物对 DPPH 自由基、羟自由基和超氧阴离子具有清除作用，表现出一定的抗氧化能力[41～44]。

（八）其他

随着研究手段的不断进步和完善，关于诃子的研究日益深入，对于诃子的药理作用正逐步完善，诃子除具上述功效外还有抗糖尿病、抗过敏、抗炎[45]、镇痛、神经保护[46]等功效。

六、临床应用

涩肠止泻；敛肺止咳；降火利咽；除病邪；常用于肠道炎症的治疗，也用于呼吸道疾病，调节三根，生筋骨等具体治疗方法如下[3,7]。

（一）胃肠道疾病

1. 肠易激综合征

诃子 10 g，陈皮 12 g，茯苓 15 g，白术 15 g，白

芍 15 g，当归 10 g，木香 10 g，防风 12 g，党参 15 g，甘草 6 g。水煎服，每天 1 剂。

2. 溃疡性结肠炎

乌梅、诃子、制大黄、秦皮、地榆炭、槐花、败酱草、白及各 10 g，黄连 4 g，以上药物加水 500 ml，煎至 200 ml，为一次灌肠剂量。

3. 肠风泻血

诃黎勒 10 个（酒润，草纸裹，煨熟，肉与核共捣细），白芷、防风、秦艽各 30 g。俱微炒，研为末，米糊丸，梧桐子大，每早晚各服三钱，白汤下。

（二）久咳、失音

《医学统旨》中的清音丸（主要成分：诃子），口服，温开水送服或噙化。水蜜丸 1 次 2 g，大蜜丸 1 次 1 丸，1 天 2 次。

（三）大叶性肺炎

取诃子肉 5 钱，瓜蒌 5 钱，百部 3 钱，为一天量，水煎分 2 次服。临床观察 20 例，多数均能在 1～3 天内退热，3～6 天内白细胞下降至正常，6～11 天内炎症吸收，未发现不良副作用。

（四）细菌性痢疾

用 20%诃子液作保留灌肠，每天 2 次，每次 10～40 ml；同时口服诃子肠溶胶囊，每天 3～4 次，每次 1 粒，饭前 2 h 服，症状好转后剂量减半，再服 3～4 次。临床治疗 25 例，23 例痊愈，其中体温恢复正常平均为 2.4 天，腹泻及粪便性状明显好转平均为 2.8 天，大便恢复正常、腹痛及里急后重消失平均为 2.9 天。除个别服药有恶心外，其他无不良反应。

（五）白喉带菌者

内服 10%诃子煎液，每天 3～4 次，每次 100～150 ml。局部可用煎液含漱，每天 4～5 次；或用蒸过的诃子含咽，每天 4～5 次，每次 1～2 粒；亦可用 50%煎液喷射鼻腔及咽喉部，每天 1 次。临床观察 20 例（其中 1 例中途加用他药治疗），服药后经连续 3 次以上喉拭培养均为阴性。用药时间最短 4 天，最长 17 天，平均为 6.9 天。

（六）气血虚弱

Liu Hui[47] 研究发现诃子与海参、槲寄生、甘草、当归、白芍等多种植物按剂量配比具有补气、补血、养胎的功效，可用于治疗气血虚弱的孕妇羊水过少，且治疗直达病灶，愈合时间短，不复发。故而诃子的药物活性以及诃子的现代应用有着重要的意义。

（七）心绞痛

实验证明，通过给 20 例心绞痛患者口服诃子树皮提取物，经过 3 个月治疗心绞痛发病率明显下降；患者体重下降，体内高密度脂蛋白有所升高，心脏泵血量显著增加；心电图显示，患者 ST-S 段出现时间及改变都有明显变化，可以显著改善心绞痛患者运动耐力。因此，诃子的树皮提取物可对心绞痛治疗起到显著效[30]。

（八）白带白淫，因虚寒者

诃黎勒 10 个（酒润，草纸裹，煨熟，肉与核共捣细），白术、黄芪、当归、杜仲、蛇床子、北五味子、山茱萸肉各 60 g。俱炒研为末，炼蜜丸，梧桐子大。每早服 10 g，白汤下。

七、毒理研究

金家金等通过急性毒性及半数致死量（LD_{50}）测定实验测定其 LD_{50}。“量-毒”关系研究实验：测定小鼠在单次给予不同剂量的水煎液后 24 h 谷氨酸转氨酶（ALT）、谷草转氨酶（AST）及肝组织病理学检查。“时-毒”关系研究实验：测定小鼠在单次给予不同剂量的水煎液后，相应时间点的血清 ALT、AST 及其肝组织形态学变化。算出诃子水煎液的 LD_{50} 为 9.758 3 g 生药/kg 体重。小鼠在单次给予较大剂量（9 g 生药/kg 体重、12 g 生药/kg 体重、16 g 生药/kg 体重）的诃子水煎液后 24 h 可使血清中的 ALT 与 AST 值显著升高($p<0.01$)，并且肝脏出现细胞核浓缩及细胞肿胀等现象，该损伤呈剂量依赖性与时间相关性。小鼠单次口服较大剂量诃子水煎液可造成急性肝损伤，并显示一定的毒性时-毒与量-毒的关系[48]。

参考文献

[1] 陆小鸿."药中之王"诃子[J].广西林业，2015(3)：22-23.
[2] 陈相银，贾王俊.诃子与毛诃子的鉴别[J].首都医药，2014(5)：38-38.
[3] 国家中医药管理局《中华本草》编委会.中华本草[M].上海：上海科学技术出版社，1999.
[4] 雷云飞，杜亚填，侯碧清.佛教圣树诃子及其开发利用展望[J].广东林业科技，2010，26(4)：89-92.
[5] 满茹.识别真伪诃子[J].开卷有益(求医问药)，2012(6)：47.
[6] 张勉，谢帆，王胜勇.诃子类药材的数码显微鉴定[J].华西药学杂志，2005，20(6)：503-504.
[7] 王建设，谢雨洮，韩平，等.青果西青果及诃子的鉴别与临床应用[J].西部医学，2010，22(11)：2147-2149.
[8] 都格尔，麻春杰，蔡秋杰，等.诃子、西青果和毛诃子红外指纹图谱鉴别研究[J].世界科学技术-中医药现代化，2014(3)：661-664.
[9] 安生梅，吴启勋，吉守祥.基于红外光谱概率神经网络的诃子产地鉴别[J].湖北农业科学，2014，53(20)：4977-4979.
[10] 李海会.诃子育苗技术[J].热带农业科学，2013，33(1)：28-30，57.
[11] 刘芳，秦红飞，刘松青.诃子化学成分与药理活性研究进展[J].中国药房，2012(7)：670-672.
[12] Pfundstein B, S K E Desouky, W E Hull, et al. Polyphenolic compounds in the fruits of Egyptian medicinal plants (Terminalia bellerica, Terminalia chebula and Terminalia horrida): Characterization, quantitation and determination of antioxidant capacities [J]. Phytochemistry, 2010,71(10): 1132-1148.
[13] Wang W, Z Ali, X-C Li, et al. Triterpenoids from two Terminalia species [J]. Planta medica, 2010,76(15): 1751.
[14] Srivastava S, S Srivastava. New biologically active constituents from Terminalia chebula stem bark [J]. Indian journal of chemistry. Sect. B: Organic chemistry, including medical chemistry, 2004,43(12): 2731-2733.
[15] Kumar A, K Lakshman, K N Jayaveera, et al. Estimation of Gallic Acid, Rutin and Quercetin in Terminalia chebula by HPTLC [J]. Jordan Journal of Pharmaceutical Sciences, 2010,3(1): 589-590.
[16] 丁岗，刘延泽，陆蕴如，等.诃子中诃子裂酸的两个新异构体[J].中国药科大学学报，2001，32(5)：333-335.
[17] 王嘉伦，王培杰，易智威，等.诃子的化学成分、药理作用及炮制配伍应用研究进展[J].中医药信息，2016，33(3)：123-126.
[18] 项朋志，刘丽梅，贝玉祥，等.诃子多糖的提取及其抗氧化活性研究[J].云南中医中药杂志，2009，30(2)：46-48.
[19] 牛梦莉，王静，王晋.诃子多糖提取工艺的研究[J].内蒙古医科大学学报，2014(2)：148-151.
[20] Kumar A, K Lakshman, K N Jayaveera, et al. Estimation of gallic acid, rutin and quercetin in Terminalia chebula by HPTLC [J]. Jordan Journal of Pharmaceutical Sciences, 2010, 3(11): 589-590.
[21] Gayathri S S, R R Daniel, Shenbagaradhai. Antimicrobial activity of Gallic acid isolated from the leaves of Terminalia chebula Retz [J]. J. Chem., Biol. Phys. Sci., 2015(5): 1496-1505.
[22] 包志强.诃子的药理学研究进展[J].内蒙古民族大学学报(自然科学版)，2013(6)：701-702.
[23] Chattopadhyay R R, S K Bhattacharyya, C Medda, et al. Antimicrobial and phytochemical analysis of black myrobalan (fruit of Terminalia chebula Retz.) extracts against multi-drug resistant common bacterial pathogens [J]. Studium Press, LLC, 2008(52): 579-587.
[24] 李永慧，张志强，吴同磊，等.中药诃子抑制金黄色葡萄球菌生物被膜形成机制研究[J].中华医院感染学杂志，2019，29(5)：646-649.
[25] 刘鑫，熊斌，张耀华，等.诃子提取物清除自由基活性研究[J].中国烟草科学，2012(6)：97-101.
[26] 宋予震，王军，程会昌，等.诃子对鸡离体空肠运动的影响[J].中国兽医杂志，2012，48(3)：27-28.
[27] 王军，张秀凤，宋予震，等.诃子粗提物影响家兔离体小肠运动的试验[J].中国兽医杂志，2010，46(1)：17-19.
[28] 于亚杰.诃子提取液对小鼠胃肠运动的影响[J].中国现代药物应用，2013，7(15)：228-229.
[29] 李刚，张述禹，王玉华，等.诃子提取物及含药血清对大鼠肝细胞损伤保护作用的研究[J].时珍国医国药，2010，21(7)：1707-1709.
[30] 杨盛春，赖泳，杜月，等.微毛诃子对家兔胸主动脉环的作用及其机制[J].中国实验方剂学杂志，2014，20(13)：134-137.
[31] 肖云峰，刘小雷，刘爽，等.诃子的药理作用研究进展[J].北方药学，2011，8(11)：19-20.
[32] Bag A, S Kumar Bhattacharyya, N Kumar Pal, et al. Anti-inflammatory, anti-lipid peroxidative, antioxidant and membrane stabilizing activities of hydroalcoholic extract of Terminalia chebula fruits [J]. Pharm. Biol. (London, U.K.), 2013(51): 1515-1520.
[33] 罗光伟，陈建江.诃子的药理作用研究进展[J].云南中医中药杂志，2012(11)：78-80.
[34] 张燕明，刘妮，朱宇同，等.诃子醇提物抗 HBV 的体外实施研究[J].中医药学刊，2003，21(3)：384-385.
[35] 田云鹏，耿世佳，崔珈衔，等.诃子水提物对肺癌 A549 细胞中 p53 表达的影响[J].解剖学杂志，2015(3)：269-271.
[36] 王梦德，张述禹，包存刚，等.诃子对草乌水煎液双酯型二萜类生物碱溶出率的影响[J].中国民族医药杂志，2001(3)：29-30.

[37] 王梦德，张述禹，翟海燕. 诃子对草乌煎剂毒动学影响的研究[J]. 内蒙古医学院学报，2002(4)：219－222.
[38] 李福全，王朝鲁，李志勇，等. 蒙药诃子汤制草乌总生物碱对乳大鼠心肌细胞的毒性作用研究[J]. 中成药，2012，34(5)：823－828.
[39] 潘燕，张述禹，侯金凤，等. 诃子对大鼠心肌酶的影响[J]. 中国中药杂志，2004，29(4)：382－383.
[40] Chaudhari G M, R T Mahajan. Comparative antioxidant activity of twenty traditional Indian medicinal plants and its correlation with total flavonoid and phenolic content [J]. Int. J. Pharm. Sci. Rev. Res.，2015(30)：105－111.
[41] 王双，王昌涛，都晓伟. 诃子中活性物质的提取及其抗氧化、抑菌作用研究[J]. 食品与机械，2010，26(6)：70－74.
[42] 吴士云，张晓伟，姚丽娅，等. 诃子抗氧化活性的研究[J]. 江苏农业科学，2011(1)：368－370.
[43] Chen X, F Sun, L Ma, et al. In vitro evaluation on the antioxidant capacity of triethylchebulate, an aglycone from Terminalia chebula Retz fruit [J]. Indian J. Pharmacol，2011(43)：320－323.
[44] Chogsom M-A, Y-L Hu, X Wen, et al. Study on extraction and antioxidant activities of bioactive substances from Terminalia chebula Retz. fruit [J]. Shipin Anquan Zhiliang Jiance Xuebao, 2014(5)：942－946.
[45] 包黎明. 研究蒙药诃子的药理作用临床研究[J]. 生物技术世界，2015(12)：177.
[46] Chen X-Y, S-J Zhuang, Q-S Liu. Neuroprotective effect of Terminalia chebula Retz. and its pharmacodynamic material basis [J]. Shizhen Guoyi Guoyao, 2012(23)：2425－2427.
[47] Liu H. A drug for treatment of weak blood pregnant women oligohydramnios and preparation method [J]. Machine Translation, 2015(22)：154－157.
[48] 金家金，王志斌，胡宇驰，等. 诃子水煎液单次给药对小鼠肝毒性的研究[J]. 中华中医药杂志，2016(3)：1055－1058.

鸡骨香

鸡骨香为大戟科巴豆属植物鸡骨香(*Croton crassifolius* Geisel.)的干燥根。又名千人打、黄牛香、透地龙、过山香、土沉香、山豆根、驳骨消等。

鸡骨香为大戟科灌木,高 20～50 cm;一年生枝、幼叶、成长叶下面、花序和果均密被星状绒毛;老枝近无毛。叶卵形、卵状椭圆形至长圆形,长 4～10 cm,宽 2～6 cm,顶端钝至短尖,基部近圆形至微心形,边缘有不明显的细齿,齿间有时具腺,成长叶上面的毛渐脱落,残存的毛基粗糙,干后色暗;基出脉 3～5 条,侧脉 4～5 对;叶柄长 2～4 cm;叶片基部中脉两侧或叶柄顶端有 2 枚具柄的杯状腺体;托叶钻状,长 2～3 mm,早落。总状花序、顶生,长 5～10 cm;苞片线形,长 2～4 mm,边缘有线形撕裂齿,齿端有细小头状腺体;雄花:萼片外面被星状绒毛;花瓣长圆形,约与萼片等长,边缘被绵毛;雄蕊 14～20 枚;雌花:萼片外面被星状绒毛;子房密被黄色绒毛,花柱 4 深裂,线形。果近球形,直径约 1 cm;种子椭圆状,褐色,长约 5 mm。花期 11 月至次年 6 月[1](图 20)。

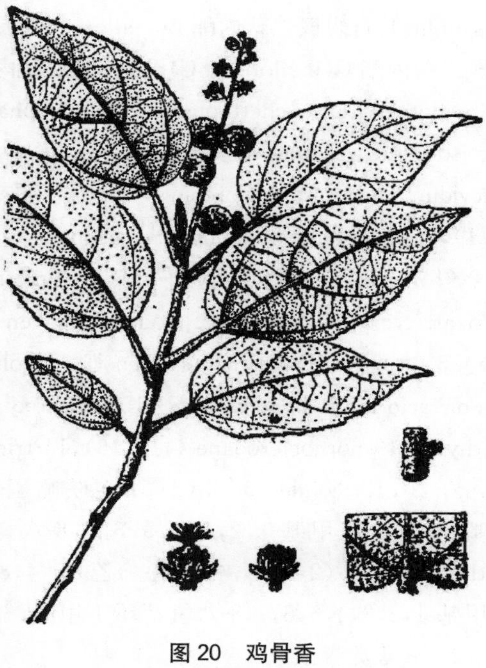

图 20　鸡骨香

(引自《中国植物志》)

鸡骨香主要分布于海南、广东(从化、番禺、惠东、陆丰、博罗、惠阳、惠来、潮阳、乐昌、封开、德庆、郁南、罗定、云浮、新兴、阳江)、广西、福建等我国南部地区以及越南、老挝、泰国等东南亚国家。多生于山坡灌丛、空旷荒地上、丘陵等干旱地带。

全年均可采收,以根入药,剥取根皮,或取全根切片,洗净晒干备用;性温、味苦。有理气止痛、祛风除湿之疗效[1]。

一、生药鉴别

(一) 性状鉴别

鸡骨香呈圆柱形,直径 2～10 mm,表面黄色或淡黄色，有纵纹及突起，具厚而浮离状的粗糙栓皮，或已脱落。质脆易断，断面黄白色，不平坦，纤维性。皮部占1/4～1/3，呈淡黄色。木部黄色。气微香，味苦涩。

（二）显微鉴别

木栓层为数列细胞。皮层较宽，有树脂道分散存在。内含淡黄色至棕红色分泌物。薄壁细胞含草酸钙簇晶。韧皮部较窄，薄壁细胞含草酸钙簇晶。形成层成环。木质部射线宽1列细胞，导管类圆形，多单个分散存在。

（三）理化鉴别

取本品细粉2 g，加石油醚(60～90 ℃)30 ml，超声处理30 min，滤过，滤液蒸干，残渣加无水乙醇1 ml使溶解，作为供试品溶液。另取鸡骨香对照药材2 g，同法制成对照药材溶液。照薄层色谱法(《中国药典》一部附录ⅥB)试验，吸取上述两种溶液各分别点于同一硅胶G薄层板上，以环已烷：乙酸乙酯(9：1)为展开剂，展开，取出，晾干，喷以5%香草醛硫酸溶液，105 ℃加热至斑点显色清晰。供试品色谱中，在与对照药材色谱相应的位置上，显相同颜色的斑点[2]。

二、化学成分

鸡骨香的化学成分研究始于20世纪80年代，该属植物主要含有二萜类、三萜类、生物碱类、肌醇类、多酚类等化合物，还含有少量的木质素、香豆素、长链脂肪酸、苷类、蛋白质等成分。其中以二萜类化合物最常见，为该属植物的主要活性成分。经过国内外的众多研究者的不懈努力，目前为止，已经从鸡骨香中分离鉴定出大约70种成分，主要为萜类、挥发油类、甾醇类、氨基酸类以及有机酸类等[2]。

（一）萜类

有研究学者对鸡骨香化学成分进行有效分离，对鸡骨香入药根茎的化学成分进行研究，从中分离得到10个化合物，分别鉴定为cyperenoic acid(1)、β-谷甾醇(β-sitosterol，2)、羽扇豆醇(3)、chettaphanin Ⅱ(4)、9-[2-(2(5*H*)-呋喃酮-4-)乙基]-4,8,9-三甲基-1,2,3,4,5,6,7,8-八氢萘环-1-羧酸(9-[2-(2(5*H*)-furanone-4-yl)ethyl]-4,8,9-trimethyl-1,2,3,4,5,6,7,8-octahydronaphthalene-1-carboxylic acid(5)、acetyl aleuritolic acid(6)、epitaraxerol(7)、9-[2-(2(5*H*)-呋喃酮-4-)乙基]-4,8,9-三甲基-1,2,3,4,5,6,7,8-八氢萘环-1-甲酯(9-[2-(2(5*H*)-furanone-3-yl)ethyl]-4,8,9-trimethyl-1,2,3,4,5,6,7,8-octahydro-naphthalene-1-ester)(8)、teucvidin(9)、豆甾醇(stigmasterol)(10)。其中化合物5、8为新化合物，分别命名为鸡骨香酸和鸡骨香酯；化合物4、6、7为首次从该植物中分离得到[3,4]。

1. 二萜类

鸡骨香中所含的二萜类成分较多，为鸡骨香的主要成分，包括：crassifolin A、crassifolin B、crassifolin C、crassifolin D、crassifolin E、crassifolin F、crassifolin G、crassifolin H、crassifolin I、石岩枫二萜内酯B(mallotucin B)、石岩枫二萜内酯C(mallotucin C)、石岩枫二萜内酯D(mallotuein D)、chettaphanin、che ttaphanin Ⅱ、isoteufin、isoteucvin、teucvin、山藿香定teucvidin、pendulif laworosin、spiro [furan-3(2*H*), 1′(2′*H*)-naphthalene]-5′-carboxylic acid、6-[2-(furan-3-y1)-2-oxoethy1]-1,5,6-trimethyl-10-oxatricyclo[7.2.1.02,7]dodec-2(7)-en-11-one、5(10),13E-ent-halimandien-15,16-olide-19a-oic acid methyl ester、(12*S*)-15,16-epoxy-6p-methyoxy-19-nornoelerodane-4,13(16),14-triene-18,6a,20,12-diolide、9-[2-(2(5*H*)-呋喃酮-4-)乙基]-4,8,9-三甲基-1,2,3,4,5,6,7,8-八氢萘环-1-羧酸、9-[2-(2(5*H*)-呋喃酮-4)乙基]-4,8,9-三甲基-1,2,3,4,5,6,7,8-八氢萘环-1-甲酯[5]。

2. 三萜类

鸡骨香中已经鉴定的三萜类成分有5种，主

要为羽扇豆烷型和齐墩果烷型，分别为羽扇豆醇(lupeol)、蒲公英赛醇(epitaraxerol)、油酮酸(acetyl aleuritolic acid)[6]、紫胶桐油酸 aleuritolic acid[7]以及β-爱留米脂醇(β-amyrin)[8]。

杨先会等[9]采用常规分离方法，得到4个萜类化合物，经核磁共振谱、质谱分析并与文献对照，鉴定为 mallotucinB(1)、cyperenoic acid(2)、ent-spathulenol(3)、cyperenol(4)。2～4 化学结构式如下。

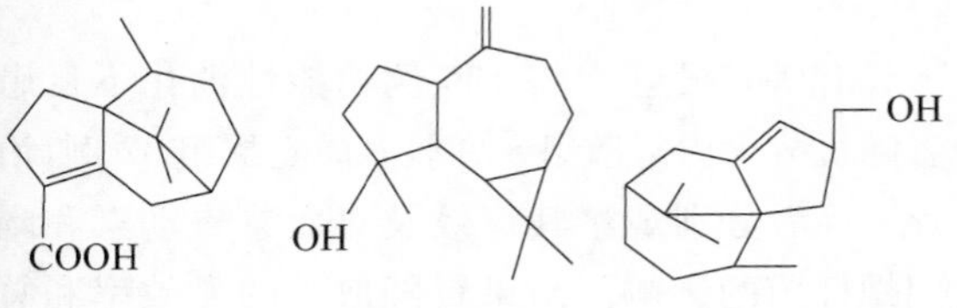

2　　　　3　　　　4

(二) 挥发油类成分

有研究报道采用 GC/MS 联用技术对鸡骨香根挥发油成分进行分析，共分得 43 个峰，经 NIST98 谱库检索，鉴定了其中的 33 种成分，占挥发油总质量的 90%，并用面积归一化法确定了各成分的相对质量分数，其中 19 种为分子式为 $C_{15}H_{24}$ 的倍半萜类成分的同分异构体，占总质量的 41%，9 种为倍半萜的单氧衍生物，也占总质量的 41%，另外，还有环戊烯、苯、萘、茂的衍生物各 1 种。在 19 个倍半萜类成分中，甘菊环类有 10 个，约占鉴定总数的 23%，相对质量分数的总和为 18.67%。其中主要成分为匙叶桉油烯醇、甘菊环类、hexahydro-2,5,5-trimethyl-2H-2,4a-ethanonaphthalen-8(5*H*)-one 等[10]。

(三) 甾醇类成分

鸡骨香中含有的甾醇类成分目前已知的有 2 种，分别是 β-谷甾醇(β-sitosterol)和豆甾醇(stigmasterol)[11]。

(四) 其他

鸡骨香中还含有氨基酸、有机酸如丁香酸(syringic acid)等成分。

王佰灵等[12]采用 HPLC 法测定了鸡骨香中药效成分 chettaphanin Ⅱ，方法简单、准确，重复性好，为鸡骨香质量标准的建立提供了一定的科学依据。该实验对 10 批不同产地鸡骨香药材进行了药效成分和主要成分的含量测定，结果表明 chettaphaninⅡ的含量分别在 0.192～1.069 mg/g，含量相差较大，可能与鸡骨香的产地、采收、加工有关。为了保证鸡骨香的质量，有必要建立鸡骨香的 GAP 基地。

三、药理作用

鸡骨香为《广西地方中药材标准》1990 年版收载品种，具有较高的药用价值。在临床上应用的复方制剂有：胃得康片、复方风湿宁片、复方风湿宁注射液及少林跌打止痛膏等。

(一) 抗风湿

研究人员杨敏[13]通过对复方风湿宁治疗跌打损伤和风湿的机制进行探讨，得出结论：风湿宁对大鼠急性软组织损伤能明显改善瘀斑程度、改善伤肢肿胀程度和肌肉颜色；复方风湿宁中、高剂量($p<0.01$)对醋酸致小鼠疼痛扭体有明显的抑制作用，能抑制肉芽组织增生、对二甲苯所致小鼠耳肿胀有明显的抑制作用，复方风湿宁各剂量组有增强小鼠耳郭微动脉血流速度的趋势，且呈剂量依赖；有降低大鼠高切、低切全血黏度的趋势($p<0.05$)。

(二) 缓解膝关节创伤性关节炎

有学者[14]通过试验研究用鸡骨香配制中药熏洗池，与扶他林对比治疗膝关节创伤性关节炎关节液一氧化氮(NO)、超氧化物歧化酶(SOD)和丙二醛(MDA)的影响及临床疗效。治疗后关节液中 NO、SOD、MDA 含量测定，中药熏洗组与扶他林组相比 NO 含量明显减少、SOD 明显增加($p<0.05$)；扶他林治疗组 MDA 含量无明显

改变，中药熏洗组 MDA 明显减少。中药熏洗组及扶他林组治疗前后 HSS 评分比较，$p<0.05$。治疗后两组间 Hss 评分，差异无统计学意义（$p>0.05$），治疗后两周末两组间 HSS 评分比较，$p<0.05$。温经通络洗方熏洗可减少关节液中 NO 及 MDA 含量，增加 SOD 含量，并有效地缓解创伤性关节炎的临床症状。

（三）抗炎

研究人员赵杰等[15]通过实验证明鸡骨香醇提物能抑制二甲苯致小鼠耳肿胀、角叉菜胶致大鼠足肿胀、琼脂致大鼠肉芽肿增生，对动物急慢性炎症模型均显示较好的抗炎效果。实验采用化学制剂诱导大鼠局部发炎，探讨鸡骨香抗炎机制，结果显示：鸡骨香醇提物 180 mg/kg、90 mg/kg 能抑制二甲苯致小鼠耳肿胀；醇提物三个剂量能抑制角叉菜胶致炎 6 h 大鼠足肿胀和琼脂致大鼠肉芽肿增生；醇提物 180 mg/kg 能抑制胸膜炎大鼠胸腔渗出液白细胞募集、显著降低渗出液前列腺素 E2、肿瘤坏死因子-α 和白细胞介素-6 水平；醇提物 90 mg/kg 能降低胸腔渗出液前列腺素 E2、肿瘤坏死因子-α 水平。

炎症过程中释放的炎性介质是造成机体损害的重要原因，其中前列腺素 E2 是重要的炎症介质之一，其本身不能明显增加血管通透性，但可显著增强其他炎症介质如组胺、5-羟色胺的效应而引起血管通透性升高，还能增强其他趋化因子的作用，使白细胞向炎症区域募集。因此，炎性组织中前列腺素 E2 含量高低能够反应炎症的严重程度。肿瘤坏死因子-α 是由活化的巨噬细胞、单核细胞产生的炎性因子，能诱导中性粒细胞的聚集，刺激单核细胞血管内皮细胞等产生细胞因子（如白细胞介素-6、白细胞介素-8 等）。白细胞介素-6 由单核细胞、巨噬细胞产生后，直接参与局部的炎性反应，肿瘤坏死因子-α 和白细胞介素-6 相互诱生、相互协同，这些细胞因子的过量存在，进一步激活多形核白细胞和内皮细胞等效应细胞释放炎症介质，形成瀑布效应，导致过度炎症反应。本实验采用的角叉菜胶诱导大鼠胸膜炎模型可精确、定性定量观测药物对炎症过程中的液体渗出、白细胞游走、炎症介质释放的影响。与模型对照组比较，鸡骨香能明显减少致炎大鼠胸腔渗出液白细胞数量，抑制炎性细胞的粘附聚集，有一定抗炎作用；鸡骨香醇提物能抑制胸腔渗出液前列腺素 E2、肿瘤坏死因子-α 和白细胞介素-6 水平的异常升高，提示这可能是鸡骨香抗炎的作用机制。

（四）抗功能性消化不良

有研究报道[16]将 136 例功能性消化不良患者随机分为胃舒散组 84 例，多潘立酮组 52 例，治疗 6 周后分别观察其疗效及对血浆胃动素和幽门螺杆菌的影响。结果胃舒散组的显效率和总有效率分别为 47.6%和 90.5%，优于多潘立酮组的 19.2%和 76.9%（$p<0.05$）。治疗后胃舒散组血浆 Mot 水平明显升高，与治疗前比较差异有统计学意义（$p<0.01$），而多潘立酮组血浆 Mot 较治疗前无明显变化（$p>0.05$）。胃舒散组对 HP 的根除率为 62.7%。较多潘立酮组差异有统计学意义（$p<0.01$）。

（五）其他

经多位研究人员研究结果表明，鸡骨香具有一定的抗肿瘤功效，抗菌、抗氧化活性显著。其中所含倍半萜及其衍生物具有广泛的抗菌消炎作用，优康（UKM）保健品有限公司的检测报告亦指出：甘菊环类化合物有治疗炎症和溃疡的作用，这与鸡骨香临床用于胃痛、咽喉肿痛、疝痛、跌打肿痛的功效基本一致。可以推测鸡骨香根挥发油成分不仅是其香味的主要成分，而且还可能是它的主要药效部分，特别是含量较高的甘菊环类化合物[17]。

四、其他

（一）本草考证

鸡骨香之名最早见于宋代《溪蛮丛笑》，谓：

"降真本出南海。今溪洞山僻处亦有，似是而非。劲瘦不甚香，名鸡骨香。"降真香其香味似苏枋木，焚香的烟直上天空能降神，故名降香，能作为药用。出"溪峒"的类似于降真香的这种香料，当地称为鸡骨香。清代《生草药性备要》曰："治咽喉肿痛，心气痛。"《本草求原》："祛风壮筋骨，消疠。"广州部队《常用中草药手册》："行气止痛，舒筋活络。治风湿性关节炎、胃及十二指肠溃疡、胃肠功能紊乱、胃肠胀气。外治毒蛇咬伤。"《广西本草选编》："行气止痛，活血祛风。治慢性肝炎、疝气痛、咽喉肿痛、跌打损伤、腰腿痛。"《全国中草药汇编》："治痛经。"《福建药物志》："理气止痛，祛风除湿，舒筋活络。"鸡骨香用药历史悠久，地域分布广泛。由于人们对其形态特征、功效、生境等认识的差异，在历代本草中，又形成了不同的称谓，如山豆根、水沉香(《生草药性备要》)，土沉香、驳骨消(《岭南采药录》)，滚地龙、黄牛香(广州部队《常用中草药手册》)，鸡脚香(《广西本草选编》)，矮脚猪、滚地龙、透地龙(《全国中草药汇编》)，过山香(《中药大辞典》)，金锦枫(《香港中草药》)。

古籍中的鸡骨香常与沉香属的一种香料所混淆。据《南方草木状》记载：蜜香、沉香、鸡骨香、黄熟香、栈香、青桂香、马蹄香、鸡舌香，案此八物，同出于一树也。交趾有蜜香树，榦似柜柳，其花白而繁，其叶如橘。钦取香，伐之经年，其根榦枝节，各有别色也。木心与节坚黑，沉水者为沉香；与水面平者为鸡骨香；其根为黄熟香；其榦为栈香；细枝紧实未烂者，为青桂香；其根节轻而大者为马蹄香；其花不香，成实乃香，为鸡舌香。珍异之木也。此处所记载的鸡骨香并非本文所讨论的药用鸡骨香[2]。

（二）挥发油提取工艺优化

鸡骨香为岭南药物，具有抗肿瘤活性，其复方制剂可用于治疗寒性风湿性关节炎、胃炎及十二指肠溃疡等症，挥发油是其主要成分。研究人员以鸡骨香挥发油得油率和 cypenrenoic acid 提取量为评价标准，优化鸡骨香中挥发油的提取工艺。挥发油的提取工艺优化多采用正交设计，而星点设计-效应面法采用非线性数学模型拟合，预测值与真实值更接近且试验次数少，故采用星点设计-效应面法优选其提取工艺，为鸡骨香的合理应用提供参考[18]。

（三）药材指纹图谱分析

研究人员李甲桂等[7]采用 Agilent ZorbaxSB-C18(4.6 mm×250 mm，5 μm)色谱柱，以甲醇—0.05%三氟乙酸水为流动相进行梯度洗脱，流速为 1.0 ml/min，柱温为 40 ℃，检测波长为 220 nm，并以共有模式的对照指纹图谱为对照对 10 批鸡骨香药材进行了相似度评价，该方法确定了 10 个共有峰，利用化学对照品对其中的 8 个主要色谱峰进行了指认；实验结果表明，所建立的鸡骨香药材的 HPLC 指纹图谱具有较好的稳定性、重现性和精密度。

参考文献

[1] 国家中医药管理局《中华本草》编委会.中华本草[M].上海：上海科学技术出版社，1999.
[2] 王佰灵，梁生旺，王淑美，等.鸡骨香研究进展[J].广东药学院学报，2014，30(3)：385－388.
[3] Wang G-C, Li J-G, Li G-Q, et al. Clerodane diterpenoids from Croton crassifolius [J]. Journal of natural products, 2012, 75(12): 2188－2192.
[4] 陈书红，任风芝，李丽红，等.鸡骨香化学成分研究[J].中国药学杂志，2010(24)：1907－1909.
[5] 李树华.鸡骨香化学成分的研究[D].广州：广州中医药大学，2012.
[6] 朱耀魁，胡颖，程妮，等.鸡骨香化学成分研究[J].中草药，2013(10)：1231－1236.
[7] 李甲桂.鸡骨香的化学成分研究[D].广州：暨南大学，2013.
[8] Boonyarathanakornkit L, C-T Che, H H Fong, et al. Constituents of Croton crassifolius roots [J]. Planta medica, 1988,54

(1)：61－63.
[9] 杨先会,陈尚文,林强,等.鸡骨香的萜类成分研究[J].广西植物,2009,29(2)：272－274.
[10] 杨先会,邓世明,梁振益,等.鸡骨香挥发油成分分析[J].海南大学学报：自然科学版,2007,25(3)：262－264.
[11] 杨先会,陈尚文,邓世明.药用植物鸡骨香的化学成分研究[J].时珍国医国药,2009,20(3)：515－517.
[12] 王佰灵,王国才,梁生旺,等.鸡骨香药材中 Chettaphanin Ⅱ的含量测定[J].中国实验方剂学杂志,2014,20(13)：61－63.
[13] 杨敏.复方风湿宁治疗跌打损伤和风湿机制探讨[J].中国当代医药,2010,17(18)：89－90.
[14] 陈文治,王慧敏,邓晓强,等.温经通络方外洗对膝关节创伤性关节炎关节液 NO, SOD, MDA 的影响[J].实用医学杂志,2010,(16)：3041－3042.
[15] 赵杰,黄总军,杨金玉,等.鸡骨香醇提物的抗炎作用[J].中药药理与临床,2015(2)：57－59.
[16] 詹海勇,黄聪武,李壁宏,等.胃舒散对功能性消化不良患者血浆胃动素及幽门螺杆菌的影响[J].广东药学院学报,2006,2(3)：346－348.
[17] Lai X Z, Y B Yang, X L Shan. The investigation of Euphorbiaceous medicinal plants in Southern China [J]. Economic botany, 2004,58(1)：S307-S320.
[18] 王佰灵,王淑美,孟江,等.星点设计一效应面法优化鸡骨香挥发油提取工艺[J].中国实验方剂学杂志,2014,20(11)：37－40.

鸡蛋花

鸡蛋花(*Plumeria rubra* L. cv. Acutifolia),别名缅栀子、鸭脚本、大季花,夹竹桃科鸡蛋花属植物。

鸡蛋花为落叶小乔木,高约5 m,最高可达8 m,胸径15～20 cm;枝条粗壮,带肉质,具丰富乳汁,绿色,无毛。叶厚纸质,长圆状倒披针形或长椭圆形,长20～40 cm,宽7～11 cm,顶端短渐尖,基部狭楔形,叶面深绿色,叶背浅绿色,两面无毛;中脉在叶面凹入,在叶背略凸起,侧脉两面扁平,每边30～40条,未达叶缘网结成边脉;叶柄长4～7.5 cm,上面基部具腺体,无毛。聚伞花序顶生,长16～25 cm,宽约15 cm,无毛;总花梗三歧,长11～18 cm,肉质,绿色;花梗长2～2.7 cm,淡红色;花萼裂片小,卵圆形,顶端圆,长和宽约1.5 mm,不张开而压紧花冠筒;花冠外面白色,花冠筒外面及裂片外面左边略带淡红色斑纹,花冠内面黄色,直径4～5 cm,花冠筒圆筒形,长1～1.2 cm,直径约4 mm,外面无毛,内面密被柔毛,喉部无鳞片;花冠裂片阔倒卵形,顶端圆,基部向左覆盖,长3～4 cm,宽2～2.5 cm;雄蕊着生在花冠筒基部,花丝极短,花药长圆形,长约3 mm;心皮2,离生,无毛,花柱短,柱头长圆形,中间缢缩,顶端2裂;每心皮有胚株多颗。蓇葖双生,广歧,圆筒形,向端部渐尖,长约11 cm,直径约1.5 cm,绿色,无毛;种子斜长圆形,扁平,长2 cm,宽1 cm,顶端具膜质的翅,翅长约2 cm。花期5～10月,果期栽培极少结果,一般为7～12月[1](图21)。

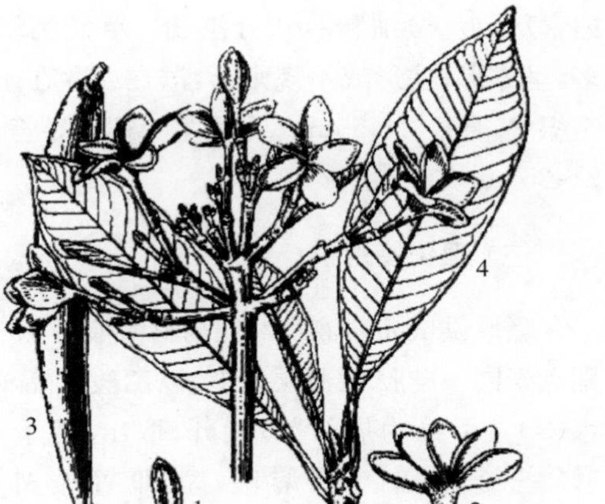

图21 鸡蛋花

(引自《中华本草》)

1. 鸡蛋花;2. 花;3. 种子;4. 叶片

我国广东、广西、云南、福建等地有栽培,在云南南部山中有野生分布。原产墨西哥;现广植于亚洲热带及亚热带地区[1]。

一、生药鉴别

(一) 性状鉴别

花多皱缩成条状,或扁平三角状,淡棕黄色或黄褐色。湿润展平后,花萼较小。花冠裂片5,倒卵形,长约3 cm,宽约1.5 cm,呈旋转排列;下部合生成细管,长约1.5 cm。雄蕊5,花丝极短。有时可见卵状子房。气香,味微苦。以花完整、色黄褐、气芳香为佳[2]。

(二) 显微鉴别

粉末黄褐色。花粉粒球形或近球形,直径24～35 μm,表面纹饰不明显,具3个萌发孔。非腺毛有两种:花冠筒基部非腺毛单细胞,基部略膨大,壁厚,胞腔内含灰白色微细颗粒状物,长30～240 μm;花冠筒内面非腺毛1～3细胞,多破碎,完整者长约至750 μm,壁具疣状突起,疣状突起直径为4～8 μm。无节乳汁管分枝状,多破碎,内含灰白色微细颗粒状分泌物。草酸钙结晶众多,呈方形、柱形或不规则形,散在或存在于薄壁组织中,直径2～5 μm。导管主为螺纹导管,直径7～25 μm[3]。

(三) 理化鉴别

吸取供试品溶液及对照药材溶液各10 μl,分别点于同一硅胶G薄层板上,以乙酸乙酯-甲酸-水(8:1:1)为展开剂,展开,取出,晾干,喷以5%三氯化铝乙醇溶液,立即置紫外光灯(365 nm)下检视。供试品色谱中,在与对照药材色谱相应的位置上,显相同颜色的荧光斑点,其颜色自下而上依次为:亮蓝色、黄色、亮黄色、亮蓝色、蓝色[3]。

二、栽培

(一) 产地环境

鸡蛋花是阳性树种,性喜高温高湿、阳光充足、排水良好的环境,喜生于石灰岩石地,以深厚肥沃、通透良好、富含有机质的酸性沙壤土为佳,耐干旱,忌涝渍,耐碱性好。但耐寒性差,最适宜生长的温度为23～30 ℃,越冬期间长时间低于8 ℃易受寒害。夏季能耐40 ℃的极端高温,当气温低于15 ℃时,植株开始落叶,进入休眠,至翌年4月左右再恢复生长。在我国北回归线以南地区,露地栽培一般可安全越冬,华中、华北地区只宜盆栽,冬季入温室越冬,冬季棚室温度应保持不低于7 ℃的室温[5]。

(二) 生产管理

1. 种子繁殖

鸡蛋花结果不多,但露天栽植地大部分品种也能收集到少量种子。鸡蛋花蓇葖果的种子成熟后会自然裂开,把果荚里的种子取出,在防雨的阴棚中播于沙壤培养土苗床中。种子发芽适温为18～24 ℃,一般随采随播。按5～6 cm的间距匀播,然后薄覆一层沙土或椰糠。适量淋水以保持基质湿润。春季一般8～12天,夏季一般5天左右发芽出苗,以后进行一般的常规管理,保持湿润,但苗床不能渍水。待小苗长至10～15 cm时进行移袋,用20 cm×30 cm的育苗袋培育,待小苗长至40～50 cm时进行大田培育[6]。

2. 育苗

鸡蛋花育苗可用扦插、播种和压条进行繁殖,以扦插繁殖为主。用鸡蛋花老枝、嫩枝均可作繁殖材料,扦插极易成活,通常在春季气温回升之后进行。可根据不同的栽培目的,选用不同部位的枝条作插穗。如用于盆栽,可选用嫩枝或短枝,剪取15～20 cm,然后在插穗的两端伤口上涂抹拌有少量杀菌剂的草木灰,置于阴凉处,2～3天待伤口干燥后,扦插于预先准备的干净沙床中,扦插深度为插穗的1/3,插后保持沙床湿润,30～40天长根,60天后可移植,当年即可开花。如用于露地绿化,应选用长枝或较老的粗壮枝作插穗,苗期适当摘去侧芽,培育主干较高的大苗。播种繁殖宜随采随播,最好在春秋两季进行,种子发芽适温为18～24 ℃,播后保持基质湿润,3～4周即能发芽。播种实生苗分枝少,至开花所需时间长。压条繁殖可在生长季节进行,但繁殖系数低,成本较高,生产上较少采用[7]。

3. 露地栽培

在南方温暖地区,鸡蛋花可在露地种植。

春、夏、秋季均可栽培。种植时，应选择富含有机质的沙质壤土，栽培处宜阳光充足、排水良好。定植前，结合土壤深翻施放基肥。对肥料要求不严，化肥、农家肥均可，但是要求有机肥必须完全腐熟，并要深埋，不宜与鸡蛋花根系直接接触。株行距 2 m×3 m。生长季节每个月追施 1 次有机复合肥，冬季停止施肥。干旱季节要注意及时浇水，保持土壤湿润，梅雨季节注意排水防涝，大雨之后及时松土锄草。鸡蛋花较易管理，但在华南地区特殊寒冷年份，应注意防霜[7]。

4. 盆栽技术

鸡蛋花在北方地区可作盆栽装饰室内。盆土按园土∶垃圾土∶河沙为 4∶4∶2 混合调制，另可加适量腐熟有机肥。栽种时可略露根上盆，栽植后先摆放阴凉处，15 天后再移至阳光充足处。夏季让其曝晒，枝条才能长得粗壮。夏秋高温季节，正逢鸡蛋花生长、开花盛期，要注意检查盆土干湿情况，以见干见湿的原则进行浇水。遇雨要及时倒掉盆中积水，防止根系腐烂。生长季节每 15～20 天施 1 次腐熟薄肥。北方盆栽宜在 10 月中下旬移入室内向阳处越冬。冬天要节制浇水，停止施肥，使植株处于休眠状态，室温维持在 10 ℃左右，有利于鸡蛋花安全越冬。若需矮化植株，可在每年冬季落叶后，适当修剪，以促发侧枝。鸡蛋花生长迅速，需每年春季换盆 1 次，更新盆土，施足基肥，才能花繁叶茂[7]。

三、化学成分

随着医药的发展，对鸡蛋花的研究也愈加深入，人们已发现鸡蛋花中含有很多化学成分，主要含挥发油、苷类及鸡蛋花酸。

（一）挥发油

肖新玉等[8]采用 SFE-CO_2 法萃取鸡蛋花中的挥发油，并将其与水蒸气蒸馏法作了比较，SFE-CO_2 萃取法的挥发油提取率为 5.89%，远远高于水蒸气蒸馏法的提取率(0.09%)。再采用 GC-MS 法对提取物进行了分析，从 SFE-CO_2 萃取物中鉴定出 53 种化合物，水蒸气蒸馏法提取物鉴定出 72 种化合物，其中主要芳香成分有橙花叔醇、柳酸苄酯、邻苯二甲酸二异丁酯等。两种提取方法均获得较高含量的芳香酯类和脂肪醇类化合物，而且水蒸气蒸馏法的相对较高，但超临界萃取物中分子量较大的酯类成分相对含量却很高，其中邻苯二甲酸二异丁酯含量高达 66.11%。李颖等[9]采用挥发油测定器提取广东产鸡蛋花的挥发油，然后通过 GC-MS 法从中共分离出了 49 种成分，并初步鉴定了 43 种成分。其中主要成分为十六烷酸(27.13%)、十四烷酸(15.37%)和亚油酸(3.57%)等脂肪酸及反式苦橙醇(12.79%)、β-芳樟醇(5.91%)和反式香叶醇(4.79%)等萜类化合物。张丽霞等[10]采用水蒸气蒸馏法提取广西产鸡蛋花鲜品中的挥发油，并用 GC-MS 法对其进行分析，鉴定出 20 种成分，主要成分为脂肪酸，如十六烷酸、十四烷酸等，约占挥发油总含量的 17%；苦橙油醇、香叶醇异构体等萜类化合物约占 28%；香叶酯类含量较高，达到了 40%。黄美燕[11]等采用 GC-MS 法从鸡蛋花挥发油中分离出 34 个峰，从中鉴定了 22 种化学成分及其相对含量，主要成分有 β-芳香醇(20.67%)、顺-香叶醇(16.19%)和反-苦橙油醇(14.06%)。韩明[12]采用水蒸气提取法提取广东产晒干的鸡蛋花精油，并对其进行了 GC-MS 分析，从中共分离鉴定出 16 种成分，其中苦橙油醇、香叶基芳樟醇异构体等萜类化合物含量较高，含量分别为 20.25% 和 10.10%。Omata 等[13,14]、Pino 等[15]从黄鸡蛋花的花中测定到芳樟醇，苯乙醛，法尼醇，β-苯乙基醇，顺式-香叶醇，反式-香叶醇，α-松油醇，橙花醇和香叶醛。

（二）环烯醚萜及其苷类

鸡蛋花中含有环烯醚萜类及其苷类成分，主要为鸡蛋花酸、鸡蛋花素和鸡蛋花苷类。关晔等[16]从鸡蛋花的花中分离到两个新环烯醚帖类化合物以及鸡蛋花苷，从鸡蛋花的叶、树皮、茎等非药用部位分离得到香豆素鸡蛋花苷、黄婵花素等环烯醚萜类成分。

（三）其他

山柰酸[17]、阿亚黄素[18,19]和 pilloin[20]等黄酮醇类成分也有从鸡蛋花中分离得到的报道。

四、药理作用

（一）抑菌

Baghel 等[21]采用纸片扩散法，以环丙沙星为阳性对照，对鸡蛋花叶子的不同溶剂提取物体外抑菌活性进行了研究。试验结果表明，鸡蛋花叶子不同溶剂提取物对表皮葡萄球菌和大肠埃希菌均有明显的抑制作用。Chomnawang 等[22]采用琼脂稀释法和纸片扩散法对 22 种泰国药用植物提取物抗淋球菌的比较试验表明，鸡蛋花叶提取物对淋病奈瑟菌有一定的抑制作用。而 Shokeen 等[23]以青霉素和环丙沙星两种抗生素为阳性对照，进一步研究表明鸡蛋花不同部位（叶、茎和树皮）的乙醇提取物对淋病奈瑟菌的抑制作用是不同的。Jaheerunnisa 等[24]采用纸片扩散法检测了鸡蛋花茎皮的乙醇提取物的体外抑菌活性。试验结果表明，鸡蛋花提取物对 3 种革兰阳性细菌（枯草芽孢杆菌，粪肠球菌，金黄色酿脓葡萄球菌）和 2 种革兰阴性菌（铜绿假单胞菌，鼠伤寒沙门氏菌）以及 2 种真菌（黑曲霉、白念珠菌）表现出了明显的抑制作用。Egwaikhide 等[25]研究了鸡蛋花叶和花的提取物对不同细菌的抑制活性。试验结果表明，鸡蛋花的花和叶的甲醇提取物中含有鞣质、黄酮类化合物以及还原糖等活性成分，其甲醇提取物对 14 种指示菌（表皮葡萄球菌、肺炎杆菌、铜绿假单胞菌、炭疽杆菌、大肠埃希菌等）具有抑制作用。Sulaiman 等[26]采用纸片琼脂扩散法检测了鸡蛋花精油的体外抑菌活性。试验结果表明，鸡蛋花精油对蜡样芽孢杆菌、红色毛癣菌、念珠菌表现出了抑菌活性作用。Sengupta 等[27]通过体外抑菌试验研究了鸡蛋花乳汁对基利支顶孢菌、露湿漆斑菌、扩展青霉和水稻纹枯病的抑菌作用。试验结果表明，鸡蛋花乳汁在浓度为 100～200 mg/ml 时对 4 种病原微生物均有一定的抑制活性。

（二）抗肿瘤

Kardono 等[28]的体外肿瘤细胞（如乳腺癌、结肠癌、肺癌、纤维肉瘤和黑素瘤）培养试验表明，鸡蛋花树皮提取物中直接分离得到的 6 种化合物（黄鸡蛋花素、黄蝉素、黄蝉花定、2,5-二甲氧基-*p*-苯醌、鸡蛋花素和鹅掌楸苦素）均显示出较强抑制癌细胞生长的作用。Hamburger 等[29]等报道了泰国传统药用植物鸡蛋花中的 17 种生物活性成分，其中鸡蛋花素和异鸡蛋花素显示出了细胞毒活性。Banu 等[30]通过动物模型试验研究了鸡蛋花叶子乙醇提取物的抗肿瘤作用。试验结果表明，与对照相比较，鸡蛋花叶子的乙醇提取物依据体重以 200 mg/kg 和 400 mg/kg 的剂量喂服患埃利希腹水癌的瑞士白化小鼠后，延长了患癌小白鼠的寿命，同时患癌小白鼠的部分血液系统参数得到了恢复，这表明鸡蛋花叶子的乙醇提取物具有一定的抗肿瘤活性。

（三）抗突变

李庆等[31]应用高内涵体外微核实验检测鸡蛋花提取物的抗突变效应，结果显示鸡蛋花提取物 20 mg/ml、10 mg/ml 剂量组预处理致突变剂 20 min 后对环磷酰胺（CP）和丝裂霉素（MMC）诱发的微核细胞率有明显的抑制作用，抑制率分别是：CP 为 45.3%、36.8%，MMC 为 34.8%、27.8%。表明鸡蛋花提取物在高浓度时对 CP 和 MMC 两种致突变剂均有一定的直接灭活作用。采用叠氮钠（NaN_3）、2-氨基芴（2-AF）和敌克松 3 种已知的强致突变剂分别对 TA98、TA100 进行处理，并从 2 个方面探讨了鸡蛋花提取物的抗突变作用及其可能的机制。结果显示，鸡蛋花提取物直接灭活致突变剂的作用较强，并呈明显的剂量-反应关系。当鸡蛋花提取物与致突变剂及菌株同时处理时，只在高剂量组才表现出对基因突变的抑制作用，鸡蛋花提取物对基因突变后的修复或抑制其突变后功能表达的作用较弱。本研究结果表明鸡蛋花提取物具有一定的抗突变活性，其机制主要为直接灭活致突变剂。

(四) 抑制艾滋病病毒

Tan 等[32]研究表明，从鸡蛋花中得到的一种环烯醚萜类化合物——鸡蛋花素对 HIV 病毒具有抑制作用，其对 HIV-1 的 IC_{50} 为 98 μg/ml；对 HIV-2 的 IC_{50} 为 87 μg/ml。并确定其主要作用机制是对 HIV 逆转录酶具有抑制作用。

(五) 解热、镇痛

Gupta 等[33]通过不同的动物试验模型研究了鸡蛋花叶子甲醇提取物的解热镇痛作用。试验结果表明，灌服不同剂量的鸡蛋花提取物对啤酒酵母所致的大鼠发热有明显的解热效果。同时，采用小鼠热板法、小鼠醋酸扭体法、小鼠热水甩尾法和小鼠浸尾法 4 种动物疼痛模型观察了鸡蛋花提取物的镇痛作用，发现鸡蛋花提取物也有明显的镇痛作用。

(六) 消炎、促进伤口愈合

Chanda 等[34]通过动物模型试验研究表明，通过丙酮沉淀方法从鸡蛋花乳汁中分离得到的一种蛋白酶能够明显抑制角叉菜胶致大鼠足趾肿胀；而在大鼠创伤愈合试验中，该蛋白酶对伤口愈合具有明显的效果。

(七) 其他

Merina 等[35]的研究表明鸡蛋花茎皮提取物具有抗氧化和降血脂作用；Francisco 等[36]发现它有抗疟疾，抗寄生虫等方面的作用；在巴布亚新几内亚，鸡蛋花提取物则用于治疗肺结核[37]。马来西亚研究团队发现鸡蛋花甲醇提取物(PR-ME)可通过降低血清中的酸性尿酸水平并同时清除自由基来帮助抑制体内和体外 XO 活性[38]。陈遂等[39]采用超声波-SDS 协同体积分数 70%的乙醇提取鸡蛋花总黄酮，发现具有清除 DPPH·、·OH 及 O^{2-}·3 种自由基能力，对·OH 清除率最高。韦克毅等[40]采用流化床制粒法制备鸡蛋花颗粒，并添加到卷烟滤棒中可以有效降低主流烟气中的氨和苯酚。杨文林等[41]采用小肠平滑肌离体灌流实验方法，发现鸡蛋花水提液能兴奋十二指肠、空肠平滑肌收缩幅度和频率，抑制回肠平滑肌收缩幅度和频率。

五、临床应用

鸡蛋花叶 15～15 g，水煎服治疗感冒发热；鸡蛋花或茎皮 3～9 g，配灯台叶水煎服治疗百日咳、气管炎；鸡蛋花或茎皮 3～9 g 水煎服，治疗传染性肝炎；鸡蛋花、土棉花、金银花各 9 g 水煎服，治疗细菌性痢疾；鸡蛋花茎皮 25 g 水煎服，治疗泌尿道结石；鸡蛋花鲜茎皮捣烂外敷，治疗乳腺炎[2]。

六、毒性试验

赵敏等[42]通过与阴性对照组进行比较，研究了鸡蛋花提取液对孕大鼠母体和胚胎-胎仔的生殖毒性作用。试验结果表明，在试验剂量范围内，鸡蛋花提取液各剂量组孕鼠的生殖能力、胚胎形成和胎仔外观、骨骼及内脏生长发育情况与阴性对照组相比较无明显差异，进而证明鸡蛋花提取液在 10.87～43.49 g/kg 的剂量范围内对大鼠无胚胎毒性和致畸毒性。

参考文献

[1] 中国科学院中国植物志编辑委员会.中国植物志[M].北京：科学出版社,1998.
[2] 国家中医药管理局《中华本草》编委会.中华本草[M].上海：上海科学技术出版社,1999.
[3] 卜晓东,张永和,武田修己,等.鸡蛋花的鉴别研究[J].中药材,2008(6)：834-836.
[4] 黄涛阳,翁燕君,黄和,等.不同来源鸡蛋花挥发性成分比较研究[J].中药材,2015,(11)：2274-2276.
[5] 雷凌华.鸡蛋花的景观应用栽培新技术[J].北方园艺,2012(4)：77-78.
[6] 李土荣,邓旭,武丽琼,等.鸡蛋花的引种及繁育技术[J].林业科技开发,2010(2)：106-108.
[7] 林秀香.鸡蛋花及其栽培技术[J].广西农业科学,2006(2)：194-195.
[8] 肖新玉,崔龙海,周欣欣,等.超临界 CO_2 萃取老挝产鸡蛋花挥发油的研究[J].中药材,2011(5)：789-794.
[9] 李颖,刘吉金,杨敏,等.GC-MS对鸡蛋花挥发油成分研究[J].天津药学,2006(4)：2-3.
[10] 张丽霞,刘红星,陈今浩.鸡蛋花挥发油成分的提取及分析[J].化工技术与开发,2010(6)：38-40.
[11] 黄美燕,周光雄,金钱星,等.鸡蛋花挥发油化学成分的研究[J].安徽中医学院学报,2005(4)：50-51.
[12] 韩明.鸡蛋花精油提取及其成分分析[J].安徽农业科学,2007(20)：6100,6102.
[13] Omata Akihiki, Katsuyuki Yomogida, Shoji Nakamura, et al. Volatile components of Plumeria flowers. Part 1. Plumeria rubra forma acutifolia (Poir.) Woodson cv. 'Common Yellow' [J]. Flavour Fragrance J., 1991, 6(4): 277-279.
[14] Omata Akihiko, Shoji Nakamura, Seiji Hashimoto, et al. Volatile components of Plumeria flowers. Part 2. Plumeria rubra L. cv. Irma Bryan [J]. Flavour Fragrance J., 1992, 7(1): 33-35.
[15] Pino Jorge A., Austreberta Ferrer, Dania Alvarez, et al. Volatiles of an alcoholic extract of flowers from Plumeria rubra L. var. acutifolia [J]. Flavour Fragrance J., 1994, 9(6): 343-345.
[16] Ye Guan, Yan-Ling Yang, Guang-Xin Xia, et al. Complete NMR spectral assignments of two new iridoid diastereoisomers from the flowers of Plumeria rubra L. cv. acutifolia [J]. Magn Reson Chem, 2008, 46(12): 1195-1197.
[17] Ye Guan, Chenggang Huang. Flavonoids of Limonium aureum [J]. Chemistry of natural compounds, 2006, 42(2): 232-234.
[18] Matsuda Hisashi, Toshio Morikawa, Iwao Toguchida, et al. Structural requirements of flavonoids and related compounds for aldose reductase inhibitory activity [J]. Chemical and pharmaceutical bulletin, 2002, 50(6): 788-795.
[19] Wang Ying, Matthias Hamburger, Joseph Gueho, et al. Antimicrobial flavonoids from Psiadia trinervia and their methylated and acetylated derivatives [J]. Phytochemistry, 1989, 28(9): 2323-2327.
[20] Herz Werner, Virginia E Sosa. Sesquiterpene lactones and other constituents of Arnica acaulis [J]. Phytochemistry, 1988, 27(1): 155-159.
[21] Baghel Ajay Singh, Chanchal Kumar Mishra, Asha Rani, et al. Antibacterial activity of Plumeria rubra Linn. plant extract [J]. J Chem Pharm Res., 2010, 2(6): 435-440.
[22] Chomnawang Mullika Traidej, Chutimaporn Trinapakul, Wandee Gritsanapan. In vitro antigonococcal activity of Coscinium fenestratum stem extract [J]. Journal of ethnopharmacology, 2009, 122(3): 445-449.
[23] Shokeen P, M Bala, V Tandon. Evaluation of the activity of 16 medicinal plants against Neisseria gonorrhoeae [J]. International journal of antimicrobial agents, 2009, 33(1): 86-91.
[24] Jaheerunnisa S, Suresh Kumar Chitta. Antimicrobial activities of Plumeria acutifolia [J]. Journal of Medicinal plants research, 2008, 2(4): 77-80.
[25] Egwaikhide Pa, So Okeniyi, Ce Gimba. Screening for anti-microbial activity and phytochemical constituents of some Nigerian medicinal plants [J]. J Med Plant Res., 2009, 3(12): 1088-1091.
[26] Sulaiman S F, S S Yaacob, M L Tan, et al. Chemical components of the essential oils from three species of Malaysian Plumeria L. and their effects on the growth of selected microorganisms [J]. J Biosci, 2008, 19(2): 1-7.
[27] Sengupta Saswati, S N Ghosh, A K Das. Antifungal potentiality of the latex of Plumeria acutifolia Poir [J]. Indian Phytopathology, 2008, 61(4): 499-503.
[28] Kardono L B, S Tsauri, K Padmawinata, et al. Cytotoxic constituents of the bark of Plumeria rubra collected in Indonesia [J]. J Nat Prod, 1990, 53(6): 1447-1455.
[29] Hamburger M O, G A Cordell, N Ruangrungsi. Traditional medicinal plants of Thailand. XVII. Biologically active constituents of Plumeria rubra [J]. J Ethnopharmacol, 1991, 33(3): 289-292.
[30] Rekha J Banu, B Jayakar. Anti cancer activity of ethanolic extract of leaves of Plumeria rubra (Linn) [J]. Curr Pharm Res., 2011, 1(2): 175-179.
[31] 李庆,黄俊明,陈美芬,等.鸡蛋花提取物的抗突变活性研究[J].广东药学院学报,2015(3)：354-358.
[32] Tan Ghee T, James F Miller, A Douglas Kinghorn, et al. HIV-1 and HIV-2 reverse transcriptases: a comparative study of sensitivity to inhibition by selected natural products [J]. Biochemical and biophysical research communications, 1992, 185(1): 370-378.
[33] Gupta M, Uk Mazumder, P Gomathi. Evaluation of antipyretic and antinociceptive activities of Plumeria acuminata leaves

[J]. J Med Sci., 2007,7(5): 89 - 94.
[34] Chanda Indranil, Usha Sarma, Sanat K Basu, et al. A protease isolated from the latex of Plumeria rubra Linn (Apocynaceae) 2: anti-inflammatory and wound-healing activities. Trop [J]. J Pharm Res., 2011,10(6): 755 - 760.
[35] John Merina A., D. Sivanesan, V. Hazeena Begum, et al. Antioxidant and hypolipidemic effect of Plumeria rubra L. in alloxan induced hyperglycemic rats [J]. E-J. Chem., 2010,7(1): 1 - 5.
[36] Macías Francisco A, Ana M Simonet, Juan Cg Galindo. Bioactive steroids and triterpenes from Melilotus messanensis and their allelopathic potential [J]. Journal of Chemical Ecology, 1997,23(7): 1781 - 1803.
[37] Case Ryan J, Scott G Franzblau, Yuehong Wang, et al. Ethnopharmacological evaluation of the informant consensus model on anti-tuberculosis claims among the Manus [J]. Journal of ethnopharmacology, 2006,106(1): 82 - 89.
[38] Mohamed Isa Siti Sarwani Putri, Ablat Abdulwali, Mohamad Jamaludin. The Antioxidant and Xanthine Oxidase Inhibitory Activity of Plumeria rubra Flowers [J]. Molecules (Basel, Switzerland), 2018,23(2): 400.
[39] 陈遂,黄景晟,王娟,等.超声波-SDS协同提取鸡蛋花总黄酮及其清除自由基能力的测定[J].吉林农业,2017(3): 70 - 72.
[40] 韦克毅,凌军,杜宇,等.鸡蛋花颗粒制备及其在卷烟中的应用[J].食品与生物技术学报,2018,37(4): 437 - 441.
[41] 杨文林,张航,陆秋娜,等.鸡蛋花水提液对小肠收缩活动的影响[J].右江医学,2017,45(4): 451 - 454.
[42] 赵敏,陈壁锋,谭剑斌,等.鸡蛋花提取液对大鼠致畸作用的研究[C]//第四届第二次中国毒理学会食品毒理学专业委员会与营养食品所毒理室联合学术会议论文集. 北京,2008.

玫瑰茄

玫瑰茄为锦葵科木槿属植物玫瑰茄(*Hibiscus sabdariffa* L.)的花萼。又名洛神花、洛神葵、山茄等。

玫瑰茄为一年生直立草本,高达 2 m,茎淡紫色,无毛。叶异型,下部的叶卵形,不分裂,上部的叶掌状 3 深裂,裂片披针形,长 2～8 cm,宽 5～15 mm,具锯齿,先端钝或渐尖,基部圆形至宽楔形,两面均无毛,主脉 3～5 条,背面中肋具腺;叶柄长 2～8 cm,疏被长柔毛;托叶线形,长约 1 cm,疏被长柔毛。花单,生于叶腋,近无梗;小苞片 8～12,红色,肉质,披针形,长 5～10 mm,宽 2～3 mm,疏被长硬毛,近顶端具刺状附属物,基部与萼合生;花萼杯状,淡紫色,直径约 1 cm,疏被刺和粗毛,基部 1/3 处合生,裂片 5,三角状渐尖形,长 1～2 cm;花黄色,内面基部深红色,直径 6～7 cm。蒴果卵球形,直径约 1.5 cm,密被粗毛,果片 5;种子肾形,无毛。花期夏秋间[1](图 22)。

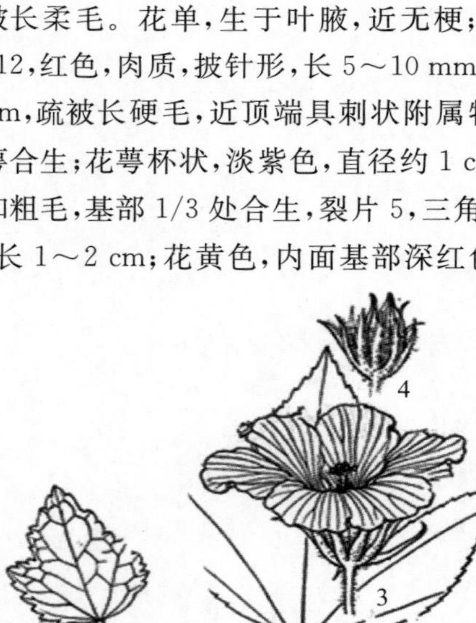

图 22　玫瑰茄

(引自《中国植物志》)

1～2. 叶;3. 花;4. 小苞片

玫瑰茄原产非洲,已有 300 的种植历史,广泛分布于全世界各热带、亚热带地区。1940～1945 年间引入福建。福建省亚热带植物研究所 1964 年开始试种,对其栽培方法和纤维、种子油等的利用进行过研究。现闽南诸县已有生产性栽培,产品主要供外贸出口。我国广东、广西、云南等地亦有栽培。

玫瑰茄具有多种经济价值:其枝条的茎皮纤维可作纺织原料,余下的木质部分可造纸,种子可榨油供工业用和食用,萼片是饮料、食品和药用的原料;叶、花亦可入药。因此,它一向受到印度、埃及等国学者的重视,并已进行了许多研究工作。本种的花萼和小苞片肉质,味酸,常用以制果酱,具有清热解暑、养颜、消斑、解酒等功效。茎皮纤维供搓绳索用。

一、栽培

玫瑰茄原产于非洲苏丹,适于在热带、亚热带短日照条件下生长,喜湿热、耐旱、耐酸性土壤,适应性强,栽植容易。可单作也可与其他作物间作,可成片种植,而房前屋后零星栽植产量更高。玫瑰茄分观赏型和食用型两种,前者株型高大,耐低温,花萼薄;后者茎秆粗壮,分枝发达,喜高温,萼片肉质肥厚。玫瑰茄的种植国外已有几百年的栽培史，我国自20世纪40年代开始引种，60年代初西双版纳也曾引种，但都未形成规模。自20世纪70年代初再次引种，至今已形成具有一定规模的种植[2]。

（一）产地环境

玫瑰茄的栽培要注意其喜温光的生长特性，忌早霜，在25～30℃条件下生长最佳，一般5月底、6月初播种，8月底、9月初蕾，9月中旬开花，10月底、11月初开始成熟采收。整个生育期170余天。

玫瑰茄属直根系，侧根发达，扎根深，适应性广。在中等或者中下肥力砂质土壤和pH 6～8范围的土壤中生长良好，肥地种植易徒长倒伏，在过于瘦薄、粘重的土壤中生长不良，易产生白化苗等生理性病害，生长期中排水不良易染根腐病，烂根死亡。收获时如遇阴雨花萼易霉变，直接影响产量和品质。玫瑰茄对土壤要求不严，一般水田、旱地、坡地均可种植。也可与矮秆作物如花生、豆类等作物或未投产果园行间套种[3]。

（二）生产管理

1. 种子育苗

玫瑰茄为短日照植物，早播不能早收。苗床土壤要用0.1%～0.2%的高锰酸钾溶液消毒，用薄膜覆盖2～3天后再播种。播种前温水浸泡过夜，与草木灰拌匀，播种后覆盖细沙，再加遮阳网。5～7天即可出苗，苗龄20～25天时即可移栽大田种植[4]。

2. 大田栽培

移植大田后，玫瑰茄植株生长至70～80 cm后，剪取半木质化枝条直接大田扦插种植。

3. 田间管理

大田定植要求土壤湿润，结合浇水薄施沼气液肥，中耕除草，以后每月松土除草一次。后期注意控水控肥，促进根系发育，打顶整枝，促进侧枝萌发，同时，修剪的枝条可以用于扦插繁殖。现蕾后可喷施磷酸二氢钾，同时保持土壤湿润，催花保果。现蕾开花期遇干旱易造成落花落蕾，花萼肥大期不可缺水和积涝。

（三）病虫害防治

玫瑰茄抗病能力强，病虫害少。生长期偶有蚜虫、小甲虫等为害；结合修枝，将蚜虫栖居或虫卵潜伏过的顶芽，病枯枝叶，彻底清除，集中烧毁；或配制烟叶水或洗衣粉、尿素、水溶液喷洒。小甲虫繁殖、扩散很快，蚕食叶子，造成产量下降甚至植株死亡，要及时喷药防治。

主要病害有枯萎病、根腐病和白化苗，防治枯萎病，目前尚无有效药剂，主要是要搞好茄地轮作，选用抗病品种。根腐病常在排水不良、施肥不当的情况下发生，要注意开沟排涝，把好施肥技术；白化苗多发生在瘦薄地僵土上，要注意培土施肥，疏松土壤，增施肥料[5]。

玫瑰茄的生长期一般140～150天，但在北方地区保护地栽培，生长期和结果期都会延长，还可以一种多收。当花苞内的子粒变硬或变成褐色时，就视为成熟，此时花萼肥厚，口感酸甜。采摘时，先采下部花萼，后采中部花萼，再采上部花萼，分批分期进行采摘，随熟随采，不可一次采完，这样才能提高质量和产量。采下后随即剥离子包，分开晾晒，剥离子包时注意要保持花萼的完整。玫瑰茄有酸性，很容易发霉，所以采摘后要及时踪晒。采摘时要注意天气变化，尽量选择连续晴天的日子。剥离的花萼要选用干净的场地及用具晾晒，不可污染或将杂物混入其中。晒干的标准是含水量不超过10%。晒干后的产品，要选用干净的包装物装放，置阴凉处保存。不可用装过化肥、烤烟、食盐、茶叶的袋子装放，以免串味或变质[6]。

（四）高产栽培措施

根据玫瑰茄的生态适应性，梁红等[4]通过玫瑰瓶试种，观察其形态特征及试种表现，提出了高产栽培的主要措施是适时播种，及时间苗、补苗，中耕除草和适时追肥。根据不同地区的气温变化，一般在3～5月播种，9～11月采收。但播种因受春季升温过程的影响而有所不同，采收期主要受日照时数的影响由低纬度地区向高纬度地区逐渐延迟。

二、化学成分

玫瑰茄中含有丰富的蛋白质、有机酸、维生素、氨基酸、矿物质、纤维素、半纤维素及大量天然色素。鲜萼含维生素C含量为0.93%、维生素B含量为0.21%、蛋白质为0.45%、灰分为1.34%、果胶为1.39%、水分为87.86%、胡萝卜素为0.01%、淀粉为1.76%、糖分（按葡萄糖计）2.55%，干花萼含总花青苷（色素）1%～1.5%、柠檬酸和木槿酸等有机酸10%～15%、还原糖16%、蛋白质3.5%～7.9%、其他非含氮物质25%、纤维大约为11%、灰分12%及约1%的17种氨基酸。玫瑰茄种子含有13%～21%油脂类，茎皮是良好的纤维[7]。

已有多位前人研究报道出玫瑰茄中的化学成分，现就不同部位所含不同化学成分分述如下。

首先，叶片中主要含有β-谷甾醇-β-D-半乳糖苷（β-sitosterol-β-D-galactoside）。

其次，花冠中色素为黄酮苷类，其主要成分是木槿苷（hibiscitrin），它是木槿黄素（hibiseetin）-3-葡萄糖苷，其次是棉黄素（gossypetin）-7-葡萄糖苷。另外还有少量的另一种化合物，名为玫瑰茄苷（sabdaritrin），被稀硫酸水解产生黄酮醇——玫瑰茄黄素（sabdaretin）。在玫瑰茄花瓣中分离出一种新的棉黄素葡萄糖苷，称为棉黄次苷，它是棉黄素-3-葡萄糖苷。此外除上述化合物外，研究人员还在花瓣中检出了槲皮黄素，可能还有杨梅黄素。玫瑰茄的花瓣中含有4种不含氮的有机酸：乙醇酸、柠檬酸、酒石酸和草酸。

最后，种子含油率为22.7%，碘值52～58，皂化值191～194，折射率（15°）1.474 0。其中，17.5%的为半干性油，碘值115.2，皂化值194.5，折射率1.457。玫瑰茄种子油脂肪酸的组成，为硬醋酸23.1%，油酸29.2%，亚油酸44.4%，环氧油酸3.3%。近期通过对玫瑰茄种子油的进一步研究发现，其脂肪酸组成为：肉豆蔻酸2.1%，棕榈酸35.2%，棕榈油酸2.0%，硬脂酸3.4%，油酸34.0%，亚油酸14.6%，还有3种稀有的酸，即顺式-12,13-环氧-顺式-9-十八碳烯酸4.5%，苹菠酸（sterculic acid）2.9%，锦葵酸（malvalic acid）1.3%。玫瑰茄种子油的不皂化物中含有甾醇类，1966年首次分离得到β-谷甾醇，经过深入研究发现，玫瑰茄种子油中甾醇含量为450 mg/100 g油，其中β-谷甾醇61.3%，还有胆甾醇5.1%，菜油甾醇16.5%，豆甾醇4.1%，α-菠菜甾醇10.0%，以及在植物油中很少发现的麦角甾醇3.2%[8~9]（表17、表18）。

表17　主要化学成分

序号	名称
1	β-谷甾醇-β-D-半乳糖苷
2	木槿黄素
3	木槿苷
4	棉黄素
5	印棉黄苷
6	棉黄苷
7	棉黄次苷
8	矢车菊素
9	矢车菊素-3-葡萄糖苷
10	矢车菊素-3-接骨木二糖苷
11	飞燕草素
12	飞燕草素-3-葡萄糖苷
13	飞燕草素-3-接骨木二糖苷

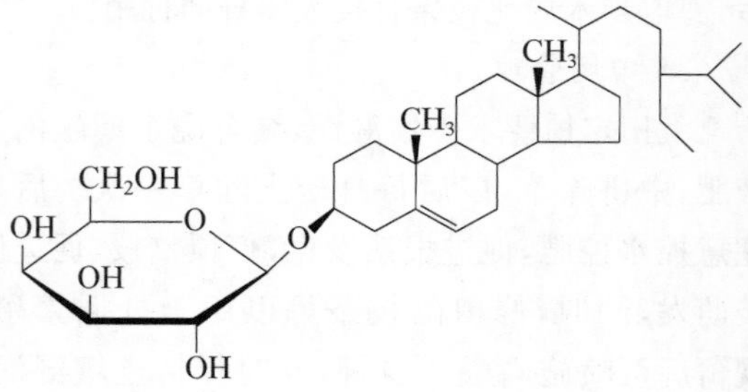

1

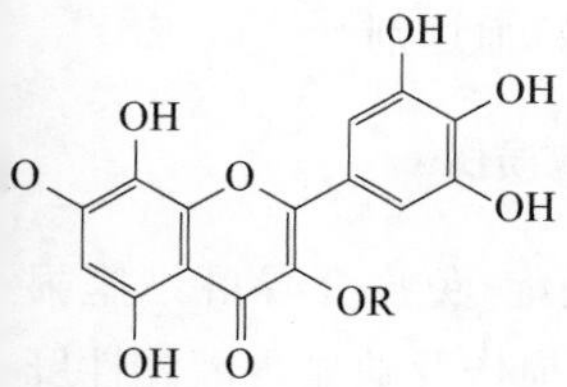

2. R=H
3. R=葡萄糖基

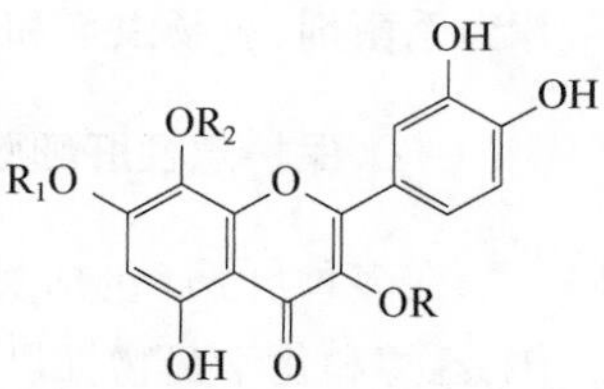

4. R=H，R_1=H，R_2=H
5. R=H，R_1=H，R_2=葡萄糖基
6. R=H，R_1=葡萄糖基，R_2=H
7. R=葡萄糖基，R_1=H，R_2=H

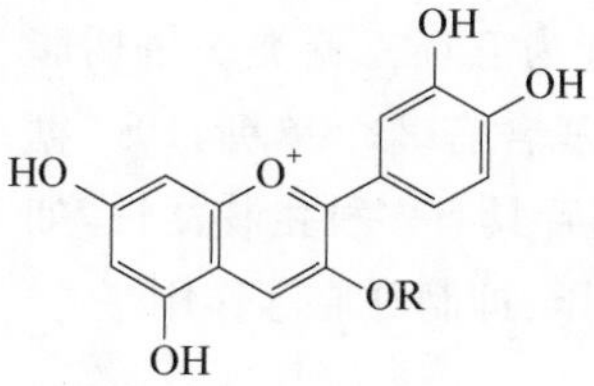

8. R=H
9. R=葡萄糖基
10. R=葡萄糖基-*O*-木糖基

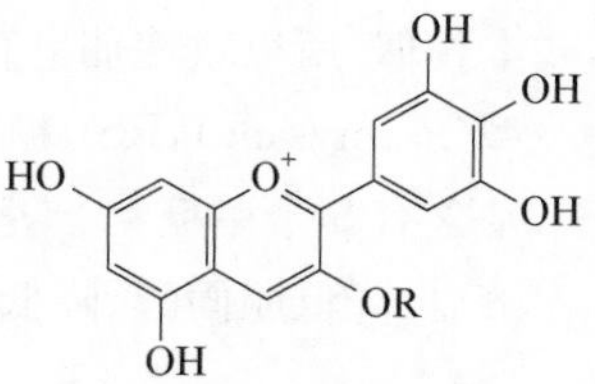

11. R=H
12. R=葡萄糖基
13. R=葡萄糖基-*O*-木糖基

表 18　玫瑰茄籽粕氨基酸组成

项目	含量(%)	项目	含量(%)
天门冬氨酸	4.324	异亮氨酸	1.484
苏氨酸	1.382	亮氨酸	2.737
丝氨酸	1.643	络氨酸	1.003
谷氨酸	7.352	苯丙氨酸	2.008
甘氨酸	1.695	赖氨酸	1.722
丙氨酸	1.648	组氨酸	1.070
胱氨酸	0.720	精氨酸	4.107

（一）花青素类

玫瑰茄色素为花青素类，采用 C_{18} Sep-Pak 柱对玫瑰茄花色苷粗提物进行纯化得到花色苷富集物。采用 Sephadex LH-20 对花色苷富集物进行纯化得到两个组分（组分 1 和组分 2），应用 HPLC-ESI-MS/MS 技术对该两个组分进行鉴定。结果表明，组分 1 中主要含有飞燕草色素-3-*O*-接骨木二糖苷、矢车菊色素-3-*O*-接骨木二糖苷，此外还含有芍药色素-3-*O*-接骨木二糖苷和少量飞燕草花色素衍生物；组分 2 中主要含有飞燕草色素-3-*O*-葡萄糖苷，此外还含有矢车菊色素-3-*O*-葡萄糖苷、芍药色素-3-*O*-木糖鼠李糖苷、飞燕草色素衍生物和少量酚类物质[10]。首次在玫瑰茄中鉴定出芍药色素-3-*O*-接骨木二糖苷、飞燕草色素-3-*O*-葡萄糖苷和芍药色素-3-*O*-木糖鼠李糖苷[11]。

（二）微量与常量元素

此外，玫瑰茄提取物含有还原糖类、苷类、酚类、少量生物碱和树脂类等[10]；将玫瑰茄用去离子水洗涤 3 次，晾干后 95 ℃烘 4 h，取 0.500 0 g 处理后的玫瑰茄测量其微量元素，结果见表 19[12]。

表 19　0.500 0 g 玫瑰茄的微量元素含量

微量元素	Zn	Cu	Fe	Ca	Mg	K	Pb	Cd	Ni
含量($\times 10^{-4}$ g)	42	12	344	6 040	340	6 480	12	0.02	8

从表中可以看出玫瑰茄中的常量元素有钠、钾、钙、镁等，微量元素有锌、铁、锰、铜；γ-生育酚等。分析玫瑰茄种子、茎、叶、花萼水溶性和脂溶性提取物的抗氧化活性，发现玫瑰茄种子是脂溶性抗氧剂，尤其是 γ-生育酚的优良资源。玫瑰茄种子油属于亚油酸或油酸类型，其较丰富的脂肪酸是十八碳两个双键。甾醇类有 β-谷甾醇、菜油甾醇、δ-5-燕麦甾醇、胆甾醇和赪桐甾醇。油中总生育酚包括 α-生育酚、γ-生育酚、δ-生育酚。提示玫瑰茄种子油可能有重要的工业用途。

三、有效成分研究

（一）皂苷

玫瑰茄皂苷对玫瑰茄皂苷粗品经硅胶柱分离纯化，得到 2 个皂苷单体 RS1、RS2。结构初步分析表明：RS1、RS2 的皂苷元均与齐墩果酸基本相似，所以玫瑰茄皂苷为五环三萜类 β-香树脂型（β-amyrane），RS1 糖基含有 2 个单糖，RS2 糖基含有 5 个单糖[13]。皂苷具有多种生物活性，如溶血、降低胆固醇、降低压、抑制肿瘤等作用。

（二）多糖

研究表明玫瑰茄提完色素后的残留物还可以进行多糖提取。以玫瑰茄干花萼为原料，利用水浸醇析法可提取玫瑰茄粗多糖，玫瑰茄粗多糖具有良好的抗氧化活性[14]。

（三）矿物元素

通过原子吸收火焰光度法对玫瑰茄花萼的营养元素进行测定分析，玫瑰茄中富含钙（10.536 mg/g）、镁（5.714 mg/g）等常量元素，富含铁（274.236 μg/g）、锰（19.098 μg/g）、锌（36.306 μg/g）等微量元素，对补充钙、铁及防治动脉硬化、延缓衰老等都有促进作用，因此玫瑰茄具有食用、医用价值及保健功能[15]。

四、药理作用

玫瑰茄用途广泛，近年来国内外对玫瑰茄花萼的保健功能和药理作用进行了广泛深入的研究和报道，例如抗氧化、抗肿瘤、降血压、保护肝脏和保护心血管等作用。制成食物或代茶饮，具有消除疲劳、清热解暑的功效，还具有平喘、利尿以及治疗心脏病和癌症等多种药理作用[16]。玫瑰茄含有的木槿酸被认为对治疗心脏病、高血压、动脉硬化等病有一定疗效。玫瑰茄提取物还含有还原糖类、苷类、酚类、少量生物碱和树脂类等，对肠道子宫肌肉有解痉作用，同时还有驱虫作用，对肠道中的细菌有抑菌作用，并促进胆汁分泌、降低血液浓度和刺激肠壁蠕动，很适合于做清凉饮料。在埃及，花萼广泛用于治疗心脏和神经的疾病；在印度，用花萼、种子、叶片作为利尿、抗坏血病等药物。在塞内加尔，玫瑰茄被推荐为杀菌剂、驱肠虫剂和降血压剂[3]。

（一）保护急性肝细胞损伤

在多种肝病（包括炎症/免疫介导肝细胞损伤、乙醇和化学药物性肝损伤及缺血再灌注性肝损伤等）的肝细胞损伤中，多种酶、自由基以及脂质过氧化反应均发生着较大的变化。

有研究报道[17]以叔丁基过氧化物（t-BHP）诱导异育银鲫（carassius auratus gibel）原代培养肝（细胞）损伤模型，采用不同的给药顺序，通过检测肝细胞培养上清液中谷丙转氨酶（ALT/GPT）、微量丙二醛（MDA）、谷胱甘肽过氧化物酶（GSH-PX）和超氧化物歧化酶（SOD）的含量，研究玫瑰茄水提取液（aqueous extract of *Hibiseus sabdarifa* L.）对急性肝细胞损伤的保护作用。实验以浓度为 1 mmol/L 的 t-BHP 作用肝细胞 2 h 诱导肝损伤模型，结果表明玫瑰茄水提取液能通过提高上清中 GSH-PX 和 SOD 酶活力以及抑制脂质过氧化产物 MDA 的生成来减轻 t-BHP 对肝细胞的损伤，减少 GPT 的释放，使 GPT 活力水平的升高受到明显抑制（$p<0.05$ 或 $p<0.01$），显示出对 t-BHP 造成的肝细胞急性损伤有一定的保护作用。且该保护作用可能与其抗氧化，清除自由基能力有关，这为进一步了解玫瑰茄水提物对损伤肝细胞保护的药理机制提供了基础信息。

玫瑰茄干花萼 80%乙醇提取物对亚砷酸钠（SA）导致小鼠肝损伤具有显著的抑制作用。玫瑰茄花萼水提物抑制硫唑嘌呤（azathioprine）导致小鼠肝损伤的作用，服用玫瑰茄花萼水提物不仅可以防止硫唑嘌呤导致肝坏死，而且还极大程度上保持了肝功能的正常。玫瑰茄花萼提取物具有抑制 CCl_4 导致的小鼠、Wistar 大鼠和 Wistar 白化病大鼠肝损伤的作用。玫瑰茄水提物对对乙酰氨基酚致小鼠肝毒性防护的研究发现，连续喝 4 周的水提液显著改善了小鼠的肝功能，不少学者还对玫瑰茄花色苷的保护肝脏的作用进行了研究。对花色苷（HAs）抑制对乙酰氨基酚诱导的小鼠肝毒性作用进行了研究，试验结果显示 200 mg/ml 剂量 Has 使小鼠肝组织学和生物化学的肝损伤恢复正常状态。服用玫瑰茄花青素能显著的抑制 t-BHP 导致的肝损伤，组织病理学评价显示 Has 还减少 t-BHP 导致包括发炎、白细胞渗出、肝细胞坏死等肝损伤的发生率[18]。

（二）抗氧化

玫瑰茄花萼中不论水提物、醇提物试验中均可发现显著的抗氧化作用，其中花青素是玫瑰茄主要抗氧化活性成分，提取物 HS-C 能抑制黄嘌呤氧化酶的活性，HS-E 具有最强的清除 DPPH 自由基的作用。

有学者[19]利用小鼠体外低密度脂蛋白(LDL)的反馈情况研究玫瑰茄水提物的抗氧化作用，以共轭二烯和硫代巴比妥酸反应物的地层作为早中期小鼠低密度脂蛋白氧化情况指示标。结果表明了玫瑰茄水提物对于体外 Cu^{2+} 介导的 LDL 氧化具有很强的抵抗作用；对 LDL 氧化抑制作用的剂量依赖性浓度范围为 0.1～5 mg/ml。并且研究中还指出，5 mg/ml 的玫瑰茄提取物的抗氧化作用比 100 μm 的维生素 E 具有更有效。这项研究为我们今后定量观察玫瑰茄的体外抗氧化有效性提供了依据。

刘雨潇等[20]通过研究玫瑰茄粗提物和各萃取液对 DPPH 自由基清除功能、还原 Fe^{3+} 能力以及 ABTS 自由基抑制能力的差异，得出其活性由高到低均为：粗提物＞正丁醇萃取物＞乙酸乙酯萃取物＞氯仿萃取物＞石油醚萃取物。其中，玫瑰茄粗提物的 DPPH 自由基清除能力、还原 Fe^{3+} 能力相当或强于 BHT，而对 ABTS 的抑制作用为 BHT 的 50%左右，说明玫瑰茄粗提物具有很强的抗氧化能力。

郝纯青等[21]通过对玫瑰茄红色素的抗氧化性研究表明：①玫瑰茄红色素随着浓度的增大，对 DPPH、超氧阴离子和羟自由基的清除能力逐渐增大，虽然略低于维生素 C，但是在高浓度时分别可以达到维生素 C 的 86.1%、78.5%、88.1%。因此，玫瑰茄既可以作为改进食品和药品的色泽、提高食欲的食品和药品着色剂，又可以作为抗氧化剂添加于食品和药品中，有效地清除体内的有害自由基、延缓衰老。②随玫瑰茄红色素浓度的增加，清除能力也逐渐增强，当浓度较低时，玫瑰茄红色素清除亚硝酸盐的能力是维生素 C 的 11%，当浓度达到 1.25%时，玫瑰茄红色素清除能力是维生素 C 的 73.9%。

（三）护心

有试验研究进行了乳鼠心肌细胞体外培养的情况下，玫瑰茄提取物对缺糖、缺氧以及丝裂霉素 C、氯丙嗪所致体外培养心肌细胞损伤的保护作用。结果表明，经缺糖、缺氧、氯丙嗪和丝裂霉素 C 处理的培养心肌细胞，其培养基中 LDH 含量显著高于正常对照组($p<0.01$)，说明缺糖、缺氧、氯丙嗪和丝裂霉素 C 能使培养心肌细胞损伤导致 LDH 漏出至培养液中的量增多。上述各观察因素分别加入 EHS 后，培养基中 LDH 含量显著低于未加 EHS 的缺糖、缺氧、氯丙嗪和丝裂霉素 C 组，其 p 分别为 $p<0.05$，$p<0.01$。这表明 EHS 对培养心肌细胞缺糖缺氧样损伤及中毒性损伤有保护作用[22]。

1. 降血压作用[23]

有试验研究以 40 只自发性高血压大鼠为模型，连续给药 4 周，通过测定血液中 NO、ET 含量和在大鼠清醒状态下用 ALC-NIBP 无创血压测量分析系统测量记录大鼠尾动脉血压。研究表明，玫瑰茄提取物 2.0 g/kg、1.0 g/kg、0.5 mg/kg 的剂量对 SHR 的收缩压与舒张压均有不同程度的降低，表明玫瑰茄提取物具有一定的降血压作用，高剂量组较中、低剂量组的降压效果更加显著。不同剂量的玫瑰茄提取物能显著降低 SHR 血液中 ET 含量和提高血清 NO 含量，随着剂量的增加影响的效果越明显，表明玫瑰茄提取物降压作用可能是通过降低血液中 ET 含量和提高 NO 含量实现的。

2. 胆固醇作用[24]

通过对玫瑰茄花萼提取物（HSE）抑制大白兔动脉粥样硬化作用进行的研究，研究发现，给大白兔连续服用高胆固醇加 HSE 一段时间，大白兔的血清中甘油三酸酯、胆固醇、水平都比服用高胆固醇膳食组低，服用 HSE 的大白兔动脉重度粥样硬化症状减轻，组织病理学表明在大白兔血管，HSE 减少了泡沫细胞的生成和抑制平滑肌细胞的移动和钙化，由此显示出 HSE 具有降血脂和抑制动脉粥样硬化的活性，所以玫瑰茄可降低胆固醇保护心血管。

（四）抗辐射

冯艳群等[16]用玫瑰茄水煮醇沉方法提取的多糖，通过测试昆明种小鼠受电离辐射后过氧化氢酶、超氧化物歧化酶和谷胱甘肽过氧化物酶的含量，研究玫瑰茄对电离辐射损伤的保护作用。实验结果表明：小鼠受到 5.0 GyX 射线照射后，与 NC 组比较，IC 组小鼠肝组织匀浆中 CAT、SOD、GSH-Px 活力明显降低，MDA 含量明显升高，说明小鼠受 X 射线照射后，其抗氧化酶的活力明显降低，机体内产生大量自由基，从而引发体内大量的脂质过氧化反应，机体的氧化-还原平衡受到破坏。与 IC 组比较，低、高剂量 PHSL 组小鼠肝组织匀浆中 CAT、SOD、GSH-Px 活力明显升高，MDA 含量明显降低，说明 PHSL 能增强 CAT、SOD、GSH-Px 活力，促进自由基清除，抑制自由基引发的脂质过氧化反应，降低 MDA 含量，从而间接抑制脂质过氧化分解对细胞的损伤。这表明 PHSL 能够增强小鼠的抗氧化酶的活力，增强电离辐射小鼠抗氧化应激的能力，对小鼠受到的电离辐射损伤有一定的预防保护作用。

（五）通便、利尿

在非洲等地，玫瑰茄花萼用来辅助治疗便秘。李宗友在对玫瑰茄花萼水提物的通便功能进行的研究中，通过对比玫瑰茄水提物和番泻叶水提物的通便效果，发现喂食剂量 800 mg/kg 的玫瑰茄花萼水提物能导致小鼠湿粪便的显著增加，较之番泻叶呈现出更温和的通便作用，改善正常排便，适度催泻，并有促进小肠转运，增强肠蠕动等特点。玫瑰茄花萼水提物的通便功能可能与其含有的类皂角苷化合物有关[25]。

（六）调血脂、驱虫

玫瑰茄当中含有果酸，果胶，可以起到调血脂抗肥胖的作用；也可以使肠、子宫肌肉解痉，促进胆汁分泌，降低血液浓度。Carvajal-Z O 等[26]研究玫瑰茄花醇提物对 SD 大鼠血脂的影响。大鼠用含高胆固醇（1%）、胆酸（0.25%）、猪油（10%）、含或不含玫瑰茄花提取物 5%（SD5）、10%（SD10）、15%（SD15）的基础饲料喂饲共 4 周。结果与对照组比较，SD10、SD15 组大鼠体质量和粪便干质量均非常显著地减少，而 SD5 组大鼠粪便干质量较高。SD5、SD10、SD15 组的三酰甘油和 LDL 水平均明显降低；SD10、SD15 组总脂质水平明显降低，而 SD5 组更显著地降低（$p \leqslant 0.01$）；各组大鼠胆固醇水平均降低，而 SD5 组更为显著（$p \leqslant 0.05$）；磷脂和高密度脂蛋白（HDL）水平未见明显变化。结果表明 5%玫瑰茄醇提物的降血脂效果最好。玫瑰茄同时具有良好的驱除体内寄生虫和虫卵的作用。

（七）抗肿瘤

玫瑰茄中含有原儿茶酸，具有非常好的抗肿瘤效果，常用于肿瘤切除术后养护的辅助治疗补品。据国外研究人员试验发现，玫瑰茄的原儿茶酸（PCA）对小鼠皮肤肿瘤具有很好的抑制效果。原儿茶酸还对 12-*O*-十四烷酰佛波醇-13-乙酸酯（TPA）诱导的皮肤癌具有抑制作用[27]。玫瑰茄花多酚提取物（HPE）能促进 8 种细胞死亡，在这其中 HPE 对胃癌细胞影响最大，0.95 mg/ml，HPE 可抑制胃癌细胞生长的 50%。同时原儿茶酸还能抑制不同的化学致痛物质的致癌作用[10]。

（八）抑制 α-淀粉酶活性

研究发现玫瑰茄茶提取物对猪胰腺的 α-淀粉酶具高度的抑制活性。从玫瑰茄茶 50%甲醇和丙酮提取物中分别分离到活性成分木槿酸(hibiscus acid)及其 6-甲酯，并对这些成分与其结构相似的柠檬酸(1 种已知的真菌 α-淀粉酶抑制剂)进行了比较。淀粉酶或蔗糖酶的天然抑制剂能减少淀粉和蔗糖在胃肠道中的分解，限制它们的吸收。多种作为碳水化合物(CHO)阻断剂的天然物质体内对大鼠和猪淀粉和蔗糖吸收有影响。SD 大鼠灌胃水或水加淀粉或蔗糖，于不同时间点测定循环血糖水平，测算吸收率；在同时摄食玫瑰茄等 CHO 阻断剂后测定血糖水平，计算曲线下面积。结果表明，玫瑰茄能明显减少淀粉和蔗糖的吸收率。此项结果支持实验假设：适量服用天然的 CHO 阻断剂能安全地降低淀粉和蔗糖的血糖负荷[10]。

（九）刺激人角化细胞增殖

研究表明从玫瑰茄花分离出多糖粗提取物及其以离子交换色谱法分离的 4 个亚部位(1 个中性亚部位和 3 个酸性亚部位)。对人角化细胞的增殖和分化试验表明，粗多糖和所有酸性亚部位能强烈地诱导人角化细胞的增殖达 40%，而中性亚部位则无此作用。线粒体的活性未受影响。由角化细胞交联外膜蛋白的形成测知，粗多糖能诱导原代人角化细胞早期分化[10]。

（十）抗炎

研究玫瑰茄多酚提取物对脂多糖(LPS)处理的 RAW 264.7 细胞中亚硝酸盐和前列腺素 E2 (PGE_2)的抗炎作用，此外采用动物模型进一步证实该提取物对 LPS 诱导的肝炎的作用。结果显示，玫瑰茄多酚提取物使黄嘌呤氧化酶活性减弱 94.6%，减少 LPS 处理的细胞中亚硝酸盐和 PGE_2 的分泌，降低 LPS 处理的大鼠血清谷丙转氨酸、谷草转氨酶的水平，减弱肝脏中脂质过氧化和肝损伤，增强过氧化氢酶活性，增加谷胱甘肽的量。环氧合酶-2(COX-2)、p-c-Jun *N*-末端激酶和 p-p38 表达下调可能与该提取物的作用有关。表明该植物提取物体内外均有抗炎活性[28]。

（十一）抑菌

董莎莎等[29]运用常规水蒸气蒸馏法提取玫瑰茄挥发油，采用气相色谱-质谱联用(GC-MS)的方法分析、鉴定出 48 个化学成分。采用琼脂稀释法对其挥发油进行抗菌活性测试和抑菌试验，结果表明：8 种菌株为敏感菌株。可见玫瑰前挥发油成分具有抑菌作用，这为玫瑰茄的进一步应用与开发提供了科学依据。

（十二）其他

另有实验研究发现玫瑰茄花萼具有抗致畸功能。研究结果表明玫瑰茄提取物对亚砷酸钠促使小鼠骨髓里的多染性红血球形成微核具有非常显著的抑制作用。同时具有镇痛和退热的作用[18]。玫瑰茄中含有的丰富药效化合物还具有其他良好的治疗或辅助治疗的作用：可以通过抑制 HL-60 细胞及 AGS 细胞达到抑制和控制癌细胞的作用；抑制成脂分化；通过舒张动脉血管、抑制血管紧张素转化酶来降压；松弛回肠条；通过抑制 oxLDL-介导的巨噬细胞凋亡和泡沫细胞形成、抑制血管平滑肌收缩等作用来抗动脉粥样硬化。

玫瑰茄中含有丰富的钙、镁、铁、锰等微量元素，对植物的药效活性有一定的促进作用。

五、临床应用

现代医学一般认为服用一定量的玫瑰茄对于高血压、动脉粥样硬化有一定辅助疗效，可降低胆固醇和三酰甘油。有学者[30]研究发现还有部分成分对肠道、子宫肌肉具有解痉挛作用，同时还有驱虫作用，并能促进胆汁分泌，降低血液浓度，刺激肠壁蠕动。

（一）心血管疾病

墨西哥科研人员最近发现，经常饮用玫瑰茄花茶有助于降低人体血液中的总胆固醇和三酰甘油，达到防治心血管疾病的功效。据墨西哥《地方报》报道，墨西哥社会保险协会附属医院对40名40～62岁的心血管疾病患者进行了试验，这些患者年龄大，运动量小，吸烟成瘾或有高血压遗传病史，因此，总胆固醇或三酰甘油均大大超过正常标准。在研究人员的指导下，上述患者每天坚持饮用玫瑰茄花茶3个月以后，经检查发现患者的总胆固醇值平均降低了35.4%三酰甘油降低了18.9%，而高密度脂蛋白（HDL）却增加了10%，增强了清除胆固醇的能力。李升锋等[3]还发现，饮用玫瑰茄花茶还可起到减肥作用。

（二）高血压

每天饮用10 g玫瑰茄干花萼水提液与每天服用两次25 mg的降血压药物（captopril），效果一样好[31]。

（三）糖尿病并发症

玫瑰茄茶能降血糖、调血脂，有利于解除糖尿病患者代谢紊乱的困扰，饮用玫瑰茄浸剂对2型糖尿病性轻度高血压患者具正向效应[32]。

（四）促尿酸尿

1.5%玫瑰茄干花萼泡制的茶，早、晚各1次，具有促尿酸尿的作用[33]。

六、毒理研究

（一）肝肾毒性

李升锋等[18]研究发现，玫瑰茄花萼提取物具有低毒性，在小鼠实验中表明，$LD_{50}>5\,000$ mg/kg。对Wistar白化病大鼠（150～200 g）喂食玫瑰茄水甲醇提取物发现，每天剂量150～180 mg/kg是安全的，而剂量更高可能会对肝造成伤害。有研究报道了服用玫瑰茄花萼的提取物剂量1.15 g/kg、2.3 g/kg、4.6 g/kg的小鼠与没有服用的小鼠相比，体重和肾脏重明显下降，这表明服用较高剂量玫瑰茄花萼提取物会对肾脏造成毒性伤害。

有研究学者使用Wistar大鼠进行了玫瑰茄花萼烯醇提取物的水溶部位剂量安全性实验，大鼠以商业饲料喂饲并自由饮水，共分6组，每组4只，依次灌胃0、1、3、5、10、15剂量水溶部位，每剂量次250 mg/kg。对照组给生理盐水。结果与对照组比较，水溶部位处理组动物血清谷草转氨酶（AST）、谷丙转氨酶（ALT）的水平明显升高（$p<0.05$），而血清碱性磷酸酶和乳酸脱氢酶水平无明显改变。仅发现15剂量次动物的血清白蛋白水平显著升高。组织病理学检验显示，全部给药组动物的肝、心脏均无病理特征。这些结果表明水溶部位的给药量增至15剂量次可能引起肝损害，而较低剂量次（1～10）的作用是温和的。虽然每天平均食用该提取物150～180 mg/kg是安全的，但较高剂量次应谨慎，以免影响肝脏功能[10]。

Fakeye等[30]给大鼠灌胃玫瑰茄干花萼的水和乙醇提取物90天，每30天进行血液、生化和组织学检测。结果发现给予2 g/kg剂量的动物在死亡之前出现严重的体质量减轻并伴腹泻；给予300 mg/kg时，动物摄食量增加，红细胞计数明显减少，总白细胞计数无变化。水和50%乙醇提取物于较高剂量时，AST活性增加，ALT和肌酸酐水平明显受提取物剂量的影响；水提取物在较高剂量时，肌酸酐显著增加。这2个提取物通常不影响胆固醇的水平。与对照组比较，给予醇和水提取物的动物的脾脏质量虽明显减轻，但未观察到组织病理学改变（$p<0.01$）。

（二）遗传毒性

徐雄等[31]用10%玫瑰茄油喂食的三代老鼠，其生长和生殖特性都表现不好，并且改变了类脂物的代谢作用。这可能是由于玫瑰茄种子油中含有 CPFA 和环氧脂肪酸的缘故。用玫瑰茄种子油作为人类食物中的主要脂肪来源可能是不适宜的。然而，他们同时指出，生产氢化了的植物油，包括脱臭和氢化两个步骤，使 CPFA 转变为环丙烷分子的某部分。Iyare 等[32]研究SD大鼠在哺乳期喂饲玫瑰茄水提取物，是否会影响受哺育子代生长和青春期的开始。18 只近交系 10～12 周龄、平均体质量 125 g、有 2 次连续规律的 4 天发情期未生育过的雌性 SD 大鼠随机分成 3 组，每组 6 只。在产仔后的整个哺乳期(21 天)，第 1 组动物饮水为对照组，第 2、3 组分别给予水提取物 0.6 g/100 mL、1.8 g/100 mL 为试验组。结果在哺乳期消耗水提取物可明显减少母鼠的液体和食物摄入量，增加产后体质量并推迟雌性子代青春期的发育。

(三) 生殖毒性

Orisakwe 等[33]研究玫瑰茄花萼水提取物亚慢性给药对大鼠睾丸的影响，对其作为催欲剂进行毒理学评价。动物分 3 个试验组，分别给予水提取物(溶于水中) 1.15 g/kg、2.30 g/kg、4.60 g/kg，对照组仅给予等体积的水。给药 12 周，其间允许动物自由饮水。停药后处死动物，取睾丸称质量，并做组织学镜检，记录副睾精子数。结果睾丸的绝对和相对质量均未发生明显的改变，但 4.6 g/kg 水提取物组大鼠副睾的精子数较对照组显著减少，并观察到有精子解体；1.15 g/kg 组动物细精管变形和正常表皮组织破裂；而 2.30 g/kg 组可见基膜增厚的睾丸肥大。结果表明玫瑰茄花萼水提取物连续亚慢性给药对大鼠睾丸产生毒性。

(四) 玫瑰茄红色素浸膏的致突变研究

有关玫瑰茄的食用安全性研究，福建省卫生防疫站用玫瑰茄红色素浸膏作急性毒性实验，小鼠经口 LD_{50} 为 9 260 mg/kg[34]；国外有人用 Ames 法检测玫瑰茄红色素有致突变性[35]。

参考文献

[1] 国家中医药管理局《中华本草》编委会[M]. 中华本草. 上海：上海科学技术出版社，1999.
[2] 陈建白，纪毅，赵淑娟. 玫瑰茄花萼综合利用研究[J]. 云南热作科技，1987(2)：22－24.
[3] 李升锋，刘学铭，朱志伟，等. 玫瑰茄资源的开发利用[J]. 食品科技，2003(6)：86－88，91.
[4] 刘斌，黎国运，关秀娟. 海口地区玫瑰茄引种栽培技术[J]. 热带林业，2013，41(4)：14－16.
[5] 祁芳斌，陈发兴. 玫瑰茄及其生产栽培[J]. 福建广播电视大学学报，2006(3)：80－81.
[6] 隋申利. 保护地玫瑰茄实用栽培技术[J]. 农业知识(瓜果菜)，2009(4)：24－25.
[7] 鞠玉栋，吴维坚. 玫瑰茄化学成分及其综合利用[J]. 中国园艺文摘，2009，25(12)：171－172.
[8] 曾华庭，徐雄，卓仁松[J]. 玫瑰茄的化学成分及其利用(综述). 亚热带植物通讯，1980(1)：8－18.
[9] 陈木赠，刘东风，庄彪，等. 玫瑰茄籽油的开发研究[J]. 中国油脂，2001，26(5)：10－11.
[10] 顾关云，蒋昱. 玫瑰茄的化学成分与生物活性[J]. 现代药物与临床，2010，25(2)：109－115.
[11] 仰榴青. 玫瑰茄花色苷的纯化、鉴定、药理活性及稳定性研究[D]. 镇江：江苏大学，2012.
[12] 李尚德，关雄泰，徐美亦. 紫荆花与玫瑰茄微量元素含量的比较研究[J]. 广东微量元素科学，2005，1(1)：55－56.
[13] 方幼兰，林曦，林爱琴，等. 玫瑰茄总皂苷的单体分离与结构分析[J]. 厦门大学学报(自然科学版)，2004，43(5)：657－660.
[14] 王锐，周云，何嵋，等. 玫瑰茄粗多糖清除 DPPH 自由基活性研究[J]. 中国农学通报，2011，27(8)：128－131.
[15] 李泽鸿，邓林，刘树英，等. 玫瑰茄中营养元素的分析研究[J]. 中国野生植物资源，2008(1)：61－62.
[16] 冯艳群，李路，田树泰，等. 玫瑰茄多糖对电离辐射小鼠抗氧化应激能力的影响[J]. 特产研究，2013(3)：51－53.
[17] 曹丽萍，丁炜东，殷国俊. 玫瑰茄水提物对 t-BHP 诱导原代培养异育银鲫肝细胞损伤生化指标的影响[J]. 浙江农业学报，2011(2)：273－277.
[18] 李升锋，刘学铭，陈智毅，等. 玫瑰茄花萼营养和药理作用研究进展[J]. 食品研究与开发，2006，27(10)：129－133.
[19] Hirunpanich V, A Utaipat, N P Morales, et al. Antioxidant effects of aqueous extracts from dried calyx of Hibiscus sabdariffa Linn. (Roselle) in vitro using rat low-density lipoprotein (LDL) [J]. Biological and Pharmaceutical Bulletin, 2005, 28(3)：481－484.
[20] 刘雨潇，周骁昳，刘峰，等. 玫瑰茄提取物多酚含量与抗氧化作用研究[J]. 食品研究与开发，2011，32(3)：75－78.

[21] 郝纯青.玫瑰茄红色素的提取纯化及性质研究[D].南昌：南昌大学,2011.
[22] 张家新,余传林,刘菊芳.玫瑰茄提取物对体外乳鼠心肌细胞损伤的保护作用[J].第一军医大学学报,1992(3)：243-245.
[23] 张赛男.玫瑰茄提取物降血压作用实验研究[J].实用中医药杂志,2015(1)：2-4.
[24] 孔佳琦.玫瑰茄的化学成分和药理作用[J].科研.2015(1)：173.
[25] 李宗友.玫瑰茄花萼水提取物的通便作用[J].国外医学(中医中药分册),1998(2)：44.
[26] Carvajal-Zarrabal O, S M Waliszewski, D M Barradas-Dermitz, et al. The consumption of Hibiscus sabdariffa dried calyx ethanolic extract reduced lipid profile in rats [J]. Plant Foods for Human Nutrition, 2005,60(4)：153-159.
[27] Tseng T-H, J-D Hsu, M-H Lo, et al. Inhibitory effect of Hibiscus protocatechuic acid on tumor promotion in mouse skin [J]. Cancer Letters, 1998,126(2)：199-207.
[28] Kao E-S, J-D Hsu, C-J Wang, et al. Polyphenols extracted from Hibiscus sabdariffa L. inhibited lipopolysaccharide-induced inflammation by improving antioxidative conditions and regulating cyclooxygenase-2 expression [J]. Bioscience, biotechnology, and biochemistry, 2009,73(2)：385-390.
[29] 董莎莎,宝福凯,吕青,等.玫瑰茄挥发油的GC—MS分析及其抗菌活性研究[J].大理学院学报,2009,8(6)：1-4.
[30] Fakeye T O, A Pal, D Bawankule, et al. Toxic effects of oral administration of extracts of dried calyx of Hibiscus sabdariffa Linn. (Malvaceae) [J]. Phytotherapy Research, 2009,23(3)：412-416.
[31] 徐雄,陈汉霄.玫瑰茄种子油成分、营养和毒性评价(译述)[J].亚热带植物通讯,1986(1)：36-42.
[32] Iyare E, O Adegoke. Maternal consumption of an aqueous extract of Hibiscus sabdariffa during lactation accelerates postnatal weight and delays onset of puberty in female offspring [J]. Nigerian Journal of Physiological Sciences, 2008(23)：1-2.
[33] Orisakwe O E, D C Husaini, O J Afonne. Testicular effects of sub-chronic administration of Hibiscus sabdariffa calyx aqueous extract in rats [J]. Reproductive Toxicology, 2004,18(2)：295-298.
[34] 福建省亚热带植物研究所.玫瑰茄红色素的研制与应用(简报)[J].亚热带植物科学,1983(1)：30-34.
[35] 关惠燕.市售天然食用色素的致突变性[J].华南预防医学,1985(2)：56.

刺果苏木

刺果苏木[*Caesalpinia bonduc*(L.) Roxb.]为豆科云实属植物,又称大托叶云实。夏季采集叶片,晒干。

刺果苏木为有刺藤本,各部均被黄色柔毛,刺直或弯曲。托叶大,叶状,常分裂,脱落;在小叶着生处常有托叶状小钩刺1对;小叶6~12对,膜质,长圆形,长1.5~4 cm,宽1.2~2 cm,先端圆钝而有小凸尖,基部斜,两面均被黄色柔毛。总状花序腋生,具长梗,上部稠密,下部稀疏;黄梗长3~5 mm;苞片锥状,长6~8 mm,被毛,外折,开花时渐脱落;花托凹陷;萼片5,长约8 mm,内外均被锈色花;花瓣黄色,最上面一片有红色斑点,倒披针形,有柄;花丝短,基部被棉毛;子房被毛。荚果革质,长圆形,长5~7 cm,宽4~5 cm,顶端有喙,膨胀,外面具细长针刺;种子2~3颗,近球形,铅灰色,有光泽。花期8~10;果期10月至翌年3月(图23)。

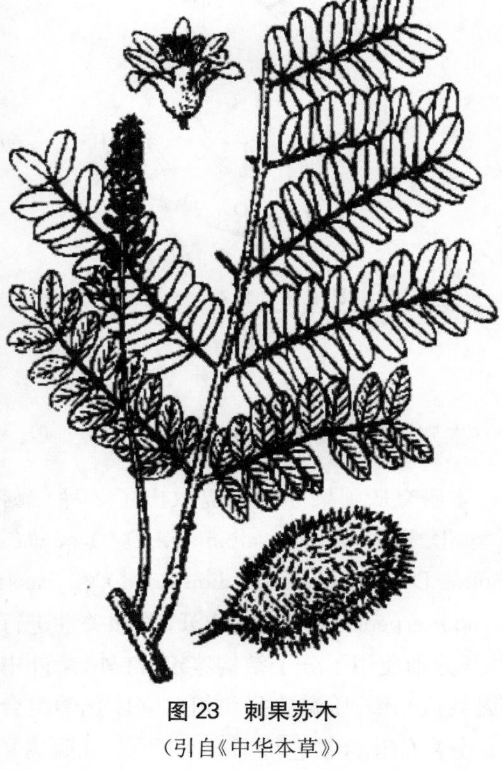

图23 刺果苏木

(引自《中华本草》)

产于广东、广西和台湾;世界热带地区均有分布[1]。

一、栽培

(一)繁殖

研究发现,刺果苏木的人工繁殖方式可通过位于其柄部及花轴部位的叶枕衍生物的愈伤组织得到实现。利用MS培养基(培养基中加入6 mg/L 2,4-*D*和1 mg/L的BA)培养叶枕的愈伤组织,培养一段时间后,再将愈伤组织转移到5 mg/L BA和1 mg/L IAA的MS培养基中,诱导芽的生成。统计得出,新生成嫩芽的成活率达到了87%[2]。

（二）体外再生

刺果苏木的体外再生方案已经从其切除根的外植体通过直接和间接的方式得到规范，这是一种可用于传染性疾病、炎症、麻风病、反周期、发热、泌尿疾病、白带异常、痔疮等疾病威胁的木本豆科植物，还可用作退热药和驱虫药，同时也具有愈合伤口的功效。繁殖时采用 MS 培养基，为 17.75 μmol 苄氨基嘌呤（BAP）和 2.46 μmol 吲哚丁酸（IBA），从根部切除植体的表面直接诱导发芽，平均为 3.40±1.07 株芽。生芽后，在补充中等强度的生长调节剂的 MS 培养基中，容易扎根。在间接器官生成过程中，胶原频率在 9.04 μmol 2,4-D 和 0.88 μmol BAP 的浓度间优化（96.66%）。实验发现在 17.57 μmol 的 BAP 浓度和 2.85 μmol 的 IAA 浓度下，平均有 15.30±5.25 枝条从根的愈伤组织分化出来，通过愈伤组织芽的再生根植于中等半强度（2.95 μmol IBA）生长调节液的培养基中。生根的小植株转移至含有无菌土壤的盆中，成活后，在温室条件下培养三周，然后转移到自然环境即可正常生长。与直接播种栽培成活率（60%）比，通过根的愈伤组织再生的植株存活率为 95%以上[3]。

二、化学成分

（一）黄酮类

刺果苏木的生物活性制导分馏法分离出了 7 个黄酮类化学成分。分别是 7-羟基-4′-甲氧基-3，11-脱氧高异黄酮（1），4，4′-二羟基-2′-甲氧基-查尔酮（2），7，3′-二羟基-3，11-脱氧高异黄酮（3），木犀草素（4），槲皮素-3-甲基醚（5），山柰酚-3-*O*-*β*-*D*-吡喃木糖苷（6）和山柰酚 3-*O*-*α*-*L*-鼠李糖-（1→2）-β-*D*-吡喃木糖苷（7）。其中化合物 2 表现出良好的抗疟活性化合物 1、3 和 7 也表现出一定的抗疟活性[4]。

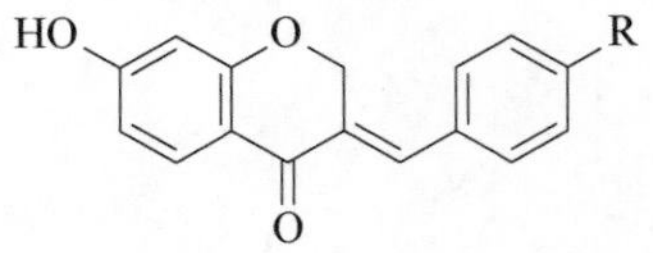

1. R=OCH_3
3. R=OH

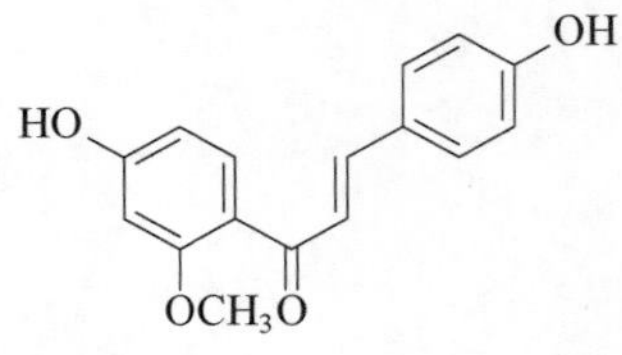

2

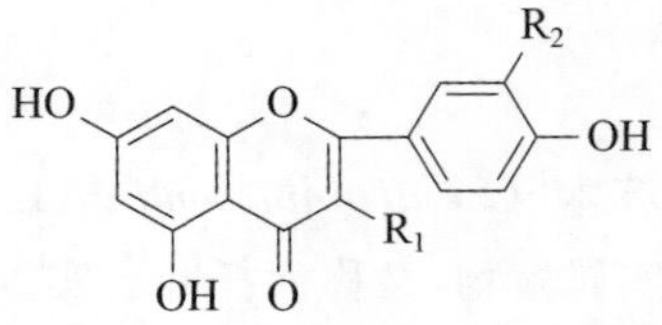

4. R_1=H, R_2=OH
5. R_1=OCH_3, R_2=OH

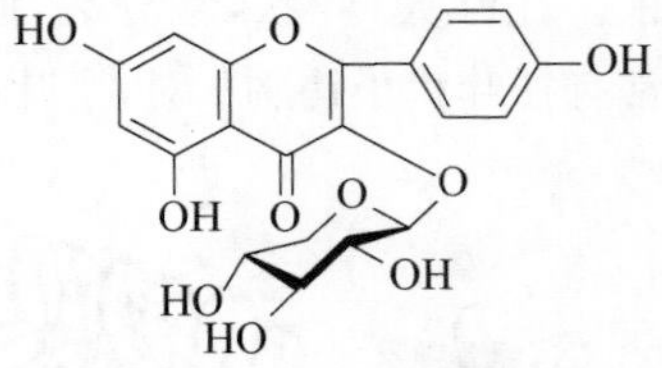

6

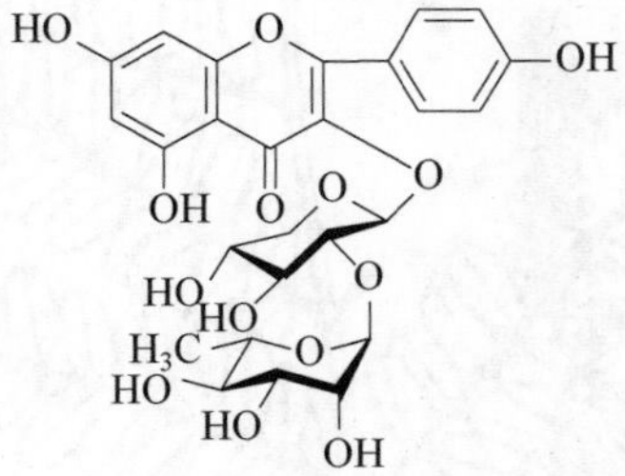

7

（二）二萜类成分 Cassane

本研究从刺果苏木中提取出了 3 种二萜缩酮类化学成分，caesalpinolide-C（1），caesalpinolide-D（2），caesalpinolide-E（3）和 cassane furanoditerpene（4）[5]通过 ROESY 相关性进行了测定，分别使用了分子结构鉴定、红外，紫外中的核磁共振光谱、质谱数据和相对立体化学组合方法。分离的化合物进行了对 MCF-7（乳腺癌）[6]，

DU145（前列腺癌），C33A（宫颈癌）活性和 Vero（非洲绿猴肾成纤维细胞）的细胞抗增殖测试。实验结果表明其具有一定的抗肿瘤活性。

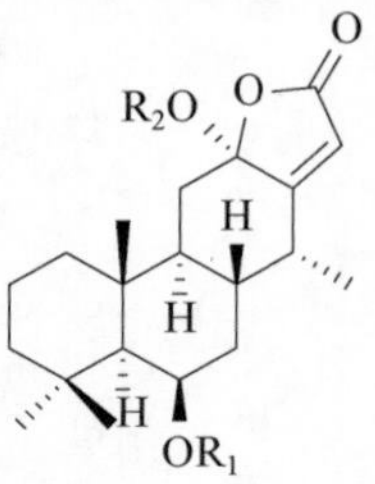

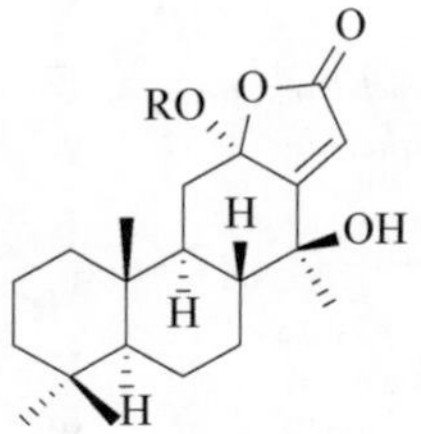

1. R_1=R_2=H
2. R=H
3. R_1=$COCH_3$, R_2=H

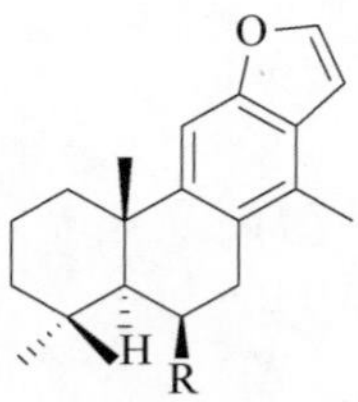

4. R=$OCOCH_3$

（三）次生代谢物 β-谷甾醇

刺果苏木通常也被称为拉他卡，是一种印度地区广泛使用的药用植物。灵敏、简便、准确、高性能的薄层色谱法已经建立用于测定刺果苏木的种子粉末中提取的 β-谷甾醇。这些刺果苏木来自印度不同地区以及 menstrowin 药片中，同时与多种草本植物配方使用用于治疗女性生殖障碍。种子的粉末用甲醇萃取并定量，β-谷甾醇的浓度为 0.113 4 mg/g，籽粉从孟买地区收集而来用作对照。从印度不同地区收集的刺果苏木的种子中 β-谷甾醇的定量也不同，如卡奇、马尔、中央邦和 raigad 地区的浓度分别为 0.208 0 mg/g、0.143 2 mg/g、0.124 4 mg/g、0.082 0 mg/g。β-谷甾醇和多种草本植物制成的 Menstrowin 药片的生命安全浓度为 0.02 mg/g。在定量时使用薄层硅胶 $60F_{254}$ 预涂层钢板（TLC），流动相的比例为甲苯：乙酸乙酯：甲醇（体积比）7：1：0.5，薄层扫描仪设置为 366 nm 的荧光/反射模式用于定量。β-谷甾醇反应的线性范围为 5～50 μg/ml，该方法的精度高，准确性好[7]。

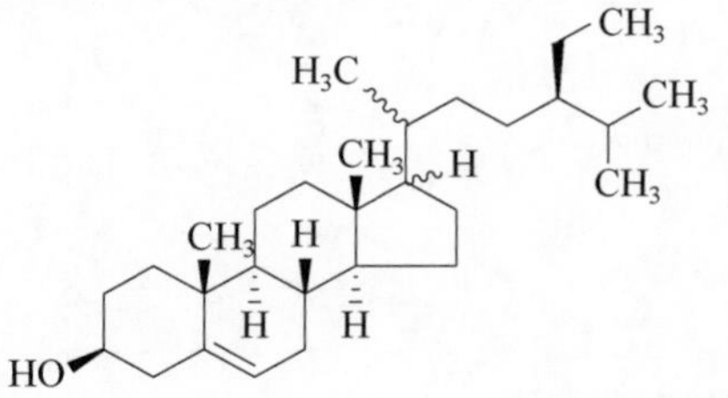

β-Sitosterol

三、药理作用

（一）抗菌

采用抗真菌活性测定通过琼脂扩散法[9]，使用无菌 SDA 试管，并将这些在接种试验化合物在室温下的倾斜位置来接种。真菌测试：接种在倾斜培养基上之后和观察 7 天的潜伏期内的生长抑制效果。

同样通过琼脂扩散法测定[10]，培养 24 h 之后，将一块 10^4～10^6 CFU 的 MHA 板平铺其上。用无菌金属接种针插入后取出，挖出多条中空的通道，将不同测试浓度的样品加入到各孔中，试验板在 37 ℃下培养 24 h 后将抑制区域的细菌增殖效果与标准的抗生素比较。

结果表明刺果苏木具有良好的抗菌活性，可同时抑制真菌和细菌的增殖，与标准抗生素对比发现，效果并不及抗生素使用效果好，但相对对照组具有明显疗效[8]（表 20、表 21）。

（二）止泻

用盘扩散法研究刺果苏木叶馏分和甲醇提取物对 4 种革兰阳性菌和 5 种革兰阴性菌的抗菌潜力。分别使用 300 μg/盘、500 μg/盘和 800 μg/盘浓度的盘培养基。卡那霉素（30 μg/盘）用作标准药物。叶提取物的止泻活动在用洛哌丁胺的蓖麻油诱导的腹泻模型大鼠在两个剂量（200 mg/kg 和 400 mg/kg）都进行了评价，通过海水虾杀伤力测试，以评估其细胞毒性。

表 20　刺果苏木种子提取物的抗真菌活性

真菌	样品	结论	对照	结论
Candida albicans	M			—
	E	—	Ga	—
	W	—	Gb	—
	B	—		
Nigrospora oryzae	M	+		
	E	—	Ga	++
	W	+	Gb	+
	B	+		
Stachybotrys atra	M	++		
	E	+	Ga	+
	W	+	Gb	+
	B	+		
Curvularia lunata	M	++		
	E	++	Ga	++
	W	++	Gb	++
	B	++		
Drenchslera rostrata	M	+		
	E	++	Ga	++
	W	+	Gb	+
	B	+		
Aspergillus niger	M	++		
	E	++	Ga	+
	W	+	Gb	++
	B	++		
Pleuroetus oustreatus	M	++		
	E	+++	Ga	++
	W	++	Gb	+++
	B	+++		
Allescheria boydii	M	++		
	E	++	Ga	++
	W	++	Gb	++
	B	++		
		+++		
		++	Ga	+++
		++	Gb	++
		++		
Epidermophyton flocosum	M	++		
	E	++	Ga	++
	W	++	Gb	++
	B	++		

表 21　刺果苏木种子提取物的抗细菌活性

细菌	样品	抑制圈		AMP	
		100 μg/100 μl	200 μg/100 μl	100 μg	200 μg
Corynebacterium diphtheriae	M	—	—		
	E	—	—	19	20
	W	7	9		
	B	—	—		
Stretococcus pyogenes	M	—	—		
	E	—	—	17	20
	W	8	9		
	B	—	—		
Shigella flexneri	M	—	—		
	E	—	—	16	18
	W	6	7		
	B	—	—		
Pseudomonas aeruginosa	M	—	6		
	E	—	6	—	—
	W	—	6		
	B	7	8		
Klebsiella pneumoniae	M	—	7		
	E	8	10	17	20
	W	—	—		
	B	—	6		
Escherichia coli	M	—	7		
	E	—	7	19	20
	W	—	—		
	B	—	6		
Vibrio cholerae	M	—	—		
	E	—	—	19	20
	W	—	—		
	B	—	—		
Staphylococcus aureus	M	—	7		
	E	—	7	22	23
	W	—	—		
	B	—	8		
Proteus mirabilis	M	—	—		
	E	—	—	16	17
	W	—	—		
	B	—	—		
Salmonella typhi	M	—	—		
	E	—	—	20	22
	W	—	—		
	B	—	—		

结果表明，甲醇提取物和其他 3 个部位的提取成分在高浓度时均具有良好的抗菌活性。氯仿部分显示在所有三个浓度之间均有较大活性，几乎对所有细菌具有明显的杀伤效果。甲醇提取物在 800 μg/盘时对金黄色葡萄球菌获得最大抑制区域(25 mm)。止泻测试表明，所有分数均显示出剂量依赖性($p<0.05$)。乙酸乙酯部位提取物对排便有较大抑制作用(51.11%)，还有 57.75%的抑制由洛哌丁胺获得[11]。

(三) 抗疟

刺果苏木的幼嫩枝叶被广泛应用于尼日利亚的西南地区，常与其他药用植物一起配合水煎用来抗疟疾。为了调查和验证刺果苏木在用作新型抗疟药物或药引方面的传统使用，研究人员分别从刺果苏木粗提取物的体外抗疟活性和分离出的活性成分以及溶剂的分级等方面进行了研究。其中，体外抗疟活性以恶性疟原虫 FCR-3 氯喹敏感株的选择性进行评价，并以小鼠乳腺肿瘤 FM3A 细胞作为宿主模型进行药物毒性和敏感性研究。结果显示，刺果苏木的乙酸乙酯和石油醚水溶性溶剂馏分的抗疟活性分别在 EC50 为 16 μg/ml 和 18 μg/ml 的选择性指数 SI 的值为 0.69 和 0.29。研究发现，刺果苏木的抗疟活性可能是通过其溶剂组分 4,4′-二羟基-2′-甲氧基查尔酮介导[4]。

(四) 抗牛皮癣

据报道，刺果苏木叶在马拉巴尔地区的传统医学中，常被用于医治牛皮癣。为了验证这一消息，科学家们诱导小鼠尾银屑病试验用于抗牛皮癣活性评价，萃取液在 250 mg/kg 和 500 mg/kg 的剂量测试，以瑞士白化小鼠为对象，研究的小鼠尾试验参数是变化的表皮厚度和正角化病百分比值；还分别进行了 HaCaT 细胞系的体外抗增殖效果和体外氧合酶抑制效果的测定。

结果表明，刺果苏木的水醇提取物(CBHAB)和水部分正丁醇部位抗牛皮癣活性对比发现水醇提取物(CBHAW)具有显著抵抗正角化病的作用($p<0.001$)。通过 CBHA 所示最大抗牛皮癣活性为 IC_{50} 为 77.5±12.7 μg/ml[12]。

由此得出结论，本研究表明刺果苏木的叶提物具有良好的抗牛皮癣治疗效果，HaCaT 细胞系的体外抗增殖和体外氧合酶抑制活性等。因此本研究支持刺果苏木叶进行传统的牛皮癣治疗。

(五) 生理调节作用

刺果苏木的种子提物被筛选出用来测试大鼠对寒冷的生理调节功能和游泳耐力，当以 300 mg/kg 的剂量口服给药时，种皮萃取物表现出来显著的抗压力活性及游泳耐力，血清皮质醇水平枯竭和增加的总白细胞计数显示大鼠应激诱发低血糖，而提取物则能显著克服这些失衡表现。结果还发现提取物可以有效控制由于压力引起的高脂血症状态[13]。

(六) 增加子宫收缩力

刺果苏木的叶提物在孕鼠的子宫肌层中的钙依赖性和胆碱效应。提取物(CEBO)可以温和的提高在隔离带中的浓度依赖性，增加收缩力。这种影响力堪比乙酰胆碱。阿托品的存在可以诱发被 Cebo 或乙酰胆碱抑制住的宫缩。可以用作解决缺钙引起的肌肉痉挛，同样 Cebo 也可以解决高钾钙引起的子宫平滑肌的痉挛，Cebo 还可以引起在含有 EDTA 或 EGTA 的无钙溶液中的收缩。这些研究结果表明胆碱受体的存在和 Cebo 的敏感，可能影响钙(阶段性收缩)和细胞储存钙(强直性收缩)的大量涌入，这些都是负责收缩活动的增加子宫的痉挛的肌肉[14]。

四、毒理研究

研究人员以大白鼠为实验对象进行了刺果苏木叶子和幼枝的乙醇提取物的急性和亚急性毒理作用实验。单个提取物剂量为 2 000～

5 000 mg/kg，口服给药，监测观察 14 天研究其急性毒性；在恢复评估 14 天后，以提取剂量为 200～1 600 mg/kg，口服给药，监测观察 28 天，研究其亚急性毒性。毒性检测结果分别以生化、血液和组织病理学检查为指标，并记录下了实验动物没有死亡的所有急性治疗剂量和有显著改变生物标志物和诱导肝细胞损伤的急性治疗剂量。在 200 mg/kg 的亚急性毒性治疗中，与对照组相比，所评估的生物标志物并没有受到影响，而当剂量上升为 400 mg/kg 时，在大鼠中可观察到显著变化，亚急性毒性实验的测试组和恢复组之间没有观察到显著差异，综上所述，刺果苏木的乙醇提取物对大鼠鼠体和器官具有一定的急性和亚急性毒理作用[15]。

参考文献

[1] 中国科学院中国植物志编辑委员会.中国植物志[M].北京：科学出版社，1988.
[2] Cheruvathur M K, J Britto, T D Thomas. Pulvinus: an ideal explant for plant regeneration in Caesalpinia bonduc (L.) Roxb., an important ethnomedicinal woody climber [J]. Acta Physiologiae Plantarum, 2012, 34(2): 693-699.
[3] Kumar S, V Krishna, K Pradeepa, et al. Direct and indirect method of plant regeneration from root explants of Caesalpinia bonduc (L.) Roxb [J].— A threatened medicinal plant of Western Ghats, 2012, 50(12): 910-917.
[4] Ogunlana O O, O Ogunlana. Antiplasmodial flavonoid from young twigs and leaves of Caesalpinia bonduc (Linn) Roxb [J]. Journal of Chemical and Pharmaceutical Research, 2015, 7(1): 931-937.
[5] Yadav P P, R Maurya, J Sarkar, et al. Cassane diterpenes from Caesalpinia bonduc [J]. Phytochemistry, 2009, 70(2): 256-261.
[6] Yadav P P, A Arora, H K Bid, et al. New cassane butenolide hemiketal diterpenes from the marine creeper Caesalpinia bonduc and their antiproliferative activity [J]. Tetrahedron letters, 2007, 48(40): 7194-7198.
[7] Sunita S, S Smruti, S Neelam. HPTLC Method Development and Validation of A Secondary Metabolite-β-Sitosterol from Caesalpinia Bonduc (Linn.) Roxb. Emend. Dandy & Exell. Seeds [J]. International Journal of Pharma and Bio Sciences, 2010, 1(3): 1.
[8] Simin K, S Khaliq-uz-Zaman, V Ahmad. Antimicrobial activity of seed extracts and bondenolide from Caesalpinia bonduc (L.) Roxb [J]. Phytotherapy Research, 2001, 15(5): 437-440.
[9] Washington J. Dilution Susceptibility Test: Agar and Macro-Broth Dilution Procedures [J]. American Soc. For Microbiol., Washington, D.C. (USA), 1980(12): 453-458.
[10] Atta-ur-Rahman, A Nasreen, F Akhtar, et al. Antifungal diterpenoid alkaloids from Delphinium denudatum [J]. Journal of natural products, 1997, 60(5): 472-474.
[11] Billah M M, R Islam, H Khatun, et al. Antibacterial, antidiarrhoeal, and cytotoxic activities of methanol extract and its fractions of Caesalpinia bonducella (L.) Roxb leaves [J]. BMC complementary and alternative medicine, 2013, 13 (1): 101.
[12] Muruganantham N, K Basavaraj, S Dhanabal, et al. Screening of Caesalpinia bonduc leaves for antipsoriatic activity [J]. Journal of ethnopharmacology, 2011, 133(2): 897-901.
[13] Kannur D, V Hukkeri, K Akki. Adaptogenic activity of Caesalpiniabonduc seed extracts in rats [J]. Journal of ethnopharmacology, 2006, 108(3): 327-331.
[14] Datte J, A Traore, A M Offoumou, et al. Effects of leaf extract of Caesalpinia bonduc (Caesalpiniaceae) on the contractile activity of uterine smooth muscle of pregnant rats [J]. Journal of ethnopharmacology, 1998, 60(2): 149-155.
[15] Ogunlana O O, O E Ogunlana, A A Adeneye, et al. Evaluation of the toxicological profile of the leaves and young twigs of Caesalpinia bonduc (linn) roxb. African [J]. Journal of Traditional, Complementary and Alternative Medicines, 2013, 10 (6): 504-512.

肾　　茶

肾茶，又名猫须草、猫须公、肾菜，为唇形科肾茶属肾茶（*Clerodendranthus spicatus* Thunb. C. Y. Wuex H. W. Li）的全草。因其雄蕊酷似猫的胡须，故有猫须草之名[1]。据“贝叶经”版傣医药典《档哈雅》记载，傣家人饮用已有上千年历史，被历代医家和宫廷尊为“圣茶”[2]。全年可采，切段，晒干[3]。据有关资料记载，肾茶味苦、凉，有清凉消炎的功效，临床主要用于治疗急慢性肾炎、膀胱炎、尿路结石和风湿性关节炎等[4]。

肾茶为多年生草本，高 1～1.5 m，茎直立，四棱形，被倒向短柔毛。叶对生；叶柄长 0.4～3 cm，腹平背凸，被短柔毛；叶片卵形、菱状卵形或卵状椭圆形，长 2～8.5 cm，宽 1～5 cm，先端渐尖，基部宽楔形或下延至叶柄，边缘具粗牙齿或疏圆齿，齿端具小突尖，上面榄绿色，下面灰绿色，两面均被短柔毛及散布凹陷腺点，上面被毛较疏。轮伞花序为 6 朵花，在主茎及侧枝顶端组成具总梗长 8～12 cm 的总状花序；苞片圆卵形，长约 3.5 mm，宽约 3 mm，先端骤尖，全缘，具平行的纵向脉，上面无毛，下面密被短柔毛，边缘具小缘毛；花萼钟形，长 5～6 mm，宽约 2.5 mm，外面被微柔毛及突起的锈色腺点，内面无毛，二唇形，上唇圆形，下唇具 4 齿，齿三角形，先端具芒尖，前 2 齿比侧 2 齿长一倍，边缘均具短睫毛，果时花萼增大，长达 1.1 cm，宽至 5 mm，10 脉明显，其间网脉清晰可见，上唇明显外反，下唇向前伸。花冠浅紫或白色，外面被微柔毛，上唇疏布锈色腺点，内面在冠筒下部疏被微柔毛，冠筒狭管状，长 9～19 mm，近等大，直径约 1 mm，冠檐大，二唇形，上唇大，外反，直径约 6 mm，3 裂，中裂片较大，先端微缺，下唇直伸，长圆形，长约 5 mm，宽约 2.5 mm，微凹。雄蕊 4 个，超出花冠 2～4 cm，前对略长，花丝长丝状，无齿，花药小，药室叉开。花柱长长地伸出，先端棒状头形，2 浅裂。花盘前方呈指状膨大。小坚果卵形，长约 2 mm，宽约 1.6 mm，深褐色，具皱纹[5]。花期 5～11 月，果期 6～12 月（图 24）。

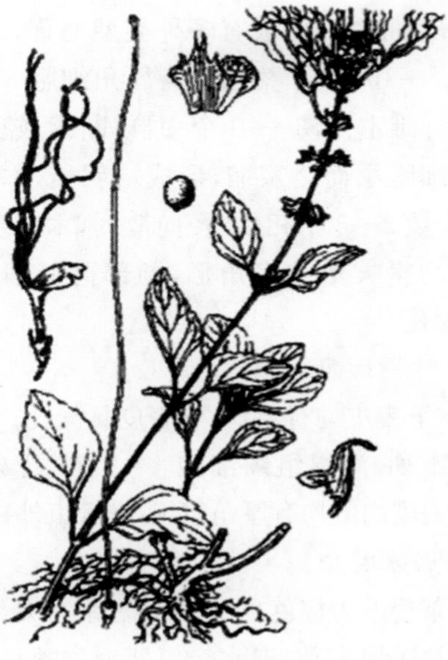

图 24　肾茶

（引自《中华本草》）

该属植物全世界仅有5种，我国仅有1种，主要分布于我国广西、广东、福建、海南、云南及台湾。西双版纳的傣族称猫须草为“牙路妙”或“雅娜妙”，常种于房前屋后的园圃之中，作观赏及药用。

一、生药鉴别

（一）性状鉴别

全草长30～70 cm或更长。茎枝呈方柱型，节稍膨大；老茎表面灰棕色或灰褐色，有纵皱纹或纵沟，断面木质，周围黄白色，中央髓部白色；嫩枝对生，紫褐色或紫红色，被短小柔毛。叶对生，皱缩，易破碎，完整者展平后呈卵形或卵状披针形，长2～5 cm，宽1～3 cm，先端尖，基部楔形，中部以上的叶片边缘有锯齿，叶脉紫褐色，两面呈黄绿色或暗绿色，均有小柔毛；叶柄长约2 cm。轮伞花序每轮有6花，多已脱落。气微，茎味淡，叶味微苦。以茎枝幼嫩、色紫红、叶多者为佳[3]。

（二）显微鉴别

1. 茎横切面

表皮细胞1列，被有多种类型毛茸。表皮薄壁细胞5～10列，于棱角处有厚角细胞3～6列。中柱鞘纤维木化，3～10个一群，断续成环，韧皮部薄壁细胞小而略皱缩，形成层明显，木质导管单个，少数2～3个相聚，径向散列，木薄壁细胞、木纤维均呈方形或多角形，髓部薄壁细胞类圆形，具壁孔[3]。

2. 叶横切面

上、下表皮均有毛茸，下表皮具气孔。栅栏组织细胞1列，海绵组织细胞4～6列，排列疏松。主脉处表皮内侧均有厚角组织，维管束外韧型[3]。

3. 粉末特征

肾茶粉末为棕色，用水合氯醛装片观察，不规则颗粒状团块多数，遇水合氯醛液加热后逐渐溶化。表皮细胞性状不规则，气孔横开或无规则，腺头毛部多为单细胞，腺柄短，1～2个细胞，非腺毛壁具油状突起，2～5个细胞。导管多为螺纹导管，偶见具缘纹孔导管，晶体多为草酸钙簇晶[6]。

二、栽培

（一）生长环境

肾茶喜温暖湿润的气候，生长温度18～32 ℃，最适宜温度为26～30 ℃。冬季气温下降至3 ℃时，部分叶片受冻，但仍能继续开花；低于0 ℃时，地上嫩芽和部分叶片干枯。可在肥沃或瘦瘠的地方生长，也可在空旷地或荫蔽的环境生长。对光照和土壤要求不严，但在土质疏松、肥沃、排水良好的砂质壤土并有一定隐蔽条件下栽培较为适宜。

（二）生产管理

1. 种苗繁育

目前生产上所用肾茶全部来源于栽培品，栽培的品种有白花肾茶和紫花肾茶两种。肾茶具有巨大的开发利用价值，探讨快捷有效的繁殖方法是加快肾茶产业化发展的必要途径。由于肾茶结实率低，种子难以收集，所以一般不采用种子繁殖。肾茶可采用扦插、压条、分株及组织培养等方法进行种苗繁育，多用扦插繁殖和分株繁殖[3,7]。

（1）种子繁殖：选春末夏初成熟种子，随采随播。10天左右出苗，苗期注意除草浇水，并追施少量稀薄的氮肥，育苗1个半月以上，苗高10～15 cm，即可选阴天或小雨天定植[8]。

（2）扦插繁殖：张丽霞等[7]通过对肾茶扦插繁殖技术的研究发现肾茶以嫩枝做插穗并以壤土或砂质土作基质，可获得较高的扦插成活率，实验扦插生根率高达98.89%～100%。

苗圃地宜选在土壤肥沃且半荫蔽的环境，3～4月间选择当年生或二年生的主枝或侧枝除去顶端幼嫩部分后剪成长为10～15 cm的插穗，适当修剪部分叶片，按行距5 cm×10 cm或

5 cm×15 cm斜插于苗床中，入土深度为插穗长度的1/2。插后稍加压紧和浇水，经常保持土壤湿润，7～12天后生根，生根后1周即可定植[9]。

(3) 压条繁殖：压条繁殖是指在不脱离母株的情况下，将枝条压入土中，使枝条与土壤接触部位生根，再将发根的枝条剪离母株，成为新的独立植株的繁殖方法。选择长度为80～100 cm的半年生肾茶茎，采用低压法压入植株周围的土壤，深度为5～8 cm，繁殖期间保持充足的土壤水分，压土部分的根长出4～6 cm时(约15天)，用枝剪将枝条从母株分离，并回土埋好，7天后即可成为新的植株，可以移植[10]。

(4) 分株繁殖：春季将带芽的根、茎挖起，去梢后切开至多株，每株应带有根、茎、芽，分株过程防日晒。挖穴种植，栽植深度根据肾茶根的长势而定，一般在15 cm左右，芽头露出土面，保持根系湿润。

(5) 组织培养：李任珠等[11]研究认为：节间的愈伤组织难分化出丛芽，宜用茎尖、幼叶、茎节、节间作为外植体以诱导出愈伤组织。选取带腋芽的嫩茎段进行组织培养，成活率达90%以上[12]。

2. 田间管理

包括中耕除草、肥水管理、施肥管理、水分管理等，雨季注意排水，以免积水烂根。每年中耕除草和追肥7～8次，从种植到收获前，每隔30～45天进行1次，肥料以腐熟厩肥或人畜粪尿等有机肥为好。第2次收获后，追施适量的磷、钾肥，并进行培土，以利于地下部分安全越冬，为来年萌芽打下基础。不同施肥模式和无公害农药对肾茶中熊果酸的含量影响均不显著。

(三) 病虫害防治

1. 根瘤线虫

根瘤线虫主要为害根部，导致病株矮小，生长发育迟缓，叶片褪绿变黄，直至全株死亡。防治方法：与禾本科作物轮作，并用溴甲烷消毒土壤。

2. 其他虫害

红蜘蛛、蚜虫、蝼蛄、卷叶蛾、桔粉蚧壳虫、毛虫和粘虫主要为害嫩叶或茎尖，吸取汁液，使嫩梢枯死，一般发生在5～9月。防治方法：用20%速灭杀丁2 000～2 500倍液、40%氧化乐果1 000～1 500倍液或90%敌百虫800～1 000倍液进行喷杀。

三、化学成分

(一) 酚类、多酚酸类

迷迭香酸(rosmarinic acid)、顺迷迭香酸(*cis*-rosmarinic acid)、迷迭香酸甲酯(methyl rosmarinate)、紫草酸单甲酯(methyl lithospermate)、紫草酸二甲酯(dimethyl lithospermate)、紫草酸乙单甲酯(methyl lithospermate B)、紫草酸乙二甲酯(dimethyl lithospermate B)、咖啡酸(caffeic acid)、咖啡酸衍生物及其他等10多种[13,14]。2012年我国学者Zheng等从肾茶分离出一种酚类新化合物，命名为clerodendranoic acid[13]。

樊飞飞等[14]对肾茶正丁醇部位进行系统分离和化合物鉴定，从肾茶正丁醇部位中共分离得到9个化合物，分别鉴定为：原儿茶酸甲酯(protocatechuic acid methyl ester)、原儿茶醛(protocatechuic aldehyde)、原儿茶酸(protocatechuic acid)、3,4-二羟基苯乙酸甲酯(3,4-dihydroxy benzoethylic methyl ester)、3,4-二甲氧基苯乙酸甲酯(3,4-dimethoxy benz-oethylic methyl ester)、2,5-二羟基苯甲醛(2,5-dihydroxybenzaldehyde)、苯甲酸(benzoic acid)、咖啡酸(caffeic acid)、迷迭香酸(rosmarinic acid)。肾茶正丁醇部位主要化学成分为酚醛、芳香酸及其衍生物，除分离得到之前文献报告的咖啡酸、迷迭香酸等外，还首次分离鉴定4个化合物：原儿茶酸甲酯、3,4-二羟基苯乙酸甲酯、3,4-二甲氧基乙酸甲酯、2,5-二羟基苯甲醛，前3个化合物均为首次从肾茶属植物中分离得到，2,5-二羟基苯甲醛为首次从植物中分离得到。结构式如下。

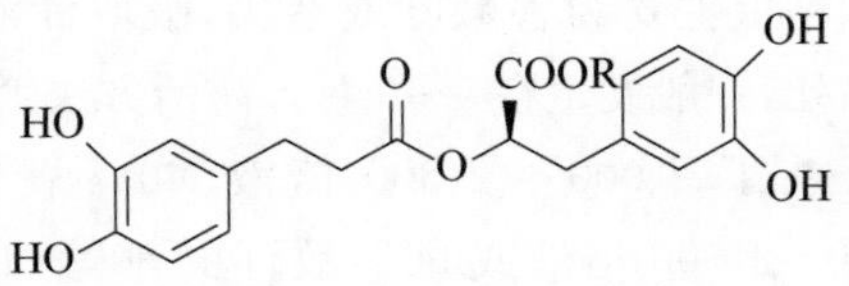

迷迭香酸　　rosmarinic acid R=H

迷迭香酸甲酯　　methyl rosmarinate R=Me

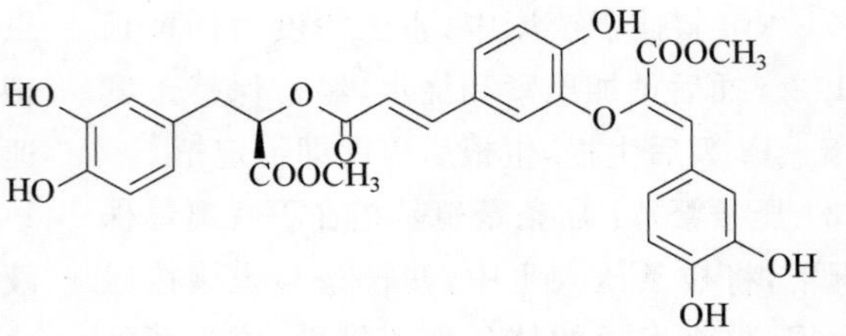

clerodendranoic acid

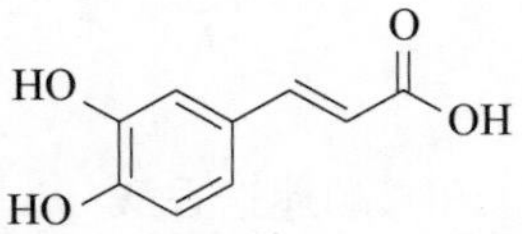

咖啡酸

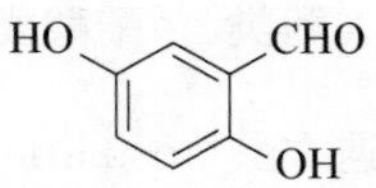

2, 5-二羟基苯甲醛

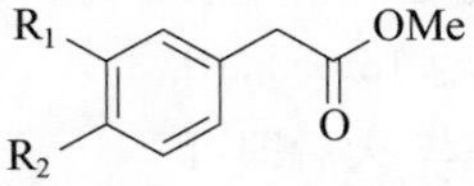

3, 4-二羟基苯乙酸甲酯 $R_1=R_2=OH$

3, 4-二甲氧基苯乙酸甲酯 $R_1=R_2=OMe$

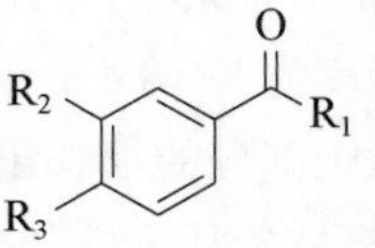

原儿茶酸甲酯	$R_1=OMe$	$R_2=R_3=OH$
原儿茶醛	$R_1=H$	$R_2=R_3=OH$
原儿茶酸	$R_1=OH$	$R_2=R_3=OH$
苯甲酸	$R_1=OH$	$R_2=R_3=H$

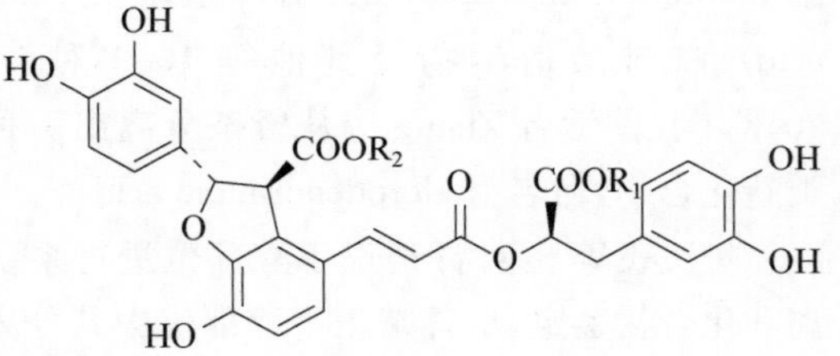

methyl lithospermate　$R_1=H$　$R_2=CH_3$

dimethyl lithospermate　$R_1=R_2=CH_3$

methyl lithospermate B　$R_1=H$　$R_2=$ 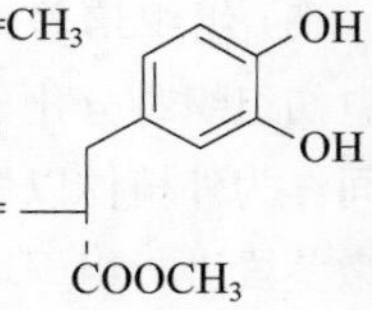

dimethyl lithospermate B　$R_1=CH_3$　$R_2=$ 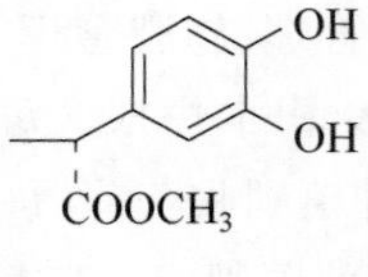

（二）黄酮类化合物

主要有多甲基黄酮化合物、橙黄酮（sinensetin）、泽兰黄素（eupatorin）、异橙黄酮（isosinensetin）、异槲皮素（isoquercetrin）等 20 多种。

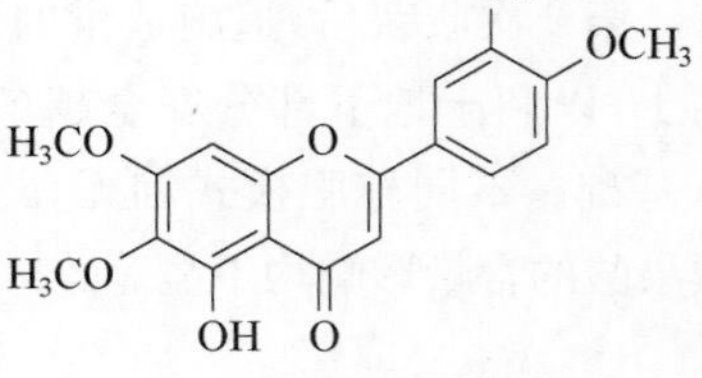

泽兰黄素

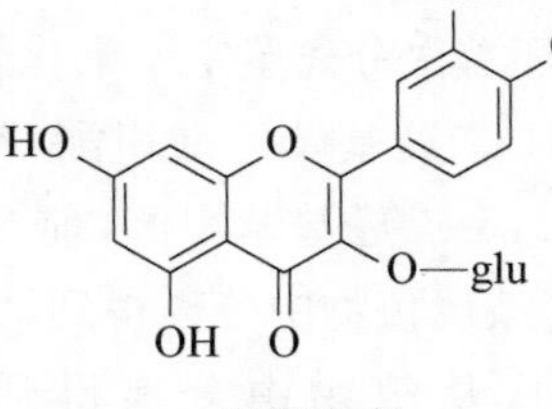

异槲皮素

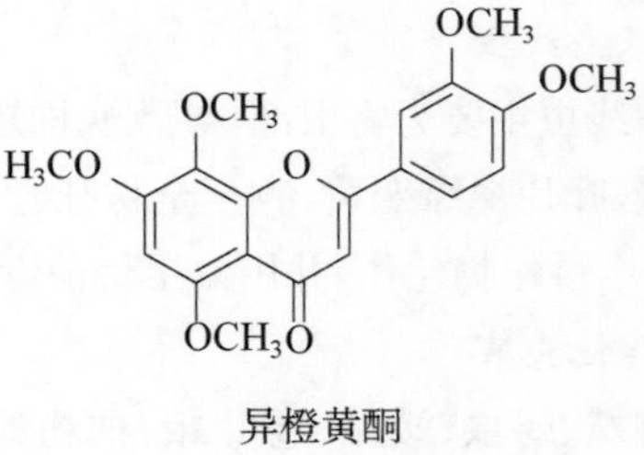

异橙黄酮

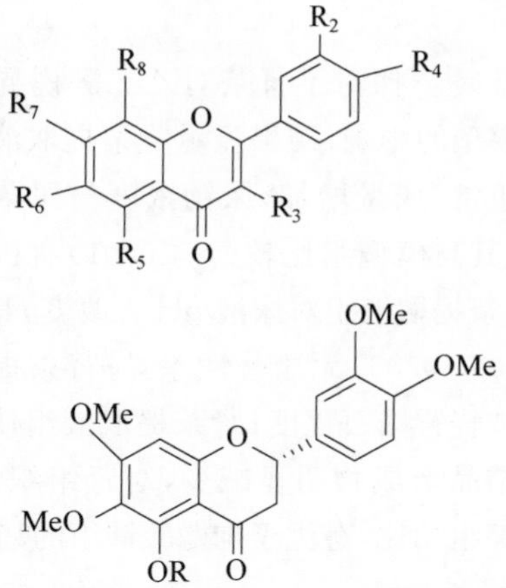

flavonoids from clerodendranthus spicatus

（三）香豆素类

如秦皮乙素(esculetin)。

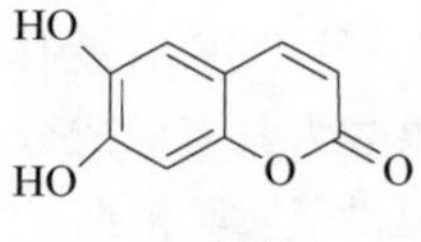

esculetin

（四）二萜类

肾茶中含有丰富的二萜类化合物，包括 33 种异海松烷(isopimarane)型骨架、4 种 20 位甲基被羟化的 isopimarane、4 种 secoisopimarane 型、6 种 staminane 型、2 种 norstaminane 型、2 种 secostaminane 型及其他等 57 种二萜类化合物[15]。

（五）三萜类

从肾茶中分离得到的三萜并不多，仅有 8 个：包括熊果酸(ursolic acid)、齐墩果酸(oleanolic acid)、白桦脂酸(betulinic acid)、山楂酸(maslinic acid)、肾茶三萜酸(ortho-siphonoic acid)、野鸦椿酸(euscaphic acid)、2α，3α-二羟基-12-烯-28-齐墩果酸(2α，3α-dihydroxyolean-12-en-28-oic acid)及委陵菜酸(Tormentic acid)这八种具有药理活性与作用的成分[15]。

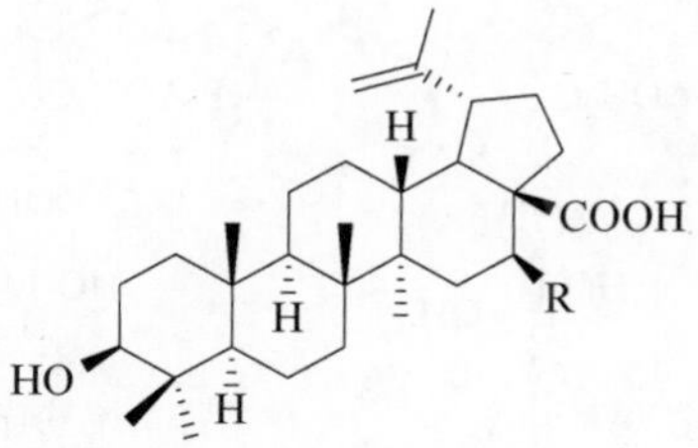

orthosiphonoic acid R=OH
betulinic acid R=H

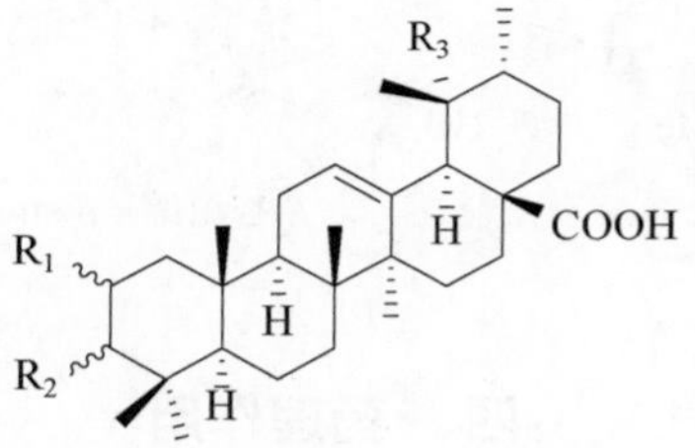

ursolic acid　R_1=H, R_2=β-OH, R_3=H
Tormentic acid　R_1=α-OH, R_2=β-OH, R_3=OH
euscaphic acid　R_1=α-OH, R_2=α-OH, R_3=OH

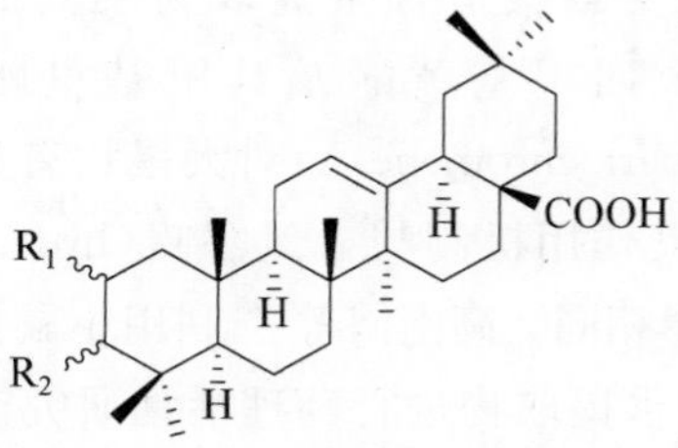

oleanolic acid　R_1=H, R_2=β-OH
maslinic acid　R_1=α-OH, R_2=β-OH
2α, 3α-dihydroxyolean-12-en-28-oic acid　R_1=R_2=α-OH

（六）其他

肾茶烷基苷 A(clerspide A)和肾茶烷基苷 B(clerspide B)、β-谷甾醇(β-stiosterol)、肾茶色烯

A(orthochromene A)、木脂素、色原烯类、挥发油、有机酸、多糖、肌醇及氨基酸。

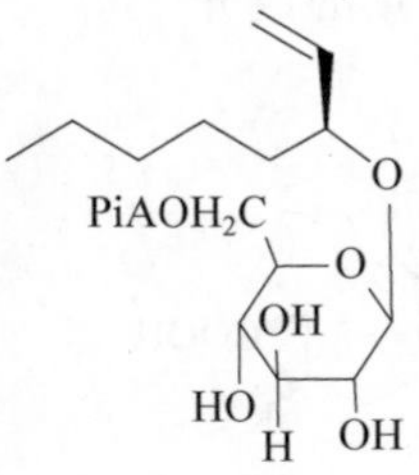

肾茶烷基苷A

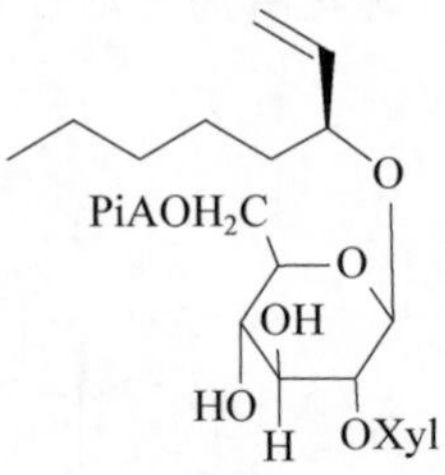

肾茶烷基苷B

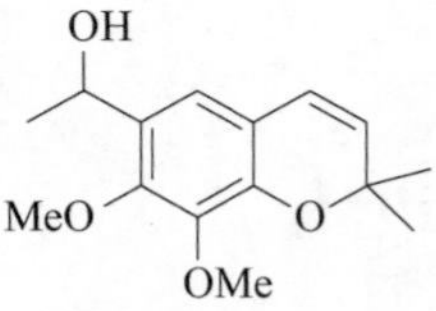

肾茶色烯A

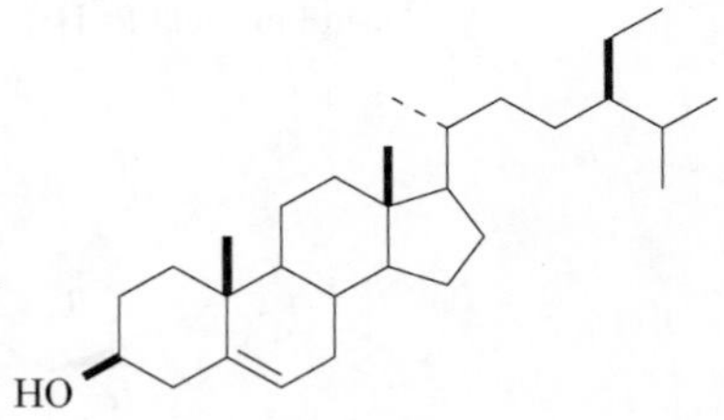

β-谷甾醇 *β*-stiosterol

四、 药理作用

（一）对肾脏的影响

1. 利尿

有多篇文章报道肾茶提取物及其成分橙黄酮和一个四甲基黄酮及其甲基里帕色烯A(methylripariochromene A)对大鼠均有显著利尿作用，且其作用机制与氢氯噻嗪（hydrochlorothiazide)不尽相同。高南南等[16]利用小鼠代谢笼方法对肾茶水提取物进行药理活性研究表明其能增加尿量。蔡华芳等利用大鼠做实验亦得出肾茶具有利尿作用的结论[17]。日本科学家则证明肾茶水提物中的肌醇是其利尿成分[18]。

2. 减少草酸钙结晶在肾组织中的沉积

肾茶的甲醇：水（1：1）提取物以 2 g/kg 的剂量给大鼠口服连续 7 天，可见尿量明显增加并降低高尿酸血大鼠的血尿酸过多[19]。肾茶提取物能明显降低肾结石小鼠尿液及肾组织中草酸和钙含量，减少草酸钙结晶在肾组织中的沉积[20]。

蒋维晟[21]探讨了肾茶对乙二醇诱导的大鼠肾结石模型的影响，结果显示肾茶提取液组大鼠饮水量正常，尿量增加，尿钙浓度与尿草酸的含量降低，其与模型组比较（$p<0.01$）有极显著性差异；肾茶提取液组对尿液 pH 无改变，其与正常组比较（$p>0.05$）无显著性差异；肾茶提取液组能显著减轻肾结石程度；肾茶提取液组使肾小管管腔内结晶形成物明显减少，对肾组织恢复，与枸橼酸钾组相比，有优于枸橼酸钾组的趋势。

3. 治疗肾炎

从中国云南产肾茶分离提取的三萜类化合物熊果酸和齐墩果酸能够抑制 125I-TGF-β1 与 Balb/c 小鼠成纤维细胞受体结合，其 IC_{50} 值分别为 6.9 ± 0.8 μm 和 21.0 ± 2.3 μm。同时对 TGF-1(5 nm)刺激 Minc MvlLu 细胞的增殖有缓解作用，并可抑制 TGF-1 诱导的仁成纤维细胞胶原合成，从而认为是一种 TGF-β1 受体结合的抑制剂，熊果酸和齐墩果酸为其有效成分，为肾茶治疗肾炎的作用机制提供了实验依据[20]。

4. 改善慢性肾功能衰竭

高南南等[22]采用肾茶水提液对腺嘌呤所致慢性肾功能衰竭大鼠进行灌胃，发现血中尿素氮和肌酐含量有效地降低，并可改善贫血症状，增加内生肌酐清除率及尿肌酐的排泄。这种促进毒性代谢产物排泄的作用与其增加肾小球滤过率和肾血流量有关。同时肾茶肾脏组织形态学研究表明，肾茶可使肾小管组织细胞病变减轻，血管球结构病变减少，完整血管球数目增加。

张少贵[23]探讨了肾茶水提取液对腺嘌呤致慢性肾功能衰竭大鼠模型的保护作用及其可能的作用机制。结果表明，肾茶水提取液剂量 2.5～5.0 g/kg 对腺嘌呤致慢性肾功能衰竭模型大鼠肾脏有利尿、促进尿酸、Scr、BUN 排泄、提高肾小球滤过率、降低血清 MDA、减少肾脏 bFGF 产生的作用；肾茶剂量 5.0 g/kg 可抑制肾小管及肾间质细胞 bFGF 表达，其主要机制可能与增加尿酸排泄、改善肾脏功能、抗氧化及抑制成纤维细胞增生有关。

郭银雪等[24]发现肾茶总黄酮 400 mg/kg 灌胃能够减轻肾缺血再灌注损伤大鼠的急性肾损伤，这种作用可能通过抑制肾小管上皮细胞的凋亡来实现，其机制可能是减少大鼠肾组织内自由基生成，增强其抗自由基损伤的能力。

（二）抗炎

肾茶水煎液能显著抑制巴豆油所致小鼠耳郭肿胀，氯仿提取物可抑制角叉菜胶所引起的小鼠足趾肿胀。通过化学—药理追踪认为两类多甲氧基的黄酮：泽兰黄素及橙黄酮为抗炎的有效成分[25]。

高南南等采用小鼠耳肿胀法，连续给药 7 天，肾茶大、中剂量组可使巴豆油引起的小鼠耳肿胀抑制率有所下降，肿胀抑制率分别为 24.89%、20.77%，表示肾茶有较明显的抗炎作用[16]。目前研究认为肾茶抗炎作用主要与它的化学成分迷迭香酸和熊果酸有关，迷迭香酸可抑制花生四烯酸代谢中 5-脂氧酶（5-LO）[26]，熊果酸可抑制花生四烯酸代谢中的脂质过氧化物酶及环氧化酶[25]，还能抑制 PGE_2 合成中环氧化酶-2 蛋白的翻译[27]。

（三）抗菌

高南南等[16]采用琼脂对倍稀释法和 Dcnlay 多点接种器进行药敏试验，发现肾茶水提取成分在琼脂培养基中对变形杆菌的 *MIC* 浓度为小于 0.016 mg/ml，表明肾茶对变形杆菌的抗菌作用很强。另外实验还表明，肾茶对金葡菌 ATCC-25923、草绿色链球菌 556、肺炎链球菌、大肠埃希菌、宋内志贺菌、肺炎克雷白菌-46114 及醋酸钙不动杆菌有抗菌作用。

易富等[28]探讨了肾茶水提取物对 15 种常见临床分离致病菌的体外抑菌效果。结果表明肾茶水提取物对大肠埃希菌、肺炎克雷伯菌、不活跃大肠埃希菌、甲型副伤寒沙门菌、赫尔曼埃希菌、铜绿假单胞菌、鲍曼不动杆菌及金黄色葡萄球菌均具有不同程度的抑菌作用，而对白念珠菌、克柔念珠菌、葡萄牙念珠菌、光滑念珠菌、热带念珠菌及屎肠球菌、粪肠球菌无抑菌作用。

肾茶浸出物对以下几种真菌的孢子发芽具有抑制作用：巴斯德酵母、白念珠菌、黑色根霉菌、青霉菌（*Penicillium digitatum*）、镰刀菌（*Fusarium oxysporum*）及须发菌。肾茶水煎液在体外对金黄色葡萄球菌、大肠埃希菌、铜绿假单胞菌、肺炎链球菌、宋内志贺菌及普通变形杆菌等具有一定的抑制作用[29]。肾茶挥发油及粗提取物对多种真菌具有抑制作用[30]。

（四）降压、对微循环的影响

肾茶提取物在体外能明显抑制猪主动脉内皮细胞中缩血管物质内皮素-1（ET-1）的释放，有效成分主要为甲基里帕色烯 A（methylripariiochromene A）。此外，二萜类和黄酮类成分也与降压有关；甲基里帕色烯 A 皮下注射对自发性高血压脑卒中大鼠（SHRSP）有降低收缩压和心率的作用[29,30]。

2012 年 Trimarco 等[31]比较两种营养品成分组合，一种单用甘蔗脂肪醇、红曲米提取物、小檗碱、叶酸和 Q_{10}，另一种再加用肾茶。试验选取 30 例Ⅰ期原发性高血压与低血管风险的患者，分为两组，经 4 周治疗，所有参与者进行 24 h 动态血压监控，接受加用肾茶的患者显著降低 24 h 平均收缩压及舒张压、基线值和平滑度指数，计算收缩期和舒张期血压显示缓慢降低，而没加用肾茶的患者血压降低不明显。

肾茶中所含有的二萜成分：新肾茶二萜醇 A 及 B、肾茶二萜醇 A 及 B、肾茶二萜酮 A 及 B、苯并色烯类成分（methylripariochoomene、acetovanillochromene、orthochromene A）、黄酮、四甲基黄芩素和橙黄素均具有抑制大鼠胸主动脉收缩的作用。参茶提取物有扩张蛙肠系膜微血管和改变其血流速度及流态的作用，具有改善微循环的正常结构和功能的作用。

（五）降糖

肾茶水浸液（化学筛选主要为酚类化合物及黄酮）对链脲佐霉素（stroptozotocin，STZ）造成糖尿大鼠可观察到降低血糖的作用。肾茶水煎剂对链脲佐霉素（STZ）糖尿病大鼠肾脏的保护作用及其保护机制，与改善氧化应激、抗炎及抑制系膜细胞增生有关[32]。

2011 年 Mohamed 等[33]报道对肾茶叶用不同极性的溶剂，即石油醚、氯仿、甲醇和水连续进行提取的提取物，采用大鼠皮下注射葡萄糖耐量试验为生物活性指标，引导与纯化活性化合物部位，发现仅氯仿提取物 1 g/kg 有显著降低血糖水平，且为 Cf2-B 部位发挥作用。另有一篇报道显示橙黄酮能抑制 α-葡萄糖苷酶和 α-淀粉酶活性，影响肠道对葡萄糖吸收从而发挥降糖作用[34]。2013 年 Mohamed 等[35]应用链脲佐菌素诱导大鼠糖尿病模型评估 Cf2-B 作用，以 1.0 g/kg，每天口服 2 次，连续 14 天，显示降血糖，然而没有增加血浆胰岛素水平，离体试验增加膈肌葡萄糖摄取及降低空肠葡萄糖吸收，均与二甲双胍作用相似，进一步表明肾茶提取物没有刺激胰岛分泌，其降糖可能通过胰外机制。

（六）抗肿瘤

黄酮橙黄酮及四甲基黄芩素在离体条件下对艾氏腹水瘤细胞有细胞毒作用；肾茶的一些化学部位在体外对黑素瘤细胞株有抑制作用。肾茶所含有的多种黄酮类成分和二萜类成分体外对小鼠肝转移性结肠癌细胞 26-L5 有细胞毒活性。

肾茶民间常用于治疗多种血管生成依赖性疾病，例如肿瘤水肿。Ahamed 等[36]评价肾茶 50％乙醇提取物对无胸腺小鼠结肠肿瘤的作用和体外人类静脉内皮细胞的抗血管新生。结果提取物剂量 100 mg/kg 灌胃，能抑制结肠肿瘤生长 47.62±6.4％，而剂量 200 mg/kg 抑制肿瘤生长达 83.39±4.1％。肿瘤组织学检查，显著减少血管化的程度，酶联免疫吸附试验（ELISA），降低内皮生长因子（VEGF）水平。体外试验能显著抑制人类脐静脉内皮细胞（HUVEs）迁移和血管形成，抑制 VEGF 诱导 VEGF 受体-2 磷酸化。

Dole kova 等[37]报道肾茶氯仿提取物和所含单一化合物泽兰黄素（eupatorin）体外试验，能降低癌细胞数量，阻止细胞在 G2/M 周期，并证明泽兰黄素的活性超过氯仿提取物；阻止细胞有丝分裂，伴随细胞凋亡与死亡，对肿瘤细胞有作用的剂量没有杀死正常细胞；它尚可限制内皮细胞迁移和重建 HUVEG 血管。作者认为，其抗肿瘤机制可能与非特异抑制许多蛋白酶引起细胞效应有关。

（七）抗氧化

肾茶的甲醇提取物，体外对二苯代苦味酰肼（DPPH）自由基和超氧离子有较好的清除作用，还可抑制黄嘌呤氧化酶的活性。

2012 年 Alshawsh 等[38]评价肾茶乙醇和水提取物在体外抗氧化（DPPH 法）、抗菌（纸片扩散法）及刺激人体外周单核细胞增殖试验（PBMCS），显示肾茶水、乙醇提取物均有清除自由基活性，IC_{50} 分别为 9.6 μg/ml、21.4 μg/ml。Abdelwahab 等[39]探讨肾茶不同的化学提取部位的抗氧化作用，发现乙酸乙酯提取物的酚酸类部位有较强的抗氧化活性。

（八）免疫调节

岑小波等[40]用雄性昆明小鼠做实验发现肾茶能够显著增强腹腔巨噬细胞吞噬功能、ConA 诱导的脾淋巴细胞增殖反应及 NK 细胞活性，增加溶血空斑形成细胞（PFC）数目，适宜剂量的肾茶提取物能够全面提高正常小鼠特异性及非特异性免疫功能，具免疫调节功能。华西医科大学和凉山州亚热带作物研究所也通过实验证明肾茶具有显著的免疫调节作用[41]。肾茶中的迷迭香酸在适宜浓度下可以抑制 C_3 补体转化酶的活性因而具有较好的免疫调节作用[42]。

（九）抗血小板聚集、抗血栓

Gracza 等[43]于 1985 年报道植物西门肺草 *Eymphytum officinal* L. 中的主要成分迷迭香酸体外可抑制人血小板中 MDA 的形成，其 IC_{50} 为 3.37 mol/L，提示迷迭香酸有抗血小板聚集活性。邹正午等[44]的实验表明迷迭香酸体内可抑制小鼠静脉血栓形成，阻抑胶原诱导的血小板聚集，促进纤维蛋白溶解活性，当剂量为 50 及 100 mg/kg 时血栓形成的抑制率分别为 41.9% 和 54.8%（$p<0.05$），当剂量为 100 及 150 mg/kg 时血小板聚集的抑制率分别为 30.4%（$p<0.05$）和 46.4%（$p<0.01$），血浆优球蛋白溶解时间缩短（$p<0.05$），纤维蛋白原的含量无明显变化。

（十）抗系膜细胞增殖

Makino 等[45]研究表明迷迭香酸能抑制血小板源性生长因子（PDGF）、肿瘤坏死因子 α 诱导的系膜细胞增殖（IC_{50} 分别为 1.4 μg/ml、3.8 μg/ml）这种效应发生在细胞周期的 G_0/G_1 期和 G_1/S 期；迷迭香酸亦能抑制 PDGF 所刺激的系膜细胞中 PDGF 及 C-myc mRNA 的表达。实验表明含迷迭香酸活性成分的 Perilla 叶能抑制鼠类系膜细胞的增殖，并抑制自发性 IgA 肾病模型肾小球肾炎的进展[46]。

（十一）降低胆红素

2009 年，Faizul 等[47]将 MEOA 用于治疗黄疸小鼠，发现给药 3 天后胆红素显著降低到正常水平，特别是高剂量组（500 mg/kg 和 1 250 mg/kg），降低胆红素水平分别从（2.44±0.12）mg/dl 到（0.52±0.12）mg/dl 和从（2.67±0.29）mg/dl 到（0.32±0.21）mg/dl。作者认为，有可能是 MEOA 增加了葡萄糖醛酸转移酶活性从而促进胆红素在肝脏的结合反应，或者提高了胆红素和白蛋白的结合能力，或者其他机制。

（十二）对奶牛乳腺炎的影响

奶牛乳腺炎的发生导致牛奶体细胞增多，严重影响乳品品质。采用肾茶叶柄花等副产物进行水提，研究其自由基清除作用、对 LPS 诱导的 RAW 264.7 释放 NO 的抑制作用、TN F-α 产生的影响及炎症相关因子表达及对体外培养的乳腺上皮细胞的保护作用。结果表明，肾茶副产物提取物能有效清除 DPPH 自由基，降低 LPS 诱导的 RAW264.7 细胞 NO 及 TNF-α 产生，下调 IL-1β、IL-2 表达，上调 IL-10 表达，对 IL-4 无影响；能提高氧化应激下乳腺上皮细胞的活力，同时结果显示肾茶副产物提取物有一定的促进上皮细胞活力作用，且与作用浓度密切相关。肾茶副产物提取物可以作为一种添加剂解决奶牛的乳腺炎问题，为解决牛奶中体细胞增多问题提供新的思路。[48]

五、毒理研究

取小鼠 20 只，18～20 g，雌雄各半。口服 2 g/ml 的肾茶，剂量为 80 ml/kg。连续饲养 7 天，给药后小鼠活动正常，7 天内无一死亡。小鼠毛色光滑贴身，无松毛现象，眼睛明亮，无分泌物，呼吸均匀，四肢行动平衡灵活，刺激后迅速逃避，体重增长正常。结果表明，肾茶口服无毒副反应，$LD_{50}>80$ g/kg[49]。

1999 年黄荣桂等[50]报道以肾茶水提取物制成口服溶液制剂进行小鼠毒性试验，以最大浓度、最大剂量（80 g/kg）灌胃，1 天 3 次，未见毒性，经临床应用，未见不良反应。

2011 年，Mohamed 等[51]对肾茶标准化的 50% 乙醇提取物进行毒性评价，大鼠单剂量每天 5 000 mg/kg 灌胃，观察 14 天，未见毒性反应及死亡。

王立强等[52]报道对肾茶胶囊制剂进行小鼠急性毒性试验，以最大体积给小鼠灌胃，8 h 1 次，日最大给药量 69.06 g/(kg·d)[相当于生药量 690.6 g/(kg·d)]，观察 14 天，小鼠未见异常，大体解剖未见任何脏器有明显改变。并进行大鼠长期毒性试验，以 1.62 g/(kg·d)、4.86 g/(kg·d)、14.55 g/(kg·d)（相当于人拟临床等效剂量 10 倍、30 倍、90 倍），连续灌胃 24 周，均未见毒性意义变化。

亚急性毒性试验，大鼠 1 250 mg/(kg·d)、2 500 mg/(kg·d)、5 000 mg/(kg·d)剂量灌胃，连续 28 天，没有死亡。各剂量给药组大鼠的一般状况、体质量、脏器质量、血液参数及生化值、脏器病理检查结果等与对照组比较，均无明显差别。

研究肾茶提取物对呼吸、循环的影响，以 48 g/kg、144 g/kg、432 g/kg 三个剂量（相当于生药 0.48 g/kg、1.44 g/kg、4.32 g/kg）分别给麻醉犬经十二指肠给药，用 8 道生理记录仪观察呼吸、心率、心电图、血压变化，结果显示均无明显影响[53]，其对小鼠自主活动、运动及入睡也均无明显影响。

六、肾茶的开发利用

（一）保健茶

1993 年，云南农业大学茶学系与思茅地区民族传统医药研究所合作，利用得天独厚的云南大叶种茶与肾茶在药理方面独特的健肾功效相配，开发出了肾茶系列保健茶配方。并在 1993 中国茶叶学会首届青年学术研讨会上作了报道，得到了与会专家的高度评价。其产品经试饮用及专家审评认为，该茶集云南大叶茶及肾茶为一体，为适合不同消费者饮用的佳品，其配方弥补了肾茶单方饮用药味重导致消费者难以接受、市面复方配方单一、茶和肾茶配比不协调等缺陷[54]。陈建白等[55]对猫须草的固体饮料和袋泡茶的研制进行了初步的开发利用研究。

（二）复方肾茶颗粒

复方肾茶颗粒是由肾茶、甘草、地黄、虎杖、土茯苓等药物组成，具有清热解毒、利湿通淋之功效，主治湿热淋证而见尿频尿急、尿道灼热刺痛、尿色黄赤等症状。

（三）复方肾茶合剂

复方肾茶合剂[56]由药用猫须草 30 g，土茯苓 30 g，萆薢 15 g，泽泻 15 g，薏苡仁 30 g，川牛膝 15 g，苍术 9 g，车前子 15 g，黄柏 9 g，丹参 15 g，玉米须 30 g。由院内制剂室统一煎制，每剂煎成 300 ml。每次 150 mL，每天 2 次，分早晚口服。

（四）猫须草胶囊

意大利 Docteur Nature 有限责任公司研发了猫须草精华口服胶囊。马来西亚某品牌公司研发出了 Orifera 猫须草萃取精华胶囊，其主要成分均为肾茶[4]。

参考文献

[1] 刘丹.肾茶的药理作用和日常保健分析[J].现代养生，2015(4)：235.
[2] 焦爱军，冯洁.肾茶的生药学鉴别研究[J].广西医科大学学报，2013，2(3)：2－3.
[3] 国家中医药管理局《中华本草》编委会.中华本草[M].上海：上海科学技术出版社，1999.
[4] 李金雨，康龙泉.猫须草的研究和开发利用进展[J].江西农业学报，2010(3)：99－104.
[5] 中国科学院中国植物志编辑委员会.中国植物志[M].北京：科学出版社，1977.
[6] 王立群，袁经权.肾茶药材质量标准研究[J].中国当代医药，2012，19(7)：57－58.
[7] 张丽霞，彭朝忠，宋美芳，等.傣药肾茶扦插繁殖研究[J].中药材，2011，34(1)：18－20.
[8] 赵应红，林艳芳，张丽丽，等.傣药芽糯妙(肾茶)的研究与应用[C]//2011 年多种传统医学与现代医学诊治若干常见疾病异同性比较专题研讨会论文集.上海，2011.

[9] 王江民.肾茶栽培技术[J].农村实用技术,2005(3)：17－18.
[10] 于旭东,吴繁花,黄勇,等.海南肾茶3种繁殖方法的比较研究[J].安徽农业科学,2009,37(14)：6436－6437,6442.
[11] 李任珠,丁之福.组织培养快速繁殖肾茶的研究[J].海南大学学报：自然科学版,1998,16(3)：239－246.
[12] 王连翠,张玉翠.猫须草的组织培养与植株再生[J].中国农村小康科技,2005,12(3)：16－19.
[13] Zheng Qingxia, Zhaocui Sun, Xiaopo Zhang, et al. Clerodendranoic acid, a new phenolic acid from Clerodendranthus spicatus [J]. Molecules, 2012,17(11)：13656－13661.
[14] 樊飞飞,李晓波,邱明丰,等.傣药"雅糯妙"(肾茶)正丁醇部位的化学成分研究[J].现代生物医学进展,2013(32)：6227－6230,6254.
[15] 陈伊蕾,谭昌恒,谭俊杰,等.肾茶的化学和药理研究进展[J].天然产物的研究与开发,2009,5(38)：IDO：10.3969.
[16] 高南南,田泽,李玲玲,等.肾茶药理作用的研究[J].中草药,1996(10)：615－616.
[17] Gai H, Y Shou, J Wang, et al. Preliminary study on the pharmacological action spicatus [J]. Journal of Chinese medicinal materials, 1997,20(1)：38－40.
[18] Fujimoto T, Y Tsuda. Isolation of myo-inositol from Kumis Kutjing. Yakugaku zasshi [J]. Journal of the Pharmaceutical Society of Japan, 1972,92(8)：1060－1061.
[19] Arafat Om, Tham Sy, Sadikun A et al. Studies on diuretic and hypouricemic effects of Orthosiphon stamineus methanol extracts in rats [J]. J Ethnopharmacology, 2008,118(3)：354－360.
[20] 肖伟,彭勇,刘勇,等.肾茶的研究与开发新进展[J].世界科学技术：中医药现代化,2009,16(2)：5－6.
[21] 蒋维晟.肾茶提取液对肾结石模型影响的实验研究[J].江西中医学院学报,2009(1)：52－54.
[22] 高南南,田泽,李玲玲.肾茶对Adenine所致慢性肾功能衰竭大鼠的改善作用[J].西北药学杂志,1996,11(3)：114－117.
[23] 张少贵.肾茶对腺嘌呤致慢性肾功能衰竭大鼠模型的作用机理研究[D].福州：福建医科大学,2008.
[24] 郭银雪,葛平玉.肾茶总黄酮调节肾缺血再灌注损伤大鼠肾小管上皮细胞凋亡的作用和机制[J].实用中西医结合临床,2019,19(12)：173－175.
[25] Kimura Yoshiyuki, Hiromichi Okuda, Takuo Okuda, et al. Studies on the activities of tannins and related compounds, X. Effects of caffeetannins and related compounds on arachidonate metabolism in human polymorphonuclear leukocytes [J]. Journal of natural products, 1987,50(3)：392－399.
[26] Najid A, A Simon, J Cook, et al. Characterization of ursolic acid as a lipoxygenase and cyclooxygenase inhibitor using macrophages, platelets and differentiated HL60 leukemic cells [J]. FEBS letters, 1992,299(3)：213－217.
[27] Subbaramaiah Kotha, Pedro Michaluart, Michael B Sporn, et al. Ursolic acid inhibits cyclooxygenase-2 transcription in human mammary epithelial cells [J]. Cancer research, 2000,60(9)：2399－2404.
[28] 易富,何宇佳,梁凯,等.肾茶水提取物的体外抑菌实验[J].西南国防医药,2013(10)：1058－1059.
[29] Hashizume R, S Maruyama. Extract from Orthosiphon stamineus of Okinawa and its pharmacological action [J]. Fragrance Journal, 2006,34(8)：54.
[30] Matsubara T. Pharmacological actions of extracts and constituents from an Indonesian traditional herbal medicine. Kumis kucing (Orthosiphon aristatus)(part 3) [J]. Toyamaken Yakuji Kenkyusho Nenpo, 2000(27)：1－6.
[31] Sriplang K, S Adisakwattana, A Rungsipipat, et al. Effects of Orthosiphon stamineus aqueous extract on plasma glucose concentration and lipid profile in normal and streptozotocin-induced diabetic rats [J]. Journal of Ethnopharmacology, 2007, 109(3)：510－514.
[32] 刘广建,黄荣桂,郑兴中,等.肾茶对糖尿病大鼠肾脏的保护作用及其机制研究[J].中国中西医结合肾病杂志,2007,8(1)：32－34.
[33] Mohamed Elsnoussi Ali Hussin, Ali Jimale Mohamed, Mohd Zaini Asmawi, et al. Antihyperglycemic effect of orthosiphon stamineus benth leaves extract and its bioassay-guided fractions [J]. Molecules, 2011,16(5)：3787－3801.
[34] Mohamed Elsnoussi Ali H, Mohammad Jamshed A Siddiqui, Lee F Ang, et al. Potent α-glucosidase and α-amylase inhibitory activities of standardized 50% ethanolic extracts and sinensetin from Orthosiphon stamineus Benth as anti-diabetic mechanism [J]. BMC complementary and alternative medicine, 2012,12(1)：176.
[35] Mohamed Elsnoussi Ali Hussin, Mun Fei Yam, Lee Fung Ang, et al. Antidiabetic properties and mechanism of action of Orthosiphon stamineus Benth bioactive sub-fraction in streptozotocin-induced diabetic rats [J]. Journal of acupuncture and meridian studies, 2013,6(1)：31－40.
[36] Ahamed Mohamed B Khadeer, Abdalrahim Fa Aisha, Zeyad D Nassar, et al. Cat's whiskers tea (Orthosiphon stamineus) extract inhibits growth of colon tumor in nude mice and angiogenesis in endothelial cells via suppressing VEGFR phosphorylation [J]. Nutrition and cancer, 2012,64(1)：89－99.
[37] Dolečková Iva, Lucie Rárová, Jiří Grúz, et al. Antiproliferative and antiangiogenic effects of flavone eupatorin, an active constituent of chloroform extract of Orthosiphon stamineus leaves [J]. Fitoterapia, 2012,83(6)：1000－1007.
[38] Alshawsh Mohammed A, Mahmood A Abdulla, Salmah Ismail, et al. Free radical scavenging, antimicrobial and immunomodulatory activities of Orthosiphon stamineus [J]. Molecules, 2012,17(5)：5385－5395.
[39] Abdelwahab Siddig Ibrahim, Syam Mohan, Manal Mohamed Elhassan, et al. Antiapoptotic and antioxidant properties of Orthosiphon stamineus Benth (Cat's Whiskers)：Intervention in the Bcl-2-mediated apoptotic pathway. Evidence-Based Complementary and Alternative [J]. Medicine, 2010,20(11)：1521－1526.
[40] 岑小波,王瑞淑.肾茶对小鼠免疫功能的影响[J].现代预防医学,1997,24(1)：73－74.
[41] 张平.肾茶的研究进展[J].中国野生植物资源,2000,19(5)：16－19.

[42] Englberger W, U Hadding, E Etschenberg, et al. Rosmarinic acid: a new inhibitor of complement C3-convertase with anti-inflammatory activity [J]. International journal of immunopharmacology, 1988,10(6): 729 - 737.
[43] Gracza Lajos, Heinrich Koch, Eva Löffler. Über biochemisch-pharmakologische Untersuchungen pflanzlicher Arzneistoffe, 1. Mitt. Isolierung von Rosmarinsäure aus Symphytum officinale und ihre anti-inflammatorische Wirksamkeit in einem In-vitro-Modell [J]. Archiv der Pharmazie, 1985,318(12): 1090 - 1095.
[44] 邹正午,徐理纳,田金英.迷迭香酸抗血栓和抗血小板聚集作用[J].药学学报,1993,28(4): 241 - 245.
[45] Makino Toshiaki, Takahiko Ono, Eri Muso, et al. Inhibitory effects of rosmarinic acid on the proliferation of cultured murine mesangial cells [J]. Nephrology Dialysis Transplantation, 2000,15(8): 1140 - 1145.
[46] 李月婷,黄荣桂,等.肾茶的研究进展[J].中国中西医结合杂志,2002,2(3): 3 - 5.
[47] Faizul Faizah M, Norhaniza Aminudin, Habsah A Kadir, et al. Bilirubin lowering potential of Orthosiphon stamineus in temporarily jaundiced adult rats. African [J] Journal of Pharmacy and Pharmacology, 2009,3(7): 359 - 361.
[48] 王钦博,杭锋,穆海菠,等.肾茶提取物对奶牛乳腺上皮细胞的保护及抗炎活性[J].食品工业,2015(8): 178 - 182.
[49] 蔡华芳,寿燕,汪菁菁,等.肾茶的药理作用初探[J].中药材,1997(1): 38 - 40.
[50] 黄荣桂,沈文通.肾茶对尿路结石的治疗作用[J].福建医科大学学报,1999,33(4): 402 - 405.
[51] Mohamed Elsnoussi Ali Hussin, Chung Pin Lim, et al. Toxicity evaluation of a standardised 50% ethanol extract of Orthosiphon stamineus [J]. Journal of Ethnopharmacology, 2011,133(2): 358 - 363.
[52] 王立强,马竑,郭晶,等.肾茶胶囊的急性毒性试验研究[J].中国医药科学,2011,1(11): 33 - 40.
[53] 王立强,孟萍萍,王之.肾茶提取物对实验动物呼吸系统药理作用的研究[J].中国医药科学,2011,1(6): 38 - 39.
[54] 周红杰,秘鸣,冯德强.肾茶的开发和利用[J].农牧产品开发,1995,10(2): 12 - 17.
[55] 陈建白,白旭华.肾茶开发利用的初步研究[J].云南热作科技,1998,21(3): 6 - 8.
[56] 何邦友,徐静京,王丽平.复方肾茶合剂治疗无症状高尿酸血症疗效观察[J].实用中医药杂志,2019,35(4): 426 - 427.

乳 香

乳香为橄榄科植物乳香树(*Boswellia carterii* Birdw)及同属植物 *Boswellia bhaurdajiana* Birdw 树皮渗出的树脂。分为索马里乳香和埃塞俄比亚乳香,每种乳香又分为乳香珠和原乳香。《本草纲目》云:"乳香香窜,入心经,活血定痛,故为痈疽疮疡、心腹痛要药。"《本草求真》云:"乳香香窜入心,既能使血宣通而筋自伸,复能入肾温补,使气与血互相通活,俾气不令血阻,血亦不被气碍,故云功能生血,究皆行气活血之品耳[2]。"

乳香树为矮小灌木,高 4~5 m,罕达 6 m。树干粗壮,树皮光滑,淡棕黄色,纸状,粗枝的树皮鳞片状,逐渐剥落。奇数羽状复叶互生,长 15~25 cm;小叶 15~21 cm,基部者最小,向上渐大,长卵形,长达 3.5 cm,顶端者长达 7.5 cm,宽 1.5 cm,先端钝,基部圆形、近心形或截形;边缘有不规则的圆锯齿或近全缘,两面均被白毛,或上面无毛。花小,排列成稀疏的总状花序;花萼杯状,5 裂,裂片三角状卵形;花瓣 5,淡黄色,卵形,长约为萼片的 2 倍,先端急尖;雄蕊 10,着生于花盘外侧,花丝短;子房上位,3~4 室,柱头头状,略 3 裂。核果倒卵形,长约 1 cm,具 3 棱,钝头,果皮肉质,肥厚,每室具种子 1 颗,花期 4 月(图 25)。

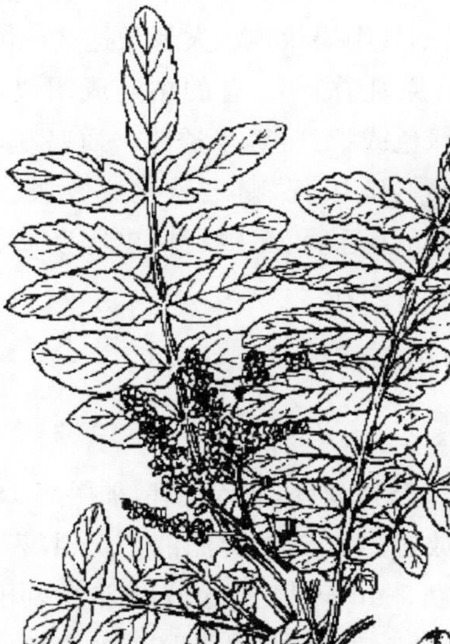

图 25　乳香

(引自《中华本草》)

1. 枝条;2. 花;3. 花萼;4. 果

鲍达乳香树为小乔木,枝条被白毛或无毛。小叶 15~21,长方披针形至长方形,长 2~4 cm,宽 1~1.5 cm,基部圆形或截形,全缘或有锯齿,两面均具白毛,或仅下面呈灰色毡状。总状花序;花白色或绿色,具浅钟状波密毛的花盘,半包围子房。果实未成熟时近锤形,基都变成窄柄状。

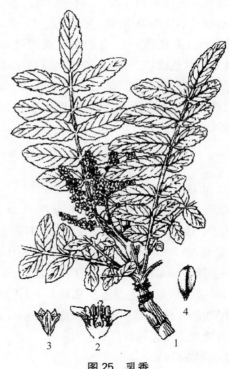

野乳香树为小乔木,高 5~6 m。树皮灰色。小叶 17~21,革质,长方形,长 1.5~4 cm,钝头,具粗毛。圆锥花序;花甚小,淡血色,外面具毛;花丝下半部突然变宽呈鳞片状[3]。春、夏季均可

采收，以春季为盛产期。采收时，于树干的皮部由下向上顺序切伤，并开一狭沟，使树脂从伤口渗出，流入沟中，数日后汇成干硬的固体，即可采取。落于地面者常粘附砂土杂质，品质较次。分布红海沿岸至利比亚、苏丹、土耳其等地，主产于红海沿岸的索马里和埃塞俄比亚[3]。

一、生药鉴别

（一）性状鉴别

乳香呈长卵形滴乳状、类圆形颗粒或粘合成大小不等的不规则块状物。大者长达 2 cm（乳香珠）或 5 cm（原乳香）[1]。有的粘连成团块，淡黄色，微带蓝绿色或棕红色，半透明。质坚脆，断面蜡样。气芳香，味极苦，嚼之软化成胶块。以淡黄色、颗粒状、半透明、无砂石树皮等杂质、粉末粘手、气芳香者为佳[3]。

（二）理化鉴别

1. 化学鉴别

取乳香 0.5 g，研碎，放入烧杯，加甲醇 5 ml，振摇 10 min，放置 24 h，过滤。滤液 2.5 ml，蒸干，残渣加稀硫酸 5 ml 转移到分液漏斗中，用氯仿 10 ml 振摇 5 min，同样方法提取 2 次，每次 5 ml，晾干，尽量除尽氯仿后残渣加醋酸 0.5 ml 溶解，再加醋酸酐—浓硫酸（19∶1）试剂 0.5 ml，此时发现溶液变为紫色，即可辨之[4]。

2. 薄层鉴别

取乳香 0.5 g 加甲醇 10 ml，超声处理 15 min，过滤，取滤液作为供试品溶液；另取乳香对照药材 0.5 g，同法制成对照药材溶液；再取 11-羰基-β-乙酰乳香酸对照品适量，加甲醇制成每 1 ml 含 1 mg 的溶液，作为对照品溶液。照薄层色谱法（TLC）（《中国药典》2010 年版一部附录 Ⅵ B），吸取上述 3 种溶液各 3 μl，分别点于同一硅胶 GF_{254} 薄层板上，以环己烷-乙酸乙酯-甲酸（12∶5∶0.5）为展开剂，展开，取出，晾干，置紫外光灯（254 nm）下检视。供试品色谱中，在与对照品及对照药材色谱相应的位置上，显相同颜色的暗斑[5]。

3. 火试法鉴别

取乳香颗粒以火烧之，微有香气，溶化慢，滴坨少。枫香脂与乳香形色相似，不易辨认，但其火烧香气浓郁，溶化快，滴坨多[6]。

4. 乳香中非法添加松香酸的鉴别

正品与伪品从颜色和形状上看区别不明显，但正品乳香、没药有特异香气，而浸泡松香酸后的伪品则无香气或香气淡，有刺激性酸腐味。

仪器：LG20AD Slution；HPLC（二极管阵列检测器 PDA）（日本岛津公司）；XS105 电子天平（瑞士 METTLER 公司）。

色谱条件：TURNER C_{18} 色谱柱，二极管阵列检测器。流动相：乙腈-1 ml/l 甲酸溶液（75∶25）；柱温：20 ℃；流速：1 ml/min；检测波长：200～300 nm（色谱提取波长为 241 nm）；进样量：10 μl。

对照品溶液制备：取对照品适量精密称定，加甲醇制成每 1 ml 约含 1 mg 的溶液，即得。

供试品溶液制备：将乳香伪品（供试品）粉碎过 20 目筛，取 3～5 g 置具塞锥形瓶中，加甲醇 30 ml，超声处理 10 min（250 W，33 kHz），离心，取上清液，滤过，即得。

结果显示伪品乳香色谱在 241 nm 波长处检出与松香酸色谱保留时间一致的色谱峰，并显相同的特征紫外光谱，均检出松香酸[7]。

二、化学成分

乳香的主要成分为挥发油、树脂以及树胶，其中树脂含量为 60%～70%，树胶含量 27%～35%，挥发油为 3%～8%，其余为杂质和水分[2]。乳香的化学研究始于 19 世纪末，Tschireh 和 Halbey 第 1 次从 *B. carterii* 乳香中分离得到了乳香酸的 α、β 混合物。20 世纪 30 年代 Winterstein 和 Stein 又进一步得到了乳香酸的乙酰化物[8]。乳香主要含大环二萜和五环三萜化合物[9]。之后 Allan 对乳香酸类化合物进行了立体化学研究。此后意大利学者 Nicoletti 等相继得到了大环二萜化合物[10]。印度学者 Pardhy 等[11~13]对印度乳香(*B. serrata*)进行了系统的化学研究,除了乳香酸及其乙酰化物外,还分离得到了乳香酸的 11-羰基衍生物、四环三萜化合物和大环二萜化合物。我国学者周金云、杨影等也从乳香中分离出了多个化合物,具体介绍如下。

(一) 树脂

乳香中树脂成分主要为五环三萜类、四环三萜类、大环二萜类。

1. 五环三萜

五环三萜类是乳香属植物中分布最多的化合物类型,母核结构主要为乌苏烷型(1～12)、齐墩果烷型(13～16)、羽扇豆烷型(17～19),其中最具代表性的是乳香酸及其衍生物[14]。周金云等[9]应用色谱技术进行分离纯化,从乳香中分离出 α-乙酰乳香酸、β-乙酰乳香酸、羽扇-20(29)-烯-3α-乙酰氧基-24-酸、α-乳香酸、β-乳香酸、11-羰基-β-乙酰乳香酸 6 个五环三萜化合物。杨影等[18]对乳香进行分析,从乳香中分离出四个五环三萜类化合物:3-乙酰基氧基甘遂-8,24-二烯-21-羧酸及 β-乙酰乳香酸、3α-羰基甘遂-8,24-二烯-21-羧酸和 11-氧代-3-乙酰基-β-乳香酸,具体结构如下。

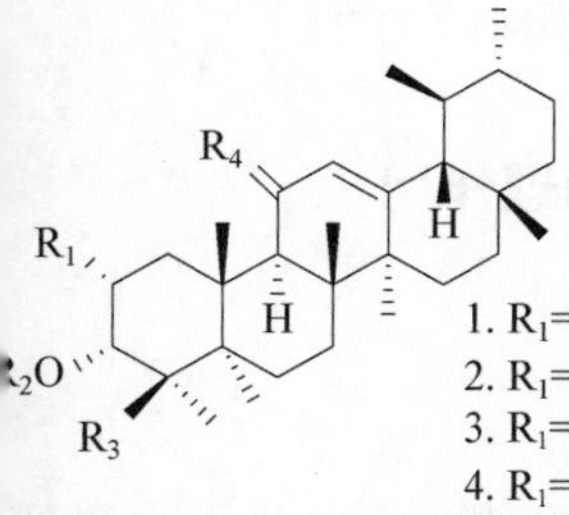

1. R_1=H, R_2=H, R_3=COOH, R_4=H_2
2. R_1=H, R_2=Ac, R_3=COOH, R_4=H_2
3. R_1=H, R_2=H, R_3=COOH, R_4=O
4. R_1=H, R_2=Ac, R_3=COOH, R_4=O
5. R_1=H, R_2=Ac, R_3=COOH, R_4=α-Me
6. R_1=HO, R_2=H, R_3=COOH, R_4=H_2
7. R_1=AcO, R_2=Ac, R_3=COOH, R_4=H_2
8. R_1=H, R_2=H, R_3=CH_2OH, R_4=H_2
9. R_1=H, R_2=Ac, R_3=CH_2OAc, R_4=H_2
10. R_1=H, R_2=H, R_3=Ac, R_4=H_2

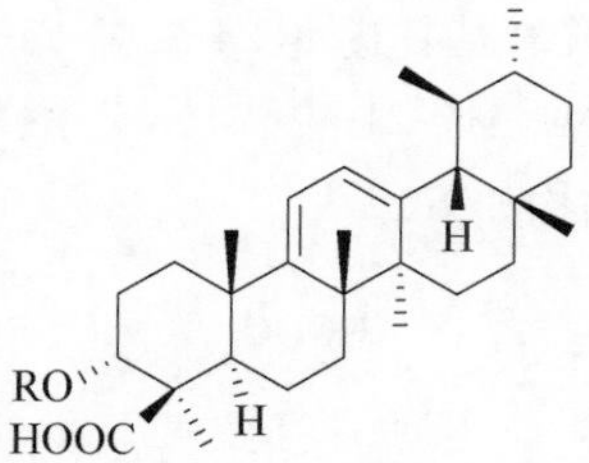

11. R=H
12. R=Ac

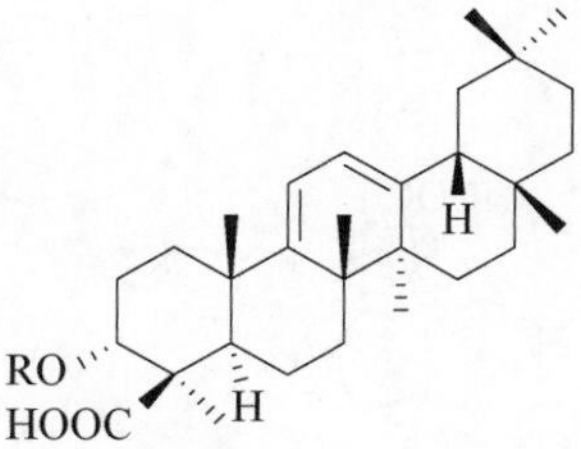

13. R=H
14. R=Ac

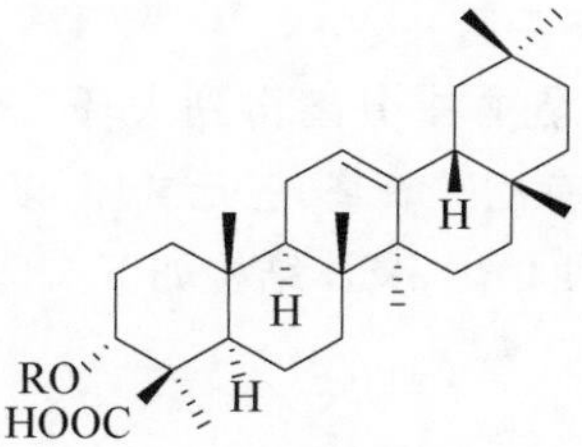

15. R=H
16. R=Ac

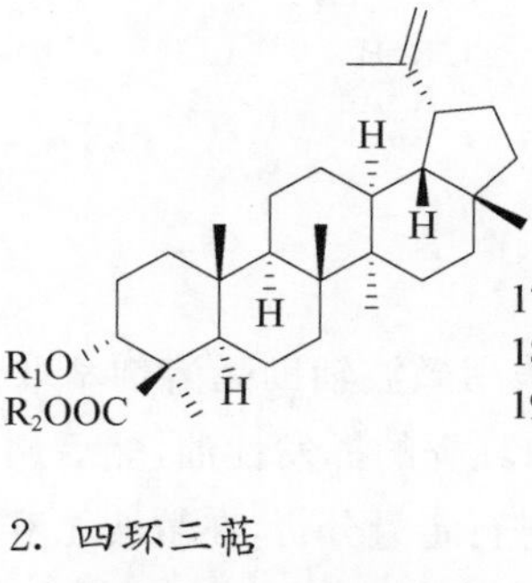

17. R_1=H, R_2=H
18. R_1=Ac, R_2=H
19. R_1=H, R_2=CH_3

2. 四环三萜

乳香中分离得到四环三萜类化合物大部分属甘遂烷型四环三萜,主要有 3-羰基-甘遂-8,24-二烯-21-酸(1)、3α-羟基甘遂-8,24-二烯-21-酸(2)、3β-羟基甘遂-8,24-二烯-21-酸(3)、3α-甘遂-8,24-二烯-21-酸(4)、3β-甘遂-8,24-二烯-21-酸

(5)、3α-乙酰氧基甘遂-8，24-二烯-21-酸(6)、3-羟基甘遂-7，24-二烯-21-酸(7)、3-乙酰氧基甘遂酸(8)，具体结构如下。

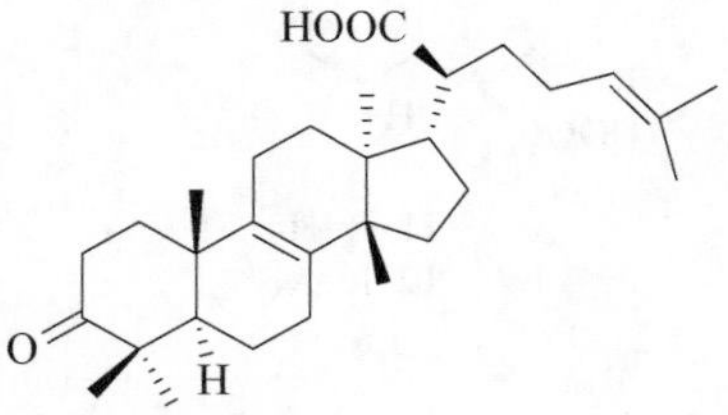

1

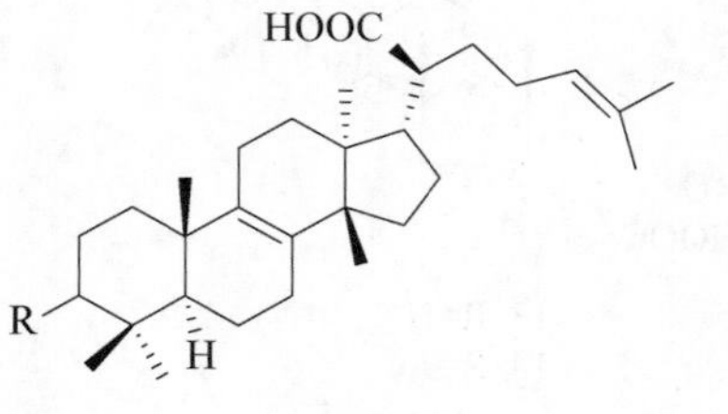

2. R=α-OH
3. R=β-OH
4. R=α-H
5. R=β-H
6. R=α-oAc
7. R=H
8. R=Ac

3. 大环二萜

迄今从乳香中分离得到大环二萜类化合物14个，多具有乙酰氧基、三元氧环，以及环内氧桥等，主要为西柏烯，具体结构如下。

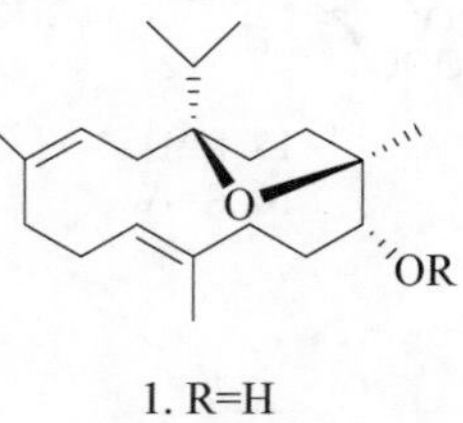

1. R=H
2. R=Ac

（二）挥发油

施婵丽等[16]采用微波辅助无溶剂萃取法和水蒸气蒸馏法提取乳香的挥发性油，然后用GC-MS分析鉴定，并进行定量分析，在微波无溶剂萃取条件下，乳香挥发油收率为0.62%，水蒸气蒸馏收率为0.60%，两者收率相当。SD(水蒸气蒸馏法)萃取得到的挥发油共鉴定出了64种化合物，主要成分为(相对含量)：乙酸辛酯(39.42%)、长叶烯(13.66%)、反式-3-十二烯(13.24%)、反式石竹烯(4.35%)、乙酸龙脑酯(4.20%)、芳樟醇(3.08%)、桉油精(1.25%)、α-古巴烯(1.20%)、α-萜品醇(1.14%)、1，3-二甲基-1-环己烯(1.08%)、δ-橄香烯(1.05%)、长叶环烯(0.99%)、α-长叶松烯(0.91%)、α-波旁烯(0.91%)、β-橄香烯(0.90%)、D-柠檬烯(0.87%)、顺式罗勒烯(0.79%)、4-萜烯醇(0.78%)、α-石竹烯(0.75%)、龙脑(0.56%)、p-伞花烃(0.52%)、α-衣兰烯(0.47%)等。SFME(微波辅助无溶剂萃取)萃取得到的乳香挥发油共鉴定出了62种化合物，主要成分为(相对含量)：乙酸辛酯(42.36%)、反式-3-十二烯(14.53%)、长叶烯(9.31%)、芳樟醇(4.09%)、乙酸龙脑酯(3.40%)、桉油精(2.61%)、反式石竹烯(2.57%)、D-柠檬烯(2.04%)、1，3-二甲基-1-环己烯(1.82%)、顺式罗勒烯(1.54%)、p-伞花烃(1.08%)、α-长叶松烯(0.87%)、α-蒎烯(0.81%)、长叶环烯(0.78%)、α-萜品醇(0.72%)、4-萜烯醇(0.66%)、δ-橄香烯(0.61%)、α-古巴烯(0.58%)、甲酸辛酯(0.55%)、桧烯(0.47%)、α-石竹烯(0.47%)、反式罗勒烯(0.46%)、莒烯(0.45%)、桧烯(0.40%)等。

（三）树胶

乳香产生的树胶凝结后呈块状或颗粒状，可咀嚼，有香味。树胶的主要成分为多糖类物质，对乳香树胶的研究报道相对较少[2]。

三、药理作用

（一）抗炎

韩国学者最先研究并报道了从乳香中得到的11-羰基-β-乳香酸能抑制类皮质激素-5β-还原酶的活性，在印度，印度乳香(称为Salai guggal)主要用于风湿性关节炎和骨关节炎的治疗[8]。20世纪80年代后期印度学者Singh等[17]通过对

Salai guggal 乙醇提取物(AESG)的研究表明,AESG在多种急性和慢性炎症模型上表现出抗炎活性。口服 AESG 50～200 mg/kg 时,能显著抑制角叉菜胶诱导的大鼠、小鼠足肿胀和葡聚糖诱导的大鼠足趾肿胀。小鼠切除肾上腺后,AESG 的抗炎活性不受影响,因此排除了激活垂体-肾上腺轴活性的可能。AESG 对甲醛诱导的关节炎抑制作用明显,并且能抑制炎症引起的血清转氨酶(AST, ALT)水平的升高和白细胞数量的增多。对小鼠细胞免疫和体液免疫反应以及大鼠白细胞迁移的研究[18]显示,口服 AESG 可以强烈地抑制小鼠对绵羊红细胞引起的抗体生成和细胞反应,并抑制大鼠体内的多形核白细胞浸润和减少角叉菜胶诱导的胸膜炎胸膜渗出液的体积。对牛血清白蛋白(BSA)诱导的兔关节炎实验[22]表明,乳香酸类化合物(BAs)能够显著降低兔膝滑液中的白细胞数量,并呈剂量相关性。1998 年德国学者 Wildfeuer 等[23]报道了 BAs 能显著减轻豚鼠自身免疫脑脊髓炎的症状,但脑和脊柱束中的炎症渗出没有明显改善。

早在 1986 年印度学者 Singh 等[17]指出 AESG 不同于甾体类抗炎药,它并不抑制前列腺素(PG)合成酶。Reddy 等也提出 AESG 和 Bas 是通过增加溶酶体的稳定性来起作用的。但直到 1991 年 Ammon 等学者才真正开始了对乳香酸类化合物抗炎作用机制的深入研究。

1991 年,Ammon 等[21]利用腹膜中性粒状白细胞体外实验表明,AESG 能够抑制白三烯 B4(LTB_4)和 5 羟基二十碳四烯酸(5-HETE)的生成,并呈剂量依赖性关系,还能减少 5-脂氧合酶(5-LO)的形成。之后对 Bas 单体化合物(包括 BA, ABA, KBA, AKBA)的进一步实验表明[25,26],AKBA 对 5-LO 形成的抑制作用最显著,IC_{50} 为 1.5 μmol/L。并且 Bas 只特异性地抑制 5-LO,而不影响环氧酶和 12-脂氧合酶的活性,所以首次提出 Bas 是特异性的、非氧化还原型的 5-LO 抑制剂。1997 年的研究揭示了 AKBA 在体外抑制人白细胞弹性酶(HLE)活性的作用[25] IC_{50} 为 1.5 μmol/L。实验中其他五环三萜化合物如香树脂醇、熊果酸虽然也抑制 HLE,但不抑制 5-LO;而不同化学类型的白三烯生物合成抑制剂(如 NGDA, MK-886 和 ZM-230,487)则不影响 HLE 的活性,这说明 Bas 对 5-LO 和 HLE 的双重抑制作用是独特的。Safayhi 等[24]研究认为,AKBA 是直接作用于 5-LO 上的一个对五环三萜高度选择性的位点,这不同于花生四烯酸作为酶底物的结合位点。之后 Sailer 等认为在人 5-LO 上的这个新型的药物结合位点很可能是第二个花生四烯酸结合位点。

这期间 Ammon 等还对 Bas 抑制作用的构效关系进行了研究,阐明了 AKBA 功能基与其活性的密切关系:①C-4 位的亲水性基团是抑制 5-LO 活性所必需的。C-4 羧基若以醇性基团取代,其活性降低不明显;如果将羧基甲酯化,则完全失去活性。②C-11 位的羰基也对活性产生重要影响。当乳香酸分子中缺乏 C-11 位羰基,则其抑制 5-LO 的活性是不完全的。其还指出,乳香酸分子中的五环三萜骨架、G4 位的亲水性基团和 C-11 位羰基是其完全抑制 5-LO 活性的基础。由此 AKBA 被进一步定义为选择性的、酶直接的、非氧化还原型和非竞争性的 5-LO 抑制剂。

通过 LPS 诱导的 RAW264.7 细胞,二甲苯诱导的小鼠耳肿实验,角叉菜胶引起的足肿实验评估了三萜 β-榄香酸的抗炎作用,β-EA 抑制了 LPS 诱导 RAW264.7 细胞产生过度的肿瘤坏死因子-α(TNF-α),白介素-6(IL-6),单核细胞趋化蛋白 1(MCP-1),可溶性 TNF 受体 1(sTNF R1),趋化因子 2,白介素-10(IL-10)和粒细胞集落刺激因子(GCSF);300 mg/kg,灌胃三萜 β-榄香酸处理后,小鼠耳朵组织中的 NO 水平和小鼠足中的前列腺素 E2(PGE2)均降低[25]。

(二)抗肿瘤

方起程等在 20 世纪 80 年代后期开展了乙酰乳香酸(ABA)的分化诱导和抑制拓扑异构酶作用的研究。之后 Jing 等[26]先后对乙酰乳香酸

(ABA)的分化诱导和细胞凋亡作用进行了深入的研究。美国和德国学者[27~29]则主要对乳香提取物的抗肿瘤增殖作用进行了研究。

1. *抑制肿瘤细胞增殖*

方起程等[27]研究发现中药乳香的粗提物有细胞毒作用，通过进一步研究发现其主要成分 α-ABA 和 β-ABA 在 10 μmol/L 浓度时对 DNA 拓扑异构酶Ⅰ和Ⅱ均有显著的抑制作用。其中 α-ABA 在 4 μmol/L 时就显示对拓扑异构酶Ⅰ的抑制作用，比喜树碱作用强 3 倍，而 ABA 对拓扑异构酶Ⅱ的抑制作用要比 Vp-16 强 10 倍。1997 年 New Jersey 州立大学进行了 BAs 抑制 HL-60 人白血病细胞活性的研究[30]，对从乳香树脂中分离得到的 4 个化合物 α-ABA，β-ABA，KBA 和 AKBA 进行体外抑制 DNA，RNA 和蛋白质合成的实验，发现它们呈剂量依赖性关系，IC_{50} 为 0.6～7.1 μmol/L。其中 AKBA 显示最突出的抑制作用，IC_{50} 分别为 0.6 μmol/L、0.5 μmol/L 和 4.1 μmol/L，且对 DNA 合成的抑制作用是不可逆的。1999 年进行的 Bas 对恶性神经胶质瘤细胞毒作用的深入研究[28]发现，BAs（包括 β-BA，ABA，AKBA）在 5～40 μmol/L 浓度时对 4 种神经胶质瘤细胞 T98G、LN-229、LN-18 和 LN-308 有生长抑制作用，并呈剂量依赖性关系。此外，研究还发现 ABA 给药 100 mg/kg 时，能抑制小鼠白血病细胞的增殖，显著延长 L-1210 白血病小鼠的生命存活率。

黄刚[29]的研究发现 11-羰基-β-乳香酸对人肺癌细胞 A549 和 H446 细胞增殖、粘附迁移能力以及体外侵袭能力具有显著的抑制作用。通过调节凋亡相关基因的表达、调节凋亡相关蛋白表达、抑制 NF-κB 活性、激活 PARP 活性，下调凋亡抑制蛋白 survivin 表达，并激活 JNK 激酶的活性等机制来促进诱导细胞凋亡的发生和阻断细胞周期至 G2-M 期来抑制肿瘤细胞的生长。

2. *诱导分化*

近年来，分化诱导疗法已经成为肿瘤治疗的最新方法[30]。我国学者景永奎[34]研究发现 ABA 诱导白血病细胞的分化。ABA 在 24.2 μmol/L 的剂量时可以诱导 HL-60，U937 和 ML-1 单细胞分化，导致 90%的细胞形态发生改变，NBT 阳性率为 80%～90%。此后赵万洲[32]的进一步研究表明，ABA 亦可诱导 B_{16}-F_{10} 小鼠黑色素瘤细胞和 MV-3 人黑色素瘤细胞分化，表现为细胞生长抑制、细胞形态改变、细胞运动能力的降低及细胞黑色素含量的增高；同时 ABA 能降低 BGC-803 和 BGC-823 人胃癌细胞的恶性程度，表现为细胞碱性磷酸酶（AKP）及乳酸脱氢酶（LDH）活性降低。

有研究证明，乙酰乳香酸的应用可以促进小鼠黑色素瘤细胞 B16F10 的分化。经过形态学显微观察发现，对照组 B16F10 细胞的主要形态为圆形，声场呈现不规则和多层生长的状态。应用乙酰乳香酸对其处理后，细胞生长规则，呈平行网状结构。应用 50 μmol/L 乙酰乳香酸处理 B16F10 细胞，处理时间为 72 h，经过检测发现，细胞黑色素的含量增加了 20 倍。适当应用乙酰乳香酸可以加速人黑色素瘤细胞 MV-3 分化，具体的表现是细胞生长受到抑制，黑色素含量明显增加[33]。

3. *细胞凋亡*

景永奎[31]通过细胞形态学和 DNA 裂解分析，发现 ABA 在 38.8 μmol/L 时可以使 60%的 HL-60 细胞产生细胞凋亡。Hoernlein 等[37]研究也表明，AKBA 能使 HL-60 和 CCRF-CEM 细胞显著减少，IC_{50} 为 3 μmol/L，且呈剂量相关性，并指出 HL-60 和 CCRF-CEM 的细胞凋亡可能是抑制拓扑异构酶Ⅰ所致。赵万洲[32]通过研究发现，ABA（50～70 μmol/L）作用于 T24 人膀胱癌细胞、MDA/HER-2 人乳腺癌细胞和 HT-1080 人纤维肉瘤细胞，细胞凋亡率均在 70%以上。Glaser 等[31]还指出在 Bas 抑制神经胶质瘤细胞生长的过程中，同时伴随有细胞凋亡的作用。2000 年柳昕等[35]在研究中发现乳香提取物对人急性 T 淋巴细胞白血病细胞株 Jurkat 细胞有细胞凋亡作用。

乳香中乳香酸类化合物对肿瘤细胞分化诱

导作用在 20 世纪 80 年代后期就有研究[36]，尤其是 AKBA，是一个低毒性且作用良好的抗肿瘤药物和肿瘤转移抑制剂。近年研究发现乳香酸 ABA 可抑制人乳腺癌细胞进攻性并能诱导其凋亡[37]。此外，何蕊伶等[38]利用人结肠癌 HCT-116 细胞研究发现：AKBA 可将其细胞周期阻滞在 G_2/M 期，从而诱导细胞凋亡。KhanMA 等[39]发现乳香酸提取物和阿霉素联合用药对治疗肝癌细胞（HepG2、Hep3B）有协同作用，且乳香酸提取物对阿霉素诱导的大鼠肝毒性有保护作用。Zhang YS 等[40]研究 AKBA 对人胃癌生长的影响，结果表明 AKBA 在体外与体内均展现出抗肿瘤活性，裸鼠移植瘤口服给药 AKBA 后，AKBA 显著抑制人胃癌细胞 SGC-7901 和 MKN-45，这种效应可能与它在细胞周期阻滞和诱导细胞凋亡的作用有关。研究还表明 AKBA 治疗后，细胞核 β 联蛋白表达被抑制，膜 β 连环蛋白被激活，可能与调节的 Wnt/β-catenin 信号通路活性相关。

（三）抗溃疡

乳香提取物能提高溃疡再生黏膜结构成熟度，提高溃疡愈合质量，是有前景的抗溃疡药[41]。柏景坪等[42]采用 NaOH 晶体化学灼烧法建立大鼠口腔溃疡动物模型测定乳香酸对实验性口腔溃疡的治疗效果，结果显示乳香酸在降低溃疡组织丙二醛含量、提高超氧化物歧化酶活性方面优于溃疡散，并可抑制溃疡组织中肿瘤坏死因子-α 和白介素-6 的表达水平。其作用机制可能与氧化应激和抑制炎症因子水平有关。

（四）降糖

研究表明，乳香与阿卡波糖协同作用的抗糖尿病新药可持续较长的时间，从而避免重复给药，同时消除了传统的多剂量阿卡波糖的需要并减少了阿卡波糖胃肠道不良反应。近期研究表明乳香提取物能够通过抑制小鼠体内粒细胞集落刺激因子（G-CSF）和巨噬细胞集落刺激因子（GM-CSF）而阻止胰岛素损伤，降低 Ⅰ 型糖尿病模型小鼠血糖水平而不影响非糖尿病小鼠的血糖水平[43]。

（五）改善学习记忆

Karima 等[44]研究表明以 β-乳香酸为主要成分的乳香提取物可促进海马神经元突触的生长和分枝从而显著提高神经轴突生长、分枝起到改善记忆作用。Hosseini 等[45]研究证实乳香可以预防由甲巯咪唑导致甲状腺功能减退引起的学习和记忆力减退。

（六）其他

DPPH 自由基清除实验结果显示乳香具有较弱的抗氧化活性[46]。进一步研究证明局部应用乳香酸类化合物可改善选择性的皮肤光老化症状。因此乳香的抗氧化作用可应用于化妆品及药品生产中[47]。乳香提取物具有促进大鼠创面愈合的作用，并能促进雪旺细胞（schwann cells，SC）的增殖，对感觉神经肽 P 物质（substance P，SP）、碱性成纤维细胞生长因子（basic fibroblast growth factor，bFGF）及神经生长因子（nerve growth factor，NGF）的表达都有一定程度的上调作用，乳香提取物可能通过调节 SC、SP、bFGF 及 NGF 的表达促进周围神经损伤的修复。张业奇等[48]研究发现，乳香精油可不同程度地改善小鼠的行为学行为，显著提高小鼠脑内单胺类神经递质 5-羟色胺（5-HT）含量（$p<0.05$），具有抗抑郁作用，对中枢单胺类神经递质 5-HT 的调节是其作用机制之一。传统医学中，乳香还可加速伤口愈合[49]、具有抗凝血、抗哮喘、止泻、止痛、保肝等多种生物活性。

四、毒理研究

（一）不良反应

乳香临床应用中见于报道的不良反应主要

表现为过敏反应，因服药方法不同而临床表现有所不同，内服剂型表现为迟发性过敏反应，即周身发热，全身发痒，继而出现全身丘疹，以四肢躯干为多，或红肿，或出现斑块，奇痒难忍。外敷剂型表现为接触性过敏反应，即患者在使用外用药或接触乳香后，在用药部位或接触部位及身体其他暴露部位均出现发热、发痒，继而出现丘疹或红肿、斑块、奇痒等症状。临床用药出现严重不良反应时应立即停止用药，通过给患者及时服用自拟过敏方（防风、蝉衣、甘草等），并用民间验方（麦麸炒地肤子）擦磨疹群处，有效地控制了不良反应，患者过敏症状一般在 2 天内消失[2]。

（二）毒性分析

乳香以及没药同属于油胶树脂，两种药物同科不同种。在化学组成成分中，乳香含有树脂含量为 60%～70%，含有树胶含量为 27%～35%，含有挥发油含量为 3%～8%，乳香树脂能够发挥显著的镇痛作用，完成相关的药理实验最终发现，临床针对患者采用乳香树脂进行治疗，镇痛效果极其显著，并且没有显著的毒性作用；挥发油没有表现出显著的临床镇痛效果，但是临床表现的毒性作用极其显著。但是还有部分研究人员判断挥发油临床还会发挥出抗菌作用、镇痛作用以及消炎作用[50]。

参考文献

[1] 国家药典委员会. 中华人民共和国药典[M]. 北京：中国医药科技出版社，2010.
[2] 李苗. 乳香研究进展[J]. 齐鲁药事，2012，11(31)：16－19.
[3] 国家中医药管理局《中华本草》编委会. 中华本草[M]. 上海：上海科学技术出版社，1999.
[4] 王佳芬. 进口中药乳香、没药和血竭真伪鉴别方法探讨[J]. 中国医药指南，2013，9(12)：59－63.
[5] 尚立霞. 乳香药材鉴别和含量测定方法研究[J]. 食品与药品，2014，5(16)：25－29.
[6] 刘守明，吕玲. 火试法鉴定中药 6 种[J]. 辽宁中医杂志，2002，29(12)：750.
[7] 张亚双，闵春艳. 沉香、乳香和没药中非法添加松香酸的研究与讨论[J]. 西北药学杂志，2013(2)：133－136.
[8] 崔锐，周金云. 乳香化学和药理的研究进展[J]. 中国药学杂志，2003，38(6)：407－410.
[9] 周金云，崔锐. 乳香的化学成分[J]. 药学学报，2002(8)：633－635.
[10] Forcellese M L, R Nicoletti, U Petrossi. The structure of isoincensole-oxide [J]. Tetrahedron, 1972, 28(2): 325－331.
[11] Pardhy R S, S C Bhattacharyya. β-Boswellic Acid., Acetyl-β-Boswellic Acid., Acetyl-Ii-Keto-β-Boswellic Acid And Ii-Keto-β-Boswellic Acid.,4 Pentacyclic Triterpene Acids From Resin of Boswellia-Serrata Roxb [J]. 1978, 16(5): 16－19.
[12] Pardhy R S, S C Bhattacharyya. Tetracyclic triterpene acids from the resin of Boswellia serrata [J]. Roxb. Indian journal of chemistry, 1978, 16(3): 174－175.
[13] Pardhy Rs, Sc Bhattacharyya. Structure of Serratol-A new Diterpene Cembranoid Alcohol from Boswellia-Serrata Roxb [J]. Agents and actrons, 1978, 13(2): 46－49.
[14] 孔静，于海云，耿桂霞，等. HPLC 法测定乳香药材中 11-羰基-β-乙酰乳香酸的含量[J]. 齐鲁药事，2007，26(7)：403－404.
[15] 杨影，孟艳秋，王趱，等. 乳香的化学成分研究[J]. 中草药，2007，38(10)：1469－1470.
[16] 施婵丽，李祖光，张丽，等. 乳香挥发油的化学成分研究[J]. 分析化学，2009(37)：293.
[17] Singh Gb, Ck Atal. Pharmacology of an extract of salai guggal ex-Boswellia serrata., a new non-steroidal anti-inflammatory agent [J]. Agents and actions, 1986, 18(3－4): 407－412.
[18] Sharma Ml, A Khajuria, A Kaul, et al. Effect of salai guggal ex-Boswellia serrata on cellular and humoral immune responses and leucocyte migration [J]. Agents and actions, 1988, 24(1－2): 161－164.
[19] Sharma Ml, S Bani, Gb Singh. Anti-arthritic activity of boswellic acids in bovine serum albumin (BSA)-induced arthritis [J]. International journal of immunopharmacology, 1989, 11(6): 647－652.
[20] Wildfeuer A, Is Neu, H Safayhi, et al. Effects of boswellic acids extracted from a herbal medicine on the biosynthesis of leukotrienes and the course of experimental autoimmune encephalomyelitis [J]. Arzneimittel-Forschung, 1998, 48(6): 668－674.
[21] Ammon Hp, T Mack, Gb Singh, et al. Inhibition of leukotriene B4 formation in rat peritoneal neutrophils by an ethanolic extract of the gum resin exudate of Boswellia serrata [J]. Planta medica, 1991, 57(3): 203－207.
[22] Safayhi Hasan, Thomas Mack, Joachim Sabieraj, et al. Boswellic acids: novel., specific., nonredox inhibitors of 5-lipoxygenase [J]. Journal of Pharmacology and Experimental Therapeutics, 1992, 261(3): 1143－1146.
[23] Ammon Hpt, H Safayhi, T Mack, et al. Mechanism of antiinflammatory actions of curcumine and boswellic acids [J].

Journal of ethnopharmacology, 1993,38(2): 105 - 112.
[24] Safayhi Hasan, Eckart-Roderich Sailer, Hp Ammon. Mechanism of 5-lipoxygenase inhibition by acetyl-11-keto-beta-boswellic acid [J]. Molecular pharmacology, 1995,47(6): 1212 - 1216.
[25] Zhang Yue, Yu Ying-Li, Tian Hua, et al. Evaluation of Anti-Inflammatory Activities of a Triterpene β-Elemonic Acid in Frankincense In Vivo and In Vitro [J]. Molecules (Basel, Switzerland), 2019,24(6): 1187.
[26] Jing Yongkui, Shigeo Nakajo, Lijuan Xia, et al. Boswellic acid acetate induces differentiation and apoptosis in leukemia cell lines [J]. Leukemia research, 1999,23(1): 43 - 50.
[27] Shao Yu, Chi-Tang Ho, Chee-Kok Chin, et al. Inhibitory activity of boswellic acids from Boswellia serrata against human leukemia HL-60 cells in culture [J]. Planta medica, 1998,64(4): 328 - 331.
[28] Glaser T, S Winter, P Groscurth, et al. Boswellic acids and malignant glioma: induction of apoptosis but no modulation of drug sensitivity [J]. British journal of cancer, 1999,80(5 - 6): 756 - 757.
[29] 黄刚 . 11-羰基-β-乳香酸对肺癌 A549 和 H446 细胞的抑制作用以及相关机制研究[D]. 石家庄: 河北医科大学,2019.
[30] 方丽敏. 乳香和乳香酸的药理活性及其作用机制[J]. 心电图杂志(电子版),2019,8(4): 263 - 264.
[31] 景永奎. 大豆苷元与乳香有效成分 Bc-4 或阿糖胞苷对 HL-60 细胞分化的联合诱导[J]. 药学学报,1993,28(1): 11 - 16.
[32] 赵万洲. 乙酰乳香酸抗肿瘤作用的分子机制及黑色素瘤细胞基本生物学特性的研究[D]. 北京: 中国协和医科大学 . 2001.
[33] 宁张弛,宋志前,王淳,等. 炮制温度和时间对醋乳香外观颜色及 6 种乳香酸含量的影响[J]. 世界科学技术—中医药现代化,2017,14(3): 189 - 191.
[34] Hoernlein Rf, Th Orlikowsky, C Zehrer, et al. Acetyl-11-keto-β-boswellic acid induces apoptosis in HL-60 and CCRF-CEM cells and inhibits topoisomerase Ⅰ [J]. Journal of Pharmacology and Experimental Therapeutics, 1999,288(2): 613 - 619.
[35] 柳昕,齐振华. 乳香提取物诱导 Jurkat 细胞凋亡的实验研究[J]. 湖南医科大学学报,2000,25(3): 241 - 244.
[36] 袁小瑜,李跃辉,齐振华,等. 乙酰基-11-酮基-β 乳香酸对急性髓系白血病细胞 HL-60 细胞增殖、凋亡和细胞周期的影响[J]. 中国实验血液学杂志,2010,18(6): 1440 - 1444.
[37] Mm Suhail, Wu Wj. Boswellia sacra essential oil induces tumorcell-specific apoptosis and suppresses tumor aggressiveness incultured human breast cancer cells [J]. Complementary and Alternative Medicine, 2011(11): 129 - 132.
[38] 何蕊伶,张娟娟,缪世坤,等 . 11-羰基-β-香酸在体外对人结肠癌抑制作用的研究[J]. 中药药理与临床,2010,26(2): 19 - 21.
[39] Ma Khan, Singh M, Khan Ms, et al. Caspase mediated synergistic effect of Boswellia serrata extract in combination with doxorubicin against human hepatocellular carcinoma [J]. International Food Research Journal, 2014(2014): 294.
[40] Ys Zhang, Xie Jz, Zhong Jl, et al. Acetyl-11-keto-β-boswellic acid (AKBA) inhibits human gastric carcinoma growth through modulation of the Wnt/β-catenin signaling pathway [J]. Biochim Biophys Acta, 2013,1830(6): 3604 - 3615.
[41] 梅武轩,曾常春. 乳香提取物对大鼠乙酸胃溃疡愈合质量的影响研究[J]. 现代中西医结合杂志,2012,21(21): 478 - 486.
[42] 柏景坪,王红健,蓝爱仙. 乳香酸治疗口腔溃疡的动物实验研究[J]. 现代中西医结合杂志,2012,20(6): 318 - 321.
[43] M Shehata A, Quintanilla F L, Bettio S. Prevention of multiplelow-dose streptozotocin (MLD-STZ) diabetes in mice by an extract from gum resin of Boswellia serrata (BE) Phytomedicine, 2011,18(12): 1037 - 1044.
[44] Kumar Ruchita V, Vivek Ranjan Sinha. A Novel Synergistic Ga-lactomannan-Based Unit Dosage Form for Sustained Release of Acarbose [J]. AAPS PharmSciTech, 2012,13(1): 262 - 275.
[45] M Hosseini, Hadjzadeh M A, Derakhshan M, et al. The beneficial effects of olibanum on memory deficit induced by hypothyroidism in adult rats tested in morris water maze. Arch Pharm Res, 2010,33(3): 463 - 468.
[46] Raa Mothana, Hasson Ss, Schultze W, et al. Phytochemical com-position and in vitro antimicrobial and antioxidant activities of essential oils of three endemic Soqotraen Boswellia species [J]. Food chemistry, 2011(126): 1149 - 1154.
[47] Al Calzavara-Pinton P, Zane C, Facchinetti E, Et. al. Topical boswellic acids for treatment of photoaged skin [J]. Dermatol Ther, 2010,23(1): 28 - 32.
[48] 张业奇,邓鲲华,杨怡,等. 乳香精油抗抑郁作用的研究[J]. 天然产物研究与开发,2015(27): 31 - 34.
[49] A Mallik, Goupale D, Dhongade H, et al. Evaluation of Boswellia serrata oleo gum resin for wound healing activity [J]. Pharmacia Lettre, 2010,2(1): 457 - 463.
[50] 杨建土. 乳香没药的临床不良反应及其毒性分析[J]. 中国医药指南,2015,13(1): 49 - 50.

荜茇

荜茇为胡椒科植物荜茇(*Piper longum* L.)的干燥近成熟或成熟果穗。果穗由绿变黑时采收,除去杂质,晒干。又名毕勃、荜芨、荜菝、荜拨。

荜茇为攀援藤本,长达数米;枝有粗纵棱和沟槽,幼时被极细的粉状短柔毛,毛很快脱落。茎细如箸,叶似蕺叶,种子似桑椹,八月采,果穗可入药。多年生草质藤本。茎下部匍匐,枝横卧,质柔软,有棱角和槽,幼时密被短柔毛。叶互生,纸质,叶柄长 2～3.5 cm,密被柔毛;叶片长圆形或卵形,全缘。上面近光滑,下面脉上被短柔毛,掌状叶脉通常 5～7 条。花单性,雌雄异株,穗状花序;雄穗总花梗长 2～3.5 cm,被短柔毛,穗长 5.5 cm,直径约 3 mm;花小,直径约 1.5 mm;苞片 1,近圆形;无花被;雄蕊 2,花药椭圆形,2 室,花丝短粗;雌穗总花梗长 1.5 cm,密被柔毛,花穗长 1.5 cm,花梗短;花的直径不及 1 mm;苞片圆形;无花被;子房倒卵形,无花柱,柱头 3。浆果卵形,先端尖,部分陷入花序轴与之结合。上部圆,顶端有脐状凸起,无毛,直径约 2 毫米。花期 7～10 月。

分布于我国云南、广东等地。印度尼西亚、菲律宾和越南亦有分布。主产于云南、广东。国外主产于印度尼西亚、菲律宾及越南等地。

果穗为镇痛健胃要药,味辛性热,用于胃寒引起的腹痛、呕吐、腹泻、冠心病心绞痛、神经性头痛及牙痛等。

一、生药鉴别

(一) 性状鉴别

果穗圆柱形,稍弯曲,由多数小浆果集合而成,长 1.5～3.5 cm,直径 0.3～0.5 cm。表面黑褐色或棕色,有斜向排列整齐的小突起,基部有果穗梗残余或脱落痕;质硬而脆,易折断,断面不整齐,颗粒状。小浆果球形,直径约 1 mm。有特异香气,味辛辣。以肥大、饱满、坚实、色黑褐、气味浓者为佳。

(二) 显微鉴定

1. 果穗横切面

果穗轴正中为薄壁组织,有一轮外韧型维管束,中央有的有空隙。每个浆果呈纵切面观,其顶端有的可见微突起的柱头薄壁细胞,外果皮为 1 列多角形表皮细胞,浅黄色,偶见小腺毛,表皮下有 2～4 列厚角组织。中果皮外侧有石细胞及油细胞散在,此外,另有油细胞层,靠近内果皮处有细小维管束分布。内果皮为 1 列方形或径向延长的薄壁细胞。种皮为 2～3 列棕褐色扁平细胞。外胚乳薄壁细胞充满淀粉粒;内胚乳细胞及胚仅于通过种子上端可见。各浆果间的中果皮薄壁组织界线不易区分。有的部位可见两浆果间存在的苞片，为径向延长的薄壁细胞组成，亦有油细胞及维管束分布。

2. 粉末特征

灰褐色。石细胞类圆形、长卵形或多角形，直径 25～6 μm，长至 170 μm，壁较厚，有的层纹明显。油细胞类圆形，直径 25～60 μm。内果皮细胞长多角形，垂周壁不规则疣状增厚，有的似连珠状。种皮碎片深棕色，表面现长条形或类方形，直径 12～40 μm，壁厚 3～9 μm。淀粉粒细小，常聚成团块。

二、栽培

（一）产地环境

原产热带，喜高温潮湿气候，我国主产地云南省盈江县，年平均气温 19.3 ℃，最低月平均气温 11.6 ℃，极端最低温－1.2 ℃。幼苗需适度遮阴，否则因光照太强抑制生长，影响产量。花果期需充足光照。宜选山间、盆地、沟边湿润、疏松、肥沃的壤土种植[2]。

（二）生产管理

1. 繁殖技术

用扦插或压条繁殖可使荜茇提早开花结果，保持母株优良性状及控制雌雄株比例。宜在高温、湿润季节进行，插条或压条长度以带 3～4 个节为宜，用细沙或壤土作苗床，保持湿润，15～20 天可生根。待长出 4～5 个新节时，即可按行株距 50 cm×50 cm 定植。

从外地引种，为便于运输可用种子繁殖。种子阴干可保存半年，晒干则丧失发芽率。气温 22～25 ℃时播种，播前用 30～40 ℃草木灰浸 2 h，除去种子表层蜡质有利于出苗。苗长 20 cm 左右可定植。

2. 田间管理

扦插或播种后保持土壤湿润，经常除草、松土，花果期多施磷钾肥，苗期及定植后需搭棚适度荫蔽。当主蔓上长出新蔓时应搭架供茎蔓攀援。早春疏剪，除去过密枝、病枝及部分营养枝，以利通风透光、营养集中，提高产量。9 月果穗由绿变黑时即可采收。

三、化学成分

荜茇果实中含有大量的生物碱以及相关的化合物，其中最丰富的是胡椒碱、其次为甲基胡椒碱、荜茇环碱（pipernonaline）、胡椒亭碱（piperettine）、细辛素（asarinine）、异丁基酰胺生碱墙草碱（pellitorine）、荜茇十一碳三烯哌啶（piperundecalidine）、荜茇明宁碱（piperlongumine）、荜茇宁（piperlonguminine）、假荜茇酰胺 A（retrofractamide A）、pergumidiene、brachystamide-B、二甲氧基荜茇明碱二聚体（desmethoxypiplartine）、*N*-异丁基癸二烯酰胺（*N*-isobutyldeca-dienamide）、brachyamide-A、bra-chystine、胡椒酰胺、piperderidine、荜茇酰胺（longamide）、荜茇壬三烯哌啶（dehydropipernona-line）、哌啶和四氢胡椒碱。荜茇根中含有胡椒碱、荜茇酰胺（pipererlongumine）、四羟基荜茇明宁碱（tetrahydropiperlongumine）、三甲肉桂酰哌啶和荜茇宁。荜茇中还含有的化学成分有 1-(3,4-亚甲二氧苯基)-1*E*-十四碳烯［1-(3′, 4′-methylenedioxyphenyl)-1*E*-tetradecene］、3-(γ3,4′-甲叉二氧基苯基)-丙烯醛［3-(3′, 4′-methylenedioxophenyl)-pro penal］、胡椒酸（piperoic acide）、β-胡萝卜苷（*N*-*cis*-feruloyltyramine）和氨-顺式-阿魏酰酪胺（*N*-*cis*-feruloyltyramine）等[3～5]。

李建良等[6]对近年来国内外学者对荜茇化学成分的研究进行归纳总结，他最终总结得出荜茇果实中主要含有胡椒碱（piperine）、派咤、*N*-异丁基癸二烯（反 2，反 4）酞胺和少量荜茇酞胺、四氢胡椒碱、棕榈酸、1-十一炭烯基-3、挥发油、4-甲撑二氧苯、还含有芝麻素、氨基酸、细辛脂素、发式玉兰素、雨石酸木质素、双异按脂素等成分。

（一）木脂素类

荜茇果实中主要的木脂素类成分有：芝麻素、pulviatilol、辛夷脂素（fargesin）[3,4]。

（二）酯类

荜茇果实中的主要酯类成分有十三烷基双氢香豆素（tridecyl-dihydro-p-coumarate）、反式香豆素二十烷酯[eicosanyl-(*E*)-p-coumarate]和顺式十八碳烯酸丙三醇单酯（*Z*-12-octadecenoic-glycerol-mo-noester）[3,4]。

（三）挥发油类

荜茇果实挥发油中含有多种成分。除挥发性的胡椒碱外，另外 3 种主要成分分别是：石竹烯、十五烷（pentadecane）（这两种化合物的含量大约为 17.8%）和 bisaboline（含量为 11%）。其他化合物有侧柏酮（thujone），异松油烯（terpinolene），姜烯（zingiberene），对伞花烃（*p*-cymene），对甲氧苯乙酮（p-methoxy-acetophenone），二氢香芹醇（dihydrocarveol）和维生素 A、E[3,4]。

（四）有机酸类

荜茇中的主要有机酸类：棕榈酸（palmitic acid）和四氢胡椒酸（tetrahydro piperic acid）[3,4]。

四、药理作用

（一）抗氧化

谷胱甘肽是体内主要的自由基清除剂，谷胱甘肽可以保护血红蛋白不受过氧化氢、自由基等氧化从而使它持续正常发挥运输氧的能力，抑制乙醇侵害肝脏所产生的脂肪肝；对于放射线或放射性药物所引起的白细胞减少等症状，有强有力的保护作用；能与进入人体的有毒化合物及重金属离子或致癌物质等相结合，并促进其排出体外，起到中和解毒作用。谷胱甘肽不仅能消除人体自由基，还可以提高人体免疫力。荜茇根的石油醚提取物和胡椒碱均可以降低脂质过氧化水平并维持谷胱甘肽含量[7]。以上均可说明荜茇根提取物具有抗氧化作用。

（二）抗肿瘤

文献报道荜茇提取物（10 mg/剂量/动物）和胡椒碱（1.14 mg/剂量/动物）均可以抑制道尔顿腹水瘤在小鼠体内的进程，延长小鼠寿命[8]。250 μg/ml 胡椒碱对道尔顿淋巴瘤腹水和埃利希腹水癌细胞具有细胞毒性，胡椒碱和荜茇提取物在体内外均对道尔顿腹水瘤具有抑制作用[9]。徐松艳等[10]的研究显示荜茇酰胺（PIP）不仅可以抑制肿瘤细胞增殖，而且可通过调节 PI3K/Akt/mTOR 信号通路诱导肿瘤细胞凋亡，提示荜茇酰胺可能是一种潜在的抗肺癌天然产物。此外，系列研究显示荜茇酰胺可通过提高 ROS 水平，调节铁代谢来诱导铁死亡，发挥抗肿瘤效果，如荜茇酰胺主要通过诱导铁死亡来杀伤人胰腺癌细胞[11～15]、人类结肠癌细胞 HT29 和 SW620、乳腺癌细胞、头颈部癌细胞、肝癌细胞等，且其对正常细胞没有影响，是非常有前景的化合物[16]。

文远超等采用 MTT 法考察荜茇酰胺对胶质瘤细胞增殖能力影响，发现荜茇酰胺能够明显抑制胶质瘤细胞增殖能力，增强 2 种胶质瘤细胞内的 ROS 水平，但对正常神经元则无明显影响，荜茇酰胺可通过提高 PRDX4 的表达从而介导胶质瘤细胞的凋亡[17]。

（三）抗纤维化

通过四氯化碳诱导啮齿类动物急性肝损伤模型，并从形态学、生物化学和肝组织切片几个方面考察荜茇果实提取物的肝保护作用。结果表明荜茇提取物可以通过抑制肝脏纤维化刺激肝脏再生，但对肝脏的急性损伤和肝硬化没有保护作用[18,19]。

（四）抗炎、止痛

炎症是十分常见而又重要的基本病理过程，

体表的外伤感染和各器官的大部分常见病和多发病(如疖、痈、肺炎、肝炎、肾炎等)都属于炎症性疾病。而荜茇果实具有抗炎、止痛及增强免疫调节作用。荜茇果实水煎液对交叉莱胶诱导的大鼠水肿具有显著的抗炎作用[20,21]。荜茇根粉末水悬液(200 mg/kg、400 mg/kg 及 800 mg/kg)给予小鼠或大鼠灌胃以此评价它的止痛作用。在大鼠中评价动物对热刺激的反应时间,在小鼠中评价其对化学刺激的扭体数。结果 400 mg/kg 及 800 mg/kg 的荜茇粉末与非甾体类抗炎药的止痛作用相似。40 mg/kg 的布洛芬及 800 mg/kg 的荜茇粉均可以使化学刺激的扭体指数降低 50%。各剂量条件下的荜茇根粉可使大鼠热刺激的反应时间降低 6%,而喷他佐辛则可以 100% 抑制小鼠对热刺激的反应。这些结果说明荜茇具有微弱的阿片类而不是非甾体类抗炎药的止痛剂[22]。Vaghasiva 等发现荜茇的甲醇提取物在 300 mg/kg 剂量下,与临床 15 个重要菌株,具有明显的抗炎、抗菌活性,抗炎效果更为明显[23];Singh 等发现荜茇氯仿提取物能够通过抑制 NF-κB 的活性和线粒体的脂质过氧化,来进一步抑制肿瘤坏死因子(TNF-α)引发的细胞粘附因子的表达,起到抗炎的作用[24]。

(五) 免疫调节

小鼠凝血效价、巨噬细胞迁移指数和吞噬指数实验表明荜茇果实具有特异性和非特异性的免疫调节作用。将荜茇水煎剂应用于肠兰伯氏鞭毛虫感染的小鼠,发现其具有激活巨噬细胞的作用,并可以增加巨噬细胞的迁移指数和吞噬指数,说明其具有免疫调节作用[25]。

Devan 等研究发现荜茇挥发油通过抑制细胞增殖反应和细胞因子释放而进行免疫调节调节[26]。

(六) 抗阿米巴、杀虫

荜茇的石油醚提取物和乙酸乙酯提取物对多种微生物具有抑制作用[27]。研究表明荜茇果实在体外具有抑制痢疾阿米巴病原虫的作用,且对体内实验性盲肠阿米巴病原虫感染也具有保护作用。荜茇果实的乙醇提取物及胡椒碱对大鼠感染阿米巴的有效率分别为 90% 和 40%[28]。荜茇乙醇提取物可以剂量依赖性的杀灭埃及伊蚊(出血热及出血热病菌携带者)。并且荜茇乙醇提取物局部用药后对母蚊具有杀灭作用。荜茇的乙醇提取物具有抗伊蚊幼虫的作用[29,30]。由此可见荜茇具有抗痢疾,抑制出血热及其他传染性疾病传播的潜在作用。

Sung 等发现荜茇具有广泛的抗菌消炎活性,并发现从荜茇的环己烷萃取部位分离得到的 pipernonaline 在 0.5 mg/kg 和 0.25 mg/kg 的浓度时,抑菌率分别为 91% 及 80%[31]。

(七) 对心血管的影响

用家兔血小板凝集实验评价从荜茇果实中提取的四种生物碱类提取物胡椒碱酸铵、荜茇环碱、荜茇十八碳三烯哌啶及荜茇酰胺的抗血小板作用。结果表明四种生物碱均可以通过胶原、花生四烯酸和血小板激活因子而不是凝血酶,剂量依赖性的抑制家兔血小板聚集[32]。

荜茇果实乙醇提取物中的荜茇酰胺、荜茇环碱及胡椒碱是其主要的抗高血脂成分。它们在体内具有明显的抗高血脂作用,且与抗高血脂药辛伐他汀的抗高血脂作用相当[33]。荜茇壬三烯哌啶是从荜茇果实中分离出来的成分,具有诱导冠状动脉舒张的作用[34]。在 Wistar 大鼠体内从生化改变、组织过氧化损伤和抗氧化剂水平几个方面评价荜茇甲醇提取物对阿霉素诱导的心脏毒性保护作用。结果发现了给予阿霉素大鼠的心脏病理学组织出现退行性改变和细胞浸润,而预先给予荜茇甲醇提取物的大鼠再给予阿霉素后则可以减少这些病变的强度。这说明荜茇甲醇提取物可以通过抗氧化降低阿霉素诱导的氧化应激,并降低其心脏毒性[35]。根据荜茇中生物碱的抗血小板聚集及抗高血脂作用,可以进一步开发研究其用于心脑血管疾病的药用价值。庄飞等[36]的研究还发现荜茇酰胺可以减轻糖尿病心肌病模型的炎症反应和心肌组织损伤，延缓纤维化进程。

此外，麻春杰等对比了荜茇宁和胡椒碱的降脂作用，比较结果是胡椒碱虽有显著的降血脂活性[33,37]，但因具有一定的毒性[38,39]以及使孕鼠体重增长、胎鼠生长指标缓慢或下降、胡椒碱高剂量组具有致吸收胎的作用[40]，限制了其进一步的开发。而荜茇宁与胡椒碱有类似的降血脂作用，而且荜茇宁毒性极低。

（八）降糖

在评价荜茇根水提物在糖尿病模型中的作用时发现荜茇根水提物（200 mg/kg）灌胃给药6 h后具有明显的抗糖尿病活性。相同剂量给予糖尿病大鼠30天后，给予荜茇根水提物糖尿病大鼠的空腹血糖及异常糖尿病血脂与未经治疗的糖尿病大鼠的血糖相比显著降低；并且与未经治疗组相比，给予荜茇根水提物可以提高糖尿病大鼠的肝肾功能。说明荜茇根水提物不仅具有抗高血糖及高血脂的活性，还对糖尿病诱导的肝肾损伤具有保护作用[41]。

甘油二酯酰基转移酶辅酶A已成为肥胖症的靶点。含有哌啶基团的化合物被认为是甘油二酯酰基转移酶辅酶A的潜在抑制剂。荜茇中的主要成分生物碱中大多均含有哌啶基团，故荜茇具有抑制肥胖的作用。因此，荜茇不仅具有抗糖尿病的作用，并且还可以通过抑制肥胖的发生，对糖尿病的发病率具有预防作用[42]。

（九）对神经系统的影响

在小鼠中用戊四唑、士的宁及4-氨基吡啶制作癫痫模型，考察荜茇水提物是否具有抗癫痫作用。结果表明250 mg/kg和500 mg/kg剂量组具有对抗戊四唑诱导的癫痫作用，而对士的宁及4-氨基吡啶诱导的癫痫没有对抗作用。荜茇水提物治疗组小鼠大脑内的γ-氨基丁酸（γ-aminobutyricacid，GABA）较模型组中的低，这清楚地证明了荜茇水提物通过GABA机制发挥其抗癫痫作用。胡椒碱在毛果芸香碱诱导的小鼠癫痫模型中具有抗癫痫作用[43]。腹腔注射2.5 mg/kg、5 mg/kg、10 mg/kg和20 mg/kg胡椒碱30 min后注射350 mg/kg毛果芸香碱，胡椒碱可以显著延长首次癫痫发作潜伏期，并减少癫痫发作致死动物数，并且在阿托品与胡椒碱（2.5/10 mg/kg）联合应用组中的抗癫痫作用进一步增加。地西泮（可以与GABA受体结合，腹腔注射0.2 mg/kg或0.5 mg/kg）与胡椒碱（1 mg/kg或2 mg/kg）联合用药可以显著延长毛果芸香碱诱导的癫痫潜伏期，这说明胡椒碱的抗癫痫作用与GABA能系统密切相关。

进一步研究发现，胡椒碱可以显著增加纹状体内的GABA、甘氨酸及牛磺酸水平，还可以逆转毛果芸香碱诱导的脑内及血清中亚硝酸盐含量升高。在毛果芸香碱诱导的癫痫动物模型中，海马部位的肿瘤坏死因子（TNF-α）阳性细胞数目增加，而在提前给予胡椒碱治疗动物的海马中却没有观察到这种现象。总之胡椒碱的抗癫痫作用与其抗炎作用、抗氧化作用及诱导TNF-α含量降低密切相关。

另外一项研究报道了胡椒碱对不同亚型兴奋性氨基酸受体的拮抗作用，结果发现了胡椒碱可以显著抑制在小鼠脑室内注入阈剂量的红藻氨酸所诱导的癫痫，对由L-谷氨酸、门冬氨酸和胍丁二酸诱导的癫痫没有对抗作用。在脑室注入阈剂量（1 nmol）的红藻氨酸（诱导慢性癫痫）之前1 h腹腔注射胡椒碱混悬液，结果发现胡椒碱阻断癫痫的ED_{50}（95%可信区间）是46（25～86）mg/kg[44]。另外，胡椒碱对抑制性氨基酸及对GABA能系统的作用也参与其抗癫痫作用[45]。

荜茇果实的乙醇提取物中的哌啶和胡椒碱是单胺氧化酶抑制剂，由此荜茇果实应该还具有抗抑郁的药理作用[46]。

此外，荜茇二氯甲烷提取液显示出了大鼠永久性局灶性脑缺血的神经保护作用，减轻了神经系统缺陷并显著预防了缺血诱导的细胞损伤，与模型组相比，PSD-95，p-CaMK II，CaM 和 NR2B 显著提高[47]。

（十）防辐射作、抑制黑色素

研究者在瑞士小鼠中评价了荜茇的乙醇提取物的抗辐射作用，结果显示该提取物可以使受辐射小鼠体内的谷胱甘肽丙酮酸转氨酶、碱性磷酸酶及肝脏和血清中的脂质过氧化水平升高。此外该提取物还可以恢复谷胱甘肽的水平，为受辐射的动物提供一定防护作用[48]。荜茇宁酰胺可以抑制由 α-黑色素细胞-刺激素、3-异丁基-1-甲基黄嘌呤或原卟啉Ⅸ诱导的 B16 黑色素瘤细胞黑色素产生。C-AMP 蛋白结合原件是酪氨酸酶的一个关键激活因子，荜茇宁可以通过它来调节黑色素因子信号转导通路，并抑制酪氨酸酶的表达来抑制黑色素产生[49]。荜茇的防辐射及抑制黑色素生成作用，为其作为保健品的开发提供了依据。

五、临床应用

（一）呕吐、泄泻

《本草求真》曰："凡一切风寒内积，逆于胸膈而见恶心呕吐；阳明胃腑。见于下部而见肠鸣冷痢水泻，停于肚腹而见中满痞寒疼痛，俱可用此投治以其气味辛温，则寒自尔见除。"取荜茇温中散寒之功，用治呕吐、泄泻胃脘痛和小腹痛[50]。

（二）牙痛、偏头痛

《本草纲目》记载："荜茇为头痛、鼻渊、牙痛要药，取其辛热，能入阳明经散浮热。"《本草便读》曰："荜茇能散上焦之浮热，凡一切牙痛，头风，吞酸等症，属于阳明湿火者，皆可用此以治之。"取其辛散止痛之功[50]。颅痛宁颗粒以川芎、荜茇两味中药配伍，二者配伍均可祛风行气活血祛瘀，使用颅痛宁颗粒治疗 1 个月后观察患者在疗效判定上，均有明显的改善，总有效率达 92.5%[51]。

（三）心绞痛

常与良姜、檀香、延胡索、细辛、冰片配伍，治疗冠心病、心绞痛。取其辛香理气，温通止痛之功。

另外，照日格图比较了中医和蒙医临床应用荜茇的异同，中药学和蒙药学对荜茇的药性认识和临床应用不尽相同。各传统医药学通用药物临床应用的比较研究，有助于相互借鉴，拓展临床应用范围，进而促进从天然药物中开发新药，更加全面的利用[50]。

六、毒理研究

在对小鼠进行的急性毒性实验中小鼠 Igopum 的 LD_{50} 为 49.73 mg/kg，LD_{50} 的 95% 可信限为 491±46.78 mg/kg。亚急性慢性毒性实验表明，小鼠连续给药 9 个月，血常规、肝、肾功能及心、肺、肝、肾的组织学镜检未见异常[52]。

在急性毒性实验中，没有发现胡椒碱有致死作用，并且在药理药效研究中给予受试动物 3～5 mg/kg 剂量条件下，没有观察到任何病态症状[53]。因为荜茇广泛用于烹饪和传统医学中，一般假定在中等剂量下安全。在单剂量口服(3 g/kg)和慢性毒性的动物实验研究中发现给药 90 天仍未发现有不良反应。从荜茇果实中提取分离出的主要有效成分胡椒碱、荜茇环碱和荜茇宁在小鼠中的 LD_{50} 分别如下：56.2±3.0 mg/kg、110.1±7.8 mg/kg、115.3±9.5 mg/kg[54]。

参考文献

[1] 张庆芝,张超,冯潇贤.傣药荜茇菜的生药学研究[J].中国民族民间医药,2010,19(7)：11-12.
[2] 国家中医药管理局《中华本草》编委会.中华本草[M].上海：上海科学技术出版社,1999.
[3] Kirikar K R, Basu B D. Indian Medicinal Plants. Mumbai [J]. India: Orients Longman, 1980,8(2)：21-25.
[4] Rastogi R P, Malhotra B N. Compendium of Indian Medicinal Plants [J]. CDRI, Luckhnow and New Delhi, 1993,4(2)：504-506.
[5] 谭芳,杨涛,席利力,姚萍.荜茇根提取物化学成分的研究[J].中医药导报,2019,25(19)：53-55.
[6] 李建良.荜茇的化学成分和药理作用的研究进展[C]//中国商品学会.中国商品学会第五届全国中药商品学术大会论文集.2017.
[7] Natarajan K S Narasimhan M, Shanmugasundaram K R, et al. Antioxidant activity of a salt/spice/herbal mixture aganist free radical induction [J]. J Ethnopharmacol, 2006,105(1)：76-83.
[8] Anuradha V Srinivas P V, Rao J M. Isolation and synthesis of isodihydropiperlonguminine [J]. Nat Prod Res, 2004,18(4)：247-251.
[9] Pradeep C R Kuttan G. Effect of piperine on the inhibition of lung metastasis induced B16F/10 melanoma cells in mice [J]. Clin Exp Metastasis, 2002,19(8)：703-708.
[10] 徐松艳,王彩芸.荜茇酰胺通过 PI3K/Akt/mTOR 信号通路诱导肺癌细胞凋亡[J].青岛科技大学学报(自然科学版),2018,39(3)：47-52.
[11] Yamaguchi Y, Kasukabe T, Kumakura S. Piperlongumine rapidly induces the death of human pancreatic cancer cells mainly through the induction of ferroptosis [J]. Int J Oncol, 2018,52(3)：1011.
[12] Basak D, Punganuru S R, Srivenugopal K S. Piperlongumine exerts cytotoxic effects against cancer cells with mutant p53 proteins at least in part by restoring the biological functions of the tumor suppressor [J]. Int J Oncol, 2016,48(4)：1426.
[13] Lee H N, Jin H O, Park J A, et al. Heme oxygenase-1 determines the differential response of breast cancer and normal cells to piperlongumine [J]. Mol Cells, 2015,38(4)：327.
[14] Roh J L, Kim E H, Park J Y, et al. Piperlongumine selectively kills cancer cells and increases cisplatin antitumor activity in head and neck cancer [J]. Oncotarget, 2014,5(19)：9227.
[15] Chen Y, Liu J M, Xiong X X, et al. Piperlongumine selectively kills hepatocellular carcinoma cells and preferentially inhibits their invasion via ROS-ER-MAPKs-CHOP [J]. Oncotarget, 2015,6(8)：6406.
[16] 徐文慧,李沧海,姜廷良.铁死亡通路与中药干预机制研究进展[J].中国中药杂志,2018,43(20)：4019-4026.
[17] 文远超,余云湖,付晓红,等.荜茇酰胺对胶质瘤细胞增殖影响[J].中国公共卫生,2017,33(3)：468-470.
[18] Koul Ib Kapil A. Evaluation of the liver protective potential of piperine, an active principle of black and long peppers [J]. Planta Med, 1993,59(13)：413-419.
[19] Christina a J Saraswathy G R, Robert S J, et al. Inhibition of CCI4 induced liver fibrosis by Piper longumlinn. Indian [J]. J Allergy Asthma Immunol, 2006,20(5)：112-116.
[20] Kumar S Arya P, Mukherjee C, et al. Novel aromatic ester from Piper longumand its ana-logues inhibit expression of cee adhesion molecules on endothelial cells [J]. Biochemistry, 2005,6(44)：15944-15952.
[21] P. Choudhary G. Mast cell stabilizing activity of piper longum Linn. Indian J Allergy [J]. Asthma Immunol, 2006,20(5)：112-116.
[22] Vedhanayaki G Shastri G V, Kuruvilla A. Analgesic activity of Piper longum Linn. root [J]. Indian J Exp Biol, 41(8)：649-651.
[23] Vaghasiva Y Nair Rchanda S. Inestigation of some Piper species for an-tibacterial and anti-inflammatory propert [J]. IntJ Pharmacol, 2007,3(5)：400-405.
[24] Singh N Kumar S, Singh P, et al. Piper longum linn. Extract inhibits TNF-α-induced expression of cell adhesion molecules by inhibiting NF-κ B activation and mi-crosomal lipid peroxidation [J]. Phytomedicine, 2008,15(4)：284-291.
[25] Tripathi D M Gupta N, Lakshmi V, et al. Antigiardial and immunostimulatory effect of Piper longum on giardiasis due to Giaardia lamblia [J]. Phytother Res, 1999,13(11)：561-565.
[26] Devan P Bani S, Surik a, et al. Immunomodulation exhibited by piperinic acid through suppression of proinflammatory cytokines [J]. Int Immunopharmacol, 2007,7(7)：889-899.
[27] Ali a M Alam N M, Yeasmin M S, et al. Antimicrobial screening of different extracts of Piper longum Linn [J]. Res J Agr Bio Sci, 2007,3(2)：852-857.
[28] Ghoshal S Lakshmi V. Potential antiamoebic property of the roots of Piper longum Linn [J]. Phytother Res, 2002,16(7)：689-691.
[29] Yang Y C Lee S G, Lee H K, et al. A piperidine amide extracted from Piper longum L. fruit shows activity against Aedes aegyptimosquito larva [J]. J Agric Food Chem, 2002,19(50)：3765-3767.
[30] Chaithong U Choochote W, Kamsuk K, et al. Larvicidal effect of pepper plants on Aedes aegypti(L)(Diptera: Culicidae)

[J]. J Vector Ecol, 2006,31(1): 138-144.

[31] Sung E L Byeoung S P, Moo K K, et al. Fungicidal activity of pipernonaline, apiperidine alkaloid derived from long pepper, Piper longum L, against phytopathog-enicfungi [J]. Crop Prot, 2001,23(5): 523-528.

[32] Iwashita M Saito M, Yamaguchi Y, Takagaki R, Nakahata N. Inhibitory effect of ethanol extract of Piper longum L. on rabbit platelet aggregation through antagonizing throm-boxane A2 receptor [J]. Phytomedicine, 2007,30(7): 1221-1225.

[33] Jin Z Borjihan G, Zhao R, et al. Antihyperlipidemic compounds from the fruit of Piper longum L [J]. Phytother Res, 2009 (23): 8.

[34] Shoji N Umeyama A, Saito N, et al. Ohizumi Dehydropipernonaline, an amide possessing coronary vasodilating activity, isolated from Piper lonum L [J]. J Pharm Sci., 1986,75(12): 1188-1189.

[35] Wakade A S, Shah A S, Kulkarni M P, et al. Protective effect of Piper longum L., on oxidative stress induced injury and cellular abnormality in adriamycin induced cardiotoxicity in rats [J]. Indian J Exp Biol, 2008,46(7): 528-533.

[36] 庄飞,梁广,钱建畅,郑超.荜茇酰胺通过抗炎作用缓解糖尿病心肌病小鼠的心肌病变[J].中国病理生理杂志,2019,35(6): 988-993.

[37] 包兰兰,金桩,博格日勒图.胡椒碱降血脂作用的实验研究[J].中国民族医药杂志,2004(1): 22.

[38] Daware M B, Mujumdar A M, Ghaskadbi S. Reproductive toxicity of piperine in Swiss albino mice [J]. Planta Med, 2000, 66(3): 231-236.

[39] Piyachaturawat P, Glinsukon T, Toskulkao C. Acute and subacute toxicity of piperine in mice, rats and hamsters [J]. Toxicol Lett, 1983,16(3-4): 351-359.

[40] 海英,那生桑,双福.荜茇胡椒碱致畸试验研究[J].世界科学技术——中医药现代化,2008,10(1): 133-136.

[41] Shaik a N Ramesh B K, Swapna S, et al. Antidiabetic and antihyperlipidemic activity of Piper longumroot aqueous extract in STZ induced diabetic rats [J]. BMC Complementary and Alternative Medicine, 2013(13): 37-46.

[42] A Lee S, Hong S S, Han X H. Piperine from the fruits of Piper longum with inhibitory effect on monoamine oxidase and antidepressant/like activity [J]. Chem Pharm Bull, 2005,53(7): 832-835.

[43] Cruz G M P Felipe C F B, Scorza F a, et al. Piperine decreases pilocarpine-induced conculsions by GABA ergic mechanisms [J]. Pharmacology Biochemistry and Behavior, 2013(104): 144-145.

[44] Juvekar M R Kulkarni M P, Juvekar a R. Anti-stress, nootropic and anticonvulsant potential pf fruit extracts of Piper longum L [J]. Planta Medica, 2008(74): 244-249.

[45] Pattanaik S Hota D, Prabhakar S, et al. Effect of piperine on the steady-state pharmacokinetics of phenytoin in patients with epilepsy [J]. Phytotherapy Research, 2006,20(8): 683-687.

[46] Lee S A Hwang J S, Han X H, et al. Methylpiperate dervatives from Piper longumand their inhibition of monoamine oxidase [J]. Arch Pharm Res, 2008,31(12): 679-681.

[47] Hua Shiyao, Wang Bing, Chen Rong, et al. Neuroprotective Effect of Dichloromethane Extraction From Piper nigrum L. and Piper longum L. on Permanent Focal Cerebral Ischemia Injury in Rats [J]. Journal of stroke and cerebrovascular diseases: the official journal of National Stroke Association, 2019,28(3): 51-59.

[48] Sunida E S Kuttan G. Protective effect of Piper longum fruit ethanolic extract on radiation induced damages in mice: a preliminary study [J]. Fitoterapia, 2005,76(7): 649-665.

[49] Hong S S Han X X, Oh G J, et al. Piperine from the fruits of Piper longumwith inhibitory effect on monoamine oxidase and antidepressant-like activity [J]. Chem Pharm Bull (Tokyo), 2005,53(7): 832-835.

[50] 包·照日格图,李翀,海银梅.中医和蒙医临床应用荜茇异同浅析[J].上海中医药杂志,2006,40(2): 59-61.

[51] 李倜,郭树鹏,张金阁,等.颅痛宁颗粒治疗偏头痛的临床价值分析[J].中医药学报,2019,47(4): 74-76.

[52] 包·照日格图.荜茇油非不皂化物对小鼠高脂血症的影响[J].中草药,1992(4): 197.

[53] Chanda D, Shanker K, Pal A, et al. Safety evaluation of Trikatu, a generic Ayurvedic medicine in Charles foster rats [J]. Toxicol Sci., 2009,34(9): 99-101.

[54] 乔佛晓,禹玉洪,李燕.荜茇的药理作用与毒性作用研究概述[J].环球中医药,2015(4): 507-512.

胡椒

胡椒为胡椒科植物胡椒(*Piper nigrum* L.)的干燥近成熟或成熟果实。别名白胡椒(《中国药典》)、黑胡椒(《中国药典》)、昧履支(《百阳杂组》)、浮椒(《东医宝鉴》)、玉椒(《通雅》)。秋末至次春果实呈暗绿色时采收,晒干,为黑胡椒;果实变红时采收,用水浸渍数日,擦去果肉,晒干,为白胡椒[1,2]。

胡椒为常绿藤本。茎长达5米许,多节,节处略膨大,幼枝略带肉质。叶互生,叶柄长1.5~3 cm,上面有浅槽;叶革质,阔卵形或卵状长椭圆形,长8~16 cm,宽4~7 cm,先端尖,基部近圆形,全缘,上面深绿色,下面苍绿色,基出脉5~7条,在下面隆起。花单性,雌雄异株,成为杂性,成穗状花序,侧生茎节上;总花梗与叶柄等长,花穗长约10 cm;每花有一盾状或杯状苞片,陷入花轴内,通常具侧生的小苞片;无花被;雄蕊2,花丝短,花药2室;雌蕊子房圆形,1室,无花柱,柱头3~5枚,有毛。浆果球形,直径4~5 mm,稠密排列,果穗圆柱状,幼时绿色,熟时红黄色。种子小。花期4~10月。果期10月至次年4月(图26)。

胡椒生长于荫蔽的树林中。分布于热带、亚热带地区,我国华南及西南地区有引种。国内产于广东、广西及云南等地。国外产于马来西亚、印度尼西亚、印度南部、泰国、越南等地[2]。

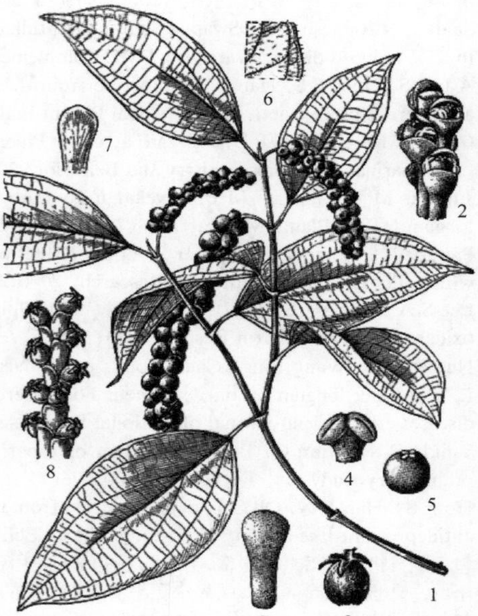

图26 马钱子

(引自《中国植物志》)

1. 果枝;2. 花序;3. 苞片;4. 雌蕊;5. 果;6. 叶背面;7. 苞片;8. 雌花序;9. 雌蕊

一、生药鉴别

(一)性状鉴别

1. 黑胡椒

为近圆球形果实,直径3~6 mm。表面暗棕色至灰黑色，具网状皱纹。顶端有微细突起的柱头遗迹，基部有自果轴脱下的疤痕。外果皮及中果皮质松睫，易剥落，内果皮薄壳状而稍坚硬。纵切面大部分为淡黄棕色或黄白色、坚硬而稍带粉性的外胚乳，靠近顶端有细小的胚及内胚乳，外胚乳通常中央颜色较浅，并具有空隙。气芳香，有刺激性，味辛辣。以粒大、饱满、色黑、皮皱、气味强烈者为佳。

2. 白胡椒

为近圆球形果核，直径 3～6 mm。表面灰白色，平滑，顶端略扁或微凹，基部多少隆起，有时显黑棕色斑。四周有纵走的脉纹 10～14 条。内果皮及种子的性状均与黑胡椒同。以个大、粒圆，坚实、色白；气味强烈者为佳[2]。

（二）显微鉴别

黑胡椒横切面

外果皮由 1 列表皮及 2～3 列下皮层细胞组成，下皮层中夹有较多黄色石细胞群。中果皮薄壁组织中有大型油细胞分布，并有细小纸管束散在。内果皮为 1 列黄色石细胞，内壁特厚。种皮为 2～3 列压缩状长形细胞，棕色至暗棕色，内为 1 列透明细胞。外胚乳最外 2～3 列细胞含细小糊粉粒，内层细胞中含淀粉粒，并有黄棕色或黄绿色油细胞散在[2]。

（三）理化鉴别

1. 化学鉴别

取本品粉末少量，加硫酸 1 滴，显红色，渐变红棕色，后转棕褐色。

2. 薄层鉴别

取本品粉末 2 g，加石油醚 10 ml，密塞振摇，冷浸过夜，滤过并蒸干，残渣用 1 ml 石油醚溶解，作供试液。另用胡椒醛作对照品。取 50 μl 供试液及适量对照液点于同一硅胶 G 板上，以石油醚-乙醚（8：2）为展开剂展升，2,4-二硝基苯肼试液显色，供试品色谱中，在与对照品色谱相应位置上显示相同的橘红色斑点[3]。

二、栽培

（一）产地环境

胡椒属热带温湿型植物。适生长于年平均温度 22～28 ℃及年降雨量 1 800～2 800 mm 的地区。平均温度 15 ℃时基本停止生长。苗期和定植初期需荫蔽，成龄期要阳光充足。蔓枝攀枝生长，怕大风危害，宜选静风环境栽培。要求土层深厚、肥沃、通气、保水力强、微酸性的土壤，过湿或积水易发生水害和瘟病。

（二）生产管理

1. 扦插、定植

用扦插繁殖。结合整形剪蔓，选优良母株的健壮主蔓，割取长 30～40 cm 具 5～7 个节的插条，扦插在苗圃中，生根后及时定植。春、秋季选阴天或晴天下午，按行株距 1.8 m×1.8 m 或 2 m×3 m 开穴栽种。

2. 田间管理

定植初期要遮荫，及时浇水施肥。苗抽新蔓时立枝、绑蔓以助攀援。主蔓生长到一定长度要打顶、摘花、搞叶，加速树型形成和使养分集中。定植后期要整形修剪。病虫害防治胡椒疫病、细菌性叶斑病、花叶病、炭疽病等，防治采用土壤消毒及喷射硫酸铜。虫害有介壳虫类、蚜虫、盲蝽、网蝽、刺蛾、金龟子、蚂蚁、粉虱等[3]。

（三）嫁接

胡椒栽培种大叶种（*Piper nigrum* L.）与胡椒野生近缘种蒌叶（*Piper betle* L.）嫁接亲和力强，嫁接口愈合较好，表面光滑。嫁接植株主蔓粗壮，砧木茎径比接穗茎径更粗壮，植株生长迅速，投产早，但前期由于植株营养生长过旺，产量并不高，后期高产稳产。胡椒嫁接成功的关键是：①砧木材料蒌叶是胡椒的野生近缘种，近缘植物的接穗和砧木相结合时，彼此供应的营养比较适合对方的需要，容易为对方接受，嫁接一般容易成活。砧木材料蒌叶广泛分布于云南干热、湿热地区，对云南干热河谷地区燥热少雨的气候条件有较强的生态适应性，根系发达，吸收营养物质的能力较强，促进嫁接植株生长健壮。②嫁接部位木栓化后嫁接成活率高。调查点的砧木材料提前1～2个生长周期定植，砧木在地下部形成强大的吸收根，保证嫁接植株营养供应充足，嫁接成活率高。③嫁接时间，调查点胡椒嫁接时间均选择在3月，此时砧木和接穗组织充实，温度、湿度有利于形成层的旺盛分裂，实践表明，气候因素对胡椒嫁接成活的影响很大[4]。

三、化学成分

（一）胡椒果实化学成分

胡椒果实含多种酰胺类化合物：最早从胡椒中分离出的一种生物碱是胡椒碱(piperine)，是胡椒果实中所有生物碱中含量最大、活性最高的酰胺类化合物，其他还有胡椒油碱(piperolein)B、胡椒油酸A(piperylin A)、次胡椒酰胺(piperylin)[5]、胡椒酰胺(pipercide)[6]、胡椒亭碱(Piperettine)、几内亚胡椒酰胺(guineesine)、假荜茇酰胺(retrofractamide)A、胡椒酸胺-C 5：1(2*E*)[piperamide-C 5：1(2*E*)]、胡椒酰胺-C 7：1(6*E*)[piperamide-C 7：1(6*E*)]、胡椒酰胺-C 7：2(2*E*，6*E*)[piperamide-C 7：2(2*E*，6*E*)]、胡椒酰胺-C 9：1(8*E*)[piperamide-C 9：1(8*E*)]、胡椒酰胺-C 9：2(2*E*，8*E*)[piperamide-C 9：2(2*E*，8*E*)]，胡椒酰胺-C 9：3(2*E*，4*E*，8*E*)[Piperamide-C 9：3(2*E*，4*E*，8*E*)]、1[癸-(2*E*，4*E*)-二烯酰]四氢吡咯{1-[(2*E*，4*E*)-2,4-decadienoyl]-pyrrolidine}、1-[十二碳-(2*E*，4*E*)-二烯酰]四氢吡咯{1-[(2*E*，4*E*)-2,4-dodeca-dienoyl]pyrrolidine}、*N*-反式阿魏酰哌啶(*N*-trans-feruloylpiperidine)、类阿魏酰哌啶(feruperine)、二氢类阿魏酰哌啶(dihy-drofe-ruperine)、墙草碱(pellitorine)、*N*-异丁基二十碳-2*E*，4*E*，8*Z*-三烯酰胺(*N*-isobutyl-2*E*，4*E*，8*Z*-eicosatrienamide)、*N*-异丁基十八碳-2*E*，4*E*-二烯酰胺(*N*-isobutyl-2*E*、4*E*-octadecadiena-mide)、*N*-反式阿魏酰酪胺(*N*-trans-feruloyl tyramine)、类对香豆酰哌啶(coumaperine)、*N*-异丁基碳-反-2-反-2二烯酰(*N*-isobutyleicosa-trans-2-trans-4-dienamide)、二氢胡椒酰胺(dihy-dropipercide)、二氢胡椒碱(piperanine)等[3]。

（二）胡椒挥发油

侯冬岩等[7]报道了用蒸馏-萃取法提取黑白胡椒果挥发性物质，用气相色谱-质谱法(GC/MS)从黑胡椒挥发油中分离并确定出37种化学成分，占总检出量的99.37%，其中含量较多是莤烯(12.43%)，柠檬烯(8.05%)、石竹烯(31.66%)、伊蒎烯(4.14%)和可巴烯(4.89%)。测得白胡椒挥发油的含量为4.7%。用GC/MS法从白胡椒挥发油中分离并确定出35种化学成分，其中主要为萜类化合物，占检出量的88.70%[8]，主要成分有点3-莤烯、柠檬烯、β-蒎烯、石竹烯、α-蒎烯、1-甲氧基-4-(1-丙烯基)苯、α-水芹烯等。胡椒还含有机酸、木脂素、酚类化和物和微量元素等。其中有机酸包括：葵酸、月桂酸、肉豆蔻酸、棕榈酸、硬脂酸、罂酸、油酸、亚油酸、斑鸠菊酸、锦葵酸、苹婆酸等。微量元素主要包括Ca、Cu、Mn、Fe、Zn、Pb、Cd等。

（三）胡椒鲜果果皮化学成分

葛畅等[9]通过水提取、乙醇提取、石油醚提取等提取方法对胡椒鲜果果皮进行了较系统全面的化学成分定性分析，发现胡椒鲜果果皮中含有多种化学成分，包括糖类、有机酸、皂苷、黄酮、香豆素、内酯、生物碱、酚类等。

（四）胡椒叶活性成分

据报道，张水平等[10]通过核磁共振和质谱等手段鉴定与表征，首次从 *Piper nigrum L.* 的叶片中分离得到了具有较高抗氧化活性的木脂素类物质扁柏脂素和黄酮苷类物质野漆树苷，扁柏脂素的活性为 16 070 μmolTE/g，含野漆树苷的分离物的活性为 10 823 μmolTE/g。另 Timple 等[11]发现扁柏脂素具有调节人类单胺和 GABA 转运体的活性；Cai 等[12]发现黄酮糖苷的糖配基种类对其抗氧化性就有显著的影响；此外，Eldahshan 等[13]发现野漆树苷还具有防止伽马辐射损伤的作用和抗恶性肿瘤增生的潜力，部分化学结构式如下。

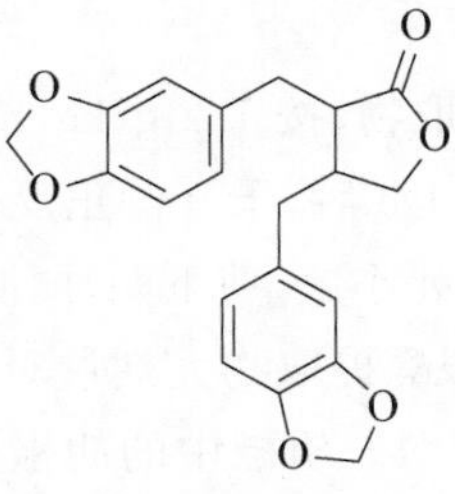

扁柏脂素

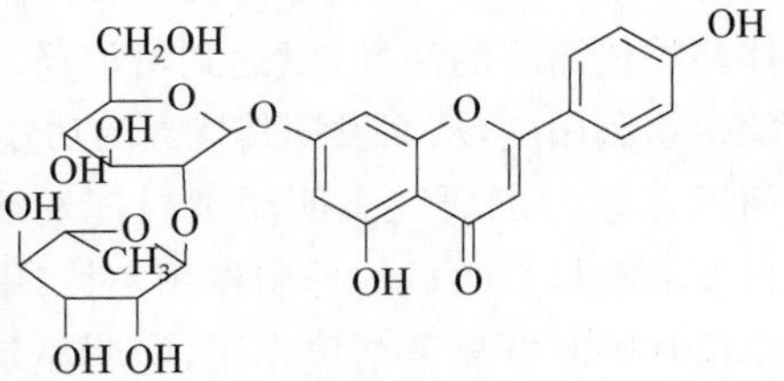

野漆树苷

（五）胡椒碱及其相似物

1819 年，Oersted[14]首次从胡椒中提取出黄色结晶状物质—胡椒碱，Narayanan 等[15]许多科研人员对胡椒碱的五种相似物进行了分离与鉴定，它们分别是胡椒亭（piperettine）、胡椒新碱（piperanine）、胡椒油酸 A（piperylin A）、胡椒油碱 B（piperolein B）与胡椒林碱（piper-icine）[16]，部分化学结构式如下。

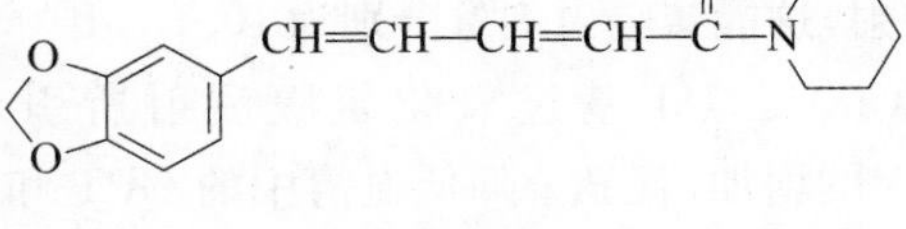

胡椒碱

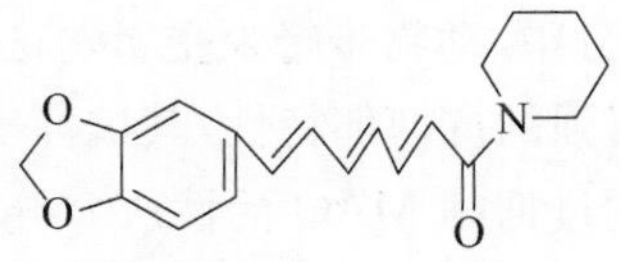

piperettine

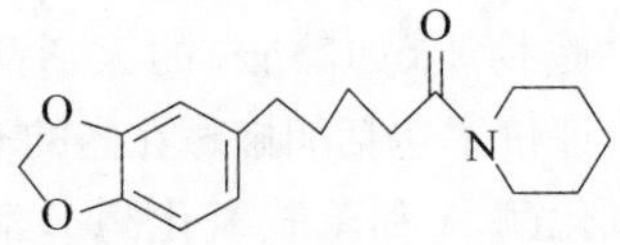

piperanine

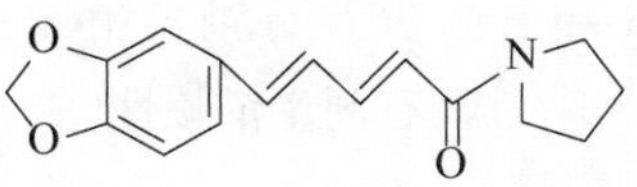

piperylin A

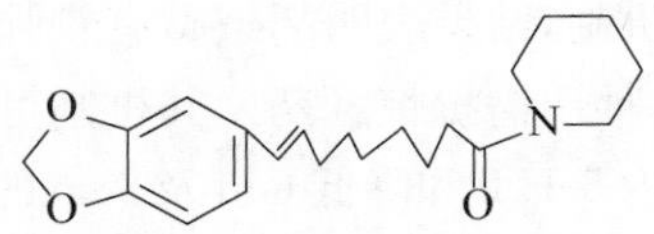

piperolein B

四、药理研究

（一）对神经系统的影响

1. 抗抑郁

崔广智研究了胡椒碱的抗抑郁作用，结果表明胡椒碱具有较好的抗抑郁作用，其作用是通过上调中枢神经系统 5-羟色胺水平实现的[17]。胡园等[18]观察胡椒碱对慢性应激抑郁模型大鼠行为学和血清促肾上腺皮质激素释放激素（CRH）、促肾上腺皮质激素（ACTH）和皮质酮（CORT）含量的影响。结果与模型组比较后，低、中、高剂量胡椒碱对大鼠血清 CORT 含量无明显影响；对抗慢性应激损伤所引起的 CRH 和 ACTH 含量增加。表明胡椒碱的抗抑郁作用与其对下丘脑-垂体-肾上腺轴的影响有关。

在抗抑郁模型小鼠悬尾实验中显示，胡椒碱可减少小鼠不动时间，且与剂量相关，其作用强度与氟西汀的强度相当，在敞箱评价试验的垂直、水平评分中，动物步行未受影响，这些结果表明胡椒碱有强的抗抑郁特性，其抗抑郁作用的机制部分是通过抑制 MAO 活性所介导，提示胡椒碱是一种很有前景的治疗抑郁症的候选药物。单胺氧化酶 MAO 是 NE、5-HT 等内源性单胺类和外源性单胺物质（如酪胺）的灭活酶。在大鼠脑线粒体内评价了包括胡椒碱在内的七种生物碱抑制单胺氧化酶 A 和单胺氧化酶 B 活性的研究中，胡椒碱表现出了很好的非选择性抑制作用，抑制 MAO A 和 B 的 IC_{50} 分别为 49.3 mmol/L 和 91.3 mmol/L，且具有剂量依赖性[19]。

2. 抗惊厥

崔广智[20]研究了胡椒碱抗实验性癫痫作用及其作用机制，结果表明胡椒碱有较强的抗惊厥作用，是一种广谱抗惊厥药。其机制可能与其增加动物脑内 5-HT 和降低 Glu 及 Asp 的含量和阻断 KA-受体有关。胡椒中有的胡椒碱 150 mg/kg 有明显的对抗戊四唑惊厥作用，使惊厥率明显降低。100 mg/kg、150 mg/kg 均有对抗电惊厥的作用，且对大鼠的“听源性发作”均有明显对抗作用[21]。

3. 神经保护作用

为探讨胡椒碱是否可通过抗炎作用对 1-甲基-4-苯基-1，2，3，6-四氢吡啶（MPTP）诱导的帕金森小鼠模型起神经保护作用。方法：取 C57BL/6 雄性小鼠 30 只，随机分为正常对照组、MPTP 组、胡椒碱治疗组。给予胡椒碱组小鼠口服胡椒碱 15 天（10 mg/kg），其中包括 8 天的预处理，第 9 天开始予 MPTP 组及胡椒碱组小鼠连续 7 天腹腔注射 MPTP（30 mg/kg），其中胡椒碱组继续接受胡椒碱灌胃 7 天。对照组用生理盐水代替。用疲劳转棒试验来测试小鼠的运动能力。经多聚甲醛灌流固定取脑后，免疫组化法检测小鼠中脑黑质中 TH、IBa-1、IL-1β 的相对含量。研究显示：对照组小鼠在转棒仪上平均耐受时间为（5.58±0.31）s，MPTP 组为（2.5±0.34）s，胡椒碱组为（4.25±0.89）s，差异具有统计学意义（$p<0.05$）。免疫组化结果表明，MPTP 组与对照组比较小鼠黑质中 TH 阳性神经元数量明显减少，胡椒碱组 TH 阳性神经元与 MPTP 组相比数量显著增加。MPTP 组 IBa-1 及 IL-1β 阳性表达较对照组明显增加，胡椒碱组与 MPTP 组相比这两者均明显减少。提示胡椒碱可以提高帕金森小鼠的运动能力，可以减少 IBa-1 活化和 IL-1β 的表达，减轻 MPTP 对帕金森小鼠的炎症损害作用[22]。

（二）抗炎

胡椒根提取物，按 1.2 g/kg，灌胃给药 3 天，最后 1 天给药 1 h 后，于一侧正反两面涂一层二甲苯，2 h 后处死小鼠，剪下两耳，测肿胀长度，结果表明，胡椒根醇提取物大剂量对小鼠耳肿胀有显著拮抗作用[26]。胡椒中的胡椒碱还可作为生物利用度增强剂使用。在小鼠体内，胡椒碱通过提高胃肠对羟苯基丁氧酮的吸收以及抑制肝脏微粒体药物代谢酶的活性，以达到增加羟苯基丁氧酮的生物利用度，从而发挥其抗炎的功效[23]。

何思煌等[35]的研究表明胡椒根挥发油对小鼠的自发活动具有明显的抑制作用，对二甲苯所致的小鼠耳肿胀有显著拮抗作用，能明显延长痛阈值时间。说明胡椒根挥发油具有明显的抗炎、镇痛、镇静作用。崔广智[20]等用开野实验法观察胡椒碱对小鼠自主活动的影响。结果显示小鼠注射胡椒碱后 1 h，其自主活动明显减少，并且呈剂量依赖性，其他行为无明显异常，提示胡椒碱有镇静作用。

（三）对消化系统的影响

1. 护肝

Indu Bala Koul[24]等的研究指出，胡椒碱具有保肝作用。胡椒碱的橄榄油混悬液以 100～200 mg/kg/日的剂量对小鼠连续进行 3 天的腹腔注射，这能减轻由剂量分别为 10.15 μL/0.2 m 的 CCl_4 及叔丁基过氧化氢腹注射所引起的 MDA 的增加，且显著降低血清中的 GPT 和碱式磷酸酶水平。但是，与已知保肝药水飞蓟相比，胡椒碱的保肝作用相对较弱。SinghA 等[25]研究了黑胡椒对肝解毒系统的调节作用，结果表明，黑胡椒饲喂能升高小鼠肝脏中谷胱甘肽-S-转移酶（GST）、细胞色素 b5、肝细胞色素 P_{450} 水平，从而能调节肝的解毒功能。白胡椒对人肝线粒体细胞色素 P_{450} 有抑制作用[26]。

2. 对胆汁分泌的影响

胡椒灌胃可使大鼠胆汁浓度增高，但连续多日饲喂胡椒则可促进大鼠胆汁流量增多而胆汁浓度下降[27]。胡椒碱饲喂还能降低肝脏氨肽酶N（APN）的表达和胆汁 APN 酶的活性，抑制APN 的促进结石作用，从而预防胆固醇结石的形成[28]。另外在高胆固醇饲料中加入胡椒碱后，明显抑制高胆固醇饮食诱发的 C57BL/6 小鼠胆囊胆固醇结石的形成，同时明显降低胆汁中胆固醇的含量和肝脏 APN 和 mRNA 的表达[29]。

胡椒碱可抑制固、液体物质在大鼠体内的胃排空和在小鼠体内胃肠通过，连续给药和单剂量给药没有明显差异，其对胃肠通过的影响不依赖于胃酸和胃蛋白酶[30]。胡椒碱可减少蓖麻油导致的小鼠小肠分泌液潴留，并呈剂量相关性[31]。

（四）对心脑血管病的缓解

胡椒碱具有抗心肌缺血、增强耐缺氧能力及心肌保护的作用，其作用机制可能是通过升高心肌线粒体 GSH，降低 MDA 及增加 Na^+-K^+-ATP 酶和 Ca^+-ATP 酶活性来实现其心肌保护作用。应用一定量的胡椒碱可以抑制缺血半暗带区内的细胞凋亡，这一过程可能与抑制 CaSePase-3 蛋白质表达有关，具有护脑作用。其作用机制可能是胡椒碱通过升高超氧化物歧化酶、谷胱甘肽过氧化物酶和 GSH，抑制或灭活自由基、活性氧族和羟基达到对脑组织的保护的。胡椒碱耳缘静脉注射对家兔实验性蛛网膜下腔出血后迟发性脑血管痉挛有缓解作用，其机制可能与抑制血管壁上核转录因子（NF-κB）活性，下调肿瘤坏死因子 α（TNF-α）、白介素 1β（IL-1β）和白介素 6（IL-6）的表达有关[32]。宋思维等[33]探讨了胡椒碱（piperine，PIP）对缺氧复氧（hypoxia/reoxygenation，H/R）心肌细胞的保护作用，发现 PIP 主要通过 PI3K/AKT 依赖性途径改善心肌细胞 H/R 损伤。

（五）抗肿瘤

针对胡椒碱抗肿瘤作用的报道较多，在黑色素瘤细胞模型上，胡椒碱可有效抑制 NF-kappaB，c-Fos，CREB，ATF-2 以及致炎细胞因子基因表达，抑制基质金属蛋白的产生。口服胡椒碱可以明显降低苯并芘诱导的肺癌小鼠体内脂质过氧化水平、蛋白羰基、核苷酸的含量以及多胺合成，其抑制作用机制是保护蛋白的损伤以及抑制细胞增殖。胡椒碱还可抑制 B16F-10 黑色素瘤诱导的肺转移，明显减少肿瘤的形成，延长荷瘤小鼠存活期，提示胡椒碱有抗肿瘤转移的作用。口服胡椒的醇提物和单体胡椒碱对腹水淋巴瘤和埃利希氏腹水癌细胞有明显的细胞毒作用，能抑制实体瘤的生长，延长埃利希氏腹水癌小鼠的生存期，还能显著增加 Balb/c 小鼠的白细胞数和血小板数[19]。郭丽[34]等也发现小剂量的胡椒碱可以通过下调 Wnt/β-catenin 信号分子的表达调控胃癌细胞 HGC-27 的增殖及侵袭。

（六）抗氧化

自由基损伤和脂质过氧化作用已经被证明是动脉粥样硬化、癌症、肝病和衰老过程的主要原因。胡椒碱可抑制肠黏膜上致癌物质诱导的过氧化产物，增加谷胱甘肽（GSH）和 Na^+-K^+-ATP 酶的活性，胡椒碱的抗氧化机制是通过抑制脂质过氧化作用，间接增加 GSH 的合成和传导来调节氧化改变的[36]。在摄入高脂饮食诱导的氧化应激大鼠模型上，给予黑胡椒和胡椒碱后，可维持超氧化物歧化酶、谷胱甘肽过氧化物酶和 GSH 等接近于正常组的水平[37]。体外试验表明胡椒碱在低浓度时是自由基清除剂，但在高浓度时能使羟基增加，当其 MIC_{50} 为 1.82 mmol/L 时，是一种作用很强的超氧化物清除剂[38]。在

PCl2 细胞模型上，胡椒碱能明显降低 MPP 诱导的核损伤、线粒体膜通透性改变、活性氧形成以及 GSH 的耗竭，且其作用有剂量依赖性[39]。

（七）免疫调节

对胡椒碱的免疫毒理学研究表明，用胡椒碱灌胃 Swiss 雄性小鼠，连续 5 天，无明显毒性作用，肝脏重量正常增加，高剂量（4.5 mg/kg）组动物的脾、胸腺和肠系膜淋巴结重量有减低，但对周围淋巴结重量没有影响，总白细胞数有降低，中性粒细胞比例增加；胡椒碱可抑制脂多糖促 B 淋巴细胞的有丝分裂反应，抑制植物凝集素促 T 淋巴细胞的有丝分裂反应。观察镉诱导的免疫缺陷时胡椒碱对胸腺细胞的影响，镉诱导的细胞凋亡作用在 6 h 发生，先是活性氧（ROS）和 GSH 改变，然后线粒体膜电位去极化，而后细胞凋亡蛋白激活致细胞凋亡，18 h 时胸腺依赖性淋巴细胞表型发生改变。调节早期的氧化应激即可降低淋巴细胞的凋亡，胡椒碱抑制 ROS 的产生并增加 GSH，可抑制下游的一系列反应，即抑制细胞凋亡和胸腺依赖性淋巴细胞表型发生改变等[19]。

（八）促进黑色素细胞增殖

中药单体胡椒碱通过上调酪氨酸酶和 TRP-1 的表达临床上可使脱色性皮肤明显黑化。有望成为白癜风等色素脱失性皮肤病新的安全有效的治疗药物。另外，胡椒碱可以促进表皮黑色素细胞的增殖，明显促进表皮黑素细胞的黑素合成及酪氨酸酶活性，而对黑素细胞迁移无明显刺激作用[33]。

（九）保护椎间盘及终板软骨

中药胡椒碱对椎间盘终板软骨细胞退变有保护作用。高智等通过[40]分离获取大鼠终板软骨细胞，体外培养建立终板软骨细胞加力退变模型。设空白对照组（未加力细胞）、加力组（10% 间歇性循环牵张力，10% ICMT，0.5Hz，8 h/d，加力 3 天）及加力加药组（加力组中加入中药胡椒碱 40 μmol/L）。倒置相差显微镜观察细胞形态学变化，甲苯胺蓝染色鉴定细胞表型。实时聚合酶链反应检测各组细胞中 SOX-9 基因，Ⅱ型胶原，蛋白聚糖，MMP13 的表达情况，核质分离及免疫印迹检测胞核与胞质中 NF-κB 信号通路相关蛋白 P65、p-P65 表达变化。发现细胞体外加力后表型丢失，甲苯胺蓝染色可见细胞外基质减少，加力加药组细胞外基质未见明显减少。加力组细胞（ICMT）较空白对照组细胞（NC 组）SOX-9（ICMT/NC = 0.22，$p < 0.01$）、蛋白聚糖（ICMT/NC = 0.15，$p < 0.01$）、Ⅱ型胶原（ICMT/NC= 0.18，$p<0.01$）表达明显降低，NF-κB 信号通路相关基因 P65 入核增加，NF-κB 信号通路相关基因 MMP13（ICMT/NC= 1.68，$p<0.05$）表达明显上升。40 μmol/L 胡椒碱处理的加力加药组较加力组细胞核内 p-P65 减少，NF-κB 信号通路相关基因 MMP13（40 μmol/L 胡椒碱/ICMT = 0.70，$p < 0.05$）表达降低，40 μmol/L 胡椒碱处理的加药加力组中Ⅱ型胶原（40 μmol/L 胡椒碱/ICMT= 1.93，$p<0.05$）、蛋白聚糖（40 μmol/L 胡椒碱/ICMT = 1.78，$p<$ 0.05）、SOX-9（40 μmol/L 胡椒碱/ICMT= 1.70，$p<0.05$）等基因表达明显回升。研究提示中药胡椒碱可以抑制椎间盘终板软骨细胞的退变发生，从而起到对椎间盘及终板软骨的保护作用[41]。

（十）抑菌

近年来的研究表明将胡椒泡水后，其水溶液对来自口腔的 12 种不同属的 176 个细菌菌株有较强的抑制作用；胡椒挥发油对动物和植物病菌、食物中毒和腐败菌均有抑制效果。从青胡椒浆果中分离得到两个酚类化合物，即 3,4-二羟基苯乙醇葡萄糖苷及 3,4-二羟基 6（*N*-乙胺基）苯甲酰胺 A、B 两种物质。对伤寒沙门菌、金黄色葡萄球菌、蜡状芽孢杆菌和大肠埃希菌等有较强的抑制作用[33]。刘宗争等[42]对胡椒碱抑制金黄色葡萄球菌 α 溶血素的表达研究发现胡椒碱可显著降低金黄色葡萄球菌 Hla 的表达，抑制金黄色葡萄球菌 USA300 培养物上清液的溶血活性，不同浓度胡椒碱均不影响金黄色葡萄球菌 USA300 生长，且可保护 A549 细胞免于培养物上清液介导的细胞损伤。

（十一）治疗轻度冻伤

胡椒 70%乙醇提取液局部外用对轻度冻伤有治疗作用。用−15 ℃左右低温液复制兔耳轻度冻伤模型，冻伤后 48 h 开始在兔冻耳涂抹胡椒 70%乙醇提取液治疗。2 天后测定血清中 SOD 活性、MDA 和 TNF-α 含量，4 天后评价冻耳外观正常与否及变形程度，制作冻耳组织病理切片，显微镜下观察冻耳组织病理变化，同时测定血清与冻耳组织中 SOD 活性、MDA 和 TNF-α 含量。结果发现用胡椒 70%乙醇提取液治疗 2 天后血清中 SOD 活性显著增加，MDA 量显著降低，TNF-α 量无明显变化。治疗 4 天后血清中 SOD 活性、MDA 和 TNF-α 含量均无明显差异，但冻耳组织中 SOD 活性与 TNF-α 水平显著提高，MDA 量显著降低。另外冻耳外观评价与组织病理检查显示冻耳组织坏死范围减少，修复速度明显提高[42]。

五、临床应用

（一）小儿消化不良性腹泻

1. 内服

用白胡椒 1 g 研粉，加葡萄糖粉 9 g 配成散剂。1 岁以下每次 0.3～0.5 g，3 岁以下 0.5～1.5 g，一般不超过 2 g，每天 3 次，连服 1～3 天为 1 个疗程。如有脱水现象须补液。

2. 外敷

以胡椒末填敷患儿脐眼，外贴暖脐膏，固定 24 h，未愈可再贴 1 次。

3. 穴位注射

取白胡椒研碎蒸馏制成 50%注射液，行穴位注射。取穴：天枢、足三里。小儿每穴 0.2 ml，成人每穴 0.5 ml，两侧交替应用[2]。

（二）肾炎

取白胡椒 7 粒，新鲜鸡蛋 1 个。先将鸡蛋钻一小孔，然后把白胡椒装入鸡蛋内，用面粉封孔，外以湿纸包裹，放入蒸笼内蒸熟。服时剥去蛋壳，将鸡蛋胡椒一起吃下。成人每天 2 个，小儿每天 1 个。10 天为 1 个疗程，休息 3 天后再服第二疗程，一般用 3 个疗程[2]。

（三）慢性气管炎和喘息

将白胡椒粒放入 75%乙醇中泡 30 min，取出切成 2 或 4 瓣，用于穴位埋藏。选穴：膏肓，定喘，脚骨前压痛点（天突至膻中穴之间的压痛点），膻中，肺俞。治疗时胸前、背后各取 1 穴，切开 1 cm 长、0.5 cm 深之切口，用止血钳伸入作穴位按摩，患者有酸麻胀感和喉头发热感，再把胡椒瓣放入穴位，盖好敷料，不必缝合，7 天做 1 次，一般需做 2～3 次。胡椒不被吸收，故须注意局部感染。亦可将白胡椒制成 10%的注射液，行穴位注射；进针后待有酸麻胀感时快速注入 0.7～1.0 ml（成人量）药液。选穴：大椎，定喘，膏肓，肺俞；配穴：通气，膻中，丰隆，孔最。可交替选用，每次 2～3 穴。7～10 天为一疗程，连续 2 个疗程可望不咳不喘[2]。

（四）神经衰弱

取白胡椒 1 粒（剪成两半）置于耳穴部位，胶布固定；而后用拇指捏压敷药部位至有发热感，每天 4～6 次。捏压时不宜搓捻以免移位，若胡椒破碎或捏压无刺激时，需重新更换。一般宜持续 2 周，如有反复则宜继续第二疗程。取穴：神经衰弱-枕、肾、神门；神经衰弱综合征-皮质下、额、心。初步观察，对失眠、头痛、头昏、入睡困难、睡眠浮浅等疗效显著[2]。

（五）皮肤病

先取紫皮蒜捣烂，再加入细胡椒粉（2∶1）

共捣成糊状备用。治疗时先用三棱针在双侧耳背静脉点刺放血；并在一侧耳轮脚凹陷处划破表皮（1～2 cm 长的竖切口），双耳交替划割。按无菌操作进行。然后取椒蒜泥约米粒大放于胶布上，贴在切口处固定。每 4 天治疗 1 次，10 次为 1 个疗程，疗程之间休息 10 天。一般无不良反应，仅极个别患者治疗后诉心慌，烦躁[2]。

（六）癫痫

研究发现胡椒与荜茇所含胡椒碱有抗惊厥作用，遂以胡椒、荜茇为原料，从中提取含胡椒碱的粗提物，并制成抗痫片，每片含胡椒、荜茇生药各 0.5 g，每次 2～4 片，每天两次口服。并酌配西药抗痫药，诊疗前若仍用适量西药而效不佳者西药原量继续配用，待病情好转或稳定后渐减至不用，若已用西药无效者，则停用，若已停药多时，则不再加服西药。若为大发作当时，可用西药针剂。疗效较显著，但有刺激胃，引致上火，以及对口疮、痔疮刺激等副作用，有用药一年亦未见任何中毒反应[3]。

参考文献

[1] 国家药典委员会. 中华人民共和国药典[M]. 北京：中国医药科技出版社，2012.
[2] 南京中医药大学. 中药大辞典[M]. 上海：上海科技大学出版社，2006.
[3] 国家中医药管理局《中华本草》编委会. 中华本草[M]. 上海：上海科学技术出版社，1999.
[4] 吕玉兰，杨翠美，杨桂琴，等. 胡椒栽培种与野生近缘种嫁接技术调查[J]. 热带农业科学，2009，29(8)：40－42，62.
[5] Subehan, Usia T, Kadota S. AIK amides from piper nigrum L. and their inhibitory activity against human liver microaoma cytochrome P_{450} 2D6(CYP 2D6) [J]. Natural Prodult communications. 2006(1)：1－7.
[6] Singh G, Marimuthu G, Catala N G. Chemican. antioxidant and antifungal activties of volatile oil of black pepper and it acetone extract [J]. Journal of the Science of Food and Agriculture, 2004, 84(14)：1878－1884.
[7] 候冬岩，回瑞华，李铁纯. 海南胡椒果挥发性成分气相色谱-质谱分析[J]. 质谱学报，2005，26(1)：40－42.
[8] 候冬岩，回瑞华，李铁纯. 白胡椒萜类化合物的分析[J]. 食品科学，2004，24(3)：142.
[9] 葛畅，李明福，张园，等. 胡椒鲜果果皮化学成分定性分析[J]. 中国调味品，2015(6)：109－110，114.
[10] 张水平，谷风林，贺书珍，等. 胡椒叶抗氧化能力分析及其活性成分分离鉴定[J]. 现代食品科技，2015，31(2)：63－69.
[11] Timple Jmv, Magalhaes L g, Souza Rezende K c. The lignan(－)-hinokinin displays modulatory effects on huma monoamine and GABA transporter activities [J]. J Nat Prod, 2013, 76(10)：1889－1895.
[12] Cai Wr, Chen Y, Xie Ll. Characterization and density functional theory study of the antioxidant activity of quercetin an its sugar-containing analogues [J]. European Food Research and Technology, 2014(13)：121－128.
[13] El-Shawi O e, Eldahshan O a. Protective effect of rhoifolin on gamma irradiation induced cardiac dysfunctions in albin mice [J]. Arab J Nuc Sci App, 2014, 47(1)：198－207.
[14] Govindarajan V S. Pepper-chemistry, technology and quality evaluation [J]. Criteria Revised Food Science, 1977(9) 111－115.
[15] Narayanan C S. Chemistry of black pepper. Harwood [J]. Academic, 2000(48)：143－162.
[16] 刘红，赵建平，谭乐和. 胡椒碱的研究进展[J]. 中国调味品，2008，33(10)：33－36.
[17] 崔广智，金树梅. 胡椒碱抗抑郁作用研究[J]. 辽宁中医药大学学报，2010，12(7)：42.
[18] 胡园，廖红波，刘屏，等. 胡椒碱调节大鼠下丘脑-垂体-肾上腺轴抗抑郁作用的实验研究[J]. 中西医结合学报，2009(7) 667－670.
[19] 刘屏，索婧侠，于腾飞. 胡椒碱药理作用的研究进展[J]. 中国药物应用与监测，2007，4(3)：7－9.
[20] 崔广智，裴印权. 胡椒碱抗实验性癫痫作用及其作用机制分析[J]. 中国药理学通报，2002(6)：675－680.
[21] Daulatabad C D, Malta G M, Mirajkar A M. Verrolic and Cyclopropenoic Fatty acids in Piper nigrum Seed DiI [J]. Fe Wiss Technol, 1995, 97(12)：453.
[22] 屈洪党，杨维. 炎症机制介导的胡椒碱对帕金森病小鼠模型的神经保护作用[J]. 中国临床药理学与治疗学，2016(6) 630－635.
[23] 韦琨，窦德强，裴玉萍，等. 胡椒的化学成分、药理作用及与卡瓦胡椒的对比[J]. 中国中药杂志，2002，27(5)：328－333.
[24] Indu Bala Koul, Aruana Kapil. Evaluation of the Liver Protective Potential of Piperine, An Active Principle of Black an Long Peppers [J]. Planta Med, 1993, 59(5)：413.
[25] Singh A, Rao A R. Evaluation of the Modulafory influence of black Pepper(Pier vigrum L.) on the hepatic detoxicatio system [J]. Cancer leffers, 1993, 72(1－2)：5－9.
[26] Subehan, Usia T, Kadota S. Alkamides from Piper nigrum L and their inhibitory activity against human liver microsom cytochrome P4502D6(CYP2D6) [J]. Natural Product Communications, 2006, 1(1)：1－7.

[27] Ganesh Bhat B, Chandrasekhara N. Effect of black pepper and piperine on bile secreation and composition in rat [J]. Die Nahrung, 1987,31(9): 913 - 916.
[28] 李月廷,祝学光.胡椒碱抑制兔胆结石形成的作用和机制[J].中华肝胆外科杂志,2003,9(7): 426 - 428.
[29] 王海梅,安国顺,李月廷.胡椒碱抑制 C57BL/6 小鼠胆囊结石的形成[J].中国中医基础医学杂志,2008,14(1): 73.
[30] Bajad S, Bedi Kl, Singla Ak. Piperine inhibits gastric emptying and gastrointestinal transit in rats and mice [J]. Planta Med, 2001,67(2): 1762060.
[31] Capasso R, Izzo A, Borrelli F. Effect of piperine, the active ingredient of black pepper, on intestinal secretion in mice [J]. Life Sci, 2002,71(19): 2311.
[32] 赵秀玲.胡椒的功能因子、保健功能及其资源开发研究进展[J].中国调味品,2012,37(7): 1 - 5.
[33] 宋思维,唐艳红.胡椒碱对缺氧复氧心肌细胞的保护作用及机制研究[J].岭南心血管病杂志,2019,25(1): 106 - 111.
[34] 郭丽,韩晨阳.基于 Wnt/β-catenin 信号对胡椒碱抗肿瘤作用机制的研究[J].中国现代应用药学,2019,36(13): 1627 - 1632.
[35] 何思煌,朱金红,许小燕.胡椒根挥发油的中枢医药理作用研究[J].广东药学,2003,13(2): 35.
[36] Khajuria A, Thusu N, Zutshi U. Pipeline modulation of carcinogen induced oxidative stress in intestinal mucosa [J]. Mol Cell Biochem, 1998,189(1 - 2): 113.
[37] Vijayaknmar Rs, Surya D, Nalini N. Antioxidant efficacy of black pepper(Piper nigrum L.) and piperine in rats with high fat diet induced oxidative stress [J]. Redox Rep, 2004,9(2): 105.
[38] Mittal R, Gupta Rl. In vitro antioxidant activity of piperine [J]. Methods Find Exp Clin Pharmaeol, 2000,22(5): 271.
[39] Lee Cs, Han Es, Kim Yk. Piperine inhibition of 1-methyl-4-phenylpyridinium-induced mitochondrial dysfunction and cell death in PCI2 cells [J]. Eur J Pharmacol, 2006,537(1 - 3): 37.
[40] 高智,徐宏光,张晓玲,等.中药胡椒碱在终板软骨细胞退变中的保护作用的研究[J].中国临床药理学与治疗学,2016(6): 611 - 616.
[41] 邓永坤,赖泳,董寿堂,等.胡椒醇提液外用对兔耳冻伤的治疗研究[J].时珍国医国药,2009,20(12): 3025 - 3027.
[42] 刘宗争,邓旭明,王建锋.胡椒碱抑制金黄色葡萄球菌 α 溶血素的表达研究[J].黑龙江畜牧兽医,2019(19): 129 - 132.

南山藤

南山藤为萝藦科植物南山藤[*Dregea volubilis*(L. f.) Benth. ex. Hook. f.]的全株和根茎。又名假夜来香、春筋藤、双根藤(广东),大果咀彭、假猫豆(广西),各山消(贵州),苦凉菜、苦菜藤(云南元江),帕格牙姆、帕空聋(傣语)。为云南民族民间习用药物之一。因其疗效确切稳定,据资料记载,云南民间如西双版纳、元江等地均有使用,且为傣族长期使用的民族药物之一,用于治疗感冒咳嗽、气管炎、胃脘疼、风湿痹痛等。

南山藤为木质大藤本;茎具皮孔,枝条灰褐色,具小瘤状凸起。叶宽卵形或近圆形,长 7~15 cm,宽 5~12 cm,顶端急尖或短渐尖,基部截形或浅心形,无毛或略被柔毛;侧脉每边约 4 条;叶柄长 2.5~6 cm。花多朵,组成伞形状聚伞花序,腋生,倒垂;花序梗长 2~4 cm,被微毛;花梗长 2~2.5 cm;花萼裂片外面被柔毛,内面有腺体多个;花冠黄绿色,夜吐清香,裂片广卵形,长约 8 mm,宽 6 mm;副花冠裂片生于雄蕊的背面,肉质膨胀,内角呈延伸的尖角;花粉块长圆形,直立;子房被疏柔毛,花柱短,柱头厚而顶端具圆锥状凸起。蓇葖披针状圆柱形,长 12 cm,直径约 3 cm,外果皮被白粉,具多皱棱条或纵肋;种子广卵形,长 1.2 cm,宽 6 mm,扁平,有薄边,棕黄色,顶端具白色绢质种毛;种毛长 4.5 cm。花期 4~9 月,果期 7~12 月[1]。茎皮纤维可作人造棉、绳索;种毛作填充物。根可药用,作催吐药;茎利尿、止肚痛,除郁湿;全株可治胃热和胃痛。果皮的白霜可作兽医药。嫩叶可食(图 27)。

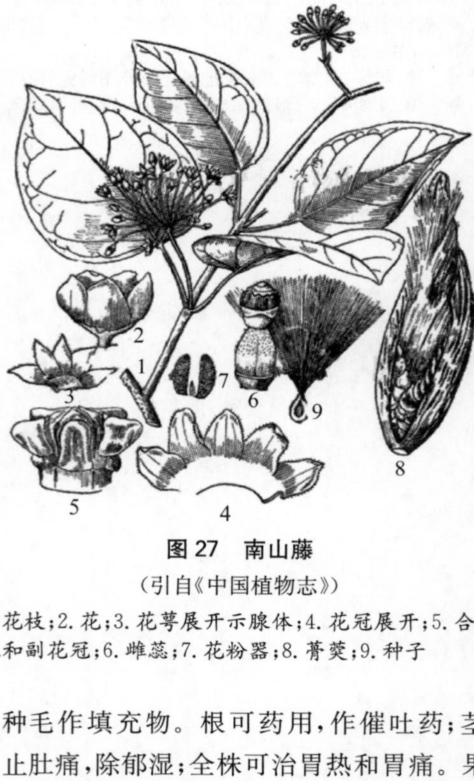

图 27　南山藤

(引自《中国植物志》)

1. 花枝;2. 花;3. 花萼展开示腺体;4. 花冠展开;5. 合蕊柱和副花冠;6. 雌蕊;7. 花粉器;8. 蓇葖;9. 种子

南山藤产于贵州、云南、广西、广东及台湾等省区。生长于海拔 500 m 以下山地林中,常攀援于大树上,间有栽培于农村中。分布于印度、孟加拉国、泰国、越南、印度尼西亚和菲律宾。南山藤是一种药食兼用的野生蔬菜,食用部位为嫩茎叶、花蕾,佐番茄、鸡蛋煮汤或炒,也可用开水焯煮 5～10 min，过凉后凉拌食用。南山藤茎皮纤维还可作人造棉。

一、生药鉴别

（一）性状鉴别

南山藤老茎呈圆柱形，稍扭曲，直径 1.5～6 cm，表面灰黄色或浅棕黄色，粗糙，具关节，节上有叶痕，有浅纵沟和细小突起的皮孔。质坚硬，不易折断，断面呈纤维性。横切面黄色或黄白色，皮部较窄，中间有黄棕色的线（石细胞环带）；木质部宽广，密布较多的小孔呈放射状。髓部小或不明显，色浅，疏松。气微，味苦。幼茎木质部稍窄，佃部宽广，色浅，疏松。果成熟裂开时种子会随白绢质种毛随风飘扬[2]。

（二）显微鉴别

木栓层为多列细胞，栓内层细胞壁常增厚。皮层内侧有石细胞群断续排列呈环状，石细胞大小不一，为不规则形。韧皮部细胞细小，射线明显，皮层及韧皮部均散有较多大型草酸钙簇晶。形成层明显。木质部宽广，大型导管单个或与小型导管相聚成列，与周围的木纤维及木射线相间呈放射状排列，射线细胞较大常为单列。内生韧皮部呈波状且无韧皮射线。位部散有多数乳管，每个乳管周围均由 4～5 个大型木化薄壁细胞围呈花瓣状，整个位部均散有较多大型草酸钙簇晶。南山藤药用粉末为淡黄棕色。草酸钙簇晶极多，大小不一，直径 10～60 μm，棱角大多锐尖。导管多为大型具缘纹孔导管，常呈碎片，完整者直径 40～185 μm；偶有网纹导管及栅纹导管。木纤维较长成束，直径 25～63 μm，常与木射线细胞伴生，壁孔明显。射线细胞类圆形，直径 10～25 μm，侧壁呈连珠状增厚，纹孔明显。石细胞巨大，多角形，长圆形，类方形或不规则状，长 45～175 μm，宽 30～175 μm，鲜黄色，壁厚，可见层纹，孔沟明显。乳管碎片少，直径 8～20 μm；木化薄壁细胞类圆形或方形。直径 40～114 μm，壁孔明显。淀粉粒单粒呈圆球形或半球形等，直径 2～6 μm；脐点呈点状、飞鸟状或人字状，复粒为 2～9 分粒组成。木栓细胞类长方形或多角形，壁薄，淡黄色。

二、栽培

南山藤适应性强，繁殖方法简单，容易栽培。当年定植，当年投产，一年种植，多年收获，供应期长，3～8 月应市。产量高，长 9.4 cm 的嫩尖每千克有 450 枝。

（一）产地环境

南由藤喜高温高湿气候，但耐涝耐干旱能力较强。在 20～30 ℃温度下均可发芽出苗，适宜在中性或微酸性土壤上生长，极耐瘠[3]。

（二）生产管理

1. 种子育苗

每年 3～4 月，当果实达到八成熟时及时采收。晾放一周后，待果出现微裂时，剥开果皮剔除白绢种毛即可播种育亩。苗床可用砂床或选择土壤质地疏松的地块。开沟理墒，细碎整平后将种子均匀撒播于墒面；盖一层细肥土后，用农膜和竹片搭小拱棚，防止因雨水冲刷墒面而影响种子发芽出苗。

2. 扦插繁殖

在春季和夏季，选择 2 年生粗壮藤枝，剪成 30～40 cm 长的节段作为插条，每节有对称芽眼两个，进行扦插育苗。在育苗地可用稻草搭阴棚遮阴。

3. 田间管理

栽培过程中同时要注意合理密植、开挖种植沟带、适时移栽、及时搭藤架等问题。南山藤采用带状密植栽培，每公顷栽 22 500～30 000 株。种植带带宽 80 cm，深 50 cm。每公顷施农家肥 30 000～45 000 kg，混拌熟土回填。南山藤扦插苗移栽节令以 7～8 月为宜，种子繁殖苗须待到次年 3～4 月移栽。栽前再在已回填肥土的种植沟带上开挖浅沟，摆好苗根后回填土并压实，栽后必须浇足定根水。

（三）病虫害防治

1. 农业防治

南山藤抗病性较强，病虫害少，防治时应以农业防治为主。在雨季注意开沟排水，旱季及时浇水抗旱，增施有机肥，增强树体生长势，提高树体抗病虫的能力。在冬季，进行全面清园，把修剪后的枯枝落叶集中烧毁，同时，进行全园深翻扩塘，减少害虫越冬场所[4]。

2. 化学防治

危害南山藤的病害主要有蚜虫和白粉病。白粉病用0.3波美度的石硫合剂或15%粉锈宁0.617%浓度的溶液防治；蚜虫选用10%吡虫啉可湿性粉剂0.100%浓度的溶液、2.5%蚜虱立克乳油0.033%溶液、20%速灭杀丁乳油0.033%溶液等喷雾防治，重点喷洒蚜虫喜欢聚集的叶背面和幼嫩部位。由于杀虫药易出现药害，使用时浓度按说明书倍数配制，切忌任意增加浓度[5]。喷药后，必须间隔30天才能够采收，确保食用安全。

三、采收

当株高30 cm以上时就可陆续采摘，以利矮化多发新枝。在生长盛期应勤采多收，采摘时应连着总枝梗抹下，每隔3～5天就可采一次。适当的采收，并搞好肥水管理，其寿命可维持10～15年。

四、化学成分

南山藤中含有多种有效化学成分，从种子中可以分离得到南山藤皂苷元；从茎中可以分离得到南山藤苷和南山藤属苷；从根中可分离得到α-甲基茯苓双糖苷和α-甲基牙节双糖苷。

（一）苷类、甾体类

有研究人员姜明辉等[2]通过实验研究从茎中分离得到南山藤苷（dregaside）A，南山藤属苷（dregaside）APl、Aal、Aol、All、Cll、Kpl、H、Dpl、Kal、Dal、Gpl和Gal。其中南山藤属苷Apl和Aol具有抗肿瘤活性。经系统化学成分预试证明：苦藤茎除含有氮基酸、多肽、蛋白质外，还可能含有苷类、甾体化合物、有机酸、挥发油等成分。研究人员还对其进行了理化鉴别取水浸提液1 ml，加5% α-萘酚的乙醇溶液2滴，摇匀，沿试管壁缓缓加入浓硫酸1 ml，两液界面处显紫红色环，证明有苷类成分存在。另取乙醇提取液2 ml，置于小瓷蒸发皿中于水浴上热干，残留物加冰醋酸1 ml溶解，再加醋酐1 ml，然后滴加浓硫酸1滴，颜色由黄→红→紫→蓝→污绿色，证明有甾体化合物存在。

严英等[6]在此基础上对南山藤活性部位成分进行研究，分离鉴定了多种化合物，其中化合物1为新三聚寡糖，初步研究结果表明，南山藤的活性物质可能是C_{21}甾体苷（表22）。

表22 南山藤的活性物质

序号	结构	文献
1	*β-D*-黄夹吡喃糖基-(1→4)-*β-D*-磁麻吡喃糖基-(1→4)-*β-D*-阿洛吡喃糖苷	[7]
4	drevogenin *D* 3-*O*-methyl-6-deoxy-*β-D*-cymaropyranosid	[8]

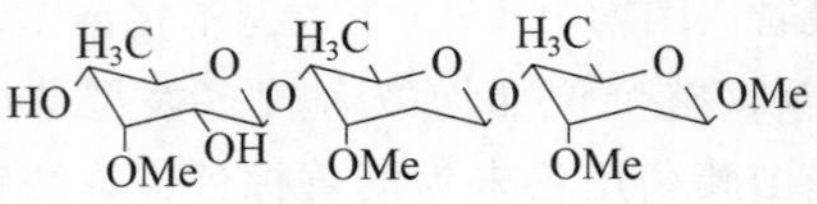

1

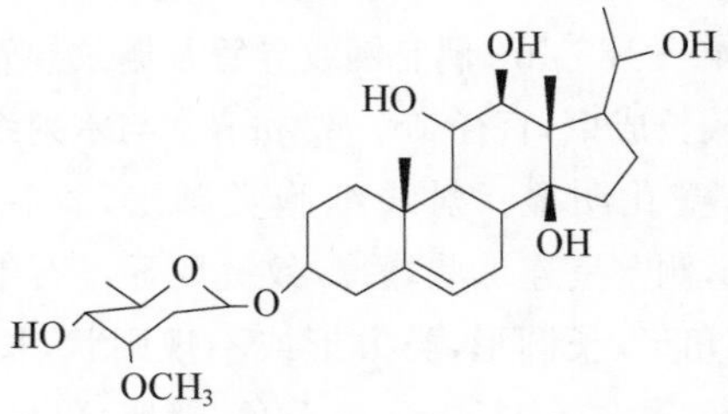

4

（二）非甾体化合物

李佳等研究人员[9]通过实验分析出南山藤中几种主要的非甾体化合物成分，分别是蒲公英赛醇(1)、丁香树脂醇(3)、桦皮树脂醇(4)、栎焦油酸(5)、橙黄胡椒酰胺苯甲酸酯(7)、吲哚-3-甲醛(8)和橙黄胡椒酰胺乙酸酯(9)。其中 3、4、5、8 为首次从该植物中分得(表 23)。

表 23　南山藤部分非甾体成分和结构式

序号	名称	文献
1	蒲公英赛醇	[10]
3	丁香树脂醇	[11]
4	桦皮树脂醇	[12]
5	栎焦油酸	[13]
7	橙黄胡椒酰胺苯甲酸酯	[14]
8	吲哚-3-甲醛	[15]
9	橙黄胡椒酰胺乙酸酯	[16]

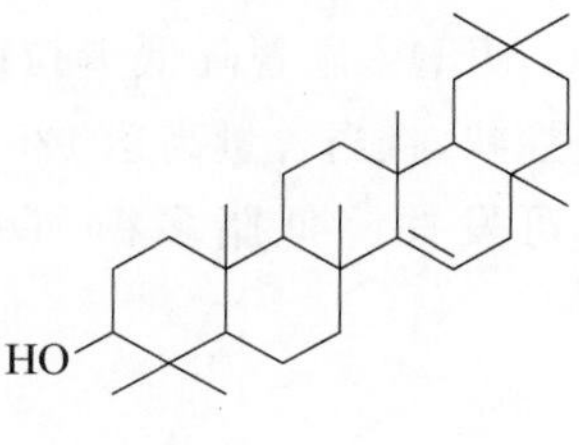

1

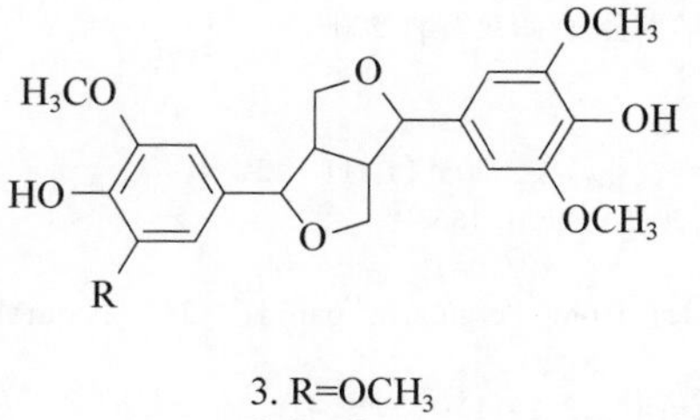

3. R=OCH_3
4. R=H

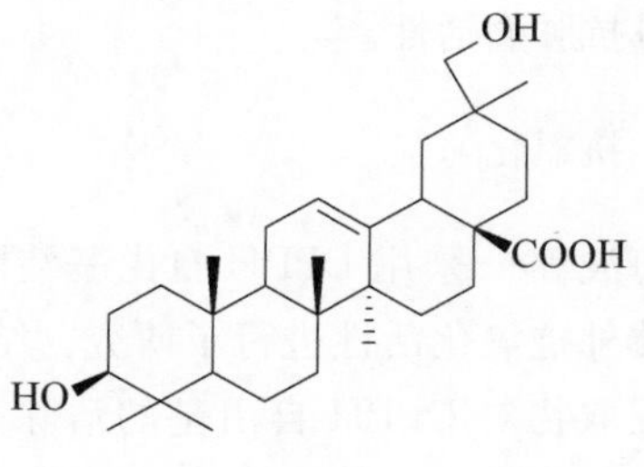

5

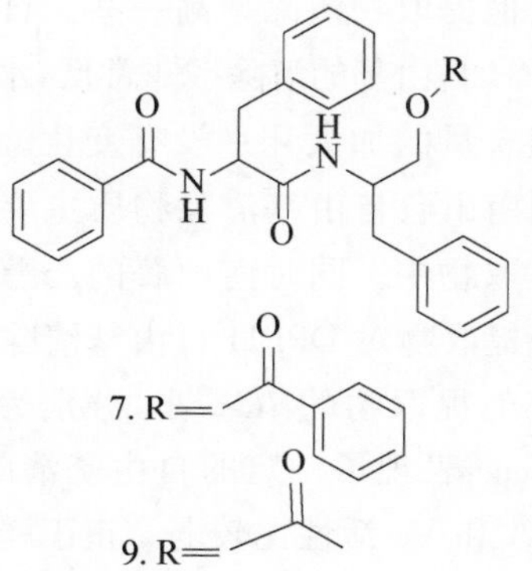

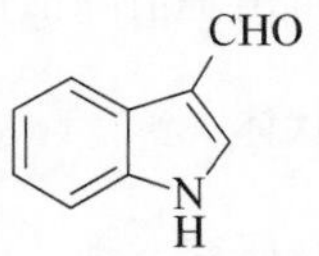

8

五、药理作用

近年来有关南山藤药理活性方面的报道明显增多。南山藤叶的甲醇提取物具有抗菌、抑制人骨髓白血病细胞[17]、欧利希腹水癌细胞增殖及对抗细胞内氧化应激的作用，叶的乙醇提取物具有降血糖、降脂、抗氧化等作用[18]；从南山藤的果实石油醚提取物中分得的蒲公英赛酮，其可抑制利什曼原虫前鞭毛体的生长并表现出一定的抗肿瘤活性[19]。

（一）抗肿瘤

现代研究表明其所含成分南山藤属苷 Apl

和 Aol 具抗肿瘤活性。

（二）抗氧化

汪海波等[20]采用 DPPH 自由基清除法对南山藤的体外抗氧化活性进行了研究。结果显示：南山藤提取物对 DPPH 自由基的清除率随着量的加大有逐步增强的趋势；但不同提取物自由基清除作用差别较大，乙醇提取物和乙酸乙酯提取物相对其他提取物清除率高一些。石油醚提取物对 DPPH 自由基的清除率非常低，水提取物的清除率随着量的加大几乎没有变化。进一步的分析表明南山藤自由基清除物质主要集中在乙酸乙酯提取物中。同时南山藤的乙醇提取物和乙酸乙酯提取物对 DPPH 自由基清除活性 IC_{50} 相对于其他提取物的 IC_{50} 小，分别为 132.6 μg 和 148.3 μg，表现了一定的自由基清除活性，但相对 BHA 和 V_C 活性比较弱。正丁醇提取物自由基清除活性非常弱（$IC_{50}>500$），石油醚和水提取物基本不具有自由基清除活性（$IC_{50}>1\,000$）。

（三）保护晶状体

Biji Pg 等[21]研究发现 drevogenin D 一种从南山藤中提取的三萜类苷元，可以保护和防治亚硒酸钠致大鼠晶状体的白内障现象。在印度，南山藤的提取物常被用于治疗眼部疾病。drevogenin D 是一种已经经过分离净化的三萜苷元，是南山藤叶中的有效活性成分。该研究报道通过实验评价了在体外模型中 drevogenin D 的抗氧化活性和潜在的抗白内障生成的活性。将正常大鼠的健康晶状体置于含 0.1%钠的亚硒酸钠培养基中培养，亚硒酸钠诱导模型是极好的氧化应激诱导的白内障模拟物。以 50 g/ml 钠浓度介质的 drevogenin D 给药后观察大鼠反向超氧化物歧化酶和过氧化物酶、谷胱甘肽过氧化物酶、谷胱甘肽还原酶的活性，发现还原性的谷胱甘肽和蛋白质巯基的水平均有提升，二过氧化脂质的水平则有所下降。这些实验结果都很好地说明了南山藤中的有效成分很好的抗氧化活性和潜在的抗白内障发生的活性。

（四）抗炎

南山藤叶的甲醇提取物 MEDV 具有良好的抗炎作用。实验研究人员应用抗炎活性成分 MEDV 连同其石油醚及氯仿馏分来评估卡拉胶诱导的急性发炎症状。MEDV 作用于巨噬细胞中的脂多糖减少和一氧化氮（NO）的产生。实验结果显示，MEDV 显著降低卡拉胶所致的小鼠爪部发炎症状，且当含量高达 125 μg/ml 仍然安全无毒，可发挥降低脂多糖和一氧化氮的作用[22]。

参考文献

[1] 国家药典委员会. 中华人民共和国药典[M]. 北京：中国医药科技出版社，2010.
[2] 姜明辉，张洁，宋波，等. 傣药苦藤的生药学研究[C]//2005 国际傣医药学术会议. 西双版纳，2005.
[3] 金晓岩，夏景阳. 野生蔬菜南山藤的栽培[J]. 云南农业科技，2002(4)：29.
[4] 李凤珍. 南山藤育苗及密植栽培技术[J]. 林业科技通讯，2015(7)：61－62.
[5] 李天裕，陈元，周艳芳，等. 优质月季切花的标准化种植技术研究[J]. 云南农业科技，2005(1)：11－13.
[6] 严英，张朝凤，张勉. 南山藤的化学成分研究[J]. 药学与临床研究，2012，20(3)：185－186.
[7] 沈小玲，木全章. 苦绳的寡糖成分[J]. 化学学报，1990，48(7)：709－713.
[8] Srivastava S, N K Khare, A Khare. Three pregnane glycosides from Pergularia pallida [J]. Natural Product Communications, 2007, 2(1): 27－33.
[9] 李佳，赵岑，张朝凤，等. 南山藤叶非甾体类化学成分研究[J]. 药学与临床研究，2014(4)：339－341.
[10] 陈爱民，吴培云，刘劲松，等. 紫藤瘤化学成分研究[J]. 安徽医药，2012，16(1)：18－20.
[11] 朱求方，王永毅，瞿海斌. 连钱草的化学成分研究[J]. 中草药，2013，44(4)：387－390.
[12] Ren-Neng T, Q Xiao-Bo, G Shu-Hong, et al. Chemical constituents of Spatholobus suberectus [J]. Chinese journal of natural medicines, 2012, 10(1): 32－35.

[13] Martinez A, F Rivas, A Perojil, et al. Biotransformation of oleanolic and maslinic acids by Rhizomucor miehei [J]. Phytochemistry, 2013(94): 229 - 237.
[14] Hashim N M, M Rahmani, S S Shamaun, et al. Dipeptide and xanthones from Artocarpus kemando Miq [J]. J. Med. Plants Res, 2011(5): 4224 - 4230.
[15] Fan W, M Xiong, Z Ma, et al. Chemical constituents of Alternanthera philoxeroides [J]. Chin J Nat Med, 2008(6): 112 - 114.
[16] 梁侨丽,闵知大.地胆草中的两个寡肽[J].中国药科大学学报,2002,33(3): 178 - 180.
[17] Nandi D, S E Besra, J R Vedasiromoni, et al. Anti-leukemic activity of Wattakaka volubilis leaf extract against human myeloid leukemia cell lines [J]. Journal of ethnopharmacology, 2012,144(3): 466 - 473.
[18] Hossain E, S Chakroborty, A Milan, et al. In vitro and in vivo antitumor activity of a methanol extract of Dregea volubilis leaves with its antioxidant effect [J]. Pharmaceutical biology, 2012,50(3): 338 - 343.
[19] Moulisha B, M N Bikash, P Partha, et al. In vitro anti-leishmanial and anti-tumour activities of a pentacyclic triterpenoid compound isolated from the fruits of Dregea volubilis Benth Asclepiadaceae [J]. Tropical Journal of Pharmaceutical Research, 2009,8(2): 127 - 131.
[20] 汪海波,肖建青,刘锡葵.野生蔬菜苦凉菜抗氧化活性[J].食品研究与开发,2009(6): 1 - 3.
[21] Biju P, V G Devi, Y Lija, et al. Protection against selenite cataract in rat lens by drevogenin D, a triterpenoid aglycone from Dregea volubilis [J]. Journal of medicinal food, 2007,10(2): 308 - 315.
[22] Hossain E, D Sarkar, A Maiti, et al. Anti-inflammatory effect of a methanolic extract of leaves of Dregea volubilis [J]. Journal of ethnopharmacology, 2010,132(2): 525 - 528.

砂 仁

砂仁为姜科豆蔻属植物阳春砂(*Amomum villosum* Lour.)、绿壳砂(*Amomum villosum* Lour. var. *xanthioides* T. L. Wu et Senjen)或海南砂(*Amomum longiligulare* T. L. Wu)的干燥成熟果实。又名春砂仁、缩沙蜜、缩砂仁、缩砂密、缩砂蔤。7月底至8月初果实由鲜红转为紫红色,种子呈黑褐色,破碎后有浓烈辛辣味即可采收。晒干或文火焙干,即为壳砂(一名砂果);剥去果皮,将种子团晒干,即为砂仁[1,2]。

阳春砂,为多年生草本,高达1.5 m。茎直立,圆柱形。叶无柄或近无柄;叶舌关圆形,长3～5 mm,棕红色或绿色;叶2列,叶片狭长椭圆形或披针形,长15～40 cm,宽2～5 cm,先端尾尖,基部渐狭或近圆形,全缘,两面无毛或有时下面有微毛;叶鞘开放,抱茎;叶舌短小,淡棕色。花茎由根茎抽出,被细柔毛,具有鳞片叶,淡棕色;穗状花序球形,疏松;苞片长椭圆形,光滑膜质;小苞片管状,顶端2裂,胶质;花萼管状,长约1.6 cm,先端3浅裂,裂片近于三角形;花冠管细,长约1.8 cm,3裂,裂片长圆形,白色,先端兜状;唇瓣倒卵状至匙形,白色,中部具有淡黄色及红色的斑点,先端有不整齐缺刻,基部具爪,侧生退化雄蕊呈细小的乳状凸起;雄蕊1枚,花药光滑,药隔附属物3裂,两侧裂片细小,中央裂片宽大而反卷,花丝扁短;子房下位,球形,有细毛,3室,每室胚珠多数,花柱细长,基部具2～3枚蜜腺,柱头近球形。蒴果,近球形,不开裂,直径约1.5 cm,具刺状凸起,熟时棕红色。种子多数,芳香。花期3～6月。果期6～9月。生于气候温暖、潮湿、富含腐殖质的山沟林下阴湿处。分布于福建、广东、广西、云南等地。现广东、广西、云南等地区均大面积栽培(图28)。

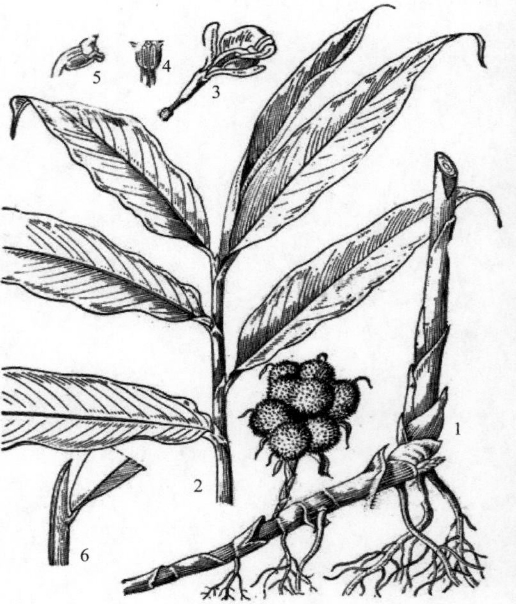

图28 阳春砂与海南砂

(引自《中国植物志》)

1～5. 砂仁 1. 根茎及果序;2. 枝叶;3. 花;4、5. 雄蕊;6. 海南砂仁叶舌

绿壳砂仁,本变种与正种外部形态极相似,区别点是:本变种根茎先端的芽、叶舌多呈绿色,果实成熟时变为绿色。花期4～5月,果期7～9月。生于海拔600～800 m的山沟林下阴湿处或栽培。分布于云南南部、越南、泰国、缅甸、印度尼西亚等地。

海南砂仁,与阳春砂仁不同之处为:本种叶舌极长,长2～4.5 cm。果实有明显钝3棱,果皮厚硬,被片状、分裂的柔刺,极易识别。花期4～6月,果期6～9月。生于山谷密林中。分布于海南。现广东、海南大面积栽培。

一、生药鉴别

(一)性状鉴别

1. 阳春砂仁

果实椭圆形、卵圆形或卵形,具不明显的3钝棱,长1.2～2.5 cm,直径0.8～1.8 cm,表面红棕色或褐棕色,密被弯曲的刺状突起,纵走棱线状的维管束隐约可见,先端具突起的花被残基,基部具果柄痕或果柄;果皮较薄,易纵向开裂,内表面淡棕色。种子结集成团,具三钝棱,中有白色隔膜,将种子团分成3室,每室含种子6～20颗;种子不规则多角形,长2～5 mm,直径1.5～4 mm,表面红棕色至黑褐色,具不规则皱纹,外被淡棕色膜质假种皮,较小一端有凹陷的种脐,合点在较大一端,种脊凹陷成一纵沟。气芳香而浓烈,味辛凉、微苦。

2. 绿壳砂仁

果实卵形、卵圆形或椭圆形,隐约呈现3钝棱,长1.2～2.2 cm,直径1～1.6 cm,表面棕色、黄棕色或褐棕色,密被略扁平的刺状突起;果皮内表面淡黄色或褐黄色;每室含种子8～22颗;种子不规则多角形,长2～4 m,直径2～4 mm,表面淡棕色或棕色,具较规则的皱纹。气芳香,味辛凉、微苦。

3. 海南砂仁

果实卵圆形、椭圆形、棱状椭圆形或梨形,具有明显的3钝棱,长1～2 cm,直径0.7～1.7 cm,表面灰褐色或灰棕色,被片状、分枝的短刺,基部具有果梗痕;果皮厚而硬,内表面多红棕色;每室含种子4～24颗,种子多角形,长2.5～4 mm,直径1.5～2 mm,表面红棕色或深棕色,具不规则的皱纹。气味稍淡。

(二)显微鉴别

1. 阳春砂仁

横切面类方形或类菱形,外周微波状。假种皮细胞多列,细胞壁稍弯曲。种皮表皮细胞1列长至50 μm,直径至3 μm,外被角质层;下皮细胞1列,含黄棕色色素;油细胞1列,切向延长,内含油液;色素层细胞4～5列,切向延长,含黄棕色或红棕色色素;内种皮厚壁细胞1列径向延长,圆柱形,长至35 μm,直径至25 μm,外壁薄,内壁极厚,非木化,胞腔含硅质块;外胚乳细胞含淀粉粒,近内胚乳的细胞含草酸钙方晶;内胚乳细胞皮含糊粉粒;胚细胞内含糊粉粒及油滴。

2. 绿壳砂仁

类卵圆形,外周微波状。假种皮细胞壁皱缩弯曲;种皮表皮细胞径向延长,长圆形或楔状卵圆形,长至50 μm,直径至35 μm;下皮细胞含红棕色色素;色素层细胞3～4列,含红棕色或黄棕色色素;内种皮厚壁细胞圆柱形,长至32 μm,直径至23 μm,胞腔含硅质块。

3. 海南砂仁

类梯形,外周微波状。假种皮细胞多列,细胞壁皱缩弯曲。种皮表皮细胞径向延长,长椭圆形或长圆形,含红棕色内含物,长至63 μm,直径至44 μm;下皮细胞含红棕色或棕色色素;色素细胞2～4列,含黄棕色或红棕色色素;内种皮厚壁细胞圆柱形,长至28 μm,直径至20 μm,胞腔内含硅质块。

(三)理化鉴别

1. 阳春砂仁

红灰色或灰棕色。种皮表皮细胞表面现长

条形,末端渐尖或钝圆,长至 346 μm,直径 9～54 μm,外具角质层。下皮细胞长方形或类长圆形,长 40～100 μm,直径 11～34 μm,常与表皮细胞上下层垂直排列,胞腔含棕色或红棕色物,易破碎成色素块。油细胞切面现类长方形,有的胞腔可见油滴。内种皮厚壁细胞,表面观多角形,大小(13～23 μm)×(20～31 μm),壁厚约 2 μm,非木化,胞腔含类圆形硅质块,大小(10～19 μm)×(18～29 μm);切面观细胞排成栅状,胞腔位于上端,内含硅质块。此外,有假种皮细胞、色素细胞、外胚乳细胞、内胚乳细胞及草酸钙方晶、簇晶等。

2. 绿壳砂仁

红灰色或暗灰色。种皮表皮细胞表面观长条形,长至 307 μm,直径 17～38 μm。下皮细胞表面观长圆形,长 39～110 μm,直径 9～44 μm。内种皮厚壁细胞表面观多角形,大小(9～18 μm)×(10～24 μm),壁厚约 3 μm,胞腔内硅质块大小(5～13 μm)×(6～19 μm)。

3. 海南砂仁

灰棕色。种皮表皮细胞表面现长条形,长至 405 μm,直径 34～54 μm。下皮细胞长圆形或类长方形,长 38～132 μm,直径 13～38 μm,壁较弯曲,常与表皮细胞上下层垂直排列,内含红棕色或黄色色素。内种皮厚壁细胞表面观多角形,大小(9～23 μm)×(10～26 μm),壁厚约 1.5 m,胞腔含硅质块,大小(8～20 μm)×(9～25 μm);切面观排成栅状。

二、栽培

(一) 产地环境

砂仁生物学特性喜热带南亚热带季雨林温暖湿润气候,不耐寒,能耐短暂低温,－3 ℃受冻死亡。生产区年平均气温 19～22 ℃;降水量在 1 000 mm 以上,怕干旱,忌水涝。需适当荫蔽,喜漫射光。宜选森林保持完整的山区沟谷林,有长流水的溪沟两旁,传粉昆虫资源丰富的环境,以上层深厚、疏松、保水保肥力强的土壤和砂壤上栽培,不宜在粘土、沙土栽种[2]。

(二) 生产管理

1. 种子繁殖

新区种植为减少运苗困难宜采用种子繁殖,此法可使品种获得复壮,繁殖快。采果后 9～10 月初,种子新鲜时及早播种,发芽率高,早成苗,次年 5～6 月雨季初可出圃定植。如当年不能播种,可将种子用湿沙贮存至次年 2～3 月升温时播种。

2. 分株繁殖

老产区种苗充足,多采用分株繁殖,直接从大田或苗圃地里割取带有 1～2 条萌发匍匐茎,具有 5～10 片叶的壮实幼苗作种苗。行株距 1 m×1 m,挖穴长、宽、深约 30 cm×20 cm×20 cm,每穴栽苗 1 株,覆土 6～7 cm,压实,淋水,盖草,保湿。

3. 田间管理

种植后的第 1、2 年幼龄期,每年除草 3～4 次,开花结果后每年除草 2 次,施肥培土 2～3 次,以有机肥为主,化肥为辅。为保持各生育期的荫蔽度,应修砍过荫的荫蔽树,以调整荫蔽度,可抑制营养生长,促进生殖生长。旱季浇水覆盖地面保墒,雨季注意排除积水。砂仁的花是典型的虫媒花,在自然条件下,必须依赖昆虫传粉才能结果。因此,在缺少传粉昆虫的栽培地,花期应进行人工授粉,用抹粉法,可大幅度提高砂仁的结果率和产量。同时要保护或引进传粉的昆虫,有黄绿彩带蜂、埃氏彩带蜂和虹彩带蜂。为防止落果,可喷 2,4-D。

(三) 病虫害防治

病害有立枯病,常于苗期发生,可喷 1∶1∶120～140 波尔多液防治。叶斑病,常于苗期发生,用 1∶1∶150 波尔多液或 50%托布津 1 000 倍液交替喷雾。

三、化学成分

（一）挥发油类

余竞光等[3]用GC-MS分析阳春砂、海南砂和绿壳砂中挥发油成分，鉴定了57个化合物，其量占总油的96%（表24）。张生潭等[4]通过GC-MS方法，从干燥成熟的砂仁种子和果壳四种挥发油提取物中共鉴定出138种化学成分，挥发油成分主要包括乙酸龙脑酯（5%～47%）、樟脑（4%～17%）、龙脑（1.5%～6%）、莰烯（0.2%～3%）、α-蒎烯（0.2%～3%）、β-蒎烯（0.2%～5%）以及α-柯巴烯（0.1%～2%）等。

阳春砂、海南砂和绿壳砂所含挥发油不同。阳春砂挥发油中主要成分是乙酸龙脑酯、樟烯、樟脑、龙脑、柠檬烯及α-蒎烯等[5]。海南砂挥发油中主要成分是α-蒎烯、β-蒎烯、桉叶醇、对-聚花伞素、柠檬烯、樟烯、乙酸龙脑酯及樟脑等[6]。绿壳砂所含挥发油中主要成分是樟脑、橙花叔醇、乙酸龙脑酯、龙脑、柠檬烯及α-蒎烯等[3]。

表24　砂仁挥发油化学成分

No.	化学成分	含量(%)	No.	化学成分	含量(%)
1	蒈烯-3(carene-3)	1.24	26	绿花烯(viridiflorene)	0.01
2	樟烯(camphene)	3.31	27	β-没药烯(β-bisabolene)	0.03
3	β-蒎烯(β-pinene)	0.95	28	β-杜松烯(β-cadinene)	0.06
4	月桂烯(myrcene)	1.26	29	α-白菖考烯(α-calacorene)	0.01
5	柠檬烯(limonene)	4.67	30	β-白菖考烯(β-calacorene)	0.01
6	罗勒烯(ocimene)	0.02	31	匙叶桉油烯醇(spathulenol)	0.06
7	香桧烯(sabinene)	0.01	32	异匙叶桉油烯醇(iso-spathulenol)	0.01
8	蒈烯-4(carene-4)	0.02	33	1,8-桉油素(1,8-cineole)	0.06
9	α-蒎烯(α-pinene)	0.01	34	葑酮(fenchone)	0.01
10	聚伞花烃(cymene)	0.01	35	樟脑(camphor)	11.4
11	紫苏烯(perillene)	0.01	26	桃金娘醛(myrtenal)	0.02
12	β-侧柏酮(β-thujone)	0.02	37	龙脑乙酸酯(bornyl acetate)	58.9
13	枯铭醇(cumic alcohol)	0.01	38	γ-松油醇乙酸酯(γ-terpinyl acetate)	0.003
14	土荆芥油素(ascaridol)	0.001	39	香叶醇酯E(geranyl acetate E)	0.002
15	香旱芹酮(carvone)	0.01	40	香叶醇酯Z(geranyl acetate Z)	0.02
16	δ-榄香烯(δ-elemene)	0.02	41	橙花叔醇(nerolidol)	0.01
17	α-杜松烯(α-cadinene)	0.01	42	倍半桉油脑(sesquicineole)	0.01
18	γ-依兰烯(γ-muurolene)	0.13	43	β-檀香醛(β-santaldehyde)	0.02
19	β-榄香烯(β-elemene)	0.04	44	β-檀香醇乙酸酯(β-santalyl acetate)	0.02
20	δ-芹子烯(δ-selenene)	0.01	45	β-檀香醇(β-santalol)	0.004
21	β-丁香烯(β-caryophyllene)	0.04	46	α-香柠烯醇乙酸酯(α-bergamotenyl acetate)	0.03
22	α-香柠烯(α-bergamotene)	0.03	47	蒎莰酮(pinocamphone)	0.03
23	长叶烯(longifolene)	0.03	48	β-杜松醇(β-cadinol)	0.03
24	β-金合欢烯(cis-β-farnesene)	0.01	49	芳樟醇(linalool)	0.12
25	α-布黎烯(α-bulnesene)	0.05	50	龙脑(borneol)	10.9

（续表）

No.	化学成分	含量(%)	No.	化学成分	含量(%)
51	α-松油醇(α-terpineol)	2.42	55	芹子烯醇(selin-11-en-4-ol)	0.16
52	马鞭草酮(verbenone)	0.03	56	α-檀香醇(α-santalol)	0.06
53	agarospirol	0.13	57	α-香柠烯醇(α-bergamotenol)	0.05
54	τ-依兰醇(τ-muurolol)	0.12			

（二）非挥发性成分

利用现代波谱学方法以及传统化学方法鉴定了14个化合物的结构，其中包括3个黄酮类化合物：槲皮素(quercitrin)、槲皮苷(quercitroside)、异槲皮苷(isoquercitroside)；2个苯甲酸类：香草酸(vanillic acid)、3,4-二羟基苯甲酸(3,4-dihydroxybenzoic acid)；5个甾醇类化合物：β-谷甾醇(β-Sitosterol)、胡萝卜苷(daucosterol)、豆甾醇(stigmasterol)、麦角甾醇(ergosterol)、3β,5α,6β-三羟基麦角甾醇(3β,5α,6β-trihydroxyergosterol)；2个长链脂肪酸：硬脂酸(stearic acid)、棕榈酸(palmitic acid)；1个脑苷类物质：白附子脑苷B(syphonoside B)；和1个二苯乙烯类物质：虎杖苷(polygonin)。其中槲皮素、豆甾醇、麦角甾醇、3β,5α,6β-三羟基麦角甾醇、白附子脑苷B、虎杖苷等6个化合物为首次从本属植物中分离得到，化学式如下[7]。

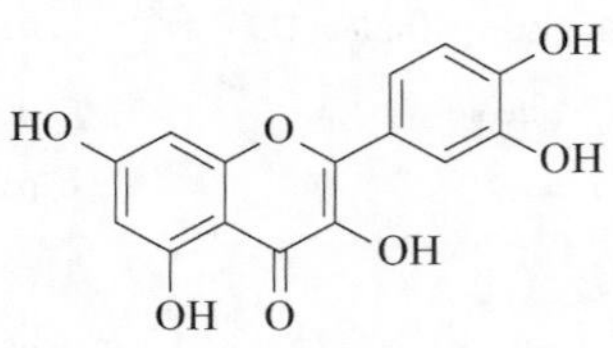

槲皮素　quercitrin

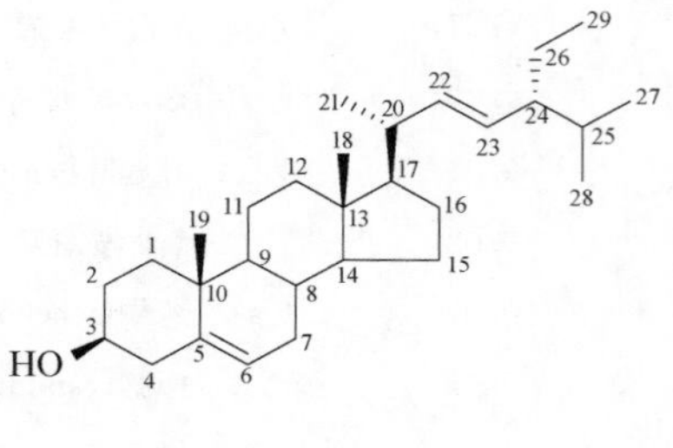

豆甾醇　stigmasterol

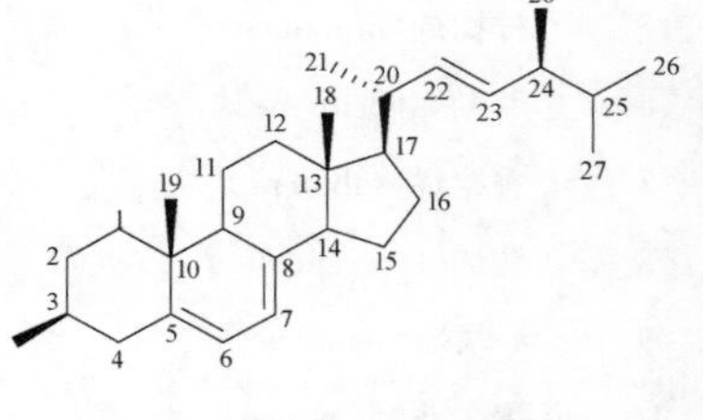

麦角甾醇　ergosterol

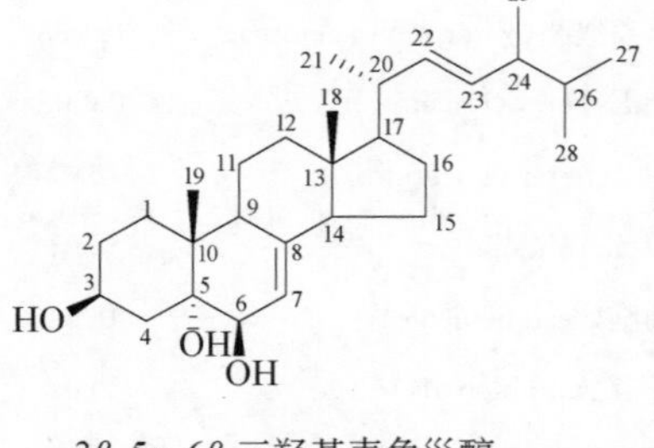

3β, 5α, 6β-三羟基麦角甾醇
3β, 5α, 6β-trihydroxyergosterol

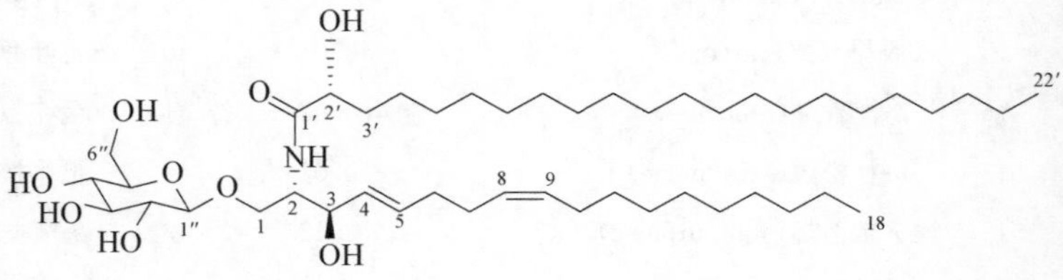

白附子脑苷B　typhonoside B

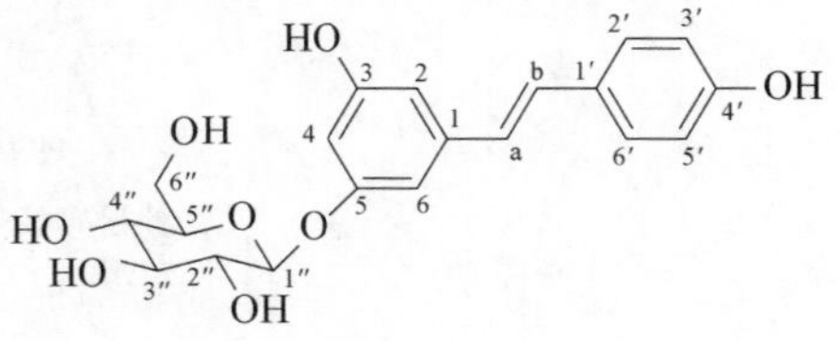

虎杖苷　polygonin

此外,砂仁中还含无机化学成分锌、锰、钴、镍、铜、硼、磷、铁、钾、镁、银、氮、铅、钴。其中锌和锰的含量最高,且其含量与砂仁质量呈正相关[8]。

采用气相色谱法测定砂仁单糖组分为阿拉伯糖、甘露糖、葡萄糖及半乳糖,4种单糖含量中戊醛糖阿拉伯糖的含量最高[9,10]。

四、药理作用

(一) 对消化系统的影响

1. 抗胃溃疡

将阳春砂仁75%醇提物,相当于5 g生药/kg、15 g生药/kg用量,给小鼠灌胃给药,均能抑制小鼠水浸应激性溃疡、盐酸性溃疡和吲哚美辛-乙醇性溃疡的形成,对此3种溃疡模型的抑制率相当,其抑制率均为40%～60%[11]。黄国栋等[12]采用乙酸涂抹法来制备大鼠胃溃疡模型,考察了砂仁挥发油对大鼠乙酸性胃溃疡的影响,结果显示,采用阳春砂挥发油(75 mg/kg或137 mg/kg)连续灌胃7天,均能促进溃疡愈合。黄强等[13]用砂仁挥发油治疗乙酸性溃疡,可防止溃疡产生与复发。

砂仁是通过对抗胃黏膜的攻击因子产生胃保护作用。邱赛红等[14～16]报道给大鼠用砂仁水煎剂(相当于10 g生药/kg)连续灌胃5天,并不影响大鼠胃液的分泌、血清胃泌素的含量和胃黏膜组织过氧化脂质产物-丙二醛的含量,但能抑制湿困模型造成的大鼠胃黏膜组织中丙二醛的含量升高。其挥发油明显降低正常大鼠胃黏膜组织中丙二醛的含量[15]。给幽门结扎性胃损伤大鼠用每天10 mg/kg、30 mg/kg、60 mg/kg阳春砂挥发油灌胃,可剂量依赖性减少胃液的分泌、总酸度和胃蛋白酶的排出量以及胃黏膜的胃泌素的分泌[17]。

砂仁也可通过增强胃黏膜的防御因子产生胃的保护作用。给大鼠用砂仁水煎剂(相当于10 g生药/kg)灌胃,可提高胃黏膜血流量和超氧化物歧化酶的活性,其挥发油可能是砂仁的活性成分[14～16]。

2. 改善肠胃功能

(1) 促进胃排空:朱金照等[18]通过测定大鼠胃内色素相对残留率,观察到灌服砂仁水提取液后,大鼠的胃内色素相对残留率明显降低,血浆及胃窦组织中SP、MTL的含量显著上升,证明了砂仁水提取液对功能性消化不良大鼠有明显的促进胃排空作用。并且砂仁促进SP与MTL的释放,与其改善大鼠功能性消化不良的胃排空有一定关系。

(2) 增加胃肠推进运动:阳春砂种子水煎剂(相当于0.5～4.0 g生药/L)可增强离体豚鼠回肠节律性收缩幅度和频率,其作用随浓度增大而增强,收缩幅度的增加率高于收缩频率,说明阳春砂可加强豚鼠回肠的收缩力量。绿壳砂(相当于2.5～5.0 g生药/L)可使离体豚鼠及大鼠肠管收缩加强,增大浓度则肠管收缩受抑制。砂仁挥发油脂质体混悬液可增强离体兔的回肠张力和收缩频率,不增强收缩幅度[19]。

砂仁促进胃排空和胃肠推进运动的功能可能与其促进胃肠神经释放兴奋性递质-胃肠肽有关。朱金照等[18,20]报道用砂仁水煎剂给大鼠灌胃后1 h、6 h时具有胃排空和胃肠推进运动,与此同时,大鼠血浆、胃窦和空肠组织中胃动素和P物质的含量上升,在促进隔日禁食功能性消化不良的大鼠胃排空的同时,也升高其血浆和胃窦胃动素和P物质的含量,不影响大鼠胃肠神经释放抑制性递质-血管活性肠肽的含量。

3. 止泻

给小鼠灌服阳春砂75%醇提物(相当于5 g生药/kg、10 g生药/kg),可减少番泻叶性小鼠腹泻的次数,其止泻作用可持续8 h以上,但其小剂量组4 h腹泻次数减少41.4%,优于大剂量组29.7%。阳春砂挥发油和海南砂挥发油也能显著减少番泻叶性小鼠腹泻的次数。阳春砂挥发油剂量在10 mg/kg、30 mg/kg、60 mg/kg时可延长番泻叶性大鼠腹泻的潜伏期(即推迟稀便出现)还可减少其腹泻的次数。砂仁挥发油中的乙酸龙脑酯也有抗番泻叶性腹泻的作用[21]。

4. 其他

胡仓云等[22]报道给7例脱肛犬每天喂服砂仁20～60 g粉末（拌在给食的猪肚中），4次即可痊愈，尤其对久泻不止引起的脱肛更佳。给麻醉大鼠的十二指肠注射阳春砂75%乙醇提取物（相当于3 g生药/kg、10 g生药/kg），可促进大鼠胆汁分泌，作用持续时间为3.5 h和3 h，其胆汁分泌分别增加18.5%和26.2%[23]。

（二）镇痛、抗炎

张明发等[24]观察中药对乙酸引起小鼠扭体反应的影响，对小鼠腹腔注射0.7%乙酸10 ml/kg，5 min后，开始计数10 min内的扭体反应次数，计算抑制百分率。发现砂仁水浸液的剂量分别为5 g/kg和15 g/kg时均有中度镇痛作用。观察一组中药对热痛刺激小鼠甩尾反应潜伏期的影响，以给药后与给药前痛阈之差值进行组间t测验，以痛阈变化率（药后甩尾潜伏期/药前甩尾潜伏期）计算痛阈提高率。发现砂仁水浸液的剂量为5 g/kg和15 g/kg时均分别有弱和中度镇痛作用。

张明发等[25]观察砂仁75%醇提物对小鼠二甲苯性耳肿、角叉菜胶性足肿胀和醋酸性腹腔毛细血管通透性三种小鼠炎症模型的影响后发现，分别有强、中度和弱抗炎作用。陈永培等对集中导致腹泻的不同肠道杆菌作了体外抑菌和杀菌实验，证明砂仁能抑制结肠类耶尔森菌和摩根变形杆菌的生长繁殖，对福氏痢疾志贺菌和肠毒型大肠埃希菌无抑制作用。吴晓松等[26]进一步证明砂仁挥发油的主要成分乙酸龙脑酯具有较显著的镇痛抗炎作用。

（三）缩尿

砂仁盐炙后引药入肾，主归肾经，辛温之性略减，温而不燥，并能引药下行，温肾缩尿。熊磊等[27]报道，通过应用水负荷小鼠模型，观察到盐炙砂仁低剂量对缩尿有显著性作用，并从药理实验初步证实了中药炮制理论“盐炙入肾”的正确性。

（四）抑制血小板聚集

砂仁可扩张血管，改善微循环。吴师竹用健康雄性家兔，以0.6 g/kg和1.2 g/kg砂仁水煎液灌胃，在不同间隔时间颈动脉取血，以枸橼酸钠抗凝，以ADP为致聚剂在血小板聚集仪上测定血小板聚集率（%），结果表明砂仁能明显抑制血小板聚集[28]。

（五）对小鼠急性死亡的影响

吴师竹等[28]取健康雄性小白鼠，以0.6 g/kg和1.2 g/kg砂仁水煎液灌胃，给药1.5 h后静注花生四烯酸，观察小鼠15 min内死亡情况。结果两给药组与对照组相比$p<0.001$。表明砂仁有对花生四烯酸所诱发的小鼠急性死亡有明显保护作用。另取健康雄性小白鼠，以0.6 g/kg和1.2 g/kg砂仁水煎液灌胃，给药1.5 h后静注胶原与肾上腺素混合剂，观察小鼠15 min内死亡情况。结果大、小给药组与对照组相比，$p<0.05$和$p<0.01$。证明砂仁也能对抗胶原与肾上腺素混合剂所诱发的小鼠急性死亡。

（六）调节肠道菌群

闫瑶等[29]报道基于16S rRNA基因的PCR-DGGE技术，分析灌服抗生素前后及服用砂仁帮助肠道菌群恢复后小鼠肠道菌群结构的相似性和多样性。发现砂仁可帮助菌群失调小鼠的恢复，有利于减少抗生素性菌群失调对小鼠的不良影响。黄雅玲等[30]通过仓鼠的体内试验发现砂仁水提物能降低仓鼠肠道中有害微生物的代谢活性，促进有益菌的产生从而提高发酵能力，有助于促进肠道健康。

（七）降脂

在韩国，以砂仁作为重要组分的Gamichunggantang（GCT）汤，用来治疗脂肪肝、高脂血症、乙醇性肝病等疾病。SON[31]研究发现GCT汤不但能激活乙醇脱氢酶、醛脱氢酶、肝细胞色素(hepatic cytochrome enzymes, 2E1 CYP2E1)酶基因表达，还可以阻止乙醇诱导肝细胞中脂质氧化，降低乙醇诱导肝组织中Kuffer细胞数，从而起到促进乙醇代谢的作用。此外，GCT汤还可以预防或治疗由于吸收和储存外源性和内源性胆固醇引起的高脂血症[32]。

（八）降血糖

赵容杰等[33]研究发现给链脲菌素性糖尿病的大鼠腹腔注射绿壳砂水提物，可降低糖尿病大鼠的血糖，再经胰岛β-细胞电镜超微结构显示：水提物对实验性糖尿病大鼠胰岛β-细胞具有明显的保护作用，β-细胞超微结构也得到改善。Kwon等[34]研究发现砂仁对胰岛素依赖型糖尿病具有一定的治疗价值，砂仁提取物可通过抑制核转录因子κB(nuclear factor κB, NF-κB)的活性来阻止四氧嘧啶诱导的糖尿病，有保护大鼠胰岛瘤细胞株的白细胞介素-1β(interleukin 1β, IL-1β)和干扰素-γ(interferon-γ, IFN-γ)介导的细胞毒作用，并能显著减少IL-1β, IFN-γ诱导的NO的产生。

（九）抗氧化

砂仁提取物具有较强的抗氧化作用，以乙酸乙酯层提取物的抗氧化效果最好[35]。Zhang等[36]研究发现砂仁多糖有很强的清除自由基的活性，能显著抑制体外丙二醛的形成和增强抗氧化酶活性在四氯化碳诱导的肝损伤小鼠。Guo等[37]对16种常用中药滋补汤的抗氧化能力进行研究，对中草药总酚提取物进行清除自由基活性的测定时发现砂仁具有较高的抗氧化活性，因此，砂仁可作为安全的廉价的天然的抗氧化剂。

（十）对免疫系统的影响

砂仁可抑制肥大细胞脱颗粒作用介导的过敏反应。Kim[38]等发现砂仁能抑制组胺释放，减轻IgE介导的皮肤过敏反应，抑制P38有丝分裂原蛋白激活酶的活性。郭颂铭等[39]检测利用免疫法制作的溃疡性结肠炎动物模型的实验研究中的免疫指标发现，砂仁能够抑制异常增高的(IgG)体液免疫，增强功能低下的细胞免疫，平衡CD4/CD8的水平。

（十一）其他

砂仁对环磷酰胺所引起的外周白细胞、红细胞、HB值的降低都有显著抑制作用[40]。砂仁有抗动脉血栓形成及抗凝血的作用，还能明显减少小鼠抗体数[41]。砂仁可作为肿瘤抑制剂。口服砂仁偶可引起特异性过敏反应。砂仁热水浸出液对前列腺素生物合成有较强的抑制作用。王红武等[42]发现砂仁醇提物具有持久的利胆作用，胆汁分泌量呈剂量依赖性特征。

五、毒理研究

急性毒性：小鼠(体重10～20 g雌雄各半)10只，砂仁煎剂25 g/kg灌胃一次，观察3天，未见小鼠出现中毒症状和死亡。

亚急性毒性：大鼠(160～285 g体重)10只，砂仁热浸液1.62 g/kg灌胃，连续30天，给药前后每周称体重，给药结束后抽血测肝功能(SGPT)、肾功能(NPN)，最后处死动物进行病理检查。结果体重无明显变化，肝、肾功能均在正常范围内，病理检查无特殊异常。

参考文献

[1] 国家药典委员会.中华人民共和国药典[M].北京：中国医药科技出版社，2010.

[2] 国家中医药管理局《中华本草》编委会.中华本草[M].上海：上海科学技术出版社，1999.
[3] 余竟光，孙兰，周立东，等.中药砂仁化学成分研究[J].中国中药杂志，1997(4)：39－40，63.
[4] 张生潭，王兆玉，汪铁山，等.中药砂仁挥发油化学成分及其抗菌活性[J].天然产物研究与开发，2011，23(3)：464－472.
[5] 王迎春，林励，魏刚.阳春砂果实、种子团及果皮挥发油成分分析[J].中药材，2000(8)：462－463.
[6] 吴忠，许寅超.超临界 CO_2 流体萃取海南砂有效成分的研究[J].中药材，2000，23(3)：157－158.
[7] 李宗主.阳春砂仁化学成分及质量初步研究[D].北京：北京协和医学院，2009.
[8] 胡玉兰，张忠义，林敬明.中药砂仁的化学成分和药理活性研究进展[J].中药材，2005，28(1)：72－74.
[9] 樊亚鸣，黄晓兰，陈永亨，等.春砂仁多糖的提取及组分分析[J].广州大学学报：自然科学版，2006，5(4)：30－32.
[10] 李世杰，张丹雁，严娅娟，等.响应面法优化阳春砂多糖的超声辅助提取工艺[J].中国实验方剂学杂志，2013，19(22)：47－51.
[11] 张明发，沈雅琴，朱自平，等.辛温(热)合归脾胃经中药药性研究(Ⅱ)抗溃疡作用[J].中药药理与临床，1997(4)：1－5.
[12] 黄国栋，黄媛华，黄道富，等.砂仁挥发油抗胃溃疡的机制探讨[J].中成药，2009(10)：1617－1618.
[13] 黄强，黄国栋，方承康.砂仁挥发油对胃溃疡胃黏膜疏水性影响的实验研究[J].中医药学报，2009(3)：33－35.
[14] 邱赛红，陈立峰，柳克铃，等.芳香化湿药开胃作用机理的实验研究Ⅱ.对湿困动物模型的影响[J].中药药理与临床，1997(2)：2－5.
[15] 邱赛红，首第武，陈立峰，等.芳香化湿药挥发油部分与水溶液部分药理作用的比较[J].中国中药杂志，1999(5)：41－43，63.
[16] 邱赛红，陈立峰，柳克玲，等.芳香化湿药开胃作用机理的实验研究[J].中药药理与临床，1995(4)：24－27.
[17] 黄国栋，游宇，黄媛华，等.砂仁挥发油对胃肠功能及 VIP 表达的影响[J].中药材，2009(10)：1587－1589.
[18] 朱金照，张捷，张志坚，等.砂仁对大鼠功能性消化不良的作用[J].华西药学杂志，2006(1)：58－60.
[19] 吴敏，李战，谈珍.砂仁挥发油纳米脂质体对厌食模型动物胃肠功能的影响[J].上海中医药杂志，2004(10)：51－53.
[20] 朱金照，冷恩仁，陈东风，等.砂仁对大鼠胃肠运动及神经递质的影响[J].中国中西医结合消化杂志，2001(4)：205－207.
[21] 张明发，沈雅琴.砂仁临床药理作用的研究进展[J].抗感染药学，2013，10(1)：8－13.
[22] 胡仓云，张履忠，李万芳.砂仁猪肚妙治犬脱肛[J].青海畜牧兽医杂志，2006(4)：58.
[23] 张明发，朱自平，沈雅琴，等.辛温(热)合归脾胃经中药药性研究(Ⅰ)利胆作用[J].中国中医基础医学杂志，1998(8)：17－20.
[24] 张明发，沈雅琴，朱自平，等.辛温(热)合归脾胃经中药药性研究Ⅳ.镇痛作用[J].中药药理与临床[J]，1996(4)：2－5.
[25] 张明发，沈雅琴，王红武，等.辛温(热)合归脾胃经中药药性研究Ⅲ.抗炎作用[J].中药药理与临床，1998(6)：13－17.
[26] 吴晓松，李晓光，肖飞，等.砂仁挥发油中乙酸龙脑酯镇痛抗炎作用的研究[J].中药材，2004(6)：438－439.
[27] 熊磊，胡昌江，帅小翠，等.砂仁盐炙前后“缩尿”作用比较研究[J].成都医学院学报，2009(2)：105－106.
[28] 吴师竹.砂仁对血小板聚集功能的影响[J].中药药理与临床，1990，6(5)：32.
[29] 闫瑶，金美兰，周磊，等.砂仁对抗生素所致肠道菌群失调小鼠调节作用的探讨[J].中国微生态学杂志，2013，25(9)：1040－1043.
[30] 黄雅玲，周志辉.探讨砂仁及鸡血藤之水萃物对肠道健康及功能的影响[J].农产品加工·学刊，2006(8)：95－96.
[31] Son C, B-L Choi, J-W Shin, et al. Effects of Gamichunggantang (GCT) on alcohol metabolism and alcoholic liver disease [J]. J. Korean Oriental Med, 2001，2(1)：89－98.
[32] Son C-G, W-J Choi, J-W Shin, et al. Effects of gamichunggantang on hyperlipidemia [J]. Acta Pharmacologica Sinica, 2003，24(2)：133－139.
[33] 赵容杰，赵正林，金梅红，等.砂仁提取物对实验性糖尿病大鼠的降血糖作用[J].延边大学医学学报，2006，29(2)：97－99.
[34] Kwon K-B, J-H Kim, Y-R Lee, et al. Amomum xanthoides extract prevents cytokine-induced cell death of RINm5F cells through the inhibition of nitric oxide formation [J]. Life sciences, 2003，73(2)：181－191.
[35] 唐建阳，刘凤娇，苏明星，等.砂仁提取物的抗菌及抗氧化效应研究[J].厦门大学学报：自然科学版，2012，51(4)：789－792.
[36] Zhang D, S Li, Q Xiong, et al. Extraction, characterization and biological activities of polysaccharides from Amomum villosum [J]. Carbohydrate polymers, 2013，95(1)：114－122.
[37] Guo D-J, H-L Cheng, S-W Chan, et al. Antioxidative activities and the total phenolic contents of tonic Chinese medicinal herbs [J]. Inflammopharmacology, 2008，16(5)：201－207.
[38] Kim SH, Lee S, Kim IK, et al. Suppression of mast cell-mediated aller-gic reaction by Amomum xanthiodes [J]. Food and Chemical Toxicology, 2007，45(11)：2138－2144.
[39] 郭颂铭，杨巍.中药组方灌肠对实验性溃疡性结肠炎的免疫影响[J].上海铁道医学院学报，1995，9(4)：219－222.
[40] 薄芯，杜明莹，戌梅.沙参、砂仁、猪苓、莪术和鸡血藤对环磷酰胺毒副反应影响的实验研究[J].中国中医药科技，1997(3)：153－154，175－176.
[41] 冯广卫，陶玲，沈祥春，等.砂仁提取液对离体家兔主动脉条收缩性能的影响[J].时珍国医国药，2006(11)：2223－2225.
[42] 王红武，张明发，沈雅琴，等.砂仁对消化系统药理作用的实验研究[J].中国中医药科技，1997(5)：284－285.

胖大海

胖大海为梧桐科植物胖大海(*Sterculia lychnophora* Hance)的干燥成熟种子,4～6 月由开裂的果实上采取成熟的种子,晒干。别名安南子、大洞果(《纲目拾遗》)、胡大海、大发(张寿颐)、通大海(《兽医国药及处方》)、大海子(《中药志》)。

胖大海为落叶乔木,高 30～40 m。树皮粗糙而略具条纹。叶互生;叶柄长 5～15 cm;叶片革质,卵形或椭圆状披针形,长 10～20 cm,宽 6～14 cm,先端钝或锐尖,基部圆形或几近截形,全缘,光滑无毛。花雌雄同株,成顶生或腋生的圆锥花序;花萼钟状,宿存,裂片披针形;花瓣呈星状伸张;雄花具雄蕊 10～15,罕至 30,花药及花丝均具疏柔毛,不育心皮被短绒毛;雌花具雌蕊 1,子房为 5 个被短绒毛的心皮组成,具 1 细长纤弱的子房柄,柱头 2～5 裂,退化雄蕊为一簇无柄花药。蓇葖果 1～5 个,着生于果梗,长 18～24 cm,基部宽 5～6 cm,呈船形,在成熟之前裂开;最初被疏柔毛,旋脱落。种子梭形或倒卵形,长 18～25 mm,直径 12 mm,深黑褐色,表面具皱纹;子叶大,长 12 mm,宽 10 mm,半圆形,胚乳丰富。

胖大海生于热带地区。分布越南、印度、马来西亚、泰国、印度尼西亚的苏门答腊等地。主产于越南、泰国、印度尼西亚、马来西亚等地。我国广东湛江、海南、广东东兴、云南西双版纳已有引种[1]。

一、 生药鉴别

胖大海为梧桐科植物胖大海的干燥成熟种子,而市面上常有一些人将与其同属的圆粒苹婆拿来充当胖大海贩卖,圆粒苹婆为同科植物圆粒苹婆的干燥成熟种子,又名北京胖大海、假胖大海,其化学成分不清,对人体的危害不明确,在我国不作药用[2]。因此,区分出真假胖大海很重要。

(一) 性状鉴别

胖大海呈椭圆形,状似橄榄,先端钝圆,基部略尖,长 2～3 cm,直径 1～1.5 cm。表面棕色至暗棕色,微有光泽,具细密的不规则皱纹,基部具浅色的圆形种脐。外种皮质轻而疏松,易剥落,遇水膨大成海绵状块。内种皮红棕色至棕黑色,先端有一黄白色的圆斑。剥去内种皮后,胚乳肥厚,成 2 片,暗棕色或灰棕色。子叶 2 片,紧贴于胚乳,菲薄而大。气无,久嚼有粘性。以个大、棕色、表面皱纹细、不碎裂者为佳[3]。

(二) 显微鉴别

胖大海表皮上腺毛很多,柄为单细胞,头部扇形或钝椭圆形,由 2～20 个细胞组成,直径 45～92 μm,有棕色内含物。非腺毛较少,多被磨碎,呈星状,直径 220～260 μm, 4～13 个分叉。种皮薄壁细胞遇水膨胀为不规则形，有单孔纹，有淡棕色内含物，胞间隙较大。有少数螺纹或环纹导管。

圆粒苹婆表皮上腺毛较少，柄为单细胞，头部长圆形，由10～14个细胞组成。非腺毛稀少，偶见，似竹叶聚生，长碎段。薄壁细胞较大。聚草酸钙结晶众多，直径5～17 μm。螺纹或环导管直径6～16 μm[2]。

（三）理化鉴别

1. 化学鉴别

取本品数粒置烧杯中，加沸水适量，放置数分钟即吸取水分膨胀成棕色半透明的海绵状物。取本品粉末0.2 g，加水10 ml，置水浴中加热30 min，滤过，取滤液4 ml，加氢氧化钠试液3 ml及碱性酒石酸酮液5 ml，置水浴中加热，即生成红色沉淀（检查糖类）。

2. 薄层色谱

取样品粉末100 g，置沙氏提取器中，用石油醚提出总油，取油2 g，加0.5 mol/L氢氧化钾乙醇液80 ml，皂化后得总脂肪酸，用2%浓硫酸-甲醇溶液（1∶5）30 ml回流2 h进行甲基化，得总脂肪酸甲酯，作供试品，另以油酸甲酯、亚麻酸甲酯、亚油酸甲酯、棕榈酸甲酯作对照品。分别点样于硅胶G-10% $AgNO_3$（3∶10）薄层板上，以苯展开18 cm，喷以0.2%的2′，7′二氯荧光素乙醇溶液，置紫外光灯（254 nm）下，供试品色谱在与对照品色谱相应位置上显相同的黄色斑点。

取胖大海种皮5 g，加水100 ml，煮沸15 min，滤出膨胀的西黄芪胶粘素（Bas-sorin），移入200 ml圆底烧瓶中，加5%硫酸于沸水浴中回流加热1 h滤过，滤液用10%氢氧化钠中和后浓缩至约5 ml，加乙醇20 ml，混匀，滤过，作供试液，另以半乳糖、阿拉伯糖作对照品。分别点样于硅胶G、4%磷酸硼二钠薄层板上，以正丁醇-丙酮-水（4∶5∶1）展开18 cm，喷以苯胺-二苯胺-磷酸（4∶4∶20）混合溶液，于80 ℃烤10 min，供试品色谱在与对照品色谱相应位置上，显相同的色斑[3]。

二、栽培

（一）产地环境

胖大海原产热带，在引种区的年平均温度为21～24.9 ℃。喜阳光，成龄期耐旱，对土壤的要求不严，在砂壤土、黄壤土和砖红壤土上均生长良好。宜选择排水良好、避风地区种植[3]。

（二）生产管理

1. 种子繁殖

采摘种皮呈黑褐色、表面具有明显皱纹的成熟种子，播于洁净的沙床上，开沟点播，沟距12 cm，种子之间距离约5 cm，深约3 cm。播后用沙盖种，再用稻草覆盖畦面，浇透水，并保持畦面湿润。种子千粒重1 270 g，每1 hm^2播种量约675 kg。待出苗后，移入营养袋育苗，苗高30～50 cm便可定植于大田。

2. 空中压条繁殖

选取木栓化的枝条，在距离顶端20～30 cm处进行环剥，环剥后约经1～2天，待伤口稍干后，用湿椰糠或稻草裹湿泥包在伤口周围，再用塑料膜包裹，经2个月左右便长出新根，新根若已开始木栓化，便可将枝条剪下假植于沙池中，或直接定植于大田。

3. 嫁接繁殖

采用上部树冠分枝、组织充实、直径1～1.5 cm的褐绿色较平滑的枝条，剪取长12～15 cm一段作为接穗，选和胖大海亲和力强的同属植物（*Scaphium wallichii Schottet Endl*）。作砧木进行枝接，也可剥取接穗的芽片进行芽接。接穗和砧木愈合后，切去砧木的主干，经常打去砧木的萌芽。

4. 田间管理

定植后1年内注意除草，每季度施肥1次，每次1 hm^2施尿素15～30 kg，腐熟牛栏粪或堆肥12 000～15 000 kg，采用穴施，施后再覆土。在定植后1年,株高已达1 m左右,便可摘顶进行矮化栽培。

(三) 病虫害防治

虫害有绿鳞象甲,成虫为害叶和嫩茎,可人工捕杀,或用棉油皂50倍液喷雾。

三、化学成分

胖大海含丰富水溶性多糖,种皮含戊聚糖及黏液质。黏液质属果胶酸类,主要由半乳糖醛酸、阿拉伯糖、鼠李糖、半乳糖乙酸、Ca、Mg和活性成分胖大海素(苹婆素)组成。种仁含9.1%脂肪油,烫化后可检查出亚麻酸、油酸和棕榈酸。此外,挥发油约1.0%,西黄芪粘胶素约50.0%,收敛性物质约1.6%,辣味和苦味浸出物约0.2%[4,5]。王如峰等[6]采用GC-MS方法从胖大海95%乙醇提取物中分离出21种脂肪酸和5种非脂肪酸。主要脂肪酸有亚油酸(37.96%)、软脂酸(24.77%)、油酸(19.77%)和硬脂酸(5.01%)。此外,还含有一定量棕榈油酸、10-十九烯酸和8-壬炔酸。他从胖大海95%乙醇提取物中分离得到两个脑苷类化合物1-*O*-*β*-*D*-glucopyranosyl(2*S*, 3*R*, 4*E*, 8*Z*)-2-[(2-hydroxyoctadecanoyl)-amido]-4,8-octa-decadiene-1,3-diol和大豆脑苷Ⅰ,这两种化合物首次从胖大海中分离得到,且化合物1对神经细胞有一定的保护作用。WangRF[7]等报道从胖大海中鉴别出了2种生物碱及其他已知的13种化合物,并采用核磁共振、紫外、红外光谱和质谱等方法对它们的结构进行了研究。陈建民等[8]从其水提取液中分离得到水溶性多糖PP Ⅲ,还发现进口胖大海多糖含量稍高于国产,并从胖大海中检测出了*D*-半乳糖、*L*-鼠李糖、蔗糖、2,4-二羟基苯甲酸、*β*-谷甾醇和胡萝卜苷。李文魁等[9]研究发现,国产胖大海中Cr、B、Fe、K、Mn、P、Zn、S含量均高于进口品,仅Mn含量较少。

四、药理作用

(一) 抑菌

胖大海对大肠埃希菌和痢疾志贺菌有抑杀作用,实验研究采用751-GW紫外分光光度仪,较为准确地测定了胖大海和痢特灵药液在1～100 μ/ml药物浓度范围内对痢疾志贺菌、大肠埃希菌的杀伤强度。结果显示相同药物浓度下胖大海和痢特灵对痢疾志贺菌的抑杀作用($t=0.875$, $p>0.05$)以及它们对大肠埃希菌的抑杀作用($t=1.1033$, $p>0.05$)无显著差异。同时,胖大海对痢疾志贺菌和大肠埃希菌的杀伤强度亦无显著差别($t=86$, $p>0.05$)[10]。该制剂的最低抑菌浓度(MIC)为0.013～0.025 g/ml,对常见菌种大多数有抑制作用,特别是对呼吸道常见致病菌如金黄色葡萄球菌等,作用较强[11]。胡燕敏等[12]的研究发现胖大海提取液对金黄色葡萄球菌、乙型链球菌、肺炎双球菌均有抑制作用。对豚鼠皮下注射胖大海提取物,用感应电流刺激法,证明痛阈值有相当程度的提高,说明胖大海提取物具有止痛作用,而这种作用以仁提取物的作用最强[3]。

(二) 镇痛

对豚鼠皮下注射胖大海提取物,用感应电流刺激法,证明痛阈值有相当程度的提高,说明胖大海提取物具有止痛作用,而这种止痛作用以种仁提取物的作用最强[3]。

(三) 防治尿结石

尿结石是泌尿系统各部位结石病的总称,是泌尿系统的常见病。尿结石实际上某些物质在人体发生了异常矿化,是一种生物矿石,其中70%～80%的晶体成分为草酸钙,而胖大海提取液对草酸钙结石有一定的防治作用。有研究采用X射线衍射(XRD)、红外光谱(FTIR)、扫描电子显微镜(SEM)等方法进行了表征，结果显示，胖大海提取液能增强二水草酸钙(COD)晶体在溶液中的热力学稳定性，进而阻断了 COD 晶体向热力学更稳定态的一水草酸钙(COM)晶体转变，这种阻断作用随胖大海提取液浓度增大而增大，同时胖大海提取液能减小 COD 晶体的尺寸，草酸钙结石的形成受到胖大海提取液的阻断[13]。

（四）减肥

胖大海提取物可抑制脂肪酸合成酶活性，抑制肥胖大鼠摄食量，从而对营养性肥胖大鼠起到减肥作用。利用高脂营养饲料制备大鼠肥胖模型，观察胖大海提取物 10 mg/kg^3、30 mg/kg^3 和 100 mg/kg^3 个不同剂量对肥胖大鼠的减肥效果及对肝脏脂肪酸合成酶的影响。于实验结束时测定机体质量、机体脂肪、食物消耗量、血清生物化学指标及肝脏脂肪酸合成酶活性指标，实验持续 45 天。结果胖大海提取物 100 mg/kg 组大鼠体脂显著低于模型对照组($p<0.05$)；实验期间各剂量组大鼠的食物消耗量均低于模型对照组，且 100 mg/kg 组与模型对照组相比差异有统计学意义($p<0.05$)。给予胖大海提取物组大鼠肝脏脂肪酸合成酶(fatty acid synthase，FAS)活性低于模型对照组，其中胖大海提取物 30 mg/kg 和 100 mg/kg，2 组与模型对照组相比差异有统计学意义($p<0.05$)[14]。

（五）保护神经细胞

脑苷类是由神经鞘氨醇与糖形成的苷类化合物，这类化合物由于其易于透过血脑屏障，常具有神经营养和保护作用。王如峰等首次从胖大海中分离得到了两个脑苷类化合物，采用 MTT 法研究化合物对神经细胞损伤的保护作用，发现其中 1-*O*-*β*-*D*-glucopyranosyl-(2*S*，3*R*，4*E*，8*Z*)-2-[(2-hydroxyoctadecanoyl) amido]-4，8-octadecadiene-1，3-diol 在 5～500 mg 剂量范围内表现出对 SH-SY5Y 细胞损伤的保护作用，并呈现剂量依赖性。但是随着剂量的进一步增加，保护作用反而降低，是否提示该化合物有一定的毒性，值得进一步研究[15]。

（六）抗炎

胖大海具有明显的抗炎作用，多糖为胖大海抗炎活性成分，但由于不能经肠道吸收，故口服外用效果不佳，腹腔注射效果好[15]。采用急性炎症抗炎模型对多糖活性进行测试，结果表明，酸性多糖对小鼠耳郭肿胀的抑制率达到了 26.29%。采用植入棉球致大鼠肉芽组织增生试验为模型，考察了酸性多糖的慢性炎症抗炎活性。结果发现酸性多糖能抑制肉芽肿 28.38%，达到阿司匹林抑制率 34.38%的 82%，并发现酸性多糖对急、慢性炎症的抗炎活性都具有剂量依赖性[16]。

（七）缓泻

胖大海种子浸出液，对兔的肠管有缓和的泻下作用。其机制是胖大海内服后增加肠内容积(增加的容积为琼脂的 1 倍以上)而产生机械性刺激，引起反射性肠蠕动增加的结果。将胖大海的外层皮、软壳核及仁分别取得水浸出物，对正常动物可有不同强度的致泻作用；对麻醉犬，无论是口服、静脉注射、肌内注射均能显著增加肠管蠕动，其作用强度依次为：仁>软壳>外层皮；胖大海仁提取物以 1：400 000 之浓度可引起家兔离体肠管蠕动增加，软壳和外层皮提取物之作用不显著[3]。

（八）降压

胖大海仁(去脂干粉)制成 25%溶液，静脉注射、肌内注射或口服均可使犬、猫血压明显下降，并认为降压原理与中枢有关[3]。

（九）其他

体外实验研究胖大海水溶性多糖对小鼠脾淋巴细胞增殖的影响，结果表明，胖大海水溶性多糖对 ConA 诱导的小鼠 T 淋巴细胞增殖有极显著的促进作用，对 LPS 诱导的 B 淋巴细胞的增殖无影响[17]。胖大海对麻醉犬静脉注射 5 mg，有一定的利尿作用，以种仁提取物作用最强。胖大海的三种提取物均无局部刺激作用[3]。张宗学[18]以肺纤维化大鼠为模型研究了胖大海等药物的抗纤维生成作用，发现胖大海能够降低肺纤维化大鼠肺组织的 TGF-β1 和 VEGF 含量，刘晓明[19]的研究还发现胖大海等 5 味中药在改善肺纤维化大鼠 Nrf2 抗氧化指标及调控抗氧化基因表达方面与吡非尼酮作用相当。

五、临床应用

胖大海味甘，性寒，归肺、大肠经。具清热润肺，利咽开音，润肠通便之功效。多用于肺热声哑，干咳无痰，咽喉干痛，热结便闭，头痛目赤。每次用量 2～3 枚，可沸水泡服或煎服[20]。

（一）治疗红眼病

红眼病（急性结膜炎）是由于细菌或病毒引起的传染性眼病，主要表现为眼睑充血肿胀、眼球结膜充血，常伴有黏液性脓性分泌物、球结膜水肿等。取淡黄色、个头大而坚硬的胖大海 3～4 枚，用温开水将其泡散，用 0.9%的生理盐水冲洗患眼后，将泡散的胖大海完全覆盖在患眼下眼睑的部位（每只眼 1～2 次），然后用纱布固定。每晚 1 次，每次 20 min。连用 3 天病情控制，6～7 天后治愈，但此方只适用红眼病初期，症状较轻者[21]。

（二）治疗咽喉病

胖大海清凉润喉泡剂治疗慢性咽喉炎疗效较好[22]。

（三）治疗肠道疾病

该药可治便秘[23]，因肺热肠燥引起的婴幼儿便秘，肠热便血[24]，并且胖大海能清热解毒、润肠通便、镇痛，对湿热性痢疾有效[25]。

（四）降血压

胖大海可降血压[26]，其具有降压作用，血压正常或者血压偏低的人长期服用，可能会出现血压过低的危险[27]。

（五）治急性扁桃腺炎

取胖大海 4～8 枚，放入碗内，冲入沸水，闷盖 0.5 h 左右（天冷须保暖），徐徐服完；间隔 4 h，如法再泡服 1 次[28]。

（六）其他

治因外感风热引起的干咳失音、咽喉肿痛、牙龈肿痛取胖大海 5 枚，甘草 3 g，泡茶饮服。老年人可加入少许冰糖服用。治内热便血：取胖大海 3～5 枚，放入茶杯用开水泡发后，去核，加入适量冰糖调匀，连同泡发的胖大海一同服下。此方还可治疗内热引起的便秘，一般饮服 1 天即可见效[29]。

六、毒理研究

近年来，以胖大海为主要原料的饮料颇受欢迎，为了了解此种饮料对人体的安全性，有必要对其急性毒性和致突变性进行研究。试验中，第一阶段毒性试验选用了大、小鼠两种动物的急性经口毒性试验，它们的 LD_{50} 雌雄两性均大于 10 g/kg 体重，属实际无毒级。第二阶段毒性试验，考虑大、小鼠的急性毒性 LD_{50} 均大于 10 g/kg 体重，故不再进行蓄积毒性试验。而直接进入对胖大海的致突变性研究。选用反映基因突变的 Ames 试验，反映染色体损害的小鼠骨髓细胞微核试验、反映生殖细胞突变的小鼠精子畸形试验这一组试验，以期从多方面探讨其致突变性。实验表明，这三项致突变实验的结果均为阴性，由此可以初步推断，该样品对原核细胞无致突变作用，对哺乳动物体细胞和生殖细胞亦无致突变作用[30]。临床上报道有一些过敏体质的，饮用胖大海浸泡液后，全身皮肤发痒，弥漫性潮红，周身布满粟粒大丘疹及风团，口唇水肿，伴头晕、心慌、胸闷、恶心、血压下降，严重者甚至可危及生命。动物毒性实验也表明，胖大海具有一定的毒性，其果仁（去脂干粉）可引起动物呼吸困难、肺充血水肿、运动失调。例如，应用大量胖大海制剂灌服给予犬连续 10～15 天，甚至可以使狗死亡，病理学发现有肺充血水肿、肝脂肪变等改变[30]。

参考文献

[1] 南京中医药大学.中药大辞典[M].上海：上海科学技术出版社，2006.
[2] 茅莉萍，张丽云.胖大海的真伪鉴别[J].时珍国医国药，2006，17(4)：615.
[3] 国家中医药管理局中华本草编委会.中华本草[M].上海：上海科学技术出版社，1999.
[4] 吴艳，艾连中，汤坚.微波辅助提取胖大海多糖的工艺研究[J].食品工业，2007，28(1)：4－6.
[5] 任健儒，刘蕾，孙巧英.建议修改胖大海的用药标准[J].时珍国医国药，2000，11(9)：822.
[6] 王如峰，杨秀伟，马超美.胖大海中脂肪酸成分的气质联用分析[J].中国中药杂志，2003，28(6)：533－535.
[7] Wang Rf, Yang Xw, Ma Cm. Alkaloids from the seeds of Sterculia lychnophora (Pangdahai) [J]. Phytochemistry, 2003, 63(4)：475－478.
[8] 陈建民，曹培让，宋洪涛.胖大海多糖 PPⅢ的纯化及性质的研究[J].中国中药杂志，1996(1)：39－41，64.
[9] 李文魁，陈建民，巫金华.国产与进口胖大海中微量元素的比较研究[J].光谱学与光谱分析，1993，13(16)：45－47.
[10] 余传星，朱玲.胖大海治疗菌痢的实验研究[J].中医药研究，1997(1)：48－50.
[11] 周长坚，林键，许凌枚，等.复方胖大海的药理研究[J].福建中医学院学报，1994(3)：30－33.
[12] 胡燕敏，周爱梅，宋倩，等.4 种中草药提取液的工艺优化及其抗菌效果对比[J].食品安全质量检测学报，2017，8(8)：3169－3176.
[13] 王润霞，王秀芳，沈玉华，等.胖大海提取液阻断草酸钙结石形成的实验研究[J].巢湖学院学报，2014，(3)：63－67，81.
[14] 高丽芳，曹丽歌，田蜜，等.脂肪酸合成酶抑制剂胖大海提取物对营养性肥胖大鼠的减肥作用[J].首都医科大学学报，2011，(4)：541－544.
[15] 王如峰，赓迪.胖大海中的两个脑苷类化合物及其神经细胞保护作用[C]//中华中医药学会中药化学分会第五届学术年会论文集.长春，2010.
[16] 吴艳.胖大海酸性多糖结构和功能性质的研究[D].无锡：江南大学，2007.
[17] 孙立娜.胖大海多糖的结构分析和活性研究[D].哈尔滨：东北师范大学，2009.
[18] 张宗学.化痰药干预肺纤维化大鼠纤维生成机制的研究[D].济南：山东中医药大学，2016.
[19] 刘晓明.化痰类中药干预肺纤维化大鼠氧化机制的研究[D].济南：山东中医药大学，2016.
[20] 商国懋，王文颖.不宜长期服用的胖大海[J].首都食品与医药，2015(1)：56.
[21] 吴明.胖大海外敷治红眼病[J].家庭医药，2015(4)：52.
[22] 张兆芳.胖大海清凉润喉泡剂治疗慢性咽喉炎 112 例[J].中医药学刊，2003，21(10)：1649.
[23] Cui Yw, Steve W, Han T. Optimization of extraction process of crude polysaccharides from Boat-fruited sterculia seeds by response surface methodology [J]. Food Chemistry, 2007, 105(4)：1599－1605.
[24] 梁静怡.用胖大海泡饮治疗婴幼儿便秘[J].求医问药，2009(4)：21.
[25] 安忠兰，王尚德，任保成.胖大海治疗腹泻 560 例[J].中医药研究，1994(5)：12－15.
[26] 李红姝.胖大海吃多了会腹泻.开卷有益：求医问药，2010(1)：37.
[27] 王海亭.胖大海是药不是茶[J].家庭科技，2013(11)：30.
[28] 夏树林.清热良药胖大海[J].大家健康(上旬版)，2014(9)：27.
[29] 园丁，黄林英.宣肺通便的胖大海[J].药物与人，2009(06)：40.
[30] 夏勇，傅剑云，徐彩菊."胖大海凉茶"急性毒性和致突变试验[J].浙江预防医学，1996(5)：57.

海巴戟天

海巴戟天(*Morinda* citrifolia L.)属茜草科巴戟天属植物,又名海滨木巴戟[1]。树干通直,树冠幽雅,在东南亚常种于庭园。果实可食用,果皮含柚木醌二酚、巴戟醌,印度尼西亚民间做药用。

海巴戟天[1,2]为灌木至小乔木,高 1～5 m;茎直,枝近四棱柱形。叶交互对生,长圆形、椭圆形或卵圆形,长 12～25 cm,宽 5～10 cm,两端渐尖或急尖,通常具光泽,无毛,全缘;叶脉两面凸起,中脉上面中央具一凹槽,下脉密被短束毛;叶柄长 5～12 mm;托叶生叶柄间,长 5～12 mm,每侧 1 枚,膜质,上部扩大呈半圆形,全缘,无毛。头状花序每隔一节一个,与叶对生,具长约 1～1.5 cm 的花序梗;花多数,无梗;萼管彼此间多少粘合,萼管近截平;花冠白色,漏斗形,长约 1.5 cm,喉部密被长柔毛,顶部 5 裂,裂片卵状披针形,长约 6 mm;雄蕊 5,罕 4 或 6,着生于花冠喉部,花丝长约 3 mm,花药内向,上半部露出冠口,线形,背面中部着生,长约 3 mm,二室,纵裂;花柱约与冠管等长,由下向上稍扩大,顶二裂,裂片线形,略叉开,子房 4 室,有时有 1～2 室不育,每室具胚珠 1 颗,胚珠略扁,其形状随着生部位不同而各异,通常圆形,长圆形或椭圆形,或其他形。果柄长约 2 cm;聚花核果浆果状,卵形,幼时绿色,熟时白色约如初生鸡蛋大,径约 2.5 cm,每核果具分核 4 (2 或 3),分核倒卵形,稍内弯,质坚,具二室,上侧室大而空,下侧室狭,具 1 种子;种子小,扁,长圆形,下部有翅;胚直,胚根下位,子叶长圆形;胚乳丰富,质脆。花果期 1～7 月(图 29)。

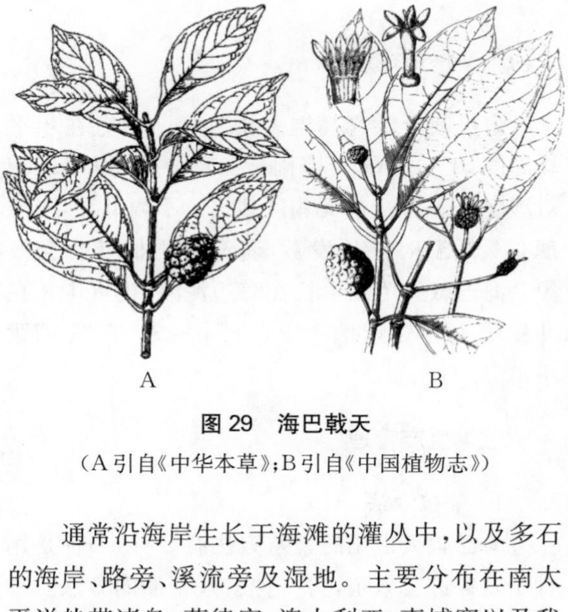
A　　B

图 29　海巴戟天

(A 引自《中华本草》;B 引自《中国植物志》)

通常沿海岸生长于海滩的灌丛中,以及多石的海岸、路旁、溪流旁及湿地。主要分布在南太平洋热带诸岛,菲律宾、澳大利亚、柬埔寨以及我国海南和台湾。

在太平洋群岛,波利尼西亚人和库克人认为他们的祖先应用海巴戟天治疗疾病有 2 000 多年的历史,主要用于抗感染和治疗慢性疾病,是波利尼西亚人和库克人最主要的药用植物之一,在民间广为应用。海巴戟天的根、茎、树皮、叶、花和果实均有应用价值。中药橘叶巴戟就来源于海巴戟天的根[2]；叶可外用于疼痛，巴西称其为“止痛草”；果实被称为“精力果”，可作为食品及保健品[3]。海巴戟天果实还被称为诺丽(NONI)、萝梨、四季果或印度椹。在玻利尼西亚和太平洋群岛，海巴戟天果实传统用于延缓衰老和治疗糖尿病、口臭、口腔溃疡、痔疮、肿瘤、结核病、鱼肉中毒和高血压。

现代药理实验揭示，海巴戟天具有抗细菌、病毒、真菌、寄生虫，以及镇痛、降血压、消炎和提高免疫力的作用[4]，尤其是在研究发现其具有抗肿瘤的可能性后，各国学者纷纷对其作深入研究，并开发出系列产品，使之迅速成为世界药用植物和保健饮料的新宠。

一、栽培

（一）产地环境

海巴戟天性喜高温多雨气候。适宜在年平均温度 21～27 ℃、年降雨量 1 500～2 000 mm、相对湿度 70%以上的无霜区栽培。不耐低温，当出现 5 ℃低温时叶片发黄，若温度再低叶片会发黑。海巴戟天可以生长在海边泥滩，也可生长在冲积壤土和砖红壤土上，pH 6～7，喜光，不耐干旱[5]。

（二）生产管理

1. 繁殖方法

海巴戟天常见的繁殖方法有 2 种，一种是用种子发芽进行繁殖，另一种就是扦插的方法。种子繁殖发芽较慢，需要 6～12 个月，1 年后才能移栽。茎秆扦插 1～2 个月便可生根，4～6 个月可移栽[6]。

(1) 种子繁殖：收集种子应选择成熟的果实，用手把果实掰成小块，置于筛子中边挤压边用水将果肉冲洗，分离出种子并冲洗干净，然后播种。种子可播于苗床或营养袋(杯)中，育苗应选用疏松、肥沃和保水功能好的腐殖质壤土，也可选用蛭石、煤渣或细砂和少量富含有机质的砂壤土混合作为营养基质，但应避免使用大田耕种地含有病菌的土壤。基质中不必加入肥料，在第一片真叶长出来之后，可适量施以少量水肥。利用苗床育苗时，种子发芽后将幼苗移栽于 15 cm 直径营养袋中培育，在半荫蔽条件下培育 3～6 个月，然后在露天培育 6～9 个月。需注意的是，海巴戟天种子外壳坚硬，具有较强的抗水性，应注意保持湿润。在湿热的条件下有利于种子的萌芽，可适当增加育种室的温度，种子能承受的温度可达 38 ℃。研究表明，用未经处理的种子繁殖，发芽率仅约 10%；而高温能显著提高种子的发芽率、发芽势和发芽指数，而高温条件下变温处理更有利于种子的萌发。在播种前对种子进行适当的处理，如剥去外种壳，用 50 ℃温水浸种，采用 30～38 ℃变温催芽，在 MS 培养基上培养，则可大大缩短发芽时间和提高种子发芽率。实验结果显示首粒种子发芽仅需 3 天，60 天内种子发芽率可超过 76%，出苗整齐。

(2) 扦插繁育：在 4～9 月，从生长旺盛的植株上采集扦插材料。切断茎杆或侧枝，有树液流出者较为理想。插穗应有 2～3 节，长 12～15 cm。插穗斜插于沙床内，深度达插条的 2/3，轻压，浇透水，不必使用生根剂。苗床应加以 80%～90%荫蔽，并注意淋水保持湿润。插穗长根后，移栽营养袋中，在半荫蔽条件下培育 2～3 个月。定植前应在露天炼苗 2～3 个月。苗期 1 个月施 1 次水肥，生长稳定后可施用速溶颗粒肥料，一般情况下不容易产生肥害。

(3) 组织培养：海巴戟天的茎尖、带节茎均具有分化芽的能力，带节茎一般培养 15 天左右即能出芽，而茎尖需要 25 天，且茎节作为外植体萌发出的新芽较壮，活力高，比茎尖更利于继代增殖。培养基 MS+BA 1.0 mg/L 利于诱导出芽，可用于初代培养；MS+BA 1.0 mg/L+IBA 0.2 mg/L 利于形成丛生芽，用于继代增殖，繁殖系数 6.0/50 天；1/2 MS+IBA 0.4～0.8 mg/L 适宜诱导生根获得再生植株，生根率 100%；再生苗移栽于排水性良好的火土或砂土中,成活率 90%[7]。

2. 选地

应选用排灌条件良好、疏松土地种植,避免选用低洼和粘性大或易板结的土地。避免选择刚种植过其他作物的耕地,以防止根瘤线虫的侵害。种植前须整平土地并挖洞在风较大的海边种植时应种植桉树、木麻黄等树木作为防护林。

3. 种植

种植行距以 3 m×5 m 为宜,1 亩约 45 株,距离过近有利于病虫害发生和传播。

4. 田间管理

(1) 修剪:种植 3 年的植株或第一次结果后应修剪,修剪后的植株第二年能生长茂密,有利于来年采摘果实和控制病虫害。

(2) 施肥:根据土壤和降雨量决定施肥的次数和数量,海巴戟天只需少量肥料便能生长良好。一般来说,施肥能促进高产,少量多次施用肥料对植物生长更有利。未结果树可施 14∶14∶14 或 16∶16∶16 的氮、磷、钾混合肥,大树或结果施 10∶20∶20 或 10∶45∶10 的氮、磷、钾混合肥。海巴戟天对叶面施肥反应敏感尤其是在花果期以 10∶45∶10 的氮、磷、钾混合肥叶面施用时效果更为明显。定植不到 1 年的植株,每株每月施混合肥 0.25 kg;1 年以上则可每株每月施 0.5 kg。

(3) 灌溉:灌溉对植物生长特别有利,种植 2~3 年的植株,在干旱季节每周灌溉 1 次,每株灌水 10~45 kg。若水分过多易致使肥料流失,同时引起根结线虫的危害,造成烂根[6]。

(三) 病虫害防治

1. 枯萎病

由真菌(*Phytophthora botryosa*)引起,其症状为叶片变黑,茎秆或枝条枯萎,果实变黑褐色并腐烂。该病在潮湿的季节易发生,应定时适当修剪、控制杂草,严重时清除病株,并施用农药加以防治。

2. 煤烟病

为非寄生菌和蚜虫等分泌物引起,严重时影响植物的光合作用,导致生长不良,果实变小,品质变差。喷射肥皂水可控制煤烟病。

3. 根瘤线虫病

由根瘤线虫(*Meloidogyne species*)引起,其症状为植株矮小,发黄,根膨胀、爆裂和腐烂。防治方法为选用不带病的种苗种植并合理灌溉,施用含有鸡粪的有机肥可控制该病的发生。

4. 茎腐病

症状为植株基部腐烂,导致植株生长矮小。最初表现为枯萎,叶片下垂,发黄,脱落。该病由多种因素引起,包括根瘤线虫、积水、茎部受伤等,也会由病菌(Sclerotium rolfsii)引起,应合理排灌和及时清理病株,严重时可适当使用杀菌剂。

5. 虫害

害虫对海巴戟天的危害较大,其中有蚜虫(*Aohis gossypii*),蚂蚁,尺蛾,蝼蛄等。海巴戟天单一种植有利于虫害发生,间种非寄主植物能控制其发生,同时铲除其他寄主植物是控制其发生的有效而安全的方法[6]。

(四) 养分需求

为了能够使海巴戟天大规模的种植,研究海巴戟天的养分需求状况至关重要,其中能够影响海巴戟天生长的重要因素是矿质元素。研究表明,海巴戟天叶片中含有丰富的微量元素,尤其以锌、钙和钠的含量最高,分别为 8 490 mg/kg、3 250 mg/kg、2 872 mg/kg,铁含量也较高,达到 369 mg/kg。铁、钙、锌在海巴戟天叶片中含量大,而且对人体生理活动特别重要,鉴于海巴戟天主要被人们作为健康饮品和药物,本试验选择铁、钙、锌 3 种元素进行研究。

1. 缺铁对海巴戟天的影响

缺铁主要影响植株的幼叶叶绿素的合成以及植株茎的正常生长,最终导致幼叶叶片全部失绿,植株的生长受到严重的影响。缺铁影响了海巴戟天的生长,前期茎高增长缓慢,后期几乎停滞,且叶片脱落、失绿,和绝大多数植物的缺铁症一致,表明铁元素对海巴戟天的营养生长非常必要且重要。因此，在生产上必须重视有效铁元素的供应，建议在种植海巴戟天之前应该对土壤的有效铁元素进行测定。

2. 缺钙对海巴戟天的影响

大多数植物缺钙表现的症状为茎与根的生长点及幼叶首先表现出生长点死亡，植株呈簇生状，叶片的尖端与边缘变黄、枯焦坏死。而在海巴戟天植株上并未表现这些症状，而是茎高增长稍缓慢，叶片数目几乎不受影响，只是叶面积比完全组小，且后期老叶变得微黄，但并不脱落。这些症状表明，海巴戟天植株生长前期对于钙的要求并不多，可能海巴戟天本身含钙量较多，但随着生长发育的推进，植株本身的钙有所消耗，后期会影响老叶片。因此，建议随着海巴戟天的生长发育，后期应该补施钙肥。

3. 缺锌对海巴戟天的影响

植物缺锌时，一般表现为生长缓慢，植株矮小，叶片小且呈簇生状。而海巴戟天在缺锌状态下并未对植株的茎高和叶片数目造成影响，甚至其后期的表现还略好于完全组，可能是由于海巴戟天植株富含锌，可以给植株生长提供足量的锌。因此，在海巴戟天营养生长阶段，几乎不必考虑锌的施用，可以节省大量的肥料，并避免了施肥过量的问题。但海巴戟天的开花结果期是否需要施用锌仍需进一步研究[8]。

二、采收加工

1. 产量

海巴戟天种植 9 个月至 1 年后便能结果，为了促进植物生长，第一和第二年通过修剪放弃收获，以便来年有更大的产量。尽管海巴戟天结果有季节性，但肥水管理得当可使全年有收获。年单株产量与种植密度和管理水平有关系，一般产量 110 kg，种植 5 年以上且管理水平高的单株产量最高可达 200 kg。

2. 收获时间

秋季挖根，洗净，晒干。果实的采摘时间根据其加工目的和方法而定。一般在接近成熟而未变软时采摘为好，此时果实坚硬，采摘或搬运时不易损伤，并且便于冲洗和加工。

3. 果实加工

海巴戟天果实加工有各种不同的方法，其主要方法有鲜榨和萃取两种，果汁可发酵或无发酵。鲜榨果汁呈琥珀色，沉淀较少，且具有果实原味和甜味，利用榨果机鲜榨的果汁出汁率可达果重的 65%。果汁经消毒或冷藏能保持其果实风味。用于鲜榨果汁的果实采摘后应及时加工，否则果实变软，风味将有所改变。

用于萃取的果实采摘后及时冲洗晾干，果实变软后，再由玻璃、不锈钢或食用塑料制作的果汁收集发酵罐中萃取收集和发酵。果汁在萃取罐中收集并发酵 2 个月，后排出过滤分装，通过发酵的果汁 pH 较低（约 3.5），不需要加热消毒，发酵的果汁加热后会改变果汁的风味，不经发酵的果汁应经消毒后方可使用。

海巴戟天果实可加工成果粉及相关产品，其加工程序如下：果实冲洗并干燥→果实打浆→果肉和种子分离→果浆脱水并形成果浆饼→脱水果浆饼碾碎成粉→加工成片剂或胶囊或各种饮料[6]。

三、化学成分

海巴戟天含有多种人体必需氨基酸、维生素、微量元素及其他有效营养或药用成分，现已知从海巴戟天植株中分离出 160 余种成分，除含有大量的蛋白质、糖类、脂肪、矿物质、维生素外，还含有塞洛宁原、多糖、蒽醌、萜烯、香豆素等重要成分[9]。

海巴戟天果实具有强烈气味，在民间作为保健及药用饮料已有两千年历史，特别是在太平洋南部岛屿的土著民中，是必不可少的日常保健品。果实含有相当高的生物碱含量和多种维生素。临床药理研究结果表明，其能维护人体细胞组织的正常功能，增强人体免疫力，提高消化道的功能，帮助睡眠及缓解精神压力，减肥和养颜美容。在南太平洋一带素有"仙果"的美称，被誉为"大自然恩赐给人类的旷世珍品"[10]。

（一）多糖

多糖具有复杂的生物活性与功能，是海巴戟天果中主要的功能性成分之一。刘海青等[11]研究表明，海巴戟天果中的多糖是由岩藻糖、木糖、甘露糖、半乳糖和果糖等单糖组成的杂多糖，其单糖摩尔比约为 1∶0.2∶0.2∶0.25∶0.12，平均含量（以葡萄糖计）约为 11.77%。

（二）黄酮类

黄酮类化合物具有广谱的药理活性，毒性较低，有明显的抗炎、调节免疫、抗衰老及降血脂、抗肿瘤等生物活性，广泛应用于医药和食品上，现已成为国内外天然药物开发利用研究的热点。张伟敏等[12]初步测定，海巴戟天果中总黄酮、总黄酮苷、总皂苷的含量约为 22.91 mg/g、14.11 mg/g 和 2.13 mg/g。包括 rutin、quercetin、kaempferol、narcissoside、quercetin-3-*O*-*β*-*D*-glucopyranoside、东莨菪苷（scopolin）、槲皮黄素（4*H*-1-benzopyran-4-one，2-(3，4-dihydroxyphenyl)-3，5，7-trihydroxy-flavone）等。

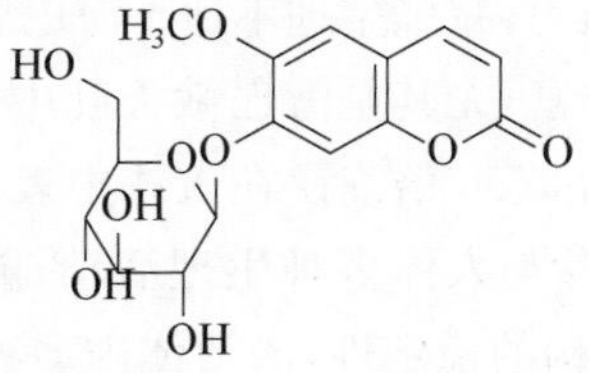

scopolin

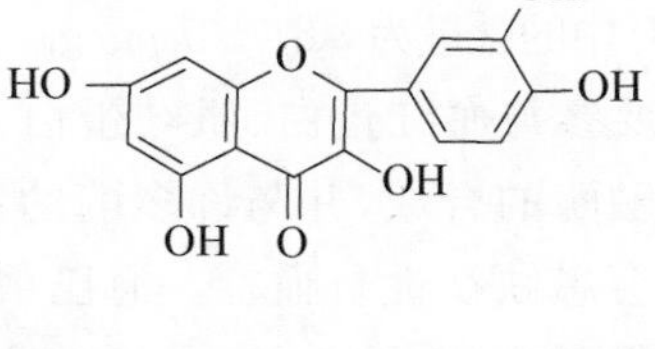

4*H*-1-benzopyran-4-one, 2-(3, 4-dihydroxyphenyl)-3, 5, 7-trihydroxy-flavone

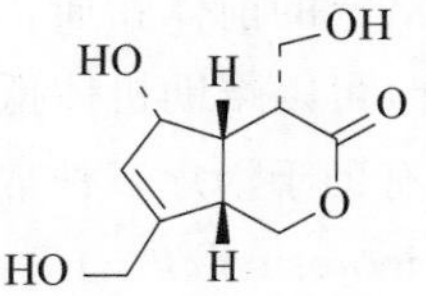

morindacin

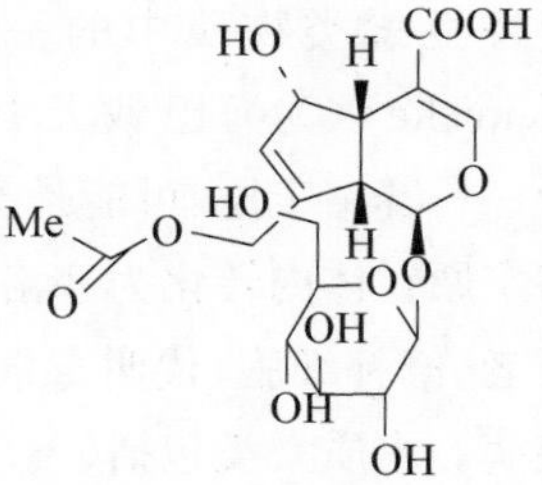

asperulosidic acid

（三）蒽醌类

巴戟天属植物几乎都含有蒽醌类化合物，存在于根、茎、叶和果实等各个组织中，已证明这类物质具有抗菌活性。最近从其果实中分离出 6 个新蒽醌类化合物[13]，包括：digifer-ruginol-1-methylether-11-*O*-*β*-gen-tiobioside、digiferruginol-11-*O*-*β*-primeveroside、damnacan-thol-11-*O*-*β*-primeveroside、1-methoxy-2-primeverosyloxymethyl-anthraquinone-3-olate、1-hydroxy-2-primeverosyloxymethyl-anthraquinone-3-olate、1-hydroxy-5，6-dimethoxy-2-methyl-7-primeverosyloxyanthraquinone；还分离出已知化合物：1，2-二羟基蒽醌、1，3，5，6-四羟基-6-甲氧基蒽醌、1，3，5，6-四羟基-2-甲基蒽醌、1，2，3-三羟基蒽醌、1，2，8-三羟基-7-甲基蒽醌[14]以及 3，5-*O*-二甲基橄树醇[15]（3，5-*O*-dimenthylmorindol）等。

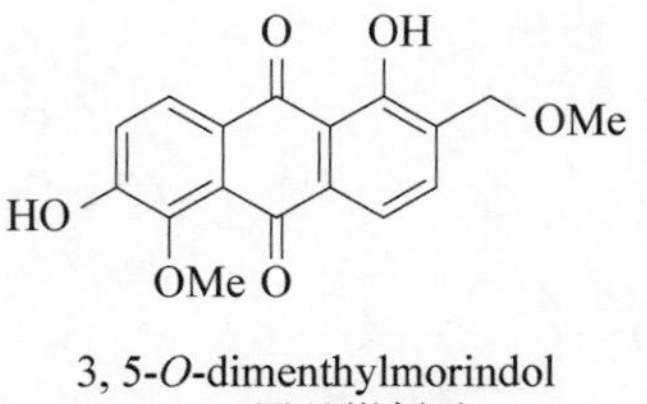

3, 5-*O*-dimenthylmorindol
3, 5-*O*-二甲基橄树醇

（四）香豆素和木质素类

香豆素成分包括 morinaphthalenone、scopoletin、aesculetin、isoscopoletin 和 7-羟基-6-甲氧基香豆素（6-hydroxy-7-methoxy-2-benzopyrone）等。值得注意的是海巴戟天果中含有大量的生物活性物质赛洛宁原（proxeronine）。塞洛宁（xeronine）

是香豆素类物质中的一种。美国海尼克博士Heinicke认为海巴戟天中存在着一种新奇的成分——赛洛宁原，可能是塞洛宁的前体物质。塞洛宁原在体内转化为塞洛宁，可以帮助机体抵抗衰老、修补细胞、代谢毒素，有助于治疗多种常见疾病。木质素类包括(－)-pinoresinol、(－)-3,3′-bisdemethylpinoresinol、(1*R*, 2*S*, 5*R*, 6*S*)-2,6-双(3,4-二羟基)-3,7-二环-[3,3,0]辛烷、(1*R*, 2*S*, 5*R*, 6*R*)-2,6-双(3,4-二羟基)-3,7-二环-[3,3,0]辛烷、3,3′-bisdemethylpinoresinol、美商陆醇(americanol)A、美商陆素(americanoic)A、amercanoic acid A、morindolin及isoprincepin等，其中前两个木质素类成分表现出较强的抗炎活性；文献报道后6个化合物的抗氧化作用较强，它们的抗氧化作用与已知的抗氧化剂2,6-叔丁基-对甲苯酚相当[16]。

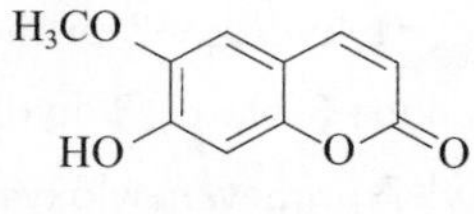

7-羟基-6-甲氧基香豆素

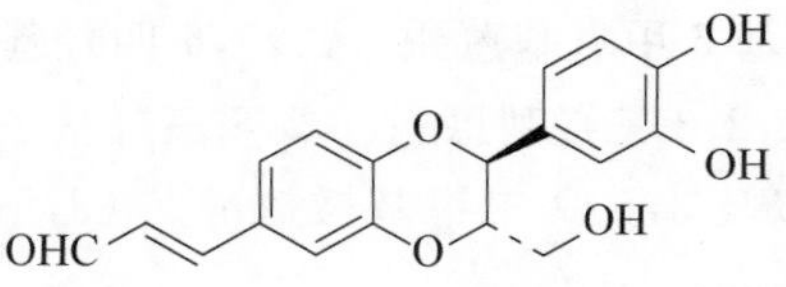

americanin A

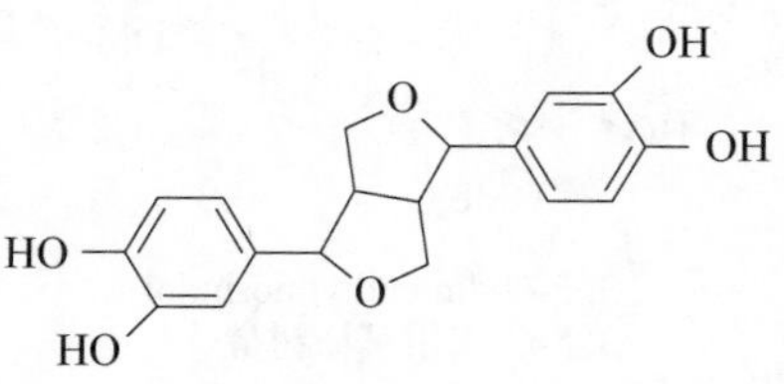

(1*R*, 2*S*, 5*R*, 6*S*)-2, 6-bis(3, 4-dihydroxyphenyl)-3, 7-dioxabicyclo-[3, 3, 0]octane

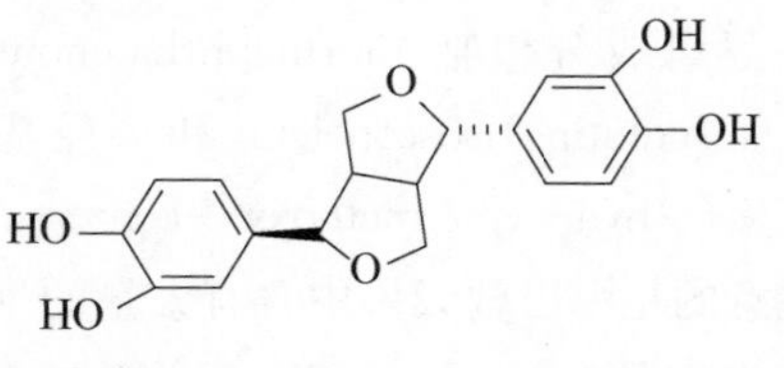

(1*R*, 2*S*, 5*R*, 6*R*)-2, 6-bis(3, 4-dihydroxyphenyl)-3, 7-dioxabicyclo-[3, 3, 0]octane

（五）矿物质成分

海巴戟天中钾、钙、锌、铁、锰等重要元素相对丰富，适合开发成食药两用的产品[17]。

钾、钠是人体必需的营养元素，其来源就在于人体每天摄入的食物。当体内缺钾时，会造成全身无力、疲乏、心跳减弱、头昏眼花，严重缺钾还会导致呼吸肌麻痹死亡。因此，食品中钠、钾含量的测定对于保证人体健康有重要意义。海巴戟天中K^+元素含量十分丰富，在海巴戟天果肉中高达24 215.81 μg/g，成人每天钾元素推荐摄入量为2 g。海巴戟天中Na^+元素含量相对较低，在海巴戟天果肉中，仅为789.40 μg/g。人体所需Na^+元素主要来自食盐，日常膳食足以满足人体所需，不会出现缺钠症状。海巴戟天最主要的产品发酵果汁的钾钠含量比值为41.57，而传统低钠高钾水果橙汁钾钠比值为15.92，苹果果肉的为1.25，标准物质芹菜的为1.24，表明海巴戟天是一种良好的低钠高钾的保健食品。增加钾的摄入量能够降低血压，因此，海巴戟天产品特别适合高血压人群食用。

钙是构成人体骨骼牙齿血液等几乎身体的各个组成部分的都不可或缺的成分，对女性而言，钙可增强排卵功能，与妊娠密切相关，还可以缓解精神压力，减轻生理不适。海巴戟天中Ca^{2+}元素含量丰富，尤其是海巴戟天叶中钙元素含量是果肉中的3.96倍。镁在人体中表现出多种生物学作用，参与人体多种生理活动，能维持DNA和RNA结构的稳定性，激活体内多种酶，抑制神经的兴奋性，参与蛋白质合成和肌肉收缩，是人体内多种酶的重要激活剂。镁在人体内失衡，会引起多种疾病。海巴戟天中Mg^{2+}元素比较丰富，在海巴戟天叶中的含量为3 877.37 μg/g。

铁主要参与血红蛋白、肌红蛋白、细胞色素氧化酶及触酶的合成，并与许多酶的活性有关。体内缺铁会患缺铁性贫血症。海巴戟天果叶中Fe^{3+}元素含量丰富(394.95 μg/g)，是果肉中的26.63倍。

缺锌能导致许多疾病，如侏儒症、糖尿病、高血压、生殖器及第二性征发育不全、男性不育等疾病，同时 Zn^{2+} 元素具有加速生长发育、增加创伤组织的修复、协调免疫反应等重要作用。海巴戟天中 Zn^{2+} 元素含量丰富，海巴戟天叶中的 Zn^{2+} 元素含量高达 59.40 μg/g，能够补充人体对 Zn^{2+} 元素的需求，也是海巴戟天能加快治愈伤口的原因之一。冻干粉中 Zn^{2+} 元素含量较低，可能是由于加工过程中对 Zn^{2+} 元素有一定的损耗。

锰是多种酶中的成分，它能促进氨基酸之间的相互转换，活化肽酶，促进蛋白质在肠内水解。海巴戟天中锰离子还能与超氧化物歧化酶结合，消除细胞内的自由基，具有抗氧化和延缓衰老的作用。海巴戟天中 Mn^{2+} 元素含量很高，尤其是叶(289.21 μg/g)，这也是海巴戟天能够延缓衰老原因之一。海巴戟天适合开发为药食两用的产品。不同品种，不同地域的海巴戟天所含矿物质元素有所差异，海巴戟天果之间的矿物质含量差别与收获时气候、土壤条件、品种差异有一定关系。

四、药理作用

（一）抗肿瘤

夏威夷综合大学研究员 Hirazumi 在美洲癌症研究联合会第 8 次年会上报告说，海巴戟天果汁乙醇沉淀物具有抗 C57 B 1/6 老鼠肺癌活性作用。同时对老鼠注射 Lewis 肺癌细胞，和对照组相比，海巴戟天果汁具有明显延长老鼠生命的作用。可以推断海巴戟天果汁通过刺激免疫系统，间接的抑制肿瘤细胞增长。当海巴戟天果汁和以下药物最佳组合使用时可以延长肿瘤患者生命和提高药效，这些药物包括多柔比星、5-氟二氧嘧啶和长春新碱等。在临床应用上，海巴戟天果汁已作为抗肿瘤的辅助产品，一些结果显示海巴戟天果汁可以提高抗肿瘤药物的药效。因此，肿瘤患者可以利用较少的抗肿瘤药物达到相同的治疗功效，甚至超过原来的治疗效果。Wang 等在研究抗乳腺癌过程中，认为它在早期癌发生时起有效作用，并首次发现海巴戟天果汁能预防早期癌瘤的发生率[18]。

Hirazumi 等[19]研究表明，海巴戟天果汁多糖具有抗肿瘤活性，可通过调节宿主免疫系统抑制肿瘤的生长，注射诺丽多糖后的小鼠腹腔渗出细胞杀死癌细胞的能力增加了 9 倍。诺丽多糖能诱导小鼠腹腔巨噬细胞产生一氧化氮、白介素 21、肿瘤坏死因子 2α、白介素 212 等细胞因子。诺丽多糖也能抑制淋巴细胞产生白介素 24，同时明显诱导 γ-2 干扰素的产生，不同的海巴戟天果实乙醇提取物，都可以抑制肿瘤坏死因子“TNF-α”的活性。

许国平等[20]发现刺梨汁抑制卵巢癌细胞株 COC_2 细胞生长、增殖，并诱导其凋亡，刺梨汁和诺丽汁协同作用具有强于单用刺梨汁的抑制 COC_2 细胞生长和促进凋亡效应。Taskin EI 等[21]发现诺丽对雌性小鼠体内生长的艾氏腹水癌细胞具有抗增生的作用，已通过半胱天冬酶分解的细胞角蛋白 18 在治疗组血清中的含量升高来证实这种作用是通过诱导细胞凋亡产生的，并推断出不管是其单独使用，还是与链霉素联合使用，诺丽均可用于乳腺癌的治疗。

（二）抗菌

抑菌活性是海巴戟天最早被发现的特性，其果实含有大量的糖类物质，而这些糖类物质使海巴戟天果即使在室温下放于密闭的容器中也不会产生酸，因此海巴戟天果通过船舶运输到其他地方也不会变质[22]。海巴戟天果实内含茜素，根部含蒽醌化合物，已证明它们具有抗菌活性。这些化合物可抑制沙门氏菌、绿脓杆菌、金黄色葡萄球菌、志贺菌、枯草杆菌以及摩氏变形菌等微生物。研究表明，海巴戟天里的抗菌成分可用于治疗皮肤感染、感冒、发烧和其他一些细菌引起的健康问题，在抗结核菌、抗痨方面也有不错的效果[23]。

（三）抗炎

Mckoy 等观察了诺丽果汁水提取物的消炎性。他指出，口服一定量的诺丽果汁提取液(200 mg)，能够迅速地抑制小鼠爪上的浮肿。诺丽果汁在选择性的抑制一些与胸部、肺和结肠癌细胞有关的环氧酶(COX-1, COX-2)活性的同时还具有消炎作用。诺丽果汁在体外对这些酶的抑制作用与传统的抑制炎症的药物，如阿司匹林、茚甲新等进行对比，结果表明，诺丽果汁在试管中可选择性地抑制 COX 酶的活性，并具有强烈的抗炎作用，而且没有其他副作用[24]。

（四）降血压

马德禄等[25]利用 N-硝基左旋精氨酸(L-NNA)连续 4 周腹腔注射给药，诱导大鼠形成实验性高血压模型，在此基础上观察和评价大溪地诺丽果(海巴戟天果)汁的降压作用，并初步研讨了其抗高血压作用机制。实验结果表明，在复制模型同时给予不同剂量大溪地诺丽果汁，与单纯高血压模型组大鼠比较血压明显降低，心脏指数下降，血浆 NOS 升高，ET 降低。表明大溪地诺丽果汁对 L-NNA 诱导型高血压大鼠有良好的降压效果。

（五）清除自由基及抗氧化

Mohd 等[26]用硫氰酸铁法和硫代巴比妥酸实验检验了诺丽果(海巴戟天果)乙醇提取物和乙酸乙酯提取物的抗氧化作用。结果表明，与同质量的纯的 α-生育酚和没食子酸相比，诺丽果的乙酸乙酯提取物能够有效地抑制脂质的氧化。Kamiya 等[27]通过 TBARS 实验发现，诺丽果的甲醇抽提液和乙酸乙酯可溶性组分能显著抑制铜离子介导的低密度脂蛋白的氧化，抑制率分别为 88%和 96%。

有研究人员利用 DPPH 自由基捕获分析海巴戟天果汁的抗氧化活性，发现每 100 ml 果汁具有相当于 140 mg 抗坏血酸及 210 mg 没食子酸的自由基清除作用，海巴戟天果被证明具有很好的抗氧化活性。海巴戟天果经 3 个月发酵后丧失了其 90%的自由基清除作用；在 50 ℃温度下水解，可丧失 20%的作用；新鲜海巴戟天果汁在 24 ℃温度下储存 3 个月，自由基清除作用损失 90%；海巴戟天果汁(或粉末)在 −18 ℃(或 40 ℃)温度下储存 3 个月后自由基清除作用降低为 10%～55%。因此，为了保持其抗氧化作用，建议用冷冻干燥或粉碎加工，而不采用果汁发酵储存的方法[28]。海巴戟天果可抑制铜引起的低密度脂蛋白的氧化，从中分得 6 个木素类化合物 3，3′-bisdemethylpinoresinol、美商陆醇(americanol) A、美商陆素 A、amercanoic acid、morindolin 及 isoprincepin，其中化合物 3，3′-bisdemethylpinoresinol、美商陆醇(americanol) A、morindolin 及 isoprincepin 的作用最强，其 IC_{50} 分别为 1.057 μmol/L、2.447 μmol/L、2.020 μmol/L、1.362 μmol/L，它们的抗氧化作用与已知的抗氧化剂 2,6-叔丁基-对甲苯酚相当[29]。

据报道，从天然产物中分离得到的不少多糖类化合物具有清除自由基、抑制脂质过氧化作用、抑制亚油酸氧化等抗氧化作用，为此国内学者刘海青、李昌等对海巴戟天多糖的抗氧化能力做了初步研究。刘海青等研究[11]表明，海南产的海巴戟天果水溶性多糖有很强的清除超氧自由基和羟自由基的作用，具有一定的抗衰老活性；但李昌等[30]对来自库克岛海巴戟天果汁的研究却指出多糖捕捉自由基和抗氧化能力很低，且对超氧自有基没有抑制作用，反而会增加其生成速度，但其乙醇溶出物和乙酸乙酯萃取物均有明显的捕捉自由基和抗氧化能力。

（六）对肝损伤的保护作用

刘印忠等[31]研究了塔希提诺丽果汁(Tahitian Noni Juice, TNJ)对四氯化碳(CCl_4)引起的肝损伤小鼠的肝保护作用。通过测定实验组小鼠血清中的谷丙转氨酶(ALT)、谷草转氨酶(AST)，体重变化，肝脏系数，硫喷妥钠引起小鼠睡眠时间的改变和观察肝细胞镜下病理改变。结果表明，诺丽果汁对20% CCl_4 花生油溶液所致肝损伤模型小鼠可引起的小鼠血清中的ALT和AST的升高，减轻 CCl_4 对肝细胞的损害，模型组与空白正常对照组和TNJ组比较，差异均有显著性意义。表明诺丽果汁对 CCl_4 引起的肝损伤有保护作用。Wang MY等[32]实验后发现，经20%的诺丽果汁与 CCl_4 预处理的动物的肝脏病变明显减少。诺丽果汁组动物模型的血清ALT和AST水平显著低于安慰剂组。同时发现用 CCl_4 及10%安慰剂预处理12天雌性SD大鼠体内，造成超过24 h的累积的肝脏病变，而观察到用10%诺丽果汁预处理对肝脏具有保护作用。实验结果表明，诺丽果汁保护肝脏是有效的。

谢文利等[33]也通过实验验证了大溪地诺丽果汁对小鼠急性化学性肝损伤的肝保护作用。采用*D*-半乳糖胺(*D*-GlaN)制备肝损伤小鼠模型，测定各组动物血清中丙氨酸氨基转移酶(ALT/GPT)、天门冬氨酸氨基转移酶(AST/GOT)的活性和肝脏丙二醛(MDA)的含量，并取肝脏观察肝细胞镜下病理学改变。研究表明，大溪地诺丽果汁可降低肝损伤小鼠血清中的ALT和AST的活性和肝组织中MDA的含量，从形态学观察大溪地诺丽果汁可有效地减轻肝损伤小鼠的肝细胞损害。

（七）其他

Hornick等[34]发现5%(V/V)的诺丽果汁能明显抑制人胎盘静脉移植体新血管的生成，同时有效减慢新发展的毛细血管的生长和增殖速度。10%诺丽果汁也能有效抑制人乳腺癌移植体毛细血管的生成，使其退化。HorsfallAU等[35]以四氧嘧啶诱发糖尿病，评价诺丽果及其与胰岛素联合用药对血糖的作用，表明了诺丽果汁与胰岛素的协同作用。

Akihisa[36]等从诺丽果的甲醇提取物中提取了一种新的环烯醚萜苷，三种新的半萜苷和两种新的糖脂肪酸酯，还包含了11种已知化合物，通过对这些化合物对于由α-黑素细胞诱导的B16黑色素瘤细胞的作用进行研究，13种化合物表现出明显的抑制作用，在100 mmol/L下，使得34%～49%的黑色素减少，对细胞几乎无毒性。Kim SW等[36]的研究结果表明，在正常人成纤维细胞的原代培养中，由于诺丽果对细胞外基质成分合成具有强的诱导作用，从诺丽中提取所得的蒽醌可作为一种新的候选抗皱剂。

五、毒性研究

（一）急性毒性实验

冯丁山等[37]为了确定诺丽果汁的食用安全性作了相关毒性研究，得出雌雄小鼠急性经口毒性MTD(最大耐受剂量)均大于15.0 g/kg，属无毒级。

2002年，欧洲食品科学委员会(EU Scientific Committee on Food, SCF)用大鼠进行口服急性毒性实验，结果显示，海巴戟天果汁(其中89%为海巴戟天果汁，11%为葡萄和蓝梅汁和果酱)的 LD_{50} 大于15 000 mg/kg，纯海巴戟天果汁 LD_{50} 大于5 000 mg/kg。口服海巴戟天水溶性提取物1 000 mg/kg，连续28天，对SD大鼠的生长、血象、肝肾功能和病理组织学指标均无显著影响。

（二）亚慢性毒性实验

在亚慢性毒性实验中，给药组分别以每天0.4 ml/kg、4 ml/kg和8 ml/kg的大溪地海巴戟天饲喂大鼠，连续13周，结果显示大鼠各项检测指标无明显变化，重要器官组织亦无显著病理改变，由此海巴戟天果汁的安全性得到了确认。

（三）遗传毒性实验

包括小鼠骨髓微核实验、小鼠精子畸形实验和Ames实验。Ames试验结果为阴性；小鼠骨髓微核试验和小鼠精子畸形试验各剂量组与溶剂对照组比较，差异无统计学意义（$p>0.05$），而阳性对照组微核率与溶剂对照组比较，差异有统计学意义（$p<0.01$），结果表明小鼠骨髓微核试验和小鼠精子畸形试验的结果都为阴性[37]。在遗传毒性试验中，3项试验结果均为阴性，未见潜在的遗传毒性作用。

（四）30天喂养实验

30天喂养SD大鼠实验期间，实验期间，各组动物一般状况正常，进食饮水正常，生长发育良好，未见明显中毒反应，无死亡。各剂量组动物始重、增重、进食量、食物利用率与对照组比较，差异无统计学意义（$p>0.05$），说明该样品对大鼠生长发育无明显影响。雌雄鼠各剂量组各项血清结果数值均在本实验室正常值范围内。各剂量组的肝、肾、脾、睾丸重量及肝体比、肾体比、脾体比、睾体比与溶剂对照组比较，差异均无统计学意义（$p>0.05$）。动物解剖进行大体观察，各脏器颜色正常，表面平滑，未发现组织器官有明显异常变化。病理学检查，显微镜镜下可见高剂量组及对照组除个别动物肝脏瘀血外，其他各组织均未见到有实际意义的病理改变[37]。

（五）致畸试验

实验期间，各组动物一般状况正常，进食饮水正常，生长发育良好，未见明显中毒反应、无一死亡；各剂量组孕鼠解剖未见异常；各组窝平均胎鼠体长、窝平均胎鼠体重、子宫连胎重、平均畸形出现数、总畸胎率、死胎率、吸收胎率及胎鼠平均体重等指标分别与溶剂对照组比较，差异无统计学意义（$p>0.05$），各剂量组胎鼠的骨骼及内脏均未发现明显异常变化。结果表明该样品对胎鼠未发现胚胎毒性和致畸性[37]。

（六）其他

2009年West BJ等[38]以人肝癌细胞更加全面地评估了诺丽果汁的肝毒性潜能，发现冷冻干燥过滤后的诺丽果浆不能降低肝癌细胞活性或诱导中性脂肪的积累和磷脂质病；在血液和临床化学测定中，包括肝功能实验，没有组织病理学的改变或剂量反应的证据。

参考文献

[1] 中国科学院中国植物志编辑委员会. 中国植物志[M]. 北京：科学出版社，1999.
[2] 国家中医药管理局《中华本草》编委会. 中华本草[M]. 上海：上海科学技术出版社，1999.
[3] 于纯淼，李煦照，于栋华，等. 海巴戟果实诺丽(NONI)生理功能研究进展[J]. 食品工业科技，2011(12)：573-576，580.
[4] Wang M Y, West B J, Jensen C J Etal. Morinda citrifolia (Noni): A Literature Review and Recent Advances in Noni Research [J]. Acta Pharmacol Sin, 2002, 23(12): 1127-1141.
[5] 何明霞，杨清. 海巴戟的引种栽培及发展前景[J]. 中国热带农业，2006(4)：28-29.
[6] 甘炳春，何明军. 海巴戟天的栽培及其利用[J]. 中国林副特产，2004(2)：7-9.
[7] 黄婧婧. 海巴戟果化学成分研究及药理活性初步筛选[D]. 北京：北京协和医学院(中国医学科学院)，2011.
[8] 吴田，蓝增全. 海巴戟营养生长期铁、钙、锌缺失的研究[J]. 江苏农业科学，2015(12)：277-279.
[9] 杨焱，刘昌芬，李海泉，等. 海巴戟研究进展及开发应用建议[J]. 热带农业科技，2009，32(4)：23-29.
[10] 中国科普博览. 药用植物新宠海巴戟天[OL]. [2014-12-29]. http://kepu.cn/vmuseum/overview/201502/t20150204_458254.html.
[11] 刘海青，刘银才，胡文婷. 海巴戟果水溶性多糖的分离纯化及清除自由基活性[J]. 生物加工过程，2008(3)：44-47.
[12] 张伟敏，符文英，施瑞城，等. 诺丽果实和叶中主要功能性物质的分布与营养评价[J]. 食品科学，2008(10)：575-577.
[13] 张洪财，王文婻，刘树民. 诺丽果化学成分的研究进展[J]. 哈尔滨医药，2011(3)：213-214，216.
[14] Samoylenko Volodymyr, Jianping Zhao, D Chuck Dunbar, et al. New constituents from noni (Morinda citrifolia) fruit juice [J]. Journal of agricultural and food chemistry, 2006, 54(17): 6398-6402.
[15] 彭勇，肖伟，刘勇，等. 世界药用植物新宠-海巴戟果[J]. 国外医药(植物药分册)，2007(3)：93-96.
[16] Locher C P, Burch M T, Mower H F, et al. Anti-microbial activity and anti-compleMent activity of extracts obtained from selected Hawaiian medicinal plants [J]. J-Ethnopharmacol, 1995(49): 23-32.

[17] 聂凤琴,于文辉,廖丹,等.海巴戟中7种矿物质元素的测定[J].热带生物学报,2015(2):158-162.
[18] Wang My Su C, Nowicki D, Jensen J, Anderson G. Morinda citrifolia and cancer prevention [J]. Nutrition, 2001,131(11S): 315-316.
[19] Hirazumi A, Fususawa E. An immunomodulatory polysaccharide-rich substance from the fruit juice of Morinda citrinfolin (Noni) with antitumor activity [J]. Phytotherapy Research, 1999,13(5): 380-387.
[20] 许国平,张春妮,汪俊军,等.刺梨汁和诺丽汁对人卵巢癌细胞株COC2抑制作用的研究[J].临床检验杂志,2006,24(2):137-139.
[21] Taşkın Elif İlkay, Kadriye Akgün-Dar, Ayşegül Kapucu, et al. Apoptosis — inducing effects of Morinda citrifolia L. and doxorubicin on the Ehrlich ascites tumor in Balb-c mice [J]. Cell biochemistry and function, 2009,27(8): 542-546.
[22] 苏文潘,吕平,韦丽君,等.海巴戟研究进展[J].广西热带农业,2006(2):37-39.
[23] Su C, My Wang, D Nowicki, et al. Selective COX-2 inhibition of Morinda citrifolia (Noni) in vitro. The proceedings of the Eicosanoids and other bioactive lipids in cancer, inflammation and related disease [J]. The 7th Annual Conference, 2001 (11): 14-17.
[24] 马德禄,高建华,刘印忠.诺丽果汁对左旋精氨酸诱导实验性高血压大鼠降压作用的研究[J].中国医学研究与临床,2008,6(8):4-7.
[25] Zin Z Mohd, Azizah Abdul-Hamid, Azizah Osman. Antioxidative activity of extracts from Mengkudu (*Morinda citrifolia* L.) root, fruit and leaf [J]. Food Chemistry, 2002,78(2): 227-231.
[26] Kamiya Kohei, Yohei Tanaka, Hanani Endang, et al. Chemical constituents of Morinda citrifolia fruits inhibit copper-induced low-density lipoprotein oxidation [J]. Journal of agricultural and food chemistry, 2004,52(19): 5843-5848.
[27] Yang J Panlino R, Janke-Stedronsky S, et al. Free-radical-scavenging activity and total phenols of noni (Morinda citrifolia L.) juice and powder in processing and storage [J]. Food Chem, 2007(102): 302-308.
[28] Locher Cp, Mt Burch, Hf Mower, et al. Anti-microbial activity and anti-complement activity of extracts obtained from selected Hawaiian medicinal plants [J]. Journal of ethnopharmacology, 1995,49(1): 23-32.
[29] 李昌,谢明勇,聂少平,等.库克诺你果汁提取物体外清除自由基及抗氧化活性研究[J].天然产物研究与开发,2006,18(3):373-377.
[30] 刘印忠,马德禄,高建华,等.诺丽果汁对四氯化碳引起肝损伤小鼠的肝保护作用[J].天津药学,2008,1(12):6-8.
[31] Wang Mian-Ying, Diane Nowicki, Gary Anderson, et al. Liver protective effects of Morinda citrifolia (Noni) [J]. Plant foods for human nutrition, 2008,63(2): 59-63.
[32] 谢文利,朱江,晋玉章.诺丽果汁对*D*-半乳糖胺致肝损伤的保护作用[J].食品研究与开发,2008,29(9):17-19.
[33] Hornick Conrad A, Amy Myers, Halina Sadowska-Krowicka, et al. Inhibition of angiogenic initiation and disruption of newly established human vascular networks by juice from Morinda citrifolia (noni) [J]. Angiogenesis, 2003,6(2): 143-149.
[34] Horsfall Au, O Olabiyi, A Aiyegbusi, et al. Morinda citrifolia fruit juice augments insulin action in Sprague-Dawley rats with experimentally induced diabetes [J]. Nigerian quarterly journal of hospital medicine, 2007,18(3): 162-165.
[35] Akihisa Toshihiro, Ken-Ichi Seino, Etsuyo Kaneko, et al. Melanogenesis inhibitory activities of iridoid-, hemiterpene-, and fatty acid-glycosides from the fruits of Morinda citrifolia (Noni) [J]. Journal of oleo science, 2010,59(1): 49-57.
[36] Kim Sung-Woo, Byoung-Kee Jo, Ji-Hean Jeong, et al. Induction of extracellular matrix synthesis in normal human fibroblasts by anthraquinone isolated from Morinda citrifolia (Noni) fruit [J]. Journal of medicinal food, 2005,8(4): 552-555.
[37] 冯丁山,郑定仙,黄业宇,等.海巴戟干粉的毒理学安全性评价[J].毒理学杂志,2010(5):417-419.
[38] West B J, Su C X, Jensen C J. Hepatotoxicity and subchronic toxicity tests of *Morinda citrifolia* (noni) fruit [J]. Toxicol Sci, 2009,34(5): 581-585.

蛇根木

蛇根木为夹竹桃科萝芙木属植物蛇根木[*Rauvolfia serpentine*（L.）Benth. ex Kurz]的干燥根及茎。又名印度萝芙木、印度蛇木、印度蛇根木、印度蛇根草等，是我国重要的南药。

蛇根木为灌木，高 50～60 cm，除花冠筒内上部被长柔毛外，其余皆无毛；茎麦秆色，具纵条纹，被稀疏皮孔，直径约 5 mm；节间长 1～4 cm。叶集生于枝的上部，对生、三叶或四叶轮生，稀为互生，椭圆状披针形或倒卵形，短渐尖或急尖，基部狭楔形或渐尖，长 7～17 cm，宽 2～5.5 cm；叶面中脉近扁平，叶背中脉凸出，侧脉 10～12 对，弧形上升至叶缘前网结；叶柄长 1～1.5 cm。伞形或伞房状的聚伞花序，具单条的总花梗，上部多分枝，长 3～13 cm；小苞片披针形，长约 2 cm；总花梗、花梗、花萼和花冠筒均红色；花萼筒长 3 mm，裂片长 2 mm；花冠高脚碟状；花冠筒圆筒状，中部膨大，长约 10 mm，裂片白色，卵圆形，长 1.5 mm，宽 1 mm；雄蕊着生在花冠筒的中部，仅在雄蕊着生处之上被长柔毛；花盘环状，高约为子房一半；子房具 2 个心皮，心皮合生至中部，花柱圆筒状，柱头棒状，每室有胚珠 2 个。核果成对，红色，近球形，合生至中部。花期第一次 2～5 月，第二次 6～10 月；果期第一次 5～8 月；第二次 10 月至翌年春季（图 30）[1]。

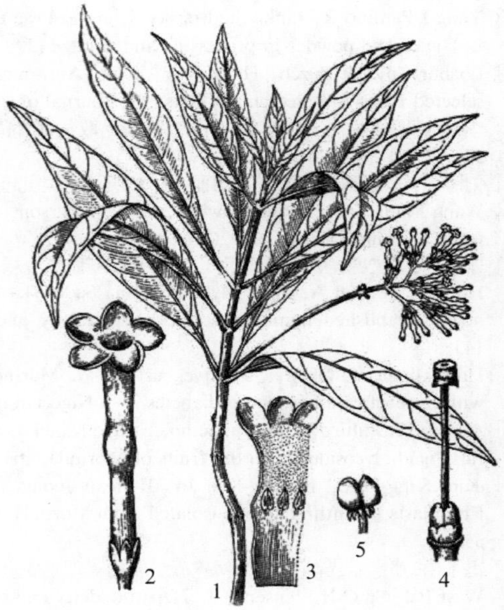

图 30　蛇根木

（引自《中国植物志》）

1. 花枝；2. 花；3. 花冠；4. 雌蕊和花盘；5. 核果

分布于印度、斯里兰卡、缅甸、泰国、印度尼西亚及大洋洲各岛。我国产于云南南部，广西和广东等省区有栽培。

一、生药鉴别

（一）性状鉴别

蛇根木根通常为 5～15 cm 长，直径 3～20 mm（有时更短）的小棒。近圆柱形至圆锥形，呈扭曲状或弯曲状，鲜有分叉，但偶尔生有扭曲的支根，这些支根个儿大、量多、坚硬，且较粗的部分已木质化。本品颜色为浅棕色至灰黄色、棕灰色，暗淡，粗糙或有纵向皱纹，但摸起来仍觉光滑，偶见小而圆的支根瘢痕，并伴有少许根皮的脱落而露出下面的浅色木质。刮擦时根皮很容易剥离。断面横向且不整齐，长段快速折断时伴有劈啪声，断口边缘略呈纤维状。新采集的根的表面应有薄薄一层灰黄色根皮，浅黄白色的木质部约占根的80%。将粗棍的横断面磨平，可见星辐射状的中柱和3条以上清晰可辨的年轮，中心部常见一小的结状隆起。木质部坚硬，密度低[2]。

（二）显微鉴别

1. 根横截面

断面可见2～8层木栓细胞，且大个儿细胞层与小个儿细胞层交错排列（与灰白毛萝芙木 *R. canescens* 相区别）。每个小细胞层和大细胞层还分别包含3～5层和1～6层切向排列的细胞层。横切片显示，大细胞群中心的最大细胞径向尺寸为40～90 μm。切向为75 μm（一般较小），小细胞群的细胞径向为5～20 μm，切向为75 μm。细胞壁薄且已栓化。次生皮层由若干层切向拉长或等径的薄壁组织细胞构成，这些细胞大部分充满了淀粉粒，另有一些单独的或成群的短乳汁细胞含棕色树脂状物。次生韧皮部较薄，系由韧皮薄壁组织构成（内含淀粉粒及少量平片状到棱角状、长20 μm的草酸钙结晶。此外，韧皮射线和外层细胞偶含棕色树脂状物），其间镶嵌以分散的筛状组织，并被宽为2～4个细胞的韧皮射线横向穿过。蛇根木根中无厚壁组织细胞（石细胞和纤维），以此与该属其他植物相区别。形成层模糊不清，薄而色暗，且呈波状。次生木质部面积较大，有1个或多个凸出的年轮，中心为直径约500 μm、结构致密的髓部。木质部由许多被木射线分隔的楔形物组成，仔细检查可发现被折断的径向排列的导管、大量木薄壁组织和大细胞化的木射线，木纤维和管胞极少，所有细胞壁均已木质化。木纤维呈切向和径向。木射线宽度通常为1～12个细胞，偶有16个细胞宽者。

2. 粉末鉴别

粉末颜色为浅棕至红灰。含有大量淀粉粒（大多数为单淀粉粒，含2～3种成分，偶有4种成分）。单淀粉粒呈球形、卵球形、多边形、平凸到棱凸形或不规则形；单一脐点，呈Y形、星形或为不规则裂口正常颗粒直径6～34 μm（平均20 μm），多数直径较小（最大直径尺寸比灰白毛萝芙木和 *R. micrantha* 的大）；变异的颗粒直径达50 μm；较大的未变异颗粒有明显的横向极化现象；分散有长10～15 μm的草酸钙棱柱或簇晶；偶见棕色树脂状物和黄色颗粒状分泌物；离体的木栓细胞长至90 μm；栓内层和韧皮的薄壁细胞外观相似；导管近圆柱形，长至360 μm，直径20～57 μm（比灰白毛萝芙木窄），细胞壁上的斑纹由单纹孔组成，并含与木射线细胞相邻的具缘纹孔，导管末端纵向细胞壁与横向细胞壁不垂直，末端细胞壁通常有一些通道，一些导管中有侵填体；管胞具纹孔，具适当增厚、渐狭的念珠状细胞壁和一较大的腔，导管横切面呈多边形；木薄壁组织细胞具适当加厚并带有环状纹孔的细胞壁，该细胞横切面呈多边形，并含大量淀粉；韧皮射线细胞与木射线细胞具带纹孔的细胞壁并含大量淀粉，有时也含棕色树脂状物质；木纤维具厚且高度木质化的细胞壁，细胞壁带有横向和斜向的、较小的线状纹孔，木纤维一端带有尖头，一端分叉，长200～750 μm（比灰白毛萝芙木和 *R. micrantha* 短）。无韧皮纤维和石细胞（根茎和茎组织中可见单独的、或以小群状存在的无色中柱鞘细胞或初级韧皮纤维）。

二、栽培

喜高温湿润，温度在21～30℃生长良好。在年降雨量在1 200 mm左右，相对湿度80%～

85%的地区能正常生长。

印度萝芙木可通过多种途径繁殖，印度萝芙木种子繁殖出芽率低，发芽时间长而不整齐，生长缓慢；扦插繁殖材料损失较大，成活率低，故而有研究通过使用印度萝芙木枝条的顶芽作外植体，通过愈伤组织诱导、不定芽形成及幼苗生根，初步建立印度萝芙木植株再生体系，但技术目前仍没有大量推广，一般仍采用种子和扦插繁殖[3]。

（一）生产管理

1. 选地与整地

选土层厚、土质疏松肥沃、排水良好的杂木林，坡地或平地均可，或与经济价值高的幼龄橡胶林或果林间作。宜选根系深的荫蔽树种，避免和萝芙木争夺养分。如为新开垦地，可在头年砍去灌木杂草，留下能作荫蔽树的乔木，坡地按等高作梯田。且与第 2 年雨季前去掉杂草树桩，整细土块、理平、分床，雨季一开始即可定植。如为撂荒地，将杂草清理、深耕，施厩肥 15 000 kg/hm^2 作基肥，将土整平、耙细，分床待植。

2. 繁殖方法

(1) 种子繁殖：采种及种子处理：6～8 月分批采摘充分成熟的果实，置室内堆 2～3 日，待果皮变软开始腐烂时，去掉果肉洗净种子，用 6%的盐水选取沉种子阴干备用。种子播种前采用温汤或硫酸等浸种，之后用湿沙催芽。

催芽处理：将种子与河沙以 1∶3 的比例相混匀置于室外露阳处催芽，保持沙床湿润。10～15 天，进行洗种检查，种子开始发芽时，将种子带沙倒入筛中，用清水洗掉沙后，置于竹箩上稍阴干种壳，便可播种。

播种育苗：选择荫湿处作苗床，精细整地，施入基肥，在选整好的苗床上播种，注意保持苗床湿润。露地育苗需搭设荫棚。苗高 20 cm 以上可定植。

(2) 扦插繁殖：在高温雨季，剪取分枝基部枝条，长 12～15 cm，具 2～3 个节的枝条，在插枝基部距离节 1 cm 处斜剪，顶端平截。剪去叶片，按 45 ℃角插入砂床内 2/3，插床应搭荫棚，保持荫蔽度 80%左右，并经常保持湿润，大约 1 个月后可生根成活。半老枝和老枝成活率高，嫩枝较低。用生长激素萘乙酸 20～50 mg/kg 处理，可提高成活率。

(3) 分根繁殖：选取粗 1 cm 左右的根段，截成 6 cm 左右的小段，按(10 cm×5 cm)的行株距，埋于整好的苗床上，深 4～5 cm，遮荫保湿。待长出新根和新叶时，便可定植于大田。

3. 定植

定植期宜选气候温和，雨水充足的季节。为充分利用地力，应合理密植。选择阴雨天或早晚定植成活率高，植后把根周围的土压实，浇透水。

4. 田间管理

(1) 排水抗旱：在小苗未成活之前，必须保持植穴湿润，旱季要浇水，雨季要排水，防止积水烂根。

(2) 除草：定植成活后，要注意除草，每月除草、松土，保持田间无杂草及土壤不板结。

(3) 追肥：每年宜追肥 2～3 次，每季度在除草后结合施肥，施硫酸铵 60 kg/hm^2，与水以 1∶3 的比例稀释后浇施。到第二年秋季可增施草木灰 3 000～4 500 kg/hm^2，或熏土 15 000～22 500 kg/hm^2。

(4) 摘花：印度萝芙木终年不断抽花序，一般每株抽出花序 3～4 个，个别达 6 个，平均每花序有小花百朵左右，大量开花结果，势必消耗很多营养，为了促进茎叶生长，增加根的产量，在开花季节，每隔 15～20 天摘除花 1 次，可提高根产量 1 005 kg/hm^2，总生物碱提高 0.19%。

（二）病虫害防治

1. 介壳虫

萝芙木普遍发生的一种虫害。以成、若虫吸食枝叶、果实、花序汁液，使其发黄，同时引起煤烟病，严重者使植株枯萎。10 月蔓延最快。防治方法：注意清园，将枯枝落叶集中烧毁；掌握在若虫孵化期用波美0.5度石硫合剂或50%马拉硫磷乳油800～1 000倍液或50%辛硫磷乳油800～1 000倍液喷雾防治；利用瓢虫等天敌进行生物防治。

2. 根结线虫病

可侵蚀蛇根木幼苗及成龄植株的根部。受害植株地上部矮化，根系形成大小不等的念珠状瘤状结节。防治方法：选用无病地及种苗；忌连作；必要时用80%二溴氯丙烷乳油15 kg/hm^{2}处理土壤；开沟稀释100～150倍，灌注稀释10～15倍。

3. 煤烟病

影响植株光合作用和生长，严重者可致植株枯萎。以菌丝体、分生孢子器、子囊壳等在病部越冬，翌年遇蚧壳虫、蚜虫分泌的蜜露和适合的温湿度即生长繁殖，并借气流、昆虫传播。防治方法：注意通风透光；及时防治蚜虫、蚧壳虫等害虫。

4. 叶斑病

初期病斑呈褐色，周围有黄晕，扩展后中央呈褐色，外围赤褐色，病斑破裂穿孔。防治方法：及时摘除病叶，用1∶1∶100波尔多液或65%代森锌800倍液喷雾，每隔半个月喷1次。

三、化学成分

蛇根木的根含多种生物碱，如：利血平(reserpine)、四氢蛇根碱(ajmalicine)、萝芙木碱(ajmaline)、蛇根亭碱(serpentinine)、育亨宾(yohimbine)、利血胺(rescinnamine)、蛇根碱(serpentine)、去甲氧基利血平(deserpidine，11-desmethoxy reserpine)、利血平酸甲酯(methyl reserpate)、柯楠碱(rauhimhine，corvllanthine)、异柯楠碱(isorauhimbine)即3-表-α-育亨宾(3，epiavohimbine)、α-育亨宾(α-yohimbine)、四叶萝芙新碱(tetraphyllicine)、利血平灵(reserpiline)、利血平宁(reserpinine)、异萝芙木碱(isoajmaline)、萝芙碱宁(rauwolfinine)、萨杷晋碱(sarpagine)、萝芙木宁碱(ajmalinine)、萝加灵碱(raugalline)、利血平-4-氧化物(renoxidine)、禅君碱(chandrine)、常花萝芙碱(semperflorine)、蒂巴因(thebaine)、罂粟碱(papaverine)。根中还含有萝芙术西定碱(ajmalicidine)、萝芙木尼明碱(ajmalinimine)、β-吲哚丙酸苄酯(indobine)、β-吲哚丙酸苯酯(indobinine)、利血米定碱(rescinnamidine)、利血米醇(rescinnaminol)、5β-甲基伪育亨烷(yohambinine)、萝芙木明碱(ajmalimine)、山德维考里定(sandwicolldine)、山德维考灵(sandwicoline)、7-去氢谷甾醇(7-dehydrositosterol)。

须根中也含三种少量吲哚类生物碱：3-表-α-育亨宾、18β-羟基-3-表-α-育亨宾、12-羟基萝芙木碱(12-hydroxyajmaline)。

根、茎、叶中均含有芸香苷(rutin)，芸香苷含量根为8.3%，茎皮为2.8%，叶为1.5%。种子油中主要含有棕榈酸(palmitic acid)、油酸(oleic acid)、亚油酸(linoleic acid)及少量硬脂酸(stearic acid)、亚麻酸(linolenic acid)、花生酸(arachidic acid)、肉豆蔻酸(myristic acid)、山箭酸(behenic acid)等脂肪酸[4]。

四、药理作用

(一) 降压

利血平是蛇根木根中主要的生物碱，能降低血压和减慢心率，其作用非常缓慢、温和而持久。口服治疗量一般经1周左右开始出现降压作用，2～3周后达到高峰，停药后作用可维持3～4周。静脉注射后1 h即出现降压作用，这是因为静注时利血平还对小动脉有直接舒张作用。利血平对高血压患者的降压作用比对正常人显著。在降压同时还减慢心率，这是去甲肾上腺素能神经功能减弱，迷走神经功能占优势的结果。阿托品可以拮抗利血平减慢心率的作用，但并不影响利血平的降压作用，说明利血平的降压作用并非心率减慢所引起的。用药后心输出量及外周血管阻力都降低，但在长期治疗时心输出量可恢复到给药前水平，而外周阻力仍降低，利血平的剂量与反应的关系值得注意，加大剂量超过 0.5 mg/天者，一般并不显著增加其降压强度，仅能延长降压作用时间，同时却增加其副反应。

（二）抗心律失常

正常大鼠静注蛇根木总碱对心电图无影响，但可抑制乌头碱或氯化钙诱发的心律失常。该总碱能防止乌头碱产生的蛙横纹肌钾离子释放增加。阿马林对冠脉结扎、毒毛花苷和肾上腺素诱发的大室性心律失常有抑制作用，对乌头碱中毒大鼠有抗心律失常作用，并能提高猫室颤阈值。犬静注阿马林 7 mg/kg 可减少中毒量毒毛花苷 G(60～70 μg/kg)诱发的室性心动过速，此作用比奎尼丁（30 mg/kg）强，但比蛇根碱(3.5 mg/kg)弱；阿马林可降低电刺激引起的心房兴奋性，比奎尼丁作用强，蛇根碱无此作用；蛇根碱可减少电刺激引起的心室兴奋性，阿马林次之，奎尼丁又次之。

（三）阻断 α-2 肾上腺素受体

育亨宾可阻滞 α-2 受体，增加去甲肾上腺素释放，且使 α-1 受体功能占优势，因而对某些器官产生拟交感作用；由于阻滞血管突触后 α-2 受体，对另一些器官阻断交感神经效应，因而育亨宾的综合效应是复杂的。通常以血管扩张、血压降低占优势，由于其血管扩张作用，曾以为可用作壮阳药，但并未用于治疗。现主要用于 α-受体亚型的实验分析。

（四）抑制中枢神经

利血平对中枢神经系统的作用与氯丙嗪相似，能使人镇静，易于入睡，但睡后易被唤醒，对动物行为的影响也较明显，给猴静注后，能使其驯服，并对环境刺激不起反应。在临床上，利血平有治疗精神病的作用，但作用较氯丙嗪弱，现已不用于精神病的治疗。犬口服利血平 0.005～0.03 mg/kg，4～15 天，使阳性条件反射量降低，对分化的影响取决于剂量，小剂量使分化改善，较大剂量使分化解除，大剂量(0.25 mg/kg)严重破坏兴奋与抑制过程的平衡，引起神经症。利血平的作用和神经活动状态有关，在相当长的时间内处于高级神经活动紊乱状态的犬，接受利血平后，神经症状改善，恢复常态。每天服利血平 0.005 mg/kg 或 0.01 mg/kg，动物血压无改变，而条件反射的变化却都很明显。表明大脑皮质比皮质下中枢对利血平更为敏感，也表明条件反射的改变不是由于对皮质下血管运动中枢作用所继发的。但利血平和蛇根木总碱对樟脑、戊四氮产生的小鼠皮质下兴奋或士的宁产生的髓质兴奋引起的惊厥却有易化作用。小鼠腹腔注射利血平 2 mg/kg 能明显抑制乙酸引起的扭体反应，使小鼠失去舐后足能力；1 mg/kg 能明显延长小鼠对热板反应时间，但不能抑制扭体反应；而 6 mg/kg 对大鼠痛阈(甩尾反应时间)无明显影响，证明不同动物对利血平的反应有着量的差异，就小鼠而言可能与测痛的方法有关。利血平能对抗吗啡镇痛，帕吉林能明显增强吗啡镇痛作用，如预先应用帕吉林或与利血平同时应用则可逆转利血平对抗吗啡镇痛作用。先注射 α-甲基多巴，再注射吗啡，吗啡的镇痛作用不受影响；若先注射 α-甲基多巴，然后注射利血平或者两者同时注射，则利血平对抗吗啡镇痛和排便作用均消失。认为利血平的对抗作用与脑内去甲肾上腺素含量有较大关系。

（五）增强免疫细胞抗肿瘤活性

现有研究结果表明：①用蛋白质印迹法和 ELISA 法检测结果显示，蛇根木煎剂以浓度相关方式明显增强激活的 T 细胞热休克后 HSP70 的表达，但对未热休克细胞的作用与对照组无明显区别。②蛇根木煎剂能剂量相关的增强激活的 T-细胞对 T98G 的细胞毒活性，但对 Molt-4 的作用无影响；还能使激活的 T-细胞在热休克后明显降低对 T98G 及 Molt-4 细胞株的细胞毒活性显著增强。③蛇根木煎剂浓度为 10 μg/ml 时，明显增加激活的 T 细胞在 ConA 刺激后 IFN-γ 的分泌，而浓度为 5 μg/ml 和 10 μg/ml 时显著提高 TNF-α 的水平。④蛇根木煎剂明显延长 FL-4 淋巴母细胞瘤荷瘤小鼠的生存期，并使因腹水引起的体重增长明显降低。⑤蛇根木主要活性成分利血平 100 mg/ml 明显增强激活的 T 细胞对 Molt-4 和 T98G 的细胞毒性。EL-4 荷瘤小鼠皮下注射利血 200 μg/kg，每 4 天给药 6 次，对小鼠总的状况无任何影响，且明显延长生存期[4,5]。

五、毒理研究

用含蛇根木总生物碱 0.29% 的水提取物（Ⅰ）和含总生物碱 0.5% 的蛇根木配剂（Ⅱ）做毒性研究。注射Ⅰ的绝对致死量为 3.5 ml/kg 或总碱 10 mg/kg。犬注射Ⅰ的绝对致死量为 7.3 ml/kg，Ⅱ的绝对致死量为 3 ml/kg。中毒症状如呕吐、步态不稳。呼吸慢而不规则，意识丧失类似深睡眠，因呼吸衰竭死亡。其他副反应包括鼻塞和消化性溃疡加重，后者口服小剂量时不常见。实验研究证明利血平并无基因毒性，也无致突变作用和致重组作用。

参考文献

[1] 中国科学院中国植物志编辑委员会.中国植物志[M].北京:科学出版社,2013.
[2] 徐莉.美国药典(24 版)：蛇根木(*Rauwolfia serpentina*)[J].国外医药(植物药分册),2002(6)：43.
[3] 管志斌.南药萝芙木的栽培与开发[J].中国野生植物资源,2004(5)：54－56.
[4] 国家中医药管理局《中华本草》编委会.中华本草[M].上海：上海科学技术出版社,1999.
[5] 秦爽.蛇根木根对免疫细胞抗肿瘤活性的增强作用[J].国外医药(植物药分册),2003(3)：119－120.

假马齿苋

假马齿苋为玄参科假马齿苋属植物假马齿苋[*Bacopa monneri*(L.) Wettst]的全草。别名蛇鳞菜、白线草、白花猪母菜(福建闽南)、过长沙(台湾)等。采收于夏、秋季。也可作蔬菜食用,是典型的药食同源植物。

假马齿苋为匍匐草本植物。节上生根,多肉少质,无毛,体态极像马齿苋。叶无柄,绿色肉质小叶倒披针形,长 8～20 mm,宽 3～6 mm,顶端圆钝,极少有齿。花单生于叶腋,花梗长短不一,一般为 0.5～3.5 cm,花萼之下有一对条形小苞片;萼片 5 枚,前后两枚卵状披针形,另 3 枚披针形至条形,长约 5 mm;合生花冠白色,少量蓝紫色,长约 9 mm,具不明显的 2 唇形,上唇 2 裂;头状柱头,雄蕊 4 枚。蒴果,长卵形,顶端锐尖,宿存于花萼内,4 边裂;种子椭圆形,黄棕色,表面具纵条棱,一端平截。花期长,自然条件下生长可连续在 5～10 月开花,较少结实(图 31)。

主要分布在热带和亚热带地区。原产于中国、印度及越南等地,现分布于我国台湾、福建、广东、云南[1]。

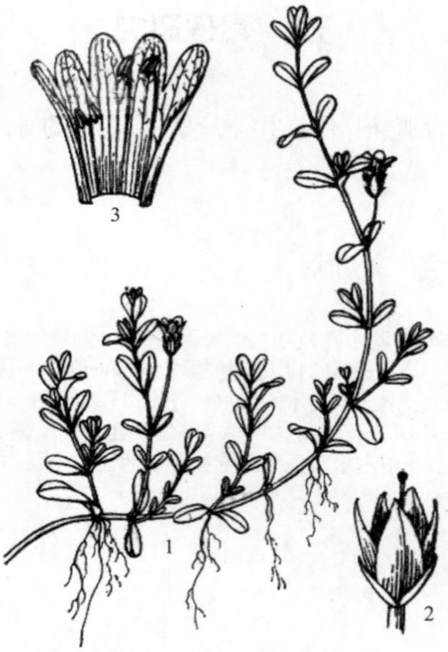

图 31　假马齿苋

(引自《中国植物志》)

1. 植株;2. 小萼片和花萼;3. 花冠

一、 生药鉴别

假马齿苋常被误认为就是马齿苋或者是马齿苋科的一个近缘种,然而这两种野菜除体态颇为相似之外,其亲缘关系相差甚远。假马齿苋为玄参科植物,匍匐草本,节上生根,多少肉质,无毛。叶无柄,矩圆状倒披针形,长 8～20 mm,宽 3～6 mm,顶端圆钝,极少有齿。花单生叶腋,花梗长 0.5～3.5 cm,萼下有一对条形小苞片;萼片前后两枚卵状披针形,其余 3 枚披针形至条形,长约 5 mm;花冠蓝色,紫色或白色,长 8～10 mm,不明显 2 唇形,上唇 2 裂;雄蕊 4 枚;柱头头状。蒴果长卵状,顶端急尖,包在宿存的花萼内,4 片裂。种子椭圆状,一端平截,黄棕色,表面具纵条棱。花期5～10月[2]。

马齿苋为一年生草本,全株无毛。茎平卧或斜倚,伏地铺散,多分枝,圆柱形,长10～15 cm淡绿色或带暗红色。叶互生,有时近对生,叶片扁平,肥厚,倒卵形,似马齿状,长1～3 cm,宽0.6～1.5 cm,顶端圆钝或平截,有时微凹,基部楔形,全缘,上面暗绿色,下面淡绿色或带暗红色,中脉微隆起;叶柄粗短。花无梗,直径4～5 mm, 3～5朵簇生枝端,午时盛开;苞片2～6,叶状,膜质,近轮生;萼片2,对生,绿色,盔形,左右压扁,长约4 mm,顶端急尖,背部具龙骨状凸起,基部合生;花瓣5,稀4,黄色,倒卵形,长3～5 mm,顶端微凹,基部合生;雄蕊通常8,长约12 mm,花药黄色;子房无毛,花柱比雄蕊稍长,柱头4～6裂,线形。蒴果卵球形,长约5 mm,盖裂;种子细小,多数,偏斜球形,黑褐色,有光泽,直径不及1 mm,具小疣状凸起。花期5～8月,果期6～9月[2]。

二、栽培

(一)产地环境

假马齿苋稍耐旱、耐寒但不耐霜冻,整个生长期喜温湿气候,能在水中生长,甚至能适应淡盐水环境,但在土壤湿润且富含腐殖质的沙壤土条件下生长最佳。常生于水边、湿地及沙滩,海拔550～650 m处。

(二)生产管理

1. 繁殖育苗

假马齿苋虽能开花结果,但所能采收到的种子极少,因此生产上常采用扦插繁殖。福建闽南等地露地栽培常采用春季嫩枝扦插(采用前一年宿根长出的嫩枝条),如进行温室或大棚生产,则春、夏、秋季均可繁殖,但一般以秋季扦插进行反季节栽培为最佳。扦插前,土壤应施足基肥,耕耙整细,然后做成宽约1 m的畦。扦插方法:取长8 cm左右的枝条或茎段(如枝条顶端现蕾或开花,应去除后再扦插),按株距20 cm、行距30 cm扦插,秋季反季节栽培扦插株行距应适当加密,扦插深约3 cm,插后浇定根水,以后经常保持土壤湿润。扦插前覆盖黑色地膜,以防治杂草、提高土温促进生根[2]。

2. 田间管理

假马齿苋扦插1周后便可生根,约30天后长至18 cm高时即可陆续采收,采收长度约12 cm(春季或冬季设施栽培因较少开花可适当留长采收),夏秋生长旺季每隔一周左右即要及时采收,如延迟采收则易因开花而影响产品品质,且会影响下一批产量。

每次采收后应结合浇水勤施薄氮肥,使下一批采收部位生长健壮肥嫩,延缓开花,提高品质和产量。由于假马齿苋侧枝分支能力极强,随着连续采收时期过长,植株枝条生长密度加大,因此在连续采收2个月之后,需结合采收适当进行疏枝。采收约半年后,假马齿苋长势减弱进入衰老期,产品质量及产量降低,应重新进行整地翻种。

(三)病虫害防治

假马齿苋整个生长期几乎没有病虫为害,偶尔生长后期因高温、高湿环境以及长势过密会发生根腐病,可采用50%多菌灵可湿性粉剂600～800倍液及代森铵混合液喷施或灌根防治。

(四)组织培养

假马齿苋主要靠扦插繁殖,但因其全株皆可入药,用以扦插的部分就造成了损失,而用组织培养的方法繁殖,就弥补了这个缺点,提高了资源利用率,也可以对其进行产业化生产[3]。

1. 材料类别

茎尖。

2. 培养条件

启动脱分化培养基:① 1/2 MS+6-BA 1.0 mg/L(单位下同)+NAA 0.1+3.0%蔗糖。

增殖培养基:② MS+6-BA 1.0+NAA 0.1+3.0%蔗糖。③ MS+6-BA 0.5+NAA

0.1＋3.0％蔗糖。④ MS＋6-BA 0.25＋NAA 0.1＋3.0％蔗糖。

生根培养基：⑤ 1/2MS＋NAA 0.1＋2％蔗糖。

以上培养基均配制成液体，pH 5.8，倒入三角瓶中成为浅层，常规高压灭菌，作静置培养用。光照强度为 50～60 μmol/m^2/s，光照时间 10 h/d；培养温度为(25±1)℃。

3. 生长与分化情况

(1) 无菌材料的获得：取冬春季节田间栽培的假马齿苋植株，移栽到小花盆中，在室内种植，浇水时注意不要弄湿茎尖部分，以减少带菌程度。34 周后，取其约 1 cm 长茎尖，在超净工作台内用 75％乙醇消毒 15 秒，再置于 0.1％的 $HgCl_2$ 中消毒 10 min，用无菌水冲洗 5～6 遍。然后接入培养基①上，培养基①液体量要少，以外植体有部分露出液面为宜。

(2) 芽的诱导：外植体在培养基①上 2 周后，开始愈伤化，然后进一步分化而形成有密集芽点的芽团，出愈率及分化率均为 100％；其中有些芽点可继续生长，4 周后最高可达 1 cm 左右。

(3) 试管苗的增殖：30 天后，将诱导所得芽团，接种在培养基②～④上，2 周后均形成新的丛生芽，其在培养基②中芽密集，形态畸形，无法计数，将其移至培养基④中能恢复正常形态；在培养基③中芽点能进一步分化，其中长度 1 cm 以上的芽平均达 7～8 个，其余为幼小的芽体；在培养基④中芽生长迅速，可形成 2～4 cm 长的芽，数量可达 10 个以上，部分芽的基部同时可长出 1～2 cm 长的白色根系 3～5 条，在液体中及露出液面生长。以后每隔 25～30 天继代 1 次，交替使用培养基③或④，以控制其增殖及生长速度。当幼苗长至 2～4 cm 带有 6～8 个叶片时，将其沿茎基部剪断，接入培养基⑤中，进行生根培养。

(4) 生根与移栽：试管苗在培养基⑤上培养 15 天左右，从小苗基部切口处产生 3～5 条根，根长达 2～3 cm，生根率 100％。这些苗以及增殖过程中生根的苗可进行移栽。幼苗成活容易。由于采用液体培养，省去了洗根过程。移栽时，先打开瓶塞，倒出试管苗，置于塑料筛上，采用全自动间歇喷雾装置保湿 1 周，然后移入素沙土中，移栽后 7 天内注意遮荫。控制温度在 25 ℃左右，湿度在 85％左右。3 周后，成活率 100％。

三、采收加工

假马齿苋采收半年每 667 m^2 产量即可达到 3 000 kg，周年设施化商品生产产量可达到 5 000 kg。

四、化学成分

(一) 三帖皂苷

从假马齿苋中分离得到的化合物中以三帖皂苷化合物为主，主要包括：三帖皂苷化合物：Bacopaside Ⅰ：3-*O*-*α*-*L*-呋喃阿拉伯糖基(1→2)-[6-*O*-磺酰基-*β*-*D*-吡喃葡萄糖基(1→3)]-*α*-*L*-吡喃阿拉伯糖基伪酸枣苷元(1)、Bacopaside Ⅱ：(3-*O*-*α*-*L*-呋喃阿拉伯糖基(1→2)-[*β*-*D*-吡喃葡萄糖基(1→3)]-*β*-*D*-吡喃葡萄糖基伪酸枣苷元(2)[4,5]、Bacopaside Ⅲ：3-*O*-*α*-*L*-呋喃阿拉伯糖基(1→2)-*β*-*D*-吡喃葡糖基酸枣苷元(3)、Bacopaside Ⅳ：3-*O*-*β*-*D*-吡喃葡萄糖基(1→3)-*α*-*L*-吡喃阿拉伯糖基酸枣苷元(4)、Bacopaside Ⅴ：3-*O*-*β*-*D*-吡喃葡萄糖基(1→3)-*α*-*L*-吡喃阿拉伯糖基伪酸枣苷元(5)[5,6]、Bacoside A(6)、Bacoside B[7]、Bacoside A_1：3-*O*-[*α*-*L*-呋喃阿拉伯糖基(1→3)-*α*-*L*-吡喃阿拉伯糖基]酸枣苷元、Bacoside A_3：3-*O*-*β*-*D*-吡喃葡萄糖基-(1→2)-[*α*-*L*-呋喃阿拉伯糖基(1→3)]-*β*-*D*-吡喃葡萄糖基酸枣苷元(7)[8,9]。

达玛烷型三帖皂苷化合物：Bacopasaponin A (8)、Bacopasaponin B(9)、Bacopasaponin C：3-*O*-*β*-*D*-吡喃阿拉伯糖基-(1→2)-[*α*-*L*-呋喃阿拉伯糖基(1→3)]-*β*-*D*-吡喃葡萄糖基伪酸枣苷元(10)[10]、Bacopasaponin D(11)[11]、Bacopasaponin E：3-*O*-[*β*-*D*-吡喃葡萄糖基(1→3){*α*-*L*-呋喃阿拉伯糖基(1→2)}-*α*-*L*-吡喃阿拉伯糖基]-20-*O*-(*α*-*L*-

吡喃阿拉伯糖基)酸枣苷元(12)，Bacopasaponin F：3-*O*-[*β*-*D*-吡喃葡萄糖基(1→3){*α*-*L*-呋喃阿拉伯糖基(1→2)}-*β*-*D*-吡喃葡萄糖基]-20-*O*-*α*-*L*-吡喃阿拉伯糖基酸枣苷元(13)[12]、Bacopasaponin G：*β*-*O*-[*α*-*L*-呋喃阿拉伯糖基(1→2)]-*α*-*L*-吡喃阿拉伯糖基酸枣苷元(14)[13]。

（二）其他

甾醇：Bacosterol。

三帖化合物：Bacosine(15)[14]、Bacogenin A_3(16)[15]、Bacopaside Ⅵ(17)、Bacopaside Ⅶ(18)、Bacopaside Ⅷ(19)、Bacopaside Ⅸ(20)、1-辛烯-3-*O*-*β*-*D*-吡喃葡萄糖苷(21)、Bacogenin A_1(22)、Bacogenin A_2(23)[16]。

苯乙醇苷类化合物：Bacopaside A(24)、Bacopaside B：3,4-二羟基苯乙醇(2-*O*-阿魏酰基)-*β*-*D*-吡喃葡萄糖苷(25)、Bacopaside C：苯乙醇[5-*O*-*p*-羟基苯甲酰基-*β*-*D*-呋喃芹菜糖基-(1→2)]-*β*-*D*-吡喃葡萄糖苷(26)[5,13]、Monnierasides Ⅰ：*α*-*O*-[2-*O*-(4-羟基苯甲酰基)-*β*-*D*-吡喃葡萄糖基]-4-羟基苯乙醇，Monnierasides Ⅱ：*α*-*O*-[2-*O*-(3-甲氧基-4-羟基肉桂酰基)-*β*-*D*-吡喃葡萄糖基]-3,4-二羟基苯乙醇、Monnierasides Ⅲ：*α*-*O*-[2-*O*-(4-羟基苯甲酰基)-*β*-*D*-吡喃葡萄糖基]-3,4-二羟基苯乙醇[17]。

松茸醇衍生物：bocapaside A：(3R)-1-octan-3-yl-(6-*O*-sulfonyl)-*β*-*D*-glucopyranosyl[7]。

甾体皂苷化合物：bacosterol-3-*O*-*β*-*D*-glucopyranoside[18]。

化合物结构式如下。

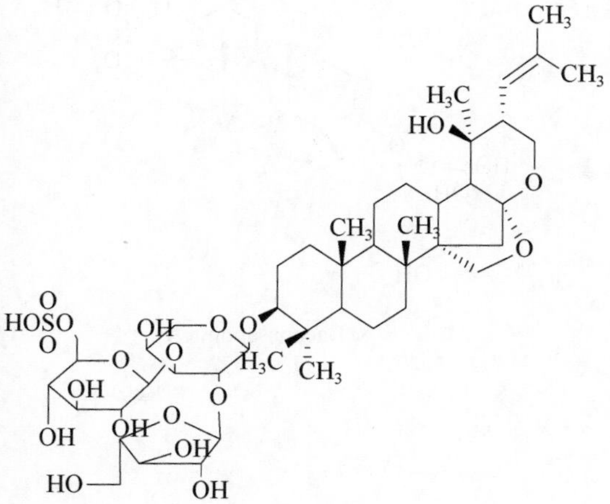

1. Bacopaside Ⅰ

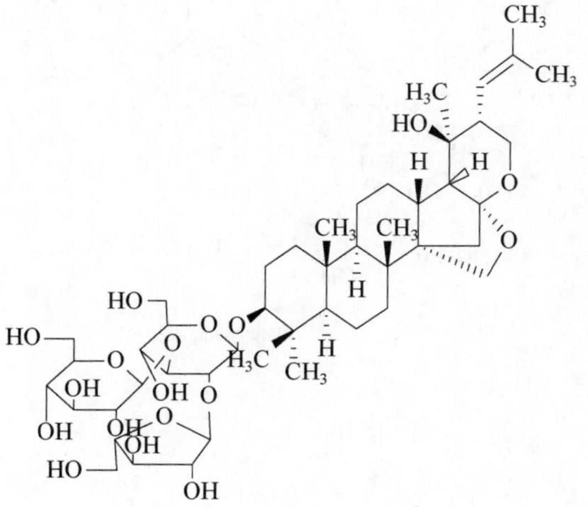

2. Bacopaside Ⅱ

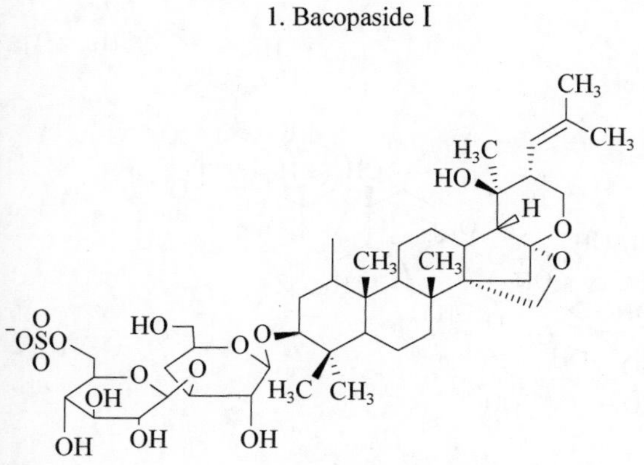

3. Bacopaside Ⅲ

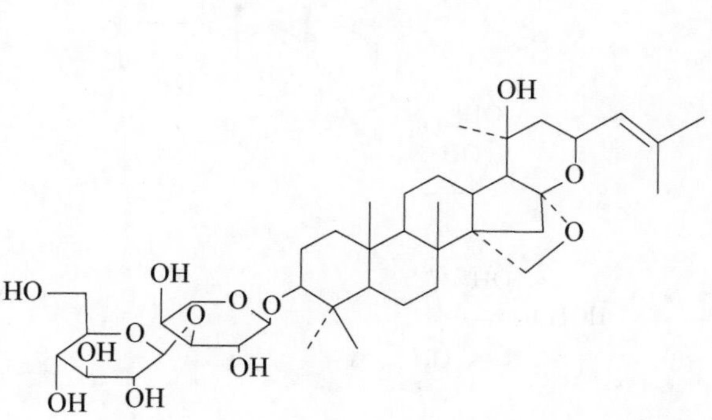

4. Bacopaside Ⅳ

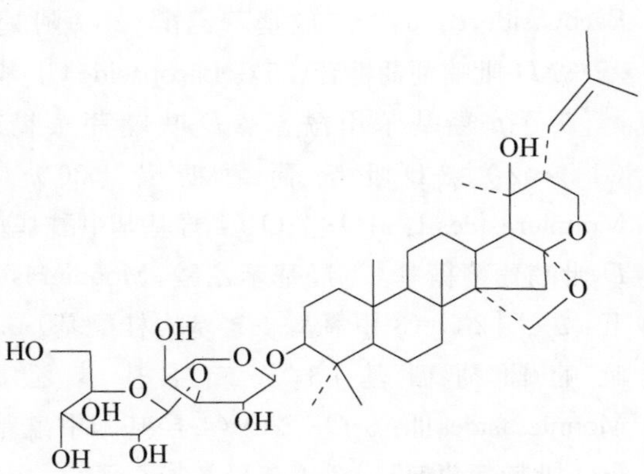

5. Bacopaside Ⅴ

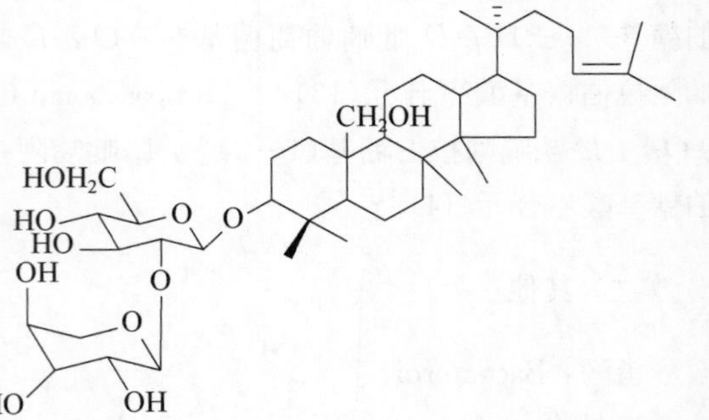

6. Bacoside A

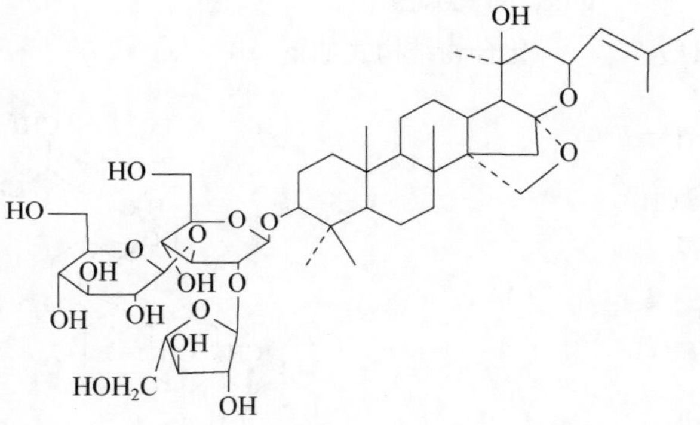

7. Bacoside A_3

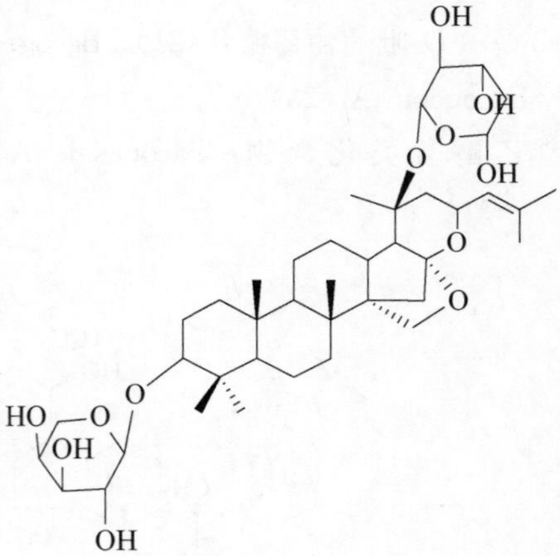

8. Bacopasaponin A

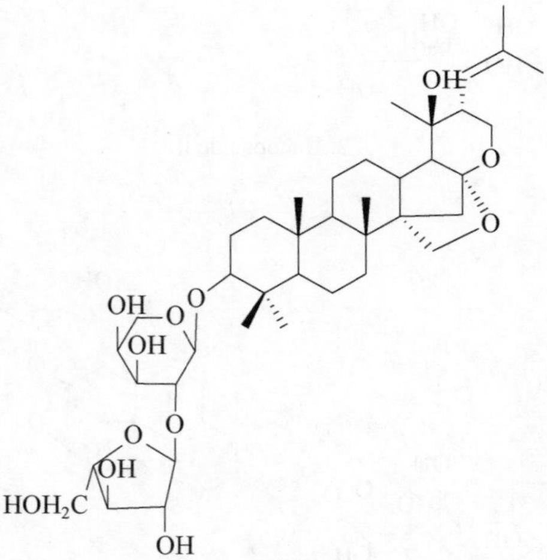

9. Bacopasaponin B

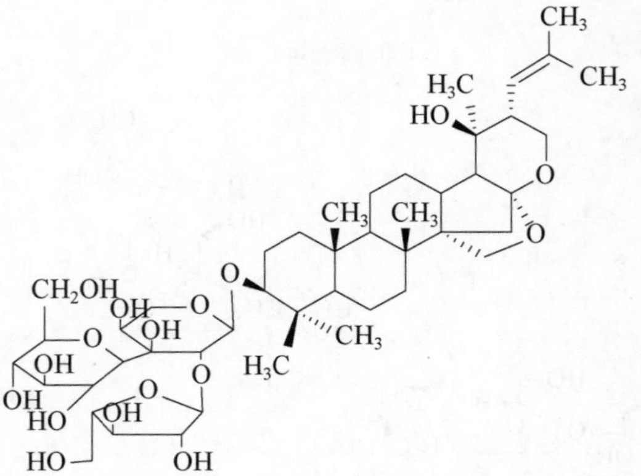

10. Bacopasaponin C

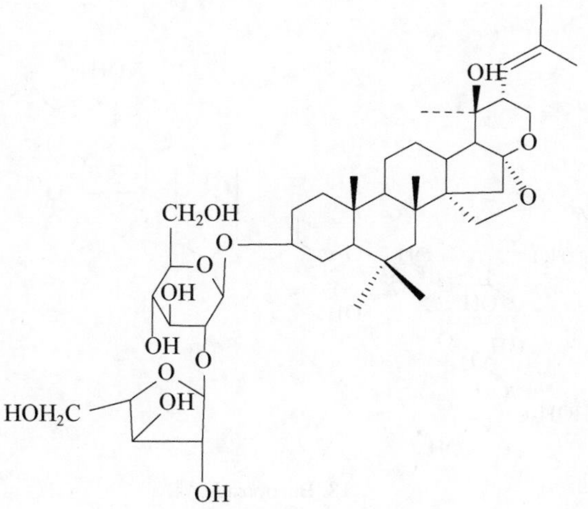

11. Bacopasaponin D

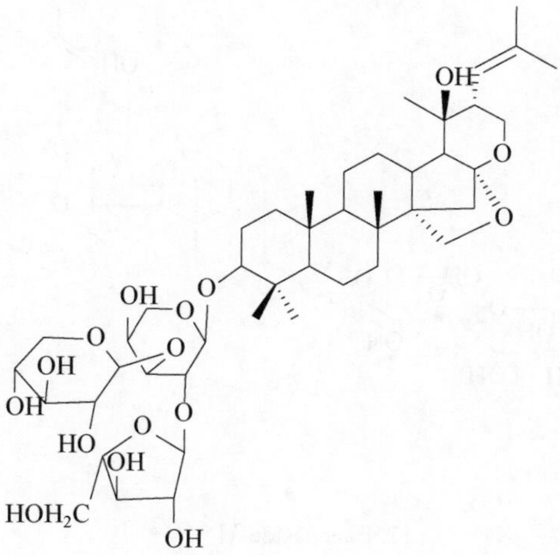

12. copasaponin E

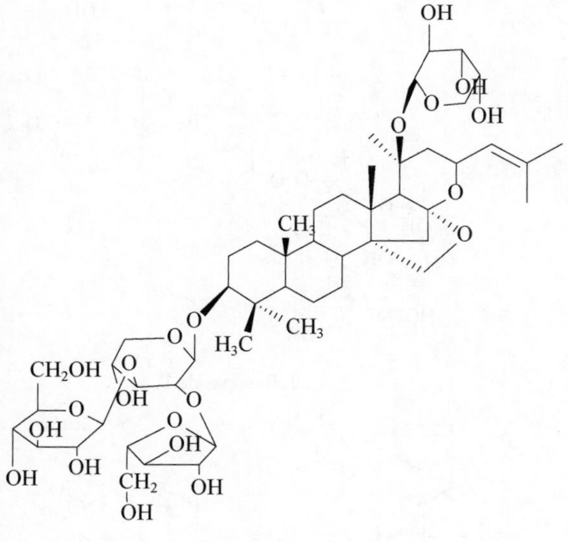

13. Bacopasaponin F

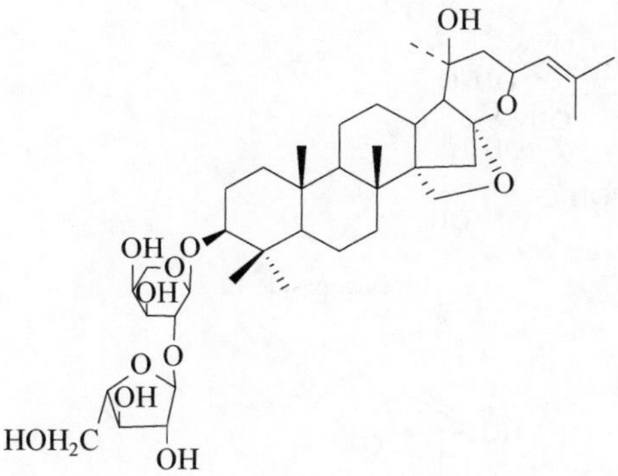

14. Bacopasaponin G

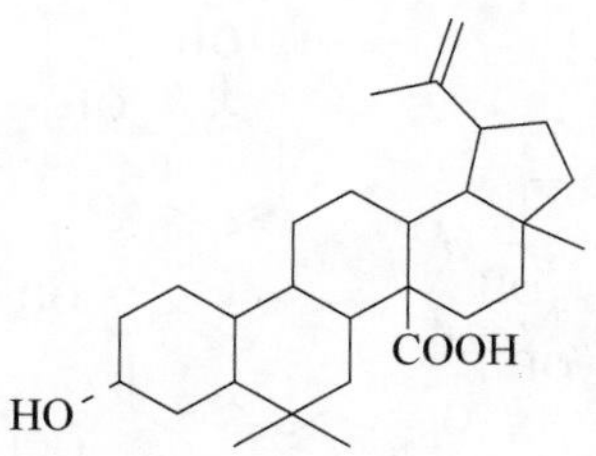

15. Bacosine

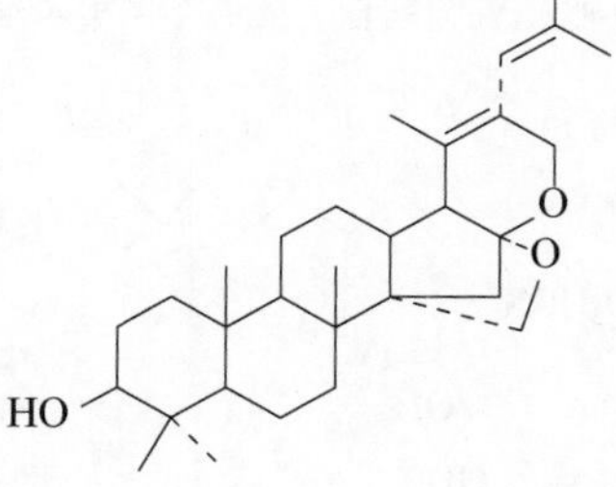

16. Bacogenin A_3

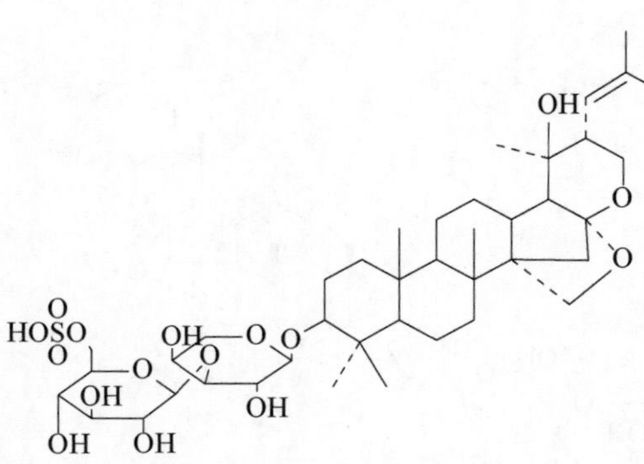

17. Bacopaside Ⅵ

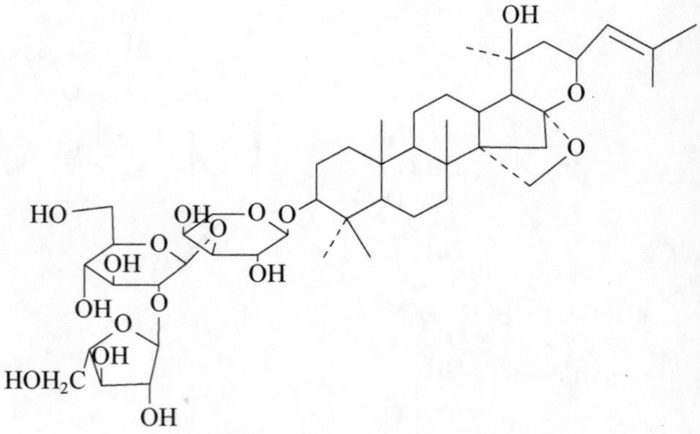

18. Bacopaside Ⅶ

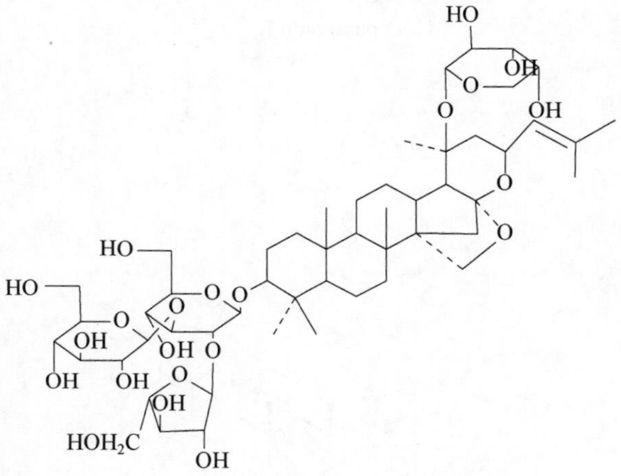

19. Bacopaside Ⅷ

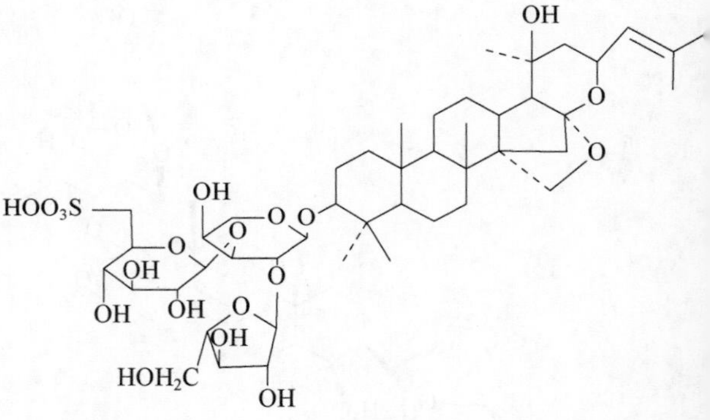

20. Bacopaside Ⅸ

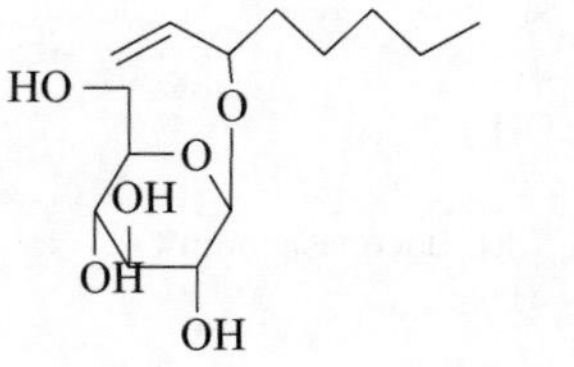

21. 1-辛烯-3-*O*-*β*-*D*-吡喃葡萄糖苷

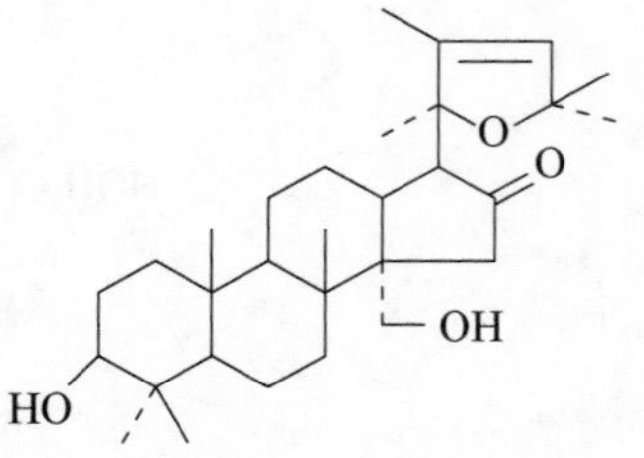

22. Bacogenin A_1

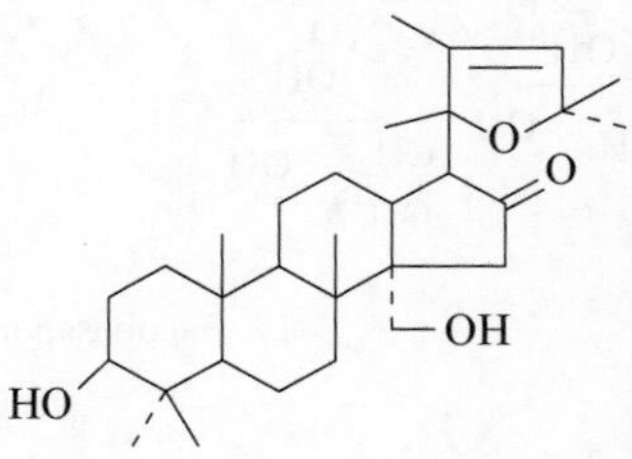

23. Bacogenin A_2

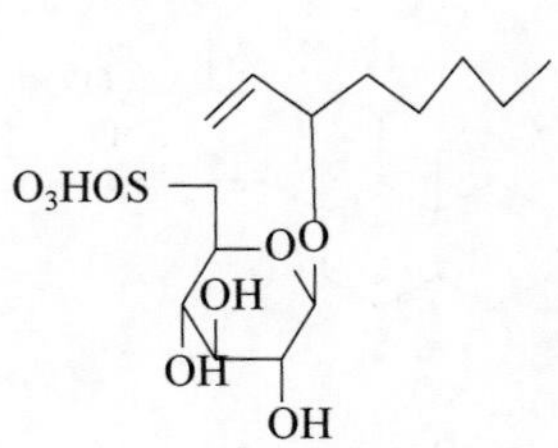

24. Bacopaside A

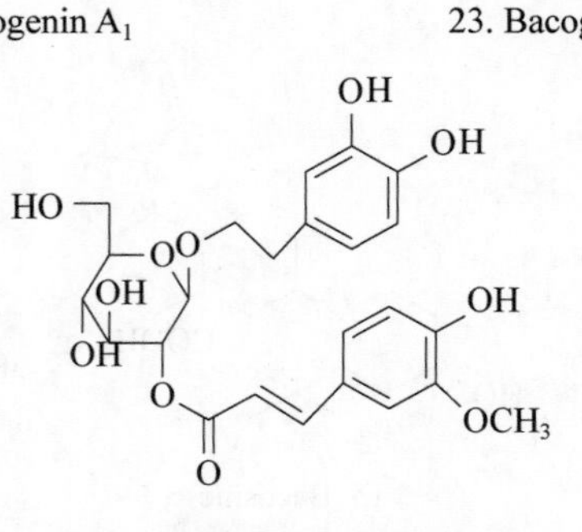

25. Bacopaside B

五、药理作用

假马齿苋具有多种生物活性，它对神经系统、消化系统和血液循环系统等均有作用，且它分布广泛，资源丰富，是一种极具开发潜力的药用植物。

（一）对神经系统的作用

1. 益智

人的智力随着年龄的增长而明显降低，情绪应激反应等因素也促使智力进一步降低。为了缓解精神障碍，延缓神经退行性，研制益智药物是很有必要的。假马齿苋提取物能提高记忆力和智力，它在印度阿育吠陀传统医学体系被用作神经补药已有将近 3 000 年的历史。据研究，假马齿苋标准提取物对新信息的记忆力增强有明显的效果，对新信息的遗忘速率有降低作用；但对学习速率没有影响，对口头上和视觉上的短期记忆以及对以往知识的恢复没有影响，对日常记忆功能和焦虑水平也没有影响[19]。它不仅可以增强记忆力，而且对阿尔茨海默症也有很好的疗效。经对动物模型进行抗痴呆和抗胆碱酯酶活性试验，证明假马齿苋确实可以增强认知功能，治疗阿尔茨海默病[20]。假马齿苋促进记忆的主要化学成分是假马齿苋皂苷 A 和假马齿苋皂苷 B，有研究表明假马齿苋皂苷可以诱导细胞膜去磷酸化，同时增加特定脑区蛋白质和 RNA 的更新，增加海马蛋白激酶的活性，可以降低海马、下丘脑和大脑皮层去甲肾上腺素水平，增加 5-羟色胺水平；还可以间接通过影响其他神经递质系统来调节 Ach 的浓度。通常认为，中枢胆碱能系统是调节认知功能最重要的神经递质，海马胆碱能神经元的丢失是阿尔茨海默病的主要特征，因此采用假马齿苋治疗老年痴呆是个很好的选择[21]。淀粉样蛋白 β 和 Tau 是导致阿尔茨海默氏病的几种神经元功能障碍的标志蛋白。Tau 是一种微管相关蛋白，已知与阿尔茨海默氏病的进展有关。最新的研究还显示，假马齿苋及其活性成分的神经保护特性包括 ROS 减少，神经炎症，淀粉样 β 的聚集抑制以及认知和学习行为的改善[22~24]。

2. 抗抑郁

Sairam 等[25]研究了假马齿苋标准提取物对大鼠抑郁模型的作用。在强迫游泳实验中，该提取物能明显增加大鼠在强迫游泳中的游泳时间。在记忆获得障碍动物模型中，该提取物能明显减少大鼠在电击实验中的逃避失败，明显增强其回避反应。与给大鼠注射对照品丙咪嗪（15 mg/kg）相比较，给假马齿苋（20 mg/kg 和 40 mg/kg）口服，连续给药 15 天，发现其与丙咪嗪相比，均具有增加大鼠在强迫游泳中的游泳时间和减少大鼠在电击实验中的逃避失败，结果证实假马齿苋标准提取物具有抗抑郁作用。

3. 抗压力

Rai 等[26]用含量为 55%～60%的假马齿苋标准提取物（bacosides）对成年雄性大鼠（180～200 g）进行急性压力和慢性压力实验，以人参根粉作阳性对照。研究发现，假马齿苋标准提取物（40 mg/kg，口服）显著抑制急性压力所致的溃疡指数、肾上腺重量、血糖、谷草转移酶（AST）和谷丙转氨酶（ALT）的增加，80 mg/kg 组显著逆转急性压力所致的肾上腺重、脾重、血糖、ALT 和 AST 的改变。而对于慢性压力实验，假马齿苋标准提取物（40 mg/kg，口服）仅显著逆转溃疡指数和血浆 AST 的改变，而 80 mg/kg 显著逆转溃疡指数、肾上腺重、血浆肌酸磷酸激酶（CK）和 AST 的改变。可见假马齿苋标准提取物具有抗压力作用。

4. 减轻吗啡的戒断症状

当 Sumathi 等[27]用假马齿苋对天竺鼠进行吗啡戒断症状实验时，给吗啡 4 min 以后，给纳洛酮会引起天竺鼠回肠强烈收缩；而在给吗啡 15 min 前给不同浓度（100～1 000 mg/ml）的假马齿苋后，在一定程度上减轻了纳洛酮引起的天竺鼠回肠的收缩。这表明，假马齿苋对吗啡引起的戒断症状有减轻作用。

5. 保护脑线粒体酶

长期服用吗啡可减弱柠檬酸循环酶的活性,该酶与线粒体膜内、外的柠檬酸循环和电子传递有关。假马齿苋具有神经药理学和抗氧化作用[28]。Sumathy等[29]研究了假马齿苋对吗啡引起的大鼠脑线粒体酶活性降低的保护作用,发现吗啡处理组大鼠脑线粒体酶水平较仅服生理盐水的对照组动物显著降低,而用吗啡处理前口服40 mg/kg假马齿苋提取物的组,线粒体酶维持在近正常水平,这些结果表明假马齿苋提取物对吗啡降低的脑线粒体酶活性具有保护作用。

6. 止痛

试验用Wistar大鼠和Swiss小鼠,经腹腔给以假马齿苋提取物Bacosine的蒸馏水溶液25 mg/kg,以等量的生理盐水为对照。用机械、化学和加热等致痛模型,进行了镇痛效果试验。机械致痛用尾夹,化学用醋酸所致的尾巴扭动;加热致痛则用热板法。结果发现假马齿苋中的化合物Bacosine对机械致痛无止痛作用,动物都试图尽快将加在尾部的夹子除掉,而对醋酸和热板所致的痛觉则有显著的止痛作用。对戊巴比妥诱导的睡眠时间,爬杆中的条件回避反应,自发行动活性和氟哌啶醇所致的僵住症等则都无影响,说明本品并无中枢神经作用,纳洛酮能阻滞Bacosine的止痛作用,而Bacosine又能增强吗啡的止痛作用[30]。

7. 抗惊厥与抗癫痫

假马齿苋具有镇静作用,可以明显延长戊巴比妥的催眠时间并阻断各种条件回避反射,假马齿苋的抗伤害性刺激作用及其对电休克癫痫和化学惊厥的保护作用可以拮抗氟哌啶醇诱发的强直性昏厥,提示假马齿苋对中枢神经系统的调节作用与γ-氨基丁酸(GABA)能神经系统有关,因为兴奋GABA能神经可以产生抗惊厥、缓解疼痛和镇静作用[31]。假马齿苋单独应用或与苯妥英(引起认知功能障碍的抗惊厥药)联合用药,用小鼠被动回避实验、最大电休克癫痫发作次数和运动功能进行评价,结果显示,抗惊厥药苯妥英可以损伤认知功能,而假马齿苋可以逆转苯妥英对认知功能的损伤,显著改善记忆获得并保持记忆,且不影响苯妥英的抗惊厥作用,假马齿苋单独应用或与其他抗癫痫药联合用药也证实了它有很强的抗癫痫作用,并可以纠正抗癫痫药对认知功能的损伤[32]。

有学者研究了假马齿苋在改善癫痫模型鼠的行为缺陷和海马脑区GABA的受体功能中的作用,通过建立毛果芸香碱诱导的颞叶癫痫大鼠模型,研究其海马中GABA和GABA受体的总量变化,研究发现假马齿苋可以纠正癫痫发病过程中经常出现的各种变化,包括GABA总数量,GABA受体的结合力,GABA受体的亚基和谷氨酸脱羧酶的基因表达等变化,GABA数量增加后,可以抑制海马中过度兴奋的神经,并且GABA受体的减少和谷氨酸脱羧酶的活性下降是造成颞叶癫痫发作和记忆受损的重要原因,因此假马齿苋对癫痫有一定治疗作用[33]。

8. 抗焦虑

假马齿苋提取物与苯并二氮杂卓类抗焦虑药不同,前者在产生抗焦虑作用的同时可以提高认知功能,而后者有引起痴呆的副作用。采用大鼠抗焦虑实验模型(高架十字迷宫模型)对假马齿苋标准提取物和苯二氮卓类的抗焦虑作用进行比较研究,大鼠分别口服5 mg/kg、10 mg/kg和20 mg/kg假马齿苋提取物和腹腔注射劳拉西泮(LZP)0.5 mg/kg,与劳拉西泮相比,高剂量假马齿苋提取物的抗焦虑作用较强,明显优于LZP,假马齿苋不但不会引起痴呆,反而可以增强痴呆动物和人的记忆功能,假马齿苋提取物的抗焦虑作用也被Shanker和Singh证实[31]。

9. 抗应激

抗应激药理研究表明,假马齿苋中的假马齿苋皂素能调节SD雄性大鼠脑中Hsp-70的表达及SOD和P_{450}的活性。假马齿苋皂素口服给药20 mg/kg和40 mg/kg,共7天,对照组给以蒸馏水,于末次给药2 h后应激动物。应激不引起2

个剂量组大鼠任何脑区 Hsp-70 表达的明显改变，而对照组动物所有脑区 Hsp-70 表达明显加强。低剂量组和对照组海马区 SOD 活性显著降低，而高剂量组脑区可见 SOD 活性增加。单应激动物和 2 个剂量组所有脑区 P_{450} 活性增强[34]。

（二）对消化系统的作用

1. 平滑肌解痉

Dar 等[35]研究表明假马齿苋对平滑肌有解痉作用。假马齿苋对天竺鼠回肠[IC_{50}=(24±4)μg/ml]和兔空肠[IC_{50}=(136±9)μg/ml]的固有运动均有抑制作用。假马齿苋(260 μg/ml)使回肠内的乙酰胆碱和组胺显著减少(0.000 1～10 μg/ml)。在一定浓度下[IC_{50}=(285±56)μg/ml]，假马齿苋(100～700 μg/ml)对乙酰胆碱(1 μmol/L)引起的回肠收缩有抑制作用。假马齿苋(10～700 μg/ml)对由氯化钙引起的兔血管和空肠的收缩反应具有抑制作用，表明它对钙离子流入细胞有直接干扰作用。然而，假马齿苋对由去甲肾上腺素和咖啡因引起的收缩没有影响，说明它对细胞内的钙没有明显作用。平滑肌解痉作用主要是通过电位差和受体转运钙通道，抑制钙流入细胞膜而作用。

2. 抗溃疡

对多种胃溃疡模型进行假马齿苋提取物对溃疡攻击因子(如胃酸和胃蛋白酶的分泌)与防御因子(如胃液中粘蛋白的分泌和细胞脱落、胃黏膜中的细胞增殖、抗氧化功能)的影响的研究，结果发现假马齿苋对胃溃疡的防治作用主要归因于它对胃黏膜防御因子具有活性，而其抗氧化作用也是其对胃的保护机制之一[36]。

（三）对血液循环系统的作用

1. 降血糖

据研究，用假马齿苋提取物对被四氧嘧啶诱导的大鼠糖尿病进行抗高血糖活性测试，结果表明，其中 3 个化合物 calcerorioside B、marytynoside 和木犀草素-7-*O*-葡糖醛酸苷剂量为 1 mmol/kg 时显示中等的降血糖活性[5]。

2. 舒张血管

有学者[37]研究表明假马齿苋的不同馏分和细分馏分对麻痹鼠由于卡巴可引起的支气管收缩、血压过低、心搏徐缓有很强的抑制作用，馏分和化合物 betulinic acid 对气管压力或血压或心率有明显的抑制作用。假马齿苋粗提物(石油醚和甲醇提取物)对氯化钾引起的气管收缩有扩张作用。假马齿苋粗提物(石油醚、二氯甲烷和甲醇提取物)对肺动脉引起了 2～2.6 倍的血管舒张，$CHCl_3$/MeOH 细分馏分明显减轻了由乙酰胆碱引起的回肠收缩。甲醇提取物和 $CHCl_3$/MeOH 细分馏分都显著降低了天竺鼠回肠因氯化钡、氯化钾、氯化钙引起的收缩，表明对钙离子运动产生了干扰。因此，可以推断出假马齿苋不同提取物的血管舒张活性主要归因于对钙离子的抑制。

3. 促血小板生成

血小板减少症是一种外周血血小板数量异常减少的疾病，严重的血小板减少症可导致内脏、颅脑出血等危及生命的疾病。血小板来源于巨核细胞，因此通过诱导一些祖细胞向巨核细胞分化，是治疗血小板减少症的有效途径。采用假马齿苋皂苷Ⅱ、假马齿苋皂苷Ⅶ、假马齿苋皂苷 C 干预 K562 细胞，发现与对照组比较，假马齿苋皂苷Ⅱ与假马齿苋皂苷 C 诱导 K562 细胞体积增大；多倍体细胞比例增加；表面抗原 CD41 和 CD42b 阳性表达率显著上调，以假马齿苋皂苷Ⅱ的作用最为显著，具有促进 K562 细胞向巨核细胞分化作用，其作用机制与上调 GATA-1、RUNX-1 和 NF-E2 mRNA 的表达水平有关[38]。

（四）其他

1. 抗氧化作用

假马齿苋标准提取物促进认知功能可能部分归因于假马齿苋的抗氧化作用。假马齿苋乙醇和已烷提取物对硫酸亚铁和枯烯氢过氧化物引起的大鼠肝脏匀浆脂质过氧化作用有影响，醇提物均有较强的保护作用，与已知的抗氧化剂三羟甲基氨基甲烷、EDTA和维生素E比较，假马齿苋是一种强的抗氧剂，且呈剂量相关。假马齿苋醇提物100 μg相当于EDTA 247 μg和维生素E 58 μg。假马齿苋标准提取物5 mg/kg和10 mg/kg每天1次分别给大鼠口服7、14和21天，对脑额区皮层、纹状体和海马中的抗氧化酶过氧化物歧化酶（SOD）、过氧化氢酶（CAT）和谷胱甘肽过氧化酶（GPX）活性均有增强作用并呈剂量相关，而抗氧剂司立吉林[（－）-deprenyl]（2 mg/kg, po）组仅使脑额区皮层和纹状体SOD, CAT和GPX的活性增加，而对海马区的这3种酶无影响。假马齿苋能增加对氧化自由基的清除活性，故有利于认知功能[39]。

2. 抗利什曼原虫

将从假马齿苋中分离的出的单体化合物bacopasaponin C，以游离或脂质体、微球体和纳米粒等载体形式给药，观察其抗利什曼原虫作用。结果各种包埋形式的试药均显示高度活性，功效与泡囊大小呈反比线性关系。组织学和血液病理学分析显示，该化合物对肝和肾无任何副作用，可应用于临床治疗利什曼病[40]。

3. 提高甲状腺激素的浓度

以雄性小鼠进行实验，给药（200 mg/kg）会使其甲状腺激素浓度增加，同时没有增强肝脂肪过氧化反应，说明对甲状腺有刺激作用。表明假马齿苋叶提取物可以用作甲状腺刺激药，用于治疗甲状腺功能减退[41]。

4. 肝保护作用

将成年雄性Wistar大鼠分成4组，第1组给以生理盐水作为对照，第2、3和4组分别给以吗啡硫酸盐、吗啡＋假马齿苋乙醇提取物（BMA）和BMA。BMA剂量为40 mg/kg，口服。给药10天后将动物处死，取出肝脏，处理后检测谷胱甘肽（GSH）、SOD、过氧化氢酶（CAT）、谷胱甘肽过氧化物酶（GPX）、谷胱甘肽还原酶（GRX）和脂质过氧化物（LPO）等水平。研究表明假马齿苋乙醇提取物可以防止抗氧化酶受到抑制及降低谷胱甘肽水平，抑制给以吗啡后脂质过氧化物的增加，从而对吗啡所致的大鼠肝中毒产生肝保护作用[42]。

5. 抗肿瘤作用

对假马齿苋进行抗肿瘤活性的体外研究，结果发现在对照组细胞迅速生长繁殖的同时，给药组随药物浓度的增加而生长减慢，同时生存率也逐渐下降。在最大浓度1 mg给药时，24 h之内，细胞死亡率达90％；而以500 μg处理的，细胞死亡率为55％。^{3}H-胸苷掺入实验也得到类似的结果，即在对照组中^{3}H-胸苷掺入DNA比任何给药组都多，且对^{3}H-胸苷掺入的抑制作用同药物浓度成正比。表明假马齿苋的提取液低浓度下可抑制肿瘤细胞生长；高浓度下的毒性仍需进一步的体内实验予以明确。药物的作用方式可能是通过抑制DNA的复制而实现的[43]。

6. 预防NO对DNA的损害

激活的星形胶质细胞能产生高水平的NO，可能引起多种神经变性疾病的发生。在大鼠星形胶质细胞培养中，由NO和S-亚硝基-*N*-乙酰基青霉胺诱导反应物的产生及基因组DNA的断裂。用假马齿苋甲醇提取物处理，能抑制反应物的形成和对DNA的损害，且呈剂量相关，表明假马齿苋具有治疗或预防各种神经变性疾病（如痴呆、癫痫、局部缺血等）的作用[44]。

7. 减轻体重

假马齿苋提取物可防治哺乳动物超重。23只10周龄雄性SD大鼠每笼3～4只，随机分组，同一笼中接受相同治疗的大鼠不得多于2只，每天上午分别经口灌注生理盐水、50 mg/kg和500 mg/kg假马齿苋提取物（含假马齿苋粉末20％），摄入量为2 ml/kg，连续9天。结果500 mg/kg剂量组体重明显减轻（$p<0.02$）。因为本品可刺激哺乳动物生热，不能与增加体重的促进组织生长的物质同服[45]。

六、毒理研究

一般药理毒理学实验研究显示，假马齿苋具

有良好的耐受性，未发现任何不适反应或副作用。大鼠腹腔注射假马齿苋的水或醇提物，其 LD_{50} 分别为 1 000 mg 和 15 g/kg，口服 5 g/kg 水提物未出现毒性反应，口服醇提物的 LD_{50} 为 17 g/kg。对健康成年男性志愿者，也考察了假马齿苋皂苷的药理安全剂量，31 名健康受试者接受了Ⅰ期单剂量耐受性试验（安慰剂对照和无交叉的双盲试验），假马齿苋皂苷 A 和 B 的剂量为 20～30 mg，其中安慰剂组 6 人，20 mg、50 mg、75 mg、150 mg 和 200 mg 组每组 4 人，300 mg 组 1 人。20 名受试者完成了多剂量试验研究，其中 10 名受试者每天口服 100 mg 假马齿苋皂苷 A 和 B，连续服用 4 周，另外 10 名受试者接受了 200 mg 假马齿苋皂苷 A 和 B，给药前后进行的临床、血液学和生化检测未发现异常变化，受试者对单剂量和重复给予假马齿苋皂苷 A 和 B 或安慰剂的耐受性良好，未发现不良反应[21]。

七、其他

假马齿苋为玄参科匍匐草本植物假马齿苋 Bacopa monnieri（L）Wettst 的全草，有清热解毒、清肝明目之功效。全草入药，有消肿之效。现代研究证明 BM 总皂苷为假马齿苋的有效部位，其中假马齿苋皂苷Ⅰ为其主要的活性成分。经第二军医大学药学院张卫东课题组研究结果发现，SD 大鼠灌胃给药一定剂量的假马齿苋皂苷Ⅰ后，其生物利用度仅有 0.1%，所以有必要从口服给药后药物可能的代谢途径入手研究假马齿苋皂苷Ⅰ在体内的代谢部位，以及其不同生物基质（肝微粒体、血浆、肾匀浆、肠匀浆、肠系膜匀浆、肠道菌）中温孵主要代谢产物，确定假马齿苋皂苷Ⅰ的在体内的代谢部位和代谢稳定性特征，为新药的开发和临床前的合理用药提供指导。实验运用大孔树脂的方法粗制了假马齿苋有效部位（假马齿苋总皂苷），并运用 HPLC-MSn 对假马齿苋总皂苷的主要成分进行了定性分析；通过高效液相色谱制备了纯度达到 90% 的假马齿苋皂苷Ⅰ以及假马齿苋皂苷Ⅱ；建立了 15 个批次假马齿苋总皂苷的 HPLC-UV、HPLC-CAD 指纹图谱，并对两种指纹图谱进行了对比。采用体外模拟代谢的办法对假马齿苋皂苷Ⅰ在体内不同部位的代谢产物及代谢稳定性进行研究，分别考察其在 SD 大鼠肝、肾、小肠、肠系膜、肠道菌、血浆等生物基质中的代谢特征，以确定假马齿苋皂苷Ⅰ的主要代谢部位；在此基础上，进一步研究了其在四种肝微粒体的代谢产物和代谢趋势，并比较假马齿苋皂苷Ⅰ在肝微粒体内的代谢种属差异。结果发现造成假马齿苋皂苷Ⅰ口服生物利用度低的原因主要是药物在肠道菌及肠系膜内发生了代谢；肝微粒代谢研究中发现假马齿苋皂苷Ⅰ在肝微粒体温孵体系中主要发生羟基上甲基化、双键的还原、磺酸基的脱去、羟基的消去以及五碳糖的脱去的反应，且在不同种属（SD 大鼠、Beagle 犬、猴和人）肝微粒体温孵体系中的主要代谢产物基本一致；体内代谢研究显示，假马齿苋总皂苷在体内代谢主要形成极性较小的三萜类成分，假马齿苋皂苷Ⅰ尾静脉注射给药后体内主要生成假马齿苋皂苷Ⅰ脱去磺酸基、醇羟基、呋喃糖、醇羟基上甲基化以及继续脱糖后的代谢产物[46]。

参考文献

[1] 张少平，吴松海，赖正锋，等. 特色野生蔬菜——假马齿苋. 中国蔬菜[J]，2014(10)：84－85.
[2] 国家中医药管理局《中华本草》编委会. 中华本草[M]. 上海：上海科学技术出版社，1999.
[3] 李旭群，李曦，张奋鹏. 假马齿苋的组织培养. 植物生理学通讯[J]，2008，12(3)：1.
[4] Chakravarty A K，Sarkar T，Masuda K. Bacopaside Ⅰ and Ⅱ：two pseudojujubogenin glycosides from Baeopa monniera. Phytochemistry [J]. 2001，58(4)：553－556.
[5] 顾关云，蒋昱. 假马齿苋的化学成分、药理作用及改善认知功能的临床应用[J]. 国外医药(植物药分册)，2005(1)：6－10.

[6] Chakravarty AK, Garai S, M K. Bacopasides III-V: three new triterpenoid glycosides from Bacopa monniera [J]. Chem Pharm Bull [J],2003,51(2): 215-217.
[7] 黄云秀,阳明福.假马齿苋的化学成分和药理作用研究进展[J].中国新药杂志,2006,16(2): 5.
[8] Subha Rastogi, Raghwendra Pal, Dinesh K, Kulshreshtha. Bacoside A_3 Atriterpenoid saponin from Bacopa monniera [J]. Phytoche mistry, 1994,36(1): 133-137.
[9] Jain P, D K Kulshreshtha. Bacoside A 1, a minor saponin from Bacopa monniera [J]. Phytochemistry, 1993, 33(2): 449-451.
[10] Garai S, Mahato Sb, O K. Dammarane-type triterpenoid saponins from Bacopa monniera [J]. Phytochemistry,1995,42(3): 815-820.
[11] Garai S, Mahato Sb, O K. Bacopasaponin *D*-apseudoju jubogenin glycoside from Bacopa monniera [J]. Phytochemistry, 1996,43(2): 447-449.
[12] Mahato SB, Garai S, C AK. Bacopasaponin E and F: two jujubogenin bisdesmosides from Bacopa monniera [J]. Phytochemistry,2000,53(6): 711-714.
[13] Hou CC, Lin SJ, C JT. Bacopaside III, Baeopasaponin G, and Bacopasides A, B and C from Bacopa monniera [J]. J Nat Prod,2002,65(12): 1759-1763.
[14] Ahmed B, A Rahman. Bacosterol, a new 13, 14-seco-steroid and bacosine, a new triterpene from Bacopa monniera [J]. Indian Journal of Chemistry Section B,2000,39(8): 620-625.
[15] Chandel R, D Kulshreshtha, R Rastogi. Bacogenin-A 3: A new sapogenin from Bacopa monniera [J]. Phytochemistry, 1977,16(1): 141-143.
[16] 周耘.假马齿苋活性成分研究[D].上海: 上海医药工业研究院,2005.
[17] Chakravarty A K, T Sarkar, T Nakane, et al. New phenylethanoid glycosides from Bacopa monniera [J]. Chemical and pharmaceutical bulletin,2002,50(12): 1616-1618.
[18] 杨雪琼.假马齿苋中1新的13,14-断-甾体糖苷[J].国外医药(植物药分册),2007(1): 27.
[19] Roodenrys S, Booth D, B S. Chronic effects of Brahmi (Bacopa monnieri) on human memory [J]. Neuropsychopharmacology, 2002,27(2): 279-281.
[20] Das A, Shankera G, N C. A comparative study in rodents of standardized extracts of Bacopa monniera and Ginkgo biloba antieholinesterase and cognitive enhancing activities [J]. Pharm Biochcm Behavior, 2002,73(4): 893-900.
[21] 张嫡群,梅和珊,石晓伟.假马齿苋的生物活性及其临床研究[J].天然产物研究与开发,2007,2(6): 6.
[22] Singh Babita, Pandey Shivani, Rumman Mohammad, Mahdi Abbas Ali. Neuroprotective effects of Bacopa monnieri in Parkinson's disease model [J]. Metabolic brain disease, 2019, DoI:10.1007/S11011-019-00526-W.
[23] Tushar Dubey, Subashchandrabose Chinnathambi. Brahmi (Bacopa monnieri): An ayurvedic herb against the Alzheimer's disease [J]. Archives of Biochemistry and Biophysics, 2019, DoI:10.1016/i.abb2019.108153.
[24] Jamal Qazi Mohammad Sajid, Siddiqui Mughees Uddin, Alharbi Ali H, Albejaidi Fahad, Akhtar Salman, Alzohairy Mohammad A, Kamal Mohammad A, Kesari Kavindra Kumar. A computational study of natural compounds from Bacopa monnieri in the treatment of Alzheimer's disease [J]. Current pharmaceutical design, 2020, DoI: 10.2174/1381612826666200102142257.
[25] Sairam K, Dorababu M, Goel Rk. Antidepressant activity of standardized extract of Bacopa monniera in experimental models of depression in rats [J]. Phytomedicine, 2002,9(3): 207-211.
[26] Rai D, Bhatia G, P P. Adaptogenic effect of Bacopa monniera (Brahmi) [J]. Pharm Biochem Behavior,2003,75(4): 823-830.
[27] Sumathi T, Nayeem M, B K. Alcoholic extract of 'Bacopa monniera' reduces the in vitro effects of morrphine withdrawal in guinea-pig ileum [J]. J Ethnopharmacol,2002,82(2): 75-81.
[28] 乔卫.假马齿苋对吗啡降低的大鼠脑线粒体酶活性的保护作用[J].国外医药(植物药分册),2003,3(6): 2.
[29] Sumathy T, Govindasamy S, B K. Protective role of Bacopa monniera on morphine-induced brain mitochondrial enzyme activity in rats [J]. Fitoterapia,2002,73(5): 381-385.
[30] 史玉俊.假马齿苋中新三萜 Bacosine 的止痛作用[J].中草药,1998(5): 356.
[31] Shanker G, S HK. Anxiolytie profile of stan dardized Brahmi extract [J]. Indian J Pharmacol, 2000(32): 152.
[32] Bhattaeharya SK, Bhattaeharya A, K A. Antioxidant activity of Bacopa monniera in rat frontal cortex, striaturn and hippocampus [J]. Phytother Res,2000(14): 174-179.
[33] 刘晔,杨卓.假马齿苋可以改善癫痫间模型鼠的行为缺陷和海马脑区 GABA 的受体功能[J].天津医药,2011(39): 16-19.
[34] 周金辉,戴伟娟.假马齿苋的抗应激作用[J].国外医药・植物药分册,2004,12(3): 16-19.
[35] 蒋心瑞,吴安国,王龙,等.假马齿苋皂苷诱导 K562 细胞向巨核细胞分化的作用及相关基因调控机制[J].中药药理与临床,2019,35(5): 46-51.
[36] Dar A, C S. Calcium antagonistic activity of Bacopa mortniera on vascular and intestinal smooth muscles of rabbit and guinea-pig [J]. J Ethnopharmacology, 1999,66(2): 167-174.
[37] Sairam K, Rao CV, Babu MD, et al. Prophylactic and curative effects of Bacopa monniera in gastric ulcer models [J]. Phytomedicine, 2001,8(6): 423-430.
[38] Channa S, Dar A, Y M. Broncho-vasodilatory activity of fractions and pure constituents isolated from Baeopa monniera [J]. J Ethnopharmacol, 2003,86(1): 27-35.

[39] 石明健.假马齿苋对大鼠额叶皮质、纹状体和海马区的抗氧化活性/欧亚旋覆花对小鼠1型和2型T细胞免疫应答的调节作用[J].国外医药(植物药分册),2001,16(3)：121-122.
[40] Sinha J, Raay B, D N. Bacopasaponin C：critical evaluation of anti-leishmanial properties in various delivery modes [J]. Drug Deliv, 2002,9(1)：55.
[41] Kar A, P S, B S. Relative efficacy of three medicinal plant extracts in the alteration of thyroid hormone concentrations in male mice [J]. J Ethnopharmacol, 2002,81(2)：281-285.
[42] 程文明,李春如.假马齿苋对吗啡诱导的大鼠肝中毒的抑制作用[J].国外医药・植物药分册,2002(17)：2-5.
[43] 佚名.假马齿苋抗肿瘤活性的体外研究[J].中草药,1996(1)：61.
[44] Russo A, Borrelli F, Campisi A, et al. Nitric oxide-related toxicity in cultured astrocytes：effect of Bacopa monniera [J]. Life Sci, 2003,73(12)：1517-1526.
[45] 佚名.用假马齿苋提取物防治哺乳动物超重[J].国外医药(植物药分册),2006,21(4)：180.
[46] Stough C, Lloyd J, Clarke J, et al. The chronic effects of an extract of Bacopa monniera (Brahmi) on cognitive function in healthy human subjects [J]. Psychopharmacology (Berl), 2001,156(4)：481-484.

猫爪藤

猫爪藤为紫葳科猫爪藤属植物猫爪藤[*Macfadyena unguis-cati* (L.) A. Gentry]的全株。

猫爪藤为攀援藤本，常绿。茎纤细、平滑；卷须与叶对生，长1.5～2.5 cm，顶端分裂成3枚钩状卷须。叶对生，小叶2枚，长圆形，长3.5～4.5 cm，宽1.2～2 cm，顶端渐尖，基部钝。花单生或组成圆锥花序，花序轴长约6.5 cm，有花2～5朵，被疏柔毛；花梗长1.5～3 cm。花萼钟状，近于平截，长1.2～1.5 cm，直径约2 cm，薄膜质。花冠钟状至漏斗状，黄色，长5～7 cm，宽2.5～4 cm，檐部裂片5，近圆形，不等大。雄蕊4，两两成对，内藏。子房4棱形，2室，每室具多数胚珠。蒴果，长线形，扁平，长28 cm，宽8～10 mm；隔膜薄，海绵质。花期4月，果期6月(图32)。

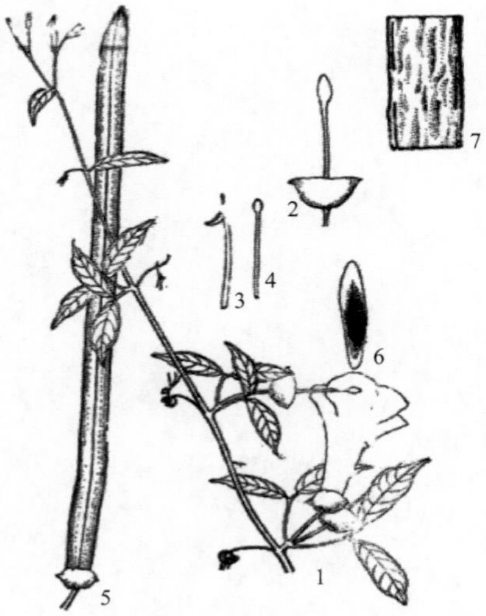

图32 猫爪藤

(引自《中国植物志》)

1. 花枝；2. 花萼和雌蕊；3. 雄蕊；4. 花柱和柱头；5. 果实；6. 种子；7. 隔膜

原产西印度群岛及墨西哥、巴西、阿根廷。我国广东、福建均有栽培，供观赏。据报道，该种在福建逸出野生[1,2]。

一、栽培

猫爪藤是多年生的木质藤本，茎的延伸速度较快，但是茎粗增长速度较慢。它较耐荫，能够潜伏生长在幽闭或森林茂密的地方，幼年植株的耐荫能力比成年植株强一些。尽管原产地为热带，但它能抗霜冻、抗旱，能够在多种类型的土壤中生长[3]。

二、化学成分

齐晓辉等[4]研究表明，猫爪藤中的化学成分主要以三萜类和黄酮类化合物为主，同时还含有香豆素类、挥发油类、有机酸类、甾醇类及醌类等化学成分。

（一）三萜类及甾体类

1981 年，Ferrari F 等[5]首次从猫爪藤根提取物中发现含有奎诺酸(quinovic acid，1)及其他的两种苷类成分，分别是奎诺酸-3-*O*-岩藻糖苷[3(*O*-fucosyl)-quinovic acid，2]和奎诺酸-3-*O*-葡萄糖苷[3-*O*-(glucosyl) quinovic acid，3]，这也是首次从紫威科植物当中发现含有皂苷类成分。此后的研究中，Joshi Krishna C 等[6]，Aboutab Ea 等[7]从猫爪藤中又陆续发现了 *β*-香树脂醇(*β*-amyrin，4)、羽扇豆醇(lupeol，5)和角鲨烯(squalene)等三萜类成分。此外，尚有 3*α*′-5-环-麦角甾-7，22-二烯-6-酮(3*α*′，5-cyclo-ergosta-7，22-dien-6-one，6)，*β*-谷甾醇(*β*-sitosterol，7)和 *β*-谷甾醇葡萄糖苷(*β*-sitosterylglucoside，8)等甾体及其苷类成分存在。

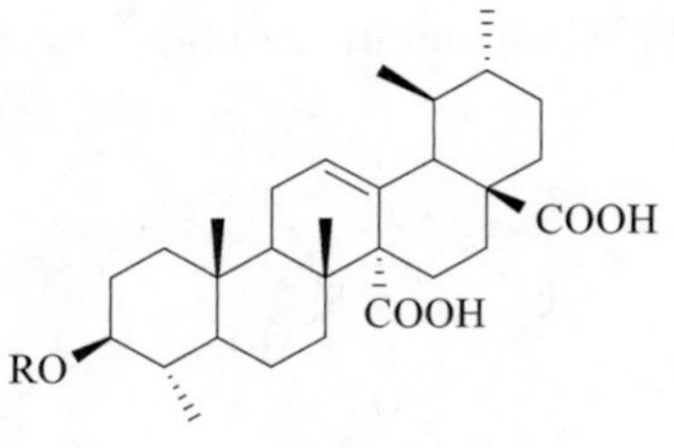

1. R=H
2. R=Fucose
3. R=Glucose

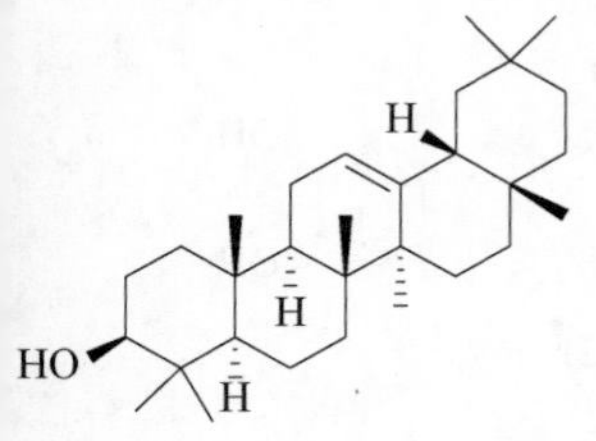

4

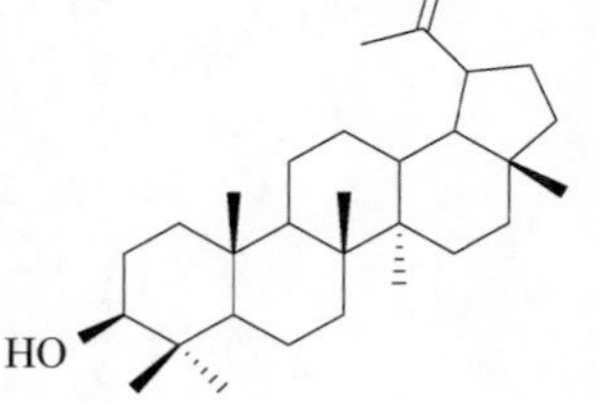

5

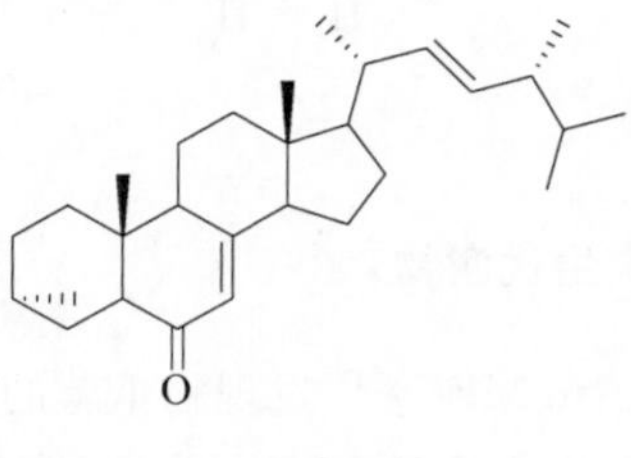

6

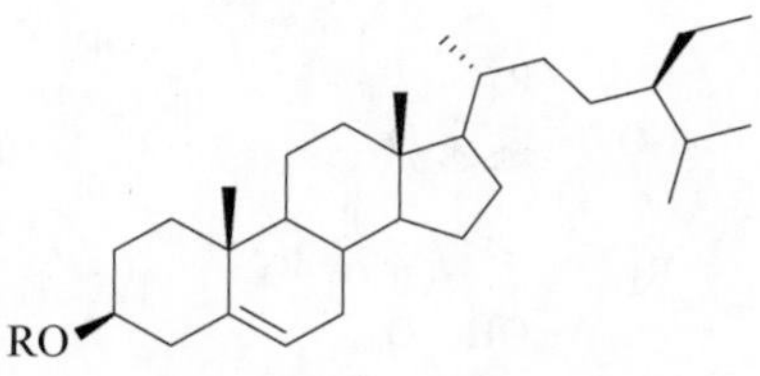

7. R=H
8. R=Glc

（二）黄酮及其苷类

迄今为止，Duarte DA 等[2]和 Besson E 等[8]从猫爪藤中发现的黄酮类成分主要有 flavone 和 flavonol 两种构型，且皆以成苷形式存在，既有氧苷也有碳苷。2000 年，Duarte DS 等[2]将猫爪藤植物地上部分分为叶片部分和枝藤部分，分别进行化学成分的分离和鉴定，从叶中分离到 corymboside[6-*α*-*L*-arabinopyranosyl-8-*β*-*D*-galactopyranosyl-5，7-dihydroxy-2-(4-hydroxyphenyl)-4*H*-1-benzopyran-4-one，9]和新西兰牡荆苷Ⅱ(vicenin Ⅱ，apigenin-6，8-di-C-glucoside，10)，两种成分皆为黄酮碳苷类化合物，后者在枝藤中也被分离到，该研究从枝藤中还分离到了槲皮苷(quercitrin，quercetin-3-*O*-rhamnoside，11)，此为黄酮氧苷化合物。2008 年，Aboutabl EA 等[9]又分离到 6-甲氧基芹菜素-7-*O*-葡萄糖苷(6，methoxy apigenin 7-*O*-glucoside，12)、6-甲氧基刺槐素-7-*O*-葡萄糖苷(6，methoxy，acacetin 7-*O*-glucoside，13)、8-甲氧基刺槐素-7-*O*-葡萄糖苷(8，methoxy，acacetin，7-*O* glucoside，14)、刺槐素-7-*O*-葡萄糖基-8-C-鼠李糖基-3-*O*-*α*-阿拉伯呋喃糖苷(acacetin，7-*O*-glucosyl，8-C rhamnosyl，3-*O*-*α*-arabino furanoside，15)、4′-*O*-甲基灯盏乙素-6-*O*-芹菜糖基半乳糖苷(4′-*O*-methyl scutellarin，6-*O* apiosyl-galactoside，16)和 4′-甲基-6-甲氧基山柰酚-7-*O*-8-C-二葡萄糖苷(4′-methyl，6-methoxy kaempferol，7-*O*，8-C diglucoside，17)等多种黄酮苷类成分。

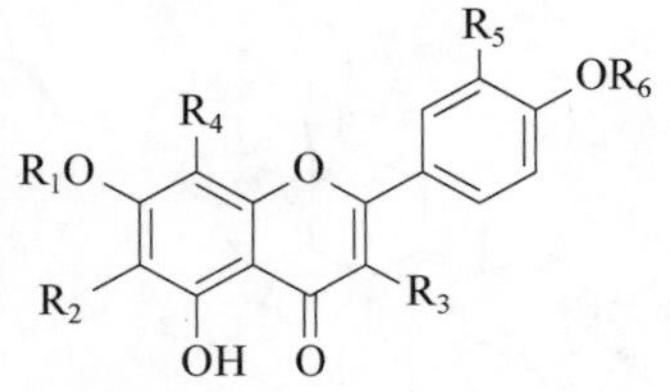

	R_1	R_2	R_3	R_4	R_5	R_6
9	H	C-Ara	H	C-Gal	H	H
10	H	C-Glu	H	C-Glu	H	H
11	H	H	*O*-Rha	H	OH	H
12	Glu	OMe	H	H	H	H
13	Glu	OMe	H	H	H	Me
14	Glu	H	H	OMe	H	Me
15	Glu	H	*O*-Ara	C-Rha	H	Me
16	H	*O*-Api-Gal	H	H	H	Me
17	Glu	OMe	OH	C-Glu	H	Me

（三）香豆素类

Hashem FA 等[10]发现猫爪藤中还含有香豆素类化合物，并于 2007 年从猫爪藤地上部分中分离鉴定了 2 种香豆草醚类(coumestan)成分，分别是 7-羟基-4′,5′-二甲氧基香豆草醚(coumestrol, 7-hydroxy, 4′,5′dimethoxycoumestan, 18)和 6-甲氧基-2-(4′-甲氧基-2′-羟苯基)-苯并呋喃-3-甲醛 [6-methoxy-2-(4′-methoxy-2′-hydroxyphenyl)-benzofuran-3-carbaldehyde, 19][10]

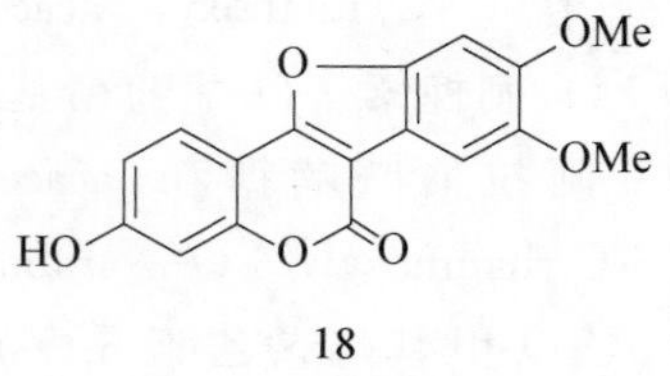

18

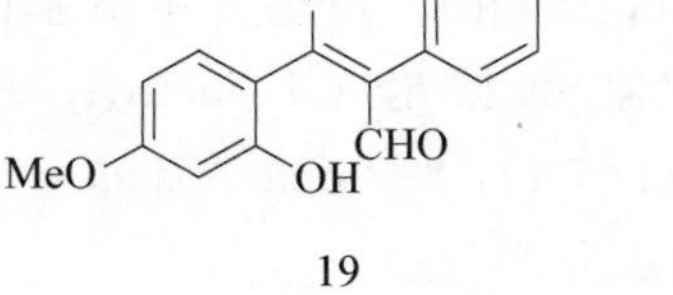

19

（四）挥发油及其他

2006 年，Aboutabl EA 等[7]采用 GC-MS 法从地上部分的挥发性成分中得到了 74 种化合物，鉴定了其中以正癸烷，植醇等为代表的 52 个化合物，从其石油醚提取物可皂化的部分中鉴定到了以甲酯形式存在的 21 种脂肪酸类。Joshi KC 等[6]在 1985 年首次从猫爪藤地上部分中分离到拉帕醇[lapachol, 2-Hy-droxy-3-(3-methyl-2-butenyl)-1,4-naphtha-oquinone, 20]和二十六烷醇(ceryl alcohol)等化学成分，其中拉帕醇为萘醌类成分，在紫葳科植物中存在较普遍[6]。此外，Duarte DS 等[2]还从猫爪藤枝藤部位分离到绿原酸(chlorogenic acid, 21)、异绿原酸(isochlorogenic acid)等咖啡酸酯类成分(caffeic esters)，此为苯丙素类化合物，另外还有生物碱类成分尿囊素(allantoin, 22)等。

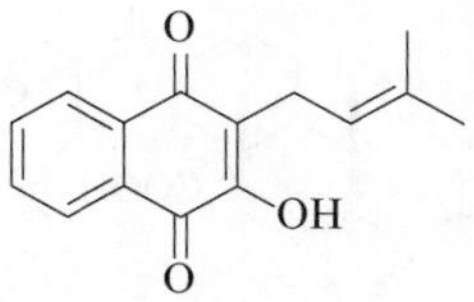

20

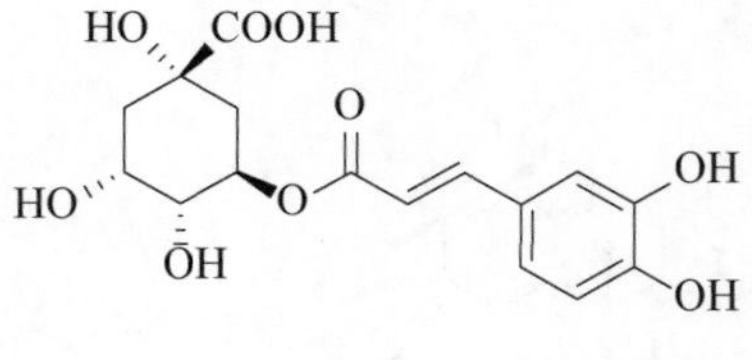

21

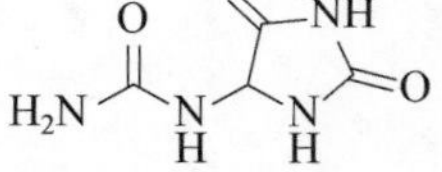

22

（五）次生代谢物

Heitzman ME 等[11]发现猫爪藤的化学成分，尤其是次生代谢物的研究在钩藤属植物中最为深入，从该属发现的很多次生代谢物（约 50 种）是从这种植物中分离到的。最受关注的为生物碱类物质，包括羟吲哚生物碱和吲哚生物碱[12~14]。嫩叶中总生物碱含量最高，但由于树皮和根中的生物碱更为独特，研究和应用则更为普遍。甾醇类物质包括 β-谷甾醇、豆甾醇、菜油甾醇[15]；多酚类物质如表儿茶酸、原花青素等[16]；种类繁多的三萜化合物如数十种诺酸苷[17]，最新发现的两种 19-羟基熊果酸型三萜、一种新的二氢咔啉型生物碱，两种去甲三萜糖苷等[18]；此外还有奎宁酸酯、鞣质、酚酸、咖啡酸、熊果酸等[19]。值得一提的是，由于生态环境、进化等方面的因素，猫爪藤中生物碱的种类和含量的差别很大。Keplinger K 等[20] 在野生环境下发现了两种化学型的猫爪藤，一种为主要含五环型羟吲哚生物碱的被称为五环型猫爪藤，也是目前市场上常见的品种；另一种是主要含四环型羟吲哚生物碱的四环型猫爪藤，这种被认为不具备典型猫爪藤的传统功效（如抗炎或增强免疫作用）。即使是同一化学型的猫爪藤，其生物碱含量及种类也会随植物传代、植株年龄、季节不同等因素发生较大的波动。

目前从猫爪藤中发现的次生代谢物名称及其发现部位列在表 25 中，其中一些重要成分的结构如下。现已发现的化合物有四五十个，化合物 13、14、17、18、28 和 32 的母核如下所示，化合物 36、37 的母核如下所示。

表 25　从猫爪藤中发现的次生代谢物

序号	英文名或分子式	中文名及备注
1	7α-acetoxydihydronomilin	7α-乙酸基二氢诺米林
2	akuammigine	阿枯米嗪碱（五环型吲哚生物碱）
3	caffeic acid	咖啡酸
4	campesterol	菜油甾醇
5	5α-carboxystrictosidine	5α-酸基异胡豆苷
6	cinchonain Ⅰa	原花青素的一种
7	cinchonain Ⅰb	原花青素的一种
8	C-8-(*S*)-7-deoxyloganic acid	C-8-(*S*)-7-去氧马钱子酸
9	(−)-epicatechin	(−)-表儿茶素
10	hirsuteine	去氢毛钩藤碱
11	hirsutine-*N*-oxide	毛钩藤碱-*N*-氧化物
12	hirsutine	毛钩藤碱
13	mitraphylline	帽柱叶碱
14	isomitraphylline	异帽柱叶碱
15	oleanolic acid	齐墩果酸（五环三萜类物质）
16	phenolic acid	酚酸
17	pteropodine (uncarine C)	翅果定碱（台钩藤碱 C）
18	isopteropodine (uncarine E)	异翅果定碱（台钩藤碱 E）
19	rhynchophylline	钩藤碱（四环型羟吲哚生物碱）
20	rhynchophylline-*N*-oxide	钩藤碱-*N*-氧化物

（续表）

序号	英文名或分子式	中文名及备注
21	isorhynchophylline	异钩藤碱（四环型羟吲哚生物碱）
22	isorhynchophylline-*N*-oxide	异钩藤碱-*N*-氧化物
23	rhynchophine	6′-阿魏酸基喜果苷
24	rotundifoline	圆叶帽柱木碱
25	isorotundifoline	异圆叶帽柱木碱
26	*β*-sitosterol	*β*-谷甾醇
27	stigmasterol	豆甾醇
28	speciophylline (uncarine D)	丽叶碱（台钩藤碱 D）
29	strictosamide	异长春花苷内酰胺
30	3,4-dehydro-5(*S*)-5-carboxystrictosidine	3,4-脱氢-5(*S*)-5-羧基异胡豆苷
31	trifolin	三叶豆苷（山柰酚-3-*O*-*β*-*D*-半乳糖苷）
32	uncarine F	台钩藤碱 F
33	uncarine F-*N*-oxide	台钩藤碱 F-*N*-氧化物
34	ursolic acid	熊果酸（五环三萜类化合物）
35	3β,6β,19*α*-trihydroxy-23-oxo-urs-12-en-28-oic acid	熊果酸型五环三萜（发现近十种类似物）
36	quinovic acid-3*β*-*O*-*β*-*D*-quinovopyranosyl-(28→1)-*β*-*D*-glucopyranosyl ester	奎诺酸苷衍生物（发现近四种类似物）
37	quniovic acid-3*β*-*O*-*β*-*D*-fucopyranosyl-(27→1)-*β*-*D*-glucopyranosyl ester	奎诺酸苷衍生物（发现近十种类似物）
38	tetrahydroalstonine	四氢鸭脚木碱（五环型吲哚生物碱）
39	tomentosides A	焦奎诺酸糖苷（一种去甲三萜糖苷）
40	tomentosides B	焦鸡纳酸糖苷（一种去甲三萜糖苷）
41	vallesiachotamine	一种类单萜吲哚生物碱
42	vincoside lactam	长春苷内酰胺（喜果苷）

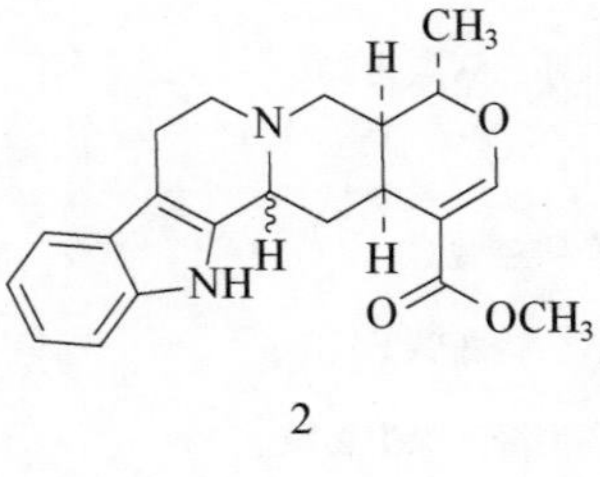

2

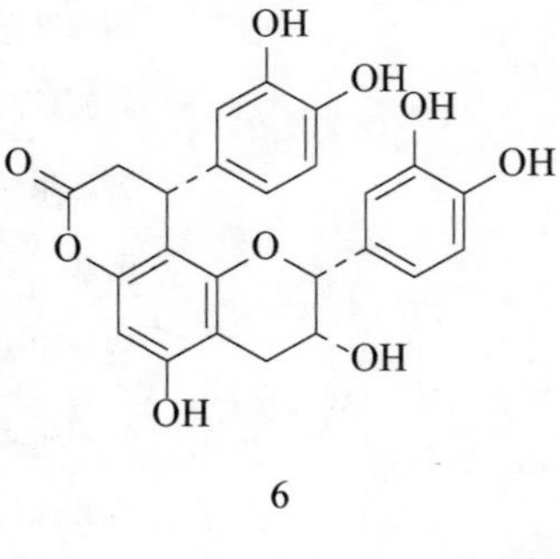

6

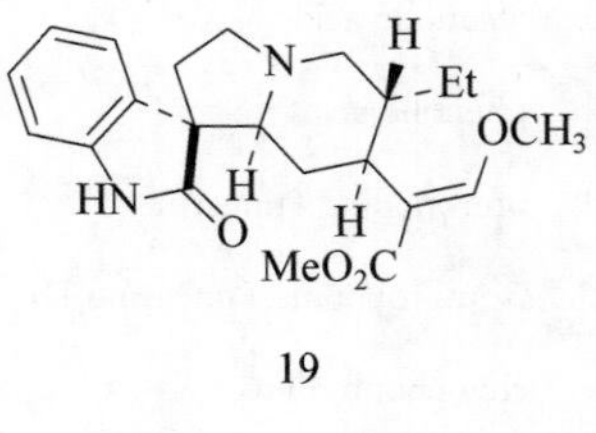

19

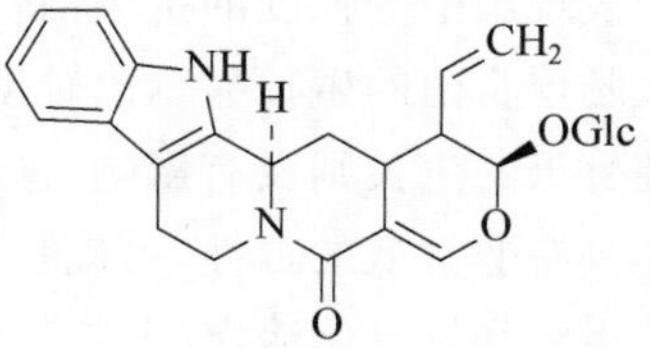

29

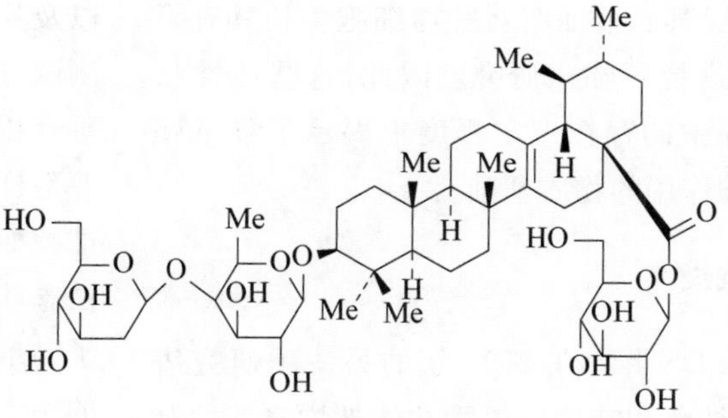

39

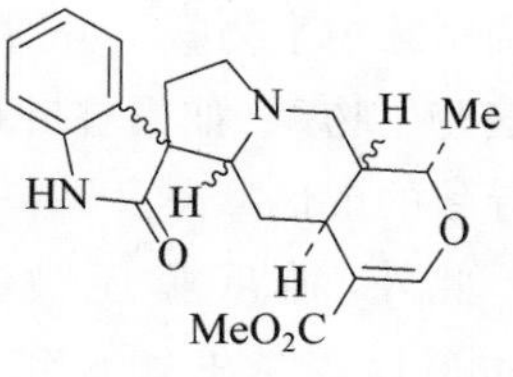

A

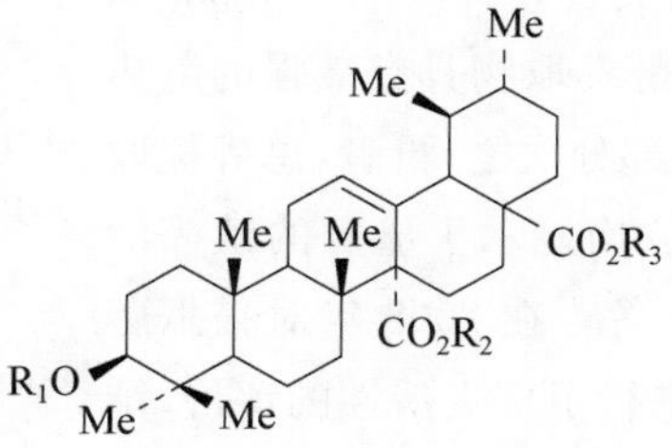

B

三、 药理作用

猫爪藤在热带美洲的许多国家民间广泛用作草药，用于医治如毒蛇咬伤[21]、痢疾、炎症和风湿病等病症[22]。此外，也有报道其被用在性病治疗上，如秘鲁等南美国家民间的人们将采摘的整株猫爪藤经过轻微的蒸煮后服用，改善男性性功能和治疗不育等[5]。猫爪藤尚可作为奎宁替代品而用于对抗疟疾，还能够用于有毒植物如马疯木(*Hippomane mancinella* L.)引起的皮肤炎症的治疗等[5]，这些民间应用显示了猫爪藤具有非常高的药用价值。

(一) 抗原生动物

2000 年，Duarte DS 等[2]研究表明，猫爪藤叶片粗提物的氯仿分离部位在浓度为 100 μg/ml 时对克鲁氏锥虫的锥鞭毛体形成即具有抑制作用，并推测该活性可能归因于从中分离到的黄酮类成分 vicenin-2，同时该部位对卤虫也具有毒性[LC_{50}为(85.0±12.3)μg/ml]，表明猫爪藤具有显著的抗原生动物活性，提示对由克氏锥虫寄生引起的 Chagas 病(也称美洲锥虫病)将具有治疗作用。

(二) 抗肿瘤

猫爪藤中含有具抗肿瘤作用的活性物质。Duarte DS 等利用马铃薯切片肿瘤诱导法对猫爪藤地上枝藤、叶片粗提物和纯化得到的成分进行抗肿瘤活性研究，枝藤在 LC_{50} 浓度时抑制冠瘿瘤生长达(14.4±1.2)%，而从中分离到的化学成分 lapachol 介导的抑制率达到(64.0±0.5)%，其 $LC_{50/100}$ 为 0.16 μg/ml，表明猫爪藤具有抗肿瘤活性[2]。Aboutabl EA 等在 2008 年的研究发现猫爪藤地上部分粗提物仅对受试各细胞株中的肺癌细胞有中等强度毒性[9]，分析认为这可能是由于活性物质在粗提物中含量较低或粗提物中其他物质干扰的缘故造成的，另外也可能存在选择性的抗肿瘤作用。研究表明，lupeol 可通过抑制 Ras 信号通路来诱导人胰腺癌细胞的凋亡[23]。许多研究发现，Lapachol 存在于紫葳科植物中较多见,其已被证明对肿瘤细胞生长具有阻断作用,并进行了临床研究。因此,这些活性物质在猫爪藤中的存在一定程度上揭示了猫爪藤具有抗肿瘤作用的物质基础。

(三)抗炎

Duarte DS 等[2]在 2000 年的另一项研究表明,猫爪藤枝藤和叶片粗提物在体外均显著抑制 5-脂氧合酶和环氧合酶活性,提示这与该植物的抗炎作用具有部分相关性。2006 年,Aboutabl EA 等[7]研究揭示了总醇提取物具有最强的解热作用,其乙酸乙酯分离部分次之;再者,总醇提取物以及香豆素包含部位均显示了显著的镇痛活性;此后,Aboutabl EA 等[9]在 2008 年对猫爪藤地上部分不同提取物进行了抗炎活性的评价,结果亦显示乙醇粗提物对水肿消除效果最明显,达 51.67%,其次是利用索氏提取获得氯仿提取物,消除率 41.97%,相对于阳性药物吲哚美辛(64.21%)的效价分别为 80.47%和 65.36%,结果得出这与猫爪藤被用于民间药物治疗炎症和风湿病的报道相一致。

(四)抗氧化

Hashem FA 等[10]在 2007 年利用索氏提取方法对猫爪藤地上部分的风干粉末进行分部位连续提取,依次分别获得了石油醚提取物、氯仿提取物和乙醇提取物,另外又通过 80%乙醇渗漉提取,碱化乙醚萃取,再经酸化乙醚萃取,并结合化学分析方法鉴定得到了包含香豆素的提取部分,通过考察对 DPPH 自由基的抑制能力来评价不同提取物的抗氧化活性。结果发现香豆素包含部分表现出了最强的清除自由基能力,与阳性对照维生素 C(95.4%)相比,其抑制率达 93.9%,因此确定了猫爪藤具有显著的抗氧化作用。

(五)抗菌

Hashem FA 等[10]还对猫爪藤各部分提取物以及其 80%总乙醇提取物进行了抗菌活性生物测试,抗菌谱分析表明,与阳性抗菌药物氨苄青霉素相比,猫爪藤各提取物对革兰阳性菌如蜡样芽孢杆菌表现出中等强度的抗菌活性;对革兰阴性菌如大肠埃希菌的生长显示出轻度抑制;而对白念珠菌酵母的生长则没有影响,这些结果提示了猫爪藤具有非常低的毒性,可以长时间大剂量的用于抗炎症和抗氧化治疗。

(六)其他

Abdel-Fattah 等[24]通过被动回避试验检测了猫爪藤中生物碱组分对小鼠健忘症的作用,发现这些生物碱(如帽柱叶碱)能改善由抗胆碱能剂导致的记忆障碍。

此外,猫爪藤还被报道具有抗虫活性。Castillo L 等[25]在 2009 年的研究表明,*Epilachna paenulata* Germar、*Rhopalosiphum padi* L.、*Spodoptera littoralis* Boisduval 和 *Myzus persicae* Sulzer 等受试 4 种有害昆虫对猫爪藤叶片乙醇索氏提取物处理的食料均具有不同程度的拒食性,而对益虫 *Apis mellifera* L. 则没有影响。

四、毒理研究

20 世纪 70 年代开展的对猫爪藤的急性毒性分析中,金文闻等[26]发现五环型猫爪藤根的水提取物冻干粉(每克含 35 mg 五环羟吲哚生物碱)的 LD_{50} 大于 16 g/kg;猫爪藤根的酸性水提取物(每克含 7.5 mg 羟吲哚生物碱)按照 1 g/kg 剂量给大鼠连续口服 28 天证明是无毒的;Sandoval M 等[27]采用毒性测定法对猫爪藤进行急性毒性测定,发现在其水提物质量浓度超过 100 μg/ml 时对明亮发光杆菌不产生毒性。Wurm M[19]在 Ames 致突变检测试验中,猫爪藤提取物冻干粉每皿最大剂量 5 000 μg,各剂量组均未显示致突变作用[19]。Aimi N 等[18]进行系统的体外毒性实验也表明猫爪藤是无毒的。

巴西学者 Duarte DS 等[2]在 2000 年通过盐水虾的致死性生物测定法对猫爪藤粗提物、各分离部位和纯化到的物质进行了毒性评价，猫爪藤地上枝藤粗提物对卤虫(*Artemia salina*)的 LC_{50} 为(713.6±14.3)μg/ml，被视为有毒性，而猫爪藤地上叶片部位粗提物和它的水溶性部位的 LC_{50} 分别为(2 288.4 ± 61.3)μg/ml 和(1 510.0±97.3)μg/ml，被认为没有毒性；来自猫爪藤叶片的氯仿萃取部分的正己烷分离部分和甲醇分离部分显示了高的毒性；特别是从猫爪藤枝藤部位纯化得到的 lapachol 对卤虫显示了高的毒性，其 LC_{50} 达到了 16.7±0.9 μg/ml。

参考文献

[1] 中国科学院中国植物志编辑委员会. 中国植物志[M]. 北京：科学出版社，1990.
[2] Duarte D, M Dolabela, C Salas, et al. Chemical Characterization and Biological Activity of Macfadyena unguis-cati (Bignoniaceae)[J]. Journal of pharmacy and pharmacology, 2000,52(3): 347 - 352.
[3] 卢昌义，张明强. 外来入侵植物猫爪藤概述[J]. 杂草科学，2003(4): 46 - 48.
[4] 齐晓辉，童庆宣，明艳林. 紫威科植物猫爪藤化学成分与生物活性研究进展[J]. 天然产物研究与开发，2012,24(6): 838 - 842.
[5] Ferrari F, d C I Kiyan, F Delle Monache, et al. Quinovic acid glycosides from roots of Macfadyena unguis-cati [J]. Planta medica, 1981,43(1): 24 - 27.
[6] Joshi K C, P Singh, M C Sharma. Quinones and other constituents of Markhamia platycalyx and Bignonia unguiscati [J]. Journal of natural products, 1985,48(1): 145.
[7] Aboutab E, F Hashem, A Sleem, et al. Phytochemical and Bioactivity Investigations of Macfadyena unguis-cati L. (Bignoniaceae) [J]. Plant Products Research Journal, 2010,14(1): 19 - 27.
[8] Besson E, A Dombris, J Raynaud, et al. Corymboside, nouvelle di-C-glycosylflavone des racines de Carlina corymbosa [J]. Phytochemistry, 1979,18(11): 1899 - 1900.
[9] Aboutabl E, F A Hashem, A Sleem, et al. Flavonoids, anti-inflammatory activity and cytotoxicity of Macfadyena unguis-cati L. African Journal of Traditional [J]. Complementary and Alternative Medicines, 2008,5(1): 18 - 26.
[10] Hashem F, E Aboutabl, M Moharam, et al. Macfadyena unguis-cati (L.) A. Gentry, a source of free radical scavenger coumestrol [J]. Canadian Journ. of Pure and Applied Sciences, 2007(1): 9 - 13.
[11] Heitzman M E, C C Neto, E Winiarz, et al. Ethnobotany, phytochemistry and pharmacology of Uncaria (Rubiaceae) [J]. Phytochemistry, 2005,66(1): 5 - 29.
[12] Laus G, D Brössner, K Keplinger. Alkaloids of peruvian Uncaria tomentosa [J]. Phytochemistry, 1997,45(4): 855 - 860.
[13] Muhammad I, I A Khan, N H Fischer, et al. Two stereoisomeric pentacyclic oxindole alkaloids from Uncaria tomentosa: uncarine C and uncarine E. Acta Crystallographica Section C [J]: Crystal Structure Communications, 2001, 57(4): 480 - 482.
[14] Wagner H, B Kreutzkamp, K Jurcic. Alkaloids from Uncaria tomentosa and their phagocytosis enhancement effect [J]. Planta Med, 1985(5): 419 - 423.
[15] Senatore A, A Cataldo, F Iaccarino, et al. Phytochemical and biological study of Uncaria tomentosa [J]. Bollettino della Societa italiana di biologia sperimentale, 1989,65(6): 517 - 520.
[16] Wirth C, H Wagner. Pharmacologically active procyanidines from the bark of Uncaria tomentosa [J]. Phytomedicine, 1997,4(3): 265 - 266.
[17] Yépez A M, O L de Ugaz, C M Alvarez, et al. Quinovic acid glycosides from Uncaria guianensis [J]. Phytochemistry, 1991,30(5): 1635 - 1637.
[18] Aimi N, K Likhitwitayawuid, J Goto, et al. Triterpenoidal constituents of Uncaria florida Vidal [J]. Tetrahedron, 1989, 45(13): 4125 - 4134.
[19] Wurm M. UNA DE GATO Cat's Claw [J]. Planta Med, 1998,64(8): 701 - 704.
[20] Keplinger K, G Laus, M Wurm, et al. Uncaria tomentosa (Willd.) DC. — ethnomedicinal use and new pharmacological, toxicological and botanical results [J]. Journal of ethnopharmacology, 1998,64(1): 23 - 34.
[21] Houghton P J, I M Osibogun. Flowering plants used against snakebite [J]. Journal of ethnopharmacology, 1993,39(1): 1 - 29.
[22] PioCorrea M. Dicionario das plantas lcis do Brasil e das Exoticas cultivadas. Zmprensa Nacional, Ministerio da Agricultura, IBDF [J], Rio de Janeiro, Brasil, 1978(6): 1926 - 1954.
[23] Saleem M, S Kaur, M-H Kweon, et al. Lupeol, a fruit and vegetable based triterpene, induces apoptotic death of human pancreatic adenocarcinoma cells via inhibition of Ras signaling pathway [J]. Carcinogenesis, 2005,26(11): 1956 - 1964.
[24] Abdel-Fattah M A F, K Matsumoto, K Tabata, et al. Effects of Uncaria tomentosa total alkaloid and its components on experimental amnesia in mice: elucidation using the passive avoidance test [J]. Journal of pharmacy and pharmacology,

2000,52(12)：1553－1561.

[25] Castillo L，A González-Coloma，A González，et al. Screening of Uruguayan plants for deterrent activity against insects [J]. Industrial crops and products，2009,29(1)：235－240.

[26] 金文闻,沈建林,余龙江.南美药用植物猫爪藤的化学成分与药理作用[J].国外医药(植物药分册)，2006(6)：6.

[27] Sandoval M，N Okuhama，X-J Zhang，et al. Anti-inflammatory and antioxidant activities of cat's claw (Uncaria tomentosa and Uncaria guianensis) are independent of their alkaloid content [J]. Phytomedicine，2002,9(4)：325－337.

蒌 叶

蒌叶(*Piper betle* L.)为胡椒科胡椒属植物，又名蒟酱(《汉书》《中药大辞典》《中华本草》)，蒟子(《广志》)，土荜茇(《食疗本草》)，大荜茇(《成都县志》)，蒟青、槟榔蒟(《岭南草药志》)，青蒌、香荖(《广东中草药》)，芦子(《云南中草药选》)。以全株或茎、叶入药。

蒌叶为攀援藤本。枝稍带木质，直径 2.5～5 mm，节上生根。叶纸质至近革质，背面及嫩叶脉上有密细腺点，阔卵形至卵状长圆形，上部的有时为椭圆形，长 7～15 cm，宽 5～11 cm，顶端渐尖，基部心形、浅心形或上部的有时钝圆，两侧相等至稍不等，腹面无毛，背面沿脉上被极细的粉状短柔毛；叶脉 7 条，最上 1 对通常对生，少有互生，离基 0.7～2 cm 从中脉发出，余者均基出，网状脉明显；叶柄长 2～5 cm，被极细的粉状短柔毛；叶鞘长约为叶柄的 1/3。花单性，雌雄异株，聚集成与叶对生的穗状花序。雄花序开花时几与叶片等长；总花梗与叶柄近等长，花序轴被短柔毛；苞片圆形或近圆形，稀倒卵形，近无柄，盾状，直径 1～1.3 mm；雄蕊 2 枚，花药肾形，2 裂，花丝粗，与花药等长或较长。雌花序长 3～5 cm，于果期延长，直径约 10 mm；花序轴密被毛；苞片与雄花序的相同；子房下部嵌生于肉质花序轴中并与其合生，顶端被绒毛；柱头通常 4～5，披针形，长约 0.6 mm，被绒毛。浆果顶端稍凸，有绒毛，下部与花序轴合生成一柱状、肉质、带红色的果穗。花期 5～7 月[1](图 33)。

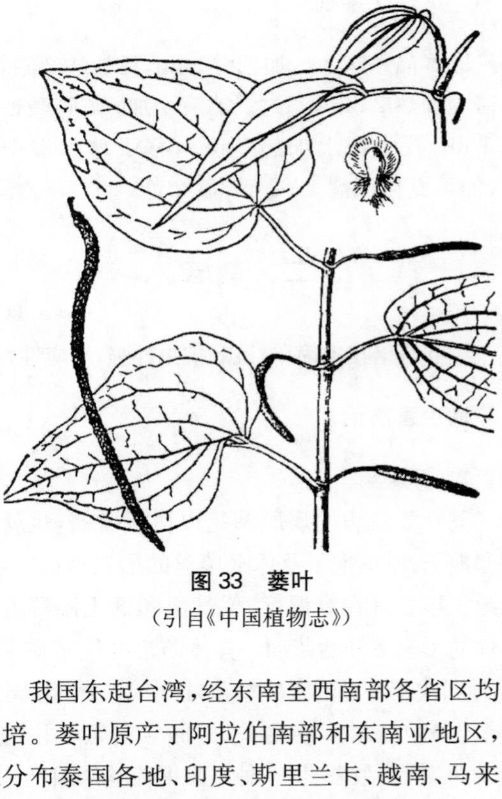

图 33 蒌叶

(引自《中国植物志》)

我国东起台湾，经东南至西南部各省区均有栽培。蒌叶原产于阿拉伯南部和东南亚地区，广泛分布泰国各地、印度、斯里兰卡、越南、马来西亚、印度尼西亚、菲律宾及马达加斯加。

一、生药鉴别

(一) 性状鉴别

果穗呈弯曲半圆柱形，由许多小浆果聚合而

成，长 3～12 cm。表面黑褐色，有凹凸不平的突起，切面淡棕色，具明显圆形种粒痕迹，有穗梗。质硬而脆，断面黄棕色或棕黑色，周围可见红棕色的种粒。气芳香，味辛辣[2]。

（二）显微鉴别

中果皮为类圆形细胞，排列疏松，有大型油室散在，内侧为一列排列之争其的类方形油细胞。种皮由二层排列紧密的方形或长方形细胞组成，壁呈黄棕色，外层色较深，富油质。胚乳细胞富含油滴及淀粉粒。

（三）理化鉴别

取本品粉末 1 g，加乙醇 5 ml，稀盐酸 2 滴，置水浴上加热 2 min，滤过。滤液中加 3%碳酸钠溶液 1 ml，置水浴上加热 3 min，移于冰水浴中冷却，加重氮化试剂 1～2 滴，显红色。

二、栽培

蒌叶栽培技术简单，抗病抗虫性强，适应性好。

病虫害防治

1. 蒌蔫病

蒌叶蒌蔫病的病原菌是以休眠状态，也就是以卵孢子、厚垣孢子及休眠菌丝的形式潜伏的，直到第二年 2 月在高湿度、低气温和低土温等外界条件的影响下开始萌动。具体防治办法是在当年 10 月到次年 2 月的寒冷季节，选定 30 天间隔地施用 0.5%的波尔多液或 0.2%的含铜氯氧化物溶液或 0.2%的敌菌丹（一种三氯甲硫基杀菌剂），用量为每穴（两株）0.5 L 或每 6 m^2 30 L 溶液[3]。

2. 细菌性疫病

研究人员以新鲜病叶、病蔓作为病害标本。在 NA 培养基上用划线分离法分离得到菌株，经过烟草过敏性反应测定和柯赫氏法则验证为致病菌株。叶片受侵染后，感病初期感病部位出现黄色近圆形小斑点，中央有褐色小点，病斑周围出现褪绿晕圈。随着病菌的扩展，褪绿晕圈变黄，近圆形病斑中央的近圆形黑褐色变成不规则黑褐色斑块。病情严重的叶片病斑连成一片，病叶变黄萎蔫，甚至枯死。空气湿度大时，病斑周围出现水渍状斑，病斑背面产生黄色菌脓。蔓受侵染后，表现出暗绿色斑点后扩大成褐色长条形或线形条纹，病情严重的蔓变黑。显微镜检查病叶和病蔓的病健交界处有明显的喷菌现象。遵循柯赫氏法则，通过对菌株的致病性测定，根据病原菌的菌落色泽、菌体形态、染色反应，可确认为黄单胞菌属细菌。侵染蒌叶病原菌的细菌学性状与黄单胞菌属（*Xanthomonas*）细菌种的鉴别性状中的（*Xanthomonas campestris*）细菌学性状基本相符，通过寄主范围测定，可将该病原菌鉴定为甘蓝黄单胞菌蒌叶致病变种[4]。

三、化学成分

蒌叶中的化学成分主要包括神经酰胺类、酰胺生物碱类、三萜类、木脂素类、黄酮类以及甾醇类化合物。

（一）蒌叶茎化学成分

有研究人员黄相中等[5]首次从蒌叶中分离得到 3 种新的化合物，并分别鉴定为：1-*O*-十六碳酰基甘油酯（1-*O*-hexanoyl-glycerolesterl）（1）、1-*O*-*β*-*D*-半乳糖-(6→1)-*α*-*D*-半乳糖-2,3-*O*-十六烷酸甘油二酯（1-*O*-*β*-*D*-galactosyl-(6→1)-*α*-*D*-galactosyl-2, 3-dihexa-decanoylglycerol）（2）、poke-weed cerebroside(3)。他们[6]目前又从蒌叶茎乙酸乙酯部分中分离得到 10 个化合物，包括 8 个生物碱和 2 个木脂素，所有化合物均为首次从该植物中分离得到。这几种化合物分别是胡椒碱（piperine）、墙草碱（pellitorine）、Nisobutyl-2*E*，4*E*-dodecadien-amide、dehydropipernonaline、piperd-ardine、piper-olein-B、guineensine、(2*E*，4*E*)-*N*-isobutyl-7-(3′,4′-methylenedioxyphenyl)-2,4-heptadien-amide、丁香脂素-*O*-*β*-*D*-葡萄糖苷（syringaresinol-

O-*β*-*D*-glucopyranoside)、松脂素(pinoresinol)。

(二)挥发油

从成分上看，蒌叶富含挥发油，内含胡椒酚(chavicol 7.20 ～ 16.70%)、蒌叶酚(chavicol 2.7%～6.20%)、烯丙基焦性儿茶酚(propenyl pyrocatechol 9.60%)、香荆芥酚(carvacrol 2.2%～5.60%)、丁香油酚(eugenol 26.80%～42.50%)、对-聚伞花素(*β*-cymene)、1,8-桉叶素(1,8-cineole 2.40% ～ 8.80%)、丁香油酚甲醚(eugenol methylether 4.20%～15.8%)、石竹烯(caryophyllene 3.00% ～ 9.80%)、杜松烯(cadinene 2.4% ～ 8.8%)、荜澄茄烯、未定倍半萜等，以及多种游离氨基酸、抗坏血酸、苹果酸、草酸、葡萄糖、果糖、麦芽糖、葡萄糖醛酸等营养成分，每百克含铁 25 mg[7]。

蒌叶精油主要成分为酚类化合物，占精油总百分含量达到 72% 如：乙酰基丁香酚(acetyl eugenol) 31.768%、反式异丁香酚(trans-isoeugenol)28.322%、乙酸对烯丙基苯酚(4-allyl phenyl acetate)8.053%、对烯丙基苯酚(又称黑椒酚 chavicol)1.994%、甲基丁香酚(methyl eugenol)0.734%、顺式-异丁香酚(cis-isoeugenol)0.617%、龙蒿脑(又称甲基黑椒酚 estragole)0.296%、醇类化合物有甲位杜松醇(*α*-cadinol)2.436%、对孟-3-烯-9-醇(*p*-menth-3-en-9-ol)1.466%、芳樟醇(linalool)0.875%、绿花白千层醇(viridiflorol)1.494%、萜烯化合物包括大根香叶烯-d(germacrene-d)2.917%、*β*-石竹烯(*β*-caryophellene)3.063%、*α*-紫穗槐烯(*α*-amorphene)2.52%、*δ*-杜松烯(*δ*-cadinene)1.841%、*α*-律草烯(*α*-humulene)1.035%、喇叭茶烯(lendene)0.96%、双杯大根香叶烯(bicyclogermacrene)0.963%及 1,8-桉叶素(1,8-cineole)，等等。

朱芸等[8]从云南保山地区取得蒌叶叶子进行化学成分的研究，从其乙酸乙酯提取部位分离得到 9 个化合物，分别是 halicercbroside(Ⅰ)、4-丙烯基-苯邻二酚(Ⅱ)、胡椒亭(Ⅲ)、胡椒碱(Ⅳ)、胡椒次碱(Ⅴ)、*N*-isobutyl-2*E*, 4*E*-octadienamide(Ⅵ)、*β*-香树脂醇(Ⅶ)、*β*-谷甾醇(Ⅷ)和胡萝卜苷(Ⅸ)。

Ⅰ～Ⅶ的化学结构式如下。

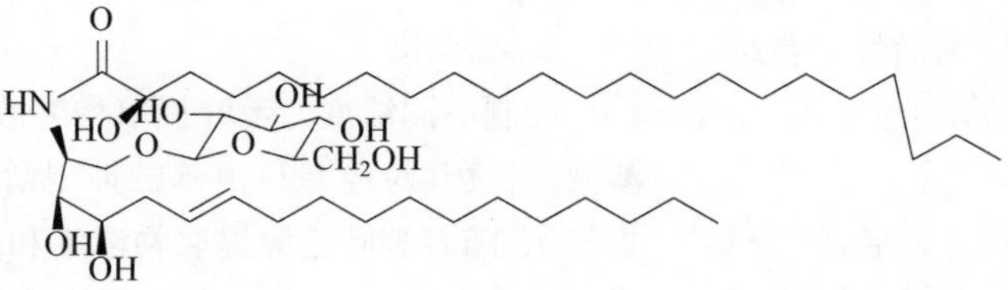

化合物Ⅰ

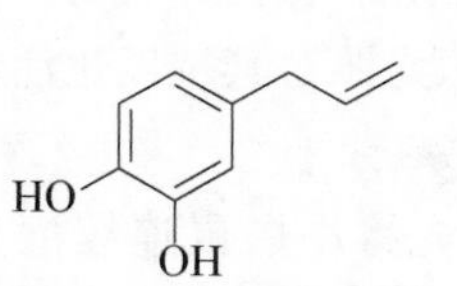

化合物Ⅱ

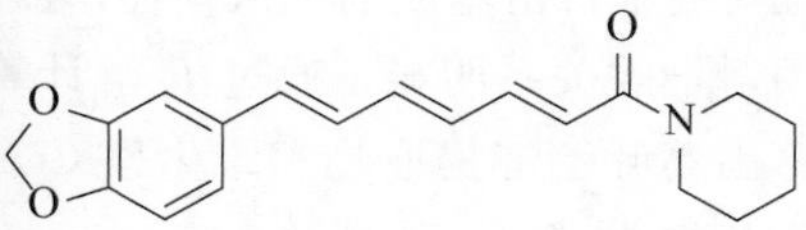

化合物Ⅲ

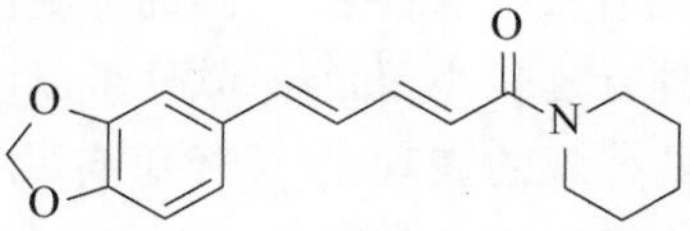

化合物Ⅳ

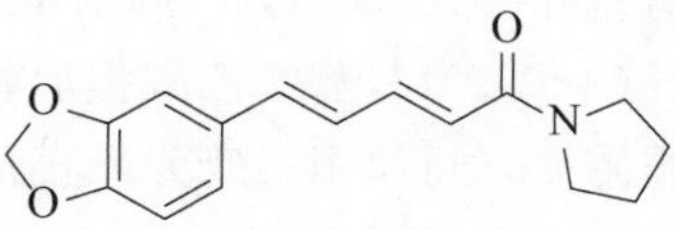

化合物Ⅴ

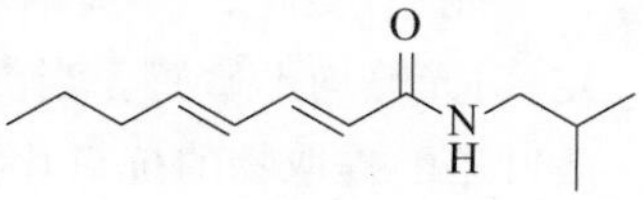

化合物Ⅵ

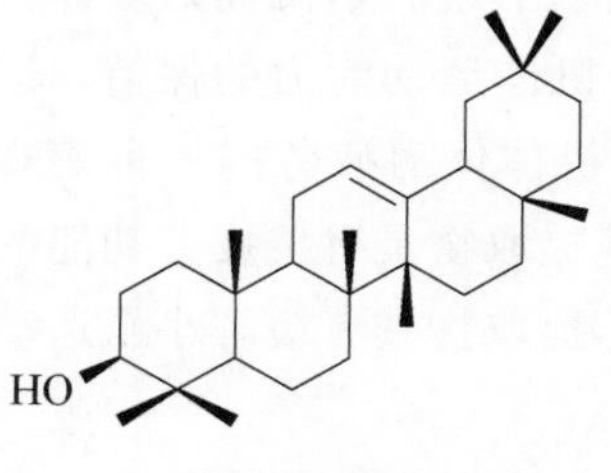

化合物Ⅶ

（三）微量元素

研究学者王呈文等[9]通过用浓硝酸微波消解处理样品，火焰原子吸收光谱法测定蒌叶中Mg、Ca、K、Cu、Pb、Cr、Cd、Zn、Mn和Ni 10种微量元素的含量。这说明蒌叶样品中富含人体必需的微量元素，这些微量元素对人体的健康有着重要的作用，一旦缺乏就会降低机体的免疫功能，内分泌和神经系统结构和功能遭到破坏从而产生各种疾病。蒌叶样品中Pb元素含量偏高，可能与野生蒌叶的生长背景土壤中Pb含量过高有关系。

四、药理作用

（一）抗氧化、抗疲劳

有研究学者以小白鼠为研究对象，从运动耐力学和生化指标两方面，考察蒌叶乙醇提取物的抗疲劳活性；用H_2O_2-鲁米诺化学发光体系测定蒌叶乙醇提取物对羟自由基的抑制作用，确定其半数抑制浓度，同时以清除OH^-的活性为指标，考察温度、光照对其抗氧化活性的影响[11]。

1. 抗疲劳

实验先将小白鼠连续灌胃15天后，进行负重游泳实验，结果表明，各剂量组小鼠游泳时间均比对照组延长，低剂量组与对照组值相比有显著差异（$p<0.05$），中、高剂量组均有极显著性差异（$p<0.01$），蒌叶乙醇提取物具有延长小鼠负重游泳时间作用。疲劳最直接最客观的表现是运动耐力的下降，在运动中，机体运动能力的降低是由于体力性疲劳的出现所致，因而延缓体力性疲劳的出现有助于机体运动能力的保持。运动耐力的提高是缓解机体体力疲劳的一种宏观表现，是认定蒌叶乙醇提取物具有抗疲劳功能的必要条件，即蒌叶乙醇提取物具有缓解小鼠运动疲劳的作用。

第2组相同预处理的小鼠做运动后全血乳酸含量的测定。结果中、高剂量组小鼠运动前后3个时间点血乳酸曲线下面积与阴性对照组值相比均有极显著差异（$p<0.01$），表明蒌叶乙醇提取物具有降低小鼠运动后血乳酸曲线下面积的作用。乳酸堆积是机体疲劳的原因之一，在肌肉收缩初始和剧烈收缩时，会产生大量乳酸，使肌肉中乳酸浓度上升，pH下降，导致疲劳发生。减少乳酸的生成或加快其清除速率均能增强抗疲劳作用。

第3组相同预处理的小鼠做运动后血清尿素氮含量的测定。结果各剂量组小鼠游泳90 min后血清尿素氮均低于对照组值，中剂量组和高剂量组与阴性对照组值相比均有极显著差异（$p<0.01$），低剂量组有显著差异（$p<0.05$），蒌叶乙醇提取物可以减少疲劳小鼠血清尿素氮产生。机体尿素氮（BUN）含量随劳动及运动负荷的增加而增加。机体对负荷适应能力越差，尿素氮增加越明显，尿素氮含量的变化可说明体内含氮物质分解代谢状况，也是评价机体在特殊条件下体力运动符合承受能力的一个较为灵敏的指标。

2. 抗氧化

配制不同浓度的蒌叶提取物溶液和维生素C溶液，考察其对羟基自由基的抑制活性。实验结果显示，随着蒌叶乙醇提取物浓度和维生素C溶液浓度的增加，其对羟基自由基的抑制率也增加。活性部位对羟基自由基成剂量依赖性，有较强的抑制作用，量-效关系明显。通过IC_{50}计算软件可以计算出蒌叶乙醇提取物和维生素C对羟基自由基半抑制率分别是63.65 μg/ml、104.75 μg/ml，蒌叶乙醇提取物对羟基自由基的抑制能力高于维生素C，因此充分显示了蒌叶具有高效清除羟基自由基的功能。

此外，蒌叶乙醇提取物的抗氧化活性较稳定，对光热均不敏感。当温度在－10～40 ℃时，蒌叶乙醇提取物的抗氧化活性成分较稳定，对羟基自由基的抑制率基本不变，活性保持率在99%以上。当温度升到80 ℃时提取物对羟基自由基的抑制率有下降的趋势,但变化不大,活性保持率为89.38%,因此,蒌叶乙醇提取物有较高的热稳定性。同时光照因素对其抗氧化活性稳定性的影响也很小。白炽灯照到7天时,活性保持率为81.73%。在自然光照和避光条件下,蒌叶乙醇提取物对羟基自由基的抑制率随时间的延长呈下降趋势,但在7天时间里,活性保持率仍然保持在90%以上,故蒌叶乙醇提取物对自然光有很好的稳定性。

也有研究人员发现其乙醇提取物对NSAID的愈合和诱导实验性溃疡具有良好的作用,这体现出蒌叶强大的清除自由基的作用[12]。

同时梁辉等[13]采用DPPH法及连苯三酚红法对蒌叶提取物进行了抗氧化活性研究,并对所做的各抗氧化剂样品捕捉DPPH自由基和羟自由基的能力次序做了对比:蒌叶的叶子提取物>蒌叶果实提取物>蒌叶茎提取物乙醇提取物>丙酮提取物。表明蒌叶果实乙醇提取物对DPPH自由基有很强的清除作用。其IC_{50}比茶叶的抗氧化性略高。由于身体在生命活动的氧化代谢过程中会不断产生各种自由基,对人体造成不同程度的损害,导致疾病的发生。而人工合成的抗氧化剂具有一定的毒害作用,所以研究天然的抗氧化剂已成为必然要求。

(二) 抑菌

梁辉等[13]分别采用蒌叶的多种提取物对多种菌株进行抑菌r实验,拟观察篓叶体外的抗氧化及抑菌效果。实验结果表明,蒌叶提取物对藤黄球菌,普通变形杆菌的抑菌效果较明显,而对绿脓杆菌的抑菌效果相对较差;抑菌效果与浓度呈正相关系;不同溶剂提取物对各种病原菌的抑菌程度存在差异,乙醇提取物比丙酮提物的抑菌效果好;蒌叶不同部位的抑菌活性不一样,蒌叶果实部分的抑菌活性相对较强。

据研究,蒌叶的水提取物及酒精浸膏水提取物在试管内对金黄色葡萄球菌、表皮葡萄球菌、大肠埃希菌、变形杆菌、伤寒沙门菌、枯草杆菌及某些真菌有明显抑菌作用,抗菌有效成分可能是其中所含的蒌叶酚(betelphenol,即佳味备醇),但蒌叶挥发油的抑菌作用较弱。

(三) 对髓细胞样白血病的辅助治疗

蒌叶提取物或冻干的蒌叶提取物或含有蒌叶提取物的复方可用来治疗包括人在内的动物髓细胞样白血病,降低单核细胞水平。将蒌叶切成小片,与极性溶媒混匀后,提取、过滤,收集滤液,冻干得半固体,经HPIC分离,最后用制备性HPIC在流速12 ml/min下,测出280 nm处的12个峰,在保留时间分别为3.6 min和24 min时得到具有生物活性的部位1和部位9。单独使用或合并使用这2个部位都有效。

本品用于治疗髓细胞样白血病,也可用来治疗各种呼吸道疾病,具有抗真菌和抗革兰阳性菌、革兰阴性菌的作用。本品对急性髓细胞样白血病效果的生物学试验表明:含有3-*O*-对-香豆酰基奎尼酸的部位9在600 lg/ml时100%有效。本品对淋巴细胞无副作用。部位9对急性髓细胞样白血病的疗效优于对慢性髓细胞样白血病的疗效[14]。

(四) 解痉

有研究报道以兔空肠的自主收缩直接评估钙通道阻滞剂的活性,发现蒌叶中所含成分蒟酱叶提取液(Pb. Cr)对空肠自主收缩具有剂量依赖性松弛作用,在0.03 mg/ml~3.0 mg/ml剂量时对自主收缩的抑制作用说明Pb. Cr含有强解痉成分。实验结果表明,蒟酱含有拟胆碱药成分和钙通道阻滞剂成分,分别集中于Pb. Cr和Pb. EtAc中。该植物的某些传统用途可以用这些活性来解释[15]。

(五) 可逆的抗生育

有研究人员以瑞士雄性白化小鼠为模型,研究蒌叶的茎叶提取物对其可逆的抗生育作用。实验取两组不同剂量分别口服给药,一组

500 mg/kg，另一组 1 000 mg/kg，连续给药 30 天。通过观察制止马尾附睾精子的活力，发现这种茎叶提取物使生育力在 60 天内下降为 0%，生殖器官重量减轻。而生化指标并没有显示在血清睾酮含量和 17β-羟基类固醇脱氢酶（17β-HSD）的活性有任何改变，虽然生殖器官的重量变化是因为精囊中的果糖减少所引起的。结果显示蒌叶茎叶提取物的避孕作用主要是通过影响精子在附睾中的成熟过程来实现的，并不会影响荷尔蒙变化。这种抗生育作用是暂时性的，可逆的，当停止给药后，所有变化的参数都会恢复，包括生殖器官重量和之后的生育能力[16]。

（六）抗肿瘤

Pek Leng NG 等用等色图谱分析经蒌叶提取物和 5 氟尿嘧啶处理 24 h 后的结肠癌细胞系 HT29 和 HCT116 发现，在蒌叶提取物存在的条件下，5 氟尿嘧啶抑制结肠癌细胞系 HT29 和 HCT116 的毒性增强[17]。

（七） 降血压

现代药理实验表明，对麻醉狗，低剂量蒌叶挥发油会产生暂时性血压降低，切断两侧迷走神经或预先应用阿托品后，降压作用仍存在。大剂量则使血压持久下降，呼吸先兴奋而后突然停止。对两栖类和哺乳类动物心脏，可抑制其收缩力及频率[17]。

五、临床应用

以全株或茎叶入药，全株和茎叶全年可采，切片晒干贮藏。性辛、味甘、温。归脾、胃、肺经。临床常取 2～5 g 煎汤内服或研末外用。阴虚患者忌用。

（一）湿敷会阴伤口临床应用

用蒌叶煎剂湿敷会阴伤口，可以以促进愈合、减轻疼痛，效果较好[18]。蒌叶有祛风散寒，消肿止痒，清热止痛功效，蒌叶煎剂湿敷会阴伤口可明显减轻疼痛，消除局部肿胀，同时无副作用。

（二）临床应用药方

1. 治皮肤湿疹、脚癣、股癣

取蒌叶果 6 g，水煎加红糖温服，可治胃寒痛。取蒌叶果煎汤洗之（《食物中药与便方》）。

2. 治牙痛

取蒌叶、细辛各半两，大皂荚 5 梃（去子，每孔入青盐，烧存性）。同研末，频掺吐涎（《御药院方》）。

参考文献

[1] 国家药典委员会. 中华人民共和国药典：第一部[M]. 北京：中国医药科技出版社，2010.
[2] 国家中医药管理局《中华本草》编委会. 中华本草[M]. 上海：上海科学技术出版社，1999.
[3] 陈俊学. 蒌叶萎蔫病的防治[J]. 热带作物译丛，1982(2)：63.
[4] 符贤英，谭志琼，宋卡魏，等. 蒌叶细菌性疫病的症状和病原菌鉴定[J]. 西南农业学报，2008(4)：1010-1014.
[5] 黄相中，尹燕，程春梅，等. 蒌叶茎中甘油酯和神经酰胺类化合物的研究[J]. 云南民族大学学报(自然科学版)，2010，19(2)：97-98，105.
[6] 黄相中，尹燕，黄文全，等. 蒌叶茎中生物碱和木脂素类化学成分研究[J]. 中国中药杂志，2010(17)：2285-2288.
[7] 朱亮锋，陆碧瑶，李宝灵. 芳香植物及其化学成分[M]. 海口：海南人民出版社，1988.
[8] 朱芸，戴云，黄相中，等. 蒌叶的化学成分研究[J]. 云南中医中药杂志，2010，31(9)：56-58.
[9] 王呈文，纪明慧，舒火明，等. 微波消解-火焰原子吸收光谱法测定蒌叶中的微量元素[J]. 光谱实验室，2013，30(3)：1326-1330.
[10] 纪明慧，郭飞燕，王呈文，等. 蒌叶乙醇提取物抗氧化及抗疲劳作用研究[J]. 化学研究与应用，2014(10)：1557-1562.
[11] Majumdar B, S R Chaudhuri, A Ray, et al. Effect of ethanol extract of piper betle linn leaf on healing of NSAID-induced experimental ulcer-A novel role of free radical scavenging action [J]. Indian journal of experimental biology, 2003, 41(4):

311 -315.
[12] 梁辉,尹燕,杨青睐,等.蒌叶提取物的抗氧化与抑菌活性研究[J].云南中医中药杂志,2011,32(5): 57 - 59.
[13] 佚名.用蒌叶提取物治疗髓细胞样白血病[J].国外医药(植物药分册),2006(4): 179.
[14] 龚苏晓.蒟酱叶中的拟胆碱药和钙通道阻滞剂[J].国外医学(中医中药分册),2002(1): 32 - 33.
[15] Sarkar M, P Gangopadhyay, B Basak, et al. The reversible antifertility effect of Piper betle Linn. on Swiss albino male mice [J]. Contraception, 2000,62(5): 271 - 274.
[16] Pek Leng NG, Nor Fadilah RAJAB, Sue Mian THEN, et al. *Piper betle* leaf extract enhances the cytotoxicity effect of 5-fluorouracil in inhibiting the growth of HT29 and HCT116 colon cancer cells [J]. Biomedicine & Biotechnology. 2014,15 (8): 692 - 700.
[17] 郭声波.蒟酱(蒌叶)的历史与开发[J].中国农史,2007,26(1): 8 - 17.
[18] 彭天芹.蒌叶煎剂湿敷会阴伤口临床观察[J].实用中医药杂志,2014(8): 747.

紫矿

紫矿为豆科植物紫矿[*Butea monosperma* (Lam.) Kuntze]树皮中的流出的红色液汁，干后变成赤胶，又名紫铆[1]。医药上用作收敛剂；花可作红色或黄色染料；种子可用于杀虫[1]。也有报道显示紫矿花中的提取物对治疗肝病和抑制肥胖方面有一定作用；紫矿及其树皮还具有抗生育能力的作用。

紫矿为乔木，高 10～20 m，胸径达 30 cm，树皮灰黑色。叶具长约 10 cm 的粗柄；小叶厚革质，不同形，顶生的宽倒卵形或近圆形，长 14～17 cm，宽 1～15 cm，先端圆，基部阔楔形，侧生的长卵形或长圆形，长 11.5～16 cm，宽 8.5～10 cm，两侧不对称，先端钝，基部圆形，两面粗糙，上面无毛，下面沿脉上被短柔毛，侧脉 6～7 对，与主脉在下面隆起，网脉在下面裸露，网眼明显；小叶柄粗壮，长约 8 mm；小托叶钻状，长约 1.5 mm。总状或圆锥花序腋生或生于无叶枝的节上，花序轴和花梗密被褐色或黑褐色绒毛，花萼长 1～1.2 cm，外面密被紧贴的褐色或黑褐色绒毛，里面密被银灰色或淡棕色柔毛；花冠橘红色，后渐变黄色，比花萼约长 3 倍，旗瓣长卵形，外弯，长 4.5～5 cm；翼瓣狭镰形，长约 4 cm，基部具圆耳；龙骨瓣宽镰形，长 5～5.5 cm，背部弯拱并合成一脊，基部具圆耳，各部密被银灰色绒毛；雄蕊内藏，花药长圆形；子房密被绒毛。未熟荚果扁长圆形，长 12～15 cm，宽 3.5～4 cm，被紧贴的银灰色短柔毛，先端钝圆，果颈长 12～15 mm；种子宽肾形或肾状圆形，极压扁，高约 2.7 cm，宽 3.3～3.6 cm，褐红色。花期 3～4 月[1]（图 34）。

云南南部的西双版纳、西南部的耿马，广西西南部的宁明（夏石）有栽培。生于林中，路旁潮湿处。印度、斯里兰卡、越南至缅甸也有分布[1]。

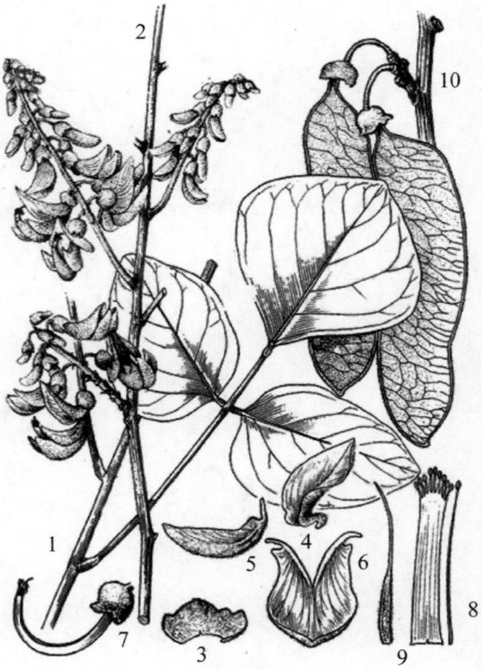

图 34　紫矿

（引自《中国植物志》）

1. 枝叶；2. 花枝；3. 花萼展开；4. 萼瓣；5. 翼瓣；6. 龙骨瓣；7. 花萼、雄蕊、雌蕊；8. 雄蕊展开；9. 雌蕊；10. 果枝

一、栽培

紫铆种子生命力较弱，保存期一般只有半年，因此宜随采随播。种子不需处理，发芽率达90%。隔年的种子，发芽出土率仅为10%。在进行苗床播种时苗圃地宜选择在水肥条件较好，土壤疏松，向阳的地区。苗圃地选好后整地施腐熟底肥，起畦筑床，床宽为1 m，高25～30 cm，床面要整细耙平。用条播法，按5 cm×25 cm株行距播种，播后盖细土1.5 cm。用松针或稻草覆盖，10～15天开始发芽出土。然后可用营养袋育苗具体操作如下：用长12 cm、高22 cm、宽4 cm的塑料袋作为营养袋，将农田肥土和腐熟堆肥各半，敲碎过筛混合均匀，配成营养土装入袋内。每袋播种1～2粒种子。用此法育苗，苗木生长快，造林成活率高。一般5月初种子即可成熟，采收后要及时播种。如用营养袋育苗，当年秋季可以定植；苗床育苗待第二年雨季（6～7月）定植[2]。

二、化学成分

麦军利[3]经剂层析、TLC和HPLC分离，分别得到两种已知结构的黄酮类化合物，即活性较强的异紫铆苷和活性较低的紫铆苷。

紫矿中的化学成分还包括紫铆花素、查尔酮、橙酮、异丁酸盐、紫铆噢呢二葡糖苷、3′,4′,7-三羟黄酮、金鸡菊苷、异波斯菊苷、硫磺菊苷、紫铆查尔酮苷。

三、药理作用

（一）驱虫

用含2%氨水的醇溶液，把种子粉末冷浸24 h然后将生物碱溶液做成苦味酸盐，再通过阴离子交换树脂得到总生物碱盐酸盐，其盐酸盐经纸上层析发现种子含有三种生物碱，R_f值分别为0.2、0.22、0.93。R_f值前二的二种生物碱溶于水，后一种溶于醚。用总生物碱盐酸盐作驱虫试验和对平滑肌作用的体外试验，发现对蚯蚓活动有毒性作用，而对平滑肌没有任何作用[4]。

（二）护肝

紫铆花中的提取物紫铆苷和异紫铆苷在印度用于治疗肝病[3]。在CCl_4和半乳糖胺引起的肝细胞损害的实验表明，上述提取物显示有护肝作用，并证实可增强小鼠肝细胞核的RNA合成，从而提高部分肝切除小鼠肝细胞的再生率。

（三）抗生育

Tarannum等[5]研究了紫矿树皮的抗生育能力，发现其可以通过抑制扩散因子透明质酸酶的活性来抑制受精。并在绵羊、老鼠和蝰蛇中进行试验，结果紫矿的乙醇提取物可以抑制试验动物的情感，从而达到抗生育的目的。

（四）抗醛糖还原酶及糖化产物

醛糖还原酶（AR）和糖化酶终端产物（AGEs）在糖尿病的并发症起着重要的作用。而醛糖还原酶（AR）和糖化酶终端产物（AGEs）抑制剂在防治糖尿病并发症中是有益的。采用紫矿的乙醇提取物、标准化提取物和紫铆花素，用来评价对大鼠醛糖还原酶（AR）、糖化酶终端产物（AGEs）的抑制作用[6]，此外，对体内抑制晶状体半乳糖醇积累在大鼠模型中也进行了研究。结果显示，紫矿提取物和紫铆花素都同时在体外、体内显示出对醛糖还原酶（AR）、糖化酶终端产物（AGEs）的抑制作用，这一研究获得的结果说明植物保护剂紫矿提取物对长期糖尿病并发症的防治是有益的。

（五）其他

紫铆花提取物可部分减少实验大鼠的高脂饮食诱导的肥胖[7]。紫矿的甲醇提取物在体外和体内均可改善乳腺癌，主要通过调节雌激素和孕激素受体的凋亡，抗血管生成发挥作用[8]。

参考文献

[1] 中国科学院中国植物志编辑委员会.中国植物志[M].北京：科学出版社，1988.
[2] 吕福基.紫胶虫优良寄主——紫铆树[J].云南林业科技，1987(2)：24－28.
[3] 麦军利.紫铆花中抗肝毒性成分：紫铆苷和异紫铆苷[J].国外医学.药学分册，1987(4)：246.
[4] 孟正木.豆科紫矿树(*Butea frondosa*)种子驱虫成分的研究[J].南药译丛，1962(Z1)：27.
[5] Tarannum Shaista, Mohamed Riyaz, Vishwanath Bannikuppe S. Inhibition of testicular and vipera russelli snake venom hyaluronidase activity by Butea monosperma (Lam) Kuntze stem bark [J]. Natural Product Research, 2012,26(18): 1708－1711.
[6] Garapelli Rajani, Ajmeera Rama Rao, Ciddi Veeresham. Aldose Reductase Inhibitory Activity of Butea monosperma for the Management of Diabetic Complications [J]. Pharmacologia, 2015,6(8): 355－359.
[7] Garima Golandaz, Ajay Kumar Pal, Vaibhav Uplanchiwar, Rupesh K. Gautam. Butea monosperma Flower Extract Partially Reduces High-Fat Diet Induced Obesity in Experimental Rats [J]. Obesity Medicine, 2019,17(3): 134－142.
[8] Karia Prachi, Patel Kirti V, Rathod Shri S P. Breast cancer amelioration by Butea monosperma in-vitro and in-vivo [J]. Journal of ethnopharmacology, 2018(217): 54－62.

番泻叶

番泻叶为豆科植物狭叶番泻(*Cassia angustifolia* Vahl)或尖叶番泻(*C. acutifolia* Delile)的干燥小叶。别名旃那叶、泻叶、泡竹叶。

狭叶番泻为草本状小灌木，高约1 m。托叶卵状披针形，长2～4 mm；偶数羽状复叶，互生；具短柄；小叶5～8对，叶片卵状披针形至线状披针形，长2～4 cm，宽0.7～1.2 cm，先端急尖，基部稍不对称，无毛或几乎无毛。总状花序腋生或顶生；花6～14朵，花梗基部有一卵形易落的苞片；萼片5，长卵形，略不等大；花瓣5，黄色，倒卵形，下面两瓣较大；雄蕊10，上部3枚小型，不育，中央4枚等长，最下面3枚向下弯曲，两侧者较长，花药稍呈四方形，基部箭形，4室；雌蕊弯曲如镰，子房具柄，被疏毛。荚果长方形，扁平，长4～6 cm，宽1～1.7 cm，先端尖突微小，不明显，幼时有毛；种子4～7颗，种皮棕绿色，有细线状种柄，具疣状皱纹。花期9～12月，果期翌年3月[1]。

尖叶番泻与狭叶番泻的区别在于：小叶片4～6对，长卵形，先端急尖，基部不对称，叶背面灰绿色；花较小；荚果椭圆形，宽2～2.5 cm[1]。

本品主要分布于印度、埃及，我国广东、海南、云南有引种栽培[1]。

一、生药鉴别

(一) 性状鉴别

1. 狭叶番泻叶

小叶片多完整平坦。卵状披针形至线状披针形，长2～6 cm，宽0.4～1.5 cm；主脉突出，叶端尖突出成棘尖，全缘，基部略不对称，上面黄绿色，下面浅黄绿色，两面均有稀毛茸，下表面主脉突出，羽状网脉。叶片革质。气微弱而特异，味微苦而稍有粘性。

2. 尖叶番泻叶

小叶片呈广披针形或长卵形，长2～4 cm，宽0.7～1.2 cm；叶端尖或微凸，全缘，叶基不对称，上面浅绿色，下面灰绿色，微有短毛，质地较薄脆，微呈革质状。气味同上[1]。

(二) 显微鉴别

1. 叶横切面

两种叶横切面特征大致相似。上表皮细胞中常含黏液质；上下表皮均有气孔；单细胞非腺毛壁厚，多疣状突起，基部稍弯曲。叶肉组织为等面型，上下均有1列栅栏细胞；上面栅栏组织通过主脉。细胞较长，约长150 μm，垂周壁较平直；下面栅栏组织不通过主脉，细胞较短，长50～

80 μm，垂周壁波状弯曲；细胞中可见棕色物。海绵组织细胞中含有草酸钙族晶。主脉维管束外韧型，上下两侧均有微木化的纤维束，外有含草酸钙棱晶的薄壁细胞，形成晶纤维。薄壁细胞中可见草酸钙簇晶。

2. 粉末特征

淡绿色或黄绿色。晶纤维多，草酸钙方晶直径 12～15 μm。非腺毛单细胞，长 100～350 μm，直径 12～25 μm，壁厚，具壁疣。草酸钙簇晶存在于叶肉薄壁细胞中，直径 9～20 μm。上下表皮细胞表面观呈多角形，垂周壁平直；上下表皮均有气孔，主为平轴式，副卫细胞大多为 2 个，也有 3 个[1]。

（三）理化鉴别

1. 化学鉴别

（1）粉末遇碱液生成红色。

（2）取本品粉末 25 mg，加水 50 ml 及盐酸 2 ml，置水浴中加热 15 min，放冷，加乙醚 40 ml，振摇提取，分取醚层，通过无水硫酸钠层脱水，滤过，取滤液 5 ml，蒸发至干，放冷，加氨试液 5 ml，溶液显黄色或橙色，置水浴中加热 2 min 后，变为紫红色[1]。

2. 薄层鉴别

取本品粉末 1 g，加稀乙醇 10 ml，超声处理 30 min，离心，取上清液，蒸干，残渣加水 10 ml 使溶解，用石油醚（60～90 ℃）振摇提取 3 次，每次 15 ml，弃去石油醚液，取水液蒸干，残渣加稀乙醇 5 ml 使溶解，作为供试品溶液。另取番泻叶对照药材，同法制成对照药材溶液。吸取上述两种溶液各 3 μl，分别点于同一硅胶薄层板上，使成条状，以乙酸乙酯-正丙醇-水（4∶4∶3）为展开剂，展开缸预平衡 15 min，展开，取出，晾干，置紫外灯（365 nm）下检视。供试品色谱中，在与对照药材色谱相应的位置上，显相同颜色的荧光斑点；喷以 20%硝酸溶液，在 120 ℃加热约 10 min，放冷，再喷以 5%氢氧化钾的稀乙醇溶液，供试品色谱中，在与对照药材色谱相应的位置上，显相同颜色的荧光斑点[2]。

二、栽培

（一）产地环境

原产于干热地带，从播种至开花结实只需 3～5 个月。适宜生长的平均气温有低于 10 ℃的日数应有 180～200 天，此期积温不少于 4 000～4 500 ℃。在我国较干热的云南元江县，年平均气温 23.8 ℃，年雨量 484.7 mm，引种生长较好。土壤要求疏松、排水良好的砂质土或冲积土，土壤微酸性或中性为宜[1]。

（二）生产管理

一般采用大田直播。宜 2～3 月旱季或于 10～11 月雨季末少雨时播种。行株距 70 cm×50 cm，播种前一日控小穴浇足水，每穴播 5～6 粒，覆土 2 cm，盖草保温。苗长高至 10 cm 左右时间苗，带土移植于缺苗穴、保证每穴有壮苗 1 株，苗期每 15 天施清水肥 1 次。现蕾期施稍浓的腐熟人粪尿，并摘蕾摘心，促进枝叶生长繁茂，提高产量。留种地不摘蕾，并增施磷钾肥，促进籽粒饱满。整个生长期，特别是雨后要勤除草、松土，防杂草遮阴和争夺养分，并防止土壤板结。

（三）病虫害防治

1. 立枯病

危害幼苗，在发病前或初期喷 1∶1∶150 波尔多液或 50%多菌灵 1 000 倍液防治；同时注意在旱季播种，施用石灰粉改善土壤 pH 及加强苗期管理。

2. 叶斑病

危害叶片，可喷 1∶1∶100 波尔多液或 50%多菌灵 1 000～1 500 倍液。

3. 粉蝶幼虫

危害枝叶，在云南元江地区用“细腰马蜂”天敌防治。

三、化学成分

(一) 蒽醌及其衍生物

1. 二蒽醌类衍生物

狭叶番泻叶　小叶中含有 0.53%～0.75%的番泻苷 A(sennoside A)，0.55%～0.72%的番泻苷 B(sennoside B)；花中含有 1.10%番泻苷 A，1.94%番泻苷 B;果皮中含有 0.34%番泻苷 A，0.89%番泻苷 B;种子中不含有以上两种成分。番泻苷 A、B 互为同分异构体,如图 34。此外还分离得到番泻 C，D(sennoside C，D)及番泻苷 A 的手性异构体(如图 34)；番泻苷 G(sennoside G)。通过测定,番泻苷 G 占总量的 0.17%[3]。Kazuko[4]等用组合柱层析分离得到一种新的番泻苷Ⅰ：芦荟大黄素-二蒽酮-二葡萄糖苷及其 10-10′异构体番泻苷Ⅰ。

尖叶番泻叶　蒽醌类物质 0.85%～2.86%，其中主要含番泻苷 A、B、C。

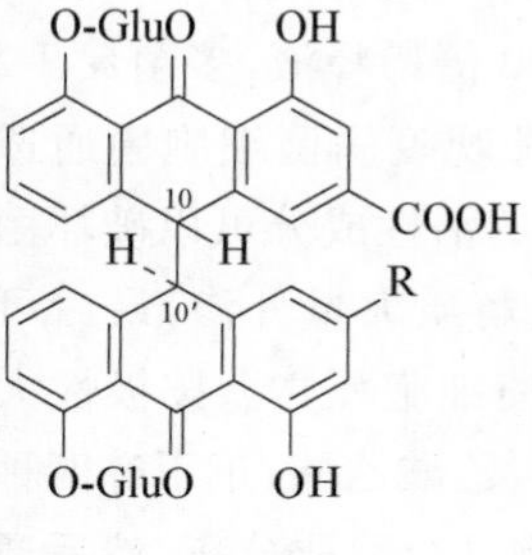

sennoside A R=COOH
sennoside B R=COOH
sennoside C R=CH_2OH
sennoside D R=CH_2OH

2. 蒽醌衍生物

狭叶番泻叶　番泻荚中分离得到大黄酸葡萄糖苷、大黄酚葡萄糖苷、大黄素葡萄糖苷和芦荟大黄素葡萄糖苷。叶中分离得到大黄素-8-*O*-槐糖苷[5]。Anjali[6]等从种子中分离得到 1-羟基-3,6,7,8-四氧羟基-2-异丙烯蒽醌和 1,5,7-三羟基-8-甲氧基-3-甲基-蒽醌。

尖叶番泻叶　大黄酸葡萄糖苷,芦荟大黄素葡萄糖苷,大黄酚葡萄糖苷。其根中的主要成分有大黄酚葡萄糖苷,大黄素甲醚葡萄糖苷,大黄酸葡萄糖苷,大黄素-8-*O*-葡萄糖吡喃糖苷。

(二) 多糖

狭叶番泻叶中酸性多糖含量为 7%,主要是由 *L*-鼠李糖,*L*-阿拉伯糖,*D*-半乳糖及 *D*-半乳糖醛酸等连接而成。种子种分离出 *D*-半乳糖和 *D*-甘露糖(3∶2)构成的水溶性半乳糖甘露聚糖[7]。番泻叶多糖有抑菌、抗病毒等多种生物活性。

(三) 挥发油

番泻干燥叶中包含约 0.048%的挥发油。用 GC 和 GC/MS 对这些成分进行分析,发现包括 200 多种成分。其中有 122 种成分占其总成分的 90.7%。这些挥发油分为以下几大类：单萜、倍半萜、苯丙素、有机酸及酯类,其余为混杂成分。棕榈酸含量最高,为 36.8%。*E*-茴香脑(11.35%),薄荷醇(7.59%)。

1. 单萜类

番泻叶中单萜类成分含量占总挥发油的 8.8%～34.6%。其中主要含有：芳樟醇,柠烯,*r*-萜品烯,异香叶醇,薄荷醇,新薄荷醇,薄荷酮,异薄荷酮,藏茴香酮,假紫罗兰酮,*β*-紫罗兰酮,莰酮,茴香脑,草蒿脑。

2. 倍半萜类

倍半萜类物质含量占总挥发油含量的 4.0%～4.2%,其中含有(*E*)-金合欢烯等少量物质。

3. 苯丙素类

苯丙素类占总成分的 4.2%～15.2%,其中主要为结构简单的芳香族化合物：对甲氧基苯丙烯,丁香酚等。

4. 有机酸及酯类

此类成分占总成分的 14.2%～54.3%,是含量最高的部分。其中酯类含有正二十五烷,正十一烷等;有机酸包括棕榈酸、亚麻酸等。

5. 其他

番泻叶挥发油中其他混杂成分含量为 19.5%～22.7%。主要为正戊醛,环化枸橼醛及二萜类的植物醇[8]。

（四）微量元素

现代医学研究证明，微量元素是体内许多生化酶的组成成分，还参与生物体氨基酸、蛋白质、激素、维生素的合成。实验采用火焰原子吸收光谱法测定番泻叶中微量元素 Zn、Fe、Cu、Mn 的含量，为番泻叶的临床应用提供有关微量元素含量的参考依据。按照仪器工作条件对番泻叶中 Zn、Fe、Cu、Mn 进行测定，同时进行加标回收实验，结果得出，番泻叶中 4 种元素的含量顺序为：Fe>Mn>Zn>Cu，其中 Mn 和 Zn 的含量相差不大，Cu 的含量最少，实验回收率在 91.0%～108.8%范围内，表明本实验准确度比较高，稳定性好，结果可靠。人体中的微量元素有其特殊的生理功能，对维持人体中一些决定性的新陈代谢是十分必要的。番泻叶含有丰富的铁元素，而锌元素、锰元素含量较低，铜元素含量最低。上述情况表明番泻叶中各微量元素的含量存在差异，可为进一步探究番泻叶的药效和机制提供数据依据[9]。

（五）其他

狭叶番泻叶中含有黄酮类成分：4,5,7-三羟基黄酮-3-*O*-*β*-葡萄糖苷和异鼠李素-3-*O*-*β*-葡萄糖苷[10]。尖叶番泻叶中含有 6-hydroxymusizin glucoside[11]。

四、药理作用

（一）促进胃肠运动

吕金胜[12]等应用小肠推进试验法观察炭末在小肠的推进速度，用离体动物回肠实验，观察番泻叶对离体回肠收缩幅度和频率的影响。结果显示番泻叶浸剂对小鼠小肠炭末有明显的推进作用，对大鼠和家兔离体肠肌收缩幅度有明显增强作用。同时采用筒式粪便尿分离代谢笼法观察番泻叶对小鼠尿量的影响，结果显示小鼠尿量均有明显增加。实验结果表明番泻叶浸剂能通过增加小肠蠕动和抑制水分吸收而发挥泻下作用，也可能具有利尿作用。王新[13]等应用番泻叶提取物经不同途径给药致小鼠腹泻，胃肠推进运动试验和胃肠运动 X 线分析其对小鼠胃肠运动的影响。实验结果表明番泻叶提取物主要经消化道进入后起作用，作用于胃肠道组织，促进胃肠运动增强，分泌增加。但若长期灌胃番泻叶提取物可能引起小肠和结肠黏膜上皮的损害。有研究报道显示番泻叶的泻下作用和番泻苷 A、B 含量，与煎煮时间密切相关。煎煮 15 min 其泻下活性较强[14]。

（二）抑菌

韩雯雯[15]通过对番泻叶中有效抑菌成分的稳定性研究实验得出番泻叶提取物对温度和紫外线有很好的稳定性，并且可以在酸性环境中呈现较强的抗菌活性，添加一定的金属离子（Ca^{2+}、Zn^{2+}）可以提高其抗菌效果。番泻叶提取物对番茄晚疫病菌的最低抑菌浓度为 12.5 mg/ml，即此时的抑菌效果相当于番茄红外线 1 400 倍稀释液，西红柿早疫灵 1 600 倍稀释液，多菌灵 1 200 倍稀释液。通过对番茄晚疫病菌细胞膜通透性的研究表明，番泻叶中的活性成分可以破坏菌体细胞的通透性，使其电解质大量外渗，最后可能因为电解质大量外渗使细胞死亡。按极性大小分别采用石油醚、氯仿、乙酸乙酯、正丁醇四种有机溶剂对番泻叶粗提物进行萃取分离，然后通过抑菌试验得出乙酸乙酯萃取部的抑菌效果最好。选用不同极性和不同比例的洗脱剂对乙酸乙酯萃取部进行硅胶柱分离纯化，对所得流分进行抑菌实验，实验所得抑菌效果最好的流分进行二次硅胶柱分离纯化，然后作抑菌实验，选出此时抑菌效果最好的部分进行结构鉴定，最后确定大黄素是番泻叶提取物有效抑菌成分之一。

（三）抗骨质疏松

何文斐[16]等通过观察对去势雌性小鼠动情

周期、子宫量、股骨重的变化和血钙、降钙素含量的影响，研究由国产番泻叶制备而得的番泻总苷提取物的雌性激素样抗骨质疏松作用。结果显示由国产番泻叶制备而得的番泻总苷提取物能缩短去势小鼠动情周期，有雌激素样促进子宫增生和骨质钙化的作用。实验结果表明国产番泻叶具有雌激素样抗骨质疏松作用。

（四）止血

金亚城[17]等从番泻叶中提取总蒽醌苷（番泻叶苷），得率为4%，经分离为番泻叶苷A、B、C、D。以番泻叶苷分高剂量组与低剂量组对小鼠进行断尾法止血试验。实验结果表明高剂量和低剂量组番泻苷均具有明显止血作用。而番泻叶粉末口服后可增加血小板和纤维蛋白原，能缩短凝血时间和血块收缩时间而有助于止血。番泻叶生药粉末镜观察含有晶显微与草酸钙簇晶，均有局部止血作用。以30%番泻叶水浸出液在纤维胃镜直视下直接喷洒于出血病灶，显示有即刻止血作用。

（五）抗肿瘤

番泻叶根乙醇提取物能够降低B16F10-Nex2细胞的活力，并促进了凋亡细胞的死亡以及caspase-3的活化，并增加了细胞内钙和ROS的水平，并阻止了亚G_0/G_1期的细胞周期停滞。在体内，ESVR治疗的小鼠的肿瘤体积进展和肺转移减少了50%以上。证明了其作为治疗黑素瘤和其他类型癌症的治疗剂的潜力[18]。番泻叶的乙醇提取物还具有清除自由基和对HepG2癌细胞毒性的抑制作用[19]。

（六）抗炎、镇痛、解毒

番泻叶乙醇提取物能够降低LPS刺激的巨噬细胞一氧化氮（NO）、IL-6、IL-1β和TNF-α水平，降低TPA诱导的耳肿试验和角叉菜胶诱导的足肿试验的肿胀程度，减轻甲醛口面部疼痛试验（ED_{50}为80.1 mg/kg）和乙酸诱导的扭体试验（ED_{50}为110 mg/kg）中的疼痛感[20]。番泻叶提取物补充剂可以逆转氯化镉对大鼠肝脏的氧化，炎性和凋亡效应，对肝脏起保护作用[21]。

（七）其他

关于番泻叶的利尿活性和神经药理作用的研究显示，番泻叶乙醇提取物有利尿作用，主要与前列腺素和一氧化氮有关；另外它还具有中等程度的抗焦虑和抗惊厥作用，考虑主要与α2-肾上腺素受体的参与有关[22]。

五、毒理研究

李荣群[23]等经预实验初步确定用药剂量，正式试验取60只昆明种小鼠，用剂量最低700倍，最高1 500倍，连续观察7天，记录动物反应及死亡情况。结果显示，各剂量组小鼠出现腹泻症状的程度与给药量呈正比，病例切片显示死亡小鼠符合低血容量性休克的病例改变。番泻叶提取物对小鼠急性毒性LD_{50}为185.44 g/kg，相当于正常人用药量的1 112.6倍剂量。实验结果表明，大量滥用番泻叶对肾、胃肠系统会造成较为严重的损害。

番泻叶所含番泻叶苷、大黄素等有强烈的泻下作用，多服可致腹痛、恶心呕吐等胃肠道及中枢神经系统反应，临床有中毒的报道。这些蒽醌类成分占0.85%～2.86%，毒性机制是蒽酮类对胃肠道的刺激引起的。番泻苷A、B经胃、小肠吸收后，在肝中分解，分解产物经血行而兴奋骨盆神经节以收缩大肠，引起腹泻。服用后出现的头晕、口唇颜面、四肢麻木，是因蒽醌类对大脑皮质的刺激，导致短暂的脑功能异常，长期服用轻者导致低血钾，重者导致肝硬化。番泻叶苷的小鼠半数致死量为1.414 g/kg。折合番泻叶生药为36.3 g/kg[24]。

参考文献

[1] 国家中医药管理局《中华本草》编委会. 中华本草[M]. 上海：上海科学技术出版社，1999.
[2] 国家药典委员会. 中华人民共和国药典[M]. 北京：中国医药科技出版社，2010.
[3] Tanaka Hitoshi, Reiko Murata, Akiyoshi Yoshida, et al. Analytical studies on the active constituents in crude drugs. V. The structure of sennoside G, a new glucoside from senna [J]. Chem. Pharm. Bull., 1982, 30(5): 1550 - 1556.
[4] Nakajima Kazuko, Kazuko Yamauchi, Shigeaki Kuwano. Isolation of a new aloe-emodin dianthrone diglucoside from senna and its potentiating effect on the purgative activity of sennoside A in mice [J]. Pharm. Pharmacol., 1985, 37(10): 703 - 706.
[5] Kinjo Junei, Tuyoshi Ikeda, Kazutaka Watanabe, et al. An anthraquinone glycoside from Cassia angustifolia leaves [J]. Phytochemistry, 1994, 37(6): 1685 - 1687.
[6] Gupta Anjali, I. R. Siddiqui, J. Singh, et al. Two new anthraquinone derivatives from the seeds of Cassia angustifolia. Indian [J]. Chem. Incl. Med. Chem., 1998, 37B(6): 615 - 617.
[7] Alam N., P.C. Gupta. Structure of a water-soluble polysaccharide from the seeds of Cassia angustifolia [J]. Planta Med, 1986(4): 308 - 310.
[8] Schultze Wulf, Katrin Jahn, Rita Richter. Volatile constituents of the dried leaves of Cassia angustifolia and C. acutifolia [J]. Planta Med., 1996, 62(6): 540 - 543.
[9] 曾文琴，张风平，袁洋，等. 番泻叶中 Zn、Fe、Cu、Mn 微量元素测定[J]. 微量元素与健康研究，2016(1)：38 - 39.
[10] Singh M, P K Chaudhuri, R P Sharma. Constituents of the leaves of Cassia angustifolia [J]. Fitoterapia, 1995, 66(3): 284.
[11] Lemli J., S. Toppet, J. Cuveele, et al. Naphthalene glycosides in Cassia senna and Cassia angustifolia. Studies in the field of drugs containing anthracene derivatives. XXXII [J]. Planta Med., 1981, 43(1): 11 - 17.
[12] 吕金胜，傅若秋，刘震东，等. 番泻叶浸剂对动物小肠运动和尿量的影响[J]. 中国药师，2002，5(4)：202 - 204.
[13] 王新，韩月东，吴汉平，等. 番泻叶提取物对小鼠胃肠运动及其组织形态学的影响[J]. 中国中西医结合杂志，2001(S1)：66 - 68.
[14] 沃联群，方琳，杨明华，等. 番泻叶不同煎煮时间的水提物对小鼠便秘模型的影响[J]. 中药新药与临床药理，2013(5)：449 - 451.
[15] 韩雯雯. 番泻叶抑菌成分的提取分离与抑菌作用研究[D]. 呼和浩特：内蒙古农业大学，2012.
[16] 何文斐，徐琲琲，张国刚，等. 国产番泻叶的泻下及抗骨质疏松作用研究[J]. 温州医学院学报，2008，38(1)：61 - 64.
[17] 金亚城，胡关海，朱正中，等. 番泻叶对急性胃、十二指肠出血的临床观察和实验研究[J]. 中西医结合杂志，1986(8)：451，455 - 457.
[18] Castro David Tsuyoshi Hiramatsu, Campos Jaqueline Ferreira, Damião Marcio José, et al. Ethanolic Extract of Senna velutina Roots: Chemical Composition, In Vitro and In Vivo Antitumor Effects, and B16F10-Nex2 Melanoma Cell Death Mechanisms [J]. Oxidative medicine and cellular longevity, 2019(10053): 1 - 14.
[19] Sugumar Mohanasundaram, Doss Victor Arokia, Maddisetty Prasad, et al. Pharmacological analysis of hydroethanolic extract of Senna alata (L.) for in vitro free radical scavenging and cytotoxic activities against HepG2 cancer cell line [J]. Pakistan journal of pharmaceutical sciences, 2019, 32(3): 933 - 936.
[20] Arana-Argáez Víctor Ermilo, Domínguez Fabiola, Moreno Diego A, et al. Anti-inflammatory and antinociceptive effects of an ethanol extract from Senna septemtrionalis [J]. Inflammopharmacology, 2020(28): 541 - 549.
[21] Wang Xianbin, Wang Ting, Pan Tingting, et al. Senna alexandrina extract supplementation reverses hepatic oxidative, inflammatory, and apoptotic effects of cadmium chloride administration in rats [J]. Environmental science and pollution research international, 2020(27): 5981 - 5992.
[22] Alonso-Castro Angel Josabad, Alba-Betancourt Clara, Yáñez-Barrientos Eunice, et al. Diuretic activity and neuropharmacological effects of an ethanol extract from Senna septemtrionalis (Viv.) H. S. Irwin & Barneby (Fabaceae) [J]. Journal of ethnopharmacology, 2019, 11(239): 111923.
[23] 李荣群，张跃明，余道军，等. 番泻叶提取物的急性毒性实验研究[J]. 现代中西医结合杂志，2008，17(6)：820 - 822.
[24] 靳大川. 番泻叶致急性肠梗阻 1 例报道及文献复习[J]. 中国医药指南，2016(6)：225 - 226.

腊肠树

腊肠树为豆科决明属植物腊肠树(*Cassia fistula* L.)的果实、种子、叶。又名波斯皂荚,在傣族民间被称为锅拢良[1]。

腊肠树为落叶小乔木或中等乔木,高可达15 m;枝细长;树皮幼时光滑,灰色,老时粗糙,暗褐色。叶长30～40 cm,有小叶3～4对,在叶轴和叶柄上无翅亦无腺体;小叶对生,薄革质,阔卵形,卵形或长圆形,长8～13 cm,宽3.5～7 cm,顶端短渐尖而钝,基部楔形,边全缘,幼嫩时两面被微柔毛,老时无毛;叶脉纤细,两面均明显;叶柄短。总状花序长达30 cm或更长,疏散,下垂;花与叶同时开放,直径约4 cm;花梗柔弱,长3～5 cm,下无苞片;萼片长卵形,薄,长1～1.5 cm,开花时向后反折;花瓣黄色,倒卵形,近等大,长2～2.5 cm,具明显的脉;雄蕊10枚,其中3枚具长而弯曲的花丝,高出于花瓣,4枚短而直,具阔大的花药,其余3枚很小,不育,花药纵裂。荚果圆柱形,长30～60 cm,直径2～2.5 cm,黑褐色,不开裂,有3条槽纹;种子40～100颗,为横隔膜所分开。花期6～8月;果期10月[2](图35)。

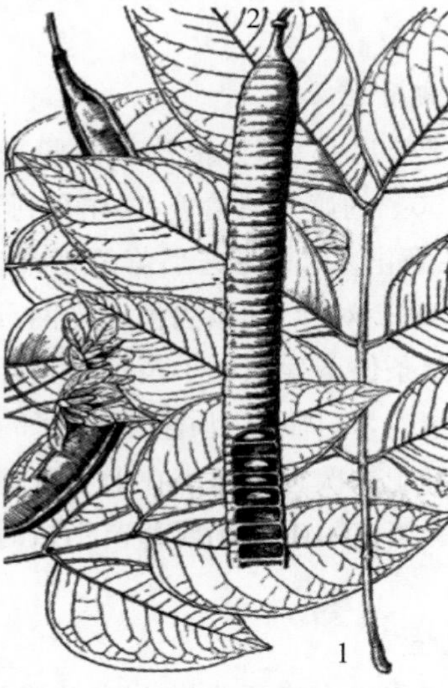

图35 腊肠树

(引自《中国植物志》)

1. 叶;2. 果

腊肠树原产于印度、缅甸和斯里兰卡。我国南部(广东、广西、海南等)和西南部(云南部分城市)各地区均有栽培。

一、生药鉴别

(一) 性状鉴别

小叶宽卵形或椭圆状卵形,先端钝尖,基部楔形,两面被毛,后脱落。果圆柱形,形如腊肠,黑褐色,具3纵槽,不裂。种子40至多数,种间有横隔,卵形,扁平,黄褐色。

(二) 理化鉴别

1. *薄层鉴别*[3]

取3批不同产地样品各2 g,加乙醇30 ml,超声处理 30 min,滤过,滤液蒸干,残渣加甲醇 1 ml 使溶解,作为供试品溶液。分别取腊肠树叶、腊肠树心对照药材 1 g,照供试品溶液的方法制备,作为对照药材溶液。吸取上述 2 种样品溶液各 6 μl,分别点于同一硅胶 G 薄层板上,以石油醚-乙酸乙酯-甲酸(15∶10∶1)为展开剂,展开,取出,晾干,喷 5%三氯化铝乙醇溶液,105 ℃加热至斑点显色为止,置紫外灯(365 nm)下检视。腊肠树心在 RiO. 13、0. 42、0. 53、0. 67 处有 4 个明显荧光斑点,树叶在 Rf 0. 21、0. 42、0. 51、0. 60、0. 67、0. 79、0. 97 处有 7 个明显荧光斑点。

2. 毛细管电泳法鉴别[4]

将种子粉碎过筛,冷浸离心,取上清备用,离心前沸水浴加热,超声波提取。分别采用毛细管区带电泳(CZE)和毛细管胶束电动色谱(MEKC)两种模式来进行电泳。

电泳峰 Zb 是腊肠树的特征峰。综合比较决明属的几种植物峰数、峰形以及峰面积发现腊肠树和其他几种决明属植物成分差异最大。

电泳结果一定程度上可以代表对于决明子药材,采集时间和地点的不同对峰数目和峰面积影响较小,因此利用 CE 鉴别决明类种子具可行性。通过几种同属的决明植物和腊肠树差别峰和特征峰的认定,可以有效地鉴别不同决明属植物种子。利用混合样分析结果可以在电泳中起到了与内标类似的作用,解决 CE 方法迁移时间重现性差的问题,进一步认定各指纹峰的客观存在。

二、栽培

(一) 产地环境

腊肠树喜温暖至高温湿润气候,适应性强,生育适温为 23～32 ℃,能耐最低温度为－3～－2 ℃,有霜冻的地区一般不能生长;性喜光,能耐一定荫蔽,略耐旱瘠,以土层疏松沃润和排水良好的沙质土壤或冲积土生长良好,抗风[2]。

(二) 生产管理

1. 育苗地选择

育苗地应选择在地势平坦、空旷、通风良好、光照充足、邻近水源且排水良好的地方。采用 10 cm×14 cm 的黑色薄膜袋育苗,基质采用质量分数为 80%黄心土与质量分数为 20%的火烧土相混合。为预防苗木发生病害,基质在装入育苗袋前用生石灰消毒,播种前用质量浓度为 5 g/L 的高锰酸钾水溶液消毒苗床。定植地选择土质肥沃、不积水、排灌方便、背风向阳的沙质地,以 2 m×2 m 株行距开穴,植穴规格“长×宽×深”为 50 cm×50 cm×40 cm,每穴施腐熟农家肥 5～10 kg 与表土混合作基肥。

2. 播种

新鲜种子可在秋季播种,在正常室温中用清水浸泡 12 h 后即可播种。储藏的种子常在春季播种,用 60～80 ℃的温水浸泡 48 h 后及时播种。点播时,先把基质淋透水,再在基质中间打一孔,孔略大于种子,深 2. 3 cm,把种子放进孔中,根的方向朝下,覆土 2～3 cm。播完种子后,用竹片搭拱,上面覆盖塑料薄膜,以保温、保湿,还能防雨水冲刷,保持基质和种子的湿润,防止基质干燥板结。

3. 苗期管理

当种子长出小芽时,把塑料薄膜去掉,换用遮阳率为 50%的遮光网覆盖,这样有利于通风和透光,并注意淋水,以促进小苗的正常生长。当小苗长出 1～2 对叶子时,去掉遮光网,让苗木在自然的光照条件下生长。小苗长出真叶后,根据苗木生长情况,每周可用质量浓度为 5 g 的复合肥水溶液施肥 1 次。施肥应在上午进行,下午再淋水洗苗。当苗木生长到要移苗定植时,即停止施肥[5]。

4. 定植

腊肠树苗木在春天发芽前定植成活率比较高,选择春季育苗的至次年春季时,苗木已长高到 50 cm 左右,应及时移栽至田间定植。定植地选择土质肥沃、不积水、排灌方便的砂质土地，株行距根据地形和栽培目的而定，一般选择 2 m×2 m，穴规格为 50 cm×40 cm×30 cm，每穴施腐熟农家肥 3～5 kg 或复合肥 0.25 kg 与表土混合作基肥。定植最好选在阴雨天，苗栽植好，覆土后轻轻往上提，使根系舒展、踏实，填土应略高于地面，以防积水；晴天定植时应浇足定根水。

5. 抚育

定植后每年春秋两季各松土除草 1 次，每年于 3 月、7 月、11 月除草，结合春季松土培土 1 次，松土内浅外深，防止伤根；同时各施追肥 1 次。肥料选择复合肥，施肥量为 250～350 kg/hm^2。在雨天来临之前，将肥料均匀地撒在田间；如果选择在晴天施肥，撒肥后要及时进行田间灌溉。幼树生长速度较快，树型不是很整齐，因此，当幼树长高至 1 m 左右，要及时立支撑架。另外，还要注意修枝整形，去掉老枝、病枝、死枝、衰弱枝和霸王枝，促进林分良好生长。以提高观赏效果，修剪时间选择在花期过后，因为花开在成熟老枝上，春季不宜修剪；一般培育 3 年的实生苗，即可用于园林绿化。

（三）病虫害防治

1. 粗鳞蜡螟

有研究报道从马来西亚入境腊肠豆上截获的粗鳞蜡螟（*Trachylepidia fructicassiella* Ragonot）是腊肠树果实的重要害虫。粗鳞蜡螟在东南亚主要发生在海拔 750 m 左右、年降雨量 500～1 500 mm 的地区，腊肠树果实和腊肠豆常被蛀空，里面虫丝缠绕，充满虫粪，失去观赏和商业价值。老熟幼虫预先在果皮咬出羽化孔，留有圆盖，然后再果内结茧化蛹。成虫羽化后依靠腹部的背刺移动身体，自羽化孔顶开盖子钻出[6]。

2. 粉蝶

腊肠树易遭迁粉蝶幼虫的危害，防治方法：结合树木养护管理，及时摘除有虫叶和蛹；保护黑蚂蚁、蝗螂、蜘蛛、寄生蜂和鸟类等天敌；在 5、6 月份病害虫发生严重时，喷施质量分数为 80%的敌百虫晶体 800 倍液或质量分数为 2.5%的敌杀死乳油 2 000～3 000 倍液，效果较好。

3. 斑叶病、灰霉病

苗期有时出现斑叶病、灰霉病，防治方法：用 50%甲基托布津可湿性粉剂 500～800 倍液，每隔 7 天喷洒 1 次，连续 3 次。

（四）不同处理对种子出芽的影响

腊肠树的种子既含有蜡质且种壳坚硬，出芽率比较低，且种子出芽率随存放时间的延长而降低，最好是随采随播。播种前不同的预处理方式对腊肠树种子出芽率有一定影响。

有研究表明：①新鲜的腊肠树种子，最高出芽率才达到 84%。新鲜的腊肠树种子只需用清水浸泡 12 h 即可。其他处理的出芽方式均不如清水浸泡处理高。②经浓硫酸处理的种子出芽率仅 35%，可能与新鲜的腊肠树种子其种皮还有一定的活性有关，且浓硫酸具有非常强的氧化性，种壳较易受到浓硫酸的侵害，种胚受损，导致出芽率大幅降低[7]。

三、化学成分

腊肠树的果皮含黄酮（flavonoids）、蒽醌（anthraquinones）、色酮（chromones）、生物碱（alkaloids）、甾醇（sterols）、三萜（triterpenes），半干的种子油含大量游离脂肪酸（free fatty acid）、蜡（waxes）及烃类。果肉含芦荟大黄素贰（barbaloin）、精氨酸（arginine）、亮氨酸（leucine）、谷氨酸（glutamic acid）等多氨基酸。荚果含番泻苷（sennoside）[8]。

（一）种子所含化学成分

钾、钠、磷元素；Ca、Mg、Mn、Fe、Cu、Co、Cd 元素[9]；抗营养素因子，血凝素和植酸钙镁成分[10]；黄酮配糖 $C_{28}H_{32}O_{16}$[11]。

（二）叶所含化学成分

山柰酚-3-葡萄糖苷（Ⅵ）、3-新橙皮糖苷（Ⅶ）

及3-0-鼠李糖酰-(1→2)-[0-鼠李糖酰-(1→6)]葡萄糖苷(Ⅷ)等三种山柰酚苷。将树叶晾干，研磨成粉状，通过40目的筛子过滤，保存在封闭的容器中。将这种粉末状物质在石油醚(60～80 ℃)时在Soxhlet装置中萃取，然后将其再用乙醚萃取，过滤后的滤渣再用苯、氯仿、甲醇萃取，其中甲醇萃取物要在真空条件下移走，就得到一种半固体状的物质，此物质中可能含有磷酸可待因($C_{18}H_{21}NO_3H_2O$)[12]。

（三）果实所含化学成分

经过资料调研，初步认定其果实中含有羟基蒽醌(主要为大黄素、大黄酸)、强心苷、皂苷，不含黄酮类或黄酮苷。

氨基酸类有：天门冬氨酸(ASP)、苏氨酸(THR)、丝氨酸(SER)、谷氨酸(GLU)、甘氨酸(GLY)、丙氨酸(ALA)、胱氨酸(CYS)、缬氨酸(VAL)、蛋氨酸(MET)、异亮氨酸(ILE)、亮氨酸(LEU)、酪氨酸(TYR)、苯丙氨酸(PHE)、赖氨酸(LYS)、组氨酸(HIS)、精氨酸(ARG)、脯氨酸(PRO)[13]。

（四）挥发油

除含有二苯胺(32.91%)，烷烃(总量为20.61%)等主要成分外，还含有香草醛，邻苯二甲酸酯[如邻苯二甲酸二辛酯、邻苯二甲酸二丁酯、邻苯二甲酸二(2-乙基)已酯]、萜醇类成分(如3,7,11-三甲基-2,6,10-十二碳三烯-1-醇)、烯烃(如1-甲基环十一碳烯，十八碳烯)、其他含氮化合物[如3-甲基-4-(3-硝基苯基)吡啶、2-(1-羟萘基-2)喹啉、*N*-苯基-1-萘胺]等[14]。

四、药理作用

腊肠树植物资源分布广泛，其中所含化学成分种类繁多，药理活性广泛，又具备长期的民间应用和研究基础，所以很有药用价值和经济价值。

（一）保肝

有研究报道将腊肠树叶干燥粉碎后用90%甲醇渗滤，通过氧化铝柱用正庚烷洗脱，减压浓缩得到半固体提取物后，利用Wistar大鼠研究其对对乙酰氨基酚诱导的肝损伤缓解作用，并和印度流行的口服肝保健品Neutrosec(主要含蛋氨酸、胆碱和维生素等)的肝保护效果对比。试验研究结果表明，该植物叶提取物可以降低被对乙酰氨基酚升高的转氨酶、胆红素和ALP水平并使之达正常水平，其保肝活性与标准保肝药Nuetrosec相当。其活性成分及作用机制将作进一步研究，以确证该提取物的肝保护作用[15]。

（二）抗菌

取药材粉末约0.1 g进行Borntrger反应，碱液显红色，显示有蒽醌衍生物。蒽醌类成分大多具有致泻作用，有些有抑菌作用[12]。

（三）抗炎、抗氧化

Ilavarasan等研究人员[16]分析了腊肠树(*C. fistula*)水、甲醇提取物对白化病小鼠的作用。研究表明腊肠树的提取物具有重要的抗炎及抗氧化作用，还用多种抗氧化模型筛选也表明其具有较强的抗氧化作用。同时Ilavarasan等还对提取物做了毒性研究，研究表明提取物达到2 000 mg(口服)时没有表现出显著毒性。

五、毒理研究

以腊肠树乙醇提取物被作为毒性实验材料。在急性毒性实验中，小鼠口服单一剂量5 000 mg/kg提取物并持续观察毒性指标14天。基于体重和病理学检查，小鼠体重无显著差异，经组织病理学分析，在治疗组没有发现任何病理学情况。试验结束后处死全部小鼠，解剖观察，肉眼未发现主要脏器异常。所以，腊肠树剂量达到5 000 mg/kg在鼠模型上是安全的[8]。

参考文献

[1] 王月德,周堃,董伟,等.傣药腊肠树枝中 1 个新的三环生物碱类化合物及其细胞毒活性[J].中草药,2016,47(10):1650-1652.
[2] 国家药典委员会.中华人民共和国药典[M].北京:中国医药科技出版社,2010.
[3] 肖丽香.傣药锅拢良(腊肠树)不同药用部位的薄层色谱鉴别[J].中国民族医药杂志.2012,4(26):10.3969.
[4] 宋贤丽,郭宝林,刘克武,等.6 种决明属药用植物种子毛细管电泳法鉴别[J].中国中药杂志,2003(6):14-19.
[5] 蔡瑞生.腊肠树育苗及田间栽培技术[J].绿色科技,2013,(8):154,157.
[6] 马洁,张丽霞,管艳红.腊肠树的栽培与利用[C]//2005 国际傣医药学术会议论文集.西双版纳,2005.
[7] 陈玉昭.不同处理对腊肠树种子出芽的影响[J].福建热作科技,2011,36(2):11-13.
[8] 于玲,王力川.傣药腊肠树有效成分的研究[J].河北化工,2009,32(3):22,27.
[9] Adebayo O, O Fagbenro, T Jegede. Evaluation of Cassia fistula meal as a replacement for soybean meal in practical diets of Oreochromis niloticus fingerlings [J]. Aquaculture nutrition, 2004,10(2): 99-104.
[10] Yadava R, V Verma. A new biologically active flavone glycoside from the seeds of Cassia fistula (Linn.)[J]. Journal of Asian natural products research, 2003,5(1): 57-61.
[11] Kuo Y-H, P-H Lee, Y-S Wein. Four New Compounds from the Seeds of Cassia fistula [J]. Journal of natural products, 2002,65(8): 1165-1167.
[12] 李婷,冯占民,杨巡纭,等.决明属植物的化学成分及药理作用研究进展[J].林产化学与工业,2012(6):107-118.
[13] 张慧萍,刘燕,黄帅文,等.傣药腊肠树果实中氨基酸和无机元素分析[J].时珍国医国药,2007,18(5):1144-1145.
[14] 张慧萍,李正宇,毕韵梅,等.傣药腊肠树果实挥发油的化学成分分析[J].时珍国医国药,2006,17(8):1464-1465.
[15] T B. 245 腊肠树叶提取物的肝保护作用[J].国外医药(植物药分册),2002,17(4):166.
[16] Ilavarasan R, M Mallika, S Venkataraman. Anti-inflammatory and antioxidant activities of Cassia fistula Linn bark extracts [J]. African Journal of Traditional, camplementary and Altemative Medicines, 2005,2(1): 70-85.

缅　茄

缅茄为豆科植物缅茄[*Afzelia xylocarpa* (Kurz) Craib]的成熟种子。在傣药中称为“麻嘎喝罕”。

缅茄为乔木。高15～25 m，有时可达40 m，胸径达90 cm；树皮褐色。小叶3～5对，对生，卵形、阔椭圆形至近圆形，长4～40 cm，宽3.5～6 cm，纸质，先端圆钝或微凹，基部圆而略偏斜；小叶柄短，长不及5 mm。花序各部密被灰黄绿色或灰白色短柔毛；苞片和小苞片卵形或三角状卵形，大小相若，长约6 mm，宿存；花萼管长1～1.3 cm，裂片椭圆形，长1～1.5 cm，先端圆钝；花瓣淡紫色，倒卵形至近圆形，其柄被白色细长柔毛；能育雄蕊7枚，基部稍合生，花丝长3～3.5 cm，突出，下部被柔毛子房狭长形，被毛，花柱长而突出。荚果扁长圆形，长11～17 cm，宽7～8.5 cm，黑褐色，木质，坚硬；种子2～5颗，卵形或近圆形，略扁，长约2 cm，暗褐红色，有光泽，基部有一角质、坚硬的假种皮状种柄，其长略等于种子。花期4～5月；果期11～12月(图36)。

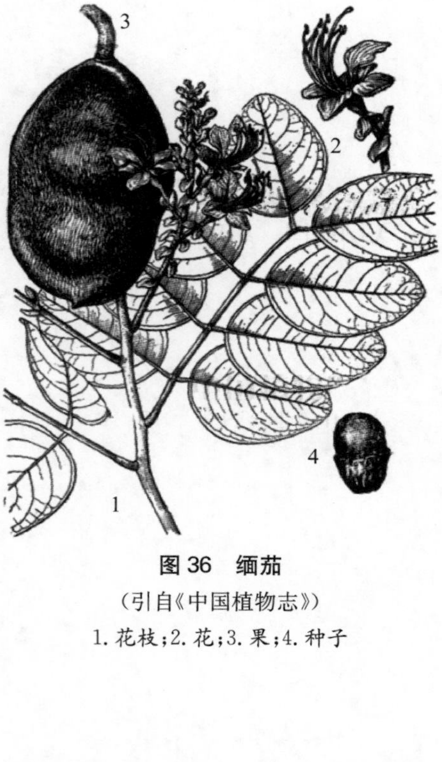

图36　缅茄

(引自《中国植物志》)

1. 花枝；2. 花；3. 果；4. 种子

广东，海南，广西合浦、南宁，云南南部石屏和西双版纳等地均有种植。缅甸、越南、老挝、泰国、柬埔寨也有。

一、栽培

缅茄树的种子珍贵且不易发芽，所以过去很多人想办法繁殖都甚少成功，这是由于缅茄种子的种皮及株柄均坚硬而有蜡质，不易被水浸透，故难萌发[2]。近几年里，科学家们对于缅茄的繁育技术有了突破性进展，种子发芽率显著提高。

(一) 换冠嫁接育苗试验

缅茄是多年前从缅甸引入的一个珍稀外来树种。对缅茄进行种子发芽试验和利用培育出的种子苗进行换冠嫁接研究，发现种子发芽率与种子处理方法关系密切，种子在100 ℃开水浸种自然冷却24 h取出播种，发芽率可达97%以上；利用嫁接换冠技术，取优良缅茄品种的结果枝作接穗，在秋季进行嫁接，取得较佳效果[3]。

1. *砧木苗培育方法*

选择经不同温度的水浸泡过的种子分两批播，第1批春播(1月份)，当年秋冬可嫁接。第2批夏播(6月份)，第2年春季可嫁接。砧木苗圃选土壤肥沃，取水方便的地方。做试验用的实生砧木苗要求栽种在土壤肥力环境及管理水平相同的苗圃地内。在管理过程中，注意淋水施肥。施肥以农家肥为主，以便培育出健壮的砧木备用。

2. *接穗的采集方法*

在优良缅茄品种树上选取上部向阳的当年生枝条作接穗(树冠最末一托梢)。这些枝条要求芽眼饱满、叶片老熟未发新梢、无病虫害的健壮枝条。取下的枝条立即减去复叶，用干净湿润的毛巾将枝条包扎起来，放在阴凉处。冬季嫁接时因缅茄树已落叶，选取的接穗是该母树上部最后一批梢。接穗随采随接。

3. *嫁接时间及方法*

嫁接时间为1年中的8月、12月及第2年的3月。嫁接方法采用枝条切接法。每次嫁接工作完毕即喷杀虫药，防止虫蚁咬烂接口薄膜，导致嫁接失败。嫁接后注意做好苗圃地肥水管理，及时抹去砧木的萌芽(接口下部砧木所抽出的芽)。嫁接后2个月统计成活率。

（二）高州缅茄的嫁接

以高州缅茄嫁接繁殖试验为例。试验地位于高州林科所旁的新塘苗圃地。该苗圃地处北纬1°55′，东经110°52，年均气温21.3～23.2 ℃，年降雨量约1 892.7 mm，年平均日照时数1 702～2 351 h。土壤为花岗岩、片麻岩等发育而成的赤红壤，土层深厚，透水性良好，质地适中。自然植被属亚热带常绿季雨林型，为常绿针阔叶树。试验用的砧木种子大部分以缅甸种为主。第1批春播种子600粒；第2批夏播种子200粒。种子播种前要经物理方法处理，首先用高温热水浸泡种子，自然冷却，待种皮皴裂，吸饱水，然后沙床催芽，发芽率可达97%以上。

在高州西岸缅茄树上选取上部向阳、芽眼饱满、叶片老熟未发新梢、无病虫害的健壮枝条作接穗。取下的枝条立即剪去复叶，用干净湿润毛巾将枝条包扎起来，放在阴凉处。冬季嫁接时，因缅茄树已落叶，选取的接穗是母树上部最后抽的一批梢。通过试验得出结论，缅茄在秋季8月份嫁接，接穗成活率最高，嫁接成活后能抽一托梢过冬，来年开春，再抽一托梢便可移栽，刚好赶上造林季节，提高种植成活率。

二、化学成分

运用多种色谱技术(silsca gel、Sephadex LH-20、ODS、HPLC、MCI)对光叶子花和缅茄的甲醇提取物进行成分分离，利用MS、NMR、IR、UV等光谱技术对分离得到的化合物进行结构鉴定。从缅茄中分离得到化合物18个，鉴定出11个，它们分别是：(3*S*，5*R*，6*R*，7*E*，9*S*)-megastigman-7-ene-3，5，6，9-tetraol(1)、(3*S*，5*R*，6*R*，7*E*)-3，5，6-trihydroxy-7-megastigmen-9-one(2)、kaempferol-7-*O*-*β*-*D*-glucopyranoside(3)、oroxylinA-7-*O*-*β*-*D*-glucuronide (4)、epi-friedelanol(5)、friedel-in(6)、stigmasta-4，25-dien-3-one(7)、stigmasterol(8)、*β*-sitosterol(9)、butyl-benzoate(10)、palmitic acid(11)。其中化合物1、2，化合物4～11共10个化合物为首次从缅茄属中发现。根据已有的文献调查，缅茄含有丰富的皂苷、黄酮、多酚等活性成分，皂苷多数具有独特的药理活性。由于目前对缅茄属植物的化学成分研究较少，只得到7个化合物[5]。

（一）黄酮类

黄酮类化合物是由两个苯环(A环，B环)和一个具有一个含氧的C-3杂环构成C6-C3-C6的结构。Oluwatoyin 等[6]和 King 等[7]从缅茄属植物中分离得到的黄酮类化合物，如（二氢山柰酚）dihydrokaempferol、（山柰素）kaempferol、（二氢山柰酚-7-*O*-*β*-*D*-葡萄糖苷）dihydrokaempferol-7-*O*-*β*-*D*-glucoside、（7-*O*-甲基-二氢山柰酚）7-*O*-methyl-dihydrokaempferol、（二氢山柰酚-7-*O*-*β*-*D*-吡喃葡萄糖苷）dihydrokaempferol-7-*O*-*β*-*D*-glucopyranoside 化合物等。

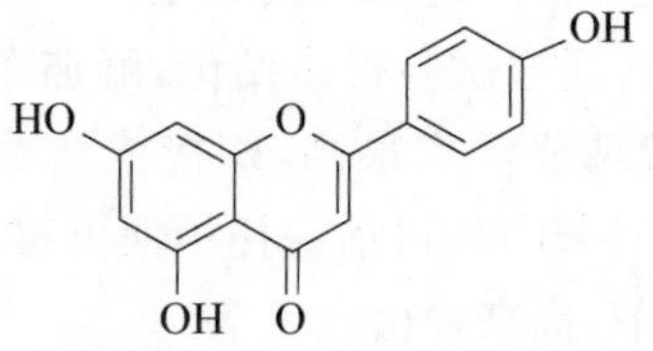

kaempferol

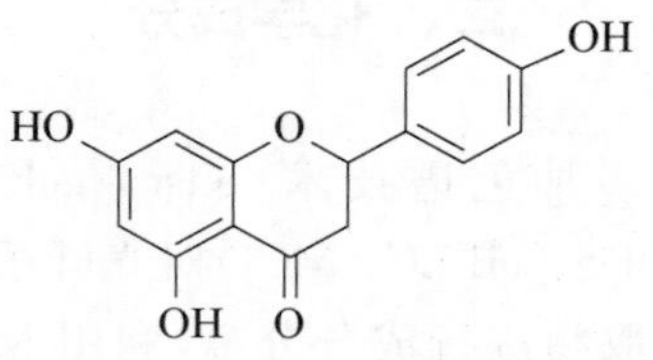

dihydrokaempferol

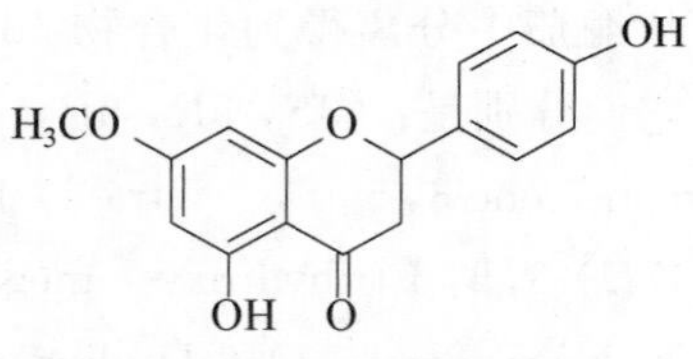

7-*O*-methyl-dihydrokaempferol

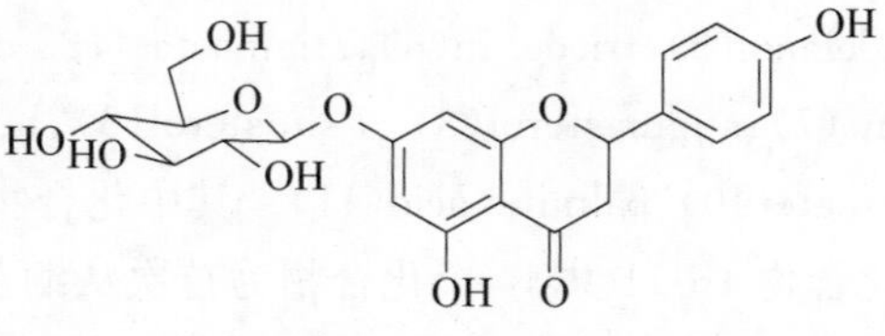

dihydrokaempferol-7-*O*-*β*-*D*-glucoside

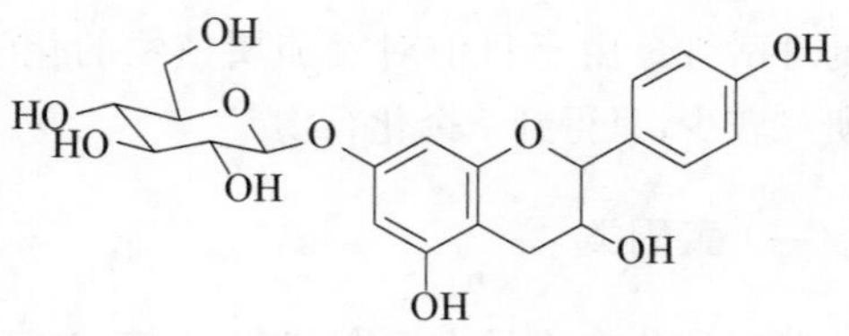

dihydrokaempferol-7-*O*-*β*-*D*-glucopyranoside

（二）其他

其他类型的化合物，如萜类化合物、脂肪族类化合物、生物碱类化合物和芳香族类化合物等，则未见报道。如 Ren 等[8]分离到多糖等。

三、药理作用

刀秀英等用缅茄种子水煎液进行体外抑菌实验，发现缅茄种子水煎液对金黄色葡萄球菌、枯草杆菌、八叠球菌、短小芽胞杆菌均有不同程度的抑制作用，其中以八叠球菌最为明显，这为缅茄清热解毒、消炎止痛的功效提供了理论依据[9]。放茂良[10]等用有机溶剂萃取获得缅茄氯仿部位提取物（CE）、乙酸乙酯部位提取物（EAE）、正丁醇部位提取物（BE）及水部位提取物（WE）4 个不同的极性部位，分别测定这 4 个部位的皂苷、黄酮和多酚含量，并以其对·OH 的清除能力和对脂质过氧化的抑制效果来研究缅茄的抗氧化活性，同时以 IC_{50} 质为指标，将 4 个极性部位提取物与芸香苷的抗氧化能力进行比较。研究结果表明，缅茄提取物的抗氧化效果因其反应体系和极性部位的不同而存在着一定差异，乙酸乙酯部位和正丁醇部位的颠茄抗氧化能力最强，在 0～1.0 mg/ml 测定浓度范围内对脂质过氧化的抑制效果强于芸香苷，而氯仿部位和水部位的抑制能力则不如芸香苷。

（一）降血糖

Rita 等[11]用缅茄树根与树皮的甲醇提取物对注射过四氧嘧啶患有糖尿病的老鼠进行实验，发现缅茄的甲醇提取物具有治疗糖尿病。Oyedemi 等[12]用缅茄树皮的水提取物对注射过链脲佐菌素患有糖尿病的老鼠进行实验，发现缅茄树皮的水提取物也具有治疗糖尿病的作用，同时预防糖尿病的各种并发症。

（二）抗菌、杀虫

Olayinka 等[13]用缅茄的甲醇提取物与一些抗生素药物合用，发现能对部分耐药性菌株起到较好的抑制作用。Akinpelu 等[14]发现缅茄的提取物能够破坏细胞膜的电位，从而达到抗菌作用。Akah 等[15]研究光叶子花和缅茄化学成分与抗糖尿病活性研究发现缅茄提取物对金黄色葡萄球菌、枯草杆菌、铜绿假单胞杆菌具有较好的抗微生物作用，对铜绿假单胞杆菌的抑菌效果最好；对大肠埃希菌、沙门菌没有抑菌作用。Etawodi 等[16]研究发现缅茄叶子和树皮的提取物有杀死锥虫，抑制阀杆上布氏锥虫活动的作用。

（三）抗氧化

放茂良等[10]实验发现缅茄提取物能够有效地清除氧自由基和抑制脂质过氧化，其中乙酸乙酯部位和正丁醇部位活性物质含量高，抗氧化活性强。Akinpelu 等[17]实验证明由于缅茄甲醇提取物含有较高的酚类物质和黄酮类物质具有较好的抗氧化性。

（四）抗炎

Akah 等[15]研究缅茄提取物的抗炎和止痛作用，发现缅茄提取物能够抑制局部水肿以及足跖肿胀。

参考文献

[1] 中国科学院中国植物志编辑委员会.中国植物志[M].北京：科学出版社，1988.

[2] 黎敏萍.缅茄[J].生物学通报，1958(8)：21.

[3] 郭绍荣，李学兰.珍稀傣药缅茄的繁殖试验[J].中药材，1998，21(3)：112－113.

[4] 钟永红，曾武，杨国兴.高州缅茄嫁接繁殖试验[J].广东林业科技，2005，21(4)：52－54.

[5] 蔡旭.光叶子花和缅茄化学成分与抗糖尿病活性研究[D].长沙：湖北中医药大学，2015.

[6] Binutu O A, G A Cordell. Constituents of Afzelia bella stem bark [J]. Phytochemistry, 2001,56(8): 827－830.

[7] King F, R Acheson. 36. Afzelin(kœmpferol-3-rhamnoside), a new glycoside iso lated from doussié [J]. Journal of the Chemical Society(Resumed), 1950(75): 168－170.

[8] Ren Y, D R Picout, P R Ellis, et al. A novel xyloglucan from seeds of Afzelia africana Se. Pers. — extraction, characterization, and conformational properties [J]. Carbohydrate research, 2005,340(5): 997－1005.

[9] 段忠玉，陈普.傣药麻嘎喝罕(缅茄)的初步研究[J].中国民族民间医药，2014，23(3)：17，22.

[10] 放茂良，李东东，刘琼，等.缅茄不同极性部位提取物的抗氧化活性[J].江苏农业科学，2011(5)：425－427.

[11] Odo R I, I U Asuzu, P E Aba. The antidiabetic activities of the methanolic root bark extract of Afzelia africana in alloxan-induced diabetic mice [J]. Journal of Complementary and Integrative Medicine, 2012,9(1): 72－74.

[12] Oyedemi S, E Adewusi, O Aiyegoro, et al. Antidiabetic and haematological effect of aqueous extract of stem bark of Afzelia africana (Smith) on streptozotocin-induced diabetic Wistar rats [J]. Asian Pacific journal of tropical biomedicine, 2011,1(5): 353－358.

[13] Aiyegoro O, A Adewusi, S Oyedemi, et al. Interactions of antibiotics and methanolic crude extracts of Afzelia Africana (Smith.) against drug resistance bacterial isolates [J]. International journal of molecular sciences, 2011, 12(7): 4477－4487.

[14] Akinpelu D, O Aiyegoro, A Okoh. The in vitro antioxidant property of methanolic extract of Afzelia africana (Smith.) [J]. Journal of medicinal plants research, 2010,4(19): 2022－2027.

[15] Akah P, O Okpi, C Okoli. Evaluation of the anti-inflammatory, analgesic and antimicrobial activities of bark of Afzelia africana [J]. Nigerian Journal of Natural Products and Medicine, 2007,11(1): 48－52.

鹊肾树

鹊肾树(*Streblus asper* Lour.)为桑科鹊肾树属植物。树皮和根药用,具有强心、抗丝虫、抗肿瘤、抗菌、抗过敏和抗疟疾等多种药理活性。叶捣汁服、根煮水喝,都可治疗腹痛。

鹊肾树为乔木或灌木;树皮深灰色,粗糙;小枝被短硬毛,幼时皮孔明显。叶革质,椭圆状倒卵形或椭圆形,长 2.5～6 cm,宽 2～3.5 cm,先端钝或短渐尖,全缘或具不规则锯齿,基部钝或近耳状,两面粗糙,侧脉 4～7 对;叶柄短或近无柄;托叶小,早落。花雌雄异株或同株;雄花序头状,单生或成对腋生,有时在雄花序上生有雌花 1 朵,总花梗长 8～10 mm,表面被细柔毛;苞片长椭圆形;雄花近无梗,花丝在花芽时内折,退化雌蕊圆锥状至柱形,顶部有瘤状凸体;雌花具梗,下部有小苞片,顶部有 2～3 个苞片,花被片 4,交互对生,被微柔毛;子房球形,花柱在中部以上分枝,果实增长 6～12 mm。核果近球形,直径约 6 mm,成熟时黄色,不开裂,基部一侧不为肉质,宿存花被片包围核果。花期 2～4 月,果期 5～6 月[1](图 37)。

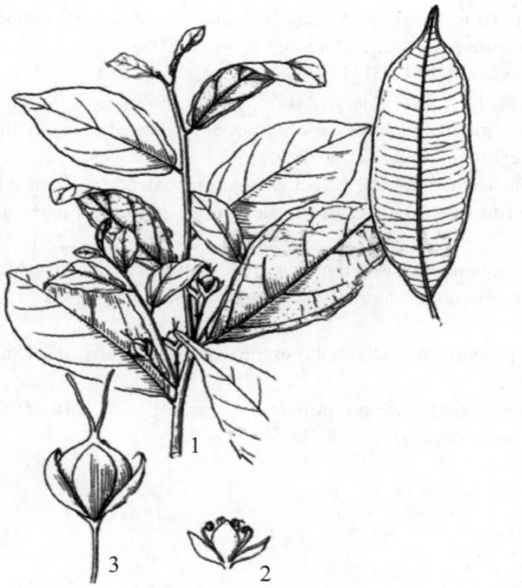

图 37　鹊肾树

(引自《中国植物志》)

1. 果枝;2. 雄蕊;3. 果

产于广东、海南、广西、云南南部(思茅至西双版纳、河口、金平),常生于海拔 200～950 m 内或村寨附近。斯里兰卡、印度、尼泊尔、不丹、越南、泰国、马来西亚、印度尼西亚、菲律宾也有分布[1]。

一、化学成分

(一) 苷类化合物

Khare[2,3,4]、Manzetti[5] 和 Gaitone 等[6,7] 从鹊肾树的树皮和树根的皮中分离得到了 7 个羊角拗强心苷类的化合物 strophalloside(1), asperoside(2), strebloside(3), kamaloside(4), cannodimethoside(5), gitodimethoside(6), sarmethoide(7)。Chatuvedi 等从鹊肾树树根中分离得到了 4 个苷类化合物，其中有 1 个为新化合物 β-sitosterol-3-*O*-β-*D*-ara-binofuranosyl-*O*-α-*L*-rhamnopyranosyl-*O*-*D*-Glucopyrano-side（8），另外还有 3 个已知苷类化合物 7-β-hydroxysitos-terol-β-*D*-glucoside（9），7-α-hydroxysitosterol-β-*D*-glucoside(10)，α-amyrin-3-*O*-α-*L*-rhamnopyra-mosyl-β-*D*-arabinofuranoside(11)，这 4 个化合物均对念珠菌有抑制活性[8]。

Chaturvedi 等[9]将鹊肾树树根用乙醇提取，浓缩提取液，将浓缩液依次用笨、氯仿、丙酮、甲醇进行萃取。甲醇萃取液浓缩后用乙醚进行沉淀，将沉淀物进行硅胶柱层析，从丙酮和甲醇(4∶1)的洗脱物中得到一个新皂苷类羽扇烷醇化合物 lupanol-3-*O*-β-*D*-glucopyranosyl(1→5)-*O*-β-*D*-xylofuranoside(12)。

Fieblg 等[10]用 CH_2Cl_2 对鹊肾树树皮进行提取，提取物经硅胶柱层析及制备 TLC 分离后，得到 2 个苷类化合物：strebloside(3)和 mansonin(13)。

Saxema 等[11]将鹊肾树树根用 50%的乙醇进行提取，对提取液进行 Kedde's 反应，Keller-Kiliani 反应和 Legal's 测试，表明其中有强心苷类化合物。通过 TLC 和硅胶柱层析分离出一个新的强心苷萝藦苷 vijaloside：perplogenein-3-*O*-β-*D*-glucopyranosyl(1→5)-*O*-β-*D*-xylofuranoside(14)。

Prakash 等[12]将鹊肾树树根用乙醇提取，将提取液分别采用石油醚、乙醚、氯仿、氯仿∶甲醇(4∶1 和 2∶1)进行萃取，取氯仿∶甲醇＝2∶1 的萃取液进行硅胶柱层析，从中分离得到一种孕烷苷 sioraside：3β，14β-dihydroxypregn-20-one-3-*O*-β-*D*-(3-*O*-methyl)-glucopyrano-side(15)。

Chaturvedi 等[13]从鹊肾树根中分离出一个皂草苷 a-rhamnopyramosyl-(1，4)-β-*D*-glucopyranosyl(1→3)-oleanolic acid(16)。经 7% H_2SO_4 水解后，它能提供一个配基和两种糖，其中这两种糖已被鉴定为 *L*-rhamnose 和 *D*-glucose，通过羟基甲醚化后酸水解得到的两种糖分别为：2，3，4-tri-*O*-methyl-a-*L*-rhamnose 和 2，3，6-tri-*O*-methyl-*D*-glucose。Sultana A 等从 80%的乙醇鹊肾树树叶提取分离得到一个苷类化合物：β-sitoserol-3-*O*-β-*D*-glucopyranoside(17)[14]。

Yoshio 等[15]用乙醇对鹊肾树树根进行提取，浓缩提取液，将浓缩物用甲醇萃取，采用 Diaion HP-20 柱层析和硅胶柱层析对萃取物进行分离，得到 1 个新的卡烯内酯苷：digito-xigenin-3-*O*-β-(3′-*O*-methyl)-glucopyranoside(18)；从甲醇洗脱部分中分离得到 1 个新的卡烯内酯苷：11，19-di-hydroxydigitoxigenin-3-*O*-β-(3′-*O*-methyl)-glucopy-ranoside(19)。这一类化合物对心脏有很强的生理活性，可用于治疗心力衰竭等心脏疾患[16]。

上述化合物结构如下。

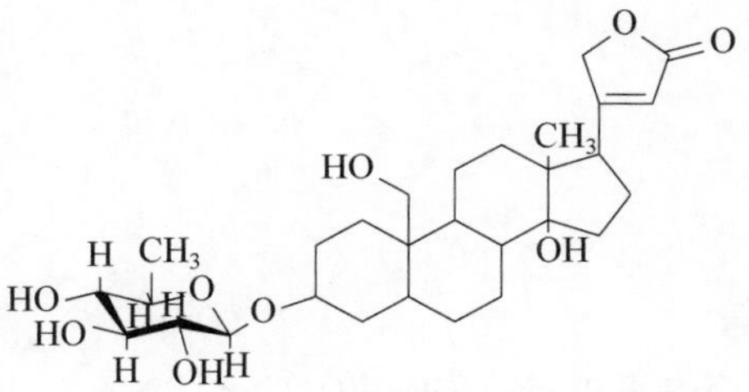

1

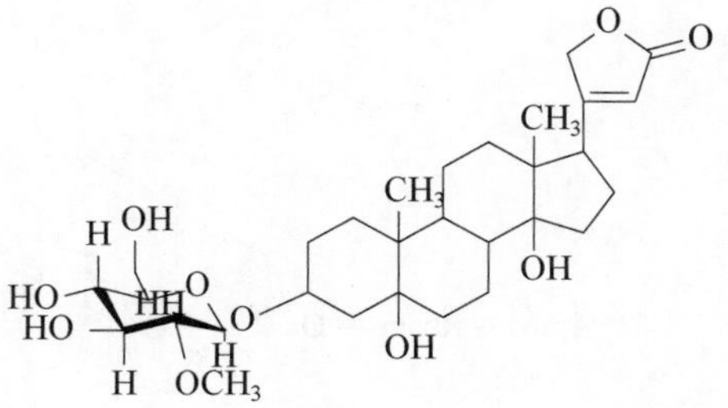

2

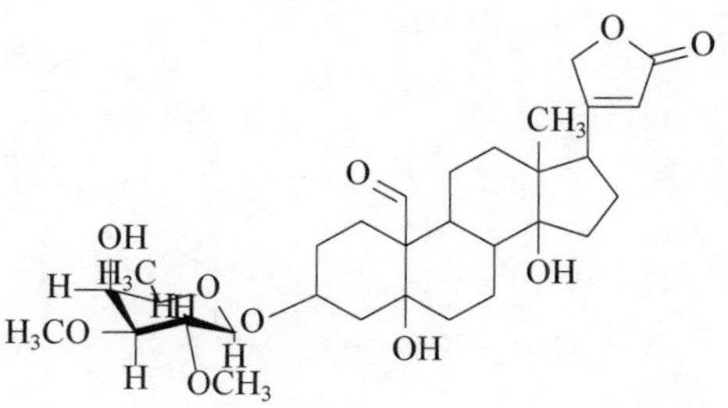

3

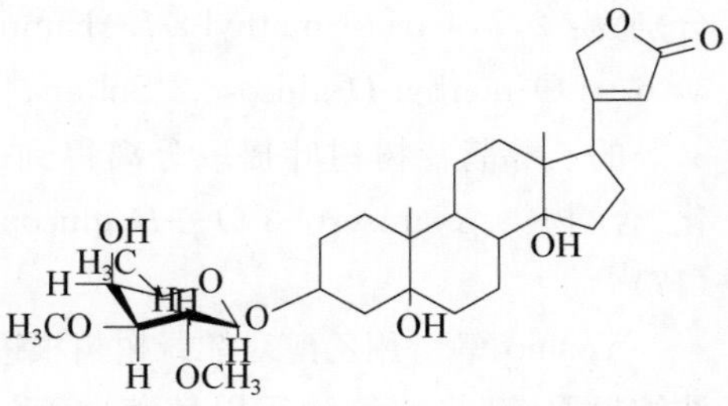

4

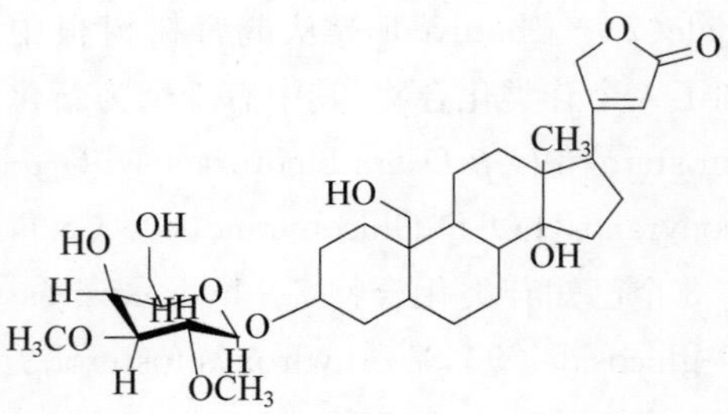

5

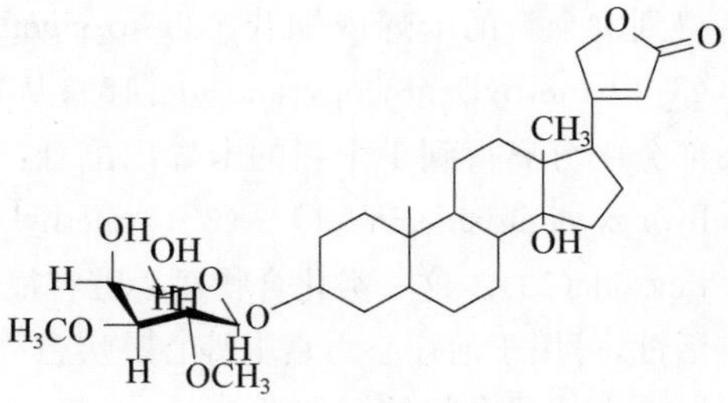

6

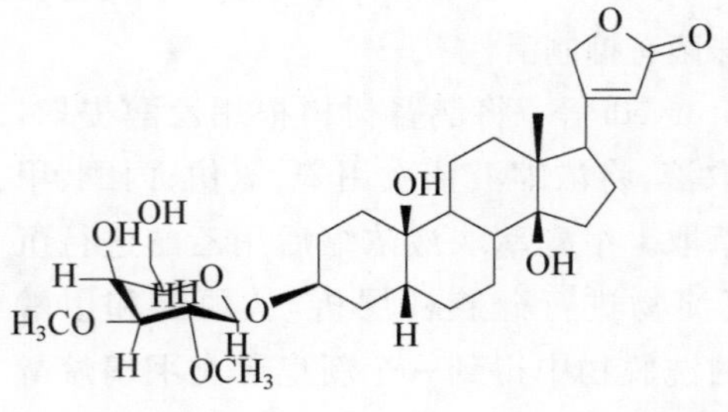

7

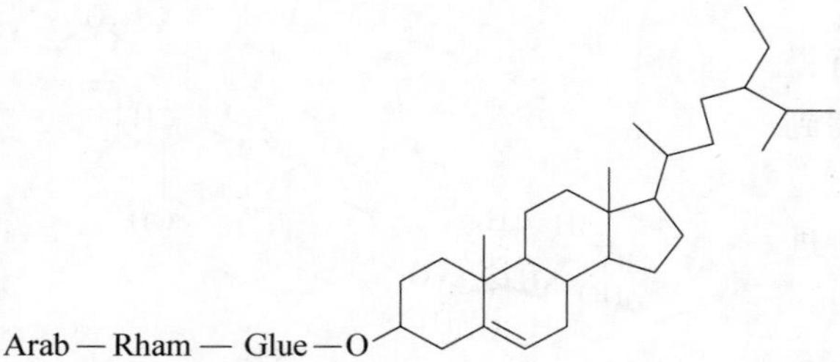

8

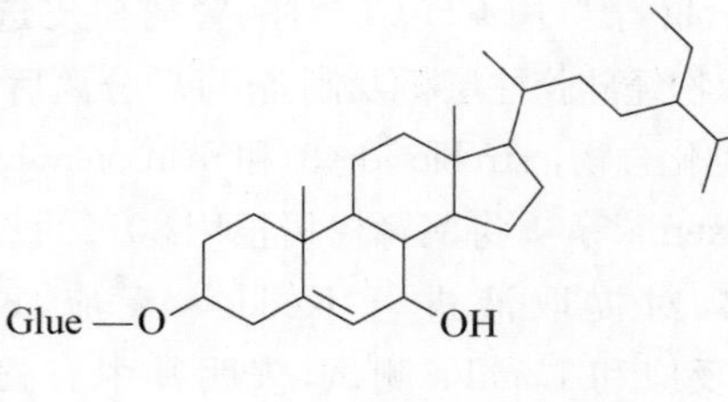

9

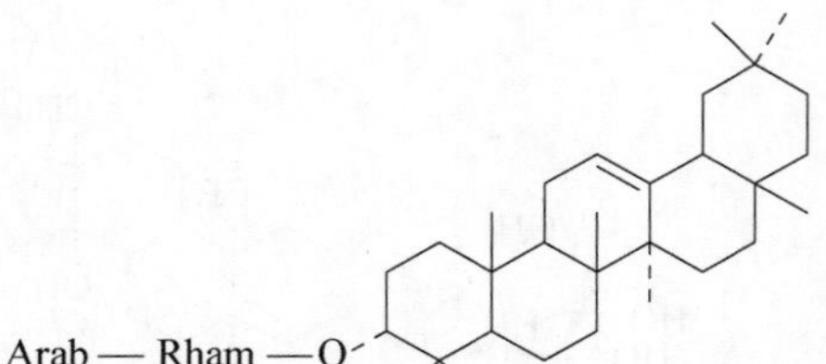

10

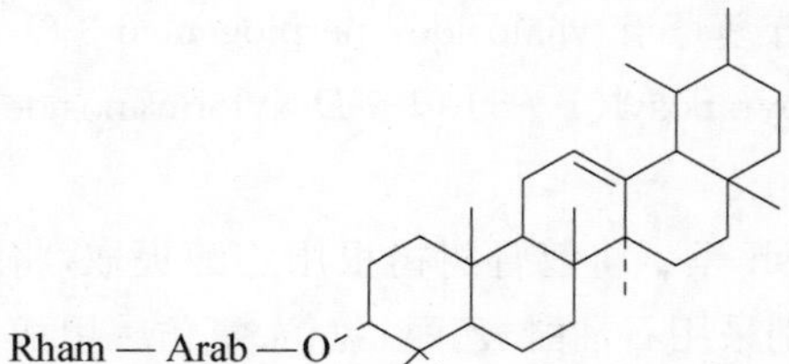

11

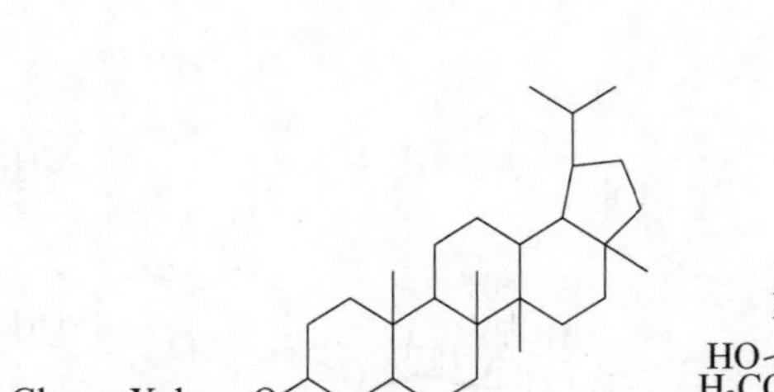

12

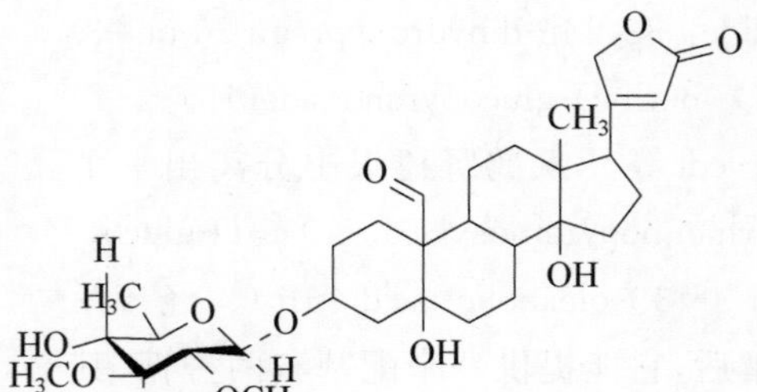

13

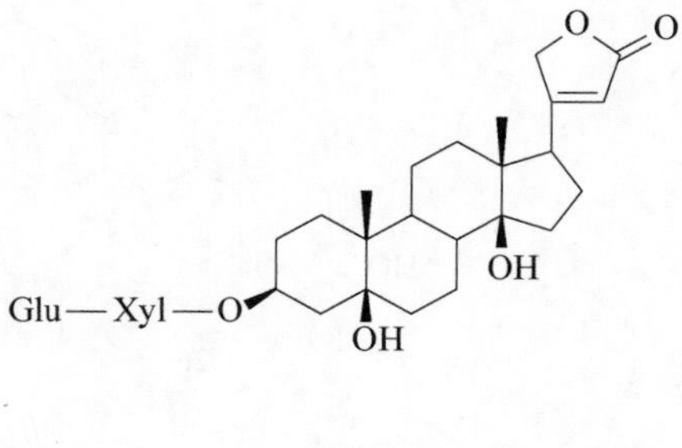

14

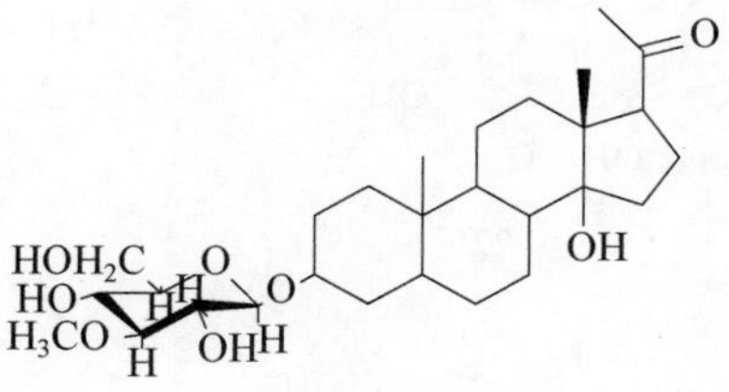

15

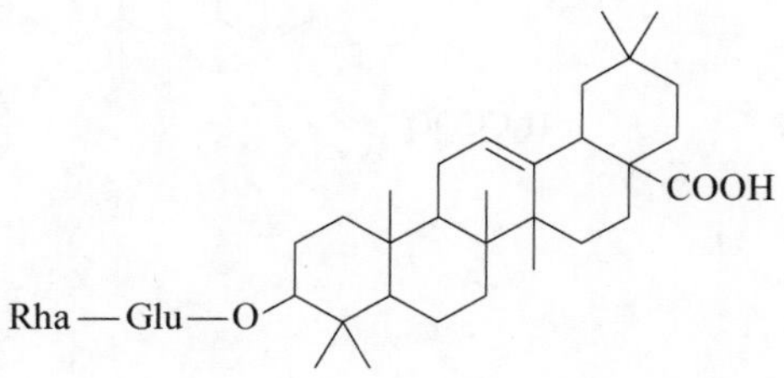

16

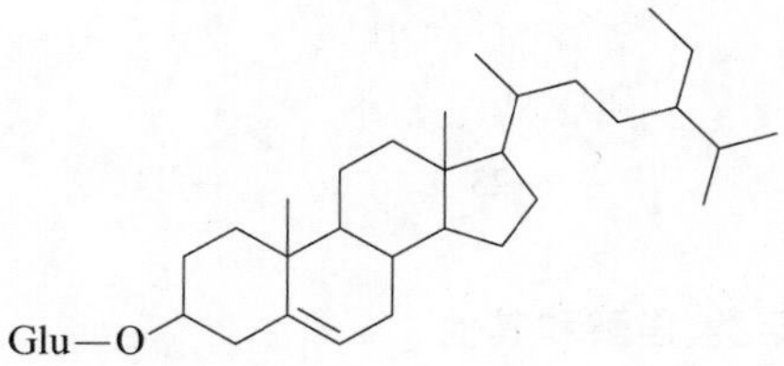

17

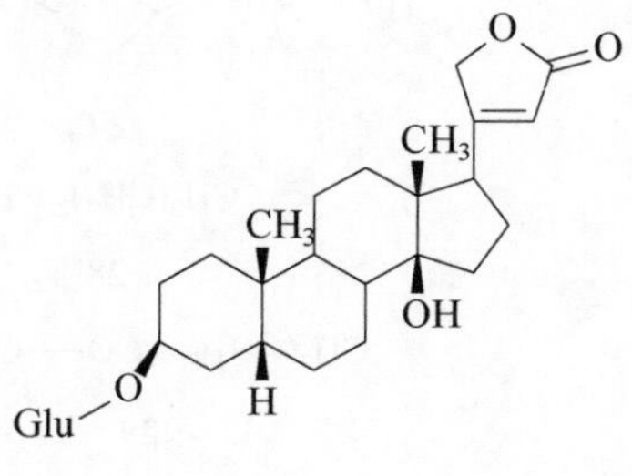

18

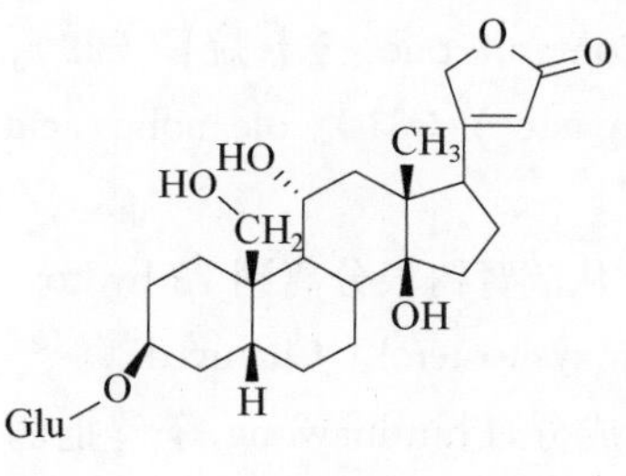

19

（二）**木脂素类化合物**

鹊肾树心材中含有的木兰醇 A-2-*O*-*β*-*D*-葡萄糖苷和鹊肾树木脂醇对喉癌细胞（HEp-2）、人肝癌细胞（HepG2）有较好的抑制作用。张艳军[17]将鹊肾树心材用 75%的乙醇提取后，浓缩提取液，将浓缩物依次用正己烷、乙醚、乙酸乙酯和甲醇萃取。

从乙醚萃取物中分离得 1 个木脂素化合物：厚朴酚（20）。

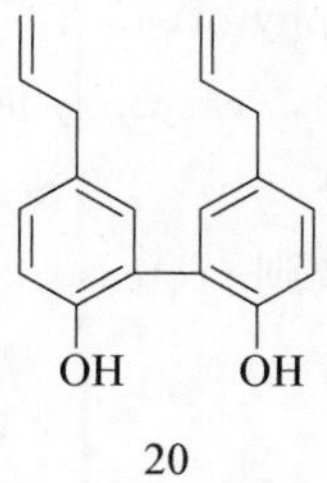

20

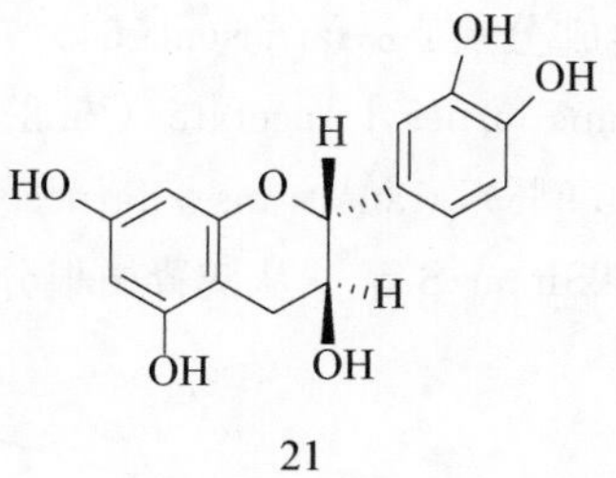

21

（三）**黄酮类化合物**

张艳军[17]从鹊肾树心材的乙醚萃取物中分离得 3 个黄酮类化合物：（+）-儿茶素（21）、槲皮素（22）、二氢槲皮素（23）。

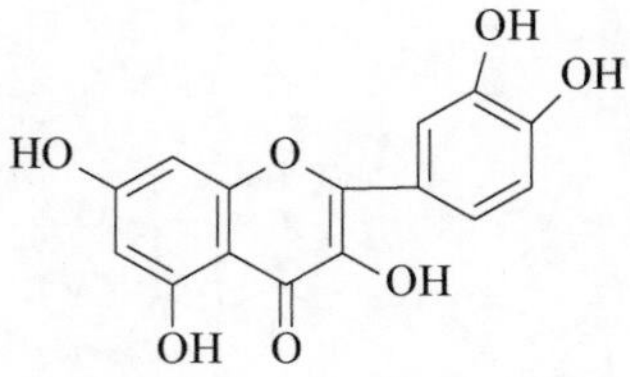

22

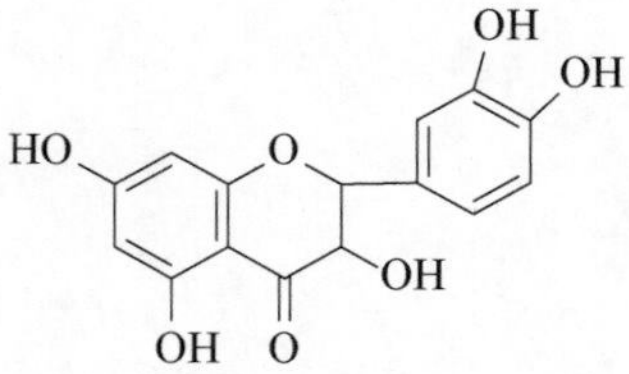

23

（四）萜类、甾醇和其他

张艳军等[18~23]从鹊肾树分离得到 β-sitosterol、lupeol（24）、lupeol acetate（25）、α-amytin(26)、α-amyrin acetate(27)、triacontane 三十烷（28）、tetraiacontan-9-one 三十烷酮（29）、betulin（30）、stigmasterol（31）、oleanolic acid（32）。

Chatuvedi 等[24]从鹊肾树根分离到 7β-hydroxysitosterol，7α-hydroxysitosterol。Chatuvedi 等[25]分析了种子的化学成分，Phutdhawong 等[26]把鹊肾树新鲜叶子提取后分离出其中的挥发性油成分，经 0.005%精炼后得到棕色溶液，它的主要化学成分有：α-farnesenl（64%），phytol（45.1%），trans-farnesyl acetate（5.8%），caryophyllene（4.9%），trans-trans-α-farnesene（2.0%）。Senthilkumar S 等[27]从鹊肾树根分离到 protease。

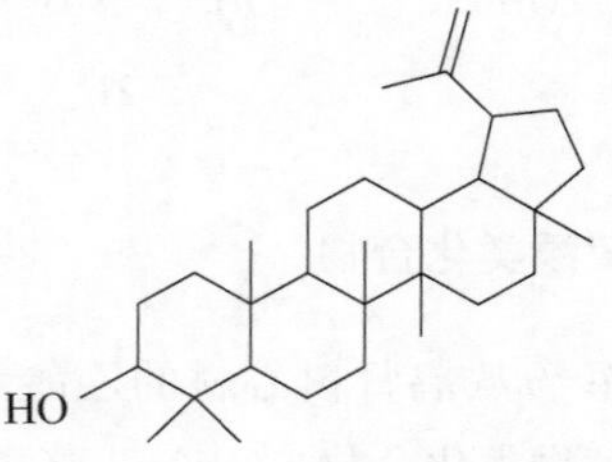

24

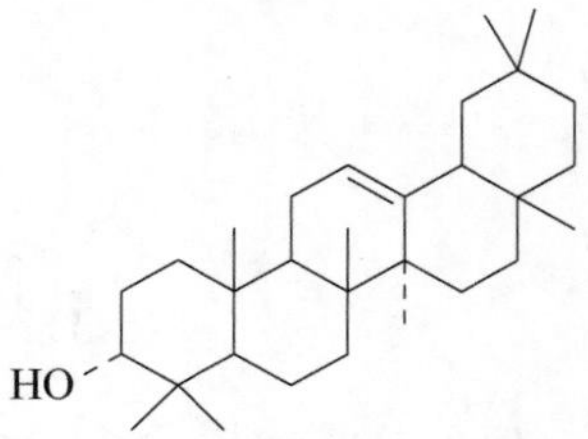

26

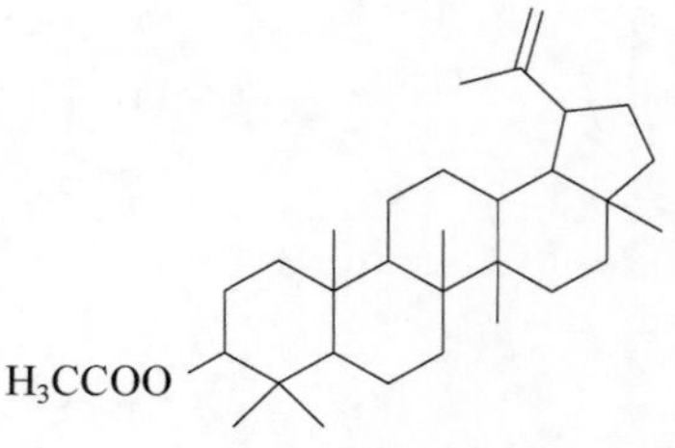

25

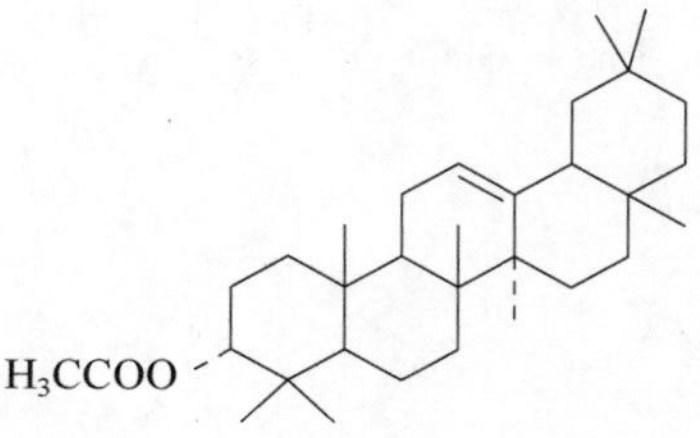

27

$CH_3(CH_2)_{28}CH_3$

28

$CH_3(CH_2)_8—CO—(CH_2)_{19}CH_3$

29

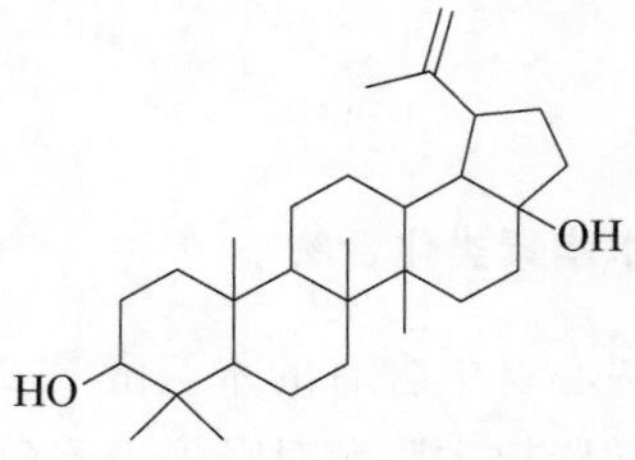

30

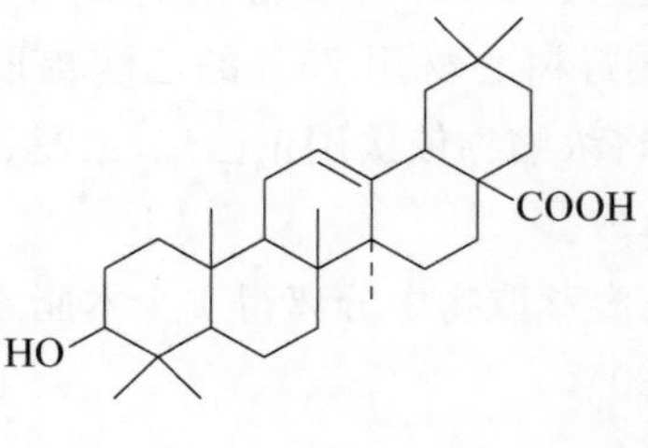

31

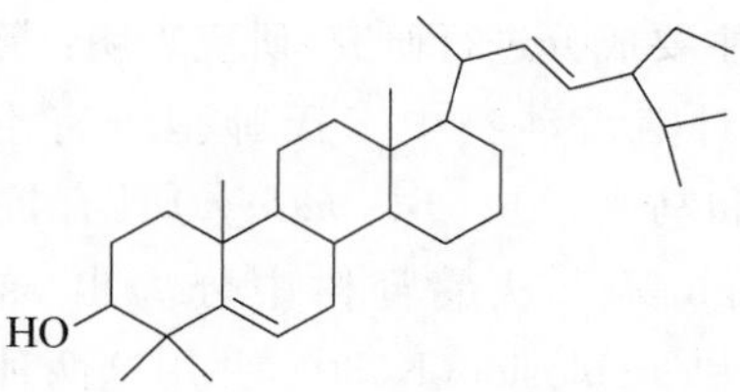

32

二、药理作用

研究表明，鹊肾树具有多种药用价值，其叶捣汁可用作杀菌剂、收敛剂；树皮、树根提取物可以用与治疗溃疡、发烧、痢疾、癫痫症、水肿等疾病以及用作被蛇咬伤后的解毒剂、心律失常的强心剂[17]。

（一）抗炎

在鹊肾树皮各部分萃取物中，只有乙酸乙酯萃取物能较显著减轻二甲苯致炎小鼠的耳郭肿胀度，表明鹊肾树皮乙酸乙酯萃取物具有较好的抗炎消肿作用[28]。

（二）抗菌

鹊肾树 Streblus asper 心材的乙酸乙酯部分种异黄酮-4′-甲氧基-7-*α*-*L*-鼠李糖-(1→6)-*β*-*D*-葡萄糖(2)对白念珠菌、绿脓杆菌、大肠埃希菌和枯草杆菌具有非常好的抑菌活性[29]。

（三）抗氧化

采用分光光度法测定鹊肾树叶各提取物对 DPPH 自由基、羟基自由基、超氧阴离子自由基的清除能力及其还原能力。结果表明，鹊肾树叶各提取物均有清除 DPPH 自由基、Fenton 反应体系产生的羟基自由基和邻苯三酚自氧化法产生的超氧阴离子自由基的能力，显示出较强的抗氧化活性，并呈一定的量效关系。其中鹊肾树叶乙酸乙酯提取物的抗氧化活性最强，优于相同浓度的人工合成抗氧化剂 BHT，其还原能力也优于相同浓度的 BHT。据文献报道，鹊肾树中含有黄酮类、酚酸等多酚类抗氧化物质，而多酚类物质又以中等极性的乙酸乙酯提取物中含量较多，这说明鹊肾树叶乙酸乙酯提取物的抗氧化性最强可能与该部分中含有较多的多酚类物质有关[30]。

（四）抗免疫缺陷病毒

艾滋病又称为获得性免疫缺陷综合征，它对人类生存和社会的安定构成了巨大威胁，猴免疫缺陷病毒（simian immunodeficiency virus，SIV）可用于模拟抗 HIV 药物的筛选。鹊肾树具有抗猴免疫缺陷病毒（SIV）的活性部位[31]，作用的成分可能为石油醚提取物中的挥发油、油脂、甾体、三萜类或酚类物质。

（五）对心血管系统的影响

Mueller 用乙醇对鹊肾树树皮和树根皮进行提取，所得的提取物对心脏有显著的生理活性，可用于治疗充血性心力衰竭及节律障碍等心脏疾患[32]。鹊肾树有血管舒张作用，鹊肾树提取物对由 PGF_{20} 和 $CaCl_2$ 所引起的离体狗肠系膜动脉具有缓解作用。戈米辛 J 钠盐对于豚鼠离体心脏具有增加冠脉血流的作用[33]。

（六）抗疟疾

Manoj k 等用鹊肾树树皮提取物进行抗疟疾试验，受感染第 7 天之后，给药老鼠体内平均疟原虫量明显降低了，甚至完全清除，而未给药老鼠体内平均疟原虫量较之前快速增加，表明该提取物可增强鼠科抗疟原虫的免疫能力[34~36]。

（七）抗过敏

鹊肾树乙醇提取物对小鼠和大鼠有抗过敏活性[37]。鹊肾树叶提取物能明显降低大鼠蓝斑皮肤的吸光值，这表明这些提取物对组织胺引起的皮肤毛细血管通透性具有很强的抑制作用。在小鼠 PCA 实验及小鼠耳郭肿胀实验中，HC 样品都显示出较强的抗过敏及抗炎作用，可能是通过控制其他环节如抑制 IgE 产生或炎症细胞因子（IL-4、IL-3、INF-γ）等方式而起到抗过敏作用。

（八）对肝脏的影响

用四氯化碳、硫代乙酰胺和乙炔雌二醇环戊醚引起小鼠肝脏损伤为模型，试验鹊肾树的醇提物对肝脏的作用。结果发现鹊肾树的醇提物有不同程度的降低因化学物质引起的血清转氨酶升高作用[2]。

（九）杀虫

1．第五龄棉红蝽

Hashim M S，Kritsaneepaiboon，S 等[38～40]研究鹊肾树皮甲醇提取物对第五龄棉红蝽的杀虫活性，结果表明正己烷、氯仿、正丁醇萃取的鹊肾树甲醇提取物具有良好的杀虫活性，其中氯仿洗脱部分活性杀虫效果最好。

2．丝虫

Chaiterjee 等[35,41～43]对鹊肾树皮的抗丝虫活性及其主要成分进行研究，研究表明：鹊肾树皮提取物对啮齿动物中卡氏肺孢子寄生虫（*L. caivii*）和马来丝虫（*B. malayi*）具有抗丝虫活性。Singh 等[44]从鹊肾树中分离出 asperoside（K029）和 stebloside（K030），并用这两种纯苷对牛丝虫类寄生虫进行体外试验，结构表明 K029 和 K030 都可以在 2～3 h 内致使寄生虫死亡，致死原因为 K029 或 K030 能够降低寄生虫体内葡萄糖酸激酶（EC2. 7. 1. 2）、苹果酸脱氢酶（EC1. 1. 1. 37）和 succinate 脱氢酶的活性。

3．寄生虫

Dwivedi 和 Das[34,37,45]用鹊肾树皮提取物进行抗寄生虫作用试验，结果发现，当培养管中鹊肾树皮提取物浓度为 800 μg/ml 时，抑制作用明显。

（十） 抗肿瘤

鹊肾树叶石油醚萃取物具有一定的抗肿瘤作用，经进一步分离所得提取物 FrⅡ、FrⅢ组分对体外肿瘤细胞增殖呈明显的抑制作用[46]。

参考文献

[1] 中国科学院中国植物志编委会.中国植物志[M].北京：科学出版社，1998.

[2] 李俊.鹊肾树心材和青钱柳叶化学成分及其生物活性的研究[D].广州：中山大学，2008.

[3] Khare M P, S Bhatnagar, O Schindler, et al. Die Glykoside von Streblus asper LOUR. 1. Mitt. Glykoside und Aglykone, 237. Mitteilung [J]. Helvetica Chimica Acta, 1962,45(5): 1515－1534.

[4] Khare M, O Schindler, T Reichstein. Die Glykoside von Streblus asper LOUR. 2. Mitteilung. Glykoside und Aglykone 238. Mitteilung [J]. Helvetica Chimica Acta, 1962,45(5): 1534－1546.

[5] Manzetti A, T Reichstein. Die Glykoside von Streblus asper LOUR. 3. Mitteilung. Untersuchung der stark wasserlöslichen Anteile Glykoside und Aglykone, 260. Mitteilung [J]. Helvetica Chimica Acta, 1964,47(8): 2303－2320.

[6] Manzetti A, T Reichstein. Die Glykoside von Streblus asper LOUR. 4. Mitteilung. Strukturbestimmung einiger stark wasserlöslicher Glykoside Glykoside und Aglykone, 261. Mitteilung [J]. Helvetica Chimica Acta, 1964, 47 (8): 2320－2330.

[7] Ibrahim-Ouali M. Recent advances in oxasteroids chemistry [J]. Steroids, 2007,72(6): 475－508.

[8] Lee J-H, J Y Lee, J H Park, et al. Immunoregulatory activity by daucosterol, a β-sitosterol glycoside, induces protective Th1 immune response against disseminated Candidiasis in mice [J]. Vaccine, 2007,25(19): 3834－3840.

[9] S.K. Chaturvedi, V. K. Saxena. A new saponin lupanol-3-*O*-β-*d*-glucopyranosyl (1-5)-*O*-β-*d*-xylofuranoside from the roots of streblus asper Lour [J]. 1985(24):562－563.

[10] Fiebig M, C-Y Duh, J M Pezzuto, et al. Plant anticancer agents, XLI. Cardiac glycosides from Streblus asper [J]. Journal of natural products, 1985,48(6): 981－985.

[11] Saxena V, S Chaturvedi. Cardiac Glycosides from the Roots of Streblus asper [J]. Planta medica, 1985,51(4): 343－344.

[12] Prakash K, D Deepak, A Khare, et al. A pregnane glycoside from Streblus asper [J]. Phytochemistry, 1992,31(3): 1056－1057.

[13] Chaturvedi S. Saponin from Streblus asper roots [J]. Asian Journal of Chemistry, 2005,17(1): 637.

[14] Sultana A, M Mosihuzzaman, N Nahar. Studies of anticaneer of Streblus asper leaves [J]. Bangladesh J Sci Ind Res, 2001, 36(1-4): 159-162.
[15] Hano Y, P Juma, Z Abliz, et al. Two new cardenolide glycosides from Streblus asper [J]. Heterocycles, 2003,59(2): 805-809.
[16] Takechi M, C Uno, Y Tanaka. Structure-activity relationships of synthetic cardiac glycosides [J]. Phytochemistry, 1996,41(1): 125-127.
[17] 张艳军,李俊,金柏峰,等.鹊肾树心材化学成分研究[J].广西师范大学学报：自然科学版,2006,24(3): 61-63.
[18] Vig O, A LAL, K Matta. TERPENOIDS. 27. SYNTHESIS OF DI-BETA-SESQUIPHELLANDRENE [J]. JOURNAL OF THE INDIAN CHEMICAL SOCIETY, 1968,45(1): 7-8.
[19] Mukherjee K, L Roy. Chemical examination of Streblus asper leaves. International [J]. Journal of Crude Drug Research, 1983,21(4): 189-190.
[20] Chawla A, V Kapoor, R Mukhopadhyay, et al. Constituents of Streblus asper [J]. Fitoterapia, 1990,61(2): 22-25.
[21] Fernandes F, V Kamat, S Bhatnagar. A preliminary note on the chemical and pharmacological examination of Streblus asper Lour [J]. 1961,30(11): 420.
[22] Baranwal A, P Kumar, V Trivedi. A preliminary study of Streblus asper Lour [J]. (shakhotak) as an anti-lymphoedematous agent, 1978,21(12): 22-24.
[23] zedoaria Rosc C. a review of its chemical, pharmacological and ethnomedicinal properties. Richard, L.; Prabhu, KS; Shirwaikar, A.; Shirwaikar, A [J]. Journal of pharmacy and pharmacology, 2009(61): 13-21.
[24] Chaturvedi S, R Sonwani. Sterols and steryl glycosides from streblus asper lour [J]. Acta Ciencia Indica Chemistry, 1999, 25(1): 7-8.
[25] Chaturvedi S. Chemical analysis of strblus asper lour seeds [J]. Acta Ciencia Indica Chemistry, 2006,32(4): 351.
[26] Phutdhawong W, A Donchai, J Korth, et al. The components and anticancer activity of the volatile oil from Streblus asper [J]. Flavour and fragrance journal, 2004,19(5): 445-447.
[27] Senthilkumar S, D Ramasamy, S Subramanian. Isolation and partial characterisation of milk-clotting aspartic protease from Streblus asper [J]. Food science and technology international, 2006,12(2): 103-109.
[28] 陈自占,李俊,吴强,等.鹊肾树树皮的化学成分和抗炎作用研究[J].广西植物,2011,31(6): 849-852.
[29] 黄纪国,李俊,吴强,等.鹊肾树心材的化学成分及体外抗菌活性研究[J].天然产物研究与开发,2012,24(6): 780-783.
[30] 朱圣军,李俊,蒙爱萍,等.鹊肾树叶提取物抗氧化活性研究[J].广西师范大学学报：自然科学版,2010(3): 33-36.
[31] 梁成钦,周先丽,段小群,等.鹊肾树体外抗猴免疫缺陷病毒活性部位筛选[J].中国实验方剂学杂志,2011,17(1): 120-122.
[32] Müller W E, H C Schröder, M Wiens, et al. Traditional and modern biomedical prospecting: Part Ⅱ — the benefits [J]. Evidence-Based Complementary and Alternative Medicine, 2004,1(2): 133-144.
[33] Cooper E L. Complementary and alternative medicine, when rigorous, can be science [J]. Evidence-Based Complementary and Alternative Medicine, 2004,1(1): 1.
[34] Das M K, M Beuria. Anti-malarial property of an extract of the plant Streblus asper in murine malaria [J]. Transactions of the Royal Society of Tropical Medicine and Hygiene, 1991,85(1): 40-41.
[35] Chatterjee R K, N Fatma, P K Murthy, et al. Macrofilaricidal activity of the stembark of Streblus asper and its major active constituents [J]. Drug development research, 1992,26(1): 67-78.
[36] Rastogi S, D K Kulshreshtha, A K S Rawat. Streblus asper Lour. (Shakhotaka): a review of its chemical, pharmacological and ethnomedicinal properties [J]. Evidence-Based Complementary and Alternative Medicine, 2006,3(2): 217-222.
[37] Gaitonde B, A Vaz, J R Patel. Chemical and Pharmacological Study of Root Bark of Streblus [J]. Asper Linn, 1964(18): 191-199.
[38] Hashim M, K Devi. Insecticidal action of the polyphenolic rich fractions from the stem bark of Streblus asper on Dysdercus cingulatus [J]. Fitoterapia, 2003,74(7): 670-676.
[39] Dhavan B, M Dubey, R Rastogi. Screening of Indian Medicinal plants for biological activity [J]. Ind. J. Exp. Biol. Part Ⅵ, 1977(15): 205.
[40] Limsong J, E Benjavongkulchai, J Kuvatanasuchati. Inhibitory effect of some herbal extracts on adherence of Streptococcus mutans [J]. Journal of ethnopharmacology, 2004,92(2): 281-289.
[41] Pandey P, U Das. Therapeutic assessment of shakhotaka ghana vati on slipada [J]. Filariasis, 1990(3): 1-4.
[42] Parveen N, K Singhal, N U Khan, et al. Potential antifilarial activity of Streblus asper against Setaria cervi [J]. (Nematoda: Filarioidea), 1989(21): 16-21.
[43] Singh S, D Raina, R Chatterjee, et al. Antifilarial glycosides of Streblus asper: effect on metabolism of adult Setaria cervi females [J]. Helminthologia, 1998,35(4): 173-177.
[44] Singh S N, R K Chatterjee, A K Srivastava. Effect of glycosides of Streblus asper on motility, glucose uptake, and certain enzymes of carbohydrate metabolism of Setaria cervi [J]. Drug development research, 1994,32(3): 191-195.
[45] Dwivdedi S. Evaluation of indigenous herbs as antitrypanosomal agents [C]//Ethno veterinary medicine: Alternatives for Livestock Development. Proceedings of an international conference held in Pune, India, 1997.
[46] 梁成钦,戴支凯,王峥,等.鹊肾树叶石油醚萃取物及其组分抗肿瘤作用研究[J].安徽农业科学,2010(5): 2340-2341.

榼藤子

榼藤子为豆科榼藤属植物榼藤[*Entada phaseoloides*(L.) Merr]的种子。又名象豆、合子、榼子。

榼藤为常绿木质大藤本,无刺。托叶小,刚毛状。二回羽状复叶,顶生的一对羽片常为卷须;穗状花序纤细,单生于上部叶腋或再排成圆锥花序式;花,花萼钟状,5齿裂;花瓣5片,分离或于基部稍合生;雄蕊10枚,分离,略突出于花冠之外,花丝丝状,花蕾时药隔顶端具腺体;子房近无柄,胚珠多数,花柱丝状。荚果大而长,木质或革质,扁平,弯曲,逐节脱落,每节内有1颗种子;种子大,扁圆形(图38)。

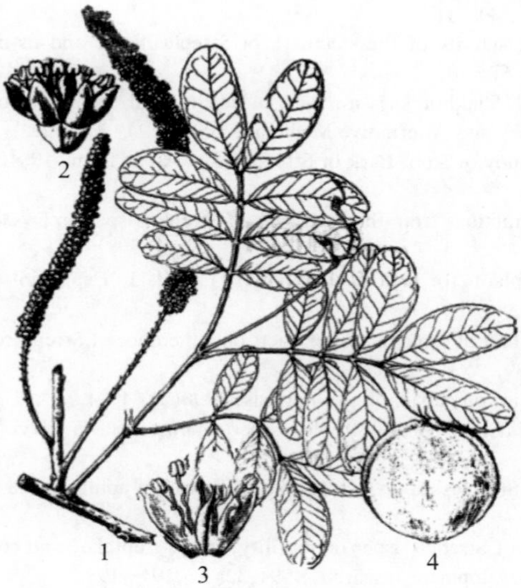

图38 榼藤子
(引自《中国植物志》)
1. 花枝;2. 花;3. 花剖开示雄蕊及雌蕊;4. 种子

分布于广西、广东、福建、台湾、云南、西藏等地[1]。

榼藤子为我国傣族地区习用药材,主要应用于治疗胃痛、痔疮、水肿、便秘等病症。现代药理研究表明,榼藤子属植物具有抗菌、抗氧化、降血糖、抗肿瘤、抗炎镇痛等多种生物活性[2]。

一、生药鉴别

(一) 性状鉴别

本品为椭圆形或扁椭圆形,直径4～6 cm,厚1 cm,表面栗褐色,有光泽;两面中央微凹或微凸,常被棕黄色粉状物,除去后见细密的网纹;一端有略凸出的种脐。种皮极坚韧,厚约1.5 mm;剖开后种仁乳白色,子叶2,肥厚,子叶间中央部分常有类圆形空隙;质坚脆,近种脐处有细小的胚。气微,味淡,嚼之有豆腥味[3]。

(二) 显微鉴别

本品粉末白色。子叶细胞类多角形或不规则形,含众多脂肪油滴。内胚乳细胞内充满油滴及糊粉粒。散在油滴大小不一。种皮下皮细胞类多角形,部分细胞带黄棕色色素。粉粒众多,较小,多为单粒,类圆形,脐点点状、裂缝状,直径2～10 μm;复粒由2～4粉粒组成[4]。

(三) 理化鉴别

取本品种粉末1 g,加甲醇15 ml,超声处理30 min,滤过,滤液蒸干,残渣加甲醇1 ml使溶解,作为供试品溶液。另取榼藤子仁对照药材1 g,同法制成对照药材溶液。照薄层色谱法试验,吸取上述两种溶液各5～10 μl,分别点于同一硅胶G薄层板上,以正丁醇-乙酸乙酯-水(4∶1∶5)的上层溶液为展开剂,预饱和15 min,展开,取出,晾干,喷以5%草香醛硫酸溶液,在105 ℃加热至斑点显色清晰。供试品色谱中,在与对照药材色谱相应的位置上,显相同颜色斑点[5]。

二、化学成分

(一) 研究概况

榼藤子主要含有苷类、生物碱、糖及脂肪油类化合物[6,7]。Sengupta A[6]等研究,榼藤子种仁含脂肪油,其中脂肪酸组成有:肉豆蔻酸(myristic acid),棕榈酸(palmitic acid),硬脂酸(stearieacid),花生酸(arachidic acid),山嵛酸(behenic acid),油酸(oleic acid),亚油酸(linoleic acid),亚麻酸(linoleic acid);Ikegami F等从榼藤子种仁中分离得到含硫酰胺榼藤酰胺A、B,并通过光谱方法确定它的结构为榼藤酰胺A为trans-*N*-(2-hydroxyethyl)-3-methylthiopropenamide和榼藤酰胺B为*N*-(2-hydroxyethyl)-3,3-bis(methylthio)propenamide;戴金瑞等在印尼产地的榼藤子中提取分离到榼藤子酰胺A-*β*-*D*吡喃葡萄糖苷(entadamide A-*β*-*D*-glucopyranoside),酚性物,2-羟基-5-丁氧基苯乙酸(2-hydroxy-5-butoxyphenylacetic acid),2-*β*-*D*吡喃葡萄糖基-5-丁氧基苯乙酸(2-*β*-*D*-glucopyranosyl-5-butoxyphenylacetic acid)[8],2,5-二羟基苯乙酸甲酯(2,5-di hydroxyphenylacetic acid methyl ester);Barua A等[7]从榼藤子种仁中分离得到了一种榼藤子苷(尿黑酸-2-*O*-*β*-*D*-吡喃葡萄糖苷)(homogenfisic acid-2-*O*-*β*-*D*-glucopy-ranoside);YOSHIHITO OKADA等从榼藤子种皮中分离得到三萜皂苷类,榼藤皂苷Ⅱ和Ⅳ[9]榼藤皂苷Ⅲ[10];刘瑾文[8]将榼藤子籽研磨品用甲醇水回流提取了一种皂苷粉末,纯化结晶后,得出了它的实验分子式是$C_{45}H_{82}O_{27}$,熔点是223～225 ℃;张勇等[11]采用硅胶、Sephadex LH-20等分离纯化,通过理化常数测定和现代波谱学技术进行结构鉴定,从榼藤子种仁中分离得到2,5-二羟基苯乙酸乙酯,2,5-二羟基苯乙酸甲酯,5-羟基-苯并呋喃-2-酮,榼藤酰胺A,硬脂酸甲酯,*β*-谷甾醇,胡萝卜苷,豆甾醇等8个化合物;熊慧等[12]利用正反相硅胶柱色谱、系统溶剂提取法、MCI-GEL柱色谱法、高效液相色谱法等现代分离技术,从榼藤子中分离得到25个化合物,其中9个三萜皂苷类化合物,8个芳香苷类化合物,并用70%乙醇提取物的正丁醇萃取部分分离得到4个含硫酰胺类化合物。化学成分编号、名称、分子式见表26。

表26 榼藤子中分离得到的化合物

编号	名称	分子式
1	entadamide A-*β*-*D*-glucopyranosy-(1→3)-*β*-*D*-glucopyranoside	$C_{18}H_{31}NO_{12}S$
2	entadamide A	$C_6H_{11}NO_2S$
3	entadamide A-*β*-*D*-glucopyranoside	$C_{12}H_{21}NO_7S$
4	clinacoside C	$C_{12}H_{21}NO_8S$

（续表）

编号	名称	分子式
5	(4*S*, 5*S*)-2-methyl-cis-diol-ABA-1-*O*-*β*-*D*-glucopyranoside	$C_{21}H_{32}O_9$
6	dihydrophaseic	$C_{21}H_{32}O_{11}$
7	corchoionoside C	$C_{21}H_{30}O_8$
8	4-methoxybenzyl-*O*-[*β*-*D*-xylopyranosyl-(1→6)]-*O*-*β*-*D*-glucopyranoside	$C_{19}H_{28}O_{11}$
9	sinapyl-*O*-[*β*-*D*-apiofuranosyl-(1→2)]-*O*-*β*-*D*-glucopyranoside	$C_{22}H_{32}O_{13}$
10	2-*β*-*D*-glucopyranosyloxy-5-hydroxyphenylacetic acid	$C_{14}H_{18}O_9$
11	2-*β*-*D*-glucopyranosyloxy-5-hydroxyphenylacetic acid methyl ester	$C_{15}H_{20}O_9$
12	3-*O*-*β*-*D*-glucopyranosyl-(1→4)-[*β*-*D*-xylopyranosyl-(1→3)-*α*-*L*-arabinopyranosyl-(1→6)]-2-acetylamino-2-deoxy-*β*-*D*-glucopyranosyloleanolic acid 28-*O*-*β*-*D*-apiofuranosyl-(1→5)-*O*-*β*-*D*-apiofuranosyl-(1→2)-*O*-*β*-*D*-glucopyranoside	$C_{70}H_{113}NO_{34}$
13	3-*O*-*β*-*D*-glucopyranosyl-(1→4)-[*β*-*D*-xylopyranosyl-(1→3)-*α*-*L*-arabinopyranosyl (1→6)]-2-acetylamino-2-deoxy-*β*-*D*-glucopyranosylentagenic acid 28-*O*-*β*-*D*-xylopyranosyl-(1→2)-*O*-*β*-*D*-glucopyranoside	$C_{65}H_{105}NO_{32}$
14	3-*O*-*β*-*D*-glucopyranosyl-(1→4)-[*β*-*D*-xylopyranosyl-(1→3)-*α*-*L*-arabinopyranosyl-(1→6)]-2-acetylamino-2-deoxy-*β*-*D*-glucopyranosylentagenic acid 28-*O*-*β*-*D*-apiofuranosyl-(1→5)-*O*-*β*-*D*-apiofuranosyl-(1→2)-*O*-*β*-*D*-glucopyranoside	$C_{70}H_{113}NO_{36}$
15	3-*O*-*β*-*D*-glucopyranosyl-(1→4)-[*β*-*D*-xylopyranosyl-(1→3)-*α*-*L*-arabinopyranosyl-(1→6)]-2-acetylamino-2-deoxy-*β*-*D*-glucopyranosylentagenic acid 28-*O*-*β*-*D*-apiofuranosyl-(1→5)-*O*-*β*-*D*-apiofuranosyl-(1→2)-2-acetyl-2-deoxy-*O*-*β*-*D*-glucopyranoside	$C_{72}H_{115}NO_{37}$
16	3-*O*-*β*-*D*-glucopyranosyl-(1→4)-[*β*-*D*-xylopyranosyl-(1→3)-*α*-*L*-arabinopyranosyl-(1→6)]-2-acetylamino-2-deoxy-*β*-*D*-glucopyranosylentagenic acid 28-*O*-*β*-*D*-apiofuranosyl-(1→3)-*O*-*β*-*D*-xylopyranosyl-(1→2)-2-acetyl-2-deoxy-*O*-*β*-*D*-glucopyranoside	$C_{72}H_{115}NO_{37}$
17	3*β*-*O*-*β*-*D*-glucopyranosyl-(1→4)-[*β*-*D*-xylopyranosyl-(1→3)-*α*-*L*-arabinopyranosyl (1→6)]-2-acetylamino-2-deoxy-*β*-*D*-glucopyranosylentagenic acid 28-*O*-*β*-*D*-apiofuranosyl-(1→5)-*O*-*β*-*D*-xylopyranosyl-(1→2)-*O*-*β*-*D*-glucopyranoside	$C_{70}H_{113}NO_{36}$
18	2-*β*-*D*-glucopyranosyloxy-5-hyd-roxybenzoic acid methyl ester	$C_{14}H_{18}O_9$
19	5-*O*-*β*-*D*-glucopyranosyl-3-hydrobenzo(b)furan-2-one	$C_{14}H_{16}O_8$

上述化合物结构如下。

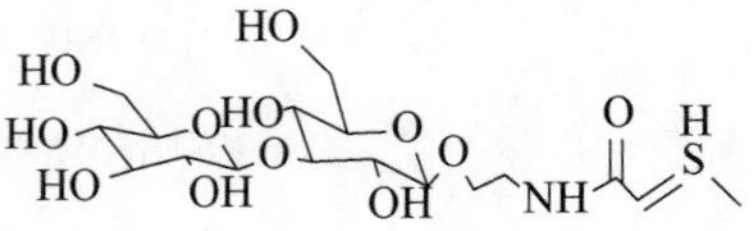
1

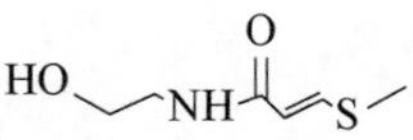
2

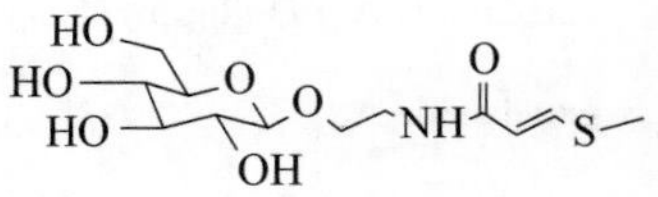
3

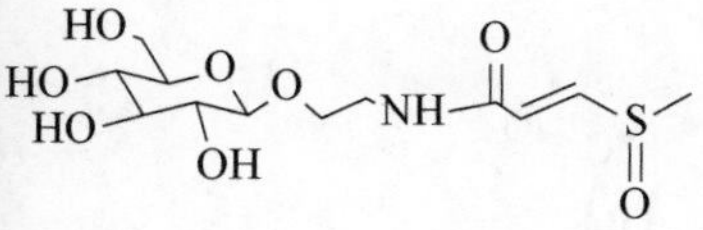

4

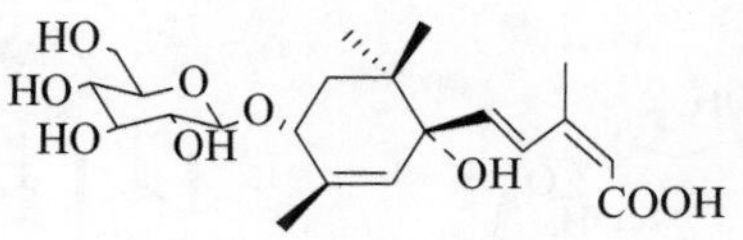

5

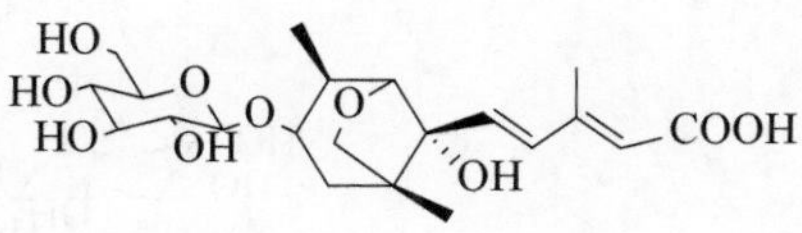

6

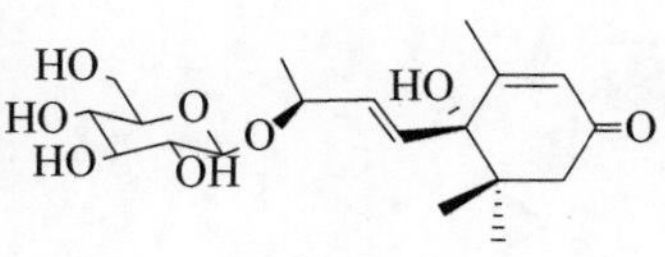

7

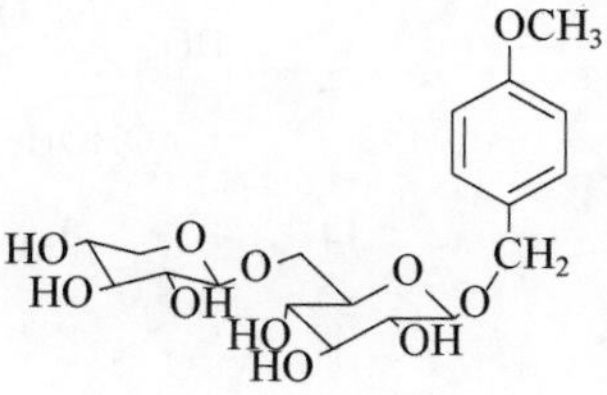

8

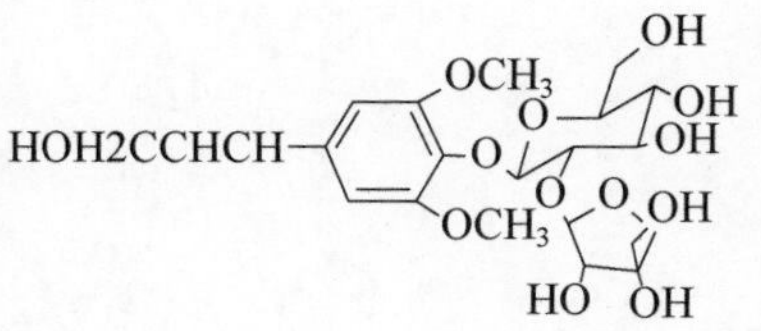

9

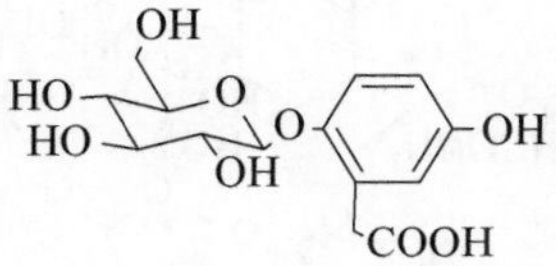

10

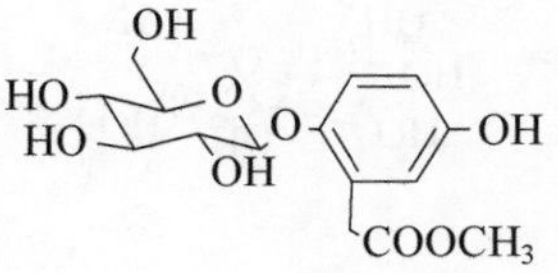

11

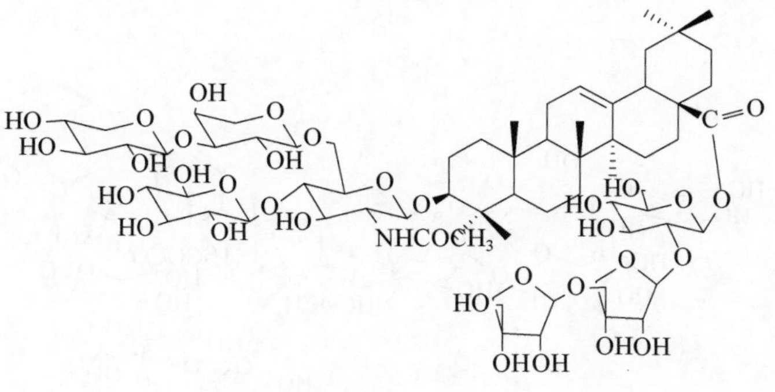

12

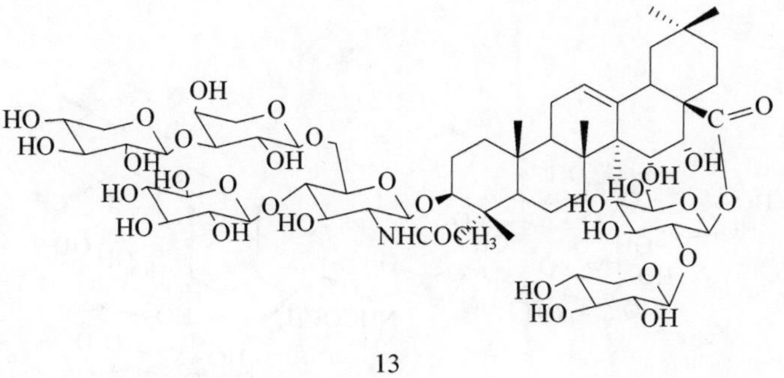

13

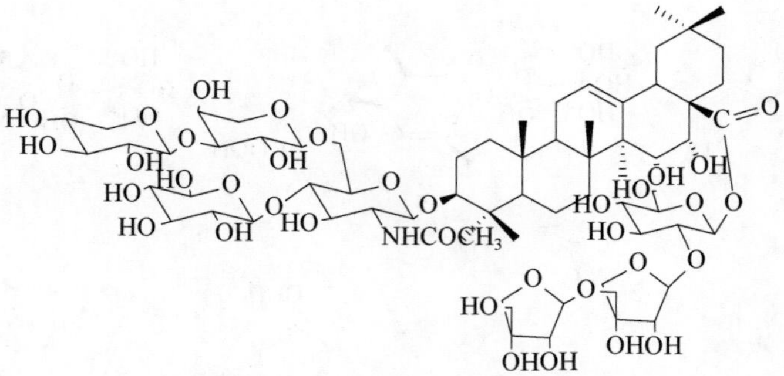

14

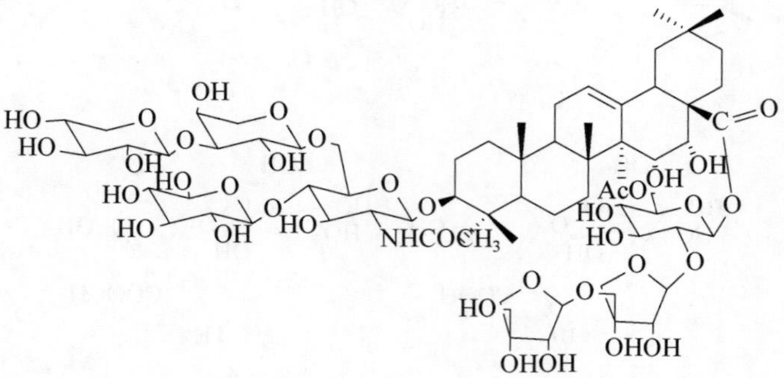

15

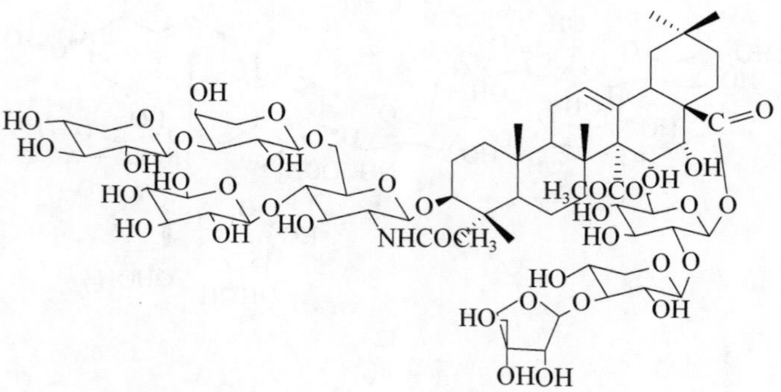

16

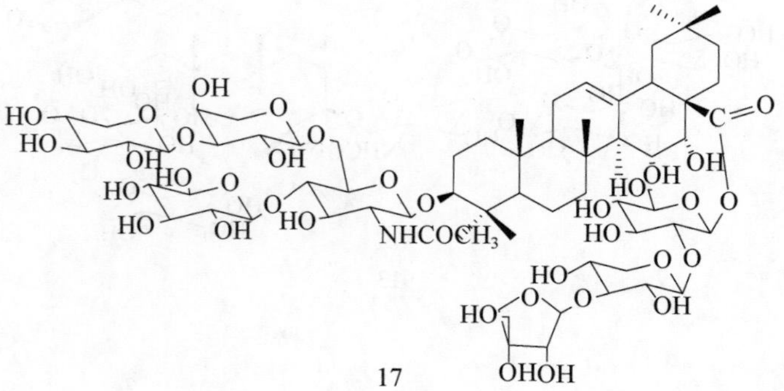

17

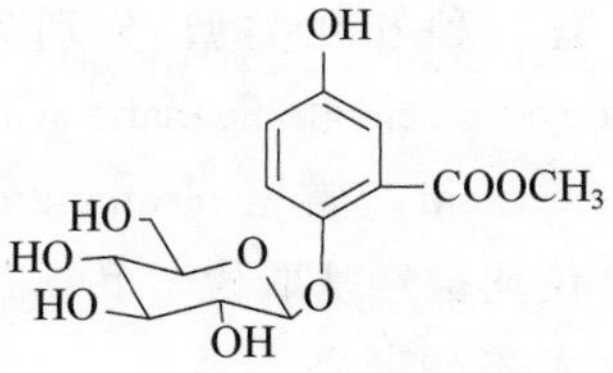

18

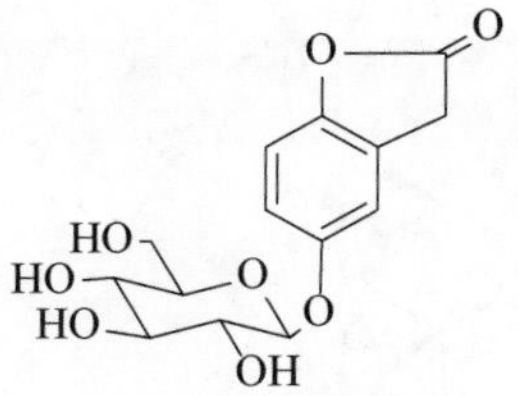

19

（二）酰胺类

Ikeami F 等从 Entada phaseoloides（Linn.）Merr. 中首次分离得到 entadamide A[13]（1），其他研究者从该植物中分离得到的榼藤酰胺类成分为：entadamide B[14]（2）、entadamide C[15]（3）、entadamide A-*β*-*D*-glucopyranoside[16]（4）。结构如下。

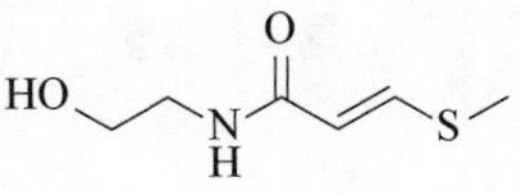

1

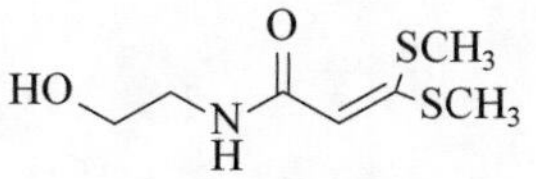

2

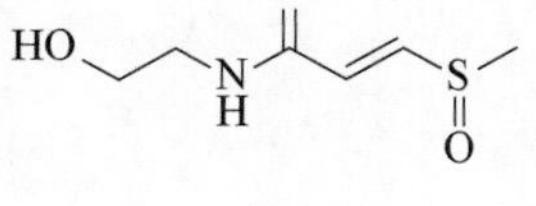

3

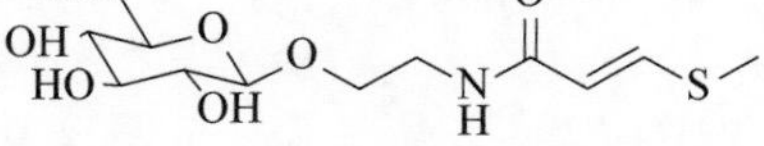

4

（三）酚及酚苷类

Dai JR 等从 Entada phaseoloides（Linn.）Merr. 中分离得到 5 个酚及酚苷类化合物，其中包括 5-hydroxyphenylacetic acid methyl ester（1），2-hydroxy-5-butoxyphenylacetic acid（2），entadamide A-*β*-*D*-glucopyranoside（3），2-*β*-*D*-glucopyranosyloxy-5-butoxypheny lacetic acid methyl ester[16]（4）。张勇等从该植物中分离得到 2，5-二羟基苯乙酸乙酯（5），2，5-二羟基苯乙酸甲酯[11]（6）。结构如下。

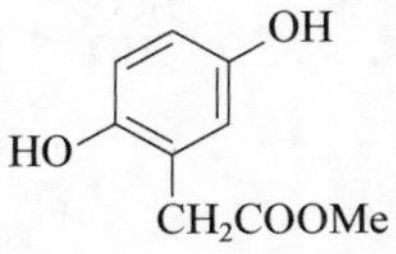

1, 6

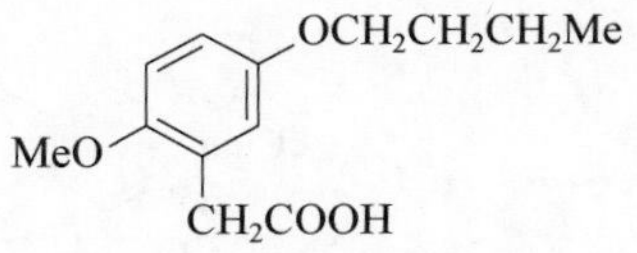

2

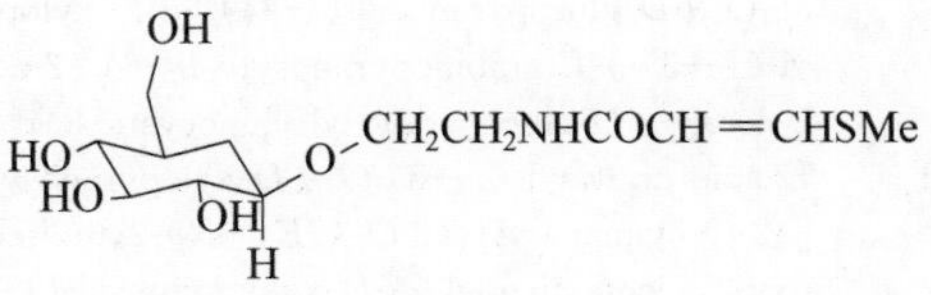

3

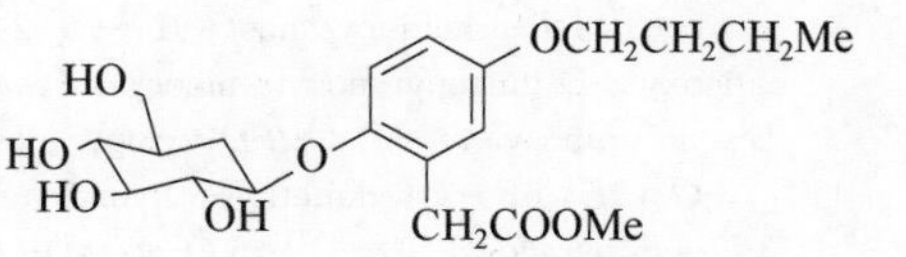

5

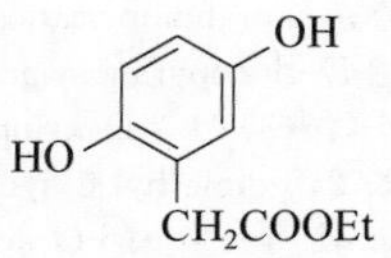

7

（四）三萜皂苷类

目前从榼藤属中分离得到的三萜皂苷类化合物均为12-烯-齐墩果酸型五环三萜皂苷，主要是3,28位双糖链皂苷，其中3位的糖链上还常带有乙酰基，有三种苷元类型，分别为 entagenic acid、echinocystic acid 和 oleanane acid，其中主要苷元 entagenic acid 与常见 oleanane acid 的区别在于15,16位均被羟基取代[17~19]。三萜皂苷类化学成分见表27～表29。

表 27　三萜皂苷类化学成分

榼藤属中三萜皂苷类成分母核 1

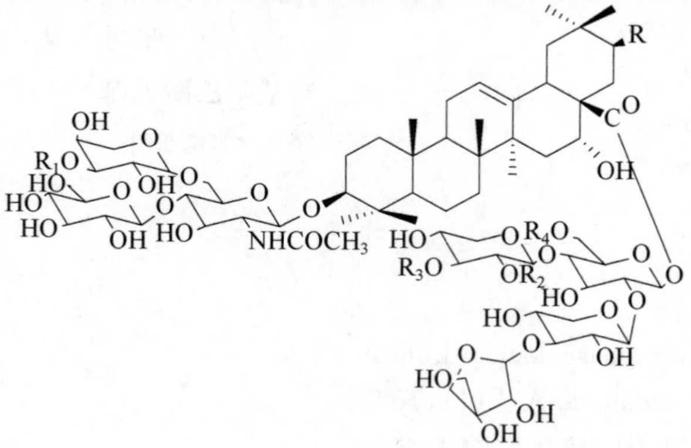

Cinn
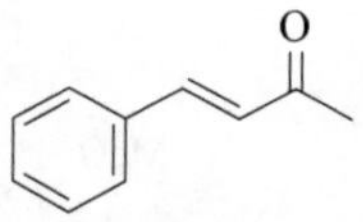

MT
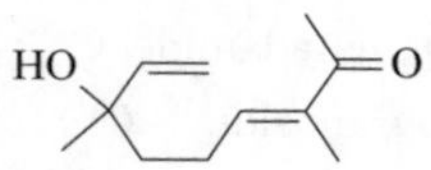

编号	名称	结构				
		R	R_2	R_3	R_4	R_5
1	3*β*-*O*-*β*-*D*-glucopyranosyl-(1→4)-[*β*-*D*-xylopyranosyl-(1→3)-*α*-*L*-arabinopyranosyl-(1→6)]-2-acetylamino-2-deoxy-*β*-*D*-glucopyranosylechinocystic acid 28-*O*-*β*-*D*-apiofuranosyl-(1→3)-*O*-*β*-*D*-xylopyranosyl-(1→2)-[(2-*O*-cynnamoyl),(3-*O*-(2*E*, 6*R*)-2,6-dimethyl-6-hydroxy-2,7-octa dienoyl)-*β*-*D*-xylopyranosyl-(1→4)]-(6-*O*-acetyl)-*O*-*β*-*D*-glucopyranosyl ester	H	Xyl-I	Cinn	MT	Ac
2	3*β*-*O*-*β*-*D*-glucopyranosyl-(1→4)-[*β*-*D*-xylopyranosyl-(1→3)-*α*-*L*-arabinopyranosyl-(1→6)]-2-acetylamino-2-deoxy-*β*-*D*-glucopyranosylechinocystic acid 28-*O*-*β*-*D*-apiofuranosyl-(1→3)-*O*-*β*-*D*-xylopyranosyl-(1→2)-[(3-*O*-(2*E*, 6R)-2,6-dimethyl-6-hydroxy-2,7-octadienoyl) *β*-*D*-xylopyranosyl-(1→4)]-(6-*O*-acetyl)-*O*-*β*-*D*-glucopy-ranosyl este	H	Xyl-I	H	MT	Ac
3	3*β*-*O*-*β*-*D*-glucopyranosyl-(1→4)-[*β*-*D*-xylopyranosyl-(1→3)-*α*-*L*-arabinopyra nosyl(1→6)]-2-acetylamino-2-deoxy-*β*-*D*-glucopyranosylacacic acid 28-*O*-*β*-*D*-apiofuranosyl-(1→3)-*O*-*β*-*D*-xylopyranosyl-(1→2)-[(3-*O*-(2*E*, 6R)-2,6-dimethyl-6-hydroxy-2,7-octadienoyl)-*β*-*D*-xylopyranosyl-(1→4)]-(6-*O*-acetyl)-*O*-*β*-*D*-glucopyranosyl ester	OH	Xyl-I	H	MT	Ac

（续表）

编号	名称	结构				
		R	R_2	R_3	R_4	R_5
4	3*β*-*O*-*β*-*D*-glucopyranosyl-(1→4)-[*β*-*D*-xylopyran osyl-(1→3)-*α*-*L*-arabinopyranosyl-(1→6)]-2-acetylamin o-2-deoxy-*β*-*D*-glucopyranosylechinocystic acid 28-*O*-*β*-*D*-apiofuranosyl-(1→3)-*O*-*β*-*D*-xylopyranosyl-(1→2)-[(2-*O*-cynnamoyl)-*β*-*D*-xylopyranosyl-(1→4)]-(6-*O*-acet yl)-*O*-*β*-*D*-glucopyranosyl ester	H	Xyl-Ⅰ	Cinn	H	Ac
5	3*β*-*O*-*β*-*D*-glucopyranosyl-(1→4)-[*β*-*D*-xylopyranos yl-(1→3)-*α*-*L*-arabinopyranosyl-(1→6)]-2-acetylamino-2-deoxy-*β*-*D*-glucopyranosylechinocystic acid 28-*O*-*β*-*D*-apiofuranosyl-(1→3)-*O*-*β*-*D*-xylopyranosyl-(1→2)-[-*β*-*D*-xylopyranosyl-(1→4)]-(6-*O*-acetyl)-*O*-*β*-*D*-glucopy ranosyl este	H	Xyl-Ⅰ	H	H	Ac
6	3*β*-*O*-*β*-*D*-glucopyranosyl-(1→4)-[*β*-*D*-xylopyranos yl-(1→3)-*α*-*L*-arabinopyranosyl(1→6)]-2-acetylamino-2 -deoxy-*β*-*D*-glucopyranosylechinocystic acid 28-*O*-*β*-*D* -apiofuranosyl-(1→3)-*O*-*β*-*D*-xylopyranosyl-(1→2)-[*β*-*D*-xylopyranosyl-(1→4)]-(6-*O*-acetyl)-*O*-*β*-*D*-glucopyr anoside	H	Xyl-Ⅰ	H	H	Ac
7	3*β*-*O*-*β*-*D*-glucopyranosyl-(1→4)-[*β*-*D*-xylopyranos yl-(1→3)-*α*-*L*-arabinopyranosyl-(1→6)]-2-acetylamino-2-deoxy-*β*-*D*-glucopyranosylacacic acid 28-*O*-*β*-*D*-apio furanosyl-(1→3)-*O*-*β*-*D*-xylopyranosyl-(1→2)-[*β*-*D*-xyl opyranosyl-(1→4)]-(6-*O*-acetyl)-*O*-*β*-*D*-glucopyranosyl ester	OH	Xyl-Ⅰ	H	H	Ac
8	3*β*-*O*-*β*-*D*-glucopyranosyl-(1→4)-[*α*-*L*-arabinopyra nosyl-(1→3)-*α*-*L*-arabinopyranosyl-(1→6)]-2-acetylami no-2-deoxy-*β*-*D*-glucopyranosylechinocystic acid 28-*O* -*β*-*D*-apiofuranosyl-(1→3)-*O*-*β*-*D*-xylopyranosyl-(1→2) -[(2-*O*-cynnamoyl)-*β*-*D*-xylopyranosyl-(1→4)]-(6-*O*-ace tyl)-*O*-*β*-*D*-glucopyranosyl ester	H	Xyl-Ⅱ	Cinn	H	Ac
9	3*β*-*O*-*β*-*D*-glucopyranosyl-(1→4)-[*α*-*L*-arabinopyranosyl -(1→3)-*α*-*L*-arabinopyranosyl-(1→6)]-2-acetylamino-2-deoxy-*β*-*D*-glucopyranosylechinocystic acid 28-*O*-*β*-*D*-apiofuranosyl-(1→3)-*O*-*β*-*D*-xylopyranosy-(1→2)-[*β*-*D*-xylopyranosyl-(1→4)]-(6-*O*-acetyl)-*O*-*β*-*D*-glucopyranosyl ester	H	Xyl-Ⅱ	H	H	Ac

表 28　三萜皂苷类化学成分

榼藤属中三萜皂苷类成分母核 2

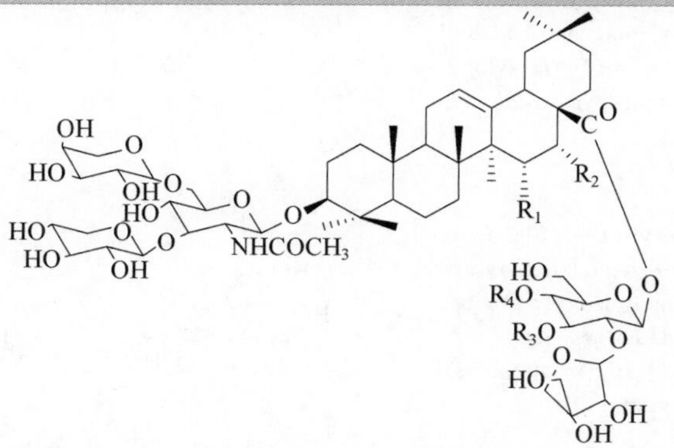

（续表）

编号	名称	结构			
		R_1	R_2	R_3	R_4
1	3*β*-*O*-*β*-*D*-xylopyranosyl-(1→3)-*α*-*L*-arabinopyranosyl-(1→6)]-2-acetylamino-2-deoxy-*β*-*D*-glucopyranosyloleanolic acid 28-*O*-*β*-*D*-apiofuranosyl-(1→2)-*β*-*D*-glucopyranoside	H	H	H	H
2	3*β*-*O*-*β*-*D*-xylopyranosyl-(1→3)-*α*-*L*-arabinopyranosyl-(1→6)]-2-acetylamino-2-deoxy-*β*-*D*-glucopyranosylech-inocystic acid 28-*O*-*β*-*D*-apiofuranosyl-(1→2)-*β*-*D*-glucopyranoside	H	OH	H	H
3	3*β*-*O*-*β*-*D*-xylopyranosyl-(1→3)-*α*-*L*-arabinopyranosyl-(1→6)]-2-acetylamino-2-deoxy-*β*-*D*-glucopyranosylentagenic acid 28-*O*-*β*-*D*-apiofuranosyl-(1→2)-*β*-*D*-glucopyranoside	OH	OH	H	H
4	3*β*-*O*-*β*-*D*-xylopyranosyl-(1→3)-*α*-*L*-arabinopyranosyl-(1→6)]-2-acetylamino-2-deoxy-*β*-*D*-glucopyranosylentagenic acid 28-*O*-*β*-*D*-apiofuranosyl-(1→2)-[*β*-*D*-apiofuranosyl-(1→4)]-*β*-*D*-glucopyranoside	OH	OH	H	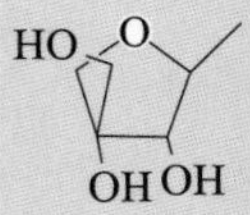
5	3*β*-*O*-*β*-*D*-xylopyranosyl-(1→3)-*α*-*L*-arabinopyranosyl-(1→6)]-2-acetylamino-2-deoxy-*β*-*D*-glucopyranosylentagenic acid 28-*O*-*β*-*D*-apiofuranosyl-(1→2)-[*β*-*D*-apiofuranosyl-(1→3)]-[*β*-*D*-glucopyranosyl-(1→4)]-*β*-*D*-glucopyranosyl	OH	OH	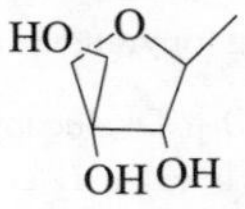	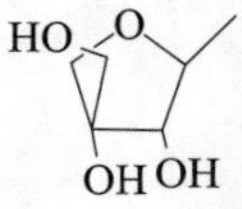

表 29　三萜皂苷类化学成分

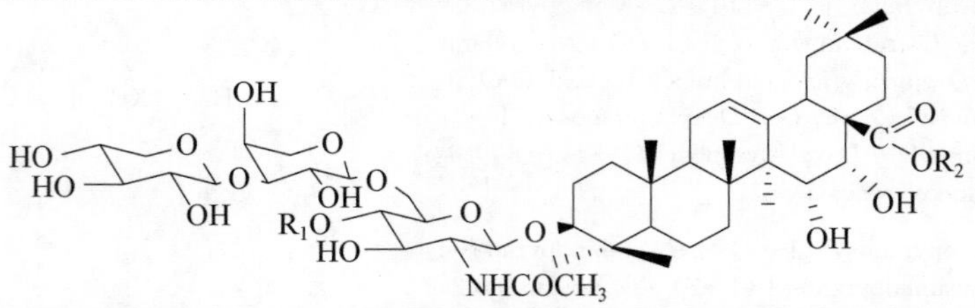

编号	名称	结构	
		R_1	R_2
1	3*β*-*O*-*β*-*D*-xylopyranosyl-(1→3)-*α*-*L*-arabinopyranosyl-(1→6)]-2-acetylamino-2-deoxy-*β*-*D*-glucopyranosylentagenic acid28-*O*-*β*-*D*-apiofuranosyl-(1→5)-*O*-*β*-*D*-xylopyranosyl-(1→2)-*O*-*β*-*D*-glucopyranoside	H	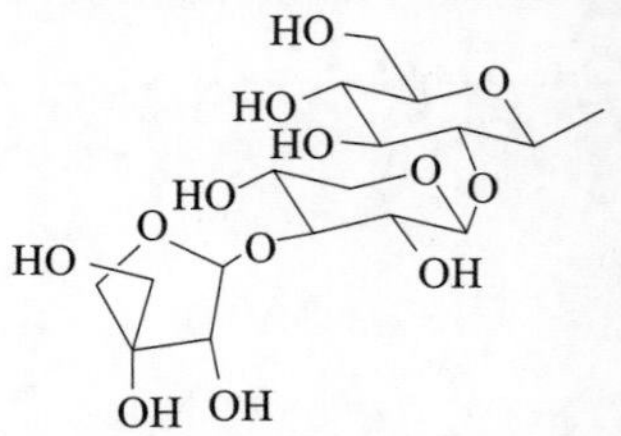
2	3*β*-*O*-*β*-*D*-glucopyranosyl-(1→4)-[*β*-*D*-xylopyranosyl-(1→3)-*α*-*L*-arabinopyranosyl(1→6)]-2-acetylamino-2-deoxy-*β*-*D*-glucopyranosylentagenicacid28-*O*-*β*-*D*-apiofuranosyl-(1→5)-*O*-*β*-*D*-xylopyranosyl-(1→2)-*O*-*β*-*D*-glucopyranoside	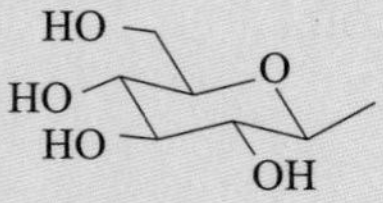	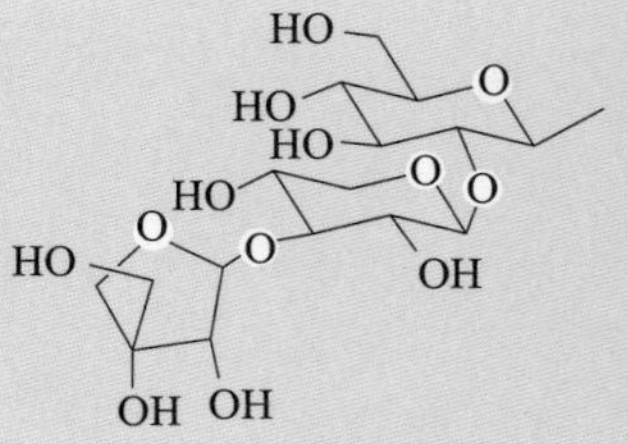

三、药理作用

（一）抗肿瘤

榼藤子皂苷作为榼藤子活性药效成分，具有抗肿瘤，增强免疫，降血糖等作用[20,21]。现考察榼藤子生品和炮制品总皂苷体内抗肿瘤作用。

荷瘤小鼠随机分为8组，接种后第2天给药，连续10天，模型对照组以等量生理盐水灌胃，阳性对照组腹腔注射顺铂3 mg/kg，低、中、高剂量榼藤子生品、炮制品总皂苷组分别灌胃0.25 g/kg，0.5 g/kg，1 g/kg剂量。观察榼藤子总皂苷的肿瘤抑制作用；计算抑瘤率、胸腺指数、脾指数、肝脏指数；测定血清超氧化物歧化酶(SOD)、丙二醛(MDA)水平。结果：榼藤子生品高、中、低剂量组的抑瘤率分别为58.86%，49.52%，43.45%，榼藤子炮制品高、中、低剂量组的抑瘤率分别为59.41%，48.81%，44.59%，榼藤子生品及炮制品总皂苷还能提升荷瘤小鼠血清SOD的活力，降低MDA水平。结论：榼藤子生品和炮制品总皂苷具有抗小鼠肿瘤作用，并可增强抗氧化能力[22]。

（二）增加胰岛素敏感性

利用HepG-2胰岛素抵抗细胞模型初步研究其可能的分子机制。通过高脂饲料喂养结合注射小剂量链脲佐菌素(STZ)建立Ⅱ型糖尿病大鼠模型。实验大鼠随机分为正常对照组、模型组、阳性对照组(二甲双胍，200 mg/kg)、榼藤子总皂苷低、中、高剂量组(25 mg/kg，50 mg/kg，100 mg/kg)。

待4周模型成立后，各组灌胃(ig)给药观察榼藤子总皂苷对糖尿病模型大鼠胰岛素敏感性的影响。用含0.25 mmol/L软脂酸和3% BSA的DMEM培养基刺激HepG-2细胞48 h建立胰岛素抵抗细胞模型，实验分正常组、模型组、阳性对照组(二甲双胍，2 mmol/L)、榼藤子总皂苷低、高质量浓度组(50 mg/L，100 mg/L)。采用western blot方法比较各种处理下蛋白酪氨酸磷酸酶-1B(PTP-1B)蛋白的表达水平。结果表明Ⅱ型糖尿病大鼠ITT数据显示，同模型组相比，榼藤子总皂苷各给药组的胰岛素敏感性均有所提高。在正常情况下，HepG-2细胞内PTP-1B的表达水平能被胰岛素下调；而在HepG-2细胞胰岛素抵抗模型细胞中，PTP-1B较正常组表达增加，且其表达水平不再受胰岛素调控，榼藤子总皂苷处理可以明显缓解这种状况。由此得出结论榼藤子总皂苷能够改善2型糖尿病大鼠模型的胰岛素耐受，可能是通过影响PTP-1B的表达水平改善肝细胞胰岛素耐受。

（三）镇痛

一次性灌胃小鼠0.5 h、1 h后，分别测定实验小鼠对热板致疼痛、红外辐射致疼痛、压痛致疼痛痛阈，以及给药0.5 h后腹腔注射(ip)0.6%醋酸10 ml/kg，25 min内的扭体次数，观察榼藤子仁生品、炮制品以及榼藤子皂苷对小鼠的镇痛作用。结果显示，当灌胃给药0.5 h后，当榼藤子生品剂量8.0 g生药/kg时，实验小鼠对热板致疼痛、红外辐射致疼痛以及压痛，均显示显著镇痛作用，但与此生药剂量相当的榼藤子炮制品及皂苷未见显著镇痛作用；给药后1.0 h，榼藤子生品、炮制品及皂苷未见显著镇痛作用。对于醋酸致小鼠扭体实验，榼藤子生品、炮制品、皂苷均能显著减少醋酸引起的扭体反应次数，抑制活性与剂量相关。榼藤子生品和炮制品剂量4.0 g生药/kg时即显示显著镇痛作用，但与此生药剂量相当的榼藤子皂苷未见显著镇痛作用；当剂量增加至相当于10.0 g生药/kg、20.0 g生药/kg时，榼藤子皂苷具有显著镇痛作用。由此得出结论，榼藤子生品、炮制品以及榼藤子皂苷均有不同程度的镇痛作用[23]。

（四）抗真菌

Fabry W等于1996年报道榼藤子同属植物(*Entada abyssinica*)的根部提取物对曲霉菌和白

念珠菌系有较明显的杀菌作用，对克柔念珠菌（*Candida krusei*）、白念珠菌（*Candida albicans*）、（*Candida guilliennondii*）的 IC_{50} 为 0.13 mg/ml，对 *Candida krusei*、*Candida guilliennondii* 的杀菌作用为 FC_{50} 0.25 mg/ml，效果均较明显[24]。

Vlietinck AJ 等于 1995 年报道 *Entada abyssinica* 的叶部提取液对犬小芽孢菌有抑制活性[25]；Freiburghaus F 等于 1996 年报道该植物的根、茎提取液对 *Trypanosoma brucei* 有明显抑制活性[26]；Hussain HSN 等于 1991 年报道 *Entada Africana* 对绿脓杆菌（*Pseudomo nasaeruginosa*）、白喉棒状杆菌（*Corynebacterium diphtheriae*）、沙门杆菌属（*Salmonella species*）、变形杆菌（*Proteus vulgaris*）有抗菌活性[27]。

（五）抗氧化

Cook JA 等于 1998 年报道榼藤子同属植物 *Entada Africana* 的叶部提取液有明显抗氧化活性（antioxidant capacity＝20.4）[28]。

（六）抗病毒

Sanogo R 等于 1998 年报道榼藤子同属植物 *Entada Africana* 的根部提取液对 B 型肝炎表面抗原有抑制活性[29]。

（七）降血糖

Yamasaki K 等于 1996 年报道 *Entada phaseoloides* 中的皂苷类成分有刺激葡萄糖运输的活性（glucose transport stimulation）[30]。

（八）保肝

Sanogo R. 等发现同属植物（*Entada Africana*）能减轻四氯化碳对肝脏的损伤程度，能降低四氯化碳诱导的小鼠血液中谷丙转氨酶（GPT），碱性磷酸酶（ALP），谷氨酸草酰乙酸转氨酶（GOT），肝 5′-核苷酸酶（5′-NT）和三酰甘油（TG）的水平。*Entada Africana* 根部的正丁醇萃取液和水提液较其他萃取液的保肝作用效果明显[29]。

（九）ACE 抑制剂

Hansen K 等发现同属植物 *Entada pursaetha* 种子的醇提物与水提物能抑制血管紧张素转换酶（ACE）的活性，且水提物对 ACE 的抑制作用较强于醇提物[31]。

四、毒理研究

榼藤子有毒部位为种子、树皮、根皮。含毒成分为榼藤子皂苷。榼藤子仁的中毒症状表现为头晕、呕吐，血压急剧下降，呼吸减缓而死亡[8]。

对榼藤子生品及不同炮制品进行 LD_{50} 预试验，找出 0%（Dn）和 100%（Dm）估计致死剂量。正式试验时分别一次灌胃给药，观察 24 h 内小鼠出现的症状和死亡情况，连续观察 14 天，用孙氏寇式公式计算各药的 LD_{50} 以及 95%可信限。榼藤子生品及炮制品高剂量组小鼠灌胃给药后，3 min 内出现伏地、眯眼、但并无立即死亡，1～3 h 内有小鼠死亡，且小鼠死亡前出现四肢及全身发抖、抽搐症状，中剂量组亦出现以上症状，但死亡多发生在 24 h 之后，低剂量组小鼠较少老鼠死亡。炮制前后各药中毒后的小鼠均出现以上描述的症状，但 LD_{50} 结果差别较大，榼藤子生品、炮制品 1 号、2 号的 LD_{50} 值相当于生药分别为 27.17 g/kg、35.13 g/kg、42.18 g/kg，95%可信限分别为：24.66～29.67 g/kg，30.95～39.30 g/kg，36.74～47.63 g/kg，结果表明：榼藤子经炮制后毒性较生品小，且炮制品 2 号毒性相对较低。本实验中 LD_{50} 的测定结果验证了榼藤子经炒焦炮制后对小鼠的毒性有显著的降低[21]。

韦健全等[32]研究榼藤水提液的镇痛抗炎作用，并进行急性毒性试验。采用醋酸致扭体反应、热板法测定痛阈，观察榼藤水提液的镇痛作用；抗炎实验采用二甲苯致鼠耳肿胀、角叉菜胶致大鼠足趾肿胀和腹腔毛细血管通透性等方法；采用 Bliss 法测定了其半数致死量（LD_{50}）。结果发现榼藤水提液能减少醋酸所致小鼠的扭体次数，延长热板致痛的时间，明显提高小鼠的痛阈；能抑制二甲苯所致小鼠耳郭肿胀和角叉菜胶引起的大鼠足趾肿胀，并增加醋酸所致小鼠腹腔毛细血管的通透性；其 LD_{50} 为 85.4 g(生药)/kg，LD_{50} 的 95%可信限为 71.2～103.1 g(生药)/kg。并得出榼藤水提液对实验动物模型具有显著的镇痛抗炎作用，且具有一定毒性的结论。

参考文献

[1]《中药辞海》编写组. 中药辞海[M]. 北京：中国中医药出版社，1997.
[2] 肖二. 傣药榼藤子炮制前后质量分析及其毒理与药效研究[D]. 武汉：中南民族大学，2011.
[3] 云南省食品药品监督管理局. 云南省中药材标准(2005 年版)[M]. 昆明：云南科学技术出版社，2007.
[4] 彭霞，姜明辉，张洁，李青，林艳芳，陆荣巧. 傣药材榼藤子质量标准研究[J]. 中国民族医药杂志，2008(2)：56－57.
[5]《中国药典》编委会. 中国药典[M]. 北京：中国医药科技出版社，2010.
[6] Sengupta A, S Basu. Triglyceride composition of Entada phaseolides seed oil [J]. Journal of the Science of Food and Agriculture, 1978,29(8)：677－682.
[7] Barua A K, M Chakrabarty, P K Datta, et al. Phaseoloidin, a homogentisic acid glucoside from Entada phaseoloides [J]. Phytochemistry, 1988,27(10)：3259－3261.
[8] 赵应红，肖永庆，林艳芳，等. 傣药麻巴(榼藤子)的研究与应用[J]. 中国民族医药杂志，2010，16(6)：52－56.
[9] Okada Y, Shibata S, Javellana A M J. Entada saponins(ES) Ⅱ and Ⅳ from the bark of Entada phaseoloides [J]. Chemical and pharmaceutical bulletin, 1988,36(4)：1264－1269.
[10] Okada Y, S Shibata, T Ikekawa, et al. Entada saponin-Ⅲ, a saponin isolated from the bark of Entada phaseoloides [J]. Phytochemistry, 1987,26(10)：2789－2796.
[11] 张勇，张宏武，邹忠梅. 榼藤子种仁化学成分研究[J]. 中国药学杂志，2008(14)：1063－1065.
[12] 熊慧，肖二，赵应红，等. 榼藤子含硫酰胺类化学成分的研究(英文)[J]. 药学学报，2010(5)：624－626.
[13] 池上文雄，柴崎功，大宫茂，等. Entadamide A, a new sulfur-containing amide from Entada phaseoloides seeds [J]. Chemical & pharmaceutical bulletin, 1985,33(11)：5153－5154.
[14] Ikegami F, S Ohmiya, N Ruangrungsi, et al. Entadamide B, a second new sulphur-containing amide from Entada phaseoloides [J]. Phytochemistry, 1987,26(5)：1525－1526.
[15] Ikegami F, T Sekine, S Duangteraprecha, et al. Entadamide C, a sulphur-containing amide from Entada phaseoloides [J]. Phytochemistry, 1989,28(3)：881－882.
[16] Dai J, L B Kardono, S Tsauri, et al. Phenylacetic acid derivatives and a thioamide glycoside from Entada phaseoloides [J]. Phytochemistry, 1991,30(11)：3749－3752.
[17] Cioffi G, F Dal Piaz, P De Caprariis, et al. Antiproliferative Triterpene Saponins from Entada africana [J]. Journal of natural products, 2006,69(9)：1323－1329.
[18] Tapondjou A L, T Miyamoto, J-F Mirjolet, et al. Pursaethosides AE, Triterpene Saponins from Entada p ursaetha [J]. Journal of natural products, 2005,68(8)：1185－1190.
[19] Nzowa L K, L Barboni, R B Teponno, et al. Rheediinosides A and B, two antiproliferative and antioxidant triterpene saponins from Entada rheedii [J]. Phytochemistry, 2010,71(2)：254－261.
[20] 许腾，薛存宽，何学斌，等. 榼藤子水溶性提取物的体外抗肿瘤作用[J]. 华西药学杂志，2005(6)：487－489.
[21] 肖二，熊慧，赵应红，等. 榼藤子及其炮制品的急性毒性及其对胃肠运动的影响[C]//中华中医药学会中药炮制分会 2009 年学术研讨会论文集. 武汉，2009.
[22] 邓悟红，肖二，熊慧，等. 榼藤子生品和炮制品总皂苷体内抗肿瘤作用[J]. 中国实验方剂学杂志，2012，(6)：148－150.
[23] 赵应红，林艳芳，赵远. 傣药榼藤子仁及榼藤子总皂苷的镇痛作用研究[J]. 中国民族医药杂志，2011，17(2)：53－55.
[24] Fabry W, P Okemo, R Ansorg. Fungistatic and fungicidal activity of East African medicinal plants [J]. Mycoses, 1996,39 (1－2)：67－70.
[25] Franziska Freiburghaus E N, M H Nkunya, R Kaminsky. In vitro antitrypanosomal activity of African plants used in traditional medicine in Uganda to treat sleeping sickness [J]. Tropical Medicine and International Health, 1996,1(6)：765－771.
[26] Vlietinck A, L Van Hoof, J Totte, et al. Screening of hundred Rwandese medicinal plants for antimicrobial and antiviral properties [J]. Journal of ethnopharmacology, 1995,46(1)：31－47.
[27] Hussain H, Y Deeni. Plants in Kano ethnomedicine; screening for antimicrobial activity and alkaloids [J]. Pharmaceutical biology, 1991,29(1)：51－56.
[28] Cook J, D VanderJagt, A Dasgupta, et al. Use of the Trolox assay to estimate the antioxidant content of seventeen edible wild plants of Nige [J]r. Life sciences, 1998,63(2)：105－110.
[29] Sanogo R, M Germano, V D'angelo, et al. Antihepatotoxic properties of Entada africana (Mimosaceae) [J]. Phytotherapy

Research, 1998,12(S1): S157-S159.
[30] Yamasaki K. Effect of some saponins on glucose transport system [J]. Saponins Used in Traditional and Modern Medicine. 1996(11): 195-206.
[31] Hansen K, U Nyman, U W Smitt, et al. In vitro screening of traditional medicines for anti-hypertensive effect based on inhibition of the angiotensin converting enzyme (ACE) [J]. Journal of ethnopharmacology, 1995,48(1): 43-51.
[32] 韦健全,罗莹,黄健,等.榼藤的镇痛抗炎及急性毒性的实验研究[J].华西药学杂志,2012,27(4): 461-463.

槟　　榔

槟榔为棕榈科植物槟榔(*Areca catechu* L.)的干燥成熟种子。又名仁频、宾门、宾门药饯、白槟榔、橄榄子、槟榔仁、洗瘴丹、大腹子、大腹槟榔、槟榔子、马金南、青仔、槟榔玉、榔玉、国马、槟楠、尖槟、鸡心槟榔。于冬、春果实成熟时采收,摘下果实,除去果皮,取其种子,干燥[1,2]。

槟榔为常绿乔木,无主根,茎直立,不分枝,高 10～20 m;叶脱落后,茎上形成明显的环纹状叶痕;叶在顶端丛生,羽状复叶,长 1.3～2 m,光滑,叶轴三棱形;小叶片披针状或线形,长 30～70 cm,宽 2.5～6 cm,基部较狭,顶端小叶愈合,有不规则分裂。花序着生于最下一叶的基部,有佛焰苞状大苞片,呈倒卵形,长达 40 cm,光滑,多分枝;花单性,雌雄同株,雄花小而多,无柄,贴生于花序分枝的上部,通常单生,很少对生,萼片 3 枚,厚而细小,花瓣 3 枚,卵状长圆形,长 5～6 mm;雄蕊 6 枚,花丝短小,花药基着,退化雌蕊 3 枚,丝状,雌花较大而少,无梗,着生于花序总轴或分枝基部,萼片 3 枚,长圆状卵形,长 12～15 mm。坚果卵圆形或长圆形,长 5～6 cm,花萼和花瓣宿存,熟时红色,果皮纤维质,中果皮为厚约 0.5 cm 的纤维层,内果皮是坚硬致密的木质,内含种子 1 枚;种子多呈半卵形,由淡黄或浅红棕色的膜质种皮、肉质乳白色的胚乳和小型的胚组成。每年开花 2 次,花期 3～8 月,冬花不结果,

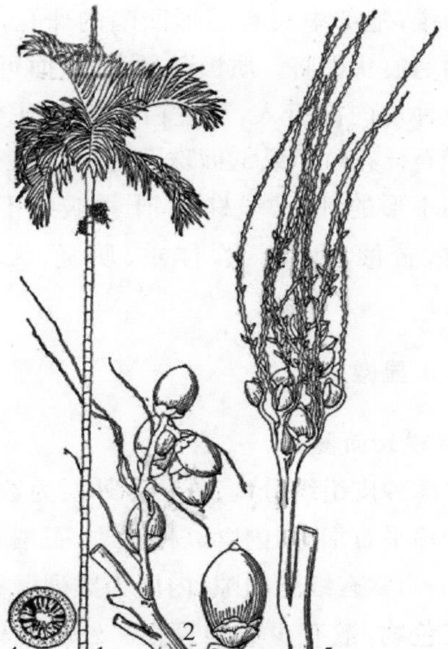

图 39　槟榔

(引自《中国植物志》)

1. 植株形态;2. 果序的一部分,示果穗;3. 果实;4. 果实横剖面;5. 分枝花序

果期 12 月至翌年 6 月[2](图 39)。

主要分布在东南亚、亚洲热带地区、东非及欧洲部分区域。我国主要分布在广东、海南、台湾、广西、云南、福建等地。国外印度尼西亚、印度、斯里兰卡、菲律宾等地产量居多。槟榔生长于热带海拔 700 m 以下的地区,常见散生于低山谷底、岭脚、坡麓和平原溪边热带季雨林次生林

间，也有成片生长于富含腐殖质的沟谷，山坎、疏林内及微酸性至中性的沙质壤土荒山旷野。喜高温、湿润、雨量充沛的气候环境[3]。

一、生药鉴别

（一）性状鉴别

槟榔干燥种子呈扁球形或圆锥形，顶端钝圆，基部平宽，高 1.5～3 cm，基部直径 1.5～3 cm。表面淡黄棕色或暗棕色，粗糙，有稍凹下的淡色网状纹理，并偶附有银白色内果皮斑片或果皮纤维，基部中央有圆形凹陷的珠孔，其旁有淡色的疤痕状种脐。质极坚硬，切断面可见外缘的棕色种皮向内折入，与乳白色的胚乳交错，形成大理石样花纹。纵剖面珠孔部位内侧有空隙，藏有细小形的胚，常呈棕色，干枯皱缩不显。气微，味微苦涩。以个大、体重、质坚、无破裂者为佳[2]。

（二）显微鉴别

1. 横切面鉴别

槟榔种皮组织分内、外层。外层为数列切向延长的扁平石细胞，内含红棕色物，石细胞形状、大小不一，常有细胞间隙；内层为数列薄壁细胞，含棕红色物，散有少数维管束。外胚乳较狭窄，种皮内层与外胚乳常插入内胚乳中，形成错入组织；内胚乳细胞白色，多角形，壁厚，纹孔大，含油滴及糊粉粒[1]。

2. 粉末鉴别

粉末棕紫色。内胚乳碎片众多，完整的细胞呈不规则多角形或类方形，胞间层不甚明显，直径 56～112 μm，壁半纤维素，厚 6～11 μm，有大的类圆形或矩圆形纹孔，直径 8～19 μm。外胚乳细胞类长方形、类多角形或作长条状，直径 40～72 μm，壁厚约 8 μm，有少数细小纹孔，胞腔内充满红棕色至深棕色物。种皮石细胞鞋底形、纺锤形成多角形，直径 24～64 μm，壁厚 5～12 μm，纹孔裂缝状，有的胞腔内充满淡红棕色物。此外，偶有其周围细胞中含团簇状硅质块的中果皮纤维及内果皮细胞[2]。

（三）理化鉴别

取槟榔新磨粉末约 0.5 g，加水 4～5 g 及 5% 硫酸 1 滴，微热数分钟，滤过。取滤液 1 滴于玻片上，加碘化铋钾试液 1 滴，即现浑浊或沉淀，放置片刻镜检，可见红色四面体小方晶或球状结晶产生（检查槟榔碱）[2]。

二、栽培

（一）产地环境

槟榔喜高温湿润气候，耐肥，不耐寒，16 ℃就有落叶现象，5 ℃就受冻害，适合生长在温度为 25～28 ℃，年降雨量 1 500～2 200 mm 的地区。幼苗期荫蔽度在 50%～60%，以土层深厚，有机质丰富的砂质壤上栽培为宜[2]。

（二）生产管理

1. 选种

选择 15～30 年生、茎节上下均匀、节间短、产量高、株型高度中等、生长整齐、无黄化病的植株作为采种母树。选翌年（6 月上、下旬）成熟，果皮金黄色、无斑点的留种。采下的果实，晒 1～2 天，待果皮干燥。

2. 催芽

收获后的种子多催芽后再进行苗床育苗。我国常采用竹筐催芽法、沙藏催芽法等。

（1）竹筐催芽法：将收获的种子装入竹筐、编织袋等透水容器，放在荫蔽处每天浇水沤烂外果皮，待白色芽点冒出后移栽入苗床。此法由于容器内部通气透水不够，容易出现烂果死苗等现象，且移栽不及时长出的芽、根彼此交错，移栽时难分离，易断苗，不适用大规模育苗。

(2) 沙藏催芽法：一般选荫蔽地挖坑，深30 cm，长宽视地形和种子多少而定。在坑底先淋水后再铺一层沙，然后铺一层果(果蒂向上，以便发芽)，加一层沙(厚约9 cm)，堆放1～2层后，盖一层稻草，经常注意浇水保持湿度。半月后可生出米粒大的白色芽点，此时即取出育苗，否则芽长过大，播时易损伤，播后也易被晒死。

3. 苗床育苗

苗地应选水源充足、灌溉方便、有树林遮阴的肥沃沙质壤上，也可架设阴棚。耕翻后，撒入堆肥、厩肥，并耙平整细使肥土混合均匀，起畦(高15～20 cm、宽1～1.3 m、长度随育苗量定)，按育苗株行距开穴，然后穴施基肥，以集中用肥。

按株行距各30 cm开穴，每穴横放果实1～2个，果柄部位朝上，覆土至不见果实为度。播后10天内，每天淋水一次，到幼苗出土小叶展开时施肥一次，沿根扒土施入。及时除草、追肥2～3次，并注意灌水、培土。苗龄1～2年后，高30～60 cm，茎基稍肥大，有5～6片叶时便可带土起苗定植。海南于2～3月或8～10月，云南于5～6月定植。

4. 田间管理

定植后幼龄期需要适量荫蔽以保持土壤湿润，可间种绿肥、药材和经济作物等。定植后第一年是生长的关键年，若逢天气干旱要及时淋水，如有死苗应尽快补植，以保持槟榔苗整齐。植后6～7年间，每年中耕除草追肥2～3次，施肥应在4～9月，于树根15～20 cm处挖环带穴施入，然后覆土。肥料应以人畜粪和绿肥为主。成年树结果后，除施氮肥外，适当增施磷钾肥，以促进开花结果和增强植株抗寒抗风能力。植株进入开花结果年龄，应将幼林时的荫蔽树砍掉，以利其生长和结果。

(三) 病虫害防治

槟榔常见病害有黄化病，炭疽病，枯穗病，根腐、芽腐、干腐等腐烂病，花序死败病，泻血病，虫害有红脉穗螟、瘿螨、椿象、粉虱、椰心叶甲等。

病害叶斑病，为害叶，及时除去枯枝落叶烧毁，用1∶1∶150波尔多液喷雾或用瑞毒霉等防治。果腐病，使青果蒂腐烂，导致落果，防治方法同叶斑病。果穗枯萎病，危害果穗和果实，及时将落果落叶清除烧毁，在幼果和青果期间用炭疽福美、多菌灵喷雾。极腐病，危害苗，用5%多菌灵可湿性粉800～1 000倍液灌根。虫害红脉穗螟在花期和幼果期危害植株，在3～4月结合施肥，每株施3%呋喃丹颗粒0.25 kg或于4～5月和8～9月用BT乳剂100倍液加3%苦楝油或BT乳剂100倍加10%灭百可喷雾。

三、化学成分

槟榔成分极为复杂，研究表明，其主要化学成分为生物碱、脂肪酸、鞣质和氨基酸，另外还有多糖、槟榔红色素及皂苷等成分。槟榔内胚乳还含儿茶精、花白素及其聚合物。目前对槟榔化学成分的研究主要集中在槟榔碱方面，而对其他成分报道的较少[4]。

(一) 生物碱

槟榔含生物碱0.3%～0.6%。生物碱主要为槟榔碱(arecoline)，其余有槟榔次碱(arecaidine)、去甲基槟榔次碱(guvacine)、去甲基槟榔碱(guvacoline)、异去甲基槟榔次碱(isoguvacine)、槟榔副碱(arecolidine)、高槟榔碱(homoarecoline)等，均以与鞣酸(tannic acid)结合的形式存在。用高效液相色谱法测定新鲜槟榔中的生物碱含量分别为：槟榔碱0.3%～0.63%、槟榔次碱0.31%～0.66%、去甲基槟榔碱0.03%～0.06%、去甲基槟榔次碱0.19%～0.72%[5]，生槟榔中生物碱含量比制品高。最常见的四种槟榔生物碱分子式如下。

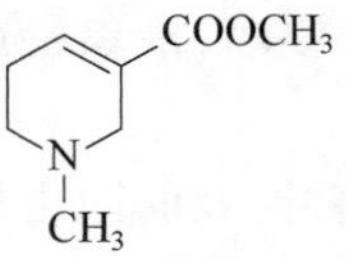

槟榔碱
arecoline

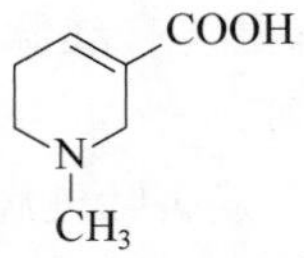

槟榔次碱
arecaidine

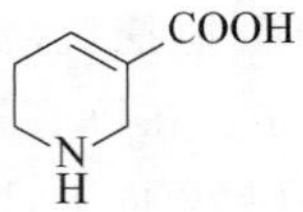

去甲基槟榔次碱
guvacine

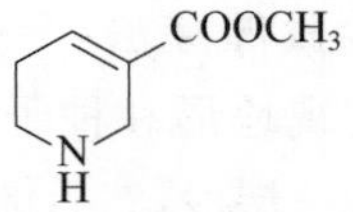

去甲基槟榔碱
guvacoline

（二）脂肪酸

槟榔含脂肪油约 14%。槟榔油的组成脂肪酸为：月桂酸（lauric acid）19.5%、肉豆蔻酸（myristic acid）46.2%、棕榈酸（palmitic acid）12.7%、硬脂酸（stearic acid）1.6%、癸酸（capric acid）0.3%、油酸（oleic acid）6.2%、亚油酸（linoleic acid）0.4%、十二碳烯酸（dodecenoic acid）0.3%、十四碳烯酸（tetradecenoic acid）0.6%、十六碳烯酸（hexadecenoic acid）7.2%和少量的邻苯二甲酸双（2-乙基己醇）酯［bis（2-ethylhexyl）phthalate］。周文化等[6]采用气质联用法鉴定了 11 种成分并确定其含量，其中含量较高的脂肪酸是亚油酸 32.12%、油酸 29.50%、棕榈酸 27.70%，表明槟榔的脂肪酸中既含高含量的饱和脂肪酸（棕榈酸），又含高含量的多不饱和脂肪酸（亚油酸）。

（三）鞣质

槟榔鞣质为缩合鞣质，即黄烷醇衍生物，与槟榔碱结合存在，含量约为 15%。内有右旋儿茶精（catechin）、左旋表儿茶精（epicatechin）、原矢车菊素（procyanidin）A-1、原矢车菊素 B-1 和原矢车菊素 B-2 以及称为槟榔鞣质（Areca tannin）A、槟榔鞣质 B 的两个系列化合物，这两个系列均系原矢车菊素的二聚体、三聚体、四聚体和五聚体。

（四）氨基酸

槟榔所含自由氨基酸中脯氨酸（proline）超过 15%，酪氨酸（tyrosine）超过 10%。并含苯丙氨酸（phenylalanine）、精氨酸（arginine）及少量色氨酸（tryptophan）和极少量甲硫氨酸（methionine）[7]，槟榔成熟则非蛋白氮含量减少。采用 OPA 柱后衍生法和高效液相色谱氨测定并分析 3 种槟榔中的氨基酸，结果表明，槟榔含有 14 种氨基酸，7 种必需氨基酸，其中谷氨酸、缬氨酸、亮氨酸、组氨酸及苯丙氨酸含量较高[8]。

（五）无机元素

采用干灰化法处理并用原子吸收分光光度法测定槟榔中微量元素时发现，槟榔中含有多种人体必需的微量元素 Fe、Cu、Mn、Zn 和常量矿质元素 K、Ca、Mg[8]。海南槟榔青果含有 Zn、B、Cu、Fe、Al、Mn、Mo、Ni、Pb、Si、Cr、Co、Cd、As 等微量元素。

（六）其他

槟榔中含有甘露糖（mannose）、半乳糖（galactose）、蔗糖（sucrose）等多种糖类物质，此外还有酚类物质、黄酮类、槟榔红色素及皂苷等。其中研究发现槟榔鲜果酚类物质包括缩合单宁（92 mg/g）、水解单宁（69 mg/g）、非单宁黄烷（84 mg/g）和简单多酚物质（56 mg/g）。粗酚提取物主要是儿茶素和表儿茶素综合的酚类物质，儿茶素和表儿茶素是主要的非缩合单宁，起抗诱变作用[8]。

研究者对槟榔的 95%乙醇提取物的石油醚和乙酸乙酯部位进行了系统的化学成分研究，从中分离鉴定了 13 个化合物，包括 5 个黄酮类成分：异鼠李素（isorhamnetin）、槲皮素（quercetin）、甘草素（liquiritigenin）、（+）-儿茶素［（+）-catechin］、5，7，4′-三羟基-3′，5′-二甲氧基二氢黄酮（5，7，4′-trihydroxy-3′，5′-dimethoxyflavanone）；3 个酚类成分：反式白黎芦醇（Resveratrol)、阿魏酸(ferulic acid)、香草酸(vanillic acid);3 个甾体类成分:过氧麦角甾醇(5,8-epidioxiergosta-6,22-dien-3β-ol)、豆甾-4-烯-3-酮(stigmasta-4-en-3-one)、β-谷甾醇(β-sitosterol)以及 2 个其他成分:环阿尔廷醇(cycloarteno)、de-*O*-methyllasiodiplodin[9]。

四、药理作用

(一) 驱虫、灭螺

1. 绦虫、蛲虫、蠕虫、蛔虫

体外实验表明,服用 30%槟榔煎剂 40 min 后可使犬短小绦虫强直乃至死亡。1%~2%去鞣酸的槟榔提取物可使猪肉绦虫、牛肉绦虫与短小绦虫呈弛缓性麻痹,头节与未成熟节片比成熟节片敏感,其麻痹作用部位可能在神经系统而不在肌肉。槟榔煎剂对猪肉绦虫有较强的瘫痪作用,使全虫各部都瘫痪,但牛肉绦虫敏感性较差,仅能使头部和未成熟节片完全瘫痪,而对中段和后段的孕卵节片则影响不大,可能系孕卵节片较大之故。槟榔煎剂对鼠蛲虫也具有麻痹作用,25%浓度 45 min 可使鼠蛲虫呈抑制状态,但置入任氏液中 30 min 后,有 60%的鼠蛲虫可恢复活动。槟榔 50%水-丙酮提取物对犬蛔虫蚴体具有很强的杀灭活性,可出现爆裂性效应,而槟榔热水提取物的作用较弱。槟榔的直链脂肪酸亦有较强的杀犬蛔虫蚴体活性,其中以月桂酸(十二烷酸)的活性最强,碳链短于 6 者无活性,碳链数超过 13 时,活性也迅速下降。

体内实验表明,槟榔与南瓜子均能引起绦虫瘫痪,配合使用有协同作用。给猫服 48.5 ml 槟榔碱铋碘化合物可驱出猫带形绦虫与犬复殖孔绦虫。槟榔煎剂可驱出小鼠短小膜壳绦虫,亦可驱出蛲虫。氢溴酸槟榔碱 0.44 mg/kg 灌胃有 95%排蠕虫效果[2]。

2. 血吸虫

使用复方槟榔丸治疗 103 例早、中、晚期血吸虫病,治愈率为 67%。比较黄芪、南瓜子仁和槟榔单一与联用抗血吸虫的效果差异,结果说明槟榔、黄芪和南瓜子组合对发育中的血吸虫具有较好的抗虫效果。其作用机制主要是槟榔中槟榔碱对血吸虫具有麻痹作用。槟榔碱在 5×10^{-6} mol/L 与 2×10^{-7} mol/L 的浓度分别能麻痹曼氏血吸虫的体肌与吸盘。其原理可能因为槟榔碱是一种类 M 受体激动剂,能兴奋胆碱 M 受体(毒蕈碱受体),具有麻痹血吸虫并使之肝移的作用。使用纯氢溴酸槟榔碱对小白鼠体内血吸虫促肝移作用进行了研究,进一步证明槟榔碱为促使动物体内日本血吸虫肝移作用的主要成分[10]。

3. 钉螺

槟榔碱对钉螺同样具有杀灭作用,不同浓度的槟榔碱对门静脉收缩力和心室肌钙通道电流作用都呈双相性,通过阻止钙通道电流使钉螺足平滑肌松弛,降低了钉螺上爬附壁率,使钉螺与灭螺药物接触时间延长,从而发挥灭螺增效作用。较低浓度的槟榔碱可增加钉螺足跖平滑肌的收缩活动,除了激动胆碱能受体外,这可能与直接开放单个心室肌细胞上的钙离子通道,促使钙离子浓度内流,加强兴奋-收缩耦联有关[11]。

4. 其他寄生虫类

槟榔治疗人姜片虫病的排虫率为 95.2%,治疗后一个月的阴转率为 61.9%。槟榔对肝吸虫也有明显的抑虫作用,肝吸虫经槟榔作用后,运动停止,虫体伸展且长度增加,显示了虫体肌肉松弛,其药理作用在于槟榔具有拟胆碱作用,能干扰肝吸虫的神经系统功能,属于外源性增强抑制性神经递质作用。此外,槟榔还有抑制钩蚴发育的作用,其醇提物对阴道毛滴虫亦有明显抑制作用。

(二) 对胆碱受体的影响

槟榔碱具有兴奋 M 胆碱受体的作用,引起腺体分泌增加,特别是唾液分泌增加,嚼食槟榔可使胃肠平滑肌张力升高,增加肠蠕动,消化液分泌旺盛，食欲增加。另外可收缩支气管、减慢心率，并可引起血管扩张，血压下降，兔应用后引起心率减缓与冠状动脉、子宫平滑肌收缩。滴眼时可使瞳孔缩小，1%溶液用于青光眼可降低眼压，但作用持续较短，且对角膜有明显的刺激性。槟榔水提醇沉法（水醇法）制成的20%的注射液对犬或猫的离体或在体胆囊均能兴奋胆囊肌，引起强有力的收缩作用，并与同实验给予乙酰胆碱作用一致。若与大黄注射液合用，能增强总胆管收缩力，加速胆汁排出，提示槟榔的拟胆碱作用有利于总胆管内结石的排出。尚有增强阿托品对小鼠下肢血管的收缩作用[2]。

槟榔也能兴奋N胆碱受体，表现为兴奋骨骼肌、神经节及颈动脉体等。对中枢神经系统也有拟胆碱作用，猫静脉注射小量槟榔碱可引起皮层惊醒反应。另有报道曼氏血吸虫肌肉中存在胆碱能受体，槟榔碱可通过对这类受体作用使吸虫麻痹，阿托品能减少或阻断这一作用。

（三）抗真菌、抗病毒

槟榔提取物对大肠埃希菌和金黄色葡萄球菌有很好的抗菌作用，在探讨槟榔不同提取物体内的抗菌效果时发现，不同槟榔提取物具有不同的抑菌效果，以粗提取物、乙酸乙酯相及水相效果较好，效果最好的应属水相，其次为粗提取物。3种受试物均呈现出一定的量效关系，说明槟榔中起抑菌作用的可能主要是其中的极性组分[4]。此外，水浸液对许兰氏黄癣菌、堇色毛癣菌等皮肤真菌均有不同程度的抑制作用。煎剂和水浸剂对内氏放线菌的产酸具有一定的抑制能力，对流感病毒甲型某些株有一定的抑制作用，抗病毒作用可能与其中所含鞣质有关。

（四）抗炎、抗过敏

采用肥大细胞RBL-2H3和动物过敏反应模型从多种草药中筛选抗过敏药物，发现槟榔乙醇提取物是潜在的抗过敏植物药。槟榔提取物对DNP-BSA和化合物48/80诱导的RBL-2H3细胞脱颗粒均有显著抑制作用，槟榔提取物亦明显抑制肿瘤坏死因子-α（TNF-α）在RBL-2H3中的表达和促细胞分裂剂活化蛋白（MAP）激酶ERKI/2的激活。结果表明，槟榔除了抑制肥大细胞脱颗粒外，还可抑制过敏反应后期炎症因子的产生，提示槟榔可以开发为治疗即刻型和迟发型过敏性疾病的有效药物[12]。

（五）抗氧化

DPPH法评价槟榔提取物在两种不同溶剂中的清除自由基作用，结果表明乙醇、乙酸乙酯、氯仿三种槟榔提取物在两种不同溶剂中均有清除DPPH自由基的能力，且在相同浓度时清除DPPH的能力大小依次为：乙醇提取物＞水提取物＞氯仿提取物。研究表明槟榔粗提取物、乙酸乙酯萃取物和水溶出物三种组分在小白鼠体内都具有良好的抗氧化活性作用[4]。

（六）抗高血压、高血糖及调节血脂

从槟榔种子中分离得到的ArecaⅡ-5-C体外试验具有明显抑制血管紧张肽转移酶（ACE）的活性。给自发高血压SHR大鼠口服或静脉注射ArecaⅡ-5-C，以甲巯丙脯氨酸（Captopril）作对照，结果表明，口服ArecaⅡ-5-C具有持续抗高血压作用，并显示存在量效关系，100 mg/kg和200 mg/kg的ArecaⅡ-5-C与30 mg/kg和100 mg/kg的甲巯丙脯氨酸相当；静脉注射10 mg/kg和15 mg/kg ArecaⅡ-5-C产生快速而显著的降血压作用，15 mg/kg ArecaⅡ-5-C的最大降压作用是相同剂量Captopril的5倍，虽然静脉注射5 mg/kg ArecaⅡ-5-C对去甲肾上腺素所致的升压、缓激肽和乙酰胆碱所致的降压几乎无反应，但对血管紧张肽Ⅰ和Ⅱ的升压反应则产生量效抑制作用，提示ArecaⅡ-5-C可开发成为良好的降血压药物[2]。研究槟榔碱对2型糖尿病大鼠糖、脂代谢的影响及其降糖机制时发现，低剂量槟榔碱能够改善2型糖尿病大鼠糖脂代谢紊乱，降糖机制为抑制肝脏过度糖异生[13]。此

外，槟榔提取物槟榔碱能够抗动脉粥样硬化[14]。

（七）对神经系统的影响

大鼠静脉注射槟榔碱后皮层处于觉醒状态，静脉注射槟榔碱可增加小鼠的活动性以及小鼠脑中乙酰胆碱的浓度。槟榔碱还可以通过激活下丘脑-垂体-肾上腺皮质轴而增加内源性促肾上腺皮质激素的释放。国外最新的研究指出：槟榔碱通过类胆碱功能受体的激活作用剂量依赖性地抑制大鼠离体肾上腺中儿茶酚胺的释放[8]。

槟榔次碱缺少槟榔碱所具有的典型的拟副交感神经作用，亦能影响小鼠的行为，可以降低小鼠的自主活动和探究行为。乙醇亦可剂量依赖性地抑制小鼠的自主活动，但槟榔碱对乙醇诱导的小鼠低活动性无影响。槟榔碱对乙醇诱导小鼠 LORR 的潜伏期无影响，但可显著缩短 LORR 的持续时间。结果提示槟榔碱可以拮抗乙醇诱导小鼠 LORR 的药理作用，可能具有一定的醒酒作用。国外研究资料显示槟榔碱抑制自主活动的作用可以被中枢性 M 受体拮抗剂东莨菪碱所拮抗，却不能被另一种 M 受体拮抗剂甲基东莨菪碱（不通过血脑屏障）以及烟碱受体（N 受体）拮抗剂所拮抗。以上资料均显示槟榔碱对中枢神经有抑制作用[12]。

（八）对泌尿生殖系统的影响

槟榔水煎剂可增加大鼠膀胱逼尿肌肌条的收缩活动，表现为增加张力和收缩波平均振幅，并呈剂量依赖性，对频率无影响。异搏定和阿托品可阻断槟榔的上述兴奋作用；六烃季胺、酚妥拉明和消炎痛可部分阻断槟榔增高肌条张力的效应，但不影响收缩波平均振幅。槟榔在较低剂量时，可使昆明种雄性小鼠精子数量减少，精子畸形率增高，且以无钩、无定形与胖头增多为主，在较高剂量时可致精子活动率大大降低[15]。

（九）抗肿瘤

从槟榔所得的聚酚化合物对艾氏腹水癌有显著的抑制作用，对 Hela 细胞有中度细胞毒作用[2]。

（十）其他

小鼠皮下注射槟榔碱可抑制其一般活动，对氯丙嗪引起的活动减少及记忆力损害则有改善作用。已证明槟榔中含有对人的致癌物质。平时嚼食槟榔者有味觉减退、食欲增进、牙齿易动摇、腹泻少、咽痛少和腹痛少，可能是由于其中含有大量鞣质之故。此外，食槟榔者肠寄生虫少、口渴的感觉少，可能与槟榔碱的作用有关。采用加压药物模型试验、育亨宾宁碱试验和运动试验来研究槟榔的抗抑郁作用，发现槟榔乙醇提取物随给药浓度的不同呈现双向作用，在 4 mg/kg～80 mg/kg 范围内，具有显著的抗抑郁作用[16]。另有报道，槟榔碱对小鼠骨髓细胞的 DNA 有一定的损伤作用，具有一定的遗传毒性。采用绵羊红细胞（SRBC）诱导小鼠 DTH（迟发型变态反应）、抗体生成细胞检测及碳粒廓清试验等研究槟榔对小鼠免疫功能的影响发现槟榔对小鼠免疫功能有一定影响。此外，槟榔碱还有抗动脉粥样硬化、抗血栓作用[4]。

五、毒理研究

（一）致癌、致突变

医学专家们认为，常咀嚼槟榔能引起口腔黏膜炎症，造成口腔黏膜下纤维化（oral submucous fibrosis，OSF），OSF 是一种癌前病变，经过长期的慢性病理过程可恶变为口腔癌。咀嚼槟榔之所以能导致口腔癌，是因为槟榔中含有多酚类化学物，在碱性（与红灰或白灰混合）环境下，会产生一些能致癌的含氧自由基。槟榔中的槟榔生物碱、槟榔鞣质、槟榔特异性亚硝胺（areca-specific nitrosamine，ASNA）和活性氧（reactive oxygen species，ROS）及其代谢产物有细胞毒性、遗传毒性甚至直接致癌性。槟榔碱具有烷化、羟化作用而导致 DNA 分子结构异常，使正常细胞转化为癌前细胞潜伏下来，潜伏期不定。此外，槟榔碱与烟草中的尼古丁有协同的细胞毒作用，促进口腔黏膜发生病变。IARC 已认定槟榔为一级致癌物[21,22]。

近十年来，欧美、印度等国家和地区的学者研究表明：槟榔的主要有效成分可以使 DNA 分子单链断裂，姐妹染色单体交换频率增高，基因突变，并且具有致癌作用。槟榔碱可导致小鼠骨髓细胞染色体畸变，增加姐妹染色单体交换频率；使鼠生殖细胞形态异常，DNA 合成紊乱。Anupam[18]等通过口腔给药和腹腔注射给药研究比较槟榔碱的遗传毒性，小鼠骨髓微核试验表明口腔给药癌变概率高于腹腔注射，细胞周期停滞在 M1 期，姐妹染色单体交换频率升高，细胞周期变化和染色体畸变率与药物作用时间呈线性关系，染色体畸变率可达 10%。由此得出槟榔碱有致突变作用。

（二）致畸

在研究槟榔对 Swiss 小白鼠的胚胎毒性实验中，母鼠妊娠的第 6～15 天，口服给予加工和未加工的成熟槟榔果实水提取物（1.3 mg/天/小鼠和 5 mg/天/小鼠），母鼠在分娩前处死，观察胎儿变化。结果发现，上述处理导致吸收胎和死胎增加，胎儿体重呈剂量相关的减少，形态学改变，内脏和骨骼缺陷不明显，但可见血肿、尾弯曲和少数肋骨异常。胎儿骨骼成熟推迟，尾椎骨化的胎儿减少，第五掌骨末骨化的胎儿数增多，摄入未经加工处理的槟榔果的母体所产胎儿现象较为明显[19]。

（三）生殖毒性

欧洲学者对妇女孕期用药情况和胎儿、新生儿状况进行调查分析，从嚼食过槟榔的孕妇所产的新生儿粪便中检测出槟榔碱，并且胚胎发育延迟，新生儿体重相对较轻，反射减退。槟榔对雄性小鼠具有生殖毒性，小鼠的精子数量明显减少，精子活动率明显降低，精子畸形率增高。调查显示槟榔加工作业对女工生殖功能有明显影响[20]。

（四）神经系统毒性

槟榔碱为经典的非选择性毒蕈碱受体（M 受体）激动剂，嚼食槟榔嚼块所产生的神经精神作用一向被认为与槟榔碱有关。槟榔碱与吗啡共同给药 7 天，可以增强行为敏化的形成。嚼块与吗啡合用可增强吗啡的成瘾性，槟榔嚼块和吗啡有形成多药滥用的危险。药理毒理试验证实，槟榔碱等有 M 胆碱反应和拟副交感神经毒理作用等几种毒副反应，并较毛果芸香碱、毒扁豆碱及蝇蕈为强剧。用槟榔煎剂给小鼠灌胃的半数致死量 LD_{50} 为（120 g/kg±24 g/kg）。槟榔碱给小鼠灌胃的致死量 MTD 为 10 mg/kg，犬的 MTD 为 5 mg/kg，马的 MTD 为 1.4 mg/kg。可以看出动物体形越大，耐受量越小。大鼠灌胃槟榔铋碘化合物 MTD 为 1 g/kg，约 15 min 出现流涎、腹泻、呼吸加快、烦躁等症状，1.5～2 h 全部死亡。犬用 0.44 mg/kg 氢溴酸槟榔碱灌胃，可引起呕吐与惊厥[20]。

槟榔对中央和自主神经系统能产生影响，具有拟交感神经和拟胆碱反应，提高食用者兴奋性、幸福感、警觉性和反应能力，这与精神兴奋剂在提高情绪、增加精力等方面相似[21]。Chiou S 等[22]通过测定 20 名健康年轻成年人在咀嚼槟榔 5 min、30 min、60 min 后心率，结果显示咀嚼槟榔 5 min 后测试者心率明显升高，提示咀嚼槟榔能对自主神经系统产生影响。Gilani 等[23]报道槟榔除了有拟胆碱的作用外，还具有抑制胆碱酯酶的作用，而胆碱酯酶能水解乙酰胆碱，对乙酰胆碱特异性较高，这种抑制作用将作用于神经系统而产生相应的作用。Shih Yu Tzu 等[24]研究发现，50～200 μmol/L 槟榔碱能通过增加 ROS 诱导产生氧化应激反应和降低抗氧化能力产生神经毒性，而且在较高浓度时，能导致神经元细胞凋亡，进一步增加神经毒性。槟榔碱能破坏神经元细胞内氧化还原平衡，而ROS是在大脑皮质神经元中产生，在中枢神经疾病中起着关键作用[25]。

（五）肝细胞毒性

研究表明，血清中的肝毒性标志酶丙氨酸氨基转移酶、天冬氨酸氨基转移酶和碱性磷酸酶含量随着槟榔碱剂量的增加明显上调。另外，肝脏中的谷胱甘肽巯基转移酶活性随着槟榔碱剂量的增加而增大，导致肝脏的解毒功能降低，使得肝脏更容易受到病毒的侵袭。统计数据表明，不管是咀嚼添加了萎叶的槟榔还是生槟榔都有可能引发肝细胞癌。而且乙型肝炎病毒（hepatitis B virus，HBV）或者丙型肝炎病毒（hepatitis C virus，HCV）携带者咀嚼槟榔比不携带此类病毒的正常人更容易患肝癌。因此，咀嚼槟榔既是引发肝癌的独立致病因素，又是HBV/HCV感染者患肝癌的协同致病因素[26]。

长期食用槟榔是导致肝癌的危险因素之一，且在很大程度上能加快乙型肝炎病毒（HBV）或丙型肝炎病毒（HCV）携带者的肝脏病变而患肝癌[27]。古桂花等[28]以质量浓度为1 g/L，0.25 g/L的槟榔碱持续灌胃20天，建立诱导肝细胞凋亡的小鼠模型，以苏木素-伊红（HE）染色观察肝组织病理学改变和流式细胞术检测分析小鼠肝细胞凋亡率，发现肝脏组织损伤明显且小鼠肝脏细胞凋亡率显著升高（$p<0.01$），提示槟榔碱具有肝脏毒性，其毒性可以通过促进肝细胞凋亡而产生。

（六）免疫抑制毒性

大量研究表明，咀嚼槟榔能对免疫系统产生影响，降低免疫系统功能[29]。Hung S L等[30]发现中性粒细胞在槟榔水提液环境中，其杀菌和吞噬作用被抑制，而中性粒细胞在细胞免疫系统中起着十分重要的作用。Wang C等[31]以质量浓度为40～60 mg/L的槟榔提取液孵育小鼠脾细胞，发现槟榔提取液能抑制脾细胞代谢，具有免疫细胞毒性。其主要作用机制是通过抑制IL-2和干扰素-γ（IFN-γ）的生成，增高脾T淋巴细胞ROS水平，而T细胞抑制作用很有可能与诱导氧化应激有关。Chang等[32]以槟榔提取物孵育人外周血单核细胞，发现槟榔提取物增加了环氧化酶（COX-2），IL-1α和前列腺素E2（PGE_2）的分泌。抑制COX-2或者促炎细胞因子如IL-1α表达能减少肿瘤的发展[33]，而增加PGE_2的分泌能抑制免疫系统的保护，促进肿瘤发生的概[34]。Chang[35]报道槟榔提取液能导致先天免疫反应中脂多糖的增多，抑制白细胞的恢复而影响免疫细胞的功能，而抽烟将进一步加重免疫细胞的功能损害。

六、其他

中国台湾专家发现槟榔所含成分不但会致癌，促癌，嚼食槟榔还会使机体整个免疫体系功能低下，增加致癌机会。长期大量食用槟榔有致帕金森病的报道[36]。

经过检验可知：碱性的槟榔有着内在的毒理作用，减低了细胞活性。相比于毛果芸及其他物质，槟榔显现了更强劲的毒性。食用咀嚼槟榔将增添肝硬化潜在的风险，或者带来肝细胞癌。经过炮制及提取槟榔将会解毒。此外，槟榔还可减低机体免疫，致癌率快速提升[11]。经过临床推广，槟榔入药还没有突发较重的毒副反应，但若超标咀嚼槟榔则会带来机体的毒害。

有报告称，过量的槟榔可以引起急性中毒的症状，导致呼吸困难、呼吸急促、心动过速、心悸、胸闷、恶心、呕吐甚至昏迷等，但是大多数情况下，这种影响是短暂的，患者的症状可及时缓解[37]。槟榔碱还可以激活下丘脑-垂体-甲状腺（HPT）轴，促进甲状腺激素的释放，但大剂量长期使用则能抑制甲状腺素3（triiodothyronine 3，T3），甲状腺素4（triiodothyronine 4，T4）和促甲状腺激素（thyroid stimulatinghormone，TSH）的分泌，将会导致甲状腺功能的减退[38]。槟榔碱在质量浓度为100 mg/L时较空白组更能促进嗜酸性粒细胞趋化因子 1（eotaxin 1）的释放，与哮喘之间存在密切的联系[39]。槟榔碱还具有抑制高密度脂蛋白受体的表达和低密度脂蛋白的吸收，从而增加动脉粥样硬化及其拟副交感神经效应导致的冠状动脉痉挛的概率[40]。

参考文献

[1] 国家药典委员会.中华人民共和国药典[M].北京：中国医药科技出版社，2015.
[2] 国家中医药管理局《中华本草》编委会.中华本草[M].上海：上海科学技术出版社，1999.
[3] 范海阔，黄丽云，周焕起，等.槟榔及其栽培技术.中国南方果树[J]，2007，36(4)：27－29.
[4] 刘东林，王小莹，杨冰，等.槟榔药理毒理研究进展[J].中国中药杂志，2013，38(14)：2273－2275.
[5] Huang J L, M J McLeish. High-performance liquid chromatographic determination of the alkaloids in betel nut [J]. Journal of Chromatography A, 1989, 475(2): 447－450.
[6] 周文化，李忠海，张海德，等.槟榔果仁油提取及其脂肪酸分析[J].中国粮油学报，2010(8)：38－41.
[7] 肖培根.新编中药志[M].北京：化工工业出版社，2002.
[8] 曾琪.槟榔化学成分的研究[D].长沙：中南林业科技大学，2007.
[9] 杨文强，王红程，王文婧，等.槟榔化学成分研究[J].中药材，2012(3)：400－403.
[10] 李韦，王定发，周璐丽，等.槟榔驱虫作用的研究进展[J].养殖与饲料，2015(2)：6－9.
[11] 刘东林，王小莹，杨冰，等.槟榔药理毒理研究进展[J].中国中药杂志，2013(14)：2273－2275.
[12] 申秀丽，段亮亮.槟榔的化学成分及药理研究进展[J].宜春学院学报，2009，31(2)：95－97.
[13] 姚起鑫，亓竹青，王光，等.槟榔碱改善 2 型糖尿病大鼠糖，脂代谢紊乱[J].中国药理学通报，2009，25(11)：1477－1481.
[14] 袁列江，李忠海，郑锦星.槟榔提取物对大白鼠血脂调节作用的研究[J].食品科技，2009(2)：188－192.
[15] 倪依东，王建华，王汝俊.槟榔的药理研究进展[J].中药新药与临床药理，2004，15(3)：224－226.
[16] 王睿，王琪，金明顺，等.单味中药抗抑郁的研究进展[J].中华中医药学刊.2017，35(1)：179－182.
[17] 田雪芬，李冬冬，康文艺，等.槟榔成方制剂治疗消化病的临床应用分析[J].中医研究，2016(1)：78－80.
[18] Chatterjee A, S Deb. Genotoxic effect of arecoline given either by the peritoneal or oral route in murine bone marrow cells and the influence of *N*-acetylcysteine [J]. Cancer Letters, 1999, 139(1): 23－31.
[19] 王明寿，庄志雄.槟榔的"三致"作用[J].预防医学情报杂志，1988(6)：330－334，387.
[20] 赵云霞，于蕾，季宇彬.槟榔的毒理研究进展[J].药品评价，2006，3(6)：457－458，462.
[21] Chu N S. Neurological aspects of areca and betel chewing [J]. Addiction biology, 2002, 7(1): 111－114.
[22] Chiou S S, C D Kuo. Effect of chewing a single betel-quid on autonomic nervous modulation in healthy young adults [J]. Journal of Psychopharmacology, 2008, 22(8): 910－917.
[23] Gilani A H, M N Ghayur, Z S Saify, et al. Presence of cholinomimetic and acetylcholinesterase inhibitory constituents in betel nut [J]. Life Sciences, 2004, 75(20): 2377－2389.
[24] Shih Y-T, P S Chen, C-H Wu, et al. Arecoline, a major alkaloid of the areca nut, causes neurotoxicity through enhancement of oxidative stress and suppression of the antioxidant protective system [J]. Free Radical Biology and Medicine, 2010, 49(10): 1471－1479.
[25] Sorce S, K-H Krause. NOX enzymes in the central nervous system: from signaling to disease [J]. Antioxidants & redox signaling, 2009, 11(10): 2481－2504.
[26] 古桂花，胡虹，曾薇，等.槟榔的细胞毒理研究进展[J].中国药房，2013(19)：1814－1818.
[27] Jeng J-E, M-F Tsai, H-R Tsai, et al. Impact of chronic hepatitis B and hepatitis C on adverse hepatic fibrosis in hepatocellular carcinoma related to betel quid chewing [J]. Asian Pac J Cancer Prev, 2014, 15(2): 637－642.
[28] 古桂花，曾薇，胡虹，等.槟榔粗提物及槟榔碱对小鼠肝细胞凋亡的影响[J].中药药理与临床，2013，29(2)：56－59.
[29] 李习雄，胡冠英，张三印.槟榔毒性机制的研究进展[J].中国实验方剂学杂志，2015(19)：212－216.
[30] Hung S-L, Y-Y Lee, T-Y Liu, et al. Modulation of phagocytosis, chemotaxis, and adhesion of neutrophils by areca nut extracts [J]. Journal of periodontology, 2006, 77(4): 579－585.
[31] Wang C, T Liu, S Wey, et al. Areca nut extract suppresses T-cell activation and interferon-γ production via the induction of oxidative stress [J]. Food and chemical toxicology, 2007, 45(8): 1410－1418.
[32] Chang L-Y, H-C Wan, Y-L Lai, et al. Areca nut extracts increased the expression of cyclooxygenase-2, prostaglandin E 2 and interleukin-1α in human immune cells via oxidative stress [J]. Archives of oral biology, 2013, 58(10): 1523－1531.
[33] Coussens L M, Z Werb. Inflammation and cancer [J]. Nature, 2002, 420(6917): 860－867.
[34] Whiteside T L, E K Jackson. Adenosine and prostaglandin e2 production by human inducible regulatory T cells in health and disease [J]. Frontiers in immunology, 2013(4): 212.
[35] Chang L-Y, Y-L Lai, T-H Yu, et al. Effects of Areca Nut Extract on Lipopolysaccharides-Enhanced Adhesion and Migration of Human Mononuclear Leukocytes [J]. Journal of periodontology, 2014, 85(6): 859－867.
[36] 刘云云，刘中霖，彭英.槟榔所致帕金森综合征 1 例报告[J].中国神经精神疾病杂志，2011(12)：759－760.

[37] Deng J-F, J Ger, W-J Tsai, et al. Acute toxicities of betel nut: rare but probably overlooked events. Journal of Toxicology [J]. Clinical Toxicology, 2001,39(4): 355-360.
[38] Dasgupta R, U Chatterji, T Nag, et al. Ultrastructural and hormonal modulations of the thyroid gland following arecoline treatment in albino mice [J]. Molecular and cellular endocrinology, 2010,319(1): 1-7.
[39] Wang T-N, M-S Huang, M-C Lin, et al. Betel chewing and arecoline affects eotaxin-1, asthma and lung function [J]. PloS one, 2014,9(3): e91889.
[40] Choudhury M D, P Chetia, K D Choudhury, et al. Atherogenic effect of Arecoline: A computational study [J]. Bioinformation, 2012,8(5): 229.

槟榔青

槟榔青为漆树科槟榔青属植物槟榔青[*Spondias pinnata*(L. f.) Kurz]的果实。

槟榔青为落叶乔木，高10～15 m，小枝粗壮，黄褐色，无毛，具小皮孔。叶互生，奇数羽状复叶长30～40 cm，有小叶2～5对，叶轴和叶柄圆柱形，无毛，叶柄长10～15 cm；小叶对生，薄纸质，卵状长圆形或椭圆状长圆形，长7～12 cm，宽4～5 cm，先端渐尖或短尾尖，基部楔形或近圆形，多少偏斜，全缘，略背卷，两面无毛，侧脉斜升，密而近平行，在边缘内彼此连结成边缘脉，距边缘约1 mm，侧脉在叶面略凹，叶背突起，网脉不显；小叶柄短，长3～5 mm。圆锥花序顶生，长25～35 cm，无毛，基部分枝长10～15 cm，花小，白色；无梗或近无梗，基部具苞片和小苞片；花萼无毛，裂片阔三角形，长约0.5 mm；花瓣卵状长圆形，长约2.5 mm，宽约1.5 mm，先端急尖，内卷，无毛；雄蕊10，比花瓣短，长约1.5 mm；花盘大，10裂；子房无毛，长约1.3 mm。核果椭圆形或椭圆状卵形，成熟时黄褐色，大，长3.5～5 cm，直径2.5～3.5 cm，中果皮肉质，内果皮外层为密集纵向排列的纤维质和少量软组织，无刺状突起，里层木质坚硬，有5个薄壁组织消失后的大空腔，与子房室互生，每室有1粒种子，通常仅2～3颗种子成熟。花期3～4月，果期5～9月[1](图40)。

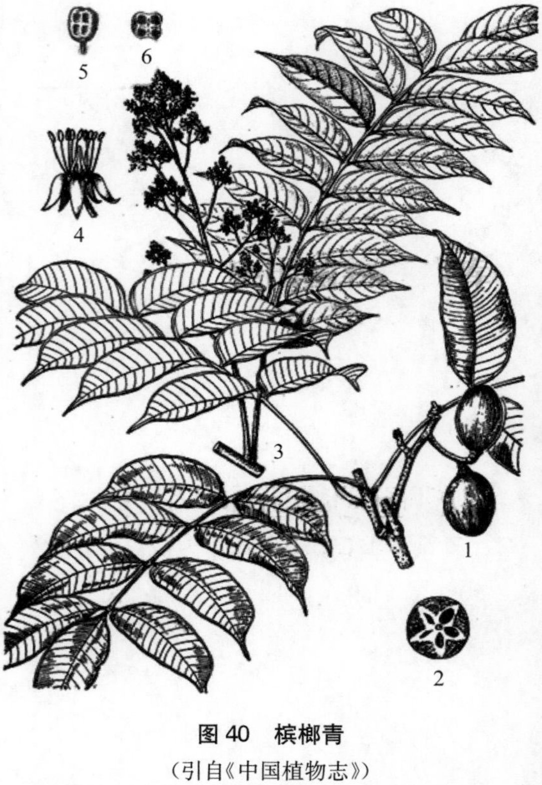

图40 槟榔青

(引自《中国植物志》)

1. 果枝；2. 果横切面；3. 花枝；4. 花；5. 果；6. 果横切面

产于云南(南部)、广西(南部)和广东，生于海拔(360～)460～1 200 m的低山或沟谷林中。分布于越南、柬埔寨、泰国、缅甸、马来西亚、斯里兰卡、印度、菲律宾和印度尼西亚(爪哇)[1]。

一、生药鉴别

（一）性状鉴别

呈椭圆形至长圆形，长 1.9～4 cm，直径 1.6～2.7 cm，表面呈棕黑色或红棕色，有的局部呈灰棕色，表面皱缩不平，有时外皮与果核分离，并呈片块状脱落，脱落处可见内果皮略光滑，表面呈棕黑色。基部多残留略呈细长倒圆锥形的果梗，果梗表面灰棕色或棕褐色，长 0.8～1.9 cm，顶端直径 3～4 mm，于中上部显著折弯，折弯处下端明显变细。气微，味酸，微涩[2]。

（二）显微鉴别

1. 果实横切面组织

果实横切面呈类圆形。外果皮表皮细胞 1 列，细胞呈类方形，外壁角质化增厚。中果皮外侧为 10 余列呈黄棕色、绿黄色的薄壁组织细胞，细胞扁长方形或扁长圆形，呈切向延长，有的含草酸钙簇晶，直径 18～45 μm。中果皮内侧为大型薄壁细胞构成的薄壁组织，其间散布多数细小维管束。维管束主要由纤维、导管构成，纤维呈多角形，壁较厚，木质化。内果皮多略呈五角星状，各星角又生出细长的分枝延伸于果皮中；各星角中央为大型的椭圆形或狭长椭圆形的空腔（内含种子）；各星角交汇处的中央颜色较暗，为纵向排列的类圆形纤维群；外侧内果皮为近 10 列或 10 余列横向排列的纤维与导管群（导管多位于最外侧），其内有 2～4 列多角形、类圆形、卵圆形、类方形的薄壁细胞，壁略增厚，非木化，纹孔清晰；再向内又为成片横向交错排列的纤维群，夹杂着大小不等的纤维束（纵向排列的纤维的横断面），少见散布非木化厚壁细胞群。

2. 果实粉末

粉末呈黄棕色。果肉薄壁细胞团块多见，细胞呈多角形或圆多角形，内含淡黄棕色、暗绿褐色物质。草酸钙簇晶可见，直径 10～40 μm，棱角宽钝。螺纹导管单个散在或成束排列，直径 12～35 μm，网纹导管少见，多为碎片。纤维众多，淡黄色或淡黄棕色，多个成束或单个散在，多为碎段，成束者常上下斜向交错排列，单个纤维壁直、略弯曲或呈弧形弯曲，直径 8～30 μm，先端钝圆、钝尖或尖，有的纤维纹孔及孔沟可见。

（三）理化鉴别

吸取供试品及对照药材溶液各 5 μl，分别点样于同一以 0.3%羧甲基纤维素钠为黏合剂的硅胶 G 薄层板上，以甲苯-乙酸乙酯-甲酸（5∶4∶1）为展开剂，展开，取出，晾干，于紫外光灯（356 nm）下检视，供试品色谱在与对照药材色谱相应的位置上，均有 6 个明显的荧光斑点，其颜色自下而上依次为：浅黑褐、蓝绿、浅黑褐、蓝绿、黑褐、亮蓝色。

二、栽培

秋季果实成熟后自落，即可用沙床播种育苗，当年出苗，次年雨季定植。春季是剪其枝条用沙床扦插育苗，定期洒水保持适度，极易成活。雨季时取树茎直接栽培也极易成活，茎干直径为 10～20 cm 最好。只要水分充足，红砂土也能成活[3]。

三、化学成分

胡祖艳[4]等通过硅胶、MCI 和 Sephadex LH-20 反复柱层析、纯化，从槟榔青茎皮的 90%甲醇提取物中分离得到 11 个化合物，运用现代波谱技术分别鉴定为：木栓酮、黏霉-5-烯-3-醇、木栓醇、24-亚甲基环木波罗醇、(10*Z*)-正十七烷-10-烯-1-醇、二十八烷醇、三十烷醇、邻苯二甲酸二(2-乙基-己基)酯、2,6-二羟基-3,4-二甲基苯甲酸甲酯、胡萝卜苷、谷甾醇。Tandon[5] 等从槟榔青中分离得到 24-亚甲基环木波罗醇、stigmast-4-en-3-one、β-谷甾醇、二十四烷酸。Tapan[6] 等从槟榔青的茎皮中分离得到两个新的麦角固醇

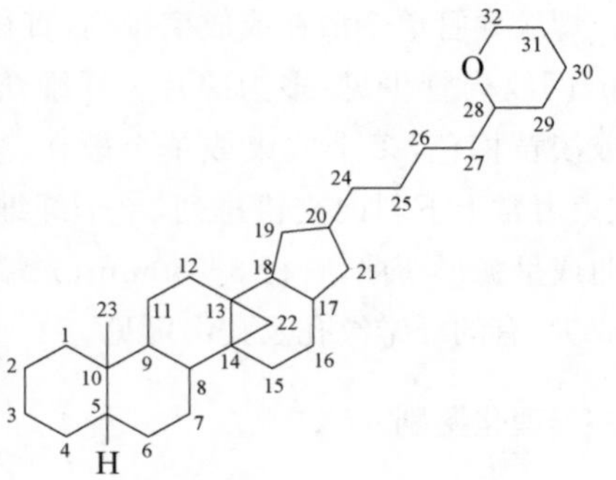

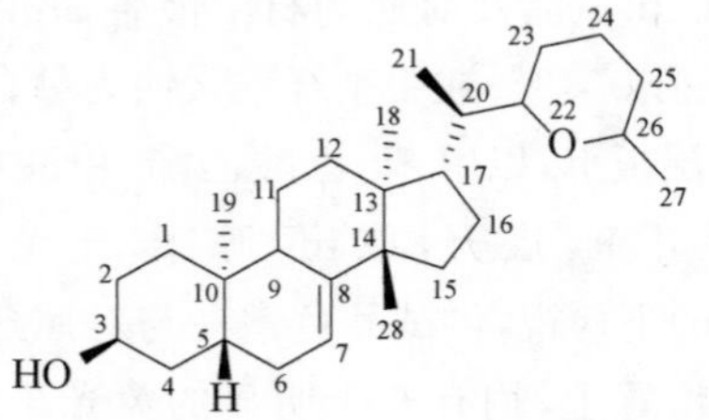

三萜。

槟榔青果不同方法提取物活性成分含量测定依据 $AlCl_3$ 与黄酮类化合物作用生成黄酮的铝盐络合物原理计算总黄酮的含量,结果醇提法中70%乙醇提取(去外绿皮)的总黄酮含量相对较高,其次为水提法中的 40 min 提取。依据多酚与福林试剂反应后在碱性条件下显绿色原理计算总多酚的含量,结果醇提法中 70%乙醇提取(去外绿皮)的总多酚含量相对较高,其次为水提法中的 40 min 提取。依据生物碱盐与酸性染料形成离子对,可被氯仿定量提取,加入碱液后酸性染料游离原理,计算生物碱含量,结果醇提法中70%乙醇提取(去外绿皮)的生物碱含量相对较高,其次为水提加酶法中的加 BL 酶 I[7]。

四、药理作用

(一) 抗氧化

Chalise[8]等研究了 15 种水果的抗氧化活性。其中槟榔青、诃子、余甘子中的抗氧化剂含量高于维生素 C,而且槟榔青的自由基消除率(16%,5 mg/ml)高于维生素 C 的自由基消除率(5%,5 mg/ml)。Hazra[9]研究槟榔青茎皮 70%甲醇提取物的体外抗氧化活性。结果显示,清除自由基、超氧化物、一氧化氮的 IC_{50} 分别为 112.18±3.27 μg/ml、13.46±0.66 μg/ml、24.48±2.31 μg/ml;过氧化氢消除的 IC_{50} 为 44.74±25.61 mg/ml。过氧亚硝酸盐、单态氧、次氯酸消除活性的 IC_{50} 分别为 716.32±32.25 μg/ml、58.07±5.36 μg/ml、127.99±6.26 μg/ml。槟榔青茎皮提取物还是一个有效的铁螯合剂,IC_{50} 为 66.54±0.84 μg/ml。还原能力随着提取物的增加而增强。Judprasong[10] 等研究表明槟榔青中总酚含量高,抗氧化活性强。Attanayake[11] 等研究发现槟榔青提取物对链脲霉素诱导的糖尿病大鼠具有潜在的抗氧化活性。

研究采用清除二苯代苦味酰基自由基(DPPH)、[2,2′-连氮-(3-乙基苯并噻唑啉-6-磺酸)二氨盐]自由基(ABTS)和还原 Fe^{3+} 能力(FRAP)3 种方法评价槟榔青果不同方法提取物的体外抗氧化活性[7],为体内活性研究提供理论依据。研究发现,70%乙醇提取和 70%乙醇提取(去外绿皮)清除 DPPH 自由基的能力(IC_{50}=26.01±0.3 μg/ml 和 24.62±0.46 μg/ml)均比阳性对照 BHT 的清除能力(IC_{50}=27.54±0.63 μg/ml)强,而弱于阳性对照 PG 和 BHA(IC_{50} 为 4.07±0.17 μg/ml 和 7.99±0.29 μg/ml);40 min 提取清除 DPPH 自由基的能力(IC_{50}=28.87±1.33 μg/ml)弱于阳性对照 PG、BHT 和 BHA(IC_{50}=4.07±0.17 μg/ml、27.54±0.63 μg/ml 和 7.99±0.29 μg/ml),但 40 min 提取清除 DPPH 自由基的能力(IC_{50}=28.87±1.33 μg/ml)接近于阳性对照 BHT(IC_{50}=27.54±0.63 μg/ml);其他方法提取物清除 DPPH 自由基的能力均弱于阳性对照 PG、BHT 和 BHA(IC_{50}=4.07±0.17 μg/ml、27.54±0.63 μg/ml 和 7.99±0.29 μg/ml)。除了 4 倍量水提取(第 2 次)(IC_{50}=8.44±0.10 μg/ml)清除 ABTS 自由基的能力弱于阳性对照 PG、BHT 和 BHA(IC_{50}=1.34±0.04 μg/ml、7.46±

0.09 μg/ml和2.14±0.04 μg/ml)，其他方法提取物清除ABTS自由基的能力均比阳性对照BHT的清除能力(IC_{50}=7.46±0.09 μg/ml)强，而弱于阳性对照PG和BHA(IC_{50}=1.34±0.04 μg/ml和2.14±0.04 μg/ml)。槟榔青果不同方法提取物均具有一定的还原Fe^{3+}的能力，研究浓度与清除率的关系发现，槟榔青果各方法提取物对DPPH自由基、ABTS自由基的清除能力和Fe^{3+}还原能力均具有一定的浓度依赖性。

（二）护肝

Hazra[12]等评估了槟榔青70%甲醇提取物对铁超载导致肝损伤的改善作用。对小鼠进行腹腔注射右旋糖苷铁从而导致小鼠铁超载，通过ALT(谷丙转氨酶)、AST(谷草转氨酶)、ALP(碱性磷酸酶)、胆红素的增加和SOD(超氧化歧化酶)、CAT(过氧化氢酶)、GST(谷胱甘肽巯基转移酶)、GSH(谷胱甘肽)的减少判断是否造成小鼠肝损伤。造模成功的小鼠口服不同剂量的槟榔青甲醇提取物，然后测量其肝脏铁、血清铁蛋白、脂质过氧化作用、蛋白羰基、羟脯氨酸的值。为了判断槟榔青作为铁螯合剂的有效性，对槟榔青甲醇提取物对铁蛋白中铁的释放做了进一步的研究。结果，槟榔青甲醇提取物治疗的小鼠抗氧化酶水平提高；脂质过氧化作用、蛋白质氧化作用、肝纤维化抑制剂与槟榔青甲醇提取物呈剂量依赖性；治疗组与对照组相比肝脏铁含量更少；铁蛋白中铁的释放随着槟榔青的增加而增多；槟榔青对肝损伤的改善作用也通过组织病理学研究得到进一步证实。Rao[13]等研究表明槟榔青茎皮提取物也具有保肝活性。

（三）降血糖

Attanayake[14]等将8种斯里兰卡当地的药用植物用于患有糖尿病的大鼠，探究这些药用植物降糖活性的有效性和剂量关系。用四氢嘧啶诱导糖尿病大鼠，口服单一剂量的八种药用植物水提取物，以格列美脲为对照。以4 h内葡萄糖糖耐量曲线下面积评估药用植物的急性降血糖活性。结果显示，槟榔青茎皮的水提取物具有较强的急性降血糖活性。

通过建立体外α-葡萄糖苷酶抑制模型，采用96微孔板法对槟榔青果不同方法提取物进行体外α-葡萄糖苷酶抑制活性筛选[7]。结果显示，醇提法中的70%乙醇提取(IC_{50}=29.26±1.70 μg/ml)对α-葡萄糖苷酶抑制活性相对较高，其次为水提法中的40 min提取(IC_{50}=32.15±1.96 μg/ml)。且槟榔青果不同方法提取物对α-葡萄糖苷酶抑制活性均高于阳性对照阿卡波糖(IC_{50}=1 097.03±0.42 μg/ml)。可见，槟榔青果不同方法提取物均具有较好的α-葡萄糖苷酶抑制活性。

（四）抗肿瘤

Ghate等[15]研究槟榔青茎皮70%甲醇提取物促进人类肺癌细胞株(A549)和乳腺癌细胞株(MCF-7)凋亡。结果显示，槟榔青甲醇提取物对肺癌细胞组和乳腺癌细胞株都显示出细胞毒性，IC_{50}分别为147.84±3.74 μg/ml，149.34±13.30 μg/ml，但对于正常的人类肺纤维细胞株无毒性，IC_{50}为932.38±84.44 μg/ml。流式细胞仪分析和共焦显微镜研究证实槟榔青甲醇提取物能诱导两种恶性细胞株凋亡。Chaudhuri等[16]研究发现从槟榔青中提取得到的没食子酸甲酯具有诱导人类恶性胶质瘤细胞株凋亡的抗肿瘤活性。

（五）止痛

Panda等[17]为探究槟榔青的止痛作用，采用槟榔青干燥茎皮的乙醇提取物进行福尔马林试验。结果，在福尔马林试验中槟榔青的镇痛活性呈剂量依赖性，其镇痛作用与乙酰水杨酸相似。研究表明，槟榔青茎皮乙醇提取物的镇痛活性可能与其中所含的萜类、黄酮类、鞣酸类化合物有关。

（六）抗炎

Rao等[18]评估了槟榔青甲醇和乙醇提取物

对角叉莱胶性关节炎大鼠的抗炎作用。以双氯芬酸钠为对照，实验组大鼠口服槟榔青乙酸乙酯提取物，结果显示乙酸乙酯提取物能显著改善大鼠四肢水肿；而采用甲醇提取物对大鼠进行口腔给药也能改善大鼠四肢水肿。从槟榔青树皮分离出来的喹啉 SPE2 有效抑制 LPS 诱导的促炎性介质 NO、肿瘤坏死因子（TNF）-α、白介素（IL）-6、白介素（IL）-1β 以及活性氧的过量生产，通过抑制 NF-κB 活化而具有抗炎活性[19]。

（七）其他

有研究表明槟榔青还具有抗菌[21~22]、溶解血栓[23]的作用，并且可作为营养食品[24]。

参考文献

[1] 中国科学院中国植物志编辑委员会. 中国植物志[M]. 北京：科学出版社，1998.
[2] 徐燚，刘学群，王静，等. 傣药"锅麻过"的显微与薄层色谱鉴定[J]. 中药材，2009(1)：39－41.
[3] 马洁，管艳红，张丽霞. 槟榔青的应用价值[J]. 时珍国医国药，2004(10)：727.
[4] 胡祖艳，范青飞，冯峰，等. 槟榔青茎皮的化学成分研究[J]. 天然产物研究与开发，2014，26(A2)：190－193.
[5] Tandon Sheela, R. P. Rastogi. Studies on the chemical constituents of Spondias pinnata [J]. Planta Med., 1976, 29(2): 190－192.
[6] Lai Tapan Kumar, Krishnendu Acharya, Soumya Chatterjee, et al. Antipseudomonal ergosteryl triterpenes from the paste of Spondias pinnata kruz. bark, pre-treated with curd-brew [J]. Int. J. Pharm. Sci. Rev. Res., 2014, 28(1): 143－146.
[7] 田雪芬. 槟榔青果不同方法提取物生物活性研究[D]. 郑州：河南大学，2015.
[8] Chalise Jaya Prakash, Kalpana Acharya, Nirmala Gurung, et al. Antioxidant activity and polyphenol content in edible wild fruits from Nepal [J]. Int J Food Sci Nutr, 2010, 61(4): 425－432.
[9] Hazra, Bibhabasu, Biswas, et al. Antioxidant and free radical scavenging activity of Spondias pinnata. BMC [J]. Complement Altern Med, 2008(8): 63.
[10] Judprasong Kunchit, Somsri Charoenkiatkul, Parunya Thiyajai, et al. Nutrients and bioactive compounds of Thai indigenous fruits [J]. Food Chem., 2013, 140(3): 507－512.
[11] Attanayake A. P., K. A. P. W. Jayatilaka, C. Pathirana, et al. Potential antioxidant activities of Spondias pinnata (Family: Anacardiaceae) bark extract in rats with streptozotocin induced diabetes mellitus [J]. Int. J. Pharmacogn. (Panchkula, India), 2015, 2(4): 166－172.
[12] Hazra Bibhabasu, Rhitajit Sarkar, Nripendranath Mandal. Spondias pinnata stem bark extract lessens iron overloaded liver toxicity due to hemosiderosis in Swiss albino mice [J]. Ann Hepatol, 2013, 12(1): 123－129.
[13] Rao B. Ganga, N. Jaya Raju. Hepatoprotective activity of stem heart wood of Spondias pinnata [J]. Asian J. Chem., 2009, 21(9): 7416－7418.
[14] Attanayake Anoja P., Kamani A. P. W. Jayatilaka, Chitra Pathirana, et al. Study of antihyperglycaemic activity of medicinal plant extracts in alloxan induced diabetic rats [J]. Anc Sci Life, 2013, 32(4): 193－198.
[15] Ghate Nikhil Baban, Bibhabasu Hazra, Rhitajit Sarkar, et al. In vitro anticancer activity of Spondias pinnata bark on human lung and breast carcinoma [J]. Cytotechnology, 2014, 66(2): 209－218.
[16] Chaudhuri Dipankar, Nikhil Baban Ghate, Nripendranath Mandal, et al. Methyl gallate isolated from Spondias pinnata exhibits anticancer activity against human glioblastoma by induction of apoptosis and sustained extracellular signal-regulated kinase 1/2 activation [J]. Pharmacogn Mag, 2015, 11(42): 269－276.
[17] Panda B. K., V. J. Patra, U. S. Mishra, et al. Analgesic activities of the stem bark extract of Spondias pinata (Linn. f) Kurz [J]. J. Pharm. Res., 2009, 2(5): 825－827.
[18] Rao B. Ganga, M. Sanjith Nath, N. Jaya Raju. Investigation of anti-inflammatory activity of stem heart wood of Spondias pinnata [J]. Int. J. Chem. Sci., 2009, 7(1): 294－298.
[19] Ghate Nikhil B, Chaudhuri Dipankar, Panja Sourav, Singh Sudhir S, Gupta Gajendra, Lee Chang Yeon, Mandal Nripendranath. In Vitro Mechanistic Study of the Anti-inflammatory Activity of a Quinoline Isolated from Spondias pinnata Bark [J]. Journal of natural products, 2018, 81(9): DoI: 10.1021/acs inatprod 8600036.
[20] Foysal M. Javed, M. Nazmul Hossain, Fahmida Yeasmin, et al. Antibiotic susceptibility profiling and in-vitro antibacterial activity of some plant extracts to Escherichia coli isolated from spoiled rice and egg [J]. Int. J. Biosci., 2012, 2(5): 40－46.
[21] Kandali R., B. K. Konwar. Isolation and characterization of active compound from fruits of medicinal plant Spondias pinnata Kurz [J]. Indian J. Agric. Biochem., 2011, 24(1): 29－33.
[22] Salma Sameh, Eman Al-Sayed, Rola M. Labib, et al. Singab. Comparative metabolic profiling of essential oils from

Spondias pinnata (Linn. F.) Kurz and characterization of their antibacterial activities [J]. Industrial Crops & Products, 2019(137): 468 - 474.
[23] Manik Mohammad K., Shawkat M.A. Islam, Md A. Wahid, et al. Investigation of in vitro antioxidant, antimicrobial and thrombolytic activity of the exocarp of Spondias pinnata (Anacardiaceae) Can [J]. Chem. Trans., 2013, 1(3): 191 - 201.
[24] Satpathy Gouri, Yogesh Kumar Tyagi, Rajinder Kumar Gupta. Preliminary evaluation of nutraceutical and therapeutic potential of raw Spondias pinnata K., an exotic fruit of India [J]. Food Res. Int., 2011, 44(7): 2076 - 2087.

穆库尔没药

穆库尔没药为橄榄科没药属植物穆库尔没药［*Commiphora mukul*（Hook. ex Stocks）Engl.］树茎干皮部渗出的油胶树脂。穆库尔没药（*Commiphora mukul*）与 *C. wightii* 为同一种植物，主要分布在印度的拉贾斯坦（Rajasthan）、古吉拉特（Gujarat）、卡纳塔克（Karnataka）等地区，在非洲的部分地区亦有少量分布[1]。

一、生药鉴别

穆库尔没药干燥状态时为胶状树脂，呈颗粒状，大小均一，直径为 0.5 cm，淡黄色或橘黄色，表面有光泽。质坚脆，具有芳香气味[1]。

二、化学成分

（一）部分化学成分

19 世纪七八十年代间是对穆库尔没药化学成分研究较多的时间，在此时，分离鉴定出了一系列甾体、倍半萜、二萜、三萜、长链脂肪醇等化合物[2~7]。沈涛等[1]对来源于穆库尔没药乙酸乙酯提取物进行系统的化学成分研究，共分离获得 14 个化合物，采用波谱法对其结构进行鉴定，包括 3 个甾体（1～3）、10 个倍半萜（4～14）、1 个三萜（11）。其中豆甾烷-5，22*E*-二烯-3*β*-11*α*-二醇（1）、豆甾烷-5，22*E*-二烯-3*β*，7*α*，11*α*-三醇（2）、穆库尔内酯 A 和 B（4～5）、穆库尔素 A 和 B（6～7）为新化合物，穆库尔内酯 A 和 B（4～5）为新的倍半萜骨架。陈邦姣等[8]采用硅胶和 Sephadex LH-20 凝胶柱色谱法进行分离纯化，运用波谱学方法鉴定化合物的结构。结果从穆库尔没药树脂醋酸乙酯提取物中分离获得 2 个吉玛烷型倍半萜化合物，分别鉴定为 1*α*，8*α*，12*α*-三羟基-2*β*-甲氧基-8，12-环氧吉玛烷-7（11），9-二烯-6-酮（1）和 1*α*，8*β*，12*α*-三羟基-2*β*-甲氧基-8，12-环氧吉玛烷-7（11），9-二烯-6-酮（2）。并确定 2 个吉玛烷型倍半萜，化合物 1（15）和 2（16）为未见文献报道的新化合物，分别命名为穆库尔素 A（1）和穆库尔素 B（2）。

上述化合物结构如下。

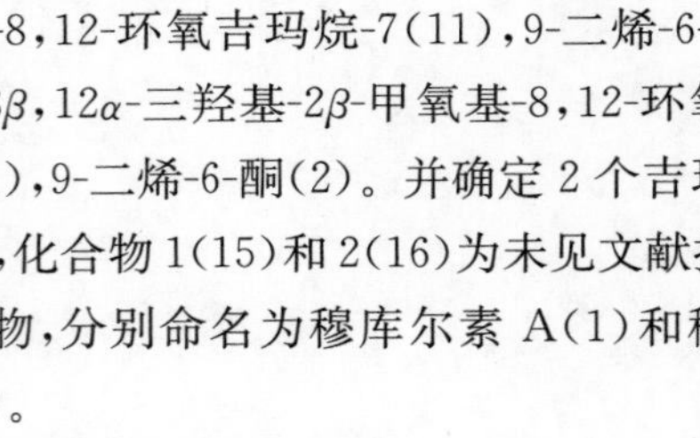

stigmasta-5, 22*E*-diene-3*β*, 11*α*-diol (1)

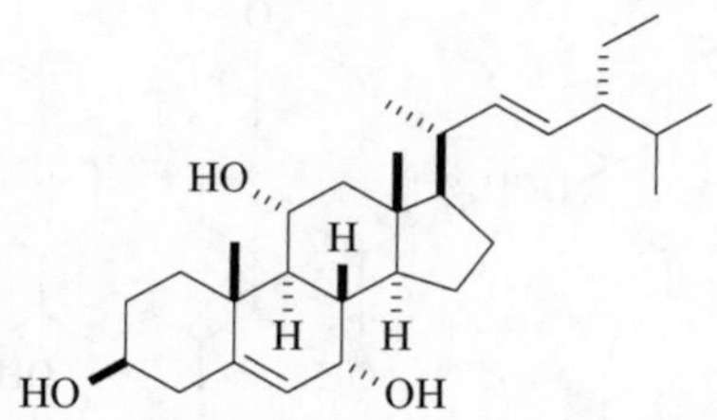

stigmasta-5,22*E*-diene-3*β*, 7*α*, 11*α*-triol (2)

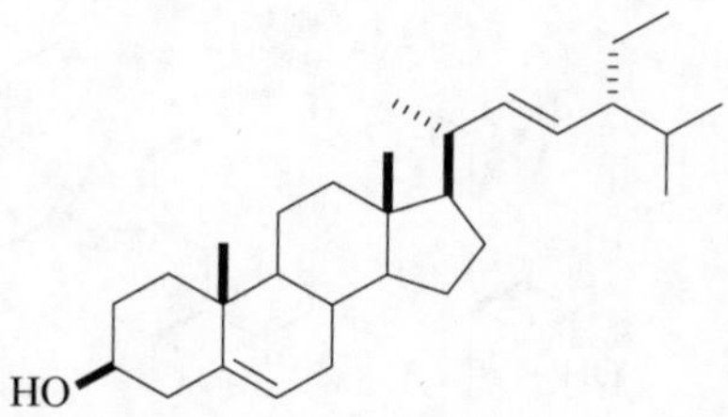

stigmasterol (3)

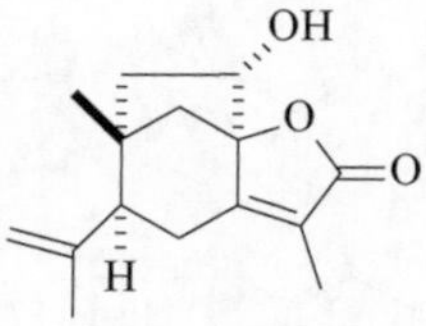

mukulolide A (4)

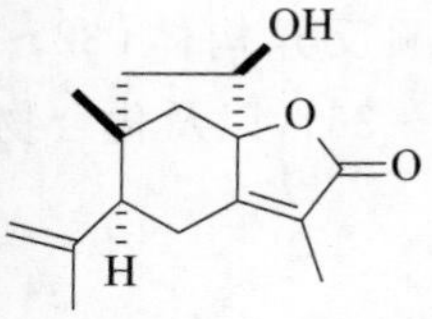

mukulolide B (5)

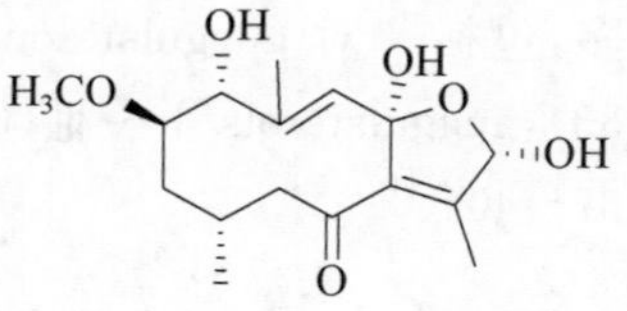

mukulsin A (6)

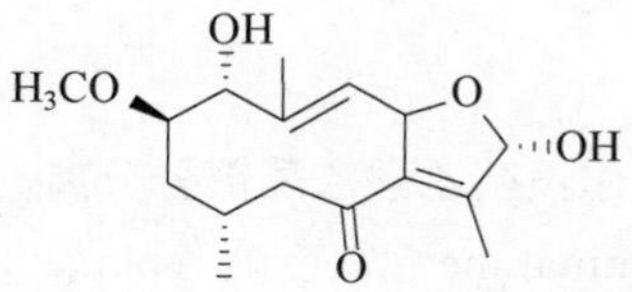

mukulsin B (7)

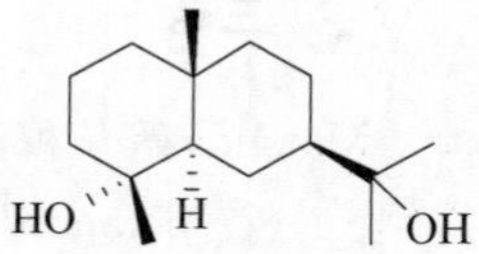

crytomeridiol (8)

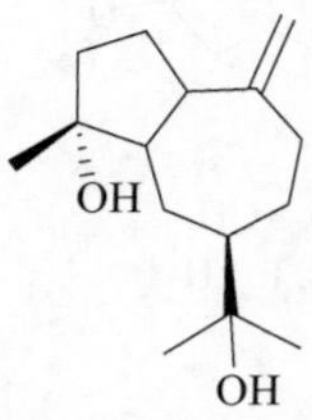

10(14)-guaiene-4*α*, 11-diol (9)

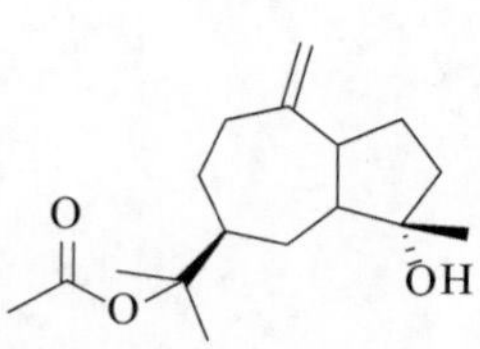

4*α*-acetoxy-10(14)-guaiene-11-ol (10)

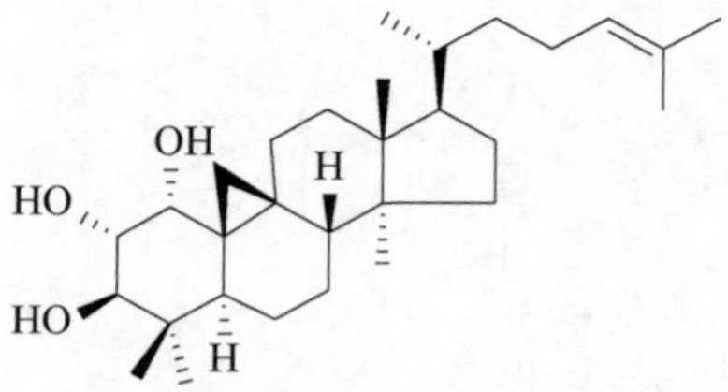

cycloartan-24-ene-1*α*, 2*α*, 3*β*-triol (11)

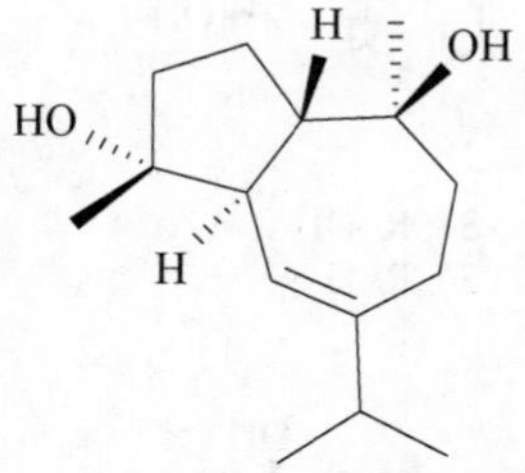

guaia-6(7)-en-4*α*, 10*β*-diol (12)

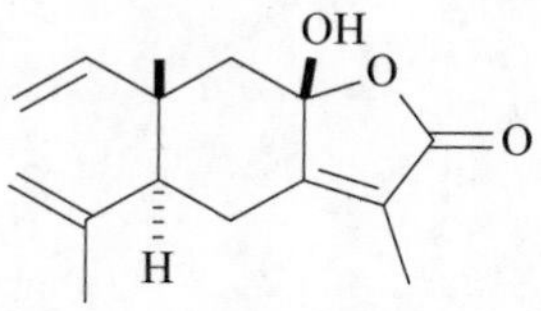

8-hydroxysiogermafurenolide (13)

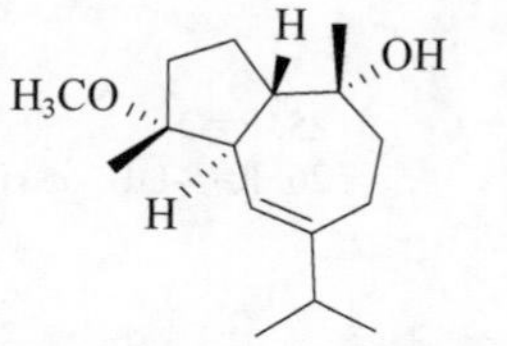

4*α*-methoxy-6-guaien-10*α*-ol (14)

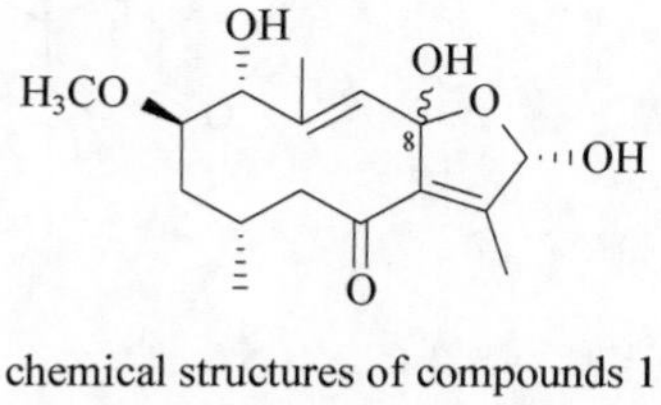

1. 8*α*-OH
2. 8*β*-OH

chemical structures of compounds 1 and 2 (15, 16)

（二）二萜

没药中含有的二萜成分较少，主要是西松烷(cembrane)型二萜化合物。例如，从穆库尔没药中分离得到 5 个 cembrane 型二萜衍生物(17～22)和 1 个 verticillane 型二萜(23)[5,9,10]。结构如下。

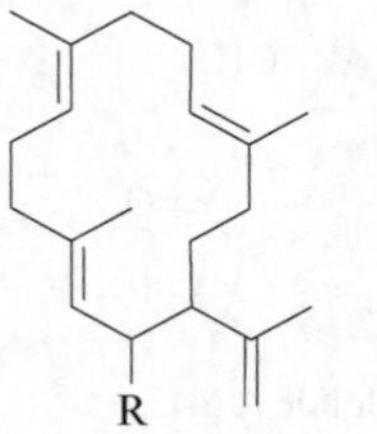

R=H(17)
R=OH(18)

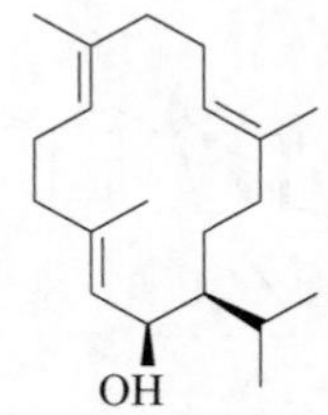

19

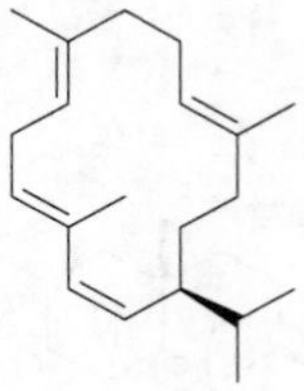

20

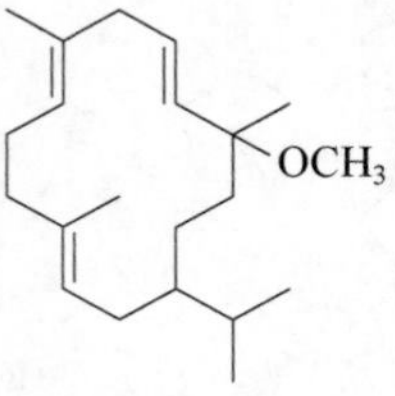

21

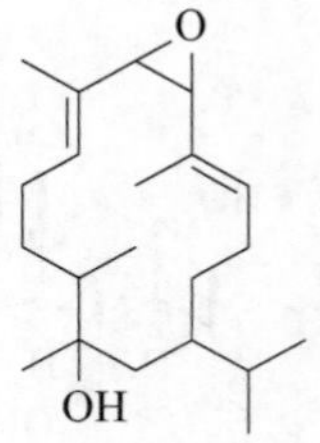

22

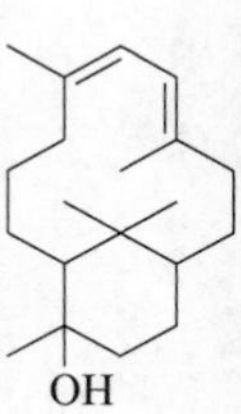

23

（三）三萜

Matsuda 等从穆库尔没药乙酸乙酯部分分离得到 1 个 octanordammarane 型三萜 epimansumbinol(24)和 6 个 Polypodane 型三萜衍生物(25～31)。结构如下。

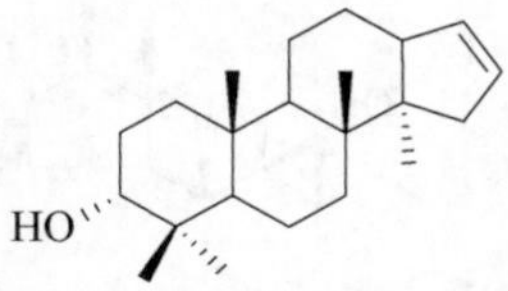

24

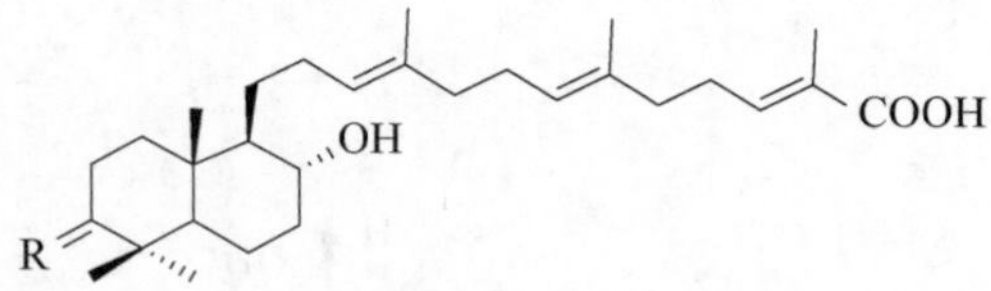

25. R=O
26. R=β-OH, α-H

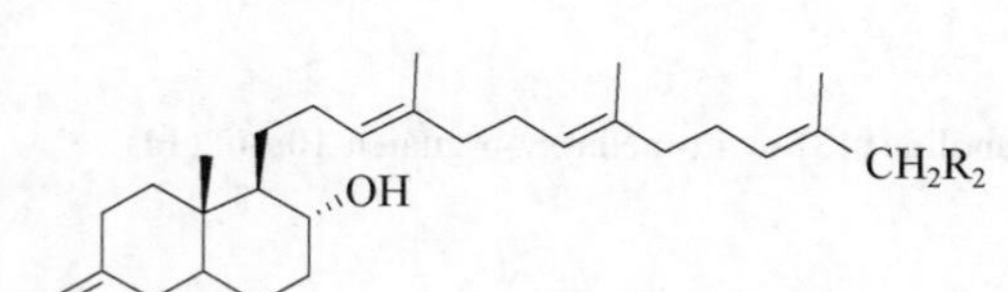

27. R_1=O, R_2=OH
28. R_1=O, R_2=OAC
29. R_1=O, R_2=H
30. R_1=β-OH, α-H, R_2=OH
31. R_1=β-OH, α-H, R_2=H

（四）甾体

从没药属植物中分离鉴定了 20 多个甾体化合物，其中穆库尔没药所含甾体化合物数目最多，包括一对 guggulsterone 顺反异构体(32～33)，guggulsterols Ⅰ～Ⅲ(34～36)，以及化合物 37～40[2,4]。

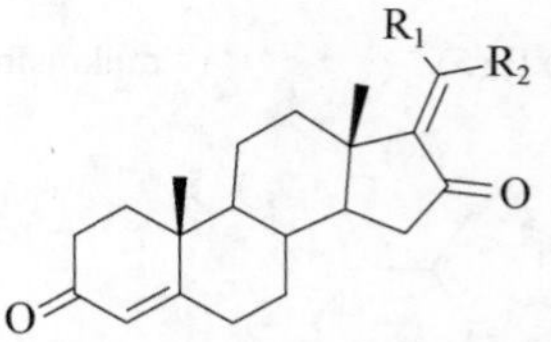

32. R_1=H, R_2=CH_3
33. R_1=CH_3, R_2=H

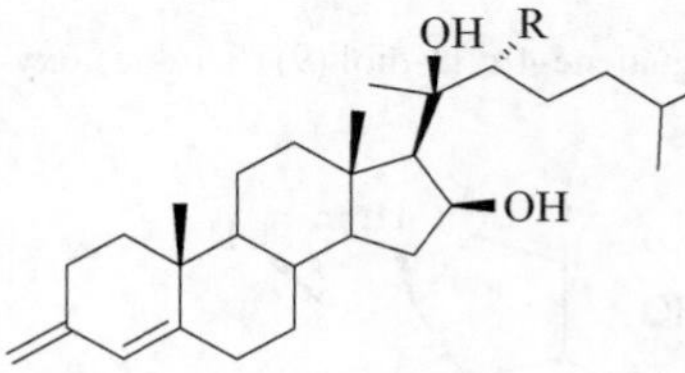

34. R=OH
36. R=H

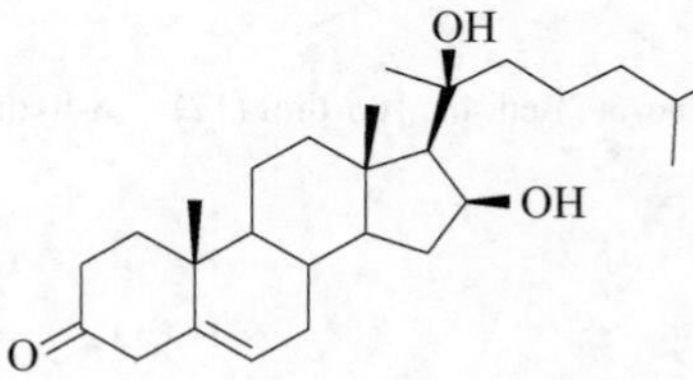

35

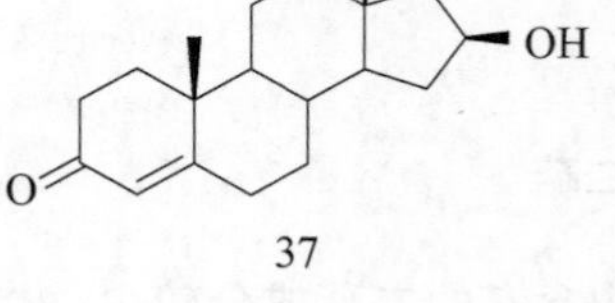

37

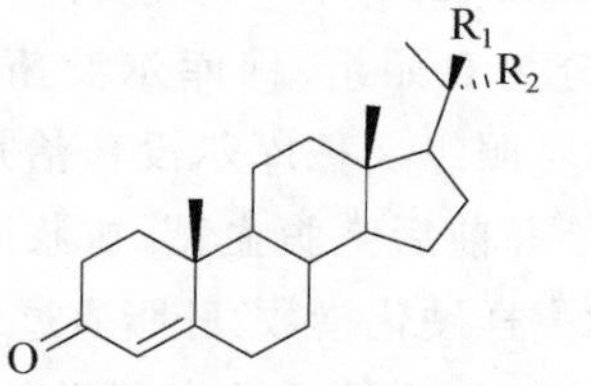

38. R_1=H, R_2=OH
39. R_1=OH, R_2=H

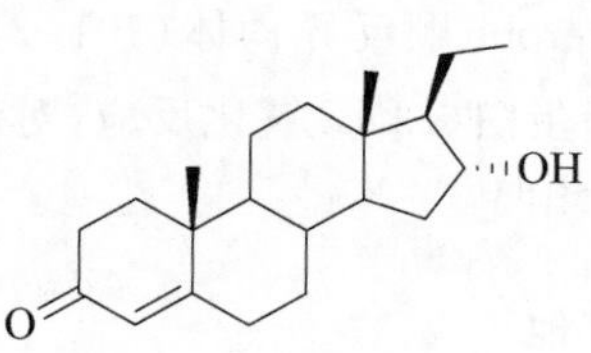

40

（五）黄酮类

从穆库尔没药花中分离得到 5 个槲皮素衍生物（41～45）和 1 个 pelargonidin 二葡萄糖糖苷（46）。

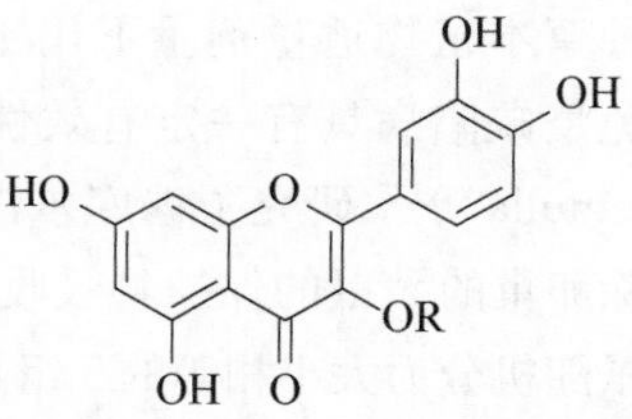

41. R=H
42. R=*α-L*-arabinose
43. R=*β-D*-galactose
44. R=*α-L*-rhamaose
45. R=*β-D*-glucuronic acid

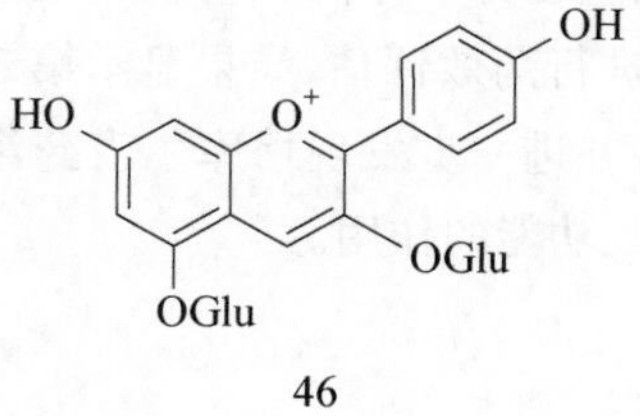

46

（六）其他

文献报道从没药属植物中分离鉴定了糖（sugars）、木脂素（ligans）及长链脂肪醇（Long chain alcohols）衍生物等成分。其中的糖种类较多，包括阿拉伯糖、半乳糖、鼠李糖、葡糖醛酸等单糖以及大量二糖成分。另外从穆库尔没药中分离得到一系列 C_{18}～C_{20} 长链脂肪醇（47～49），其绝对构型通过化学全合成的方法确证，均为 2S，3S，4R 构型[5,7]。上述成分结构如下。

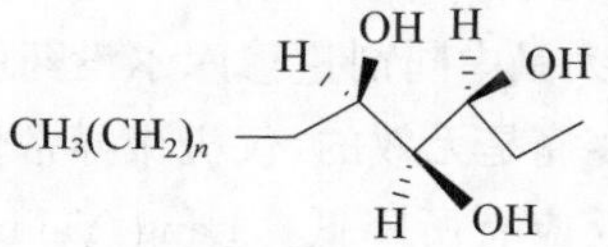

47. *n*=12
48. *n*=13
49. *n*=14

三、药理作用

（一）抗微生物

没药中具有抗细菌和真菌作用的主要成分为倍半萜类化合物。Saeed 等测定了穆库尔没药挥发油、氯仿取物和从中分离得到的 7 个倍半萜成分对 18 种细菌的抑制作用[11]。结果显示，挥发油和氯仿提取物对革兰阳性菌（G^+）和革兰阴性菌（G^-）均表现出很强的抑制作用；在 7 个倍半萜中，curzerene 和 furanoeudesma-1，3-diene 具有最强的细菌生长抑制作用。

（二）抗肿瘤、抗炎

穆库尔没药对过氧化二苯和紫外线诱导的肿瘤增殖有抑制作用[12]。同时，Duwiejua 等[13]发现穆库尔没药中的甾体化合物对水肿和关节炎引起的炎症有抑制活性。Madasu[14] 的研究发现从穆库尔没药胶树脂中分离得到的 1，2，3-三唑类没药酮 B 对前列腺癌细胞的增殖有抑制作用。

（三）镇痛

在古代，没药是常用镇痛药物，此后被吗啡类药物替代。Goyal 等[15]通过给实验组（CCL 大鼠模型、SNL 大鼠模型）和对照组以腹膜内给药的方式分别给药穆库尔没药胶质和生理盐水，进而通过一系列生化指标及行为测定其治疗前后差异，结果 CCL 大鼠模型显示：穆库尔没药胶质（100 mg/kg、500 mg/kg）降低了 CCL 大鼠的自发性疼痛、机械异常性疼痛和热痛觉过敏反应，但在 SNL 大鼠中同剂量穆库尔没药胶质对于逆转自发性疼痛是无效的，仅机械异常性疼痛和热痛觉过敏反应有所降低。Jiang Yajing[16]也发现了柑橘桔、半夏、飞龙掌血、甘草、炒枳壳、姜黄、川楝、延胡索、穆库尔没药、胡杨等联合用药可治疗肋间神经痛，并通过临床试验表明本发明是通过选择适当的草药和它们的比例，以达到治疗肋间神经痛的显著效果，且安全，无毒性或副作用。

（四）抗高胆固醇血症、抗动脉硬化

药物由具有协同作用的穆库尔没药、蒜、姜黄提取物的混合物组成。先将大蒜、姜黄提取物与稀释液混合，加入穆库尔没药提取物和防腐剂的异丙醇溶液。按传统方法制粒，干燥，过筛并干燥，加入崩解剂、助流剂、润滑剂，压成片剂或装胶囊。本产品用于防治哺乳动物高胆固醇血症、动脉硬化、高脂血和高血压[15~18]。该提取物为非合成的、具有协同作用和整体治疗效果的成分，与合成药相比，对人肝脏、消化系统和肾无副作用。即使大剂量、长期服用，亦无毒副作用[19]。Arora. R. B 等[20]研究也表明穆库尔没药能降低高胆固醇雏鸡血脂水平和改善心肌梗塞大鼠的症状。Bellamkonda 等[21]通过将白化的 Wistar 大鼠随机分为对照组、穆库尔没药处理的对照组、糖尿病对照组及穆库尔没药治疗糖尿病组，经过测量给药前后空腹血糖、血浆胰岛素、血浆血脂、动脉粥样硬化指数、肝脂质过氧化、蛋白质氧化和酶抗氧化剂的活动来测量穆库尔没药胶质的影响，结果显示穆库尔没药对于治疗糖尿病可能是有益的。穆库尔没药提取物和其中含有的 guggulsterone 顺反异构体（101 - 102）能够抑制低密度脂蛋白（LDL）氧化反应，对动脉粥样硬化有治疗作用[1]。

（五）其他

有研究表明穆库尔没药与蜂巢、芝麻籽油、姜黄素、没药等按剂量配比可用于治疗皮肤烧伤、创伤和其他感染性皮肤并发症[22]，除此适当条件下用于化妆品研究具有抗皱、治疗痤疮、延缓衰老的功效[23~25]；也有研究表明其可促进生发，且调节黑色素，抑制白发[26]。Ayare Shambabu[27]有研究阐述穆库尔没药、生姜、心叶青牛胆等多种草本植物适量剂量下用于治疗艾滋病和人类免疫缺陷病具有一定有效性。2012 年 Khan Saleemulla 等[28]研究了穆库尔没药粘性渗出物对切除卵巢的大鼠的保护骨吸收功能，他们通过将大鼠随机分为大小相等的 5 组且除第 1 组进行假手术外其余组皆切除卵巢，进行卵巢切除术后分别用雷洛昔芬、剂量为 250 mg/kg 和 500 mg/kg 的穆库尔没药渗出物治疗 3、4、5 三组，第 2 组喂 Vehicle，治疗一定周期后通过测定生化指标、生物力学评价和组织病理学检查对穆库尔没药进行药效评估，结果显示第 5 组胆固醇水平降低，并进一步发现穆库尔没药渗出物具有保护骨吸收功能的作用。

参考文献

[1] 沈涛. 三种没药中次生代谢产物的分离鉴定、活性评价及微生物转化[D]. 济南：山东大学，2009.

[2] Ashok G, Bajaj, Sukh Dev. Chemistry of ayurvedic crude drugs-V: Guggulu (resin from commiphora mukal)-5 some new steroidal components and, stereochemistry of guggulsterol-I at C-20 and C22 [J]. Tetrahedron, 1982,38(19): 2949 - 2954.
[3] Patil V D, U R Nayak, S Dev. Chemistry of Ayurvedic crude drugs. Ⅲ. Guggulu (resin from Commiphora mukul). 3. Long-chain aliphatic tetrols, a new class of naturally occurring lipids [J]. Tetrahedron, 1973(29): 1595 - 1598.
[4] Patil V D, U R Nayak, S Dev. Chemistry of Ayurvedic crude drugs. Ⅰ. Guggulu (resin from commiphora mukul). 1. Steroidal constituents [J]. Tetrahedron, 1972(28): 2341 -2352.
[5] Patil V D, U R Nayak, S Dev. Chemistry of Ayurvedic crude drugs. Ⅱ. Guggulu (resin from Commiphora mukul). 2. Diterpenoid constituents [J]. Tetrahedron, 1973(29): 341 - 348.
[6] Prasad R S, S Dev. Chemistry of ayurvedic crude drugs. Ⅳ. Guggulu (resin from Commiphora mukul)-4. Absolute stereochemistry of mukulol [J]. Tetrahedron, 1976(32): 1437 - 1441.
[7] Kumar V, S Dev. Chemistry of ayurvedic crude drugs. Ⅶ. Guggulu (resin from Commiphora mukul)-6. Absolute stereochemistry of guggultetrols [J]. Tetrahedron, 1987(43): 5933 -5948.
[8] 陈邦姣,周洪雷,任冬梅,等.穆库尔没药中的 2 个新吉玛烷型倍半萜[J].中草药,2014(16): 2299 - 2302.
[9] Rucker G. Monocyclic diterpenes from Indian gugul resin (Commiphora mukul) [J]. Arch Pharm (Weinheim), 1972(305): 486 - 493.
[10] Francis J A, S N Raja, M G Nair. Bioactive terpenoids and guggulusteroids from Commiphora mukul gum resin of potential anti-inflammatory interest [J]. Chem Biodivers, 2004(1): 1842 - 1853.
[11] Saeed M A, A W Sabir. Antibacterial activities of some constituents from oleo-gum-resin of Commiphora mukul [J]. Fitoterapia, 2004(75): 204 - 208.
[12] Sharma S, N Khan, S Sultana. Balsamodendron mukul suppresses benzoyl peroxide and ultraviolet light induced tumor promotional events in Swiss mice [J]. J. Photochem. Photobiol., B, 2005(78): 43 - 51.
[13] Duwiejua M, Chapman, J., Mhango, Q, et al. Anti-inflammatory activity of resins from some species of the plant family Burseraceae [J]. Planta Med, 1993(59): 12 - 16.
[14] Chandrashekhar Madasu, Shailaja Karri, et al. Synthesis and biological evaluation of some novel 1,2,3-triazole hybrids of myrrhanone B isolated from Commiphora mukul gum resin: Identification of potent antiproliferative leads active against prostate cancer cells (PC-3)[J]. European Journal of Medicinal Chemistry, 2020(188): 111974.
[15] Baldwa V S, V Bhasin, P C Ranka, et al. Effects of Commiphora Mukul (Guggul) in experimentally induced hyperlipemia and atherosclerosis [J]. J Assoc Physicians India, 1981(29): 13 - 17.
[16] Bianchi A, P Cantu, F Firenzuoli, et al. Rhabdomyolysis caused by Commiphora mukul, a natural lipid-lowering agent [J]. Ann Pharmacother, 2004(38): 1222 - 1225.
[17] Bhargava S K. Hypolipidemic activity of a steroid fraction of guggal resin (Commiphora mukul Hook ex. Stocks) in monkeys (Presbytis entellus entellus Dufresne) [J]. Plant. Med. Phytother., 1984(18): 68 - 73.
[18] Ramesh B, D Saralakumari. Antihyperglycemic, hypolipidemic and antioxidant activities of ethanolic extract of Commiphora mukul gum resin in fructose-fed male Wistar rats [J]. J Physiol Biochem, 2012(68): 573 - 582.
[19] 佚名.穆库尔没药、蒜、姜黄提取物用于治疗高胆固醇血症和动脉硬化症[J].国外医药·植物药分册,2005,20(4): 175.
[20] Arora R B, D Das, S C Kapoor, et al. Effect of some fractions of Commiphora mukul on various serum lipid levels in hypercholesterolemic chicks and their effectiveness in myocardial infarction in rats [J]. Indian J Exp Biol, 1973(11): 166 - 168.
[21] Bellamkonda R, K Rasineni, S R Singareddy, et al. Antihyperglycemic and antioxidant activities of alcoholic extract of Commiphora mukul gum resin in streptozotocin induced diabetic rats [J]. Pathophysiology, 2011(18): 255 - 261.
[22] Al-Mutawaa M G M. Ointment comprising honeycomb, sesame seed oil, myrrh, curcumin, mukul, and potassium alum, for healing burns and wounds [J]. 2014(13): 3 - 4.
[23] Bonte, Frederic, Saunois, et al. Antiaging cosmetic compositions containing ellagic acid and its derivatives [J]. 1999(27): 62 - 68.
[24] Jenkins G, S B Lotito, J E Pople, et al. Skin anti-ageing composition [J]. Unilever PLC, UK, Unilever N.V., Hindustan Unilever Limited, Unilever PLC, 2013(29): 27 - 28.
[25] Azimi H, M Fallah-Tafti, A A Khakshur, et al. A review of phytotherapy of acne vulgaris: perspective of new pharmacological treatments [J]. Fitoterapia, 2012(83): 1306 - 1317.
[26] Annamalai T, G V Rao, M S L Madhavi, et al. Hair growth composition using myrrhanone A [J]. Cavinkare Pvt. Ltd., India. 2012(38): 35 - 36.
[27] Ayare S. Herbal compositions for effective treatment of AIDS, and preparation thereof [J], India, 2005(4): 16 - 17.
[28] Khan S, C Dwivedi, V Parmar, et al. Methanol extract of dried exudate of Commiphora mukul prevents bone resorption in ovariectomized rats India. Pharm Biol, 2012(50): 1330 - 1336.

檀　香

檀香为檀香科檀香属植物檀香(*Santalum album* L.)的心材[1]。别名白檀、白檀香、黄檀香、真檀、浴香。自然生长的檀香生长周期较长,需10年以上才开始形成心材,30～40年才可供药用。

檀香为常绿小乔木,高约10 m。枝圆柱状,带灰褐色,具条纹,有多数皮孔和半圆形的叶痕;小枝细长,浅绿色,节间肿大。叶椭圆状卵形,膜质,长4～8 cm,宽2～4 cm,顶端锐尖,基部楔形或阔楔形,多少下延,边缘波状,稍外折,背面有白粉,中脉在背面凸起,侧脉约10对,网脉不明显;叶柄细长,长1～1.5 cm。三歧聚伞式圆锥花序腋生或顶生,长2.5～4 cm;苞片2枚,微小,位于花序基部,钻状披针形,长2.5～3 mm,早落,总花梗长2～5 cm;花梗长2～4 mm,有细条纹;花长4～4.5 mm,直径5～6 mm;花被管钟状,长约2 mm,淡绿色;花被4裂,裂片卵状三角形,长2～2.5 mm,内部初时绿黄色,后呈深棕红色;雄蕊4枚,长约2.5 mm,外伸;花盘裂片卵圆形,长约1 mm;花柱状长3 mm,深红色,柱头浅3(～4)裂。核果长1～1.2 cm,直径约1 cm,外果皮肉质多汁,成熟时由深紫红色至紫黑色顶端稍平坦,花被残痕直径5～6 mm,宿存花柱基多少隆起,内果皮具纵棱3～4条。花期5～6月,果期7～9月[2](图41)。

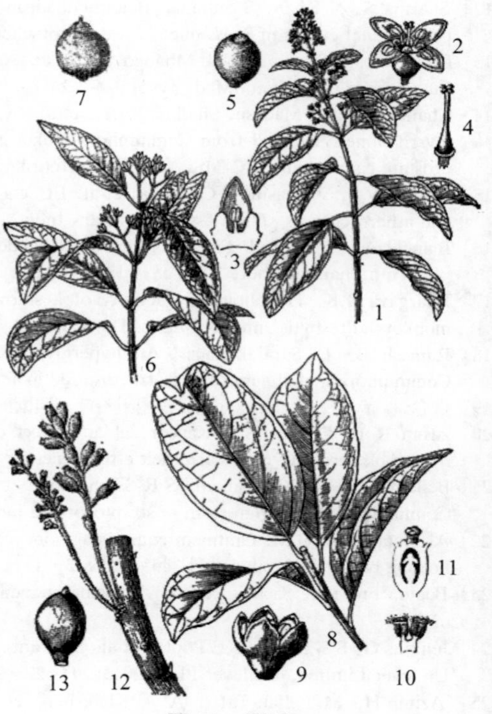

图41　檀香

(引自《中国植物志》)

1. 花枝;2. 花;3. 雌蕊和花盘;4. 雌蕊;5. 果实;6. 花枝;7. 果;8. 一段小枝;9. 雌花;10. 雌蕊;11. 雌蕊纵切面;12. 嫩果枝;13. 果

檀香原产于印度、印度尼西亚、澳大利亚、马来西亚及太平洋中的一些群岛。1962年华南植物园首次从印度尼西亚引种成功,1968年在广东湛江、广州扩大种植[3]。现已在我国广东、海南、四川、云南、广西、福建等地有种植[2]。

檀香是半寄生性植物,其根系可自土壤中吸

收水分和部分矿物质，但主要通过根部吸盘从寄生植物获得养分，不能离开寄主独立生存，吸盘在须根侧面的表皮和皮层根系形成，吸盘的数量和大小均因寄主不同而有差异，其生长也相应受到影响[3]。

一、生药鉴别

（一）性状鉴别

檀香叶片椭圆状卵形，深绿色，膜质或薄革质，光滑，长 4～8 cm，宽 2～4 cm，顶端短尖或锐尖，基部楔形，全缘，网状脉，中脉在背面凸起；叶柄细长，长 1～1.5 cm。气微，味微苦。

（二）显微鉴别

1. 横切面特征

表皮细胞方形，外壁增厚，被较薄角质层，中脉部位的表皮细胞较小，部分细胞径向延长，呈细长圆柱形向外凸出；主脉上、下表皮内方为 1 至数列厚角组织；维管束外韧型，形成层明显，维管束外侧有数列厚角组织围绕；叶肉无栅栏组织与海绵组织的分化，均为圆形或椭圆形薄壁细胞组成，细胞排列紧密；紧邻主脉及各级侧脉的薄壁细胞内有大量簇晶，围绕维管束呈环状排列，随侧脉延伸数量逐渐减少。

2. 表面观特征

叶上表皮细胞方形或多角形紧密排列，无气孔分布，无毛茸。下表皮细胞多角形，分布有大量气孔，平轴式；单位面积（mm^2）气孔数：622.2 个，气孔指数：0.28，脉岛数：27.8～33.3 个。围绕主脉及各级侧脉分布有大量簇晶，随着侧脉逐渐减弱，簇晶数量也逐渐减少。

3. 粉末特征

品粉末深绿色；草酸钙簇晶较多，棱角尖锐，直径 10～15 μm，多分布于紧邻叶脉维管束的薄壁细胞中，也有部分散落；表皮细胞多角形，排列紧密，气孔平轴式；导管多为螺纹导管或网纹导管。檀香叶中的簇晶分布具有规律性，均分布于叶脉周围的薄壁细胞中，越发达的维管束周围簇晶分布越多[4]。

（三）理化鉴别

当以檀香叶中含量最高且有多种生物活性的牡荆苷与异牡荆苷作为薄层鉴别指标时，结果显示牡荆苷与异牡荆苷斑点清晰，分离良好[4]。

二、栽培

（一）产地环境

檀香是阳性树种，阳坡、半阳坡栽培为佳。种植环境的温应高于－4 ℃，这样苗木安全才有保障。种植檀香的土壤必须土层深厚、排水良好，以疏松、透气，富含铁、磷、钾等营养元素的沙质红色壤土为佳，pH 应为 5～6；此外还应注意：檀香的根最忌积水，即使短期积水也会引起根系腐烂，导致檀香死亡，因此，地下水位在 1 m 以内或雨季可能积水的地方均不宜种植檀香[5]。

（二）生产管理

1. 整地

在造林前一年冬季进行整地，使土壤充分风化，同时消灭部分害虫，造林采用穴垦，规格为 60 cm×60 cm×50 cm，株行距 3 m×4 m。

2. 寄主植物的选择和配置

寄主宜选择适应性强、具有固氮功能、浅根、根系发达、萌发力强、耐修剪的草本、灌木和乔木等。寄主植物的配置应从地上空间和地下根系的发育全面考虑，营造一个适合檀香生长的生态环境。檀香寄主植物可分为长期和短期两种，长期以乔木为主，短期则主要是灌木与草本。为充分利用土地资源，选择寄主植物也应充分考虑今后的经济收益，可间作果树、优质木材、中药材作寄主。檀香按 3 m×4 m 的株行距种植，然后在每株檀香周围配置乔、灌木寄主。

3. 种植

造林季节除低温、旱季外,其他季节均可定植,但以雨季(3月或4月)定植为佳,最迟不宜超过6月份,宜在小雨、透雨后或湿润的阴天栽植。定植前后应在穴的四周栽好灌木或多年生草本,在两穴中间定植乔木寄主植物。后将檀香苗连同寄主带土团栽入穴内,将土压实,勿将土团压碎,浇定根水,只要保持土团完整,成活率很高。其次,要达到檀香速生快长的效果,还要有至少3 m^2 以上的台面,采用鱼鳞坑的栽培方法,檀香四周要有能种植4丛假蒿及1～2株山毛豆的种植空间,这是檀香种植的基本要求[6]。

4. 田间管理

(1) 施肥:下足基肥,每穴施2.5～4.0 kg的农家肥(沤熟、杀菌)、0.5 kg过磷酸钙及150 g挪威复合肥与回穴土混合;每年施肥2～3次,春夏施用速效肥如硫酸铵、尿素或挪威复合肥;秋冬施有机肥加磷酸钙。

(2) 松土、除草与追肥:檀香定植后,每年除草浅松土2次,结合全面除草合理施肥。土壤肥沃,寄主植物生长茂盛可少施或不施肥,土壤较瘦,寄主生长不良可适当施肥。开浅沟撒施化肥,每年至少施肥1～2次,第1年每年每次施肥量为复合肥150～200 g/株,第2年每次施肥量为磷酸二铵300～400 g/株,第3年每次施复合肥500 g/株,一般要施肥6～8天为好。随着树龄增大,施肥量也要相应增加。

(3) 修枝整形:檀香小苗需要荫蔽,但荫蔽太大会影响生长,且容易发生病虫害。对寄主植物需要及时适当修剪,使林内通风透光。檀香分支能力较强,应适当修剪侧枝,将病枝、弱枝及过密枝一并剪除,使主干挺直、增粗。提高心材产量。

(三) 幼苗栽培影响因素研究

为了探讨脱落酸对檀香幼苗生长的影响,以半年生檀香幼苗为试材,研究了盆栽条件下叶面喷施不同浓度脱落酸(ABA)(0 mg/L、1 mg/L、10 mg/L、100 mg/L)对檀香幼苗生长、光合特性及抗氧化酶活性等生理指标的变化。结果表明:较低浓度的脱落酸(1 mg/L)可以显著增强檀香幼苗的苗木质量指数(QI),提高叶片的净光合速率(Pn)、气孔导度(Gs)、蒸腾速率(Tr)、和叶绿素a(Chl-a)含量;降低叶片中丙二醛(MDA)含量;叶片中超氧化物歧化酶(SOD)、过氧化氢酶(CAT)、过氧化物酶(POD)的活性均有所提高,檀香幼苗的生物量积累也得到增加。随着ABA施用浓度的增加(10～100 mg/L),檀香幼苗生物量、QI、Pn、Chl-a等均降低,抗氧化物酶活性下降,幼苗生长在一定程度上受到抑制。说明外源ABA可通过提高檀香幼苗叶片抗氧化酶活性来降低膜脂过氧化,通过增加光合作用来提高檀香幼苗的长势和生物量积累,使苗木质量指数显著增强。以1 mg/L ABA处理效果最好[7]。

三、化学成分

檀香心材挥发油称白檀香油,含量约为1.5%～5%。其中主成分为倍半萜类化合物,α-和β-檀香萜醇(santalol)占90%以上,还有檀烯(santene)、α-和β-檀香萜烯(santalene)、檀香二环酮(santenone)、檀香二环酮醇(santenone alcohol)、表-檀香萜烯(epi-β-santalene)、12,13-二氢-α-檀香萜醇(12,13-dihydro-α-santalol)、12,13-二氢-β-檀香萜醇(12,13-dihydro-β-santalol)、黑蚁素(dendrolasin)、檀香萜酸(santalic acid),酮基檀香萜酸(ketosantalic acid)、表-β-檀香萜醇(epi-β-santalol)、α-和β-檀香萜醛(santalal)、檀油酸(teresantalic acid)、檀油醛(teresantalaldehyde)、檀油醇(teresantalol)、去甲三环类檀香萜酸(nortricycloekasantalic acid)、三环类檀香萜酸(tricycloekas antalic acid)、二氢-α-沉香呋喃(dihydro-α-agrofuran)、二氢-β-呋喃(dihydro-β-agrofuran)、4,11-环氧-顺式-桉叶烷(4,11-epoxy-*cis*-eudesmane)、朱栾萜烯(valencene)等。又含特殊的氨基酸化合物:顺式及反式的4-羟基脯氨

酸(4-hydr oxyproline)、对称高亚精胺(symhomospermidine)、γ-L-谷氨酰-S-(1-丙烯基)半胱氨酸亚砜[γ-L-glutanmyl-S-(prop.1. enyl) systein sulfoxide][8]。并且檀香叶中的牡荆苷与异牡荆苷含量均超过1%,这两种成分均具有多种生物活性[8~10]。

余竞光[9]对檀香油化学成分进行分离分析并得出5个化合物。檀香油主要成分为倍半萜类化合物α-檀香醇与β-檀香醇约占90%以上,此外还含α-檀香烯、β-檀香烯、α-檀香醛、β-檀香醛、α-芳姜黄烯、三环檀香醛、反式柠檬烯、甜没药烯醇-A、甜没药烯醇-C、甜没药烯醇-D、甜没药烯醇-E。余竞光[10]将檀香油采用10% $AgNO_3$硅胶柱层析,石油醚-Et_2O洗脱得一纯化合物并确定为9(10)-顺,α-反式香柠烯醇[9(10)Z,α-trailsbergam otenlo](Ia)。此外檀香中还含二氢-α-沉香呋喃、二氢-β-沉香呋喃、4,11-环氧-顺式-桉叶烷、朱栾萜烯及特殊的氨基酸化合物等[2]。

陈志霞等[11]还研究了不同的提取方法对檀香挥发油含量及成分的影响,同时鉴定出反式,α-佛手春、E-顺式,epi-β-檀香醇、荷叶醇、顺式-澳白檀醇等。采用GC/MS分析檀香叶丙酮抽提物时共分离出71个峰,从中鉴定出48种化合物,主要是=3-羽扇酮,占总组分的39.35%,其次是蒲公英甾醇、β-谷甾醇和蒲公英萜醇,占总组分的16.40%;而苯/醇抽提物各成分的相对含量比较平均,最高的16-三十烷酮也只有8.69%。

四、药理作用

(一)对小肠推进和胃排空的影响

中医典籍中记载檀香入脾、胃、肺经,具有行气温中、开胃止痛的功效,从现代药理研究的角度来讲,这些功效也得到了一定程度的验证[12]。郭建生等[13]对檀香不同提取部位对小肠推进和胃排空的影响研究发现,檀香水提液、醇提液、水提液乙醚萃取部位都对正常小鼠胃排空有抑制作用($p<0.05$),表现为胃残留率增大。檀香水煎液、醇提液、水提液乙醚萃取部位对阿托品造成的小鼠胃排空抑制模型有拮抗作用($p<0.05$),表现胃残留率减小;檀香水煎液煎液对阿托品造成的小鼠小肠推进抑制模型有拮抗作用($p<0.05$),表现为推进率增大。檀香水煎液、醇提液、挥发油、醇提液乙酸乙酯萃取部位对新斯的明造成的小鼠胃排空亢进模型有拮抗作用($p<0.05$),表现为残留率增大,檀香水煎液、醇提液、挥发油、水提液乙醚萃取部位、醇提液乙醚萃取部位、醇提液乙酸乙酯萃取部位对新斯的明造成的小鼠小肠推进亢进模型有拮抗作用($p<0.05$),表现为推进率减小。檀香水提液部位、醇提液部位、挥发油部位和醇提液乙醚部位对新斯的明造成的小鼠胃排空亢进模型有拮抗作用($p<0.05$),表现为排空率增大。从而可以得出结论:檀香对小鼠小肠推进和胃排空有双向调节作用,檀香水煎液、醇提液对阿托品造成的肠松弛模型及新斯的明造成的肠痉挛模型均有明显的拮抗作用,檀香挥发油在新斯的明造成的肠痉挛模型中表现出明显的拮抗作用,所以可以认为檀香水煎液、醇提液、挥发油是檀香"行气"作用的有效物质。

曾贵荣等[14]对檀香挥发油对豚鼠离体回肠和小鼠小肠推动功能的影响的研究发现,檀香挥发油2.3 μl/kg、1.15 μl/kg、0.57 μl/kg灌胃,对照组和新斯的明组均给予等体积的蒸馏水,每天1次,每次0.25 ml/10 g,连续3天。结果显示新斯的明与正常对照组比较,可显著地加快小鼠小肠推进运动($p<0.01$),新斯的明+挥发油Ⅱ,新斯的明+挥发油Ⅲ对新斯的明所致的小鼠小肠推进亢进有非常显著的拮抗作用($p<0.01$),新斯的明+挥发油Ⅰ对新斯的明所致的小鼠小肠推进亢无明显的拮抗作用($p>0.05$),可见,檀香挥发油能抑制新斯的明所致小鼠小肠运动亢进。豚鼠离体回肠推动实验也发现檀香挥发油对豚鼠离体肠推动作用具有明显的抑制,表现为频率降低,振幅减少。

（二）对心血管系统疾病的影响

Younis NS[15]的研究发现檀香精油(SEO)可以缓解油阿霉素诱导的大鼠心脏异常。主要体现在SEO治疗心脏生物标记显著降低、心电图和血压的好转。此外,SEO治疗还增强了由大剂量使用阿霉素引起的心率失常和抗氧化活性下降。

Kamal[16]考察了不同剂量檀香细粉对异丙肾上腺素(ISO)诱导的大鼠心肌梗死模型的保护作用,结果表明檀香细粉可以有效地防止ISO对大鼠心肌造成的损伤,该作用呈现一定的剂量依赖性。秦明芳等[17]探索了檀香茶叶水提醇沉物对蛙、兔心血管系统的影响,结果显示檀香茶叶水提醇沉物在不同浓度时可以增强离体蛙的心正性肌力,并对家兔主动脉平滑肌产生明显的收缩作用。Guo等[18]研究发现檀香挥发油可以快速缓解突发性心绞痛的症状,其治疗效果与硝化甘油相仿。Masood[19]等评价了檀香对于阿霉素诱导的大鼠心脏毒性的保护作发现檀香的水提物可以通过降低脂质过氧化水平来显著抑制心脏组织的损伤,有很好的治疗效果。何天竺等[20]利用异丙肾上腺素诱发小鼠心肌缺血模型,考察不同配比的丹参-檀香提取物对血清和心脏组织中主要心肌缺血生物标志物的活力、含量、相对表达量以及病灶组织变化的影响丹参-檀香药具有良好的抗心肌缺血损伤的作用,其中丹参在预防心肌细胞凋亡方面的影响更为明显,檀香的抗氧化作用较强,檀香与丹参合用会产生一定的协同作用,可增强治疗效果。以上研究结果表明,檀香对部分心血管系统疾病有一定治疗效果,其不同的给药方式和提取部位对心血管系统的影响也不尽相同,作用机制可能与抗氧化和扩张冠状动脉血管有关[12]。

另外,王东风等[21]还发现以广枣、白檀香、肉豆蔻为主要成分制成的蒙药檀香三味散对动脉粥样硬化大鼠治疗前后MMP-9、NF-κB、PPARγ的变化水平有明显改善作用。

（三）抗肿瘤

目前关于檀香抗肿瘤作用的研究主要集中在挥发油上面,α-檀香醇是檀香挥发油中的主要活性成分之一,其对于癌症的化学防护作用已经在细胞水平和动物水平上得到了验证[22]主要涉及4个方面:①通过下调细胞周期蛋白和cdk1基因表达水平,同时诱导p21基因表达,将肿瘤细胞的生长周期抑制在G_2/M期,以达到抗肿瘤的效果[23~25]。②通过上调caspase 3、P53和PARP基因来诱导肿瘤细胞凋亡[26~28]。③诱导细胞自噬作用[29]。④通过抑制p-AKT和VEGF信号通路,防止肿瘤血管生成[30]。

Rachita[31]也报道檀香油及其成分α-檀香醇对皮肤癌以及前列腺癌,头颈癌和乳腺癌具有化学预防作用。抗肿瘤作用是通过调节MAPK,AP-1,β-连环蛋白和PI3K/Akt途径,上调p21以及激活半胱氨酸蛋白酶/PARP介导的。此外,檀香油还可通过前列腺素E2,IL-1β,抑制NF-κB和5-脂氧合酶发挥抗炎活性。其他在湿疹,牛皮癣,放射性皮炎,抗真菌剂等中的治疗也有治疗作用。

（四）抗缺血、抗缺氧

曹学锋等[32]探讨三味檀香散水提液对离体大鼠肺动脉血管环的舒张作用,采用大鼠离体肺动脉血管环张力记录法,观察水提液对去甲肾上腺素(NE)、氯化钾(KCl)引起的肺动脉血管环收缩作用的影响。结果显示水提液能使NE和KCl引起的收缩血管平滑肌的最大收缩反应量效曲线分别下降,对收缩达峰值的离体肺动脉环有舒张作用,表明三味檀香散水提液的作用类似于维拉帕米,具有舒张肺动脉血管平滑肌的作用,其机制可能与拮抗钙离子有关。在离体大鼠主动脉环实验中,三味檀香散水提液对NE、KCl收缩达峰值的离体大鼠主动脉环有舒张作用:对NE引起的依赖于细胞内钙收缩有明显的抑制作用,而对外钙收缩的抑制作用比较弱[33]。三味檀香散可以对抗肺动脉及主动脉血管的收缩，说明其通过舒张血管使缺血组织血流供应增强，从而使氧供加强，从另一个侧面证实了其抗缺血、抗缺氧作用。

（五）其他

此外还有研究证实檀香木中 α-檀香醇和 β-檀香醇具有与氯丙嗪类似的神经药理活性对小鼠中枢具镇静作用[34]。

Sindhu 等[35]从形态学，植物化学和药理学方面对檀香进行了研究，最终发现檀香具有退热的作用，并且由于檀香油具有止血的功效，使其在泌尿生殖器和支气管的消毒方面也有一定的作用。此外还发现檀香油具有利尿、化痰、兴奋的作用。

李汉玲[36]的研究报道檀香叶黄酮作为防腐剂的沐浴露具有优异的清洁力、保湿性和安全性。

五、临床应用

（一）冠心病失眠症

冠心病心绞痛在祖国医学中属于“胸痹心痛”范畴，其病位在心，属本虚标实证，其基本病机为气虚、气滞、血瘀。心热易导致患者烦躁失眠。西药治疗失眠时多数患者需要长期服用镇静催眠药物来维持，此类药物长期服用有明显的不良反应，如口干、嗜睡、头晕、乏力，大剂量可有共济失调、震颤，易产生依赖性，而且此类药物仅能控制症状不能消除疾病。三味檀香散藏药名《赞丹-古日班》，又称《赞丹-素英汤》或《赞旦-3汤》，原方载于《四部医典》，系由白檀香、肉豆蔻、广枣 3 味药组成，具有清热、祛风、养心之功效，用于心悸心热烦躁不安，是藏医治疗心热病的常用方。实验通过将冠心病失眠症患者 52 例分成两组，分别使用三味檀香汤散与艾司唑仑片治疗，观察用药前后临床疗效。发现三味檀香汤散组的中医症候疗效显著（$p<0.05$）。表明三味檀香治疗冠心病失眠症的疗效明显，是治疗冠心病失眠症的有效药物。三味檀香汤散不仅能有效改善睡眠，消除各种症状，同时又有效地避免了药物依赖性的产生，毒副作用少，依从性高，是临床疗效显著及安全性高的一种纯天然药[37]。

（二）缺血性心脏病

为了解对缺血性心脏病患者应用蒙药三味檀香汤的治疗措施，并探讨其临床疗效。抽取 108 例缺血性心脏病患者作为研究对象，依据入院顺序的单双号法将其随机分为观察组（$n=28$）与对照组（$n=28$），对照组患者予以常规降压药物治疗，观察组患者则在此基础上予以蒙药复方的药物治疗，比较两组患者的临床疗效。结果显示观察组患者治疗后的心绞痛发作次数（2.4 ± 0.5）次/周，明显低于对照组的（4.9 ± 1.3）次/周，发作持续时间（2.1 ± 0.6）分/次，均显著低于对照组的（5.8 ± 1.1）分/次，组间比较差异具有统计学意义（$p<0.05$）；观察组患者的治疗总有效率 96.4%显著高于对照组的 75.0%，组间比较差异具有统计学意义（$p<0.05$）。可得出结论，对缺血性心脏病患者应用蒙药复方的治疗措施可有效缓解患者的临床病症，降低了患者的病死率，可临床推广[38]。

（三）其他

檀香辛温，可行气散寒止痛，临床用于治疗腹胀[39]、胃痛[40]。由驴血、白檀香、紫檀香等 25 味藏药组成的驴血丸是藏医用于治疗类风湿性关节炎的主要药物之一[41]。民间采用以檀香为主的蒙药治疗类风湿性关节炎效果良好，对中风也有较好治疗效果良好[42]。魏茂春[43]观察檀香用于治疗各种血瘀证 26 例，临床疗效可靠。在治疗心血管疾病方面，檀香可穴位外敷治疗冠心病[44]，现代临床以本品与苏合香、青木香、乳香等为丸含服用于冠心病心绞痛[1]。也有用红花檀香茶治疗冠心病心绞痛[45]。吴子静[10]用檀香饮治疗心律失常，瑞图雅将由檀香组成的蒙药赞丹三味汤治疗病毒性心肌炎[46]。檀香三味汤还可用于治疗心电图心肌缺血性改变[47]。敖拉哈等特别研究了蒙药檀香三味散对心血管的影响[48]。麻瑞亭将檀香配伍半枝莲、桉叶治疗淋重、急慢性肾盂肾炎，疗效甚佳[49]。由广枣、檀香、肉豆蔻3味药组成的三味檀香散在藏药被称为旦松汤，具有清热、祛风、养心的功效，是藏药及蒙医治疗心热病的常用方[50]。

六、毒理研究

为了给临床安全用药提供依据，杨梅等[51]观察了三味檀香散对大鼠的长期毒性。将大鼠随机分为三组，日剂量分别为临床成人用量的15、90、150倍，连续给药90天，观察大鼠的一般情况、饮食、体重。于实验第45天和第90天，分别剖杀一半大鼠，取血测定血常规及血清生化指标，取主要脏器（心、肝、脾、肺、肾、脑）计算脏器指数，并进行肉眼观察和组织病理学观察。结果表明连续给药后，各组大鼠的饮食、体重均正常。和对照组比较，三味檀香散三个剂量组除碱性磷酸酶（ALP）有明显升高（45天）和降低（90天）外，其余血液及血清生化指标的变化差异均无统计学意义，主要脏器均未见异常、病变或损伤。故连续服用三味檀香散较安全。

参考文献

[1] 国家中医药管理局《中华本草》编委会. 中华本草精选本：上册[M]. 上海：上海科学技术出版社，1996.
[2] 中国科学院中国植物志编辑委员会. 中国植物志[M]. 北京：科学出版社，1988.
[3] 周亮，黄自云，黄建平. 热带芳香植物——檀香[J]. 园林，2014，2(4)：73.
[4] 闫冲，林励，刘红菊. 檀香叶的鉴别研究[J]. 时珍国医国药，2012，23(1)：190-191.
[5] 廖庆忠. 檀香栽培技术[J]. 广东林业科技，2009，25(6)：117-118.
[6] 陈伟雄. 檀香引种栽培技术的研究[J]. 农家科技(下旬刊)，2014(9)：180.
[7] 刘小金，徐大平，杨曾奖，等. 脱落酸对檀香幼苗生长、光合及叶片抗氧化酶活性的影响[J]. 南京林业大学学报(自然科学版)，2016，40(3)：57-62.
[8] 国家中医药管理局《中华本草》编委会. 中华本草[M]. 上海：上海科学技术出版社，1999.
[9] 余竞光. 国产檀香油化学成分和五个新化合物的初步结构研究[J]. 药学学报，1988，2(11)：867-868.
[10] 余竞光. 国产檀香油中α-反式香柠烯醇化学结构研究[J]. 药学学报，1993(11)：840-841.
[11] 陈志霞，林励. 不同提取方法对檀香挥发油含量及成分的影响[J]. 广州中医药大学学报，2001，18(2)：174.
[12] 何天竺，辛宇，宋岩，等. 药用植物檀香的药理活性研究进展[J]. 科学技术与工程，2019，19(8)：1-7.
[13] 郭建生，刘红艳，王小娟，等. 檀香不同提取部位对小肠推进和胃排空的影响[J]. 中国实验方剂学杂志，2012，18(2)：139-143.
[14] 曾贵荣，郭建生，王小娟，等. 檀香挥发油对豚鼠离体回肠和小鼠小肠推动功能的影响[C]//2009第二届临床中药学学术研讨会论文集. 南宁，2009.
[15] Younis Nancy S. Doxorubicin-Induced Cardiac Abnormalities in Rats：Attenuation via Sandalwood Oil [J]. Pharmacology, 2019(11)：17-22.
[16] Kamal A. Cardioprotective effect of Sandal safed (*Santalum album* Linn.), against isoproterenol induced myocardial infarction in rats [D]. Bangalore：RGUHS, 2014.
[17] 秦明芳，谢金鲜，周红海，等. 檀香茶叶水提醇沉液对心血管的作用及抗疲劳的实验研究[J]. 基因组学与应用生物学，2010(5)：962-968.
[18] Guo S K, Chen K J, Weng W L, et al. Immediate effect of KuanXiong aerosols in the treament of anginal attack [J]. Planta Medica, 1983, 47(2)：116.
[19] Masood S K, Mahaveer S, Mohammad A K, et al. Protective effect of Santalum album on doxorubicin induced cardiotoxicity in rats [J]. World Journal of Pharmaceutical Research, 2014, 3(2)：2760-2771.
[20] 何天竺，辛宇，宋岩，等. 丹参-檀香配伍提取物对异丙肾上腺素诱发小鼠心肌缺血损伤的保护作用[J]. 吉林农业大学学报，2019，41(2)：192-198.
[21] 王东风，刘晨孝. 蒙药檀香三味散对动脉粥样硬化大鼠MMP-9、NF-κB、PPARγ的影响[J]. 世界最新医学信息文摘，2018，18(68)：168-169.
[22] Zhang X, Dwivedi C. Skin cancer chemoprevention by α-santalol [J]. Frontiers in Bioscience (Scholar Edition), 2011(3)：777-787.
[23] Zhang X, Chen W, Guillermo R, et al. Alpha-santalol, a chemopreventive agent against skin cancer, causes G_2/M cell

cycle arrest in both p53-mutated human epidermoid carcinoma A431 cells and p53 wild-type human melanoma UACC-62 cells [J]. BMC Research Notes, 2010,220(3): 1-15.
[24] Santha S, Dwivedi C. Anticancer effects of sandalwood (Santalum album) [J]. Anticancer Research, 2015,35(6): 3137-3145.
[25] Santha S, Bommareddy A, Rule B, et al. Antineoplastic effects of α-santalol on estrogen receptor-negative breast cancer cells through cell-cycle arrest at G2/M phase and induction of apoptosis [J]. PLos one, 2013,8(2): 1-12.
[26] Bommareddy A, Rule B, van Wert A L, et al. A derivative of sandalwood oil, induces apoptosis in human prostate cancer cells by causing caspase-3 activation [J]. Phytomedicine, 2012,19(8-9): 804-811.
[27] Santha S, Dwivedi C. α-santalol, a skin cancer chemopreventive agent with potential to target various pathways involved in photocarcinogenesis [J]. Photochemistry and Photobiology, 2013,89(4): 919-926.
[28] Arasada B L, Bommareddy A, Zhang X, et al. Effects of alpha-santalol on proapoptotic caspases and p53 expression in UVB irradiated mouse skin [J]. Anticancer Research, 2008,28(1): 129-132.
[29] Dickinson S E, Olson E R, Levenson C, et al. A novel chemopreventive mechanism for a traditional medicine: East Indian sandalwood oil induces autophagy and cell death in proliferating keratinocytes [J]. Arch Biochem Biophys, 2014,558(8): 143-152.
[30] Saraswati S, Kumar S, Alhaider A A. α-santalol inhibits the angiogenesis and growth of human prostate tumor growth by targeting vascular endothelial growth factor receptor 2-mediated AKT/m TOR/P70S6K signaling pathway [J]. Molecular Cancer, 2013,12(1): 1-18.
[31] Rachita Jain, Sujit Nair. Sandalwood Oil for the Chemoprevention of Skin Cancer: Mechanistic Insights, Anti-inflammatory, and In Vivo Anticancer Potential [J]. Current Pharmacology Reports, 2019,5(5): 345-358.
[32] 曹学锋,马爽,马兰,等.藏药三味檀香散对全国脑缺血/再灌注大鼠海马 CAI 区神经元 DND 和凋亡的影响[J].中成药,2011,34(9): 1790-1792.
[33] 韵海霞,靳国恩,杨梅,等.三味檀香散水提取液对离体大鼠肺动脉血管环的作用[J].华西医学杂志,2008,23(4): 404-406.
[34] 颜仁梁,林励.檀香的研究进展[J]. Journal Article, 2003,112(2): 3-4.
[35] Sindhu Rakesh K., Upma, Ashok Kumar, et al. Santalum album Linn: a review on morphology, phytochemistry and pharmacological aspects [J]. Int. J. PharmTech Res., 2010,2(1): 914-919.
[36] 李汉玲.植物抑菌剂的提取工艺及其在沐浴露中的应用[D].广州: 华南理工大学,2019.
[37] 翟淑敏.藏药三味檀香汤散治疗冠心病失眠症的临床观察[J].中国民族医药杂志,2016(4): 24-25.
[38] 吉木斯.蒙药三味檀香汤治疗 56 例缺血性心脏病的临床观察[J].世界最新医学信息文摘,2016(4): 138.
[39] 陈晓.中药外敷治疗小儿腹胀 268 例[J].实用中医药杂志,1997,13(4): 22.
[40] 罗尊宁.愈胃汤治疗胃痛 150 例临床观察[J].四川中医,1997,15(7): 36-37.
[41] 马德保.藏药 25 味驴血丸治疗类风湿性关节炎 120 例临床观察[J].中国民族医药杂志,1998,4(3): 14.
[42] 海秀智.蒙药治疗类风湿性关节炎 40 例[J].中国民族医药杂志,1996,2(3): 18-19.
[43] 魏茂春.活血化瘀法异病同治 26 例[J].吉林中医药,1997,17(4): 16-17.
[44] 郑慧敏.穴位外敷治疗冠心病 68 例探讨[J].浙江中西医结合杂志,1997,7(5): 276-277.
[45] 黄洁.红花檀香茶治疗冠心病心绞痛 32 例观察[J].时珍国药研究,1998,9(3): 210-211.
[46] 瑞图雅.蒙药赞丹 3 味汤治疗病毒性心肌炎 35 例[J].中国民族医药杂志,1997,3(3): 20-21.
[47] 娜仁格日勒.檀香三位汤治疗心电图心肌缺血性改变的疗效观察[J].包头医学,1997,21(2): 86.
[48] 敖拉哈.蒙药檀香三味散及肉豆蔻四味散对心血管的影响[J].内医学报,1979,47(1): 47-49.
[49] 麻瑞亭.治淋重达药桉叶白檀香[J].中国乡村医生,1999,15(11): 36-37.
[50] 青海省卫生厅.青海省藏药标准[M].西宁: 青海省卫生厅,1992.
[51] 杨梅,李永芳,寇毅英,等.三味檀香散对大鼠的长期毒性实验[J].华西药学杂志,2012,27(2): 224-225.

藤 黄

中药藤黄为藤黄科植物藤黄(*Garcinia hanburyi* Hook. f.)树干经切伤后所分泌出的干燥树脂,又名玉黄、月黄[1]。中医对其早有记载,藤黄性寒,味酸、辛、涩,有毒,具破血散结、解毒、止血、杀虫之功效,自古以来就被用于治疗瘰疬、痈疽、疖肿等顽疾。藤黄在国外常被用作利尿剂,治疗水肿和脑出血时的血压升高,现已收载于《美国药典》第10版。于原植物开花之前,在离地3 m处将茎干的皮部作螺旋状的割伤,伤口内插一竹筒,盛受流出的树脂,加热蒸干,用刀刮下,即可采收到藤黄[1]。

藤黄为常绿乔木,高约15～18 m。小枝四棱形。单叶对生,几无柄;叶片薄革质,阔披针形,长9～13 cm,先端尖,基部楔形,全缘或微波状;花单生或为聚伞花序;两性花与单性花共存;花绿白色,无梗;萼片5,花瓣5;雄花通常2～3朵簇生,雄蕊多数,花丝短,花药1室,横裂;雌花单生,较大,具退化雄蕊约12枚,基部合生而环绕子房周围,子房上位,平滑无毛,柱头盾形,为不整齐之裂片或瘤块4室。浆果亚球形,径约2 cm。种子4颗。花期11月,果期翌年2～3月。

原产柬埔寨及马来西亚,印度、泰国、越南亦产,多为野生。现我国广东、广西有引种栽培。

一、生药鉴别

性状鉴别

1. 药材性状

树脂为不规则的圆柱形或块状,棕红色或橙棕色,外被黄绿色粉霜,可见纵条纹。质硬脆,较易击碎,破面有空隙,具蓝褐色略带蜡样光泽。味辛,有毒。以半透明、色红黄者为佳[1]。

2. 饮片性状

藤黄呈不规则碎块或细粉状。碎块外表红黄色或橙棕色。平滑,质脆易碎。气微,味辛辣。制藤黄为细粉末状,深红黄色或深橙棕色。

二、化学成分

藤黄主要成分由70%～80%的树脂和15%～25%的树胶组成[3]。酸性成分是藤黄树脂的主要活性成分,分别为藤黄酸(gambogic acid)、新藤黄酸(neo-gambogic acid)和别藤黄酸(allogambogic acid)等[4]。陈葆仁[5]通过紫外、核磁共振等方法确认了藤黄酸和新藤黄酸为藤黄的主要化学成分。吕归宝等[4]从中又分离得到另一种新的酸性成分,命名为新藤黄酸;采用HPLC法对购自江西等地的藤黄进行了藤黄酸和新藤黄酸含量测定,作为藤黄质量控制的依据之一[6]。杨虹[7]等将药用藤黄粉末用 3～6 倍 95%的乙醇冷浸，提取液浓缩成浸膏，再与吡啶成盐，滤去沉淀，滤液减压浓缩后经硅胶柱多次色谱分离，以石油醚-乙酸乙酯(10∶1～1∶1)石油醚-丙酮(9∶1～1∶1)梯度洗脱，分离得到 9 种化合物，分别为 prenylmoreollic acid、gambogic acid、neo-gambogic acid、morellin dimethyl acetal、gambogin、hanburi、α-amyrin、3-epibetulinic acid 和豆甾醇。其中 prenylmoreollic acid 为一个新的 xanthones 类的化合物，α-amyrin、3-epibetulinic acid 和豆甾醇为首次从藤黄中分离得到。

贾明美等[8]利用柱层析及制备型 HPLC 等方法对藤黄的化学成分进行了系统研究，从中分离得到 15 种化合物，化合物结构用现代波谱法分别鉴定为：2α-羟基-3β-乙酰氧基白桦脂酸、10α-羟基表藤黄酸、藤黄酸、异藤黄酸、gambogin、gambogellic acid、isogambogenin、gambogenic acid、desoxygambogenin、gambogoic acid B、desoxymorellin、isomorellin、isomorellic acid、morellic acid 和 30-hydroxygambogic acid，其中化合物 2α-羟基-3β-乙酰氧基白桦脂酸和 10α-羟基表藤黄酸为新发现化合物。

王丽莉等[9]对藤黄的氯仿提取物进行化学成分的研究，利用多种色谱方法进行成分分离，根据物理化学性质和波谱学手段对分离得到的化合物进行结构鉴定。分离得到 13 个化合物，包括 11 个为笼状多异戊烯基 xanthonbe 类化合物和 2 个三萜类化合物[9]，分别鉴定为 gambogic acid(1)、desoxymorellin(2)、desoxygambogenin(3)、gambogellic acid(4)、hanburin(5)、isomorellin(6)、forbesione(7)、β-morellic acid(8)、isogambogenin(9)、30-hydroxygambogic acid(10)、α-morellic acid(11)、betulinic acid(12)和 messagenic acid(13)。其中，化合物(7)、(8)、(12)、(13)为首次从该种植物中分离得到。

藤黄药材的植物来源不一，其所含的化学成分有异，以正品基原藤黄(*G. hanburyi* Hook. f.)为例，利用多种色谱方法对氯仿提取物进行分离。根据物理性质和波谱学手段对分离得到的化合物进行结构鉴定，主要有含有 xanthone 类化合物，均为笼状多异戊烯基 xanthonbe 类(caged-polyprenylated-xanthone)，其成分有藤黄酸(gambagic acid，GA)、新藤黄酸(neogambogic acid)、别藤黄酸(allogambogic acid)、北美圣草素(narngetol)、双黄酮、莫里林(morellin)、异莫里林(isomorellin)、莫里林酸(morellic acid)、异莫里林酸、莫林醇、去氧异莫里林(deoxyisomollin)、二氢异聚里林(dihydrois-omorellin)、2%糖醛酸(uronic acid)、半乳糖、鼠李糖等[10]。

上述化合物结构如下。

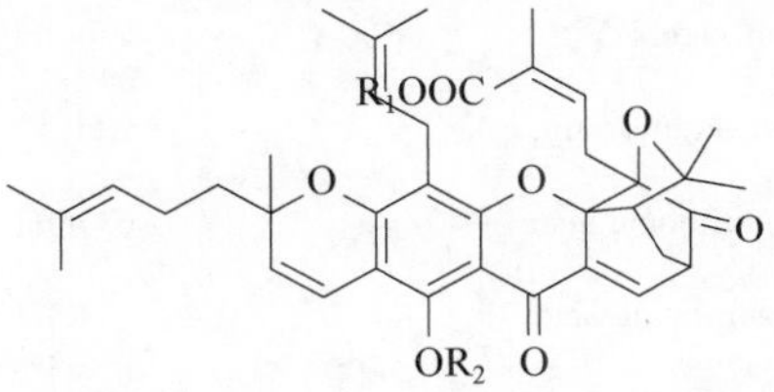

	R_1	R_2
藤黄酸	H	H
藤黄酸甲酯	Me	H
6-甲氧基藤黄酸甲酯	Me	Me
藤黄酸乙酯	Et	H

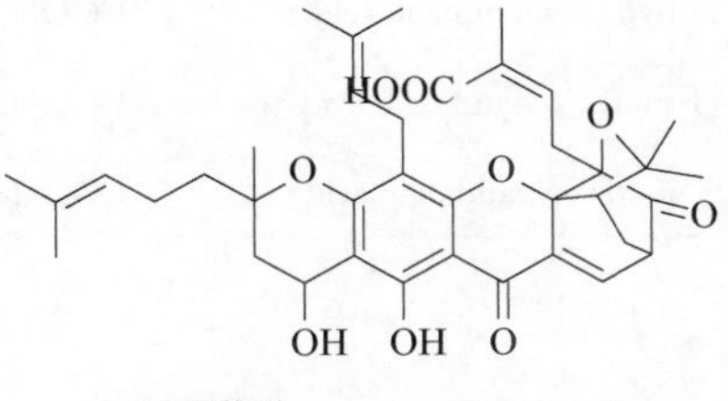

新藤黄酸　neo-gambogic acid

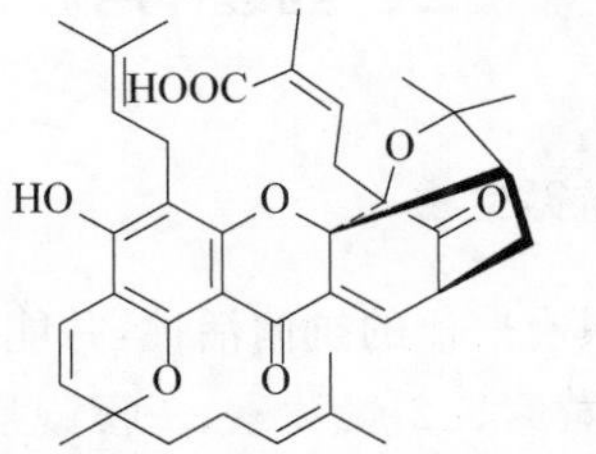

别藤黄酸　allogambogic acid

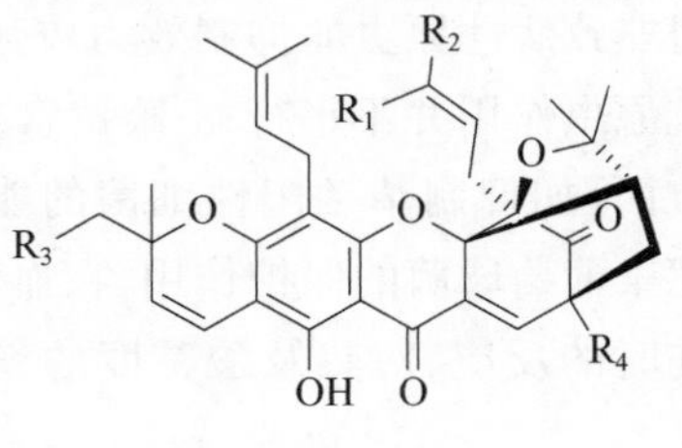

	R_1	R_2	R_3	R_4
isomorellin	CH_3	CHO	H	H
morellic acid	COOH	CH_3	H	H
desoxymorellin	CH_3	CH_3	H	H
gambogin	CH_3	CH_3	$CH_2CH=C(CH_3)_2$	H
morellin dimethylacetal	$CH(OCH_3)_2$	CH_3	H	H
gambogic aldehyde	CH_3	CHO	$CH_2CH=C(CH_3)_2$	H
isomorellinol	CH_3	CH_2OH	H	H
isomorellic acid	CH_3	COOH	H	H
11-methoxyisomorellinol	CH_3	CH_2OH	H	OCH_3
oxygambogic acid	COOH	CH_3	$(CH_2)_2C(CH_3)_2OH$	H
11-methoxymorellin	CH_3	CH_3	H	OCH_3
(2*R*)-gambogic acid	COOH	CH_3	$CH_2CH=C(CH_3)_2$	H
(2*S*)-gambogic acid	COOH	CH_3	$CH_2CH=C(CH_3)_2$	H
(2*R*)-isogambogic acid	CH_3	COOH	$CH_2CH=C(CH_3)_2$	H
(2*S*)-isogambogic acid	CH_3	COOH	$CH_2CH=C(CH_3)_2$	H
(2*R*)-30-hydroxygambogic acid	COOH	CH_2OH	$CH_2CH=C(CH_3)_2$	H
(2*S*)-30-hydroxygambogic acid	COOH	CH_2OH	$CH_2CH=C(CH_3)_2$	H
(2*R*)-11-methoxygambogic acid	COOH	CH_3	$CH_2CH=C(CH_3)_2$	OCH_3
(2*S*)-11-methoxygambogic acid	COOH	CH_3	$CH_2CH=C(CH_3)_2$	OCH_3

三、药理作用

（一）抗微生物

藤黄具有广谱的抗菌活性，并能抗原虫和真菌。α1-藤黄素、α2-藤黄素、β-藤黄素、γ-藤黄素能抑制革兰阳性真菌，其中β-藤黄素、γ-藤黄素在体外对非致病性原虫的抑制效力较强，但抗菌作用与抗原虫作用并不平行；α-藤黄素及γ-藤黄素在各方面（如抑制革兰阳性细菌的能力、对小鼠人工感染葡萄球菌的保护作用、在血清或金属离子存在时的反应、对热及酸碱度的稳定性等）皆与α-藤黄素及β-藤黄素相似。莫里林也有抗金黄色葡萄糖球菌作用，莫里林经甲基化和氢化对金黄色葡萄球菌、人体结核分枝杆菌 H37RV、真菌的抑制作用较弱，其异构体异莫里林、异新莫里林的抗原虫作用较其母体有效。

（二）抗炎

孔令东等[11]用藤黄生品和炮制品（山羊血制、清水制、荷叶制、豆腐制、高压蒸制）治疗巴豆油耳炎症，将小鼠随机分 7 组灌胃，1 h 后用 2% 巴豆油涂在小鼠左耳面致炎（0.05 ml/只），4 h 后断颈处测耳肿程度均有显著的抗炎作用（$p<0.001$），藤黄各炮制品之间无显著性差异，表明

藤黄各炮制品在巴豆油耳炎症模型上有显著的抗炎作用。

孔令东等还探究了藤黄生品、炮制品与羧甲基纤维素钠(CMC-Na)组对照治疗大鼠蛋清性足趾肿胀和大鼠角叉菜胶性足趾肿胀的作用,将SD大鼠随机分成7组分别处理后测肿胀程度,结果发现藤黄各炮制品对早期渗出性炎症有明显的抗炎作用,其中荷叶制品和高压蒸制品的抗炎作用较强,由此可见藤黄对渗出性炎症有较好的效果。

王乐等[13]的研究还发现藤黄酸可减轻LPS诱导的急性肺损伤,其机制可能与降低肺组织IL-1β和TNF-α的含量、抑制中性粒细胞在肺部的聚集和减轻肺部水肿相关。

(三) 抗肿瘤

1. 藤黄酸的抗肿瘤作用

藤黄酸抗肿瘤作用机制是多方面的,包括诱导肿瘤细胞凋亡、抑制细胞周期、影响癌基因和抑癌基因及其相关蛋白的表达等[3]。

洪铁艳等[13]以人MDS-RAEB细胞株MUTZ-1细胞为研究对象考察藤黄酸的细胞毒性,结果表明,藤黄酸可抑制MUTZ-1细胞的生长,0.4 μg/ml、0.6 μg/ml、0.8 μg/ml的细胞凋亡率分别为(13±0.5)%、(37±0.7)%和(56±0.6)%,且凋亡率随着药物浓度增加而增加。藤黄酸还可诱导乳腺癌细胞T47D的凋亡。戴维等[14]也发现藤黄酸可诱导结直肠癌Caco2细胞自噬和凋亡,其作用机制与下调Wnt/β-catenin信号有关。欧志涛等[15]还发现藤黄酸颗粒能够明显抑制结肠癌干细胞的克隆、增殖及Oct4和Sox2的表达并诱导细胞凋亡。郭晓彤等[16]的研究也报道了藤黄酸可抑制NSCLCA549细胞生长,促进其凋亡,其机制可能是通过活化促凋亡基因Bax、P53、PUMA表达和抑制抗凋亡基因Bcl-2表达实现。

藤黄酸可以阻滞肿瘤细胞的细胞周期,从而抑制细胞增殖。舒文秀等[17]研究表明藤黄酸能阻滞U937细胞于G_0/G_1期,从而诱导U937细胞凋亡,且抑制作用呈时间剂量依赖关系,其24 h的IC_{50}为(1.019±0.134)mg/L。刘静冰等[18]研究藤黄酸对胰腺癌细胞株PC-3的抑制作用,流式细胞术分析发现藤黄酸可阻滞细胞周期于S期,且抑制作用与作用时间有一定的依赖关系,作用时间越长抑制率越高,而药物浓度与抑制率关系不明显。

肿瘤的发生、发展和转移与基因的异常有着密切的关系。卢娜等[19]采用cDNA基因芯片及RT-PCR技术检测藤黄酸影响SMMC-7721基因表达情况,结果表明藤黄酸作用于SMMC-7721 24 h后,有31个基因改变,48 h后有56个基因改变。王勇等[20]发现藤黄酸能明显抑制Raji细胞增殖,推测可能是通过下调cyclin D3、cyclin E和NF-κB蛋白表达,阻滞细胞周期进程,从而产生抗肿瘤作用。郝林等[21]发现藤黄酸可通过增加caspase-3蛋白的表达来促进膀胱癌细胞凋亡,可阻滞膀胱肿瘤细胞周期,抑制膀胱瘤细胞的增殖。李舒珏等[22]经研究得出以下结论:GA通过诱导细胞G_2-M周期阻滞和凋亡而显著抑制786-O和HUVEC细胞活力,并能有效抑制HUVEC细胞血管形成能力,其机制可能与蛋白酶体活性抑制所导致的底物蛋白$P21^{Waf1/Cip1}$、Bax和HIF-1α的稳定性改变,及HIF-1α调控的下游蛋白VEGF表达水平的变化有关。

项守仁等[23]通过对小白鼠腹腔注射藤黄酸发现其对小白鼠艾氏腹水癌及肉瘤S_{180}腹水型有明显的抑制作用,用H-500型扫描电镜观察到腹腔给药组小白鼠艾氏腹水癌腹水细胞的微绒毛明显减少或消失(发达的微绒毛是生长活跃的肿瘤细胞特征之一)。这表明藤黄酸对艾氏腹水癌及肉瘤S_{180}腹水型腹水细胞有直接杀伤作用。董成等以藤黄酸5 μg/ml作用8 h可见肝癌细胞生长受抑制,部分细胞变圆,胞浆内出现颗粒;作用24 h肝癌细胞抑制率可达60%左右,48 h可达80%左右;当藤黄酸浓度增加到20 μg/ml,作用8 h即可出现肝癌细胞严重损害现象;作用24 h,

肝癌细胞则全部崩解，说明藤黄酸可有效杀伤肝癌细胞株，其抗肿瘤作用与药物浓度及作用时间呈正相关[24]。

黄恺飞等[25]应用MTT、DNAladder等方法研究藤黄酸对胃癌细胞系BGC-803凋亡的诱导作用，运用RT-PCR、Western-blotting分析藤黄酸和surviving-siRNA对胃癌细胞surviving表达的影响。MTE法检测藤黄酸对转染surviving-siRNA后的BGC-803细胞株抑瘤作用，发现藤黄酸可抑制BGC-803细胞的生长，其抑制率与药物浓度及作用时间呈依赖关系。藤黄酸作用BGC-803细胞后，surviving蛋白表达降低。通过siRNA有效阻断BGC-803细胞surviving基因的表达后，藤黄酸对细胞的抑瘤效果可以进一步提高。说明藤黄酸可以有效地抑制surviving基因表达，从而促进肿瘤细胞凋亡，同时发现survivin-siRNA与藤黄酸具有明显的协同抗肿瘤作用。

张洪明等[26]应用改良的Mrr法及流式细胞术分别检测GA对SPC-A-1的生长抑制作用及诱导肺癌细胞凋亡的作用，并通过Western-nblotting检测不同浓度的GA作用SPC-A-1细胞后caspase9、caspase10及p53蛋白表达的变化，发现GA对SPC-A-1细胞有明显的生长抑制作用，GA对其有显著的促凋亡作用。caspase9、caspase10及p53都参与了GA诱导的肺腺癌细胞凋亡，且随着GA浓度的增大，caspase9、caspase10及p53蛋白的表达均上调。说明GA对SPC-A-1有明显的生长抑制作用，具有显著的促SPC-A-1肺腺癌细胞凋亡作用，其分子机制可能与上调凋亡起始酶caspase9、caspase10及促凋亡蛋白p53的表达有关。

石小青[27]通过研究藤黄酸药物联合的细胞毒性效应及机制发现，GA作为单药可以抑制HepG2细胞增殖，随着浓度增加，抑制作用也加强，GA 0.5 μM对HepG2作用48 h能抑制15%的活力：MG262（蛋白酶抑制剂）0.025 μM能抑制20%的活力，联合后抑制细胞70%活力，提示两者协同作用很强，随后计算$CI=0.2$，证实了这一点。在rMSC细胞上，GA也有增殖抑制作用，但效果较弱，GA 0.5 μM，细胞活力下降约5%；MG 1 320.5 μM，细胞活力下降约10%，两药联合后，细胞活力下降约40%，联合指数为0.4，表明协同作用弱于在HepG2细胞上的作用。这提示GA抑制增殖作用有细胞选择性，对正常细胞伤害小，对肿瘤细胞杀伤大，这可能和不同细胞结合GA的能力不同有关。实验结果表明藤黄酸联合蛋白酶体抑制剂对肿瘤细胞的杀伤作用强于正常细胞，并且还得出藤黄酸联合铜离子增强肿瘤细胞毒性效应的结论。

2. 新藤黄酸的抗肿瘤作用

曲宝玺等通过实验表明新藤黄酸具有抗肿瘤谱广，毒性较低等特点。与藤黄酸对比，新藤黄酸对小白鼠白血病的抑制作用优于藤黄酸，最高生存期延长率可达292%，而藤黄最高只达到119%。对艾氏腹水癌疗效的研究也表明了新藤黄酸有较强的剂量依赖性，剂量在3.6～7.0 mg/kg范围内腹腔注射，其生存期延长随剂量的增大而增长。同时给药方式以隔天、隔4天或一次大剂量给药对艾氏腹水癌均有明显疗效，且比每天给药为优，为临床用药提供了依据。同时新藤黄酸抗瘤谱较广，对S180、ARS腹水癌、Lewis肺癌、白血病P388、肺腺癌等实体癌均有较好的抑制作用，并有一定的选择性抗转移作用。新藤黄酸与马兰子甲素及放射合用，可明显增加对小白鼠宫颈癌U14的疗效。腹腔注射及口服新藤黄酸，对La795肺腺癌的肺转移亦有明显抑制作用[28]。

程卉等[29]通过实验探讨了新藤黄酸在体内的抗肿瘤作用，采用MTT方法观察新藤黄酸对多种肿瘤细胞的增殖抑制作用；采用4 mg/kg、8 mg/kg、16 mg/kg、32 mg/kg剂量新藤黄酸作用于人肿瘤裸小鼠（BALB/c-nude）模型，观察新藤黄酸的体内抗肿瘤作用。MTT法显示新藤黄酸对培养的人肿瘤细胞（人结肠癌细胞HCT-8、人肝癌细胞Bel-7402、人胃癌细胞BGC-823、人非小细胞肺癌细胞A549、人卵巢癌细胞A2780）增殖有一定的抑制作用，作用 72 h 的 IC_{50} 在 1.75～3 μmol/L；8 mg/kg、16 mg/kg、32 mg/kg 新藤黄酸注射给药对人非小细胞肺癌 A549 细胞肿瘤移植的模型小鼠有一定的抑制肿瘤增长作用($p<0.05$)。但 4～16 mg/kg 剂量的新藤黄酸注射给药，对人肝癌 Bel-7402 肿瘤模型的抑制生长作用不明显。结果表明，新藤黄酸能够抑制培养的肿瘤细胞生长；注射给药时对 A549 细胞肿瘤移植的模型小鼠肿瘤增殖有明显的抑制作用。之后该团队[30,31]的研究还发现新藤黄酸具有抑制卵巢癌 A2780 细胞增殖和诱导肿瘤细胞发生线粒体凋亡的作用和其抑制肺癌血管生成的作用，抑制血管生成的机制可能与 PI3K/Akt 信号通路有关。GNA 对小细胞肺癌细胞株(NCI-H446、NCI-H1688)具有显著的抑制细胞增殖、阻滞细胞周期及诱导细胞凋亡的作用。

晏烽根等[32]探讨新藤黄酸对人鼻咽癌细胞 CNE-1 凋亡的作用以及对磷酸化 p38、pERK1/2 蛋白的影响。结果显示新藤黄酸对人鼻咽癌细胞 CNE-1 生长和增殖有抑制作用，并随着新藤黄酸浓度的增加或作用时间的延长细胞活力明显下降。通过电镜可见 2.0 μmol/L 新藤黄酸作用 CNE-1 细胞后细胞体积皱缩变圆，细胞核发生典型核染色质固缩等细胞凋亡形态学的变化；Westernblot 表明 p-p38 蛋白表达有所上调，特别是在短时间(120 min)内，p-ERK1/2 蛋白表达呈现时间依赖性下降；而 p38 和 ERK1/2 表达则基本不变。cytochrome C 和 caspase-3 蛋白表达也呈现时间依赖性增加。由实验可知，新藤黄酸能诱导人鼻咽癌细胞 CNE-1 凋亡，增强 cytoch-romeC 和 caspase-3 蛋白表达，同时对 p-p38 和 p-ERK1/2 蛋白也有影响。陈健[33]的研究发现 GNA 能够促进宫颈癌细胞的凋亡，抑制细胞的增殖和迁移能力，通过改变癌细胞的周期分布降低癌细胞的增长，其能力呈现浓度依赖性。黄亭亭[34]的研究也显示 GNA 可以明显抑制裸鼠皮下移植瘤的生长并诱导移植瘤细胞的凋亡；其对 SCLC 细胞内凋亡相关蛋白的表达有显著影响，能够促进促凋亡蛋白 Bax、cleaved-caspase 3，8，9、PARP 以及 p53 的表达，并抑制抑凋亡蛋白 Bcl-2 的表达。且具有 GNA 毒副作用小的特点。

3. *总藤黄酸的抗肿瘤作用*

吴照球等[35]在藤黄总酸对实验性肿瘤及肿瘤细胞体外生长的抑制作用实验中，从三个方面研究发现藤黄总酸对肿瘤细胞的体外生长有明显抑制作用。通过实验性 Heps、EC、S180 肿瘤小鼠的药物抑制作用实验，结果发现与对照组相比，藤黄总酸(GGAs)组 iv(8 mg/kg，4 mg/kg，2 mg/kg)，5-Fu，OPT 组能显著地抑制 Heps、EC、S180 肿瘤小鼠($p<0.01$)，GGAs(iv)组对 Heps、EC、S180 肿瘤的最大抑制率分别为 60.3%，45.4%，50.5%。在对通过 ip 对实验性 Heps、EC、S180 肿瘤小鼠的延长存活期作用实验表明，与对照组相比，GGAs 组，OPT 组，5-Fu 组($p<0.01$)能够明显延长 Heps、EC、S180 肿瘤小鼠的存活天数，GGAs 组(ip)对 Heps、EC、S180 肿瘤小鼠最大延长生存率分别为 282.2%，200.0%和 156.7%。通过药物对 BEL-7402 和 SPC-A1 扩散抑制实验表明，用 GGAs 治疗 24 h、48 h、72 h 后，BEL-7402 和 SPC-A1 肿瘤细胞显著地被抑制。GGAs 治疗时间越长，肿瘤细胞抑制率也越高。

4. *藤黄提取物的抗肿瘤作用*

曹济民等[36]进行了藤黄提取液(736－1)对体外培养的人体肝癌细胞株抑制作用的实验观察，发现藤黄提取液对 Smmc-7721 肝癌细胞株具有明显的抑制作用，并且随着药物浓度的提高和对肝癌细胞作用时间的延续，细胞的抑制作用亦渐趋明显。丘嵛兴[37]研究发现，藤黄乙醇提取物(736－1)0.08 g/只，连续 7 天注射对小鼠网状细胞肉瘤腹水型具抗肿瘤活性，对 ARS 瘤的 ACP 活性和 DNA 合成能具明显抑制作用，并影响 PAS、SDH 等其他化学成分，这种作用形式与烃化剂相似，属于周期性特异药物。

竺平等[38]研究藤黄对人结肠癌细胞的诱导凋亡作用及相关分子机制，发现藤黄干预后

HCT116和SW480细胞的BAX和p53蛋白表达明显上调，Bcl-2蛋白表达明显下调。实验结果表明藤黄对人结肠癌细胞HCT116和SW480有明显的促凋亡作用，呈浓度依赖性，其机制可能和调节BAX、Bcl-2与p53蛋白的表达，产生G_2/M期及S期阻滞有关。

江西藤黄抗癌研究协作组报道藤黄提取剂对皮肤基底细胞癌疗效较佳，对溃疡型皮肤癌疗效又优于包块型皮肤癌，病理形态学观察中，有部分病例癌灶出现不同程度的退变坏死，提示该药对肿瘤细胞有杀伤或抑制作用[39]。

李悠然等[39]的研究也发现藤黄醇提取物可能通过抑制异常活化的Wnt经典信号通路来抑制人结肠癌HCT116细胞的侵袭。

（四）抗病毒

张宁等[40]报道藤黄在Vera细胞外培养中对HSV-2病毒的作用研究中发现，不同浓度藤黄溶液（10～8 g/L，10～9 g/L，10～10 g/L）分别和病毒对照、细胞对照观察10天，结果为10～8 g/L，10～9 g/L，10～10 g/L时，分别于第4天、3天、2天出现细胞病变，可见藤黄溶液溶度越高，抑制HSV-2病毒作用越强。

（五）对α-葡萄糖苷酶的抑制作用

α-葡萄糖苷酶抑制剂是一种以延缓肠道内碳水化合物的吸收而达到治疗糖尿病的一种口服降糖类药物，目前用于临床的α-葡萄糖苷酶抑制剂只有3个：阿卡波糖（acarbose）、伏格列波糖（voglibose）和米格列醇（migltol），都是生物合成或半合成药物，种类少、价格贵、不良反应大，因此从天然产物中筛选新的α-葡萄糖苷酶抑制剂成为研究的热点。藤黄为国家毒性中药管理品种，临床上主要用于肿瘤的治疗，藤黄及其化学成分对糖尿病是否有治疗作用尚未见到任何文献报道，作者从藤黄中分离出藤黄酸、新藤黄酸两个黄酮类化合物，研究表明，藤黄酸、新藤黄酸的抑制活性均明显高于阿卡波糖（IC_{50} = 0.99 mg/ml），并且藤黄酸（IC_{50} = 0.18 mg/ml）优于新藤黄酸（IC_{50} = 0.24 mg/ml）。首次发现它们对以PNPG为底物的α-葡萄糖苷酶活性具有显著抑制作用，效果明显优于阿卡波糖，具有广阔的开发前景[41]。

（六）对心功能保护作用

胡红耀等[42]发现，藤黄酸（GA）干预对能够显著上调心肌梗死大鼠心肌的α-SMA、CD31、Ki67的表达，促进新生血管生成；在缺氧条件下，GA显著增强HUVECs细胞的成管能力。此外，GA可增加促血管生成因子HIF-1α、VEGF-A和bFGF的表达，即GA可能通过促进新血管形成而改善心梗后大鼠的心脏功能。

（七）对神经的保护作用

神经生长因子（nerve growth factor，NGF）与神经营养素因子（tropomyosin receptor kinase A，TrkA）受体结合并触发许多信号级联的激活，其在神经元可塑性、存活和神经突向外生长中起关键作用[43]。Jang S W等研究[44]证明，藤黄酸可以特异性地引起TrkA的磷酸化，也通过免疫荧光实验发现了藤黄酸可引起海马神经元中TrkA的磷酸化继而促进轴突生长。进一步研究发现藤黄酸可以抑制红藻氨酸介导的半胱天冬酶依赖性和半胱天冬酶非依赖性方式诱导神经元细胞的死亡，预防神经细胞的死亡和梗死面积以达到神经保护作用。于涛[45]在藤黄酸对胎鼠海马神经元发育研究中发现藤黄酸能通过促进细胞增殖、抑制细胞凋亡、促进神经突触生长、上调基因RGS12表达水平，发挥类神经营养因子作用和保护神经元凋亡机制。

四、临床应用

（一）肿瘤

藤黄针剂每支含100 mg，每次100～200 mg

加入5%葡萄糖液500 ml内静脉点滴。每周2次；片剂每片含30 mg，口服每次60～90 mg，3次/天，软膏含5%浓度。外敷乳腺癌肿块。每周换2～3次。1个月为1个疗程，1～2个疗程后进行手术治疗[46]。江苏省藤黄抗癌研究协作组用藤黄注射液，藤黄软膏和藤黄片，治疗皮肤癌[47]。也有应用藤黄注射液，单一给药治疗乳腺癌、皮肤癌、阴茎癌、头颈部癌、恶性淋巴瘤。

（二）疱疹

病毒唑肌注＋藤黄酊外擦，治疗生殖器疱疹患者，治疗效果显著，用药后起效时间较快，复发率较低[41]。静脉滴注阿昔洛韦、三磷酸胞苷二钠，肌注维生素B_{12}治疗生殖器疱疹患者，在皮损处涂探30%藤黄酊（藤黄粉3.5 g加95%乙醇100 ml配制），配合红光灯局部照射，以患者自觉舒适温热为宜，进行治疗，治疗效果显著[48]。取藤黄30 g研成细末，加入95%乙醇70 ml，配成略带黏性的酊剂，涂破损及疼痛区域，每天涂擦1～2次，治疗带状疱疹，无任何不良反应。

（三）皮肤病

张宁等[49]用10%藤黄溶液抑菌试验证实藤黄对痤疮丙酸杆菌和金黄色葡萄球菌有较强的抑制作用，最低抑菌浓度（MLC）分别为0.005 mg/ml和0.05 mg/ml。鸡脚大黄、硫磺、雄黄、姜黄、藤黄各等分为细末，用菜油调敷患处，1～2次/天，7天内勿洗浴，治疗顽癣、疥疮效果非常好。用藤黄15 g，苦参10 g，共研细末，浸泡于75%乙醇200 ml中，一般浸泡6～7天即得，外涂患处，1～2次/天，对头部毛囊炎、面部毛囊炎、胸部毛囊炎效果显著。

（四）局部急性炎症

藤黄50 g研细，放入75%乙醇300 ml，溶解后，摇匀，以药棉蘸涂患处，每天2～5次，治疗局部急性炎症，包括浅组织小脓肿，颈部毛囊炎，头面部疖肿，腮腺炎，耳下脓肿，牙槽脓肿，牙周炎，化脓性指头炎，急性乳腺炎，急性化脓性淋巴结炎，丹毒，局部外伤感染，术后刀口感染，肛门直肠周围脓肿，效果明显[52]。

用藤黄膏（药物组成：藤黄2份，生大黄1份，血竭1份，冰片0.5份）外敷患处，其治愈率高[50]。藤黄汤（药物主要有大黄、青风藤、海风藤、鸡血藤、秦艽、地龙、黄柏、栀子、双花）与针刺（穴位以足三里、三阴交、丰隆穴为主穴，以大都、太白、太冲穴或外关、阿是穴为配穴，手法取泻法）并用治疗热痹有效率可达100%[51]。

五、毒理研究

藤黄之毒，毒在有效成分藤黄素，主要在于局部直接损害，故胃肠虚弱者当慎用。中毒表现为头昏、乏力、呕吐、腹痛、腹泻、吐出物为黄绿色黏液，并有里急后重，排出尿液亦呈金黄色，甚至出现腹绞痛、便血、血压下降、严重失水等症状，可因失水休克而危及生命。藤黄在使用超过治疗量时，会因中毒而引起腹泻；服用大量时，会引起盆腔内脏器的充血、肠炎，并伴有剧烈的腹痛、胃肠炎、肠出血、呕吐、腹痛、头昏甚至死亡。口服片剂的部分患者或出现腹泻，针剂无此反应。对于藤黄中毒的患者可以急诊处理，治疗原则：洗胃、补液、对症治疗。

窦娟等[46]研究藤黄炮制品对大鼠肠道组织病理学的作用，细胞的毒性结果显示，与藤黄生品组相比，藤黄3种炮制品组对IEC-6细胞的增殖抑制作用（$p<0.01$）和形态变差的趋势均显著性降低。藤黄单次大剂量注射给药后大鼠的病理变化及IEC-6细胞的毒性作用结果表明，藤黄经炮制后毒性显著降低。

（一）小鼠急性毒性试验

β-藤黄素及α_1-藤黄素在超过治疗量时可引起小鼠腹泻（β-藤黄素致泻力更强）。对小鼠的急性毒性（半数致死量，mg/kg）为：α_1-藤黄素及γ-藤黄素皮下注射均为277 mg/kg；腹腔注射分别为 87.1 mg/kg 及 77.18 mg/kg；静脉注射分别为 108.4 mg/kg 及 108 mg/kg，这些数值与 α_2-藤黄素及 β-藤黄素的毒性栖差甚微[47]。

贺百花等[10]随机抽样成年健康小白鼠 20 只，体重 18～22 g，后腿肌肉内注射藤黄注射液，按 LilchfieldWilcoxon 法计算 LD_{50} 为 33 mg/kg，出现不安、躁动、扭体，继之活动减少，反应迟钝、厌食，随之部分相继死亡。注射藤黄后未死部分小白鼠，在 24 h、48 h、72 h，分别处死，发现对心、肺、肝、肾等脏腑出现不同程度的损害。小鼠腹腔注射藤黄针剂 LD_{50} 为 33 mg/kg（可信限 26～40）；抑癌的 ED_{50} 为 5 mg/kg（0.1 mg/只），治疗指数为 33/5＝6.6（腹腔注射），藤黄酸 LD_{50} 为 6.2±0.5 mg/kg，新藤黄酸 LD_{50} 为 22.0±2 mg/kg[48]。倘若大剂量用药，可致家兔、大白鼠、小白鼠脏器病变，尤以肝、肾、肺明显；小剂量累积用药，虽剂量与上相同，但病变显著轻微、局限。有效剂量作用于狗，心、肝、肾功能无明显变化，仅在加至用量 10 倍时，家兔的心电图有短暂的 T 波缩短，故提示藤黄可通过掌握剂量范围安全用于临床。

（二）大鼠亚急性毒性试验

大鼠每天 1 次腹腔或皮下注射藤黄针剂 2.5 mg/kg、5 mg/kg、10 mg/kg、15 mg/kg，持续 1 个月[24]；小鼠每天腹腔注射 3.75 mg/kg，连续 15 天，或 1.87 mg/kg，连续 30 天。藤黄针剂家兔每天静脉注射 1 mg/kg 或皮下注射 2.5 mg/kg，连续 15 天。大剂量可呈心肌浊肿、肾浊肿、肝细胞变性、腹膜炎或皮下硬结以及肝点状坏死等毒性病变，普遍发生腹膜炎或皮下硬结[49]。

（三）不同炮制品的急性毒性试验

取藤黄各炮制品细粉适量，加入 0.5% CMC-Na 溶液研磨，配成一定浓度混悬液，供小鼠灌胃用。先取小鼠预试后，确定各炮制品的动物组数及剂量等比数值。正式试验观察每组动物 1 周的死亡率，按简化概率法统计，计算各炮制品的 LD_{50}。藤黄经炮制后毒性有所下降，各炮制品的毒性大小顺序为生品＞山羊血制品＞清水制品＞荷叶制品＞豆腐制品＞高压蒸制品[11]。具体结果见表 30。

表 30 藤黄炮制品急性毒性比较

组别	LD_{50}(mg/kg)	95% 平均可信限
生品组	652.32	652.32±58.77
山羊血制品组	755.09	755.09±77.21
清水制品组	905.25	905.25±85.17
荷叶制品组	954.17	954.17±147.22
豆腐制品组	991.52	991.52±82.13
高压蒸制品组	1 101.52	1 101.52±103.11

虽然藤黄炮制品会使毒性有一定的下降，但不同的藤黄炮制品会对一些细胞的毒性却有增强的作用，例如高压炮制的藤黄对 Sp2/0 骨髓瘤细胞的杀伤作用最强；对艾氏腹水瘤细胞则高压制、荷叶、山羊血和水制的藤黄效果最好；对正常的腹腔巨噬细胞豆腐炮制的藤黄毒性最强[50]。

参考文献

[1] 国家中医药管理局《中华本草》编委会.中华本草[J].上海：上海科学技术出版社，1999.
[2] 薛恒燕.浅议中药藤黄的炮制[J].中医临床研究，2013(18)：41-41，43-44.
[3] 侯文洁，萧伟.藤黄酸的研究进展[J].中草药，2011(3)：617-620.
[4] 吕归宝，杨秀贤，黄乔书.藤黄中新藤黄酸的分离及其结构[J].药学学报，1984，19(8)：636-639.
[5] 陈葆仁.藤黄抗癌成分的初步研究[J].中国药学杂志，1980(11)：42.
[6] 吕归宝，方谨.高效液相色谱法测定藤黄中藤黄酸与新藤黄酸含量[J].中草药，1988，19(7)：10-12.
[7] 杨虹，丛晓东，王峥涛.药用藤黄化学成分的研究[J].中国药学杂志，2008，43(12)：900-902.
[8] 贾明美，寿清耀，谭青，等.藤黄化学成分的研究[J].化学学报，2008，66(22)：2513-2517.

[9] 王丽莉,李占林,华会明.藤黄化学成分的研究[C]//第九届全国中药和天然药物学术研讨会,中国江西南昌,2007.
[10] 贺百花,彭求贤,高倩,等.中药藤黄药理作用研究进展[J].河北北方学院学报(医学版),2009,26(5): 71-73.
[11] 孔令东,叶定江.藤黄炮制品急性毒性及抗炎作用的研究[J].中国中药杂志,1996.21(4): 214-216.
[12] 王乐,朱亚平,李碧蓉,等.藤黄酸减轻脂多糖诱导的小鼠急性肺损伤[J].基础医学与临床,2017,37(12): 1720-1723.
[13] 洪铁艳,陈宝安,高冲,等.藤黄酸对 MUTZ-1 细胞生长抑制作用及其机理研究[J].中国实验血液学杂志,2009,17(2): 373-376.
[14] 戴维,赵燕,赵成进.藤黄酸诱导结直肠癌 Caco2 细胞自噬和凋亡[J].山西医科大学学报,2019,50(11): 1510-1514.
[15] 欧志涛,魏芳,陈志乾,等.藤黄酸颗粒对结肠癌干细胞增殖和凋亡的影响[J].临床肿瘤学杂志,2018,23(2): 111-115.
[16] 郭晓彤,魏优蕾,雷加吉,等.藤黄酸对非小细胞肺癌 A549 细胞凋亡及 Bcl-2、Bax、P53 基因表达的影响[J].中国老年学杂志,2018,38(4): 911-914.
[17] 舒文秀,陈燕,何静,等.藤黄酸对急性白血病细胞 U937 增殖和凋亡的影响及对核孔蛋白 Nup88 的调控作用[J].中草药,2008,39(1): 74-78.
[18] 刘静冰,秦叔逵,李进.藤黄酸抗胰腺癌作用的实验研究[J].临床肿瘤学杂志,2005,10(3): 274-277.
[19] 卢娜,顾红燕,尤启冬,等.藤黄酸对人肝癌细胞株 SMMC-7721 的基因表达谱的影响[J].中国药科大学学报,2007,38(5): 424-428.
[20] 王勇,陈燕,吴小建,等.藤黄酸抑制 NF-κB 信号通路阻滞 Raji 细胞周期进程[J].华中科技大学学报: 医学版,2009,38(2): 169-172.
[21] 郝林,徐锋,董洋,等.藤黄酸诱导膀胱癌细胞凋亡和细胞周期阻滞作用[J].医学研究生学报,2014(12): 1237-1239.
[22] 李舒珏,吴文正,欧莉莉,等.藤黄酸对肾癌 786-O 细胞活力和对 HUVEC 细胞血管形成能力的抑制作用及其分子机制[J].现代泌尿外科杂志,2014,19(9): 602-609.
[23] 程廷楷,项守仁,黄永昌,等.藤黄酸对小白鼠实验性肿瘤的亚显微结构影响("736—2"研究之四)[J].江西医学院学报,1981(2): 7-10.
[24] 冯素梅,程间开,朱卫星.中药藤黄活性成分的药理研究概况.现代医院,2010,10(10): 19-21.
[25] 黄恺飞,陆云华,何睿,等.藤黄酸对胃癌 BGC-803 细胞凋亡的作用及对 survivin 基因表达的影响[J].中国药科大学学报,2008,39(5): 474-478.
[26] 张洪明,朱晓莉,陈保安,等.藤黄酸诱导 SPC-A-1 肺腺癌细胞凋亡机制的探讨[J].实用临床医药杂志,2009,13(2): 44-47.
[27] 石小青.藤黄酸药物联合的细胞毒性效应及其机制[D].广州: 广州医学院,2012.
[28] 曲宝玺,郝晓阁,李德华.藤黄Ⅱ号抗癌作用的实验研究[J].中国肿瘤临床,1991,18(1): 50-52.
[29] 程卉,彭代银,王效山,等.新藤黄酸体内外抗肿瘤作用研究[J].中草药,2008(2): 236-240.
[30] 程卉,李庆林,侯梅,苏婧婧.新藤黄酸诱导卵巢癌 A2780 细胞凋亡的作用研究[J].安徽中医药大学学报,2019,38(1): 58-62.
[31] 程卉,王云龙,苏婧婧,胡容峰,李庆林.新藤黄酸体外抗肺癌血管生成的作用机制研究[J].中国中药杂志,2018,43(21): 4311-4316.
[32] 晏烽根,李庆林.新藤黄酸诱导人鼻咽癌细胞 CNE-1 凋亡以及对 p-p38 和 p-ERK1/2 蛋白的影响[J].中国药理学通报,2011,27(3): 355-359.
[33] 陈健.GNA 对人宫颈癌细胞增殖抑制、凋亡、迁移及细胞周期分布的影响[J].现代肿瘤医学,2020,28(2): 200-205.
[34] 黄亭亭.新藤黄酸对小细胞肺癌抗肿瘤作用的体内外研究[D].南京: 东南大学,2018.
[35] 吴照球,郭青龙,尤启冬,等.藤黄总酸对实验性肿瘤及肿瘤细胞体外生长的抑制作用[J].中国天然药物,2003,1(2): 99-102.
[36] 曹济民,陈发华,张韬.藤黄提取液(736-1)对人体肝癌细胞株抑制作用的实验观察[J].江西医药,1980(3): 1-2,63,65-66.
[37] 丘嵛兴."736-1"小鼠同状细胞肉瘤的作用[J].江西医药,1984(1): 1-9.
[38] 竺平,杨柏霖,陈红锦,等.藤黄诱导人结肠癌细胞 HCT116 和 SW480 凋亡及调节 BAX、Bcl-2 和 p53 表达的研究[J].中药药理与临床,2014(6): 101-105.
[39] 李悠然,竺平,王浩,等.藤黄醇提取物抑制人结肠癌细胞 HCT116 侵袭的分子机制研究[J].中华中医药学刊,2018,36(3): 581-585.
[40] 张宁,陆洪光,邓艳,等.藤黄外用治疗生殖器疱疹患者的临床疗效和实验室研究.中华皮肤科杂志,2000,33(3): 167-168.
[41] 胡红耀,赵辉,吴振中,饶珉.藤黄酸对心肌梗死大鼠心功能的影响及其机制[J].武汉大学学报(医学版),2020(2): 188-192.
[42] 王佰宁,何忠梅,赵昱玮,等.藤黄中化合物分离及其 α-葡萄糖苷酶抑制活性的研究[J].黑龙江畜牧兽医,2016(1): 172-174.
[43] 唐鑫,彭永崇,张文皓,等.藤黄酸的药理作用机理研究[J].中兽医医药杂志,2019,38(5): 33-36.
[44] Jang S W, Okada M, Sayeed I, et al. Gambogic amide, a selective agonist for TrkA receptor that posses robust neurotrophic activity, prevents neuronal cell death [J]. Proceedings of the National Academy of Sciences of the United States of America, 2007,104(41): 16329-16334.
[45] 于涛.藤黄酸对胎鼠海马神经元发育研究[D].蚌埠: 蚌埠医学院,2019.
[46] 窦娟,文红梅,郁红礼,等.藤黄炮制品对大鼠肠道组织病理学研究[J].中国实验方剂学杂志,2013.19(5): 279-282.
[47] 徐文龙,杨柏霖.中药藤黄药理作用的研究进展[J].现代中西医结合杂志,2013.22(11): 1239-1241.
[48] 孙周,蒋新元,陈蔚云,等.藤黄针剂的一些毒性[J].江西医学院学报,1983(3): 5-8,24,93.
[49] 简晓顺,程国华,邓昆.广东省 2006 年抗肿瘤药物应用情况分析[J].现代医院,2008,8(3): 64-65.
[50] 陆平成,张旭.不同炮制方法对藤黄抗菌活性和细胞毒性的影响[J].中国中药杂志,1996,21(5): 280-281.

索　引

索引一　药物拉丁名索引

索引二 药物中文名索引

彩　　图

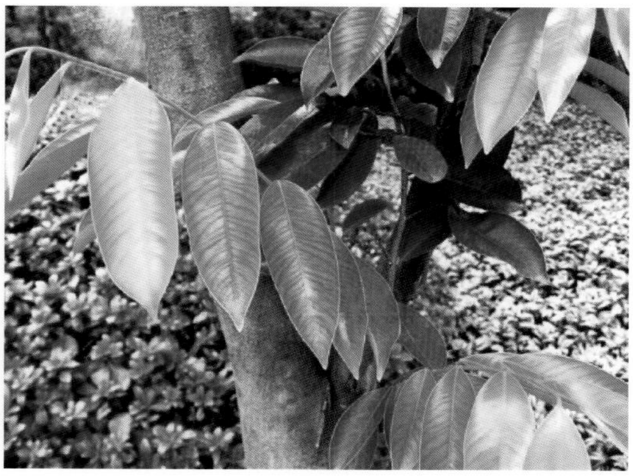

白木香

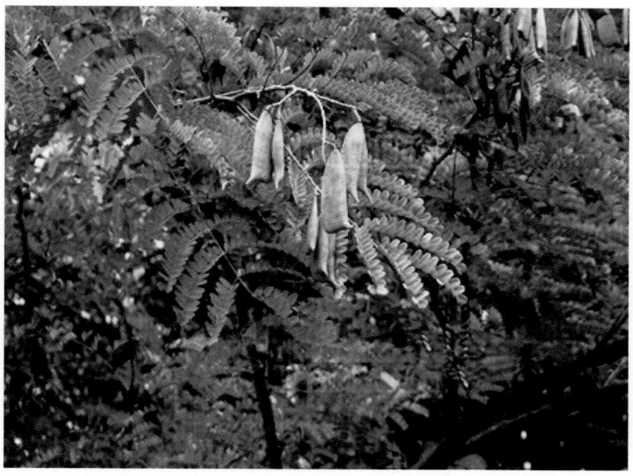

苏木

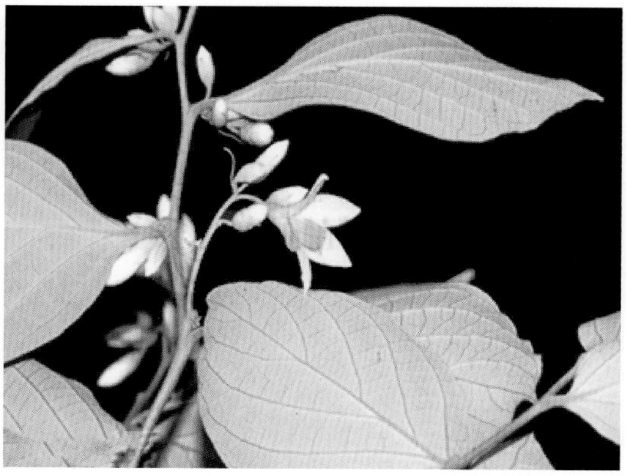

白花树

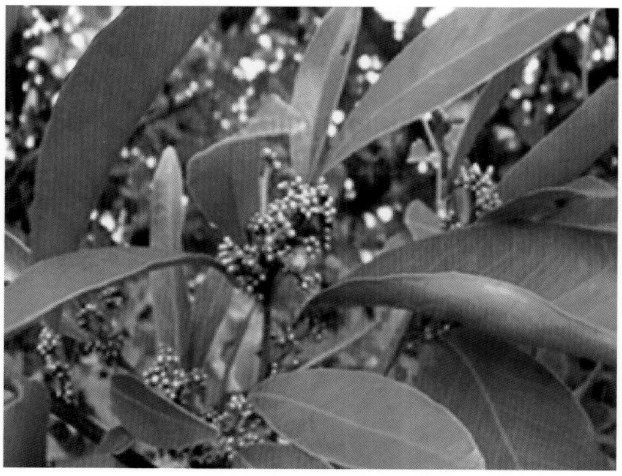

山小橘

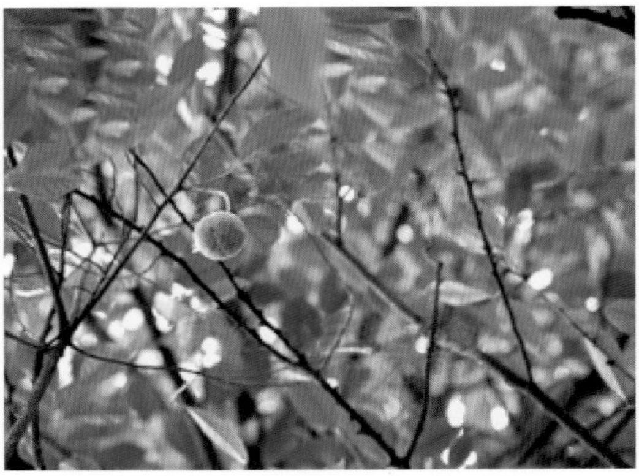

肉豆蔻

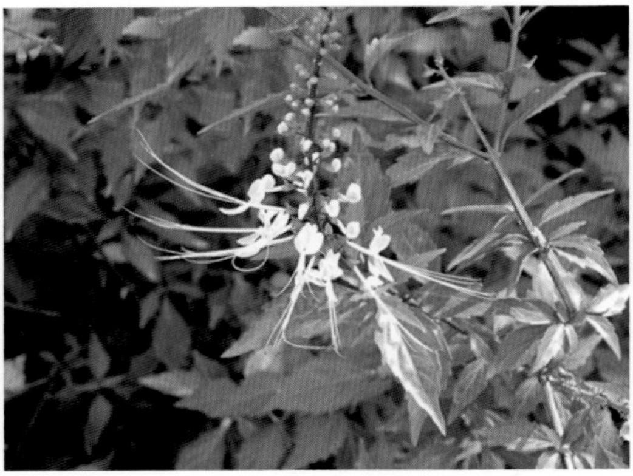

肾茶